Fink/Goblirsch/Schumacher
Die Prüfung der Zahnmedizinischen Fachangestellten
Prüfungstraining für die Zwischen- und Abschlussprüfung

Besuchen Sie uns im Internet unter www.kiehl.de

Die Prüfung der Zahnmedizinischen Fachangestellten

Prüfungstraining für die Zwischen- und Abschlussprüfung

Von
Dr. Nicolette Fink,
Sylvia Goblirsch und
Dipl.-Hdl. Dipl.-Kfm. Bernt Schumacher

15., aktualisierte Auflage

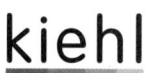

ISBN 978-3-470-**58835**-3 · 15., aktualisierte Auflage 2015

© NWB Verlag GmbH & Co. KG, Herne 1990

Kiehl ist eine Marke des NWB Verlags

Alle Rechte vorbehalten.
Das Werk und seine Teile sind urheberrechtlich geschützt. Jede Nutzung in anderen als den gesetzlich zugelassenen Fällen bedarf der vorherigen schriftlichen Einwilligung des Verlages. Hinweis zu § 52a UrhG: Weder das Werk noch seine Teile dürfen ohne eine solche Einwilligung eingescannt und in ein Netzwerk eingestellt werden. Dies gilt auch für Intranets von Schulen und sonstigen Bildungseinrichtungen.

Satz: SATZ-ART Prepress & Publishing GmbH, Bochum
Druck: Triltsch Print und digitale Medien GmbH, Ochsenfurt

Vorwort

Bevor Sie nach erfolgreicher Ausbildung Ihr Prüfungszeugnis in Ihren Händen halten können, müssen Sie zahlreiche Hürden in Form von Klassenarbeiten und Prüfungen überwinden. In der eigentlichen Prüfungssituation sind Sie auf sich allein gestellt, aber bei der Prüfungsvorbereitung wird Ihnen dieses Buch eine wertvolle Hilfe sein.

Es wurde so konzipiert, dass Sie es vom ersten Arbeitstag an bis zur Abschlussprüfung ausbildungsbegleitend benutzen können. Das heißt, Sie können es heranziehen zur Wiederholung und Vorbereitung auf

- Tests oder
- Klassenarbeiten in der Berufsschule,
- die Zwischenprüfung und
- die Abschlussprüfung vor der Zahnärztekammer.

Der Aufbau und die Stofffolge orientieren sich am Rahmenlehrplan der Kultusministerkonferenz für die Berufsschulen und der bundeseinheitlichen Ausbildungsordnung für den Ausbildungsberuf Zahnmedizinische Fachangestellte.

Das Buch behandelt umfassend den gesamten Stoff der Prüfungsfächer

- Behandlungsassistenz,
- Praxisorganisation und -verwaltung,
- Abrechnungswesen sowie
- Wirtschafts- und Sozialkunde.

Um den unterschiedlichen Prüfungstechniken in den einzelnen Bundesländern Rechnung zu tragen, sind in den verschiedenen Lerngebieten neben herkömmlichen Textfragen auch programmierte Fragen gestellt. Im Fach Abrechnungswesen muss das Wissen sowohl in Formulare umgesetzt als auch verbal erläutert werden. Auch diese Tatsache versucht das Buch zu berücksichtigen.

Die überarbeitete Auflage wurde den gesetzlichen Neuregelungen (Stand Anfang 2015) angepasst. Zudem wurde das neue SEPA-Lastschriftverfahren in der Wirtschafts- und Sozialkunde durchgängig berücksichtigt. Durch den Lösungsteil können Sie jederzeit Ihre Kenntnisse rasch kontrollieren und Ihren Lernfortschritt messen.

Wir haben uns bemüht, das Buch so zu gestalten, dass es Ihnen die Auseinandersetzung mit dem Stoff erleichtert und Ihre Vorbereitungsarbeit unterstützt. Wenn Sie Lust haben, können Sie uns gerne Ihre Erfahrungen, Verbesserungsvorschläge und Ihre Kritik mitteilen. Wir würden uns darüber freuen und wünschen Ihnen eine erfolgreiche Arbeit.

Verfasser und Verlag
Herne, im August 2015

Benutzungshinweise
Diese Symbole erleichtern Ihnen die Arbeit mit diesem Buch:

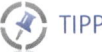 TIPP

Hier finden Sie nützliche Hinweise zum Thema.

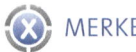 MERKE

Das X macht auf wichtige Merksätze oder Definitionen aufmerksam.

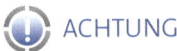 ACHTUNG

Das Ausrufezeichen steht für Beachtenswertes, wie z. B. Fehler, die immer wieder vorkommen, typische Stolpersteine oder wichtige Ausnahmen.

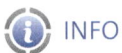 INFO

Hier erhalten Sie nützliche Zusatz- und Hintergrundinformationen zum Thema.

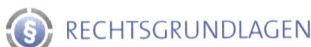 RECHTSGRUNDLAGEN

Das Paragrafenzeichen verweist auf rechtliche Grundlagen, wie z. B. Gesetzestexte.

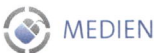 MEDIEN

Das Maus-Symbol weist Sie auf andere Medien hin. Sie finden hier Hinweise z. B. auf Download-Möglichkeiten von Zusatzmaterialien, auf Audio-Medien oder auf die Website von Kiehl.

Das Buch gliedert sich in die in § 8 der Ausbildungsordnung genannten Prüfungsfächer Behandlungsassistenz, Praxisorganisation und -verwaltung, Abrechnungswesen und Wirtschafts-und Sozialkunde. Innerhalb dieser Kapitel sind die Fragen – wo immer möglich und sinnvoll – lernfeldorientiert angeordnet.

Das Zahnsymbol (🦷) weist auf besonders wichtige Fragen hin, die in den Prüfungen immer wieder vorkommen.

Feedbackhinweis

Kein Produkt ist so gut, dass es nicht noch verbessert werden könnte. Ihre Meinung ist uns wichtig. Was gefällt Ihnen gut? Was können wir in Ihren Augen verbessern? Bitte schreiben Sie einfach eine E-Mail an: **feedback@kiehl.de**

Als kleines Dankeschön verlosen wir unter allen Teilnehmern einmal pro Monat ein Buchgeschenk!

INHALTSVERZEICHNIS

Vorwort 5
Benutzungshinweise 6

A. Behandlungsassistenz 13

1. Patientenbegleitung 13
1.1 Zahnkennzeichnungssysteme 13
1.2 Anatomie von Zahn und Zahnbett 13
1.3 Anatomie der Mundhöhle 17
    1.3.1 Mundhöhle 17
    1.3.2 Speicheldrüsen 18
    1.3.3 Zunge 19
1.4 Anamnese 20

2. Hygiene, Vorbeugung und Erste Hilfe 20
2.1 Praxishygiene organisieren 20
    2.1.1 Zelle, Gewebe und Gewebearten 20
    2.1.2 Mikroorganismen 23
    2.1.3 Infektion 24
    2.1.4 Immunisierung 25
    2.1.5 Hygiene 26
    2.1.6 Desinfektion und Sterilisation 27
    2.1.7 Praxisabfallentsorgung 32
2.2 Zwischenfällen vorbeugen und in Notfallsituationen Hilfe leisten 34
    2.2.1 Präventivmaßnahmen 34
    2.2.2 Risikopatient 34
    2.2.3 Zwischenfälle 35
    2.2.4 Blut, Herz und Blutkreislauf 38
    2.2.5 Atmungssystem 39

3. Konservierende Behandlung 40
3.1 Kariestherapie begleiten 40
    3.1.1 Dentition 40
    3.1.2 Histologie des Zahnes und Zahnbetts 41
    3.1.3 Karies 42
    3.1.4 Instrumente für die Zahnerhaltung 43
    3.1.5 Füllungstherapie und -materialien 46
3.2 Endodontische Behandlungen begleiten 50
    3.2.1 Anatomie des Schädels und des Knochens 50
    3.2.2 Das Nervensystem 56
    3.2.3 Instrumente zur Schmerzausschaltung 58
    3.2.4 Mittel zur Schmerzausschaltung 58

	3.2.5 Anästhesieverfahren	59
	3.2.6 Erkrankungen der Pulpa und des apikalen Parodontiums	60
	3.2.7 Endodontie	62
	3.2.8 Endodontische Behandlungsmaßnahmen	63

4. Chirurgische Behandlungen begleiten — 65
- 4.1 Allgemeine Pathologie — 65
- 4.2 Chirurgische Instrumente — 67
- 4.3 Chirurgische Behandlungsmaßnahmen — 69
  - 4.3.1 Zahnentfernung — 69
  - 4.3.2 Operative Eingriffe — 70
  - 4.3.3 Präprothetische Chirurgie und Implantologie — 73
  - 4.3.4 Chirurgische Kieferorthopädie — 75
  - 4.3.5 Postoperative Beratung und Komplikationen — 75
- 4.4 Arzneimittellehre — 76
  - 4.4.1 Allgemeines, Formen und Anwendung von Arzneimitteln — 76
  - 4.4.2 Arzneimittelgruppen — 78
  - 4.4.3 Das Rezept — 80
- 4.5 Psychodontie — 81

5. Parodontologische Behandlung — 83
- 5.1 Behandlungen von Erkrankungen der Mundhöhle und des Zahnhalteapparates begleiten — 83
  - 5.1.1 Erkrankungen des Zahnhalteapparates — 83
  - 5.1.2 Vorbereitungen zur Behandlung von Parodontopathien (Zahnbetterkrankungen) — 85
  - 5.1.3 Parodontalstatus — 86
  - 5.1.4 Parodontologische Behandlungsmaßnahmen — 88
  - 5.1.5 Erkrankungen der Mundschleimhaut — 89
- 5.2 Röntgen- und Strahlenschutzmaßnahmen vorbereiten — 90
  - 5.2.1 Physikalische Grundlagen — 90
  - 5.2.2 Strahlenschutz (Röntgenverordnung) — 91
  - 5.2.3 Verarbeitung der Röntgenfilme — 95
  - 5.2.4 Röntgenaufnahmeverfahren — 97
  - 5.2.5 Strahlentherapie — 102

6. Prophylaxemaßnahmen planen und durchführen — 103
- 6.1 Allgemeines zur Prophylaxe — 103
- 6.2 Jüngere Patienten — 105
- 6.3 Ursachen der Parodontalerkrankungen, Zahnbeläge und Prophylaxemaßnahmen — 108

6.4 Ernährungsberatung und Zuckerersatzstoffe 112
    6.4.1 Verdauungsapparat und Ernährung 112
    6.4.2 Hormonsystem 113
    6.4.3 Ernährungsberatung und Zuckerersatzstoffe 114
6.5 Hilfsmittel bei der Zahnreinigung 116
6.6 Zahnputztechniken 119
6.7 Fluoridierungsmaßnahmen, Wirkungsweise und Versiegelung 122
6.8 Kieferorthopädie 124
    6.8.1 Diagnostik der Kieferorthopädie 124
    6.8.2 Missbildungen und Anomalien im Kieferbereich 125
    6.8.3 Kieferorthopädische Therapiemöglichkeiten 128

7. Prothetische Behandlungen begleiten 128
7.1 Ältere Patienten 128
7.2 Abformmaterialien und Abformtechniken 130
7.3 Zahnersatz, Wiederherstellung und Erweiterung 133
    7.3.1 Allgemeines 133
    7.3.2 Festsitzender Zahnersatz 133
    7.3.3 Herausnehmbarer Zahnersatz 136

B. Abrechnungswesen 141

1. Offene Fragen 141
1.1 Allgemeine Leistungen und Individualprophylaxe 141
1.2 Konservierende Behandlung mit Röntgenleistungen 144
1.3 Endodontische Behandlung und Anästhesien 149
1.4 Chirurgische Behandlung 151
1.5 Zahnersatzleistungen 157

2. Konservierend/chirurgische Behandlungsabläufe für gesetzlich Versicherte 158

3. Zahnersatzfälle für beide Patientengruppen 174

4. Behandlungsabläufe für Privatpatienten 183

C. Wirtschafts- und Sozialkunde/Praxisorganisation und -verwaltung 199

1. Im Beruf und Gesundheitswesen orientieren 199
1.1 Formelle und informelle Organisation, Führungsstile, Kompetenzen 199
1.2 Berufe und Zweige des Gesundheitswesens 200
1.3 Arbeitssicherheit (Unfallverhütungsvorschriften) 201

1.4 Berufsbildungsgesetz	202
1.5 Jugendarbeitsschutzgesetz	204
1.6 Arbeitsvertrag	207
1.7 Arbeitsgerichtsbarkeit	211
1.8 Sozialversicherung, private Absicherung	213
1.9 Gehaltsabrechnung	219
1.10 Kommunikationstechnik	225
2. Patienten empfangen und begleiten	**226**
2.1 Gestaltung des Empfangs- und Wartebereichs	226
2.2 Verbale und nonverbale Kommunikation	227
2.3 Grundlagen des Vertragsrechts	228
2.4 Computeranlagen, Standardsoftware	229
2.5 Datensicherung, Datenschutz	233
2.6 Telekommunikation	235
3. Praxisabläufe organisieren	**237**
3.1 Ablauforganisation	237
3.2 Praxisteam	239
3.3 Konfliktmanagement	240
3.4 Telefonnotiz, Praxisinformationen	240
3.5 Schriftgutablage	243
3.6 Besondere Versendungsarten	245
4. Waren beschaffen und verwalten	**247**
4.1 Bezugsquellenermittlung	247
4.2 Informationsbeschaffung, Anfrage	249
4.3 Angebotsvergleich – Lieferungs- und Zahlungsbedingungen	251
4.4 Wareneingang	257
4.5 Zahlungsverkehr	258
4.6 Skontoberechnung und Zinsrechnung	264
4.7 Kaufvertrag	267
4.8 Schlechtlieferung, Nicht-Rechtzeitig-Lieferung, Nicht-Rechtzeitig-Zahlung	272
4.9 Umgang mit Belegen	275
4.10 Grundsätze der Lagerhaltung	277
5. Prothetische Behandlungen begleiten	**278**
5.1 Vertragsbeziehungen zum Labor	278
5.2 Gewährleistung	279
5.3 Außergerichtliches und gerichtliches Mahnverfahren	280
5.4 Verjährung	280

INHALTSVERZEICHNIS

6. Praxisprozesse mitgestalten — 282
   6.1 Haftung und strafrechtliche Verantwortung — 282
   6.2 Mitarbeiterführung — 283
   6.3 Dienstplan, Urlaubsplan — 284
   6.4 Arbeitsschutzgesetze — 286
   6.5 Bewerbungsgespräch — 287

D. Die Prüfung – Praxisfälle — 291

Fall 1 — 291

Fall 2 — 297

Fall 3 — 304

Fall 4 — 311

Der praktische Prüfung – Prüfungsbeispiel (Fragebogen) — 317

Lösungen — 321
Stichwortverzeichnis — 795

A. Behandlungsassistenz
1. Patientenbegleitung
1.1 Zahnkennzeichnungssysteme

Aufgabe 1:

Welche Zahnkennzeichnungssysteme kennen Sie? Geben Sie kurz, aber prägnant, eine Beschreibung mit jeweils einem Beispiel.

Lösung s. Seite 321

Aufgabe 2:

Wie sind folgende Zähne, jeweils nach den vier Kennzeichnungssystemen Winkelzeichen, Haderup, Nato und FDI zu kennzeichnen?

5 links oben, II links unten, 8 rechts oben, 7 links unten, IV rechts oben

Lösung s. Seite 322

1.2 Anatomie von Zahn und Zahnbett

Aufgabe 1:

Arbeitsgebiet des Zahnarztes ist der Kauapparat. Man versteht darunter alle Elemente, die der Kautätigkeit dienen. Dazu gehören:

- Weichteile, vor allem Kaumuskeln
- Kiefergelenk
- Zahnsystem mit Zähnen (Dentes) und Zahnhalteapparat (Parodontium).

Wir unterscheiden am menschlichen Gebiss:

- das Milchgebiss mit den Milchzähnen (Dentes decidui) und
- das bleibende Gebiss mit den bleibenden Zähnen (Dentes permanentes).

Wie viele Zähne hat das Milchgebiss insgesamt und aufgeteilt nach Anzahl der einzelnen Zahnarten? Nennen Sie sie in Deutsch und in der Fachsprache.

Lösung s. Seite 322

Aufgabe 2:

Wie viele Zähne hat das bleibende (permanente) Gebiss insgesamt und aufgeteilt nach Anzahl der verschiedenen Zahnarten, anzugeben in Deutsch und in der Fachsprache?

Lösung s. Seite 323

Aufgabe 3:

Um sich im Gebiss orientieren zu können, benötigt man bestimmte Lage- und Richtungsbezeichnungen.

Übersetzen Sie bitte folgende Flächen- und Richtungsangaben:
bukkal, mesial, inzisal, approximal, apikal, gingival, vestibulär, vertikal, sagittal, bilateral, intraoral, fazial.

Lösung s. Seite 323

Aufgabe 4:

Um welche Flächen und Richtungen handelt es sich bei den mit Buchstaben gekennzeichneten Partien an den UK-Seitenzähnen (Deutsch und in der Fachsprache)?

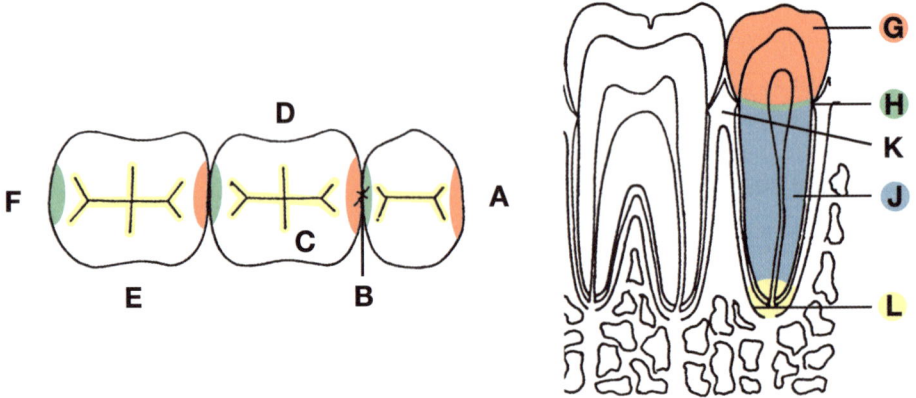

Lösung s. Seite 324

Aufgabe 5:

Wie viele Wurzeln haben in der Regel: oberer Vierer, unterer Prämolar, oberer Molar, unterer Molar, oberer Milchmolar und wie liegen sie?

Lösung s. Seite 324

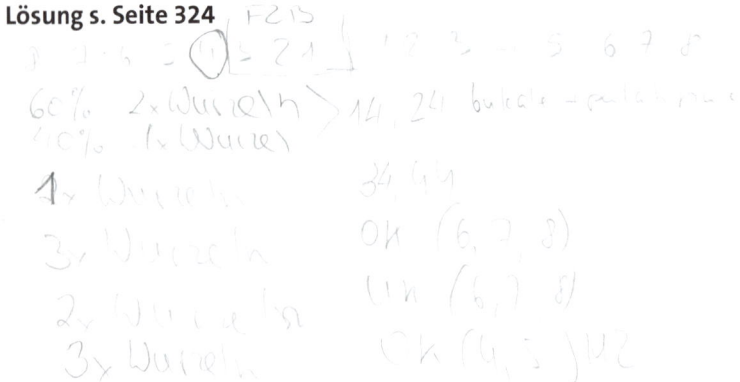

Aufgabe 6:

Beschreiben Sie den anatomischen Aufbau eines Schneidezahnes (Incisivus) und eines mehrwurzeligen Zahnes.

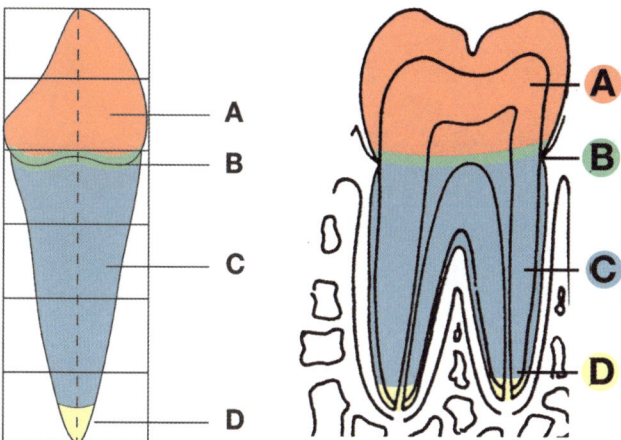

Lösung s. Seite 325

Aufgabe 7:

Welche anatomischen Details von Zahn und Zahnhalteapparat sind in der schematischen Darstellung mit Buchstaben gekennzeichnet?

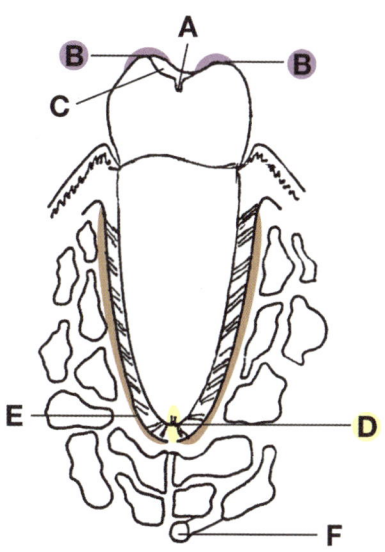

Lösung s. Seite 326

Aufgabe 8:

Welche histologischen Einzelteile von Zahn (A - C) und Zahnhalteapparat (D - G) sind in der schematischen Darstellung mit Buchstaben herausgehoben?

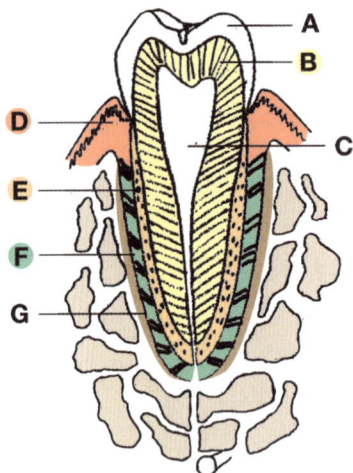

Lösung s. Seite 326

Aufgabe 9:

Benennen Sie die Zähne in der folgenden Abbildung.

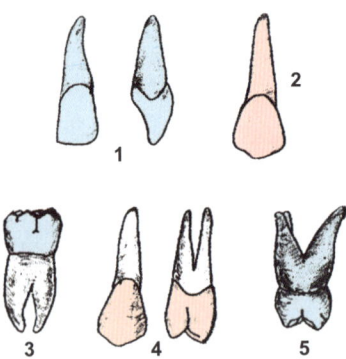

Lösung s. Seite 326

Aufgabe 10:

Zur genauen Bestimmung der einzelnen Zähne gibt es charakteristische Merkmale. Beschreiben Sie diese.

Lösung s. Seite 326

1.3 Anatomie der Mundhöhle
1.3.1 Mundhöhle
Aufgabe 1:
Die Mundhöhle (Cavum oris) ist Eintrittspforte und Bestandteil des Verdauungsapparates. Hier wird die Nahrung aufgenommen, durch die Zähne zerkleinert, mit Speichel vermischt und zu einem schluckfertigen Brei verarbeitet.

Geben Sie die Begrenzungen der Mundhöhle an.
Lösung s. Seite 327

Aufgabe 2:
Benennen Sie bitte in Deutsch und in der Fachsprache die mit Buchstaben bezeichneten anatomischen Einzelheiten bei einem Blick in die geöffnete Mundhöhle.

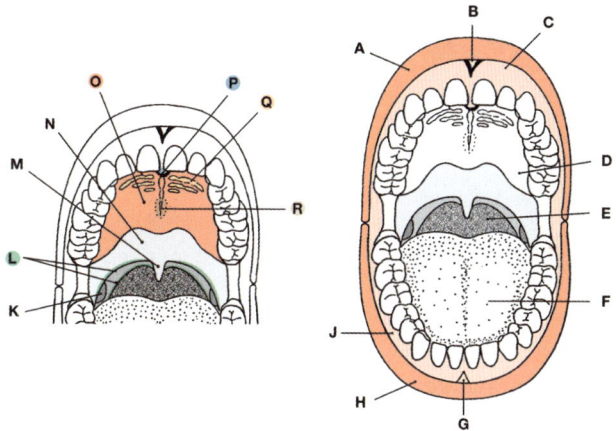

Lösung s. Seite 327

Aufgabe 3:
Erklären Sie in diesem Zusammenhang die Begriffe Vestibulum, Ah-Linie und Torus palatinus.
Lösung s. Seite 328

Aufgabe 4:
Wie bezeichnet man in der Fachsprache:
lippenwärts, von der Zahnbogenmitte weg (also nach hinten), im Bereich der Kaufläche, den gesamten Raum zwischen zwei Zähnen, im Kronenbereich, unter der Zunge, gaumenwärts, waagerecht, im Zahnhalsbereich, seitlich, am Rande gelegen, zum Rande gehörend, unterhalb, um, herum, außerhalb?
Lösung s. Seite 328

1.3.2 Speicheldrüsen

Aufgabe 1:
Der Mensch besitzt zahllose kleine Speicheldrüsen in der Mundschleimhaut (Becherzellen) und außerdem drei große Speicheldrüsen.

Wie heißen diese (Deutsch und in der Fachsprache), wo liegen sie und ihre Ausführungsgänge?

Lösung s. Seite 328

Aufgabe 2:
Ordnen Sie den Zahlen in der Zeichnung die Namen der drei großen Speicheldrüsen zu.

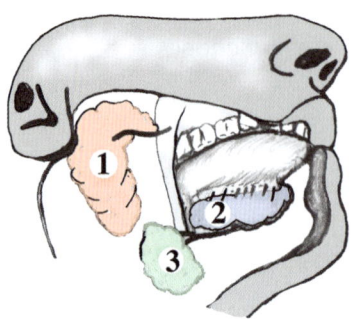

Lösung s. Seite 329

Aufgabe 3:
Die Produktion einer täglichen Speichelmenge von 1 - 1,5 l ist notwendig, damit der Speichel seine Funktionen erfüllen kann. Welche Aufgaben hat der Speichel?

Lösung s. Seite 329

Aufgabe 4:
Erläutern Sie bitte, was man unter pH-Wert zu verstehen hat.

Lösung s. Seite 329

Aufgabe 5:
Welchen pH-Wert haben: Speichel, Blut, Urin, Magensaft und Galle?

Lösung s. Seite 330

1.3.3 Zunge

Aufgabe 1:

Die Zunge (Lingua oder Glossa) ist ein schleimhautüberzogener Muskelkörper mit in verschiedenen Richtungen verlaufenden Muskeln (Binnenmuskulatur), der mit dem Mundboden beweglich verwachsen ist. Die Zungenoberfläche weist ein charakteristisches Schleimhautrelief auf.

Welche Aufgaben hat die Zunge zu erfüllen?

Lösung s. Seite 330

Aufgabe 2:

Aus welcher Art von Muskeln besteht die Zunge?

Lösung s. Seite 330

Aufgabe 3:

Die Zunge besitzt verschiedene Papillenarten zur Geschmacks- und Tastempfindung. Wofür sind welche Papillen zuständig?

Lösung s. Seite 330

Aufgabe 4:

Nennen Sie die vier verschiedenen Geschmacksempfindungen der Zunge und ordnen Sie diese den Buchstaben zu:

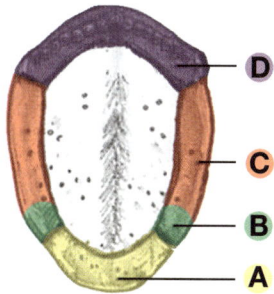

Lösung s. Seite 331

Aufgabe 5:

Übersetzen Sie bitte folgende Fachausdrücke:
Glandula, Frenulum, Glossa, Labium, Papilla, Pharynx, Palatum, Vestibulum.

Lösung s. Seite 331

1.4 Anamnese

Aufgabe 1:
Was verstehen Sie unter einer Anamnese?

Lösung s. Seite 331

Aufgabe 2:
Worin gliedert sich die Anamnese?

Lösung s. Seite 331

Aufgabe 3:
Welche Fragen stellen Sie, wenn Sie den Anamnesebogen auf den neuesten Stand bringen wollen?

Lösung s. Seite 331

Aufgabe 4:
Welche Fragen könnten Sie zur Medikamenteneinnahme stellen?

Lösung s. Seite 332

Aufgabe 5:
Muss der Anamnesebogen unterschrieben werden?

Lösung s. Seite 332

2. Hygiene, Vorbeugung und Erste Hilfe

2.1 Praxishygiene organisieren

2.1.1 Zelle, Gewebe und Gewebearten

Aufgabe 1:
Die kleinste lebensfähige Einheit des menschlichen Organismus ist wie bei allen Lebewesen die Zelle. Schildern Sie, zu welchen Leistungen und Funktionen die Zellen fähig sind.

Lösung s. Seite 332

Aufgabe 2:

Beschreiben Sie anhand der schematischen Darstellung einer Zelle in groben Zügen ihren feingeweblichen Aufbau und nennen Sie kurz Aufgaben und Funktionen.

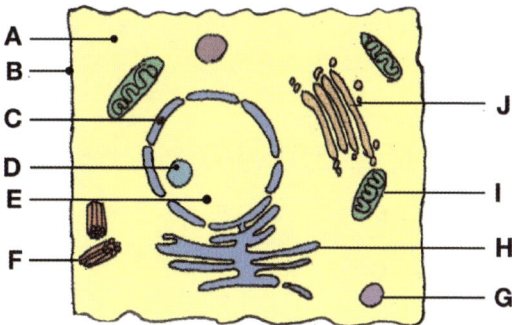

Lösung s. Seite 332

Aufgabe 3:

Was versteht man unter Zelldifferenzierung?

Lösung s. Seite 333

Aufgabe 4:

Unter einem Gewebe versteht man einen Verband gleichartiger Zellen mit gemeinsamen Aufgaben und Funktionen.

Nennen Sie die wichtigsten Gewebearten mit Untergruppen und Aufgaben.

Geben Sie bitte hierbei eine Übersicht über die vielfältigen Aufgaben der Haut.

Lösung s. Seite 333

Aufgabe 5:

Aus welchen drei Hauptschichten ist die Haut aufgebaut?

Lösung s. Seite 335

Aufgabe 6:

Welche Buchstaben bezeichnen die in der schematischen Abbildung dargestellten Einzelheiten der Haut?

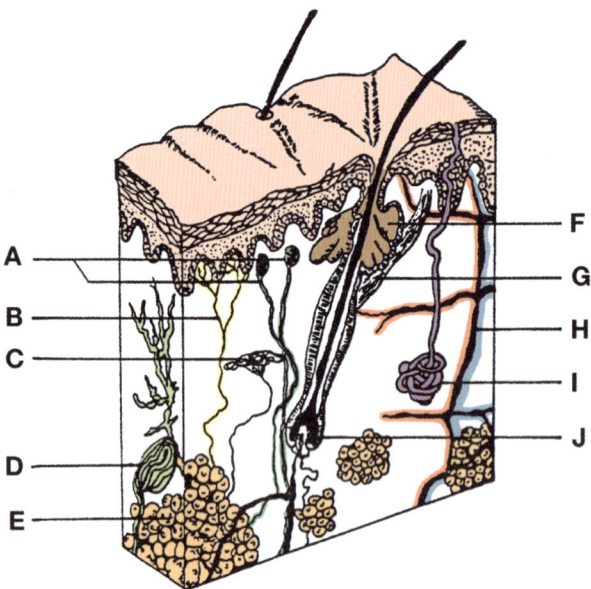

Lösung s. Seite 335

Aufgabe 7:

Was versteht man unter einer Schleimhaut?
Lösung s. Seite 335

Aufgabe 8:

Erklären Sie die Begriffe Organ und Organsystem und nennen Sie jeweils ein Beispiel.
Lösung s. Seite 335

Aufgabe 9:

Ergänzen Sie den folgenden Lückentext.

Die kleinste Einheit des menschlichen Organismus ist die ... Der Organismus besteht aus ca. ... Ursprung und Beginn des menschlichen Lebens ist die ... Sie beginnt sich rasch und fortgesetzt zu teilen. Den Vorgang nennt man in der Fachsprache ... Die einzelnen Zellen lagern sich eng aneinander und bilden so ...

Im Verlauf der ständigen Zellvermehrungen beginnen sich ... und ... entsprechend ihren späteren ... und ... zu verändern. Man bezeichnet diesen Vorgang als ... Aufgrund dieser

... entstehen verschiedene ..., z. B. ... oder ... Mehrere dieser ... bilden dann ein ..., z. B. ... oder ... Mehrere ... bilden dann zusammen ... z. B. ... oder ...

Lösung s. Seite 336

2.1.2 Mikroorganismen

Aufgabe 1:

Was versteht man unter Mikrobiologie?

Lösung s. Seite 336

Aufgabe 2:

Was versteht man unter Mikroorganismen?

Lösung s. Seite 336

Aufgabe 3:

Nennen Sie bitte die vier wichtigsten Hauptgruppen der Mikroorganismen.

Lösung s. Seite 336

Aufgabe 4:

Was hat man unter Pathogenität zu verstehen?

Lösung s. Seite 337

Aufgabe 5:

Was sind Kokken, welche Formen gibt es und nennen Sie bitte Beispiele von Krankheiten, die durch sie hervorgerufen werden.

Lösung s. Seite 337

Aufgabe 6:

Welche Bakterienform (A) und welche Zelle (B) sind in den Abbildungen dargestellt?

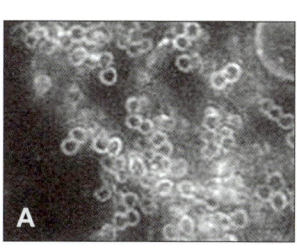 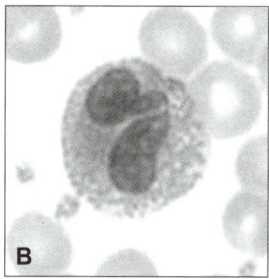

Lösung s. Seite 337

Aufgabe 7:
Nennen Sie bitte zwei Pilzerkrankungen (Mykosen).

Lösung s. Seite 338

Aufgabe 8:
Was sind Viren? Wodurch unterscheiden sie sich von anderen Mikroorganismen? Nennen Sie einige Erkrankungen, die durch Viren verursacht werden.

Lösung s. Seite 338

Aufgabe 9:
Was macht den Tetanusbazillus, den Erreger des Wundstarrkrampfes, so gefährlich?

Lösung s. Seite 339

2.1.3 Infektion

Aufgabe 1:
Erklären Sie bitte die Begriffe: Infektion und Kontamination.

Lösung s. Seite 339

Aufgabe 2:
Definieren Sie bitte die Begriffe:
Krankheit – Virulenz – Inkubationszeit – Konstitution – Disposition

Lösung s. Seite 339

Aufgabe 3:
Nennen Sie bitte die wichtigsten Eintrittspforten von Erregern in den Organismus mit Beispielen.

Lösung s. Seite 340

Aufgabe 4:
Auf welche grundsätzliche Weise können Krankheitskeime übertragen werden (= Infektionswege)? Geben Sie bitte dazu auch Beispiele an.

Lösung s. Seite 340

Aufgabe 5:
Der Beruf einer ZFA ist interessant und schön. Allerdings stellt die berufliche Tätigkeit ganz erhebliche Anforderungen physischer und psychischer Art. Fast alle Tätigkeiten

finden in der Mundhöhle statt. Sie ist die Haupteintrittspforte vieler Infektionskrankheiten, deshalb muss mit vielfältigen Gefährdungen gerechnet werden.

Führen Sie bitte solche Gefahrenquellen (= Infektionsquellen) an.
Lösung s. Seite 340

Aufgabe 6:
An der Spitze zahnmedizinischer Berufsrisiken steht die Gefahr einer Infektion. Vor Infektionen kann man sich aber wirkungsvoll schützen. Wie?
Lösung s. Seite 341

Aufgabe 7:
Wie wirksam und segensreich Schutzimpfungen zur Bekämpfung von Infektionskrankheiten sind, beweisen eindeutig epidemiologische Statistiken der WHO (Weltgesundheitsorganisation), wonach acht Infektionskrankheiten vollständig gebannt oder doch zur Unbedeutsamkeit zurückgedrängt wurden, acht weitere Infektionskrankheiten bei uns unverändert endemisch (örtlich begrenzt über einen längeren Zeitraum hinweg) auftreten, aber zehn Infektionskrankheiten neu in Erscheinung getreten sind oder sich immer weiter ausbreiten.

Um welche Infektionskrankheiten handelt es sich Ihrer Ansicht nach jeweils in den drei Gruppen?
Lösung s. Seite 341

2.1.4 Immunisierung

Aufgabe 1:
Was versteht man unter Immunität? Nennen Sie bitte die Möglichkeiten, wie ein Organismus immun werden kann.
Lösung s. Seite 342

Aufgabe 2:
Den besten Schutz gegen Infektionen bieten Schutzimpfungen. Beschreiben Sie bitte das Prinzip einer aktiven und passiven Impfung.
Lösung s. Seite 342

Aufgabe 3:
Schildern Sie bitte Vor- und Nachteile der aktiven, passiven und Simultanimpfart.
Lösung s. Seite 342

Aufgabe 4:

Was versteht man unter Postexpositionsprophylaxe?

Was muss bei einem Arbeitsunfall dokumentiert werden?

Lösung s. Seite 343

2.1.5 Hygiene

Aufgabe 1:

Erklären Sie bitte umfassend den Begriff Hygiene.

Lösung s. Seite 344

Aufgabe 2:

Führen Sie bitte einige Aufgaben der Hygiene an.

Lösung s. Seite 345

Aufgabe 3:

Der enge Kontakt zwischen Patienten und Praxispersonal einerseits und zum eigenen Schutz vor Infektionen andererseits macht eine optimale persönliche Hygiene zwingend notwendig.

Nennen Sie bitte einige Gesichtspunkte der persönlichen Hygiene.

Lösung s. Seite 345

Aufgabe 4:

Führen Sie bitte Gründe an, warum es notwendig und zweckmäßig ist, Schmuckstücke abzulegen.

Lösung s. Seite 346

Aufgabe 5:

Durch die Unfallverhütungsvorschriften für zahnärztliche Praxen ist der Zahnarzt verpflichtet, nach einem aufgestellten Hygieneplan vorzugehen. Bundeszahnärztekammer und Landeszahnärztekammern haben entsprechende Empfehlungen herausgegeben.

Welche Punkte müssen in einem Hygieneplan enthalten sein?

Lösung s. Seite 346

Aufgabe 6:
Welche Personen werden namentlich im Hygieneplan angegeben? Müssen auch Stellvertreter genannt werden?

Lösung s. Seite 346

Aufgabe 7:
Dürfen Instrumente von Auszubildenden aufbereitet (sterilisiert) werden?

Lösung s. Seite 346

Aufgabe 8:
Wer kontrolliert die Umsetzung der neuen Hygieneempfehlungen?

Lösung s. Seite 346

Aufgabe 9:
Erstellen Sie eine Liste von Hygieneempfehlungen bei hochinfektiösen Patienten.

Lösung s. Seite 347

2.1.6 Desinfektion und Sterilisation

Aufgabe 1:
Definieren Sie bitte die Begriffe Desinfektion, Sterilisation und Sepsis.

Lösung s. Seite 347

Aufgabe 2:
Zahlreich sind die Desinfektionsmittel, die in der Zahnheilkunde für die laufende Desinfektion benötigt werden. Welche Grundforderungen müssen an ein Desinfektionsmittel gestellt werden?

Lösung s. Seite 348

Aufgabe 3:
Desinfizientien und Antiseptika lassen sich alle auf bestimmte Grundstoffe zurückführen. Welche Desinfektionsmittelgruppen kennen Sie. Nennen Sie jeweils ein Beispiel.

Lösung s. Seite 348

Aufgabe 4:
Definieren Sie bitte kurz aber prägnant, was man unter Chemie zu verstehen hat.

Lösung s. Seite 349

Aufgabe 5:
Was versteht man unter einer Säure und wie heißen die beiden Hauptgruppen?
Lösung s. Seite 349

Aufgabe 6:
Nennen Sie bitte drei Beispiele aus den beiden Säure-Hauptgruppen, die für die Zahnheilkunde Bedeutung haben.
Lösung s. Seite 349

Aufgabe 7:
Was versteht man unter Alkalien und in welche drei Hauptgruppen werden sie unterteilt? Nennen Sie jeweils ein Beispiel.
Lösung s. Seite 349

Aufgabe 8:
Erklären Sie den pH-Wert.
Lösung s. Seite 350

Aufgabe 9:
Wie sieht die hygienische Händedesinfektion, die nichts mit der chirurgischen Händedesinfektion zu tun hat, wie sie vor chirurgischen Eingriffen gefordert wird, in der Praxis aus?
Lösung s. Seite 350

Aufgabe 10:
Wann muss eine hygienische Händedesinfektion unbedingt vorgenommen werden?
Lösung s. Seite 351

Aufgabe 11:
Vergleichen Sie hygienische und chirurgische Händedesinfektion.
Lösung s. Seite 351

Aufgabe 12:
Welche grundsätzlichen Sterilisationsverfahren gibt es und welche sind in der zahnärztlichen Praxis gebräuchlich?
Lösung s. Seite 352

Aufgabe 13:

In welche Einzelphasen gliedert sich ein Sterilisationsvorgang und welche Bedeutungen haben sie?

Lösung s. Seite 352

Aufgabe 14:

Nennen Sie bitte die wichtigsten Bauteile eines Autoklaven.

Lösung s. Seite 353

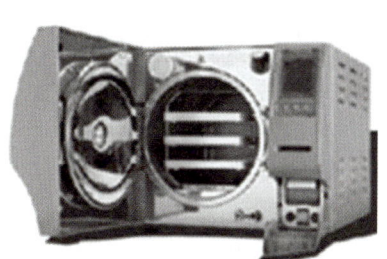

Aufgabe 15:

Wie funktioniert ein Autoklav?
Beschreiben Sie bitte umfassend das Arbeitsprinzip eines Autoklaven. Was ist dabei zu beachten?

Lösung s. Seite 353

Aufgabe 16:

Welche Sterilisationszyklen unterscheidet man?

Lösung s. Seite 354

Aufgabe 17:

Was versteht man unter:

- fraktioniertes Verfahren
- Dampfinjektionsverfahren
- Strömungs- oder Gravitationsverfahren?

Welche Sterilisatoren erfüllen die Anforderungen für alle Medizinprodukte?

Lösung s. Seite 354

Aufgabe 18:

Was beeinflusst entscheidend die Wirksamkeit des Sterilisationsverfahrens und die Trocknung?

Lösung s. Seite 354

Aufgabe 19:

Klarsichtsterilisierverpackungen, Textilien, Instrumente oder Sterilisierbehälter: Was gehört im Sterilisator wohin?

Lösung s. Seite 355

Aufgabe 20:
Wie dokumentiert man bei der Sterilisation?
Lösung s. Seite 355

Aufgabe 21:
Was bedeutet validieren?
Lösung s. Seite 355

Aufgabe 22:
Wer entscheidet über die Freigabe? Wofür ist sie erforderlich?
Lösung s. Seite 356

Aufgabe 23:
Was bedeutet
a) Freigabe des Verfahrens
b) Chargen-Freigabe
c) Freigabe des Sterilguts?
Lösung s. Seite 356

Aufgabe 24:
Sterilisationsgeräte müssen regelmäßig, immer nach einer Reparatur, auf technische Betriebssicherheit und biologische Funktionstüchtigkeit überprüft werden.

Wie wird eine Funktionskontrolle der Sterilisatoren durchgeführt?
Lösung s. Seite 356

Aufgabe 25:
Wie heißt der Prüfkörper für Sterilisatoren der Klasse B? Beschreiben Sie ihn.
Lösung s. Seite 357

Aufgabe 26:
In welche Risikoklassen werden die Medizinprodukte unterteilt?
Lösung s. Seite 358

Aufgabe 27:
Was bedeutet in diesem Zusammenhang: unkritisch, semikritisch, kritisch?
Lösung s. Seite 358

Aufgabe 28:
Nennen Sie Beispiele für unkritische, semikritische und kritische Medizinprodukte.
Lösung s. Seite 358

Aufgabe 29:
Bei semikritischen und kritischen Medizinprodukten wird zusätzlich eine Unterteilung in Gruppe A und B gefordert. Was ist damit gemeint?
Lösung s. Seite 359

Aufgabe 30:
In welcher Weise erfolgt die hygienische Versorgung benutzter Instrumente (Hygienekette)?
Lösung s. Seite 359

Aufgabe 31:
Womit wird die thermische Desinfektion durchgeführt? Nennen Sie die Vorteile dieser Desinfektionsart und was Sie hierbei zu beachten haben.
Lösung s. Seite 361

Aufgabe 32:
Was bedeutet chemische Desinfektion? Überlegen Sie einige Regeln.
Lösung s. Seite 362

Aufgabe 33:
Wie sollen semikritische Medizinprodukte A und B bzw. kritische Medizinprodukte A B aufbereitet werden?
Lösung s. Seite 363

Aufgabe 34:
Einschweißen von Instrumenten: Wann? Warum? Lagerungsdauer? Indikatorstreifen?
Lösung s. Seite 364

Aufgabe 35:
Auf welche Weise können Hand- und Winkelstücke keimfrei gemacht werden?
Lösung s. Seite 364

Aufgabe 36:

In den zahnärztlichen Behandlungsräumen müssen die gleichen hygienischen Verhältnisse herrschen, wie sie für Räume der Krankenanstalten gefordert werden. Gemeint ist vor allem die Flächendesinfektion.

Was muss alles von der Flächendesinfektion erfasst werden? Wie soll dabei vorgegangen werden?

Lösung s. Seite 365

Aufgabe 37:

Da beim Absaugen Zahnsubstanz, Füllungspartikelchen, Blut, Eiter, Speichel und Kühlflüssigkeit aus der keimbeladenen Mundhöhle des Patienten in die Absauganlage gelangen und somit ein guter Nährboden für Mikroorganismen entsteht, bedarf die Absauganlage wegen erhöhter Infektionsgefahr und Geruchsbelästigung einer ganz besonderen hygienischen Wartung.

Führen Sie bitte an, welche hygienischen Maßnahmen durchzuführen sind.

Lösung s. Seite 366

Aufgabe 38:

Welche Besonderheiten sind bei den Hygienemaßnahmen der Endoinstrumente zu beachten? Wie gehen Sie vor?

Lösung s. Seite 366

Aufgabe 39:

Wie kann man maschinell gebrauchte Endoinstrumente am besten kennzeichnen?

Lösung s. Seite 367

2.1.7 Praxisabfallentsorgung

Aufgabe 1:

Abfall ist zu einem ernst zu nehmenden ökologischen und wirtschaftlichen Problem geworden. Die Entsorgung ärztlichen und zahnärztlichen Praxisabfalls muss im Sinne der gesetzlichen Bestimmungen bzw. unter strikter Einhaltung der verschiedenen Verordnungen erfolgen.

Auf welche Weise kann die korrekte Entsorgung von Praxismüll vorgenommen werden?

Lösung s. Seite 367

Aufgabe 2:

Nennen Sie bitte Abfälle, die zum Praxismüll gehören und deshalb einer speziellen Entsorgung zugeführt werden müssen.

Lösung s. Seite 367

Aufgabe 3:

Was hat man unter so genannten Reststoffen zu verstehen?

Lösung s. Seite 367

Aufgabe 4:

Besondere Sorgfalt und Gewissenhaftigkeit verlangt die Entsorgung von Amalgam. In welcher Form fällt Amalgam zur Entsorgung an?

Lösung s. Seite 367

Aufgabe 5:

Einer besonderen Beachtung bedürfen auch Glasabfälle oder andere verletzungsgefährdende Abfälle wie Nadeln, Kanülen, Einweg-Skalpelle etc. Wie werden sie entsorgt?

Lösung s. Seite 368

Aufgabe 6:

Wie können alte Chemikalien, alte Batterien, leere Amalgamkapseln, alte Flaschen und Altpapier entsorgt werden?

Lösung s. Seite 368

Aufgabe 7:

Nennen Sie bitte die wichtigsten Richtlinien bzw. „Sicherheitsregeln", die für das Einsammeln, Befördern und die Lagerung von Abfällen aus ärztlichen und zahnärztlichen Praxen vorgeschrieben sind.

Lösung s. Seite 368

Aufgabe 8:

Genauso wichtig wie die Frage einer werkstoffgerechten Entsorgung ist die Frage einer Abfallvermeidung oder einer Abfallreduzierung.

Was kann zahnärztlicherseits, auch vonseiten der Zahnmedizinischen Fachangestellten, zur Abfallvermeidung getan werden?

Lösung s. Seite 368

2.2 Zwischenfällen vorbeugen und in Notfallsituationen Hilfe leisten

2.2.1 Präventivmaßnahmen

Aufgabe 1:

Was kann von vornherein zur Verhinderung von Allgemein-Zwischenfällen getan werden?

Lösung s. Seite 369

Aufgabe 2:

Was kann prophylaktisch zur Verhütung von Zwischenfällen bei Risikopatienten getan werden?

Lösung s. Seite 370

2.2.2 Risikopatient

Aufgabe 1:

Unserer besonderen Beachtung und Betreuung bedürfen Problempatienten, denen neben überängstlichen Patienten, vor allem Risikopatienten zuzurechnen sind. Die Behandlung von Risikopatienten erfordert nicht nur vom Zahnarzt, sondern auch von den Zahnmedizinischen Fachangestellten, Kenntnisse in der Beherrschung von Zwischenfällen, sodass sachgemäße Gegenmaßnahmen ergriffen und lebensbedrohliche Zustände abgewehrt werden können.

Was versteht man unter einem Risikopatienten?

Lösung s. Seite 370

Aufgabe 2:

Bei welchem Patientenkreis besteht ein erhöhtes Behandlungsrisiko?

Lösung s. Seite 370

Aufgabe 3:

Zu den wichtigsten Risikopatienten gehört der „Marcumar®-Patient". Was hat man darunter zu verstehen? Was bedeutet dies für die Behandlung?

Lösung s. Seite 371

Aufgabe 4:

Es gibt zahlreiche Patienten, z. B. Infarktpatienten, die unter einer Dauerbehandlung mit Antikoagulanzien (blutgerinnungshemmende Mittel, wie Marcumar®, Heparinpräparate oder Aspirin®) stehen. Bei diesem Personenkreis muss vor jedem blutigen Eingriff, wozu auch schon eine Zahnsteinentfernung gehört, nach ihrem Quickwert bzw. nach dem INR-Wert gefragt werden.

a) Was versteht man unter Quickwert bzw. dem INR-Wert?
b) Was hat es zu bedeuten, wenn ein Patient seinen Quickwert mit 20 % angibt?
c) Was versteht man unter dem INR-Wert 2 - 3?

Lösung s. Seite 371

Aufgabe 5:

Was ist bei der Behandlung von schwangeren Frauen besonders zu beachten?

Lösung s. Seite 372

2.2.3 Zwischenfälle

Aufgabe 1:

Welche Angaben muss eine präzise Notfallmeldung enthalten?

Lösung s. Seite 372

Aufgabe 2:

Wenn auch schwere lebensbedrohliche Zwischenfälle in der Sprechstunde einer zahnärztlichen Praxis gottlob zu den seltenen Ereignissen gehören, muss das Praxisteam mit Kenntnissen und Techniken der Erstversorgung von Vitalstörungen vertraut sein. Was bedeutet das?

Lösung s. Seite 373

Aufgabe 3:

Mit welchen Zwischenfällen muss bei dem Einsatz von Lokalanästhetika gerechnet werden?

Lösung s. Seite 373

Aufgabe 4:

Was versteht man unter Kollaps, was unter Ohnmacht?

Lösung s. Seite 374

Aufgabe 5:

Woran kann man eine nahende Ohnmacht erkennen?

Lösung s. Seite 374

Aufgabe 6:

Was sind die häufigsten Ursachen einer Ohnmacht?

Lösung s. Seite 374

Aufgabe 7:

Welche grundsätzlichen Maßnahmen sind bei Eintritt einer Ohnmacht vonseiten der Helferin zu ergreifen?

Lösung s. Seite 374

Aufgabe 8:

Auf welche Weise kann in zahnärztlichen Praxen eine künstliche Beatmung vorgenommen werden?

Lösung s. Seite 375

Aufgabe 9:

Atemspende ist bei vielen Notfällen unerlässlich. Sie ist ein wesentlicher Bestandteil der Reanimation (Wiederbelebung). Dazu gibt es mehrere Beatmungstechniken. Welche kennen Sie?

Lösung s. Seite 375

Aufgabe 10:

Von größter Wichtigkeit nach Eintritt einer Notfallsituation ist die richtige Lagerung des Patienten. Abgesehen von den verschiedenen Varianten der Rückenlagerung mit Anheben der Beine, auf harter flacher Unterlage oder mit leichtem Anheben des Kopfes oder des Oberkörpers, muss der Patient in die stabile Seitenlagerung – auch NATO-Lagerung – gebracht werden.

Bei welchen Notfallsituationen trifft das zu?

Lösung s. Seite 376

Aufgabe 11:

Die Atemspende ist ein wichtiger Bestandteil der Reanimation (Wiederbelebung). Die einzelnen Schritte der Reanimation werden aus mnemotechnischen Gründen (Mnemotechnik ist die Kunst, das Einprägen von Gedächtnisstoff durch besondere Lernhilfen zu erleichtern) mit den Anfangsbuchstaben des Alphabets gekennzeichnet.

Was bedeuten demnach die Buchstaben A, B, C, D?

Lösung s. Seite 376

Aufgabe 12:

Notfallsituationen treten meistens nicht schlagartig auf, sondern kündigen sich durch so genannte Prodrome (Vorboten) an. Was sind Anzeichen lebensbedrohlicher Zustände, die ein rasches und gezieltes Eingreifen erfordern?

Lösung s. Seite 376

Aufgabe 13:

Mit zu den schlimmsten Ereignissen in einer zahnärztlichen Praxis gehört es, wenn ein Patient einen Herzinfarkt erleidet. Welche Sofortmaßnahmen sind zu ergreifen?

Lösung s. Seite 376

Aufgabe 14:

Welche Blutungsarten hat man zu unterscheiden und wodurch sind sie gekennzeichnet?

Lösung s. Seite 377

Aufgabe 15:

Nachblutungen gehören zu den häufigsten Komplikationen bei der zahnärztlichen Behandlung. Es gibt zahlreiche Untersuchungen, die beweisen, dass die Hälfte aller Nachblutungen ihre Ursachen im falschen Verhalten der Patienten unter grober Missachtung der zahnärztlichen Empfehlungen hat.

Welche Umstände können zu Nachblutungen führen?

Lösung s. Seite 377

Aufgabe 16:

Nennen Sie bitte die zahnärztlichen Möglichkeiten zur wirkungsvollen Bekämpfung von Nachblutungen.

Lösung s. Seite 378

Aufgabe 17:

Narkosen – und sei es auch nur eine Rauschnarkose – können in einer zahnärztlichen Praxis nur dort durchgeführt werden, wo die unerlässlichen apparativen und personellen Voraussetzungen gegeben sind. Dazu gehört auch das Vorhandensein eines Narkose-Zwischenfallbesteckes.

Welche Instrumente müssen in einem solchen Besteck enthalten sein?

Lösung s. Seite 378

2.2.4 Blut, Herz und Blutkreislauf

Aufgabe 1:
Welche Organe gehören zum Kreislaufsystem?

Lösung s. Seite 378

Aufgabe 2:
Das Blut besteht aus flüssigen (Blutplasma) und geformten (Blutkörperchen) Bestandteilen. Nennen Sie bitte in Deutsch und in der Fachsprache die drei wichtigsten Formen der Blutkörperchen mit Angabe von Menge, Bildungsstätte und Aufgaben.

Lösung s. Seite 378

Aufgabe 3:
Die Blutgerinnung ist ein komplizierter Vorgang, der in mehreren Phasen und Zwischenschritten abläuft. Schildern Sie bitte in knapper Form den Ablauf der Blutgerinnung.

Lösung s. Seite 379

Aufgabe 4:
Wie heißt der flüssige Bestandteil des Blutes? Woraus besteht er?

Lösung s. Seite 380

Aufgabe 5:
Beschreiben Sie bitte stichwortartig in Deutsch und in der Fachsprache den Aufbau des Herzens.

Lösung s. Seite 380

Aufgabe 6:
Welche Gefäßtypen kennen Sie?

Lösung s. Seite 381

Aufgabe 7:
Was verstehen Sie unter dem großen und dem kleinen Kreislauf? Beschreiben Sie jeweils seinen Verlauf.

Lösung s. Seite 381

Aufgabe 8:
Neben dem Blutkreislauf verfügt der Organismus noch über ein weiteres Netz flüssigkeitsführender Röhrchen mit dazwischen geschalteten Knoten. Es sind die Lymphgefäße

und Lymphknoten. In ihnen zirkuliert Lymphe (Gewebswasser), eine dem Blutplasma ähnliche Flüssigkeit ohne zellige Bestandteile.

Welche Bedeutung haben Lymphe und Lymphknoten?
Lösung s. Seite 381

Aufgabe 9:
Was wissen Sie über die Pfortader?
Lösung s. Seite 382

2.2.5 Atmungssystem
Aufgabe 1:
Im Rachen (Pharynx), einem mit Schleimhaut ausgekleideten Muskelschlauch, kreuzen sich Atmungs- und Verdauungsapparat. Vom Rachen aus gelangt man in fünf verschiedene Räume. Welche sind das?
Lösung s. Seite 382

Aufgabe 2:
Mit dem Nasenraum stehen weitere Höhlen im Schädel, die so genannten Nasennebenhöhlen, in Verbindung. Wie heißen sie und welche Aufgaben haben sie zu erfüllen?
Lösung s. Seite 382

Aufgabe 3:
Die schematische Abbildung zeigt die verschiedenen Abschnitte der menschlichen Luftwege, die der Versorgung des Organismus mit Sauerstoff und Abgabe von Kohlendioxid dienen.

Welche Einzelteile bezeichnen die Buchstaben A - O?

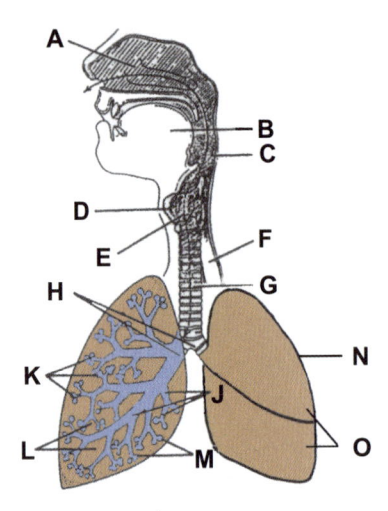

Lösung s. Seite 383

Aufgabe 4:
Erklären Sie bitte den Vorgang der Atmung.

Lösung s. Seite 383

3. Konservierende Behandlung

3.1 Kariestherapie begleiten

3.1.1 Dentition

Aufgabe 1:
Was versteht man unter Dentition?

Lösung s. Seite 384

Aufgabe 2:
In welchem Zeitraum brechen folgende Zähne durch:
1. Milchmolar, seitlicher Schneidezahn, Eckzahn, 1. Prämolar, 2. Molar?

Lösung s. Seite 384

Aufgabe 3:
In welchem Alter sind die Milchzähne vollständig durchgebrochen?

Lösung s. Seite 384

Aufgabe 4:
Wie werden die ersten bleibenden Zähne genannt?
Lösung s. Seite 384

Aufgabe 5:
Wie heißen die ersten bleibenden Zähne des Wechselgebisses?
Lösung s. Seite 384

Aufgabe 6:
Wechselgebiss = ?
Lösung s. Seite 384

3.1.2 Histologie des Zahnes und Zahnbetts

Aufgabe 1:
Beschreiben Sie bitte den histologischen Aufbau eines Zahnes (Dens) in Deutsch und in der Fachsprache.

Unterscheiden Sie hierbei zwischen Zahnweich- und Zahnhartsubstanzen.
Lösung s. Seite 385

Aufgabe 2:
Wodurch ist das Dentin schmerzempfindlich?
Lösung s. Seite 385

Aufgabe 3:
Beschreiben Sie bitte in Deutsch und in der Fachsprache die Zusammensetzung des Zahnhalteapparates bzw. Zahnbettes (Parodontiums).
Lösung s. Seite 386

Aufgabe 4:
Welche Bestandteile gehören zum Parodontium?
Lösung s. Seite 386

3.1.3 Karies

Aufgabe 1:

Was versteht man unter Karies?

Lösung s. Seite 386

Aufgabe 2:

Die Karies ist nach den heutigen Erkenntnissen eine durch komplexe Ursachen hervorgerufene unspezifische, atypische Infektionskrankheit der Zahnhartsubstanzen, an deren Zustandekommen vier Faktoren zusammenwirken müssen. Fehlt einer, entsteht keine Karies.

Nennen Sie bitte die vier Grundvoraussetzungen, die zur Entstehung und Entwicklung der Karies notwendig sind.

Lösung s. Seite 387

Aufgabe 3:

Plaques sind der Feind Nr. 1 in der Zahnheilkunde: Sie wirken erwiesenermaßen nicht nur kariogen, sondern sind auch Hauptursache der Zahnbetterkrankungen.

Welche weichen Beläge kennen Sie und woraus bestehen diese?

Lösung s. Seite 387

Aufgabe 4:

Welche praktische Bedeutung haben Plaques?

Lösung s. Seite 388

Aufgabe 5:

Die Zahnkaries hat keine Einzelursache, sondern einen Multikausalkomplex (vielseitig zusammenwirkende Faktoren). Durch welche Faktoren wird eine kariöse Entwicklung wesentlich gefördert?

Lösung s. Seite 388

Aufgabe 6:

Was versteht man unter Prädilektionsstellen der Karies? Nennen Sie Beispiele.

Lösung s. Seite 388

Aufgabe 7:

Es gibt mehrere Möglichkeiten der Karieseinteilung; von praktisch/klinischer Bedeutung ist die Klassifikation nach dem Zerstörungsgrad bzw. hinsichtlich der Tiefenausdehnung. Welche Kariesformen unterscheidet man nach dieser Klassifikation?

Ordnen Sie die Abbildungen den verschiedenen Formen zu.

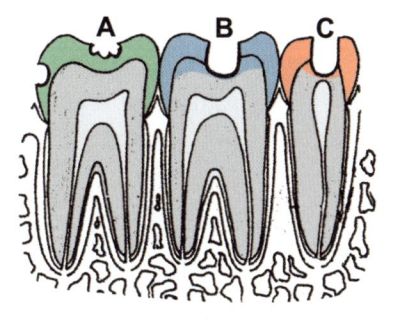

Lösung s. Seite 388

Aufgabe 8:

Im Ablauf des kariösen Geschehens der Zähne differenziert man zwischen einer Primär-(Erst-) und einer Sekundär-(Zweit-)karies.

Erläutern Sie bitte den Begriff Sekundärkaries und Kariesrezidiv.

Lösung s. Seite 389

Aufgabe 9:

Erklären Sie Ihrem Patienten kurz und mit einfachen Worten die Entstehung der Karies.

Lösung s. Seite 390

Aufgabe 10:

Was eignet sich zur Kariesdiagnostik?

Lösung s. Seite 390

3.1.4 Instrumente für die Zahnerhaltung

Aufgabe 1:

Welche Instrumente zählt man zum einfachen Untersuchungsbesteck (= Grundbesteck)?

Lösung s. Seite 391

Aufgabe 2:

Um welche Pinzettenarten (mit Verwendungszweck) handelt es sich in der Abbildung?

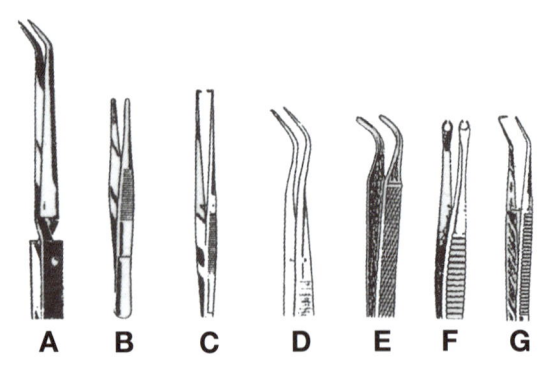

Lösung s. Seite 391

Aufgabe 3:

Woran erkennt man eine chirurgische Pinzette?

Lösung s. Seite 391

Aufgabe 4:

Um welche Bohrertypen handelt es sich in der Abbildung und wozu werden sie verwendet?

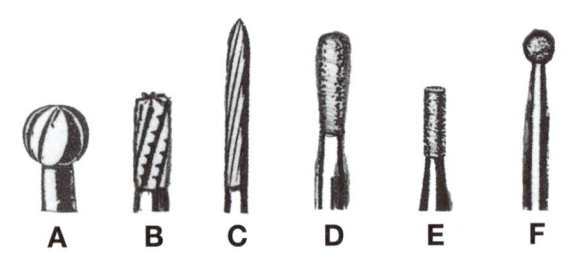

Lösung s. Seite 391

Aufgabe 5:

Welche Antriebsmittel für Bohr- und Schleifkörper finden heute in der modernen Zahnarztpraxis Verwendung?

Lösung s. Seite 392

Aufgabe 6:

Es besteht kein Zweifel daran, dass die Turbinenanwendung große Vorteile mit sich bringt. Groß sind aber auch die Gefahren bei unsachgemäßem Umgang mit der Turbine.

Worin bestehen diese Gefahren?

Lösung s. Seite 392

Aufgabe 7:

Was versteht man unter einem Tray?

Lösung s. Seite 392

Aufgabe 8:

Welche grundsätzlichen Vorteile bietet das Traysystem?

Lösung s. Seite 392

Aufgabe 9:

Welche Möglichkeiten des Trockenlegens gibt es?

Lösung s. Seite 393

Aufgabe 10:

Was versteht man unter einer Matrize und welche Haupttypen kennen Sie?

Lösung s. Seite 393

Aufgabe 11:

Welche Matrizen zeigt die Abbildung?

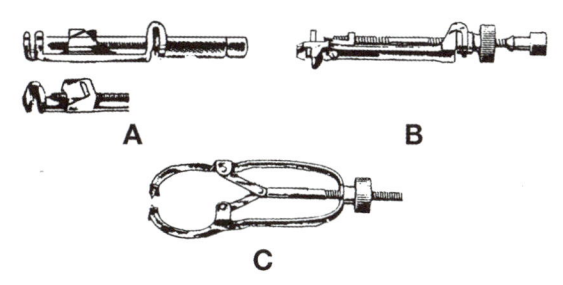

Lösung s. Seite 394

Aufgabe 12:
Welche Möglichkeiten zum vorübergehenden Auseinanderdrängen von Zähnen gibt es?

Lösung s. Seite 394

Aufgabe 13:
Welche besonderen Vorteile bieten mechanische Anmischgeräte mit Kapseln zur Bereitung von Füllungsmaterialien?

Lösung s. Seite 394

3.1.5 Füllungstherapie und -materialien

Aufgabe 1:
Unter einer Kavität versteht man die präparierte Höhlung zur Aufnahme einer Füllung. Der Altmeister der Zahnheilkunde Black hat schon vor Jahren eine heute noch gültige Einteilung der Kavitäten in fünf Klassen gegeben; wie lautet sie?

Lösung s. Seite 394

Aufgabe 2:
Wozu dient die Unterfüllung?

Lösung s. Seite 395

Aufgabe 3:
Welche Präparate werden, abgesehen vom Phosphatzement, noch für Unterfüllungen verwendet?

Lösung s. Seite 395

Aufgabe 4:
Wozu werden Phosphatzemente benötigt?

Lösung s. Seite 395

Aufgabe 5:
Wodurch kann verhindert werden, dass Phosphatzement zu schnell erhärtet?

Lösung s. Seite 396

Aufgabe 6:
Welche Grundforderungen müssen an ein temporäres bzw. provisorisches Verschlussmaterial gestellt werden?

Lösung s. Seite 396

Aufgabe 7:
Nennen Sie bitte Materialiengruppen für provisorische Verschlüsse.

Lösung s. Seite 396

Aufgabe 8:
Was sollten Sie über Zinkoxid-Eugenol-Zemente wissen?

Lösung s. Seite 396

Aufgabe 9:
Welche Eigenschaften müssen von einem definitiven Füllungsmaterial verlangt werden?

Lösung s. Seite 397

Aufgabe 10:
In welche zwei großen Hauptgruppen werden die definitiven Füllungsmaterialien eingeteilt und wodurch sind sie charakterisiert?

Lösung s. Seite 397

Aufgabe 11:
Nennen Sie bitte die drei Hauptgruppen plastischer Füllungsmaterialien.

Lösung s. Seite 397

Aufgabe 12:
Was versteht man unter Komposit-Materialien und wozu finden sie Verwendung?

Lösung s. Seite 397

Aufgabe 13:
Wie nennt man den Verfestigungsvorgang bei Kunststoffen und wie erreicht man die Aushärtung?

Lösung s. Seite 398

Aufgabe 14:
Beschreiben Sie die Behandlungsschritte beim Legen einer Kunststofffüllung mit Säure-Ätz-Technik – getrennt in Tätigkeit der ZFA und des ZA.

Lösung s. Seite 399

Aufgabe 15:
Warum könnten Komposit-Füllungen im Seitenzahnbereich als begrenzt einsetzbar angesehen werden?

Lösung s. Seite 399

Aufgabe 16:
Was versteht man unter einem Edelamalgam?

Lösung s. Seite 399

Aufgabe 17:
Führen Sie bitte die wichtigsten Vor- und Nachteile einer Amalgamfüllung an.

Lösung s. Seite 400

Aufgabe 18:
Wovon hängt im Wesentlichen die Qualität einer Amalgamfüllung ab?

Lösung s. Seite 400

Aufgabe 19:
Seit Einführung des Amalgams hat es immer wieder heftige kontrovers geführte Diskussionen über mögliche Gesundheitsschädigungen gegeben. Heute gibt es im Zeichen des Umweltschutzes und eines gestiegenen Gesundheitsbewusstseins folgende Fragen:
- Sind Amalgame gesundheitsschädlich?
- Können Amalgamfüllungen überhaupt noch verantwortet werden?
- Welche gesicherten Einwände gegen das Amalgam sind vom Standpunkt der Wissenschaft und aus praktischen Erfahrungen der Zahnheilkunde vorzubringen?

Lösung s. Seite 401

Aufgabe 20:
Übrigens ist es nicht das Quecksilber allein, das im zahnärztlichen Bereich allergische Reaktionen auslösen kann. Die Zahl potenzieller Allergene ist groß. Nennen Sie bitte allergisierende Medikamente und Werkstoffe auf zahnärztlichem Sektor.

Lösung s. Seite 401

Aufgabe 21:
Bei welchen Arbeitsgängen der Amalgamverarbeitung bestehen Gefahrenquellen für Patient und Praxispersonal?
Lösung s. Seite 401

Aufgabe 22:
Bei strenger Einhaltung der Vorschriften über Quecksilberverarbeitung und Wahrung einer „Quecksilberhygiene" lassen sich Gesundheitsschäden für Patient und Praxispersonal mit an Sicherheit grenzender Wahrscheinlichkeit vermeiden.

Nennen Sie bitte Richtlinien für eine sinnvolle „Quecksilberhygiene".
Lösung s. Seite 402

Aufgabe 23:
Warum darf Amalgam nicht mit ungeschützten Fingern berührt werden?
Lösung s. Seite 402

Aufgabe 24:
Warum darf heute keine Kupferamalgamfüllung mehr verwendet werden, weder zur Milchzahnfüllung noch zur retrograden Wurzelfüllung?
Lösung s. Seite 402

Aufgabe 25:
Der potenzielle gesundheitsschädliche Bestandteil der Amalgamfüllung ist toxikologisch gesehen unbestritten das Quecksilber. Warum ist Quecksilber so gefährlich?
Lösung s. Seite 403

Aufgabe 26:
In welchen Fällen sollen Amalgamfüllungen nicht mehr gelegt werden?
Lösung s. Seite 403

Aufgabe 27:
Es ist bewiesen, dass Amalgamfüllungen zur durchschnittlichen Quecksilberbelastung der Bevölkerung beitragen. Deshalb versucht die moderne Zahnheilkunde, durch Verbesserungen und Entwicklung neuer Füllungswerkstoffe, auf Amalgam zu verzichten.

Welche alternativen Füllungsmaterialien gibt es?
Lösung s. Seite 403

Aufgabe 28:
Was versteht man
a) unter einem Inlay
b) unter einem Onlay?

Lösung s. Seite 403

Aufgabe 29:
Aus welchen Materialien lassen sich Einlagefüllungen (Inlays) herstellen?

Lösung s. Seite 403

Aufgabe 30:
Welche Vorteile bieten die Goldgussfüllungen (Metallinlays)?

Lösung s. Seite 404

Aufgabe 31:
Schildern Sie bitte den Ablauf einer Inlayherstellung nach der indirekten Methode – getrennt nach Tätigkeit der ZFA und des ZA.

Lösung s. Seite 404

Aufgabe 32:
Eine neue Möglichkeit zur Herstellung von Füllungen im Seitenzahnbereich sind computergefräste Keramikinlays. Dabei wird mithilfe des Computers aus einem vorgefertigten Keramikblock ein Inlay herausgefräst, das dann mit einem Komposit eingesetzt wird. Es gibt diverse Verfahren zur Herstellung von Keramikinlays, wie Cerec, CAD-/CAM-Verfahren.

Welche Vor- und Nachteile haben solche Keramikinlays?

Lösung s. Seite 405

3.2 Endodontische Behandlungen begleiten
3.2.1 Anatomie des Schädels und des Knochens

Aufgabe 1:
Der Schädel des Menschen ist aus zahlreichen Knochen, die einzeln (1) oder paarig (2) angelegt sind, zusammengesetzt. Man unterscheidet Hirn- und Gesichtsschädel.

Welche Knochen (Deutsch und in der Fachsprache) gehören in welcher Anzahl zum Hirnschädel?

Benennen Sie die Hirnschädelknochen in der folgenden Seitenansicht des Schädels:

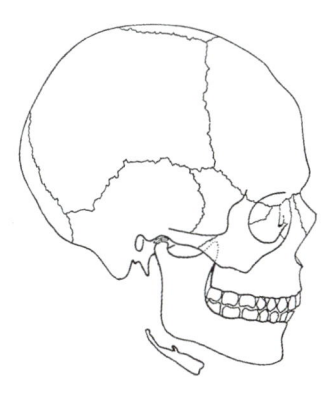

Lösung s. Seite 406

Aufgabe 2:

Welche Knochen (Deutsch und in der Fachsprache) gehören in welcher Anzahl zum Gesichtsschädel?

Benennen Sie die Gesichtsschädelknochen in der folgenden Ansicht des Schädels.

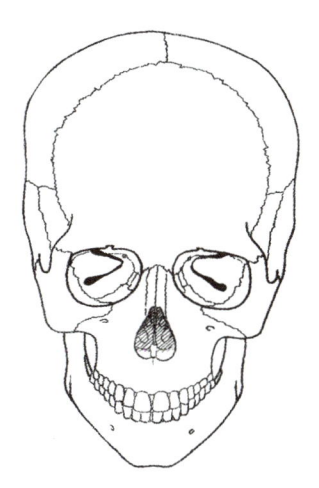

Lösung s. Seite 406

A. Behandlungsassistenz | 3. Konservierende Behandlung

Aufgabe 3:
Benennen Sie in Deutsch und in der Fachsprache die mit Buchstaben gekennzeichneten Knochen und andere anatomische Besonderheiten in der Seitenansicht des Schädels.

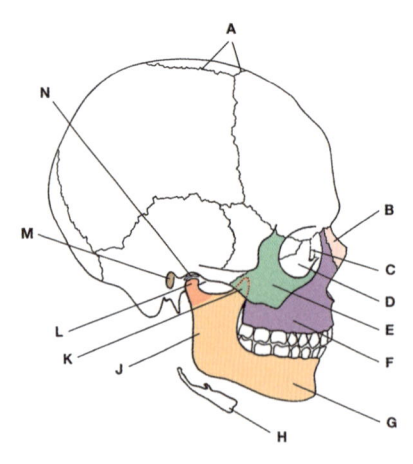

Lösung s. Seite 406

Aufgabe 4:
Benennen Sie die gekennzeichneten Stellen des Schädels von unten (Deutsch und in der Fachsprache).

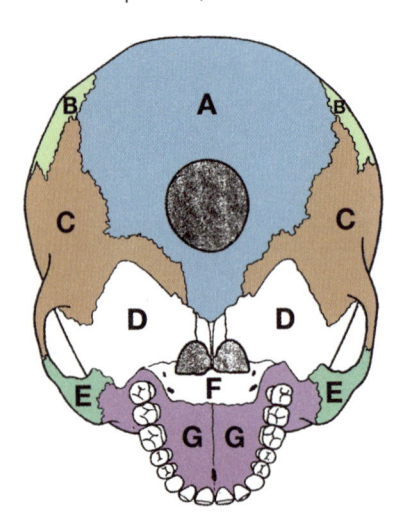

Lösung s. Seite 407

Aufgabe 5:
Der Unterkiefer (Mandibula), der mit der Schädelbasis gelenkig verbunden ist, besteht im Wesentlichen aus einem kompakten, hufeisenförmig gebogenen Körper mit zwei aufsteigenden Ästen, die von einem Kanal durchzogen werden.

Benennen Sie in Deutsch und in der Fachsprache die in der schematischen Darstellung mit Buchstaben bezeichneten anatomischen Besonderheiten.

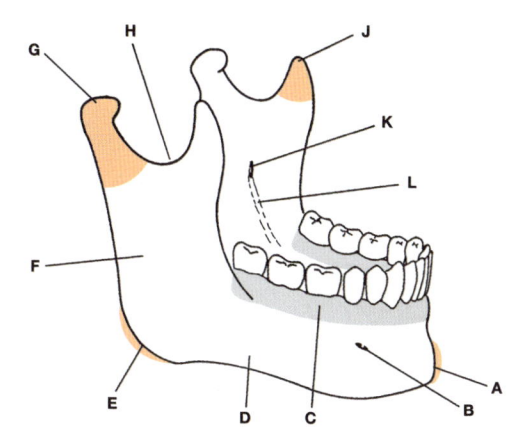

Lösung s. Seite 407

Aufgabe 6:

Der paarig angelegte Oberkiefer (Maxilla), besteht im Wesentlichen aus dem Oberkieferkörper, mit einem pyramidenförmigen Hohlraum, der Kieferhöhle (Sinus maxillaris oder Antrum maxillare), die zu den Nasennebenhöhlen gehört. Vier Fortsätze (Stirnfortsatz, Jochbeinfortsatz, Gaumenfortsatz und Zahnfächerfortsatz) stellen die enge Verbindung mit dem Gesichtsschädel her.

Benennen Sie in Deutsch und in der Fachsprache die in der Vorder- und Seitenansicht mit Buchstaben bezeichneten anatomischen Einzelheiten.

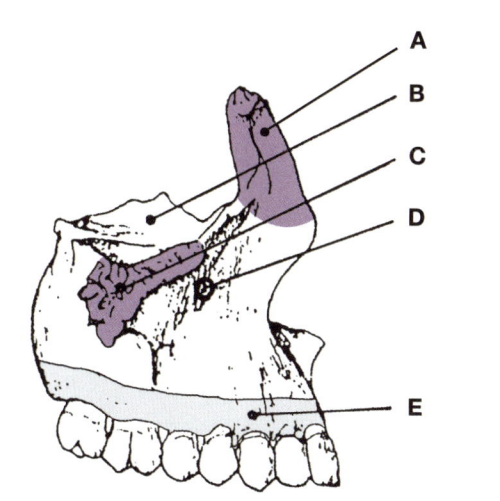

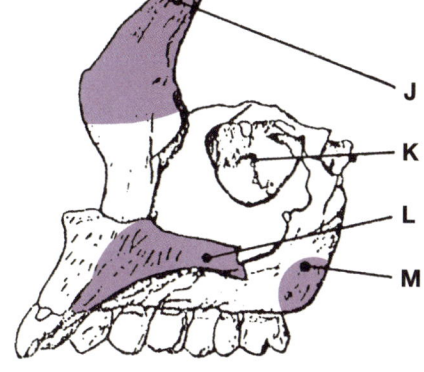

Lösung s. Seite 407

Aufgabe 7:
Nennen Sie die verschiedenen Löcher des Schädels und geben Sie an, in welchen Knochen sie sich befinden.

Lösung s. Seite 408

Aufgabe 8:
Beschreiben Sie den Aufbau des Kiefergelenks (siehe Skizzen).

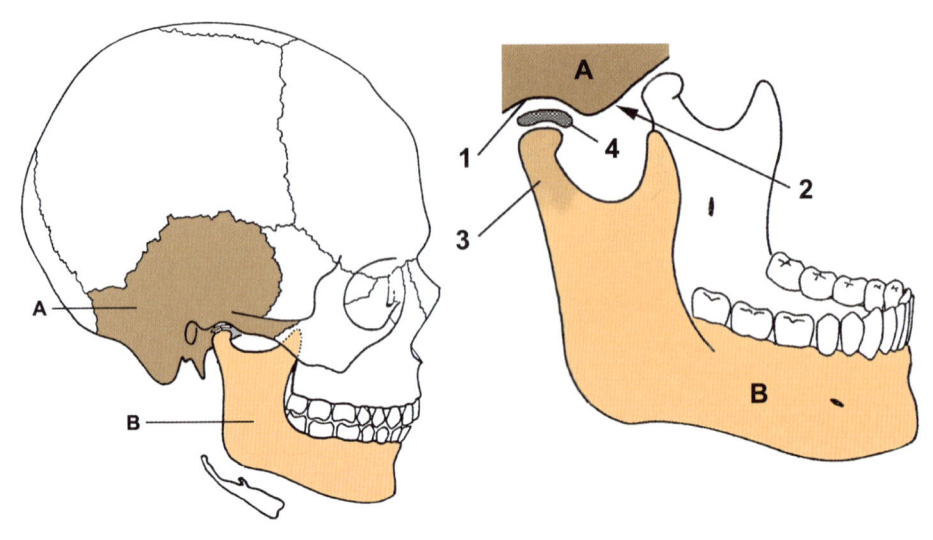

Lösung s. Seite 409

Aufgabe 9:
Welche Art von Gelenk finden Sie hier (siehe Skizzen Aufgabe 8)?

Lösung s. Seite 409

Aufgabe 10:
Nennen Sie Ursprung und Ansatz der Kaumuskeln, welche den Mundschluss bewirken. Zu welcher Art von Muskeln gehören die Kaumuskeln allgemein?

Lösung s. Seite 409

Aufgabe 11:

Welche Kaumuskeln sind in den Abbildungen dargestellt und welche Funktion haben sie?

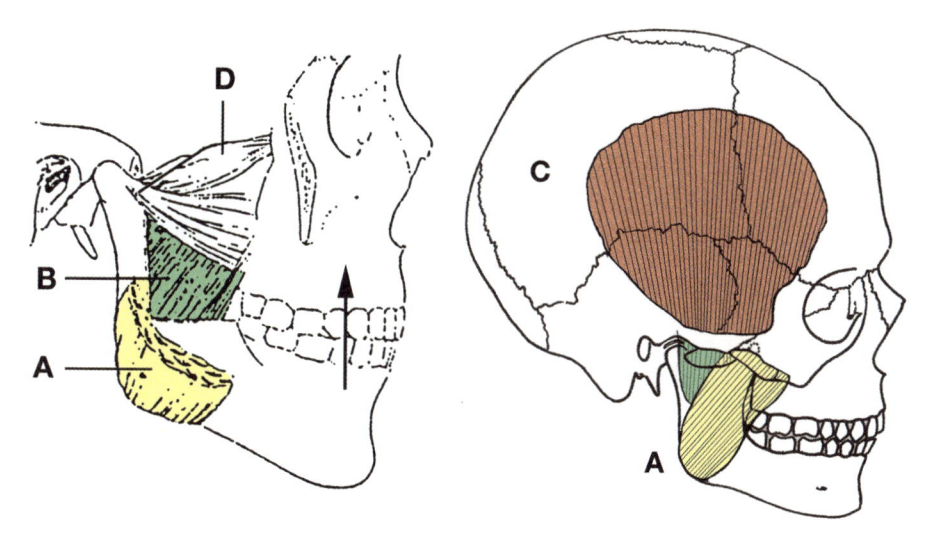

Lösung s. Seite 410

Aufgabe 12:

Knirschen: Welcher Muskel ist dabei vergrößert? Was bedeutet hier Abrasion? Was ist eine Aufbissschiene?

Lösung s. Seite 410

Aufgabe 13:

Nennen Sie die Mundöffner.

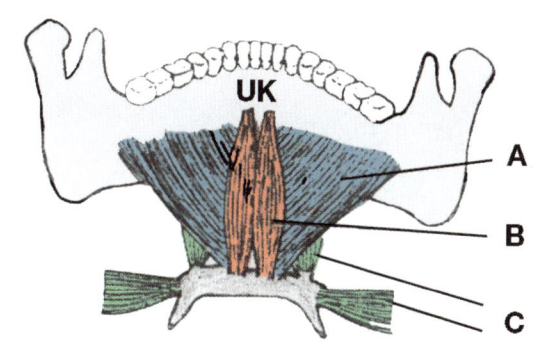

Lösung s. Seite 411

Aufgabe 14:

Neben den Kaumuskeln kennen wir in der Kopfmuskulatur auch noch die mimische Muskulatur, mit der Ausdruck und Stimmungen gezeigt werden können.

Nennen Sie wenigstens drei mimische Muskeln.

Lösung s. Seite 411

Aufgabe 15:

Übersetzen Sie bitte folgende Fachausdrücke aus dem Bereich der Anatomie: Skelett, Extremitäten, Processus, Foramen, Tuber, Sinus, Discus, Cranium.

Lösung s. Seite 411

Aufgabe 16:

Aus welchen Schichten ist der Knochen aufgebaut?

Lösung s. Seite 411

3.2.2 Das Nervensystem

Aufgabe 1:

Erläutern Sie kurz die Gliederung des Nervensystems und skizzieren Sie Aufgaben und Funktionen.

Lösung s. Seite 412

Aufgabe 2:

Welche Bestandteile gehören zum Zentralnervensystem (ZNS) und welche Hauptfunktionen erfüllen sie?

Lösung s. Seite 412

Aufgabe 3:

Beschreiben Sie Herkunft und Gliederung des Nervus trigeminus.

Lösung s. Seite 413

Aufgabe 4:

Die Abbildung zeigt den Verlauf des Trigeminus mit seinen wichtigen Nebenästen. Benennen Sie die mit Buchstaben bezeichneten Nervenäste und anatomischen Besonderheiten.

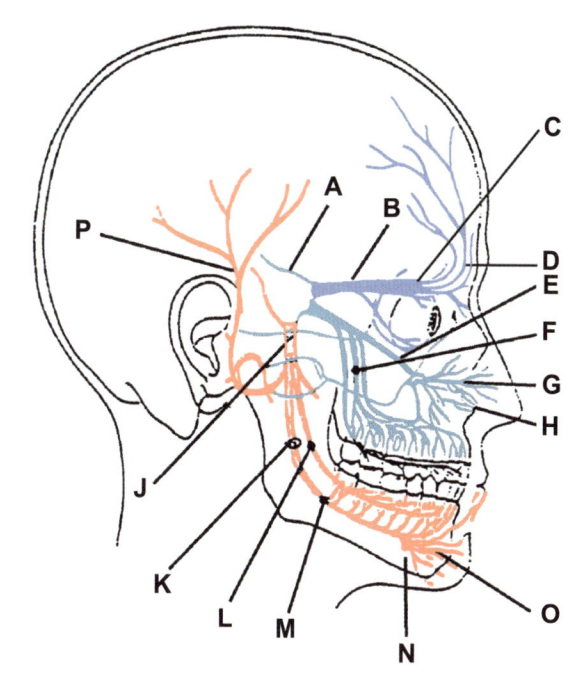

Lösung s. Seite 414

Aufgabe 5:

Wird der N. mandibularis verletzt, treten welche Symptome auf?
Lösung s. Seite 414

Aufgabe 6:

Der N. facialis versorgt motorisch die mimische Muskulatur. Nennen Sie die drei sichtbaren Krankheitssymptome der „Fazialisparese".
Lösung s. Seite 415

Aufgabe 7:

Nennen Sie einige Aufgaben des N. trigeminus und N. facialis.
Lösung s. Seite 415

3.2.3 Instrumente zur Schmerzausschaltung

Aufgabe 1:
Welche grundsätzlichen Spritzensysteme kennen Sie?

Lösung s. Seite 415

Aufgabe 2:
Erklären Sie bitte anhand der Abbildung den Wirkungsmechanismus einer Carpulenspritze mit Aspirationsmöglichkeit.

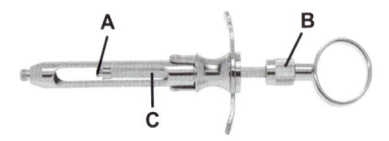

Lösung s. Seite 416

Aufgabe 3:
Was hat die Zahnmedizinische Fachangestellte bei der verantwortungsvollen Tätigkeit des Aufziehens einer Spritze zu beachten?

Lösung s. Seite 416

Aufgabe 4:
Nennen Sie beide Bedeutungen des Fachwortes „Aspiration".

Lösung s. Seite 416

3.2.4 Mittel zur Schmerzausschaltung

Aufgabe 1:
Mittel, die zur Ausschaltung der Reizleitung sensibler Nerven dienen, nennt man Anästhetika. Welche Zusammensetzung weisen sie zu welchem Zweck auf?

Lösung s. Seite 416

Aufgabe 2:
Welche Substanzen finden als Vasokonstriktoren Verwendung?

Lösung s. Seite 417

Aufgabe 3:
Welche Bedeutung hat der vasokonstriktorische Zusatz?

Lösung s. Seite 417

3.2.5 Anästhesieverfahren

Aufgabe 1:
Welche Möglichkeiten der Schmerzausschaltung gibt es grundsätzlich in der Zahnheilkunde?

Lösung s. Seite 417

Aufgabe 2:
Nennen Sie bitte Behandlungsmaßnahmen, bei denen Infiltrations- oder Leitungsanästhesien indiziert (angezeigt) sind?

Lösung s. Seite 417

Aufgabe 3:
Welche Möglichkeiten der lokalen Schmerzausschaltung kennen Sie?

Lösung s. Seite 418

Aufgabe 4:
Wann kann Oberflächenanästhesie in Form von Salben, Lösungen oder Sprays zur Anwendung gelangen?

Lösung s. Seite 418

Aufgabe 5:
Bei einer Leitungsanästhesie wird die Reizleitung eines ganzen Nervstranges an seiner Ein- oder Austrittsstelle in/aus dem Knochen blockiert. An welchen Stellen kann im zahnärztlichen Bereich eine Leitung zur Ausschaltung welcher Nerven gelegt werden?

Lösung s. Seite 419

Aufgabe 6:
Was versteht man unter einer extraoralen Leitungsanästhesie und wann wird sie notwendig?

Lösung s. Seite 419

Aufgabe 7:
Welche Bereiche werden bei einer Leitungsanästhesie im UK (rechts) taub? Begründen Sie.

Lösung s. Seite 419

Aufgabe 8:
Was versteht man unter einer intraligamentären Anästhesie?
Lösung s. Seite 420

Aufgabe 9:
Eine zentrale Schmerzausschaltung durch Narkose darf nur von einem Facharzt (Anästhesist) durchgeführt werden, der über ausreichende Kenntnisse und praktische Erfahrungen in Narkose, sowie Beherrschung von Narkosezwischenfällen verfügt.

Welche Narkotika finden heute allgemein Verwendung?
Lösung s. Seite 420

Aufgabe 10:
Zur zentralen Schmerzausschaltung gibt es verschiedene Möglichkeiten. Welche Narkosearten gibt es (mit kurzer Typisierung)?
Lösung s. Seite 420

Aufgabe 11:
Eine Narkose läuft in mehreren Phasen ab. Wie heißen in Deutsch und in der Fachsprache die verschiedenen Narkosestadien und wodurch sind sie gekennzeichnet?
Lösung s. Seite 420

Aufgabe 12:
Welche Medikamente und Materialien sollten im Narkosezwischenfallbesteck enthalten sein?
Lösung s. Seite 421

3.2.6 Erkrankungen der Pulpa und des apikalen Parodontiums

Aufgabe 1:
Pulpenentzündungen können sich in vielseitigen histologischen Zustandsbildern zeigen. Welche Formen von akuten Pulpitiden (Zahnmarkentzündungen) kennen Sie hinsichtlich Ausdehnung und Beschaffenheit des entzündlichen Exsudates (Entzündungsflüssigkeit)?
Lösung s. Seite 421

Aufgabe 2:
Welche klassischen Symptome treten bei einer Pulpitis acuta serosa totalis (Entzündung der gesamten Pulpa mit einem wässrigen Erguss) auf?

Lösung s. Seite 422

Aufgabe 3:
Welche Folgen können unbehandelte Pulpitiden nach sich ziehen?

Lösung s. Seite 422

Aufgabe 4:
Welche Formen der chronisch periapikalen Parodontitiden kennen Sie?

Lösung s. Seite 422

Aufgabe 5:
Welche Arten von Eiteransammlungen kennen Sie?

Lösung s. Seite 422

Aufgabe 6:
Die chronisch periapikalen Parodontitiden haben eine große Bedeutung im Zusammenhang mit der Fokalinfektion. Erklären Sie bitte, was man unter Fokal- bzw. Herdinfektion versteht.

Lösung s. Seite 423

Aufgabe 7:
Durch welche Zahnherde können welche Sekundärleiden an welchen Organen ausgelöst werden?

Lösung s. Seite 423

Aufgabe 8:
Erklären Sie: Fistel/Osteomyelitis/Sequester.

Lösung s. Seite 423

Aufgabe 9:
Bringen Sie die Folgen unbehandelter Karies in die richtige Reihenfolge:
Hyperämie – Pulpitis totalis – Pulpengangrän – Ostitis – submuköser Abszess – apikale Parodontitis – Caries profunda – subperiostaler Abszess – Pulpennekrose – Pulpitis partialis

Lösung s. Seite 424

Aufgabe 10:

Was bedeutet: nekrotisch, purulent, ulzerös, gangränös?

Lösung s. Seite 424

3.2.7 Endodontie

Aufgabe 1:

Erklären Sie bitte, was man unter Endodontie versteht.

Lösung s. Seite 424

Aufgabe 2:

Welche Behandlungsmaßnahmen kennen Sie zur Vitalerhaltung (Lebenderhaltung) der Pulpa?

Lösung s. Seite 425

Aufgabe 3:

Was versteht man unter einer direkten Überkappung und was soll damit erreicht werden?

Lösung s. Seite 425

Aufgabe 4:

Mit welchen Instrumenten können Wurzelkanäle aufbereitet werden?

Lösung s. Seite 425

Aufgabe 5:

Welche Wurzelkanalinstrumente sind in der Abbildung dargestellt? Wozu werden sie verwendet?

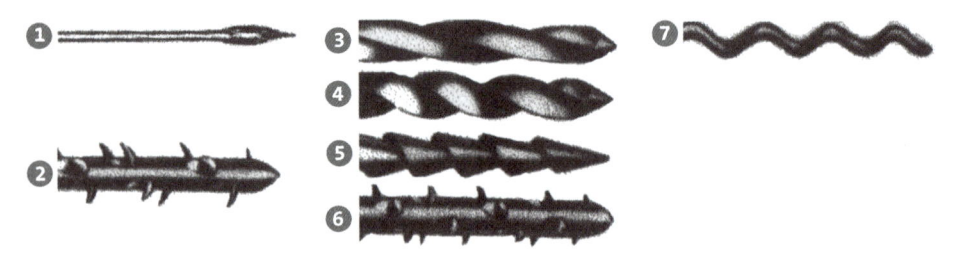

Lösung s. Seite 425

Aufgabe 6:
Welche Farben der Handgriffe der Wurzelkanalinstrumente entsprechen den aufsteigenden ISO-Nummern ab 15?
Lösung s. Seite 426

Aufgabe 7:
Welche Sicherheitsvorkehrungen müssen zum Schutz der Patienten vor Verschlucken oder Aspiration (Einatmung) von Wurzelkanalkleininstrumenten getroffen werden?
Lösung s. Seite 426

Aufgabe 8:
Stellen Sie eine Tabelle mit Aufbereitungs- und Wurzelkanalfüllinstrumenten auf.
Lösung s. Seite 426

Aufgabe 9:
Was ist eine Sensibilitätsprüfung/Vitalitätsprüfung? Wie wird sie durchgeführt?
Lösung s. Seite 427

Aufgabe 10:
Wann ist eine Vitalitätsprüfung positiv, wann negativ? Nennen Sie Beispiele.
Lösung s. Seite 427

3.2.8 Endodontische Behandlungsmaßnahmen
Aufgabe 1:
Welche Chemikalien werden zur Devitalisation der Pulpa verwendet? Nennen Sie jeweils ein Beispiel.
Lösung s. Seite 427

Aufgabe 2:
Welche Wurzelbehandlungsmethoden zur Entfernung einer total entzündeten, nicht mehr erhaltungsfähigen und erhaltungswürdigen Pulpa kennen Sie?
Lösung s. Seite 427

Aufgabe 3:
Welche generellen Vorteile bietet die Vitalexstirpation?
Lösung s. Seite 428

Aufgabe 4:
Schildern Sie bitte den Ablauf einer Vitalexstirpation in ihren einzelnen Phasen.
Lösung s. Seite 428

Aufgabe 5:
Welche Instrumente werden in welcher Reihenfolge bei einer Vitalexstirpation zu welchem Zweck benötigt?
Lösung s. Seite 430

Aufgabe 6:
Was versteht man unter einer Gangränbehandlung?
Lösung s. Seite 430

Aufgabe 7:
In wie vielen Sitzungen mit welchen Verrichtungen wird eine Gangränbehandlung durchgeführt?
Lösung s. Seite 431

Aufgabe 8:
An der Gangränbehandlung ist schon immer heftige Kritik geübt worden. Da bei der Gangrän eine weitgehende bakteriell-toxische Verseuchung des Wurzelkanalgebietes vorliegt, wird eine ausreichende Desinfektion der infizierten Dentinkanälchen und der apikalen Verzweigungen als absolute Voraussetzung für einen dauerhaften Behandlungserfolg infrage gestellt.

Unter welchen Bedingungen ist von einer Gangränbehandlung Abstand zu nehmen?
Lösung s. Seite 431

Aufgabe 9:
Vergleichen Sie die Merkmale einer Pulpitis- mit einer Gangränbehandlung.
Lösung s. Seite 432

Aufgabe 10:
Welche Wurzelbehandlungsmethoden werden mit einer Wurzelfüllung abgeschlossen?
Lösung s. Seite 432

Aufgabe 11:
Welche Grundforderungen sind an ein Wurzelfüllmaterial zu stellen?
Lösung s. Seite 432

Aufgabe 12:
Was soll mit einer Wurzelfüllung bezweckt werden?
Lösung s. Seite 432

Aufgabe 13:
Erklären Sie: Pulpotomie und Mortalamputation.
Lösung s. Seite 433

Aufgabe 14:
Wie lassen sich Wurzelfüllmaterialien einteilen? Nennen Sie jeweils ein Beispiel dazu.
Lösung s. Seite 433

Aufgabe 15:
Mit welchen Komplikationen muss nach einer Wurzelbehandlung gerechnet werden?
Lösung s. Seite 434

Aufgabe 16:
Warum werden Nickel-Titan-Instrumente in der Endodontie eingesetzt?
Lösung s. Seite 434

4. Chirurgische Behandlungen begleiten
4.1 Allgemeine Pathologie
Aufgabe 1:
Übersetzen Sie bitte die folgenden Begriffe aus dem Bereich der Pathologie:
pathologisch – pathogen – Anamnese – Symptom – Diagnose – Therapie – Prognose – Pathogenese – Ätiologie – Noxe – Prophylaxe – Rezidiv – Resistenz – Rekonvaleszenz – Trauma – endogen.
Lösung s. Seite 434

Aufgabe 2:

Nach ihrer Entstehung unterscheidet man bei Krankheiten, die im Inneren des Organismus ihre Ursache haben (= endogene Erkrankungen) und Krankheiten, die von außen an den Körper herantreten (= exogene Erkrankungen).

Nennen Sie bitte aus beiden Gruppen je drei Beispiele.

Lösung s. Seite 435

Aufgabe 3:

Bezüglich des Krankheitsverlaufes spricht man von akuten, chronischen und subakuten Erkrankungen.

Definieren Sie bitte, wodurch akute und chronische Krankheiten gekennzeichnet sind und nennen Sie bitte je drei Beispiele.

Lösung s. Seite 435

Aufgabe 4:

Nennen Sie bitte in Deutsch und in der Fachsprache die fünf Hauptsymptome einer akuten Entzündung.

Lösung s. Seite 436

Aufgabe 5:

Wie heißt der Fachausdruck für Eiter und woraus besteht dieser?

Lösung s. Seite 437

Aufgabe 6:

Was ist ein Tumor? Welche zwei grundsätzlichen Arten gibt es und wodurch unterscheiden sie sich?

Nennen Sie drei Beispiele für gutartige Tumore.

Lösung s. Seite 437

Aufgabe 7:

Was verstehen Sie unter einem Karzinom und was unter einem Sarkom?

Lösung s. Seite 437

Aufgabe 8:

Was ist eine Epulis?

Lösung s. Seite 437

Aufgabe 9:
Was ist ein Trauma?
Lösung s. Seite 438

Aufgabe 10:
Nennen Sie alle Bedeutungen von Luxation in unserem Fachgebiet.

Beschreiben Sie das Vorgehen und die Therapie eines erhaltungswürdigen, vollständig luxierten Zahnes.
Lösung s. Seite 438

4.2 Chirurgische Instrumente

Aufgabe 1:
Welche Instrumente haben eine Arretierung (Sperrvorrichtung)?
Lösung s. Seite 438

Aufgabe 2:
Welche Extraktionszangen sind in der Abbildung dargestellt und welche Zähne werden damit entfernt?

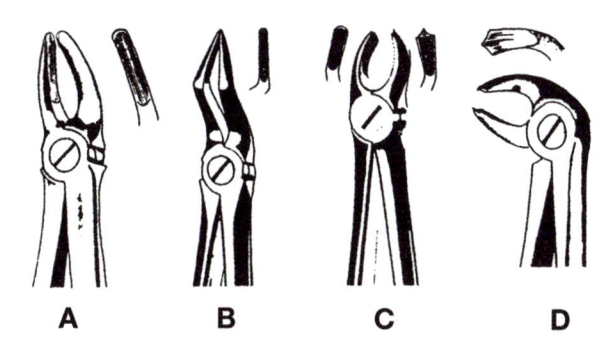

A   B   C   D

Lösung s. Seite 438

Aufgabe 3:
Zur Entfernung der Zähne gibt es verschiedene Zahnzangen und Hebel. Welche Instrumente benötigt der Zahnarzt zur Entfernung der Zähne 11, 27 und 36, wenn beim Extraktionsversuch mit der Zange der Zahn 36 abgebrochen und in der mesialen Alveole ein Wurzelrest zurückgeblieben ist?
Lösung s. Seite 439

Aufgabe 4:
Welche Instrumente sind in der Abbildung dargestellt und wann kommen sie zur Anwendung?

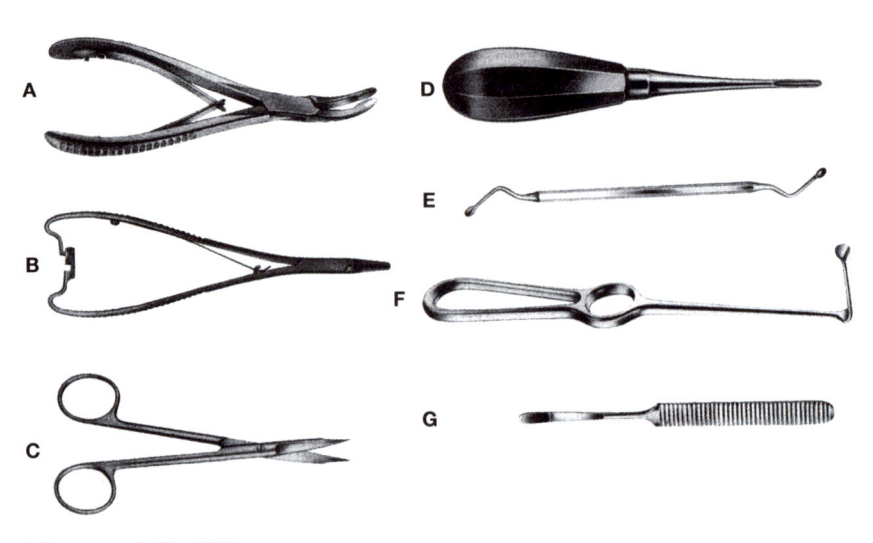

Lösung s. Seite 439

Aufgabe 5:
Welche Instrumente verbinden Sie mit folgenden Namen:
Bein – Langenbeck – Luer – Lindemann – Luniatschek – Miller – Müller – Heister?

Lösung s. Seite 439

Aufgabe 6:
Wozu finden folgende Instrumente Verwendung:
Küretten – Raspatorium – kugelförmige Knochenfräse – Rabenschnabelzange – scharfer Löffel?

Lösung s. Seite 439

Aufgabe 7:
Mit welchen Instrumenten können Knochenabtragungen vorgenommen werden?

Lösung s. Seite 440

Aufgabe 8:
Was ist eine atraumatische Nadel?

Lösung s. Seite 440

Aufgabe 9:
Welche Instrumente werden in welcher Reihenfolge zu welchem Zweck bei einer Wurzelspitzenresektion (Apektomie) benötigt?
Lösung s. Seite 440

Aufgabe 10:
Welche Instrumente benötigt man zu folgenden Behandlungen?
- Entfernung von Wurzelresten im Oberkiefer
- Bildung eines Mukoperiostlappens
- Eröffnung eines Abszesses.

Lösung s. Seite 440

Aufgabe 11:
Was unterscheidet resorbierbare von nicht resorbierbaren Fäden?
Lösung s. Seite 440

4.3 Chirurgische Behandlungsmaßnahmen
4.3.1 Zahnentfernung
Aufgabe 1:
Der Bereich der chirurgischen Zahn-, Mund- und Kieferheilkunde ist umfangreich und geht über die in der täglichen Allgemeinpraxis anwendbaren Behandlungen und Operationsmethoden weit hinaus.

Welche Teilgebiete umfasst die zahnärztliche Chirurgie?
Lösung s. Seite 441

Aufgabe 2:
Der häufigste chirurgische Eingriff in der täglichen Praxis ist die Zahnentfernung. Welche grundsätzlichen Möglichkeiten gibt es hierzu?
Lösung s. Seite 441

Aufgabe 3:
Welche Aufgaben hat die ZFA bei einer Zahnentfernung?
Lösung s. Seite 441

Aufgabe 4:
Beschreiben Sie den Behandlungsablauf bei der Extraktion eines oberen Molaren.
Lösung s. Seite 442

Aufgabe 5:
Kieferhöhlentrepanationen sind auch bei einwandfreier Extraktionstechnik möglich. Sie müssen jedoch erkannt werden:
- Wie heißt der Fachausdruck hierfür?
- Wann und bei welchen Zähnen kann dies passieren?
- Wie kann man feststellen, ob eine Kieferhöhle eröffnet wurde?

Lösung s. Seite 442

Aufgabe 6:
Wie funktioniert der Nasenblasversuch?

Lösung s. Seite 443

Aufgabe 7:
Um welchen operativen Eingriff handelt es sich in der Abbildung?

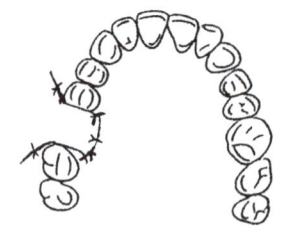

Lösung s. Seite 443

Aufgabe 8:
Worauf muss ein Patient hingewiesen werden, wenn ein plastischer Verschluss der Kieferhöhle durchgeführt wurde?

Lösung s. Seite 443

4.3.2 Operative Eingriffe

Aufgabe 1:
Welche Tätigkeiten und Verrichtungen gehören zu den Aufgaben einer ZFA vor und während eines chirurgischen Eingriffes?

Lösung s. Seite 443

Aufgabe 2:
Worin besteht der Unterschied zwischen Inzision und Exzision?
Lösung s. Seite 444

Aufgabe 3:
Nennen Sie bitte Beispiele von Exzisionen.
Lösung s. Seite 444

Aufgabe 4:
Wann führt der Zahnarzt eine Inzision durch?
Lösung s. Seite 444

Aufgabe 5:
Welche Instrumente/Materialien legen Sie für eine Abszessinzision bereit?
Lösung s. Seite 444

Aufgabe 6:
Nennen Sie bitte die verschiedenen Arbeitsgänge bei einer Wurzelspitzenresektion (Apektomie).
Lösung s. Seite 445

Aufgabe 7:
Erklären Sie – kurz und verständlich – einem Patienten den Ablauf einer Wurzelspitzenresektion.
Lösung s. Seite 447

Aufgabe 8:
Wann und wozu wird eine retrograde Wurzelfüllung gelegt?
Lösung s. Seite 447

Aufgabe 9:
Schildern Sie bitte stichwortartig die einzelnen Behandlungsschritte einer operativen Entfernung eines Weisheitszahns durch Osteotomie.
Lösung s. Seite 448

Aufgabe 10:
Erklären Sie kurz, für den Patienten verständlich, die Osteotomie (hier: Wurzelrest).
Lösung s. Seite 449

Aufgabe 11:
Um welchen operativen Eingriff handelt es sich in der schematischen Abbildung?

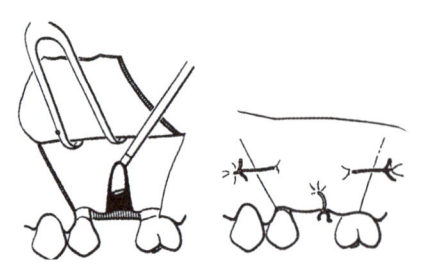

Lösung s. Seite 450

Aufgabe 12:
Welcher operative Eingriff ist in der Abbildung schematisch dargestellt?

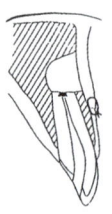

Lösung s. Seite 450

Aufgabe 13:
Erklären Sie die Begriffe:

Alveolotomie	
Germektomie	
Hemisektion	
Implantation	
Sequestrotomie	

Lösung s. Seite 450

4.3.3 Präprothetische Chirurgie und Implantologie

Aufgabe 1:
Was versteht man unter präprothetischer Chirurgie und welche zwei grundsätzlichen Möglichkeiten gibt es, den Halt von Prothesen zu verbessern?

Lösung s. Seite 451

Aufgabe 2:
Nennen Sie bitte chirurgische Eingriffe zur Verbesserung des Prothesenlagers.

Lösung s. Seite 451

Aufgabe 3:
Die orale Implantologie ist ein Zweig der modernen Zahnheilkunde, deren Entwicklung noch nicht abgeschlossen ist. Es ist immer noch mit Neuerungen und Verbesserungen zu rechnen, was vor allem neue gewebsverträgliche Materialien und Implantationsformen betrifft.

Welches Implantatsystem ist heute das gebräuchlichste?

Lösung s. Seite 451

Aufgabe 4:
Welche Implantatformen kennen Sie?

Lösung s. Seite 452

Aufgabe 5:
Als Erfolg einer implantatorischen Maßnahme gilt ein Zustand, bei dem ein reizlos eingeheiltes Implantat durch eine prothetische Suprakonstruktion über Jahre hinweg funktionsgerecht belastet werden kann.

Welche Voraussetzungen müssen für die Erfolgssicherheit einer oralen Implantation gegeben sein?

Lösung s. Seite 452

Aufgabe 6:
Wann ist eine Implantation in der Regel nicht indiziert?

Lösung s. Seite 452

Aufgabe 7:

Nennen Sie bitte die Hauptindikationen zur oralen Implantationsbehandlung.

Lösung s. Seite 452

Aufgabe 8:

Bei implantatorischen Maßnahmen erfordert die Aufklärung eine besondere Sorgfaltspflicht und eine gesicherte Dokumentation, damit in einem evtl. Streitfall eine einwandfreie Beweisführung möglich ist.

Auf welche Punkte muss in einem unerlässlichen Aufklärungsgespräch eingegangen werden?

Lösung s. Seite 453

Aufgabe 9:

Was bedeutet biokompatibel? Nennen Sie ein Implantatmaterial als Beispiel.

Lösung s. Seite 453

Aufgabe 10:

Was versteht man unter augmentativem Verfahren?

Lösung s. Seite 453

Aufgabe 11:

Was bedeutet: autogen, allogen, xenogen und alloplastisch?

Lösung s. Seite 454

Aufgabe 12:

Welche Operationsmöglichkeiten gibt es, um genügend Knochen für eine Implantation zu bilden?

Lösung s. Seite 454

Aufgabe 13:

Beschreiben Sie kurz den Ablauf einer Implantatbehandlung.

Lösung s. Seite 454

Aufgabe 14:

Welche Möglichkeiten zur Abformung für Implantate kennen Sie?

Lösung s. Seite 455

Aufgabe 15:
Erklären Sie den Begriff Abutment.
Lösung s. Seite 456

4.3.4 Chirurgische Kieferorthopädie
Aufgabe 1:
Nennen Sie bitte Beispiele aus der chirurgischen Kieferorthopädie.
Lösung s. Seite 456

Aufgabe 2:
Erklären Sie bitte die Begriffe Retention und Verlagerung.
Lösung s. Seite 456

Aufgabe 3:
Was versteht man unter einer Dentitio tarda und welche Ursachen kann sie haben?
Lösung s. Seite 456

Aufgabe 4:
Was versteht man unter einer Dentitio difficilis und welche erheblichen Beschwerden kann sie verursachen?
Lösung s. Seite 457

4.3.5 Postoperative Beratung und Komplikationen
Aufgabe 1:
Nach Extraktionen und operativen Eingriffen müssen den Patienten entsprechende Anweisungen erteilt werden. Außerdem müssen sie auf mögliche Komplikationen aufmerksam gemacht werden. Da es in der Alltagshektik einer Praxis nicht immer möglich ist, die Patienten ausreichend aufzuklären, zumal sie sich nach operativen Eingriffen in einem erregten und wenig ansprechbaren Zustand befinden, werden sie die mündlichen Anweisungen nur unvollkommen aufnehmen. Deshalb ist die Aushändigung eines Merkblattes unerlässlich.

Nennen Sie bitte die wichtigsten Verhaltensregeln nach Extraktionen und operativen Eingriffen.
Lösung s. Seite 457

Aufgabe 2:
Bei geringer Nachblutung: Was sollte der Patient tun?

Lösung s. Seite 458

Aufgabe 3:
Mit welchen Komplikationen muss nach Extraktionen und operativen Eingriffen gerechnet werden?

Lösung s. Seite 458

Aufgabe 4:
Was versteht man unter Dolor post und welche Ursachen kommen dafür in Betracht?

Lösung s. Seite 458

Aufgabe 5:
Durch welche allgemeinen und lokalen Faktoren kann die Wundheilung gestört sein?

Lösung s. Seite 459

Aufgabe 6:
Was versteht man unter einer Kieferklemme und was sind die häufigsten Ursachen, die zu einer Kieferklemme führen?

Was ist eine Kiefersperre?

Lösung s. Seite 459

4.4 Arzneimittellehre
4.4.1 Allgemeines, Formen und Anwendung von Arzneimitteln
Aufgabe 1:
Übersetzen Sie bitte folgende Fachausdrücke aus dem Bereich der Pharmakologie: Pharmakologie – Toxikologie – Applikation – Tagesdosis – Infusion – Injektion – Inhalation – Prämedikation – Rezept – substituierend – toxisch.

Lösung s. Seite 460

Aufgabe 2:
Was versteht man im rechtsmedizinischen Sinn unter einem Arzneimittel?

Lösung s. Seite 460

Aufgabe 3:

Alle Flaschen und Behälter müssen klar und unmissverständlich beschriftet sein und ihren Verwendungszweck zweifelsfrei erkennen lassen. Die verschiedenen Etiketten (Aufklebezettel) müssen sicher und fest haften; unleserliche oder abgefallene Aufkleber müssen sogleich erneuert werden. Dies gilt für äußerlich und innerlich anzuwendende Arzneimittel und besonders für Gifte.

Wie sind feuergefährliche Mittel zu kennzeichnen und nennen Sie bitte Beispiele aus der Zahnarztpraxis.
Lösung s. Seite 460

Aufgabe 4:

Ordnen Sie drei weiteren Gefahrenstoffen ihre Eigenschaften zu. Nennen Sie Beispiele.
Lösung s. Seite 461

Aufgabe 5:

Wie sollten Arzneimittel aufbewahrt werden? Nennen Sie ein paar Beispiele.
Lösung s. Seite 461

Aufgabe 6:

Worum handelt es sich bei den folgenden Arzneimittelzubereitungen:
Tablette – Dragee – Kapsel – Suppositorium – Tinktur – Aerosol?
Lösung s. Seite 461

Aufgabe 7:

Auf welche Weise können Medikamente

a) über den Verdauungsweg (= enteral),

b) unter Umgehung des Verdauungsweges (= parenteral)

in den Körper gebracht werden?
Lösung s. Seite 462

Aufgabe 8:

Welche Injektionsarten kennen Sie?
Lösung s. Seite 462

Aufgabe 9:
An welchen Stellen des menschlichen Körpers können intramuskuläre Injektionen vorgenommen werden? Wie lautet die Abkürzung für intramuskulär?

Lösung s. Seite 463

Aufgabe 10:
In welcher Form können Antibiotika appliziert (verabreicht) und wie angewendet werden?

Lösung s. Seite 463

Aufgabe 11:
Erklären Sie Ihrem Patienten folgende Darreichungsformen: intramuskulär, rektal, intravenös, peroral, sublingual und perkutan.

Lösung s. Seite 463

4.4.2 Arzneimittelgruppen

Aufgabe 1:
Es gibt auch in der Zahnarztpraxis eine ganze Reihe von Arzneimitteln, durch die die Reaktionsgeschwindigkeit nachhaltig vermindert wird, sodass die Fahrtüchtigkeit erheblich eingeschränkt oder gar ausgeschlossen ist. Die eindringliche Mahnung an die Patienten, nach operativen Eingriffen und der Einnahme entsprechender Medikamente, kein Fahrzeug mehr zu führen, gehört zur Aufklärungspflicht; das betrifft auch die ZFA.

Nennen Sie bitte mindestens sechs Arzneimittelgruppen, welche die Verkehrssicherheit und Fahrtüchtigkeit einschränken oder ausschließen.

Lösung s. Seite 464

Aufgabe 2:
Warum ist Alkohol in Verbindung mit Arzneimitteleinnahme so besonders gefährlich?

Lösung s. Seite 464

Aufgabe 3:
Wie wirken Blutstillungsmittel (Hämostyptika)?

Lösung s. Seite 464

Aufgabe 4:

In welcher Form können Hämostyptika zur Anwendung kommen?

Lösung s. Seite 464

Aufgabe 5:

Zu welcher Arzneimittelgruppe gehören folgende Medikamente (Deutsch und in der Fachsprache):
ASS – Fluorid – Marcumar® – Isocillin oder Neomycin – Suprarenin – Valium® – Wasserstoffperoxid – Ultracain oder Xylestesin – Zinkoxid/Nelkenöl bzw. Kalziumhydroxid?

Lösung s. Seite 465

Aufgabe 6:

Wie heißen folgende Medikamentengruppen in der Fachsprache:
Schmerzmittel – Mittel gegen Pilze – Blutstillungsmittel – blutgerinnungshemmende Mittel – blutdrucksenkende Mittel – entzündungshemmende Mittel – fiebersenkende Mittel – Beruhigungsmittel – gewebszusammenziehende Mittel – Herzmittel – Kreislaufmittel – krampflösende Mittel – Mittel gegen Überempfindlichkeitserscheinungen?

Lösung s. Seite 465

Aufgabe 7:

Was sind die wirksamsten Medikamente zur Bekämpfung von Krankheitserregern im Organismus und warum?

Lösung s. Seite 466

Aufgabe 8:

Gegen welche Mikroorganismen sind Antibiotika wirksam?

Lösung s. Seite 466

Aufgabe 9:

Welche entscheidenden Nachteile haben Antibiotika?

Lösung s. Seite 466

Aufgabe 10:

Geben Sie Ihren Patienten Hinweise zur Antibiotikaeinnahme.

Lösung s. Seite 466

4.4.3 Das Rezept

Aufgabe 1:
Welche Arten von Rezeptformularen gibt es?

Lösung s. Seite 467

Aufgabe 2:
Was ist ein Rezept?

Lösung s. Seite 467

Aufgabe 3:
Das Rezept hat eine festgelegte Form und muss in einer bestimmten Gliederung welche Eintragungen aufweisen?

Lösung s. Seite 467

Aufgabe 4:
Welche Angaben werden auf Rezepten im Arzneimittelfeld aufgeführt?

Lösung s. Seite 467

Aufgabe 5:
Was bedeuten folgende Angaben auf Rezepten:
Rp – Drag. – Tbl. – Supp. – OP – aut idem – noctu – S. – ad man.med. – ad us.propr.?

Lösung s. Seite 468

Aufgabe 6:
Welche Abgabegruppen der Arzneimittel kennen Sie?

Lösung s. Seite 468

Aufgabe 7:
Bereiten Sie ein Kassenrezept für den bei der GEK Freising versicherten Hugo Zahn, Flughafenstr. 3, 85356 Freising (geb. 08.10.65, Versichertenstatus: Mitglied, Abrechnungsgebiet: alte Bundesländer, Kassennr. 9112834, Versichertennr. 165836393, Vertragsarztnr. 000007810), vor. Herr Zahn soll die kleinste Packungsgröße des Analgetikums Ibuprofen und des Antibiotikums Isocillin erhalten.

Lösung s. Seite 469

Aufgabe 8:
Vergleichen Sie ein Kassenrezept mit einem Privatrezept.
Lösung s. Seite 469

Aufgabe 9:
Ihr Zahnarzt setzt auf dem Kassenrezept ein Kreuz bei aut idem. Was bedeutet dies?
Lösung s. Seite 469

4.5 Psychodontie

Aufgabe 1:
Eine qualifizierte ZFA muss nicht nur eine zuverlässige Kraft in allen fachlichen und sachlichen Belangen sein, sondern auch über ausreichende Kenntnisse und Fähigkeiten auf psychologischem Gebiet verfügen.

In Wahrnehmung dieser Aufgaben nimmt die ZFA eine absolute Schlüsselstellung ein. Denn eine aufgeschlossene kontaktfreudige ZFA kann, wie sonst niemand, als Mittlerin zwischen Zahnarzt und Patient fungieren, mit Einfühlungsvermögen und Hilfsbereitschaft einen günstigen Einfluss auf die Psyche des Patienten ausüben und ihm eine echte Hilfe bei der Überwindung von Angst und Schrecken vor dem „Zahnarztmilieu" sein.

Zunächst sollen einmal wichtige Begriffe der psychologischen Terminologie definiert werden. Was versteht man unter

a) Psychodontie
b) Psychologie
c) Psychagogik
d) Psychosomatik?

Lösung s. Seite 470

Aufgabe 2:
Um sich auf Patienten einstellen und sich ihnen gegenüber korrekt und hilfsbereit verhalten zu können, ist es gut, Patienten psychologisch richtig einordnen und einschätzen zu können. Zur Vermittlung der hohen Kunst des behutsamen Umganges mit Patienten und zur Bereicherung der Menschenkenntnis, kann eine Patiententypologie beitragen.

Nach welchen unterschiedlichen Kriterien lassen sich Patienten zusammenfassen, wobei natürlich Übergänge und Abstufungen möglich sind?

Lösung s. Seite 470

Aufgabe 3:

Um welchen Körperbautyp handelt es sich in der Abbildung nach der Kretschmer'schen Konstitutionstypologie? Sie hat auch im zahnärztlichen Bereich Bedeutung, da nach ihr auch die Zahnformenbestimmung vorgenommen wird.

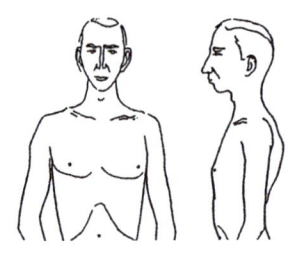

Lösung s. Seite 471

Aufgabe 4:

Groß ist die Zahl der Problempatienten (= Sammelbegriff für alle schwierig zu behandelnden Patienten), nicht zu verwechseln mit Risikopatienten, die eine Untergruppe davon sind.

Welche Patienten, die einer besonderen psychologischen Führung und Betreuung durch die ZFA bedürfen, rechnet man zu den Problempatienten?

Lösung s. Seite 471

Aufgabe 5:

Welche Verhaltensweisen sind im Umgang mit Patienten unbedingt zu vermeiden?

Lösung s. Seite 472

Aufgabe 6:

Ängste mit psychischer Unruhe oder doch „Ängstlichkeiten", die in extremen Fällen zu Herzklopfen, Atemnot, Schweißausbrüchen, Magenschmerzen, Diarrhö (Durchfall) etc. führen können, plagen viele Patienten, oft schon Tage vor einem Zahnarztbesuch. Die Ängste vor dem Zahnarzt können viele Ursachen haben.

Nennen Sie bitte die wichtigsten.

Lösung s. Seite 472

Aufgabe 7:

Die Rolle der ZFA bei der Kinderbehandlung als Mittlerin zwischen Zahnarzt und Kind/ Eltern kann gar nicht hoch genug eingeschätzt werden.

Nennen Sie bitte einige Grundvoraussetzungen für eine erfolgversprechende Kinderbehandlung.
Lösung s. Seite 472

Aufgabe 8:
Eine ZFA, die effektiv an der Kinderbehandlung mitwirken und dabei ihrem Chef die Arbeit wesentlich erleichtern kann, muss bestimmte Eigenschaften besitzen.

Nennen Sie bitte, welche das sind.
Lösung s. Seite 473

Aufgabe 9:
Auch bei der Behandlung Schwangerer sind einige Besonderheiten zu beachten. Welche?
Lösung s. Seite 473

Aufgabe 10:
Patienten mit einer Behinderung benötigen eine besonders verständnisvolle, fürsorgliche Betreuung. Zunächst die Frage: Was versteht man unter einer Behinderung?
Lösung s. Seite 474

Aufgabe 11:
Worauf soll eine ZFA bei der Behandlung von Patienten mit Behinderungen achten?
Lösung s. Seite 474

5. Parodontologische Behandlung
5.1 Behandlungen von Erkrankungen der Mundhöhle und des Zahnhalteapparates begleiten
5.1.1 Erkrankungen des Zahnhalteapparates
Aufgabe 1:
Nennen Sie die Merkmale gesunder Gingiva.
Lösung s. Seite 475

Aufgabe 2:
Nennen und beschreiben Sie die Teile der Gingiva und der Mundschleimhaut.
Lösung s. Seite 475

Aufgabe 3:
Aus welchem Gewebe besteht die Mundschleimhaut?

Lösung s. Seite 476

Aufgabe 4:
Übersetzen Sie folgende Fachwörter:
Gingivitis, Gingivitis ulcerosa, Gingivahyperplasie und Gingivahypertrophie, Stomatitis.

Lösung s. Seite 476

Aufgabe 5:
Erklären Sie folgende Begriffe:
Parodontium, Parodontologie, Parodontopathie, Parodontitis.

Lösung s. Seite 476

Aufgabe 6:
Was gehört zum Parodontium?

Lösung s. Seite 476

Aufgabe 7:
Wie heißt der Index zur Früherkennung einer Parodontitis?

Lösung s. Seite 477

Aufgabe 8:
Nennen Sie bitte die vier für den PAR-Status wichtigsten Formen von Parodontalerkrankungen mit einer kurzen Typisierung.

Lösung s. Seite 478

Aufgabe 9:
Wie lassen sich gingivale Erkrankungen unterscheiden?

Lösung s. Seite 478

Aufgabe 10:
Was versteht man unter den Abkürzungen NUG und NUP?

Lösung s. Seite 479

Aufgabe 11:
Welche Unterteilung kennen Sie bei entwicklungsbedingten bzw. erworbenen Deformationen oder Zuständen?

Lösung s. Seite 479

Aufgabe 12:
Für eine Parodontopathie gibt es viele Ursachen. Nennen Sie bitte die drei großen Ursachenkomplexe.

Lösung s. Seite 479

Aufgabe 13:
Hauptursache aller Zahnbetterkrankungen sind lokale Reizfaktoren, die unmittelbar am Zahnfleischrand angreifen.

Nennen Sie bitte die exogenen Reizfaktoren, die zur Entstehung einer Parodontopathie beitragen.

Lösung s. Seite 480

Aufgabe 14:
Worin bestehen die wesentlichen Unterschiede zwischen Zahnstein und Konkrementen?

Lösung s. Seite 480

5.1.2 Vorbereitungen zur Behandlung von Parodontopathien (Zahnbetterkrankungen)

Aufgabe 1:
Welche einzelnen Abschnitte umfasst die systematische PAR-Behandlung?

Lösung s. Seite 480

Aufgabe 2:
Eine systematische PAR-Behandlung wird auf Dauer nur erfolgreich sein, wenn der Patient gut mitarbeitet und eine vorbildliche Mundhygiene betreibt. Die Überprüfung, ob ein Patient dazu bereit und fähig ist, ist mit ein Grund für die Vorbehandlung.

Welchen Zweck hat darüber hinaus die auch von allen Krankenkassen vor der eigentlichen PAR-Behandlung zwingend geforderte Vorbehandlung (= Initialtherapie), die sich über mehrere Sitzungen erstreckt und viel Zeit in Anspruch nimmt?

Lösung s. Seite 481

Aufgabe 3:
Auf welche Weise kann Zahnsteinentfernung vorgenommen werden?

Lösung s. Seite 481

Aufgabe 4:
Welche grundsätzlichen Vorteile bieten Ultraschallgeräte zur Entfernung weicher und harter Zahnbeläge?

Lösung s. Seite 482

Aufgabe 5:
Aus welchen Gründen muss zwischen Vorbehandlung und Hauptbehandlung bei der systematischen PAR-Behandlung eine Wartezeit von 3 - 4 Wochen eingelegt werden?

Lösung s. Seite 482

Aufgabe 6:
Welche Aufgaben kann und darf auch eine ZFA im Rahmen der Vorbehandlung übernehmen?

Lösung s. Seite 482

5.1.3 Parodontalstatus

Aufgabe 1:
Welche Unterlagen müssen vor der Durchführung einer systematischen PAR-Behandlung erstellt werden?

Lösung s. Seite 482

Aufgabe 2:
Der Parodontalstatus hat mehrere Funktionen. Wozu dient er?

Lösung s. Seite 483

Aufgabe 3:
Der Parodontalstatus enthält mehrere Abschnitte. Welche Gliederung weist er auf?

Lösung s. Seite 483

Aufgabe 4:
Was sind auf einem Parodontalstatus MUSS-Angaben? Wie werden sie eingetragen?

Lösung s. Seite 484

Aufgabe 5:

In der Anleitung zum Ausfüllen des deutschen Parodontalstatus sind die wichtigsten Befunde mit den einzutragenden Zeichen und Symbolen aufgeführt. Interpretieren Sie bitte die in der Abbildung eingetragenen Zahlenwerte.

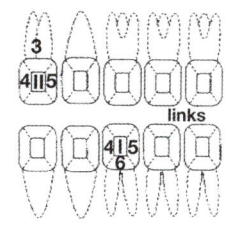

Lösung s. Seite 485

Aufgabe 6:

Ab welcher Taschentiefe ist ein Parodontium behandlungsbedürftig?

Lösung s. Seite 485

Aufgabe 7:

Wie viele Lockerungsgrade mit welcher Bedeutung kennt der deutsche Parodontalstatus?

Lösung s. Seite 485

Aufgabe 8:

Unterscheiden Sie Muss- und Kann-Befunde auf dem PAR-Status, z. B. fehlende Zähne, vorhandene Karies, Füllungen, Kronen und Brücken, marktote Zähne, Taschentiefen, Bi- und Trifurkationen sowie Lockerungsgrad.

Lösung s. Seite 485

Aufgabe 9:

Erklären Sie folgende Fachbegriffe des PAR-Status:
Abrasion, endodontale Läsion, Furkation, Furkationsbefall, Rezession, Taschentherapie, geschlossenes und offenes Vorgehen, Debridement.

Lösung s. Seite 486

Aufgabe 10:

Was kann eine Therapieergänzung sein?

Lösung s. Seite 486

Aufgabe 11:

Bei den meisten Patienten herrschen oft falsche Vorstellungen über die Möglichkeiten parodontaltherapeutischer Maßnahmen. So meinen nicht wenige, dass man da nichts machen könne, wieder andere erwarten Wunderdinge.

Was soll und kann mit einer systematischen PAR-Behandlung erreicht werden?

Lösung s. Seite 486

Aufgabe 12:

Was versteht man unter einem Reattachment?

Lösung s. Seite 487

5.1.4 Parodontologische Behandlungsmaßnahmen

Aufgabe 1:

Welche speziellen Instrumente finden zu welchem Zweck in der PAR-Behandlung (= Behandlung von Parodontopathien = Sammelbegriff für alle Zahnbetterkrankungen) Verwendung?

Vergleichen Sie Scaler und Kürette.

Lösung s. Seite 487

Aufgabe 2:

Zur Taschentherapie mit dem Ziel der Beseitigung oder doch weitgehenden Abflachung pathologischer Taschen und Ausschaltung der entzündlichen Faktoren gibt es verschiedene Behandlungsarten.

Nennen Sie die wichtigsten.

Lösung s. Seite 488

Aufgabe 3:

Das geschlossene Vorgehen (= geschlossene Kürettage) gehört zu den wichtigsten parodontal-therapeutischen Eingriffen. Was versteht man unter einer Kürettage, welche Ziele werden damit verfolgt und wie wird sie durchgeführt?

Lösung s. Seite 488

Aufgabe 4:

Die Methode der Wahl zur Beseitigung tiefer Taschen ist die Lappenoperation. Was versteht man darunter?

Lösung s. Seite 489

Aufgabe 5:
Schildern Sie bitte den Ablauf eines offenen Vorgehens (Lappenoperation) in den einzelnen Phasen.

Lösung s. Seite 489

Aufgabe 6:
Ein wichtiger Bestandteil im Rahmen einer systematischen PAR-Behandlung ist die Funktionstherapie.

Welche Verrichtungen gehören zu funktionsverbessernden Maßnahmen?

Lösung s. Seite 489

Aufgabe 7:
Wozu dienen Einschleifmaßnahmen, die nach ganz bestimmten Regeln vorgenommen werden müssen?

Lösung s. Seite 490

Aufgabe 8:
Was versteht man unter GTR?

Lösung s. Seite 490

5.1.5 Erkrankungen der Mundschleimhaut

Aufgabe 1:
Führen Sie bitte die wichtigsten krankhaften Veränderungen an, die sich an der Mundschleimhaut manifestieren.

Lösung s. Seite 490

Aufgabe 2:
Was sind Aphthen?

Lösung s. Seite 491

Aufgabe 3:
Was versteht man unter Herpes?

Lösung s. Seite 491

Aufgabe 4:
Erklären Sie, was Rhagaden sind.

Lösung s. Seite 491

5.2 Röntgen- und Strahlenschutzmaßnahmen vorbereiten

5.2.1 Physikalische Grundlagen

Aufgabe 1:
Röntgenstrahlen, im deutschsprachigen Raum nach ihrem Entdecker, dem Physiker Wilhelm Konrad Röntgen, benannt, sind elektromagnetische Strahlen sehr kurzer Wellenlänge mit besonderen Eigenschaften.

Nennen Sie bitte Eigenschaften der Röntgenstrahlen.

Lösung s. Seite 492

Aufgabe 2:
Es gibt noch eine Reihe anderer Bezeichnungen für Röntgenstrahlen.

Wie werden sie auch genannt?

Lösung s. Seite 492

Aufgabe 3:
Wie entstehen Röntgenstrahlen?

Lösung s. Seite 492

Aufgabe 4:
Wozu werden Röntgenstrahlen in der Medizin angewendet?

Lösung s. Seite 493

Aufgabe 5:
Röntgenaufnahmen sind zu einem unentbehrlichen diagnostischen Hilfsmittel geworden.

Nennen Sie bitte einige Beispiele aus dem breiten Indikations- (Anwendungs-)bereich der Zahnheilkunde.

Lösung s. Seite 493

Aufgabe 6:
Die Abbildung zeigt den schematischen Aufbau einer Röntgenröhre. Welche Bestandteile sind mit den Buchstaben A - I gekennzeichnet?

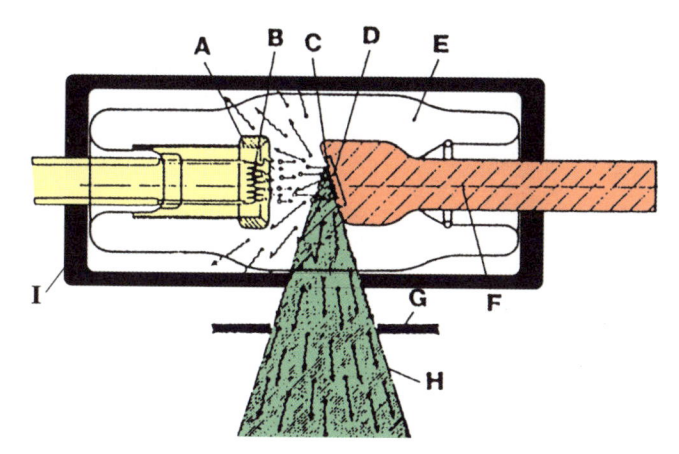

Lösung s. Seite 494

Aufgabe 7:
Woraus besteht ein Röntgenapparat?

Lösung s. Seite 494

Aufgabe 8:
Welche Funktion hat die Blende, welche der Strahlenfeldbegrenzer?

Lösung s. Seite 495

Aufgabe 9:
Welche Funktion hat der Filter?

Lösung s. Seite 495

5.2.2 Strahlenschutz (Röntgenverordnung)
Aufgabe 1:
Der Strahlenschutz ist per Gesetz in der Verordnung über den Schutz vor Röntgenstrahlen (RöV) geregelt. Das umfassende Gesetzeswerk zum Schutz von Patient und Praxispersonal enthält in mehreren Abschnitten mit zahlreichen Paragrafen alle Bestimmungen und Richtlinien im Umgang mit Röntgengeräten.

Führen Sie bitte die einzelnen Abschnitte der RöV auf.

Lösung s. Seite 495

Aufgabe 2:

Der Umgang mit Röntgenstrahlen ist nicht ungefährlich, da sie lebendes Gewebe zerstören (somatische Schädigung) und die Erbmasse verändern (genetischer Schaden) können. Deshalb ist im Gebrauch von Röntgenstrahlen größte Vorsicht geboten.

Welche Organe und Gewebe sind im besonderen Maße von Strahlung bedroht?

Lösung s. Seite 496

Aufgabe 3:

Die Belehrung im Röntgenbereich hat durch wen, wann, worüber und wie zu erfolgen?

Lösung s. Seite 496

Aufgabe 4:

Was ist eine rechtfertigende Indikation?

Lösung s. Seite 496

Aufgabe 5:

Nennen Sie bitte die wichtigsten Grundregeln des Strahlenschutzes für Patienten.

Lösung s. Seite 497

Aufgabe 6:

Allein schon von der Aufnahmetechnik her kann vieles getan werden, um die Strahlenbelastung von vornherein möglichst niedrig zu halten.

Nennen Sie Beispiele.

Lösung s. Seite 497

Aufgabe 7:

Was besagt das Abstands-Quadrat-Gesetz?

Lösung s. Seite 497

Aufgabe 8:

Die RöV verpflichtet den Zahnarzt zu umfangreichen Aufzeichnungen. Man unterscheidet Standarddaten und variable Daten.

Was hat man darunter zu verstehen?

Lösung s. Seite 498

Aufgabe 9:
Warum muss die Belichtungszeit veränderbar sein?
Lösung s. Seite 498

Aufgabe 10:
Wovon ist die Belichtungszeit abhängig?
Lösung s. Seite 498

Aufgabe 11:
Die Vorschriften hinsichtlich der Röntgenindikation von Schwangeren sind streng. Was muss bei der Röntgennotwendigkeit Schwangerer beachtet werden?
Lösung s. Seite 498

Aufgabe 12:
Ein wesentlicher Begriff der RöV betrifft den Kontrollbereich.

Welche Angaben können Sie zum Kontrollbereich machen?
Lösung s. Seite 499

Aufgabe 13:
Was versteht man unter Äquivalentdosis, was unter Summationseffekt?
Lösung s. Seite 499

Aufgabe 14:
Unter welchen Voraussetzungen darf der Kontrollbereich betreten werden?
Lösung s. Seite 499

Aufgabe 15:
Nennen Sie bitte die Maßnahmen, die zum eigenen Schutz notwendig sind, sodass der Umgang mit Röntgenstrahlen bei der Röntgendiagnostik völlig gefahrlos ist.
Lösung s. Seite 499

Aufgabe 16:
Wer darf Röntgenaufnahmen anordnen? Wer darf röntgen?
Lösung s. Seite 500

Aufgabe 17:
Ein Patient mit Zahnschmerzen wünscht gleich an der Rezeption die Anfertigung einer Röntgenaufnahme.

Wie reagieren Sie?

Lösung s. Seite 500

Aufgabe 18:
Nennen Sie die verschiedenen Aufbewahrungsfristen.

Lösung s. Seite 500

Aufgabe 19:
Was sind Prüfkörperaufnahmen und wozu dienen sie?

Lösung s. Seite 500

Aufgabe 20:
Was bedeuten die Begriffe optische Dichte und Nutzstrahlenfeld beim Röntgen?

Lösung s. Seite 501

Aufgabe 21:
Beschriften Sie die vorliegende Abbildung eines Prüfkörpers.

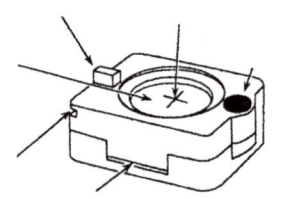

Lösung s. Seite 502

Aufgabe 22:
Was muss vor der wöchentlichen Konstanzprüfung kontrolliert werden?

Lösung s. Seite 502

Aufgabe 23:
Nennen Sie alle zur Qualitätssicherung vorgeschriebenen Maßnahmen in der Röntgendiagnostik.

Lösung s. Seite 502

Aufgabe 24:
Was versteht man unter Abnahmeprüfung?
Lösung s. Seite 502

Aufgabe 25:
Wie erfolgt eine Dunkelkammerprüfung?
Lösung s. Seite 502

Aufgabe 26:
Was wissen Sie über den Filmschleier?
Lösung s. Seite 503

Aufgabe 27:
Warum wird die Konstanzaufnahme zur Prüfung der FRS- bzw. PSA-Geräte eingeschnitten bzw. ein Streifen abgeschnitten?
Lösung s. Seite 503

Aufgabe 28:
Wann stimmt die Größe des Nutzstrahlenfelds bei FRS- bzw. PSA-Geräten?
Lösung s. Seite 503

5.2.3 Verarbeitung der Röntgenfilme

Aufgabe 1:
Wie ist ein Röntgenfilm für Zahneinzelaufnahmen verpackt?
Lösung s. Seite 503

Aufgabe 2:
Aus welchen sieben Schichten besteht ein Zahnfilm?
Lösung s. Seite 504

Aufgabe 3:
Wo befinden sich Bleifolien und wozu werden sie genutzt?
Lösung s. Seite 504

Aufgabe 4:
Was wissen Sie über Streustrahlen?

Lösung s. Seite 504

Aufgabe 5:
Wo liegt die Delle eines Zahnfilms? Welchen Zweck hat sie?

Lösung s. Seite 504

Aufgabe 6:
Wie sind unbelichtete Röntgenfilme zu lagern?

Lösung s. Seite 505

Aufgabe 7:
Worauf ist beim Auspacken belichteter Röntgenfilme zu achten?

Lösung s. Seite 505

Aufgabe 8:
Welche grundsätzlichen Methoden gibt es für die Verarbeitung belichteter Röntgenfilme?

Lösung s. Seite 505

Aufgabe 9:
Der belichtete Film muss entsprechend bearbeitet werden, damit das durch die Röntgenstrahlen erzeugte latente (verborgene) unsichtbare Bild in ein sichtbares Negativbild verwandelt wird.

In welcher Reihenfolge läuft die Bearbeitung der belichteten Filme ab?

Lösung s. Seite 505

Aufgabe 10:
Schildern Sie bitte in allen Einzelheiten Ablauf und Geschehen einer Filmverarbeitung in den verschiedenen Phasen.

Lösung s. Seite 506

Aufgabe 11:
Um welches Gerät handelt es sich in der Abbildung und wie funktioniert es?

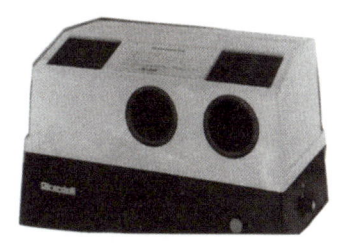

Lösung s. Seite 506

Aufgabe 12:
Wie kann man Einzelaufnahmen (Zahnfilme) sinnvoll in Klarsichthüllen einsortieren?
Lösung s. Seite 506

Aufgabe 13:
Bei der Bearbeitung belichteter Röntgenfilme gibt es viele Fehlerquellen, die die Qualität eines Röntgenbildes bis zur Unbrauchbarkeit beeinträchtigen können. Nennen Sie bitte mindestens fünf mögliche Verarbeitungsfehler.
Lösung s. Seite 507

Aufgabe 14:
Was passiert mit den verbrauchten Entwickler- und Fixierlösungen?
Lösung s. Seite 507

5.2.4 Röntgenaufnahmeverfahren
Aufgabe 1:
In der zahnärztlichen Röntgenologie wird unterschieden zwischen intraoralen und extraoralen Aufnahmearten.

Definieren Sie bitte kurz die beiden verschiedenartigen Aufnahmetechniken.
Lösung s. Seite 507

Aufgabe 2:
Welche intraoralen Aufnahmetechniken gibt es?
Lösung s. Seite 508

Aufgabe 3:

Erklären Sie bitte die Begriffe Halbwinkel- und Paralleltechnik.

Lösung s. Seite 508

Aufgabe 4:

Um welche Aufnahmetechnik handelt es sich in der schematischen Abbildung, wann ist sie indiziert und welche Vorteile bietet sie?

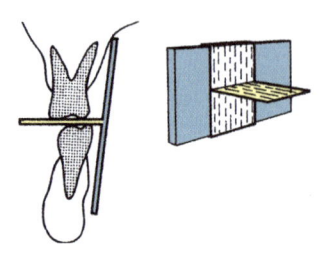

Lösung s. Seite 508

Aufgabe 5:

Was sind Aufbissaufnahmen? Wofür dienen sie?

Lösung s. Seite 509

Aufgabe 6:

Erklären Sie die exzentrische Aufnahmetechnik. Wozu wird sie verwendet?

Lösung s. Seite 509

Aufgabe 7:

Zur Darstellung größerer Abschnitte von Gebiss und Kiefer benötigt man extraorale Filmlagen.

Welches sind die wichtigsten extraoralen Aufnahmearten in der Zahnheilkunde?

Lösung s. Seite 509

Aufgabe 8:

Was wissen Sie über den Aufbau von Filmkassetten und Verstärkerfolien?

Lösung s. Seite 510

Aufgabe 9:

Benennen Sie die Aufnahmetechniken in den folgenden Abbildungen:

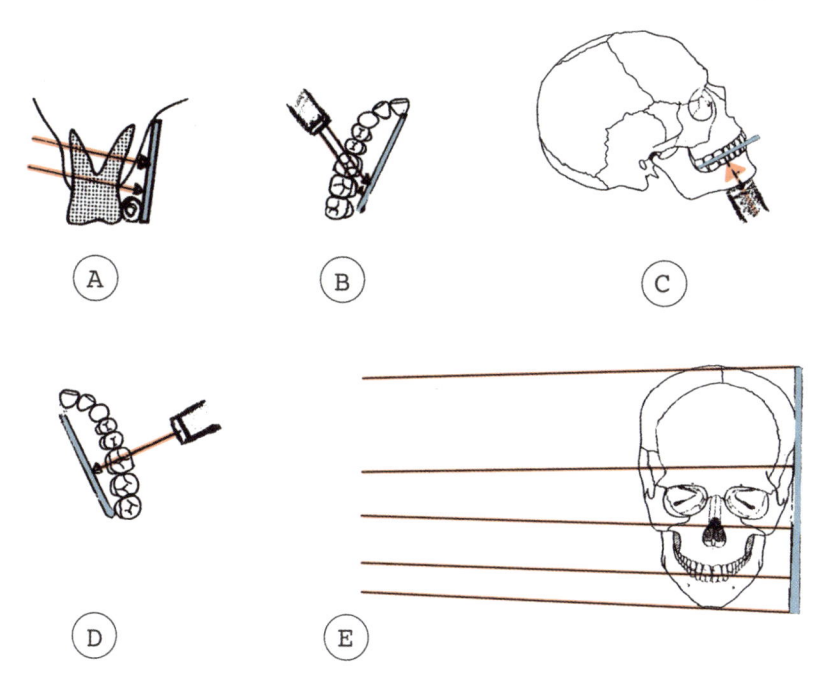

Ⓐ   Ⓑ   Ⓒ

Ⓓ   Ⓔ

Lösung s. Seite 510

Aufgabe 10:

Was versteht man unter Panoramaaufnahme?
Lösung s. Seite 511

Aufgabe 11:

Erklären Sie die Begriffe Aufhellung und Verschattung und geben Sie Beispiele.
Lösung s. Seite 511

Aufgabe 12:

In welcher Reihenfolge sinkt bzw. nimmt die Durchlässigkeit für Röntgenstrahlen ab?

Bringen Sie die Begriffe in die richige Reihenfolge:
- Gold – Zahnschmelz – Pulpagewebe – Luft – Dentin
- Zahnhartsubstanz – Knochen – Schleimhaut – Gold.

Lösung s. Seite 511

Aufgabe 13:
Welche Vorbereitungsmaßnahmen sind am Patienten vor Anfertigung einer Röntgenaufnahme zu treffen?

Lösung s. Seite 512

Aufgabe 14:
Nennen Sie die Gründe für zu helle und zu dunkle Röntgenaufnahmen.

Lösung s. Seite 512

Aufgabe 15:
Wodurch werden helle Flecken auf Röntgenaufnahmen verursacht?

Lösung s. Seite 512

Aufgabe 16:
Was geschieht mit filmnahen Objekten auf einer Röntgenaufnahme?

Lösung s. Seite 513

Aufgabe 17:
Warum werden Zahnwurzeln deutlich zu lang oder zu kurz abgebildet?

Lösung s. Seite 513

Aufgabe 18:
Was ist ein Artefakt?

Lösung s. Seite 513

Aufgabe 19:
Schauen Sie sich die wichtigsten fehlerhaften Röntgenbilder an und erklären Sie die Ursachen.

Lösung s. Seite 513

Aufgabe 20:
Zu den unangenehmsten Ereignissen bei Anfertigung einer intraoralen Röntgenaufnahme gehört der Würgereiz. Was kann dagegen unternommen werden?

Lösung s. Seite 514

Aufgabe 21:
Viel zu wenig wird bedacht, dass auch beim Röntgen Infektionsgefahr besteht, weswegen sowohl zum Schutz des Patienten als auch zur eigenen Sicherheit systematische Hygienemaßnahmen erforderlich sind.

Nennen Sie bitte die wichtigsten Grundsätze einer effektiven „Strahlenhygiene".
Lösung s. Seite 514

Aufgabe 22:
Was versteht man unter digitalem Röntgen?
Lösung s. Seite 515

Aufgabe 23:
Welche wesentlichen Vor- und Nachteile bietet das digitale Röntgen?
Lösung s. Seite 515

Aufgabe 24:
Nennen Sie die Faktoren der Qualitätssicherung beim digitalen Röntgen.
Lösung s. Seite 516

Aufgabe 25:
Was wird zur Überprüfung der digitalen Röntgengeräte (Qualitätssicherung) durchgeführt?
Lösung s. Seite 516

Aufgabe 26:
Was wird beim Niedrigkontrast bewertet?
Lösung s. Seite 516

Aufgabe 27:
Was wird beim Hochkontrast bewertet?
Lösung s. Seite 516

Aufgabe 28:
Wie wird der Befundmonitor geprüft?
Lösung s. Seite 516

5.2.5 Strahlentherapie

Aufgabe 1:
Wozu finden Röntgenstrahlen noch Verwendung?

Lösung s. Seite 517

Aufgabe 2:
Welche Strahlenarten werden neben den Röntgenstrahlen in der Zahnheilkunde noch eingesetzt?

Lösung s. Seite 517

Aufgabe 3:
Wann sind Kurzwellenbestrahlungen angezeigt?

Lösung s. Seite 517

Aufgabe 4:
Welche Grundregeln sind bei einer Kurzwellenapplikation zu beachten?

Lösung s. Seite 518

Aufgabe 5:
Während in der Allgemeinmedizin Lasergeräte seit ihrer Entwicklung weiteste Verbreitung gefunden haben, wie z. B. in der Augenheilkunde (Ophthalmologie), fehlt es in der Zahnheilkunde, abgesehen von umfangreicher Grundlagenforschung, noch an ausreichend klinischen Erfahrungen und Anwendungen.

Was versteht man unter Laserstrahlen?

Lösung s. Seite 518

Aufgabe 6:
Es gibt verschiedene Lasersysteme. Welches sind die bekanntesten?

Lösung s. Seite 518

Aufgabe 7:
Nennen Sie bitte Anwendungsmöglichkeiten der Lasertechnik in der Zahnheilkunde.

Lösung s. Seite 518

Aufgabe 8:
Nennen Sie bitte mögliche Anwendungen in der Kieferchirurgie im Einzelnen.

Lösung s. Seite 519

Aufgabe 9:
Nennen Sie Anwendungsbereiche der Lasertechnik in der Zahnerhaltung.

Lösung s. Seite 519

Aufgabe 10:
Im Umgang mit Laserstrahlen müssen bestimmte Sicherheitsvorkehrungen befolgt werden.

Welche sind das?

Lösung s. Seite 519

6. Prophylaxemaßnahmen planen und durchführen

6.1 Allgemeines zur Prophylaxe

Aufgabe 1:
Was versteht man unter Prophylaxe?

Lösung s. Seite 520

Aufgabe 2:
Was versteht man unter Primär-, Sekundär- und Tertiärprophylaxe?

Lösung s. Seite 520

Aufgabe 3:
Nennen Sie die drei Teilbereiche der Prophylaxe.

Lösung s. Seite 520

Aufgabe 4:
Noch ist die Gesundheitserziehung unbefriedigend. Worin bestehen die großen Probleme und Schwierigkeiten bzw. was muss zur individuellen Gesundheitsmotivation vermieden und was getan werden?

Lösung s. Seite 520

Aufgabe 5:

Prophylaktische Maßnahmen werden nur dann zu einem vollen Erfolg, wenn sie in einer Breitenwirkung möglichst viele Personen erfassen. Ausgehend von den Zielgruppen lassen sich welche drei großen Prophylaxebereiche unterscheiden?

Lösung s. Seite 521

Aufgabe 6:

Welcher Prophylaxebereich hat warum die größte Bedeutung?

Lösung s. Seite 521

Aufgabe 7:

Wann sind die Voraussetzungen für den Erfolg prophylaktischer Maßnahmen ganz besonders günstig?

Lösung s. Seite 521

Aufgabe 8:

Die Möglichkeit zur Verhütung von Krankheiten ergibt sich aus der Kenntnis ihrer Ursachen, sodass sie kausal (ursächlich) angegangen werden können.

Welche Erkrankungen auf zahnärztlichem Sektor verlangen prophylaktische Maßnahmen?

Lösung s. Seite 522

Aufgabe 9:

Welche großen Ziele werden mit Präventivmaßnahmen in der Zahnheilkunde verfolgt?

Lösung s. Seite 522

Aufgabe 10:

Allgemein könnte man sagen, dass die präventive Zahnheilkunde zur Erzielung gesunder Zähne und eines gesunden Zahnhalteapparates auf vier Säulen ruht. Welche sind das?

Lösung s. Seite 522

Aufgabe 11:

Karies und Zahnbetterkrankungen sind keine schicksalhaften Leiden, die man hinnehmen muss. Man kennt ihre Hauptursachen, die in mangelhafter Zahn- und Mundpflege, sowie einer ungesunden Ernährung liegen. Sie sind durch vorbeugende Maßnahmen weitgehend vermeidbar.

Für welche Personengruppen sind Vorbeugungsmaßnahmen im ganz besonderen Maße angezeigt?

Lösung s. Seite 523

Aufgabe 12:

Prophylaxebehandlungen sind nur dann effektiv, wenn sie nach einem gezielten Programm ablaufen. Schildern Sie bitte den grundsätzlichen Ablauf einer systematischen Prophylaxebehandlung in den wichtigsten Phasen.

Lösung s. Seite 523

Aufgabe 13:

Worauf sollten sich die theoretischen Unterweisungen, praktischen Demonstrationen und Übungen erstrecken?

Lösung s. Seite 524

Aufgabe 14:

Erfahrungsgemäß vergessen oder verdrängen die meisten Patienten mündliche Informationen und Anweisungen. Um die Patienten wirkungsvoll zu unterrichten und einen höheren Lerneffekt zu erzielen, stehen uns vielfach bewährte Hilfsmittel zur Verfügung.

Nennen Sie Hilfsmittel für die Prophylaxedemonstration.

Lösung s. Seite 524

6.2 Jüngere Patienten

Aufgabe 1:

Erwiesenermaßen spielt die Ernährung für Entstehung und Fortschreiten von Karies und Parodontopathien eine große Rolle. Es gibt zwar keine spezifische Kost oder Spezialdiät, die Karies und Zahnbetterkrankungen verhindern kann, aber durch eine zweckmäßige Zusammensetzung der täglichen Nahrung und Beachtung entsprechender Essgewohnheiten kann der Entstehung und Ausbreitung von Karies und Parodontopathien weitgehend vorgebeugt werden.

Die Ernährungsprophylaxe beginnt schon während der Schwangerschaft. Die Zähne benötigen nämlich zu ihrer optimalen Entwicklung bestimmte Aufbaustoffe, die ihnen mit der Nahrung in ausreichendem Maße zugeführt werden müssen.

Um welche Aufbaustoffe handelt es sich dabei?

Lösung s. Seite 524

Aufgabe 2:
In welchen Nahrungsmitteln sind diese Aufbaustoffe besonders reichlich vorhanden?
Lösung s. Seite 524

Aufgabe 3:
Die beste Nahrung für den Säugling ist trotz hochwertiger handelsüblicher Säuglingsnahrung die Muttermilch. Es ist für das Kind von unschätzbarem Vorteil, wenn möglichst lange gestillt wird.

Führen Sie bitte die Vorzüge des Stillens an.
Lösung s. Seite 525

Aufgabe 4:
Welche Verhaltensratschläge insbesondere im Hinblick auf Ernährungsfragen können Sie einer Schwangeren geben?
Lösung s. Seite 525

Aufgabe 5:
Eine Fluoridzufuhr kann während der Schwangerschaft, im Kleinkindalter und bei älteren Kindern/Jugendlichen erfolgen.

Welche Punkte sind hier zu beachten?
Lösung s. Seite 526

Aufgabe 6:
Welche praktischen Ratschläge werden Sie einer Patientin geben, die als richtiges Naschkätzchen auf Süßigkeiten nicht verzichten kann und will?
Lösung s. Seite 527

Aufgabe 7:
Wie erklären Sie einem Patienten, warum es so gefährlich ist, den ganzen Tag hinweg kleine Süßigkeitsmengen zu sich zu nehmen?
Lösung s. Seite 527

Aufgabe 8:
Eine sinnvolle Ernährungsberatung und -lenkung durch Ärzte und Zahnärzte mit ihren Mitarbeitern, sowie durch Erzieher in Kindergärten und Schulen ist im Zusammenhang mit einer effektiven Gesundheitserziehung unerlässlich.

Welche grundsätzlichen praktischen Ratschläge einer zweckmäßigen Ernährung zur Verhütung von Zahn- und Gebissschäden können Sie einem Patienten geben?

Lösung s. Seite 527

Aufgabe 9:

Eine immer wieder diskutierte Frage ist, wann mit der Zahnpflege begonnen werden soll. Man ist heute der Auffassung, dass damit so früh wie möglich begonnen wird, um schon das Kleinstkind zu Zahnhygiene zu erziehen, damit ihm Zahnpflege genauso selbstverständlich wird wie Waschen und Baden des Körpers.

Stellen Sie bitte einen Stufenplan für Kinder zur Mundhygiene nach Altersklassen auf.

Lösung s. Seite 528

Aufgabe 10:

Besonders bedeutungsvoll wird die Zahnpflege ab dem 6. Lebensjahr. In diesem Alter beginnt nämlich der Zahnwechsel. Hinter den letzten Milchmolaren bricht zu diesem Zeitpunkt der 1. bleibende Zahn, der so genannte 6-Jahr-Molar, durch. Dieser Zahn nimmt eine fundamentale Sonderstellung im menschlichen Gebiss ein, warum?

Lösung s. Seite 529

Aufgabe 11:

Warum sind gerade die 6-Jahr-Molaren als wichtigste Pfeiler der gesamten Gebissentwicklung besonders gefährdet?

Lösung s. Seite 530

Aufgabe 12:

Als gutes Verfahren zur Kariesvorbeugung hat sich die Versiegelung von Fissuren erwiesen. Korrekt gelegte Versiegelungen sind eine wichtige Ergänzung und Erweiterung der präventiven Zahnheilkunde.

Was versteht man unter einer Versiegelung?

Lösung s. Seite 530

Aufgabe 13:

Schildern Sie bitte den praktischen Ablauf einer prophylaktischen Fissurenversiegelung.

Lösung s. Seite 530

Aufgabe 14:

Was versteht man unter einer erweiterten Fissurenversiegelung?

Lösung s. Seite 531

Aufgabe 15:

Ein interessierter Vater erkundigt sich bei Ihnen, ob er bei seinem 12-jährigen Kind eine Versiegelung der Zähne machen lassen soll.

a) Wozu werden Sie ihm raten?
b) Wie begründen Sie Ihre Auskünfte unter Anführung von Vor- und Nachteilen einer Fissurenversiegelung?

Lösung s. Seite 531

6.3 Ursachen der Parodontalerkrankungen, Zahnbeläge und Prophylaxemaßnahmen

Aufgabe 1:

Die Mundhygiene hat eine überragende Bedeutung für die dauerhafte Erhaltung der oralen Gesundheit und damit natürlich auch für die allgemeine Gesundheit.

Alle zahnärztlichen Bemühungen sind bei mangelnder Mundhygiene auf Dauer zum Scheitern verurteilt. Zahn- und Zahnbetterkrankungen sind weitestgehend vom Verhalten des Patienten abhängig. Der entscheidende Schwerpunkt prophylaktischer Maßnahmen ist die Bereitschaft des Patienten zur Selbsthilfe bzw. zu einer intensiven Mitarbeit und Gebisspflege.

Was soll mit mundhygienischen Maßnahmen bezweckt werden?

Lösung s. Seite 532

Aufgabe 2:

Eine entscheidende Bedeutung für Entstehung und Ausbreitung von Karies und Zahnbetterkrankungen haben harte und weiche Beläge, vor allem die Plaques.

Welche Bedeutung haben Plaques?

Lösung s. Seite 532

Aufgabe 3:

Geben Sie bitte eine genaue Definition, was man unter Plaque versteht.

Lösung s. Seite 533

Aufgabe 4:

Plaque ist nicht gleich Plaque und Zahnstein nicht gleich Zahnstein. Geben Sie bitte eine Einteilung und exakte Begriffsbestimmung der verschiedenen pathologischen Zahnauflagerungen.

Lösung s. Seite 533

Aufgabe 5:

In der ersten Prophylaxesitzung geht es zunächst einmal darum, beim Patienten Verständnis für die Ursachen der bestehenden Erkrankung, deren Behandlung und Prophylaxe zu wecken.

Außerdem muss durch Schaffung eines Vertrauensverhältnisses die aktive Mitarbeit des Patienten in Therapie und Prophylaxe gefördert und eine optimale Kommunikation erreicht werden.

Welche Grundsätze haben Sie als ZFA dabei zu beachten?

Lösung s. Seite 533

Aufgabe 6:

Um den Patienten den Verschmutzungsgrad ihrer Zähne und der Mundhöhle deutlich vor Augen zu führen und damit ihre Aktivitäten zur Belagentfernung anzuregen, hat sich eine Objektivierung des Belagzustandes bestens bewährt. Dies ist gut möglich durch Anfärben der Beläge und regelmäßige Erstellung von Plaqueindizes. Plaqueerkennung und Plaquekontrolle wird mit so genannten Revelatoren durchgeführt. Welche Plaque-Revelatoren kennen Sie?

Lösung s. Seite 534

Aufgabe 7:

Schildern Sie bitte das Vorgehen beim Plak-Lite-Verfahren.

Lösung s. Seite 534

Aufgabe 8:

Zur Beurteilung des Verschmutzungs- bzw. Sauberkeitsgrades der Mundhöhle werden mehrere Plaqueindizes, wie

- Plaqueindex nach Quigley und Hein
- Approximalraum-Plaqueindex (API)

angewendet.

Begründen Sie bitte, warum gerade der API für die tägliche Praxis sehr vorteilhaft ist.

Lösung s. Seite 534

Aufgabe 9:
Schildern Sie bitte, wie ein API durchgeführt wird.

Lösung s. Seite 534

Aufgabe 10:
Welcher Prozentwert muss erreicht werden, damit man von optimalen Mundhygieneverhältnissen sprechen kann?

Lösung s. Seite 535

Aufgabe 11:
Nennen Sie die verschiedenen Karies-, Plaque-, Gingiva- und Parodontalindizes.

Lösung s. Seite 536

Aufgabe 12:
Wofür stehen die verschiedenen Kariesindizes und was bedeuten die Buchstaben?

Lösung s. Seite 536

Aufgabe 13:
Nennen Sie die Unterschiede der Plaqueindizes.

Lösung s. Seite 536

Aufgabe 14:
Worin unterscheiden sich die Gingivaindizes?

Lösung s. Seite 536

Aufgabe 15:
Wann sind Kariesrisiko-/Speicheltests angezeigt?

Lösung s. Seite 537

Aufgabe 16:
Was bestimmen die verschiedenen Speicheltests?

Lösung s. Seite 537

Aufgabe 17:
Beschreiben Sie kurz die beiden neuen Verfahren zur Karies- und PAR-Diagnostik.

Lösung s. Seite 537

Aufgabe 18:

Die oft gehörte Meinung, Zahnbetterkrankungen seien ein schicksalhaftes Leiden, gegen das man so gut wie nichts unternehmen könne, ist völlig falsch. Besonders in fortgeschrittenen Fällen ist die Prognose (Heilungsaussicht) ungünstig. Deshalb kommt es darauf an, Parodontopathien rechtzeitig zu erkennen und im Frühstadium zu behandeln.

Nennen Sie bitte erste Alarmzeichen einer beginnenden Parodontopathie.
Lösung s. Seite 538

Aufgabe 19:

Trotz eindeutiger Fortschritte und Verbesserungen der Behandlungsmaßnahmen in der Parodontologie, gilt das Hauptaugenmerk bei der Bekämpfung parodontaler Erkrankungen der Vorbeugung.

Geben Sie bitte eine Gesamtübersicht der parodontalprophylaktischen Möglichkeiten.
Lösung s. Seite 538

Aufgabe 20:

Wirkungsvolle Prophylaxemaßnahmen verlangen eine entsprechende systematische Behandlungsplanung und -durchführung. Dazu bedarf es eines gezielten Aufbaues eines individuellen Prophylaxeprogrammes in mehreren Schritten in Abhängigkeit von Schwerpunktindikationen.

In welcher Reihenfolge würden Sie den Patientenkreis auswählen?
Lösung s. Seite 539

Aufgabe 21:

Fassen Sie bitte noch einmal stichwortartig zusammen, welche Möglichkeiten in der zahnärztlichen Praxis bestehen, wirkungsvolle Vorbeugung gegen Karies und Parodontopathien zu betreiben.
Lösung s. Seite 539

Aufgabe 22:

Erkären Sie den Zusammenhang zwischen Plaques, Zahnsteinbildung und Zahnfleischentzündung.
Lösung s. Seite 540

Aufgabe 23:

Allen zahnärztlichen Maßnahmen bleibt aber ein Dauererfolg versagt, wenn es dem Zahnarzt und seinen Mitarbeitern nicht gelingt, die Patienten zu Gesundheitsbewusstsein und intensiver Mundhygiene zu motivieren. Die Mundhygiene muss zu einem selbstverständlichen Bestandteil des täglichen Lebens werden. Der entscheidende Schwerpunkt von Vorbeugung und Verhütung liegt beim Patienten.

Welche Möglichkeiten hat der Patient, Mund und Zähne zu schützen und intakt zu halten?

Lösung s. Seite 540

6.4 Ernährungsberatung und Zuckerersatzstoffe

6.4.1 Verdauungsapparat und Ernährung

Aufgabe 1:

Welche Aufgaben hat das Verdauungssystem?

Lösung s. Seite 541

Aufgabe 2:

Um leben zu können, benötigt unser Organismus bestimmte unerlässliche Nährstoffe, die einmal als Baumaterial für Körperzellen und Wachstum, zum anderen als Brennstoffe bzw. Energielieferanten dienen.

Nennen Sie bitte die Grundnahrungsstoffe, die der Körper zum Aufbau und zur Energiegewinnung benötigt.

Lösung s. Seite 541

Aufgabe 3:

Vitamine sind lebenswichtige organische Stoffe, die dem Organismus ständig in geringen Mengen von außen her zugeführt werden müssen, um Körperzellen zu erhalten und zu vermehren. Darüber hinaus kommen den Vitaminen auch wichtige regulative Aufgaben im Stoffwechsel zu.

Das Fehlen bzw. die unzureichende Zufuhr von Vitaminen hat besondere Mangelkrankheiten mit teilweise schweren Krankheitsbildern (Avitaminosen bzw. Hypovitaminosen) zur Folge.

In welchen Nahrungsmitteln sind die Vitamine A, B, C, D besonders reichlich vorhanden?

Lösung s. Seite 541

Aufgabe 4:

Welche Nahrungsmittel haben einen hohen Fluoridgehalt?

Lösung s. Seite 542

Aufgabe 5:
Die Abbildung gibt in schematischer Darstellung eine Übersicht über die einzelnen Abschnitte und Organe des Verdauungsapparates. Ordnen Sie bitte in Deutsch und in der Fachsprache den Buchstaben ihre richtige Bedeutung bei.

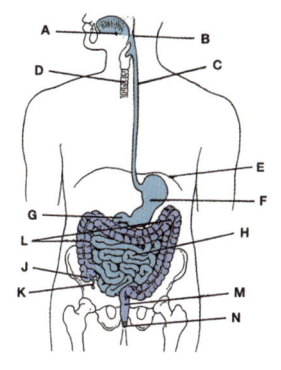

Lösung s. Seite 542

Aufgabe 6:
Beschreiben Sie bitte die Bedeutung der Bauchspeicheldrüse (Pankreas).
Lösung s. Seite 543

Aufgabe 7:
Die Leber (Hepar) ist die größte Drüse des menschlichen Organismus mit wichtigen Funktionen im Stoffwechselgeschehen, sodass man sie als „biochemische Fabrik" bezeichnen kann.

Nennen Sie bitte die wichtigsten Aufgaben der Leber.
Lösung s. Seite 543

Aufgabe 8:
Welche Art der Verdauung beginnt in welchem Teil des Verdauungsapparates?
Lösung s. Seite 543

6.4.2 Hormonsystem
Aufgabe 1:
Hormone sind körpereigene Wirkstoffe; Botenstoffe, die Informationen zu den verschiedenen Körperorganen bringen. Sie werden produziert von Drüsen mit innerer Sekretion.

Was versteht man unter innersekretorischen (endokrinen) Drüsen?
Lösung s. Seite 544

Aufgabe 2:
Geben Sie eine Übersicht der menschlichen Hormondrüsen (Deutsch und in der Fachsprache) und beschreiben Sie bitte knapp ihre Bedeutung.

Lösung s. Seite 544

6.4.3 Ernährungsberatung und Zuckerersatzstoffe

Aufgabe 1:
Welche Vorteile bietet eine derbe ballaststoffreiche Nahrung?

Lösung s. Seite 544

Aufgabe 2:
Unter allen Nahrungsmitteln gilt Zucker in allen Formen als der größte Feind der Zähne.

Warum ist Zucker so gefährlich für die Zähne?

Lösung s. Seite 544

Aufgabe 3:
Dafür, dass der Zuckerverbrauch eine entscheidende Rolle im Kariesbefall spielt, gibt es zwei absolut beweiskräftige Tatsachen in Form von Naturexperimenten. Dass Karies eine Zivilisationskrankheit ist, zeigt sich darin, dass

- bei Naturvölkern, denen durch die „Segnungen der Zivilisation" nach Abkehr von ihrer naturgemäßen Ernährung zunehmender Zuckerverbrauch beschert wurde, ein ganz erheblicher Kariesanstieg zu verzeichnen war
- auch in europäischen Ländern in den Kriegs- und Nachkriegsjahren, wo der Zuckeranteil an der Ernährung drastisch gesenkt werden musste, ein beeindruckender Kariesrückgang die Folge war.

Welche Zuckerarten, die in der menschlichen Nahrung vorkommen, sind besonders kariogen?

Lösung s. Seite 545

Aufgabe 4:
Zucker und Kohlenhydrate sind wichtige Energielieferanten, die in einer ausgewogenen Ernährung nicht fehlen dürfen. Ihr kariogenes Potenzial ist allerdings sehr unterschiedlich.

Nennen Sie daher bitte

a) hochwertige = wenig kariogene Kohlenhydrate

b) hoch kariogene Kohlenhydrate.

Lösung s. Seite 545

Aufgabe 5:
Erklären Sie das Nursing-bottle-Syndrom.
Lösung s. Seite 546

Aufgabe 6:
Die Frage, was man anstelle der von Kindern so sehr begehrten und für die Zähne so gefährlichen zuckerigen Süßigkeiten geben soll, führt zu den Zuckeraustausch- und -ersatzstoffen. Es gibt heute eine große Zahl nicht kariogener süß schmeckender Stoffe, deren Verwendung jedoch nicht ganz problemlos ist.

Nennen Sie bitte die bekanntesten Zuckerersatzstoffe.
Lösung s. Seite 546

Aufgabe 7:
Worin liegen Vor- und Nachteile der Zuckerersatzstoffe?
Lösung s. Seite 547

Aufgabe 8:
Was bedeutet „ohne Zuckerzusatz" bei Lebensmitteln?
Lösung s. Seite 547

Aufgabe 9:
Was kennzeichnet das Zahnmännchen mit Schirm?
Lösung s. Seite 547

Aufgabe 10:
Die meisten Ernährungsfehler werden mit Zwischenmahlzeiten gemacht. Machen Sie bitte Vorschläge, wie eine gesunde Zwischenmahlzeit beschaffen sein sollte.
Lösung s. Seite 548

Aufgabe 11:
Die Bedeutung der Milch im Rahmen einer vollwertigen ausgewogenen Ernährung kann nicht hoch genug eingeschätzt werden.

Was macht die Milch so wertvoll?
Lösung s. Seite 548

6.5 Hilfsmittel bei der Zahnreinigung

Aufgabe 1:

Geben Sie bitte eine Übersicht der Pflegegeräte und Hilfsmittel, die zur Mund- und Gebisspflege mit dem Ziel der gründlichen Belagentfernung und milden Zahnfleischmassage zur Verfügung stehen.

Lösung s. Seite 548

Aufgabe 2:

Da es zu den Aufgaben einer ZFA gehört, im Rahmen von Prophylaxeinstruktionen Patienten auch über eine zweckmäßige Zahnbürste und deren Anwendung zu informieren, sind entsprechende Kenntnisse erforderlich.

Erklären Sie bitte zunächst anhand der Abbildung, die

a) links eine Bürste mit Knickstiel und V-förmiger Borstenanordnung und

b) rechts eine Bürste mit geradem Stiel und planem Borstenfeld zeigt,

den Aufbau einer Zahnbürste.

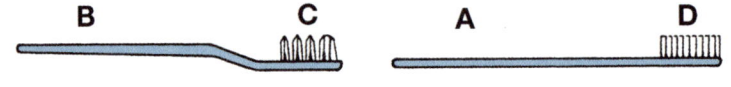

Lösung s. Seite 549

Aufgabe 3:

Das wichtigste, durch nichts zu ersetzende Hilfsmittel zur Eliminierung der Beläge ist die Zahnbürste.

Welche Grundanforderungen sind an eine gute Zahnbürste zu stellen?

Lösung s. Seite 549

Aufgabe 4:

Viele Patienten müssen erst davon überzeugt werden, dass Kunststoffborsten den Naturborsten überlegen sind.

Was werden Sie solchen Patienten sagen?

Lösung s. Seite 549

Aufgabe 5:

Wie soll eine Zahnbürste gepflegt werden?

Lösung s. Seite 550

Aufgabe 6:
Wann muss eine Zahnbürste erneuert werden?
Lösung s. Seite 550

Aufgabe 7:
Was werden Sie einem Patienten sagen, der Sie wegen einer elektrischen Zahnbürste um Rat fragt?
Lösung s. Seite 550

Aufgabe 8:
Was bewirken Zahnpasten und was nicht?
Lösung s. Seite 550

Aufgabe 9:
Nennen Sie bitte die Bestandteile einer Zahnpasta.
Lösung s. Seite 551

Aufgabe 10:
Gerade in letzter Zeit sind erhebliche Bedenken gegen die Verwendung von Netzmitteln (Tensiden) geäußert worden, die toxisch (giftig) wirken sollen.

Mit welchen Argumenten können Sie verunsicherte Patienten beruhigen?
Lösung s. Seite 551

Aufgabe 11:
Welche Bestandteile dürfen in einer Zahnpasta nicht enthalten sein?
Lösung s. Seite 551

Aufgabe 12:
Was drückt der RDA-Wert einer Zahnpasta aus?
Lösung s. Seite 552

Aufgabe 13:
Was versteht man unter einer so genannten medizinischen Zahnpasta und wie ist sie zu bewerten?
Lösung s. Seite 552

Aufgabe 14:

Ähnlich wie bei den Zahnpasten bleiben auch die Erwartungen, die von vielen Patienten in die Mundwässer gesetzt werden, weitgehend unerfüllt.

Welche Bedeutung haben Mundwässer wirklich?

Lösung s. Seite 552

Aufgabe 15:

Es werden auch chemische Hilfsmittel angeboten, die nicht nur die Entfernung festhaftender Beläge erleichtern, sondern schon den Ansatz der schädlichen Zahnauflagerungen verhindern sollen.

Um welche Stoffe handelt es sich dabei und wie sind sie zu beurteilen?

Lösung s. Seite 553

Aufgabe 16:

Wann sind solche Antiplaquemittel indiziert?

Lösung s. Seite 553

Aufgabe 17:

Bei Daueranwendung dieser Präparate kann es zu unliebsamen Nebenwirkungen kommen, die aber alle reversibel sind, d. h. nach Absetzen des Präparates spontan zurückgehen.

Mit welchen Nebenwirkungen der Antiplaquemittel muss gerechnet werden?

Lösung s. Seite 553

Aufgabe 18:

Über die unersetzbaren Grundmundhygienepflegemittel: Zahnbürste und Zahnpasta hinaus, gibt es speziell zur Bearbeitung der Interdentalräume mit angrenzenden Approximalflächen zusätzliche Möglichkeiten mundhygienischer Maßnahmen.

Allerdings sollte man sich davor hüten, den Patienten zuviel Hilfsmittel zu empfehlen, da sonst die Gefahr besteht, dass keines der Ergänzungsmittel systematisch und konsequent angewendet wird.

Welche speziellen Mundhygienemittel kennen Sie, welche die tägliche Mundpflege intensivieren können?

Lösung s. Seite 553

Aufgabe 19:

Der Umgang mit Zahnseide fristet bei uns – im Gegensatz zu vielen anderen Ländern – noch ein kümmerliches Dasein. Aus der Sicht des Zahnarztes kommt aber dem „Fädeln", wie man den Umgang mit Zahnseide auch bezeichnet, eine große Bedeutung zu.

Wie erklären Sie einem Patienten die verschiedenen Arten von Zahnseide zur Plaqueentfernung?

Welche Zahnseide sollte wann verwendet werden?

Lösung s. Seite 554

Aufgabe 20:

Wann kann ein Interdentalstimulator eingesetzt und was soll mit ihm bezweckt werden?

Lösung s. Seite 554

Aufgabe 21:

Speziell zur Vorbeugung und Nachbehandlung von Zahnbetterkrankungen werden manchmal noch Wasserstrahlgeräte bzw. Mundduschen empfohlen.

Welche generellen Vorteile bieten solche Geräte?

Lösung s. Seite 555

6.6 Zahnputztechniken

Aufgabe 1:

Neben der Häufigkeit und Intensität mundhygienischer Maßnahmen ist die Systematik und Methodik der täglichen Zahnreinigung von ausschlaggebender Bedeutung. Dazu wurden zahlreiche Techniken entwickelt.

Wodurch unterscheiden sie sich grundsätzlich?

Lösung s. Seite 555

Aufgabe 2:

Nennen Sie bitte die wichtigsten Bürstentechniken.

Lösung s. Seite 556

Aufgabe 3:

Welche Bürstentechnik ist in jedem Fall aus welchen Gründen abzulehnen?

Lösung s. Seite 556

Aufgabe 4:

Welche Zahnputzmethoden sind in der Abbildung dargestellt?

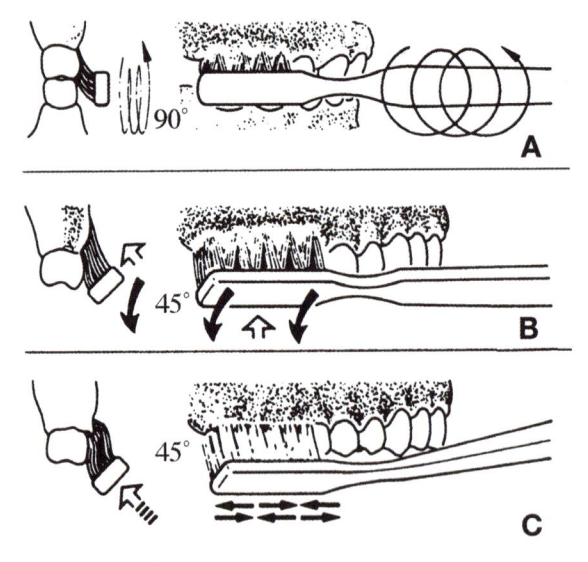

Lösung s. Seite 556

Aufgabe 5:

Während die Fones-Technik, die einfach und leicht erlernbar ist, schon kleineren Kindern beigebracht werden kann und soll, hat sich für Erwachsene die Rolltechnik als zweckmäßige Zahnputzmethode erwiesen.

Schildern Sie bitte, wie diese Technik in ihren drei Phasen durchgeführt wird.

Lösung s. Seite 556

Aufgabe 6:

Welche Methode ist in der Abbildung in der Anstellphase dargestellt? Beschreiben Sie bitte kurz Indikation und Ablauf dieser Methode.

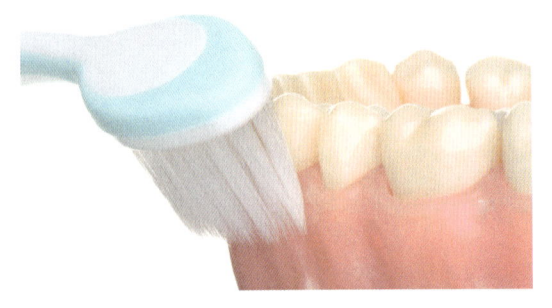

Lösung s. Seite 557

Aufgabe 7:
Beschreiben Sie das KAI-System in drei Schritten.
Lösung s. Seite 557

Aufgabe 8:
Beschreiben Sie die Bass-Zahnputztechnik.
Lösung s. Seite 558

Aufgabe 9:
Unabhängig von der Bürstmethode hat das Zähneputzen mit einer ganz bestimmten Systematik hinsichtlich Zeitpunkt und Dauer, Häufigkeit und Vorgehen zu erfolgen.

Welche grundsätzlichen Empfehlungen können Sie als ZFA einem Patienten diesbezüglich geben?
Lösung s. Seite 558

Aufgabe 10:
Was insgesamt über die Verwendung der verschiedenen Hilfsmittel zu einer perfekten Zahn- und Mundhygiene gesagt wurde, ist vielleicht etwas verwirrend, sodass das Wesentliche zur Gesunderhaltung der Zähne durch mundhygienische Maßnahmen noch einmal in 6 Fragen: Warum – wann – wie oft – wie lange – womit – wie – telegrammstilartig beantwortet werden soll.
Lösung s. Seite 558

Aufgabe 11:
Das systematische wirkungsvolle Zähneputzen verlangt, dass alle Zahnflächen erfasst werden. Um bei der Reinigung keine Fläche zu vergessen, sollte sich der Patient eine ganz bestimmte Reihenfolge angewöhnen, sodass der Bewegungsablauf „automatisiert" wird.

In welcher Reihenfolge sollte deshalb vorgegangen werden?
Lösung s. Seite 559

Aufgabe 12:
Warum sollten andere Hilfsmittel – außer der Zahnbürste/Zahnpasta – gebraucht werden?
Lösung s. Seite 559

Aufgabe 13:
Die korrekte Handhabung der Zahnseide setzt gute Instruktion und Übungen voraus.

Beschreiben Sie bitte einem Patienten die nicht gerade leichte, mit größter Sorgfalt zu betreibende Technik des Fädelns.

Lösung s. Seite 560

Aufgabe 14:
Kaugummi-Kauen ist auch in unseren Breiten zu einer „lieben" Gewohnheit geworden. Ein Patient fragt Sie um Rat, ob Kaugummi-Kauen „gesund" ist.

Mit welchen Argumenten können Sie ihm guten Gewissens aus zahnärztlicher Sicht zuckerfreien Kaugummi empfehlen?

Lösung s. Seite 560

Aufgabe 15:
PZR: Was verstehen Sie darunter?

Lösung s. Seite 561

6.7 Fluoridierungsmaßnahmen, Wirkungsweise und Versiegelung

Aufgabe 1:
Die Wirksamkeit der Fluoride zur Kariesprophylaxe ist durch unzählige wissenschaftliche Versuche und jahrzehntelange praktische Erfahrungen weltweit zweifelsfrei bewiesen.

Wie hat man sich nach den heutigen Erkenntnissen den Wirkungsmechanismus der Fluoridierung vorzustellen?

Lösung s. Seite 561

Aufgabe 2:
Warum ist es nicht nur nicht sinnvoll, sondern sogar falsch, von Fluorprophylaxe und Fluorgaben zu sprechen?

Lösung s. Seite 561

Aufgabe 3:
Zu welchem Zeitpunkt sind Fluoridierungsmaßnahmen wirkungsvoll und warum?

Lösung s. Seite 561

Aufgabe 4:

Fluoride können systemisch oder lokal angewendet werden. Geben Sie bitte eine Übersicht, auf welche Weise Fluoridierungsmaßnahmen vorgenommen werden können.
Lösung s. Seite 562

Aufgabe 5:

Viele Patienten sind durch eine nicht immer sachgemäße Information in Presse und Fernsehen stark verunsichert durch Hinweise, wie

- die karieshemmende Wirkung der Fluoride sei keineswegs schlüssig bewiesen oder
- Fluor sei ein gefährliches Gift, das bei längerdauernder Zufuhr, vor allem durch orale Fluorgaben, erhebliche schädigende Wirkungen auf den Gesundheitszustand des Menschen entfalte.

Wie können Sie solch falsch informierte und besorgte Patienten beruhigen?
Lösung s. Seite 562

Aufgabe 6:

Die Trinkwasserfluoridierung (TWF) ist im Gegensatz zur individuellen Prophylaxe des Einzelnen eine in Großversuchen und Naturexperimenten erprobte kollektive Prophylaxemaßnahme, da große Bevölkerungsschichten erfasst werden. Weltweit werden mehr als 200 Millionen Menschen mit fluoridiertem Trinkwasser versorgt. Auch die Weltgesundheitsorganisation (WHO) empfiehlt die TWF als wirksamste und sicherste Vorbeugung gegen Karies.

Führen Sie bitte Vor- und Nachteile der TWF an.
Lösung s. Seite 563

Aufgabe 7:

Als eine echte Alternative zur TWF bietet sich in der Bundesrepublik als Kollektivmaßnahme die Verabreichung fluoridhaltiger Tabletten an, deren Erfolg allerdings entscheidend von der regelmäßigen und kontinuierlichen Einnahme abhängig ist.

Nennen Sie bitte Vor- und Nachteile der Tablettenfluoridierung.
Lösung s. Seite 563

Aufgabe 8:

Die Fluoridierung kann früh begonnen und lange durchgeführt werden. Geben Sie bitte eine Empfehlung zur Fluoridprophylaxe.
Lösung s. Seite 563

Aufgabe 9:
Lokale Anwendungsmöglichkeiten mit Fluoridlösungen, -gels und -lacken sind auf mannigfache Weise mit Aussicht auf Erfolg möglich.

Nennen Sie bitte die diversen Möglichkeiten.

Lösung s. Seite 564

Aufgabe 10:
Können fluoridhaltige Zahnpasten den Patienten mit gutem Gewissen empfohlen werden?

Lösung s. Seite 565

Aufgabe 11:
Einige wenige Patienten sehen Fluoride kritisch. Nach Ansicht aller ernsthaften Fluorforscher ist die Zufuhr von Fluoriden, wie sie für die Kariesprophylaxe erforderlich ist, toxikologisch völlig ungefährlich.

Die Gefahr einer Fluorintoxikation (Vergiftung) besteht nur bei hohen Fluoridaufnahmen (über 5 ppm) über einen längeren Zeitraum hinweg. Nur dann könnte es unter ungünstigen Bedingungen zu einer Allgemeinfluorose kommen.

Welche Organe sind davon betroffen? Was ist eine Dentalfluorose?

Lösung s. Seite 565

6.8 Kieferorthopädie

6.8.1 Diagnostik der Kieferorthopädie

Aufgabe 1:
Was versteht man unter Kieferorthopädie?

Lösung s. Seite 565

Aufgabe 2:
Der kieferorthopädischen Behandlung hat zur Diagnosefindung und zur Ermittlung der notwendigen Behandlungsmaßnahmen eine ganz besonders gründliche, umfassende Befunderhebung voranzugehen.

Welche Bereiche umfasst die kieferorthopädische Befundung?

Lösung s. Seite 565

Aufgabe 3:

Das Gebiss der Kieferorthopädiepatienten muss vor Beginn einer Behandlung nicht nur aus diagnostischen und therapeutischen, sondern auch aus forensischen (rechtlichen) Gründen geröntgt werden.

Welche Aufnahmetechniken kommen zu welchem Zweck zur Anwendung?
Lösung s. Seite 566

Aufgabe 4:

Beschreiben Sie die große Bedeutung von Kiefermodellen, die mit größter Sorgfalt hergestellt werden müssen.
Lösung s. Seite 566

Aufgabe 5:

Warum sind kieferorthopädische Behandlungen nicht nur eine Frage der Ästhetik und Psychologie, sondern auch der Karies- und Parodontalprophylaxe?
Lösung s. Seite 566

Aufgabe 6:

Welche Hinweise müssen Eltern und Kindern nach dem Einsetzen einer herausnehmbaren Behandlungsapparatur erteilt werden?
Lösung s. Seite 566

6.8.2 Missbildungen und Anomalien im Kieferbereich

Aufgabe 1:

Welche Hemmungsmissbildungen kennen Sie, die durch Entwicklungsstörungen während der Schwangerschaft in der Kiefer-/Gesichtsentwicklung entstehen?
Lösung s. Seite 567

Aufgabe 2:

Welche Zahnanomalien kennen Sie?
Lösung s. Seite 567

Aufgabe 3:

Welche Zähne des permanenten (bleibenden) Gebisses sind bei vielen Menschen gar nicht mehr angelegt?
Lösung s. Seite 567

Aufgabe 4:
Bei welchen Allgemeinkrankheiten muss mit strukturellen Veränderungen an den Zähnen gerechnet werden?

Lösung s. Seite 568

Aufgabe 5:
In welchen Formen treten Hypoplasien auf?

Lösung s. Seite 568

Aufgabe 6:
Die Regelverzahnung des Gebisses wird als Neutralbiss bezeichnet; die Zähne des Oberkiefers befinden sich zu denen des Unterkiefers dabei in der Schlussbissstellung (Okklusion).

Wodurch ist dieser Regelbiss festgelegt?

Lösung s. Seite 568

Aufgabe 7:
Erklären Sie die Begriffe Eugnathie und Dysgnathie.

Lösung s. Seite 568

Aufgabe 8:
Nennen Sie Ursachen der Dysgnathien.

Lösung s. Seite 568

Aufgabe 9:
Bad habits: Was ist das? Was gehört dazu?

Lösung s. Seite 569

Aufgabe 10:
Definieren Sie: Retention – Persistenz – Elongation – Diastema und Mittellinienverschiebung.

Lösung s. Seite 569

Aufgabe 11:
Nennen Sie Kennzeichen, Grund und Folge einer Kieferkompression.

Lösung s. Seite 569

Aufgabe 12:

Die Mundatmung ist ein Hauptsymptom für eine behinderte Nasenatmung. Bei einer dauernden Behinderung der Nasenatmung muss unbedingt nach den zu Grunde liegenden Ursachen gesucht werden, um sie zu beseitigen.

Nennen Sie bitte die Ursachen einer behinderten Nasenatmung.
Lösung s. Seite 569

Aufgabe 13:

Angle hat schon vor Jahren eine Klassifikation der Kieferanomalien aufgestellt, wie sie in der Abbildung wiedergegeben ist, die auch heute noch volle Gültigkeit hat.

Interpretieren Sie die vier Bisslagenverhältnisse.

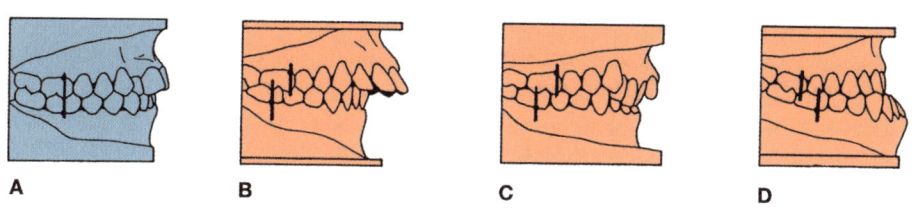

A   **B**   **C**   **D**

Lösung s. Seite 570

Aufgabe 14:

Nennen Sie bitte die zwei wichtigsten Okklusionsanomalien mit einer kurzen aussagekräftigen Typisierung.
Lösung s. Seite 570

Aufgabe 15:

Welche pathologische Bisslage ist in der schematischen Abbildung dargestellt?

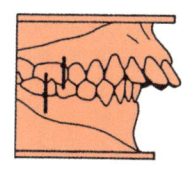

Lösung s. Seite 570

Aufgabe 16:

Welche Ursachen können zu einer Prognathie führen?
Lösung s. Seite 570

Aufgabe 17:
Beschreiben Sie kurz den Neutral-, Kopf-, offenen, tiefen, Deck- und Kreuzbiss.

Lösung s. Seite 571

Aufgabe 18:
Was verstehen Sie unter Artikulation, Ruheschwebelage, Okklusion und Abrasion bzw. Erosion?

Lösung s. Seite 572

6.8.3 Kieferorthopädische Therapiemöglichkeiten

Aufgabe 1:
Es gibt in der Kieferorthopädie verschiedene Behandlungssysteme und zahlreiche Behandlungsgeräte zur Beseitigung von Stellungsanomalien der Zähne und Umformungen der Kiefer. Die Kräfte, die von den Behandlungsapparaten auf Zähne und Kiefer übertragen werden, führen zu Umbauvorgängen im Bereich des Zahnhalteapparates, des Alveolar- und Kieferknochens, sowie des Kiefergelenks. Im Großen gesehen unterscheidet man herausnehmbare und festsitzende Geräte.

Nennen Sie bitte zwei charakteristische herausnehmbare Apparate mit ihren grundsätzlichen Nachteilen.

Lösung s. Seite 572

Aufgabe 2:
Was versteht man unter einer Multibandapparatur?

Lösung s. Seite 573

Aufgabe 3:
Welche grundsätzlichen Verankerungsmöglichkeiten herausnehmbarer und festsitzender Geräte gibt es?

Lösung s. Seite 573

7. Prothetische Behandlungen begleiten

7.1 Ältere Patienten

Aufgabe 1:
Die psychologische Betreuung alter Menschen gewinnt zunehmend an Bedeutung. Alte Menschen benötigen aber nicht nur umfassende zahnärztliche Versorgung, sondern auch seelische Betreuung und Zuwendung.

Nennen Sie bitte einige altersbedingte Besonderheiten und Eigenarten.

Lösung s. Seite 573

Aufgabe 2:

Bei Senioren geht es aber nicht nur um altersspezifische Eigenheiten, sondern auch um im Alter gehäuft auftretende Erkrankungen und Gebrechen, auf die bei der Zahnbehandlung Rücksicht genommen werden muss und die bei Erhebung der Allgemeinanamnese erfasst werden müssen.

Mit welchen altersbedingten Erkrankungen muss in der zahnärztlichen Praxis gerechnet werden?

Lösung s. Seite 574

Aufgabe 3:

Gerade der Umgang mit älteren Patienten ist mitbestimmend für das Ansehen einer zahnärztlichen Praxis.

Führen Sie bitte die wichtigsten Grundsätze in der psychologischen Betreuung älterer Menschen an.

Lösung s. Seite 574

Aufgabe 4:

Vor allem bedürfen Patienten bei der Eingliederung von Teil- oder Vollprothesen, die für jeden Patienten ein gravierendes Ereignis darstellt, erhöhter psychologischer Zuwendung und zusätzlicher Hilfen. Die ZFA kann wesentlich dazu beitragen, dem Patienten die Inkorporationsphase (Einverleibung) zu erleichtern. Wodurch?

Lösung s. Seite 575

Aufgabe 5:

Die Eingliederung einer totalen Prothese ist für jeden Patienten ein schwerwiegendes Ereignis. Zunächst ist ein Patient meist befriedigt, weil er durch die neue Prothese sein Aussehen und sein Kauvermögen verbessert sieht. Aber er wird eine gewisse Zeit der Gewöhnung benötigen, bis er sich an den Zahnersatz gewöhnt hat. Er empfindet mehr oder weniger lang die Prothese als Fremdkörper, hat Schwierigkeiten beim Essen und Sprechen. Hier hat die ZFA große Möglichkeiten in der Patientenaufklärung und Betreuung.

Welche Ratschläge und Verhaltensweisen geben Sie einem Patienten mit einer frisch eingegliederten totalen Prothese?

Lösung s. Seite 575

7.2 Abformmaterialien und Abformtechniken

Aufgabe 1:

Um ein naturgetreues Modell der Zahn- und Kieferverhältnisse zu erhalten, muss eine zuverlässige Abdrucknahme mit geeigneten Hilfsmitteln und Abformmaterialien erfolgen.

Nennen Sie bitte zahnärztliche Behandlungsmaßnahmen, die ohne eine Abdrucknahme nicht möglich sind.

Lösung s. Seite 576

Aufgabe 2:

Neben den Abformmaterialien werden zur Abdrucknahme auch Abformlöffel benötigt. Welche grundsätzlichen Löffelarten kennen Sie?

Lösung s. Seite 576

Aufgabe 3:

Benennen Sie die abgebildeten Löffelarten.

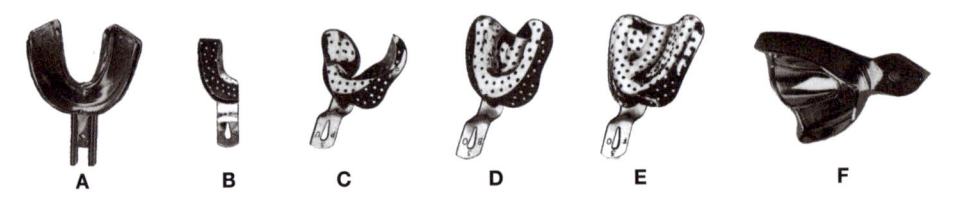

A   B   C   D   E   F

Lösung s. Seite 577

Aufgabe 4:

Damit Abformmaterialien ihrer Aufgabe gerecht werden können, müssen sie entsprechende Eigenschaften besitzen.

Welche Grundforderungen sind an ein gutes Abformmaterial zu stellen?

Lösung s. Seite 577

Aufgabe 5:

Nach ihrem werkstoffkundlichen Verhalten gibt es eine ganz bestimmte Klassifizierung der Abformmaterialien.

Wie werden sie danach eingeteilt? Nennen Sie jeweils ein Beispiel dazu.

Lösung s. Seite 577

Aufgabe 6:

Die größte und bedeutungsvollste Gruppe unter den Abformmaterialien sind die irreversibel(nicht rückführbaren)-elastischen Massen. Sie gehen nach dem Anmischen vom plastischen in den elastischen Zustand über. Dieser Vorgang ist nicht reversibel. Deswegen können diese Materialien nur einmal verwendet werden.

Nennen Sie bitte die wichtigsten Gruppen dieser Materialien mit je einem Beispiel.
Lösung s. Seite 578

Aufgabe 7:

Welche Konsistenzen findet man bei irreversibel-elastischen Materialien?
Lösung s. Seite 578

Aufgabe 8:

Nennen Sie Beispiele für thermoplastische Abformmaterialien.
Lösung s. Seite 578

Aufgabe 9:

Führen Sie die Indikationen der verschiedenen Gruppen der Abformmaterialien mit Beispielen an.
Lösung s. Seite 578

Aufgabe 10:

Warum werden heute trotz unbestrittener guter Eigenschaften (wie Abdruckgenauigkeit, Formkonstanz und Preiswürdigkeit) keine Gipsabdrücke mehr gemacht?
Lösung s. Seite 579

Aufgabe 11:

Zählen Sie die zu beachtenden Punkte bei der Herstellung eines Gipsmodells auf.
Lösung s. Seite 579

Aufgabe 12:

Alginate – so genannt, weil es sich bei ihnen um Salze der Alginsäure handelt und sie aus Meeresalgen gewonnen werden – sind ein beliebtes und vielfach bewährtes Abformmaterial mit vielseitigem Verwendungszweck, speziell für Situations- und Dokumentationsabdrücke mit dem besonderen Vorzug einer einfachen und schnellen Verarbeitung.

Führen Sie bitte die Verarbeitungsregeln an, die bei der Alginatverarbeitung zu beachten sind.

Lösung s. Seite 579

Aufgabe 13:

Das abgebundene Alginat ist elastisch, aber nicht formbeständig, da es nach dem Abbindevorgang durch Wasserverdunstung rasch schrumpft.

Was hat mit dem fertigen Alginatabdruck zu geschehen?

Lösung s. Seite 580

Aufgabe 14:

Alginate haften nicht am Metallabdrucklöffel. Was ist zu tun, damit eine ausreichende Haftung des Alginats am Metall erreicht wird?

Lösung s. Seite 580

Aufgabe 15:

Welche besonderen Vorteile zeichnen die gummi-elastischen Kunststoffabformmaterialien aus?

Lösung s. Seite 580

Aufgabe 16:

Wann sind Abformungen mit Elastomeren indiziert?

Lösung s. Seite 581

Aufgabe 17:

Es gibt verschiedene Abformtechniken bzw. -methoden, wie einzeitige oder zweizeitige Abdrücke, Doppelmisch- oder Korrekturabdrücke etc.

Beschreiben Sie bitte Art und Vorgehen bei dem häufig zur Anwendung gelangenden Doppelmischabdruck.

Lösung s. Seite 581

Aufgabe 18:

Was verstehen Sie unter einem Korrekturabdruck?

Lösung s. Seite 581

Aufgabe 19:
Was macht der Patient bei einer Funktionsabdrucknahme und wozu dient sie?
Lösung s. Seite 581

Aufgabe 20:
Was ist eine anatomische Abformung?
Lösung s. Seite 582

7.3 Zahnersatz, Wiederherstellung und Erweiterung

7.3.1 Allgemeines

Aufgabe 1:
Die zahnärztliche Prothetik (Zahnersatzkunde) befasst sich mit der Wiederherstellung stark zerstörter oder fehlender Zähne durch Eingliederung von Kronen, Brücken und herausnehmbarem Zahnersatz.

Welche Bereiche umfasst die Prothetik?
Lösung s. Seite 582

Aufgabe 2:
Unterscheiden Sie die drei Arten von Zahnersatz: festsitzend, kombiniert und herausnehmbar. Nennen Sie Beispiele zu jeder Gruppe.
Lösung s. Seite 583

Aufgabe 3:
Was versteht man unter einer Cover-Denture-Prothese?
Lösung s. Seite 583

Aufgabe 4:
Verbindungselemente bei kombiniert festsitzend-herausnehmbarem ZE sind?
Lösung s. Seite 583

7.3.2 Festsitzender Zahnersatz

Aufgabe 1:
Nennen Sie bitte die Indikationen für eine Kronenanfertigung.
Lösung s. Seite 584

Aufgabe 2:

Es gibt zahlreiche Kronenarten. Welche Kronenarten sind in der Abbildung dargestellt?

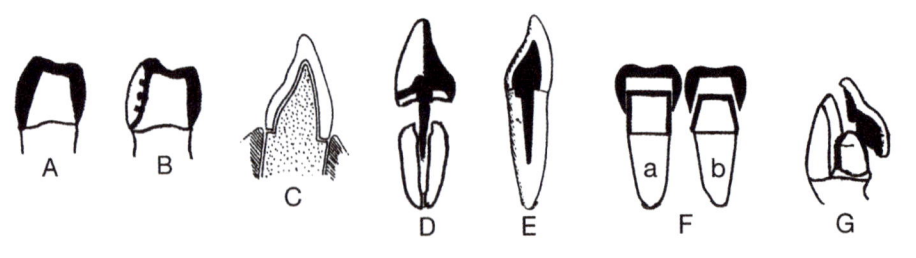

Lösung s. Seite 584

Aufgabe 3:

Erklären Sie bitte den Unterschied zwischen einer Jacketkrone und Verblendkrone.

Lösung s. Seite 584

Aufgabe 4:

Das Beschleifen eines Zahnes zur Aufnahme einer Krone ist eine unbiologische Maßnahme, da der Zahn dadurch seines natürlichen Schutzmantels beraubt und eine einzige große Dentinwunde geschaffen wird. Durch die freigelegten Dentinkanälchen können schädigende Noxen aller Art in Richtung Pulpa vordringen. Deshalb, und auch noch aus anderen Gründen, muss ein zur Krone beschliffener Zahn ausreichend provisorisch versorgt werden.

Aus welchen Gründen ist eine provisorische Stumpfversorgung zwingend erforderlich?

Lösung s. Seite 585

Aufgabe 5:

Welche Möglichkeiten der provisorischen Stumpfversorgung gibt es?

Lösung s. Seite 585

Aufgabe 6:

Individuell hergestellte Provisorien haben vor allem die Vorteile,

- dass sich mit ihnen die ursprüngliche Zahnform herstellen lässt, sowie Kontakt- und Okklusionsverhältnisse gewahrt bleiben und
- dass sie auch für die provisorische Versorgung von Brücken geeignet sind.

Schildern Sie bitte die Herstellung eines individuellen Provisoriums.

Lösung s. Seite 585

Aufgabe 7:
Welche Maßnahmen sind vor Anfertigung einer Krone oder Brücke unbedingt erforderlich?
Lösung s. Seite 586

Aufgabe 8:
Schildern Sie bitte stichwortartig den Hergang einer Kronenanfertigung.
Lösung s. Seite 586

Aufgabe 9:
Beschreiben Sie in Kurzfassung die Herstellung einer Keramikverblendkrone mit einem gegossenen Stiftaufbau.
Lösung s. Seite 587

Aufgabe 10:
Schildern Sie bitte anhand der Abbildung den Aufbau einer Brücke. Um welche Brückenart handelt es sich dabei?

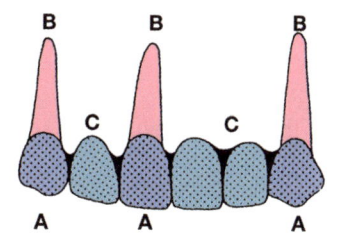

Lösung s. Seite 587

Aufgabe 11:
Welche Einteilungsmöglichkeiten nach Brückenarten kennen Sie?
Lösung s. Seite 587

Aufgabe 12:
Erklären Sie die Begriffe: Endpfeiler- und Freiendbrücke.
Lösung s. Seite 588

Aufgabe 13:
Wie heißen die vier Brückenarten, die hinsichtlich der Form ihres Zwischenglieds unterschieden werden?
Lösung s. Seite 588

Aufgabe 14:
Welche Aufgaben hat eine ZFA im Verlauf einer Kronen- und Brückenherstellung zu erfüllen?

Lösung s. Seite 588

Aufgabe 15:
Erklären Sie Ihrem Patienten mit einfachen Worten den Unterschied zwischen einer Kunststoff- und Keramikverblendung bei einer Krone oder Brücke.

Lösung s. Seite 589

Aufgabe 16:
Was versteht der Zahntechniker bei der Herstellung von festsitzendem Zahnersatz unter Edelmetall, NEM sowie Kunststoff- oder Keramikverblendung?

Lösung s. Seite 589

Aufgabe 17:
Nennen Sie die Vorteile von Zirkondioxid bei der Herstellung von Zahnersatz.

Lösung s. Seite 589

Aufgabe 18:
Was ist ein Veneer? Beschreiben Sie den Behandlungsablauf in Stichworten.

Lösung s. Seite 589

7.3.3 Herausnehmbarer Zahnersatz

Aufgabe 1:
Partielle Prothesen (Teilprothesen) lassen sich nach Art ihrer Verbindung bzw. Befestigung am Restgebiss nach verschiedenen Gesichtspunkten einteilen. Nach welchen?

Lösung s. Seite 590

Aufgabe 2:
Erklären Sie bitte die Begriffe

a) schleimhautgetragen

b) parodontal abgestützt.

Lösung s. Seite 590

Aufgabe 3:

Die klassische Einteilung des Lückengebisses, die auch heute noch ihre Gültigkeit hat, stammt von Kennedy. Sie umfasst, wie die Abbildung zeigt, vier Klassen.

Wie lautet Ihre Interpretation?

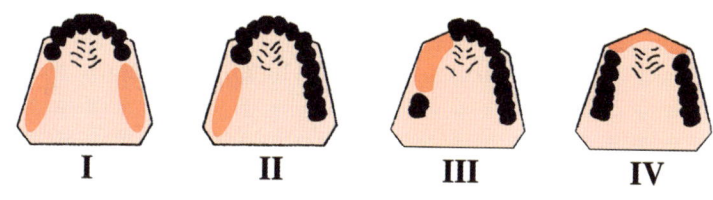

Lösung s. Seite 590

Aufgabe 4:

Aus welchen Teilen besteht eine partielle Prothese?
Lösung s. Seite 590

Aufgabe 5:

Wie gestaltet sich der Praxisablauf zur Herstellung einer partiellen Prothese in Sitzungen?
Lösung s. Seite 591

Aufgabe 6:

Wozu dient eine totale Prothese?
Lösung s. Seite 591

Aufgabe 7:

Wodurch hält eine Totalprothese?
Lösung s. Seite 592

Aufgabe 8:

Schildern Sie bitte stichwortartig den Behandlungsverlauf zur Herstellung einer totalen Prothese nach Sitzungen.
Lösung s. Seite 592

Aufgabe 9:

Zur Herstellung einer totalen Prothese ist ein Funktionsabdruck unerlässliche Voraussetzung. Schildern Sie bitte, wie ein Funktionsabdruck genommen wird.
Lösung s. Seite 593

Aufgabe 10:
Welche Verrichtungen werden bei der nicht minder wichtigen Bissnahme vorgenommen?

Lösung s. Seite 594

Aufgabe 11:
Stützstiftregistrierung, Gesichtsbogen, Artikulator: Was fällt Ihnen hierzu ein?

Lösung s. Seite 594

Aufgabe 12:
Erklären Sie bitte den Unterschied zwischen einer Immediat- und Interimsprothese.

Lösung s. Seite 594

Aufgabe 13:
Fassen Sie den Behandlungsablauf bei einer Immediatprothese in wenige Worte.

Geben Sie dem Patienten Hinweise für die Sitzung, in der die Zähne extrahiert werden.

Lösung s. Seite 595

Aufgabe 14:
Erstellen Sie einen Terminplan für eine Interimsversorgung (Extraktion von drei OK-Zähnen) mit Zeitdauer.

Lösung s. Seite 595

Aufgabe 15:
Welche Wiederherstellungsmaßnahmen in der Prothetik kennen Sie?

Lösung s. Seite 595

Aufgabe 16:
Bei Reparaturen werden welche Möglichkeiten unterschieden?

Lösung s. Seite 596

Aufgabe 17:
Welche klinischen Situationen unterscheidet man bei der Unterfütterung?

Lösung s. Seite 596

Aufgabe 18:
Welchen Sinn hat die Unterfütterung einer Prothese und wie wird sie durchgeführt?
Lösung s. Seite 596

Aufgabe 19:
Was versteht man unter einer Unterfütterung im indirekten Verfahren?
Lösung s. Seite 597

Aufgabe 20:
Erstellen Sie einen Terminplan für die Unterfütterung einer OK-Prothese.
Lösung s. Seite 597

Aufgabe 21:
Was versteht man unter einer Unterfütterung im direkten Verfahren?
Lösung s. Seite 597

Aufgabe 22:
Was sollte zum Eingliederungstermin einer unterfütterten Prothese vorbereitet sein?
Lösung s. Seite 597

Aufgabe 23:
Erklären Sie den Begriff Remontage.
Lösung s. Seite 597

Aufgabe 24:
Was versteht man unter einem Dekubitus?
Lösung s. Seite 597

Aufgabe 25:
Geben Sie Ihrem Patienten Hinweise für eine zweckmäßige Prothesenpflege.
Lösung s. Seite 598

Aufgabe 26:
Warum braucht man bei prothetischen Arbeiten häufig einen individuellen Löffel?
Lösung s. Seite 598

Aufgabe 27:

Ein wichtiges Teilgebiet der zahnärztlichen Prothetik befasst sich mit dem Ersatz von Defekten im Gesichts- und Kieferbereich durch alloplastisches (körperfremdes) Material. Diese Defekte sind meist Folgen von Unfällen oder größeren Operationen.

Erklären Sie bitte kurz, worum es sich bei einem/einer

a) Obturator,
b) Resektionsprothese und
c) Epithese

handelt.

Lösung s. Seite 598

B. Abrechnungswesen
1. Offene Fragen

Die offenen Fragen sind nicht in Lernfelder unterteilt, sondern aufsteigend sortiert in:
- allgemeine Leistungen und Individualprophylaxe
- konservierende Behandlung mit Röntgenleistungen
- Endodontische Behandlung und Anästhesien
- chirurgische Behandlung
- Zahnersatzleistungen.

GOZ und BEMA sind gut gemischt, damit immer wieder umgedacht werden muss und so die Leistungsfähigkeit für die Prüfung besser trainiert wird. Die Antworten mit ausführlichen Erläuterungen finden Sie im Lösungsteil ab S. 599.

1.1 Allgemeine Leistungen und Individualprophylaxe

Aufgabe 1:
Welche Leistungen können im BEMA nicht in derselben Sitzung mit der Ä1 (1) (Beratung) abgerechnet werden?
Lösung s. Seite 599

Aufgabe 2:
Wann kann im BEMA eine Beratung als alleinige Leistung abgerechnet werden?

Nennen Sie Beispiele.
Lösung s. Seite 599

Aufgabe 3:
Am 07.01. wird ein Kassenpatient telefonisch beraten. Am 09.01. erscheint er das erste Mal in diesem Quartal zur Behandlung. Er wird wiederum beraten und es werden einige Füllungen gelegt.

Wie berechnen Sie die Leistung Ä1 (1)? Begründen Sie.
Lösung s. Seite 599

Aufgabe 4:
Zu Beginn des Quartals wird bei einem Kassenpatienten eine „Eingehende Untersuchung" und Beratung durchgeführt. In der zweiten Sitzung wird der Patient ausführlich über den Behandlungsablauf aufgeklärt, ohne behandelt zu werden. Es folgen weitere drei Sitzungen mit Behandlungen und gleichzeitigen Beratungen.

Wie oft und warum rechnen Sie die Position Ä1 (1) ab?

Lösung s. Seite 600

Aufgabe 5:

Es wird folgende Behandlung durchgeführt, was rechnen Sie im BEMA ab?

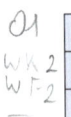

am 20.02.	eingehende Untersuchung und Beginn einer Wurzelbehandlung an Zahn 14
bis 23.03.	wird der Zahn 14 mehrmals weiterbehandel
am 04.04.	(neues Quartal!) erfolgt die Weiterbehandlung an Zahn 14 mit einer Beratung

Lösung s. Seite 600

Aufgabe 6:

Welche Angaben müssen bei der 01 (Eingehende Untersuchung) in der Kartei als Mindestangaben festgehalten werden?

Lösung s. Seite 600

Aufgabe 7:

Was versteht man unter der Leistung 02 und auf welche Besonderheiten muss man bei der Abrechnung achten?

Lösung s. Seite

Aufgabe 8:

Wann rechnet man die 03 ab? Nennen Sie Beispiele.

Lösung s. Seite 6

Aufgabe 9:

Welche Leistungsnummer rechnen Sie zusätzlich, wenn der Privatpatient unangemeldet außerhalb der Sprechzeit behandelt oder beraten wird?

Lösung s. Seite 602

Aufgabe 10:

Welche Leistungen können in der Zahnarztpraxis für Kassenpatienten nur einmal „je Sitzung" abgerechnet werden, obwohl mehrere Zähne oder Kieferbereiche behandelt werden können?

Lösung s. Seite 602

Aufgabe 11:
Für welche Behandlung kann „üZ" (10) nicht berechnet werden?
Lösung s. Seite 602

Aufgabe 12:
Bei einem Kassenpatienten wird eine Prothese eingegliedert.

Wenn Prothesendruckstellen auftreten, in welchem Zeitraum müssen diese unentgeltlich behandelt werden?
Lösung s. Seite 602

Aufgabe 13:
Bei einem „Erschwertem Zahndurchbruch" von Zahn 18 wird die entstandene Zahnfleischtasche durch das Einbringen einer Wundheilsalbe behandelt.

Welche Leistung rechnen Sie nach BEMA ab?
Lösung s. Seite 602

Aufgabe 14:
Für welche Leistungen kann die Position „sK" (106) abgerechnet werden?
Lösung s. Seite 603

Aufgabe 15:
Sie entfernen an einer totalen Prothese an allen Zähnen Zahnstein.

Was berechnen Sie in der GOZ?
Lösung s. Seite 603

Aufgabe 16:
Die Geb.-Nr. 4030 (sk) ist anders definiert als im BEMA. Zeigen Sie die Unterschiede auf.
Lösung s. Seite 603

Aufgabe 17:
Wie oft pro Jahr kann die Geb.-Nr. 1000 (Erstellen eines Mundhygienestatus ...) berechnet werden?
Lösung s. Seite 603

Aufgabe 18:
Auch die Geb.-Nr. 1020 (Fluoridierung) ist pro Jahr beschränkt. Wie können Sie sie berechnen?

Lösung s. Seite 603

Aufgabe 19:
Was verstehen Sie unter der Geb.-Nr. 2000 (Versiegelung von kariesfreien Fissuren) und wie wird diese Geb.-Nr. berechnet?

Lösung s. Seite 604

Aufgabe 20:
Wie rechnen Sie die Geb.-Nr. 2010 (üZ) ab?

Lösung s. Seite 604

1.2 Konservierende Behandlung mit Röntgenleistungen

Aufgabe 1:
Welche Leistungen können unter der Position „bMF" (12) abgerechnet werden?

Lösung s. Seite 604

Aufgabe 2:
Es werden am 27.09. die Zähne 14, 21, 23 zum Legen von Füllungen mit „besonderen Maßnahmen" versehen, wie oft rechnen Sie die Leistung „bMF" (12) ab?

Zahn 14 erhält eine Füllung (mob), Zahn 21 einen distalen und Zahn 23 einen mesialen Schneidekantenaufbau. Tragen Sie die Behandlung in einen Erfassungsschein ein.

Lösung s. Seite 604

Aufgabe 3:
Welche Leistungen des Zahnarztes sind in den BEMA-Positionen der Füllungen enthalten?

Wie und wo werden die Füllungsflächen angegeben?

Lösung s. Seite 605

Aufgabe 4:
Am Zahn 21 wird von mesial her ein Schneidekantenaufbau vorgenommen, dieser wird mit zwei parapulpären Stiften verankert.

Was rechnen Sie ab und wie werden die Leistungen im Erfassungsschein eingetragen? Das Behandlungsdatum kann frei gewählt werden.

Lösung s. Seite 605

Aufgabe 5:

Welche Unterschiede in der Berechnung gibt es bei folgenden Behandlungen?

Ein Stift kostet 3,80 €.

a) Zahn 46 erhält am 09.05. eine definitive Füllung (modb) mit Verankerung durch zwei parapulpäre Stifte.

b) Zahn 36 wird am 09.05. für die Aufnahme einer Krone (modb) plastisch aufgebaut, auch diese Aufbaufüllung wird mit zwei parapulpären Stiften verankert.

Lösung s. Seite 606

Aufgabe 6:

Für welchen Personenkreis können Füllungen im Seitenzahnbereich nach den Geb.-Nrn. 13e - g (135 - 137) berechnet werden?

Wie verfahren Sie bei diesen Füllungen, wenn der Kassenpatient nicht zu diesem Personenkreis gehört?

Lösung s. Seite 607

Aufgabe 7:

Es wird die Brücke KBBKK entfernt, was rechnen Sie im BEMA ab?

Lösung s. Seite 607

Aufgabe 8:

Wie werden die Leistungen „Cp" (25) und „P" (26) abgerechnet?

Lösung s. Seite 607

Aufgabe 9:

Am Zahn 37 wird am 07.07. folgende Behandlung vorgenommen: Leitungsanästhesie, indirekte Überkappungen und Füllungen jeweils mesial-bukkal und distal. Was rechnen Sie ab?

Lösung s. Seite 607

Aufgabe 10:

Welche der nachfolgenden Leistungen gehört nicht zum Leistungsinhalt der Geb.-Nr. 2030?

a) Stillen einer Papillenblutung

b) Anlegen von Spanngummi

c) Beseitigen störenden Zahnfleisches

d) Separieren.

Lösung s. Seite 608

Aufgabe 11:

Wie wird die Geb.-Nr. 2030 berechnet?

Lösung s. Seite 608

Aufgabe 12:

Ein Zahn wird mit einer vierflächigen dentinadhäsiven Rekonstruktion versorgt, die mit drei parapulpären Stiften verankert wird.

Was rechnen Sie in der GOZ ab?

Lösung s. Seite 608

Aufgabe 13:

Wie ändert sich Ihre Berechnung, wenn es sich bei oben genannter Füllung um eine Aufbaufüllung unter einer Krone handelt?

Lösung s. Seite 608

Aufgabe 14:

Zahn 13 wird von Zahn 14 separiert, er wird mit Kofferdam versehen und erhält einen distalen Schneidekantenaufbau, der schichtweise mit UV-Licht ausgehärtet wird.

Was stellen Sie dem Privatpatienten dafür in Rechnung?

Lösung s. Seite 608

Aufgabe 15:

An einem Frontzahn wird die gesamte Schneidekante unter Einbeziehung der mesialen und distalen Fläche aufgebaut und mit zwei parapulpären Stiften verankert.

Was rechnen Sie im BEMA ab?
a) 2 x 134 (13d) + 2 x 16 = 2x F 4 + 2x St
b) 1 x 134 (13d) + 6001 = 1 x F 4 + Materialkosten
c) 1 x 134 (13d) + 1x 16 = 1 x F 4 + 1x St
d) 1 x 134 (13d) + 2x 16 = 1 x F 4 + 2x St.

Lösung s. Seite 608

Aufgabe 16:

Welche Aussage ist richtig?

Die Position „bMF" (12)
a) ist immer abrechenbar für die UV-Aushärtung einer Füllung
b) ist pro Zahn abrechenbar
c) ist abrechenbar für das Abdrängen von Zahnfleisch bei Füllungen
d) kann für das Anlegen einer Ringbandmatrize berechnet werden
e) kann bei Legen von Fäden zur Abdrucknahme bei Kronenversorgung berechnet werden.

Lösung s. Seite 609

Aufgabe 17:

In welchem der folgenden Fälle darf die bMF (12) nur einmal berechnet werden?
a) an 11 und 23
b) an 14 und 24
c) an 36 und 45
d) an 47 und 37.

Lösung s. Seite 609

Aufgabe 18:

Wie viele Zähne werden normalerweise von einer Röntgenaufnahme erfasst?

Lösung s. Seite 609

Aufgabe 19:

Bei Röntgenaufnahmen sind im Feld „Bemerkungen" auf dem Erfassungsschein Begründungen mit Ziffern anzugeben.

Nennen Sie diese.

Lösung s. Seite 609

Aufgabe 20:

Es wird an einem Behandlungstag eine Vitalexstirpation mit vorangegangener Aufnahme, Messaufnahme und Kontrollaufnahme durchgeführt.

Wie rechnen Sie die Röntgenaufnahmen im BEMA ab?

Lösung s. Seite 610

Aufgabe 21:

Zu welchem Zweck werden Bissflügelaufnahmen gemacht, welche Zähne werden geröntgt und wie rechnet man die Aufnahmen im BEMA ab?

Lösung s. Seite 610

Aufgabe 22:

In einer Sitzung werden bei einem Kassenpatienten folgende Aufnahmen durchgeführt:

- Bissflügelaufnahmen beider Seiten von Zahn 4 bis Zahn 6 und zusätzlich eine apikale Aufnahme von Zahn 11
- Bei Zahn 11 ergibt sich die Notwendigkeit einer Wurzelbehandlung mit jeweils einer Mess- u. Kontrollaufnahme.

Welche Leistungen rechnen Sie ab?

Lösung s. Seite 610

Aufgabe 23:

Welche der nachfolgenden Röntgenaufnahmen erfüllt den Ansatz der Ä 935d (9354)?

a) Halbseitenaufnahme des OK und UK rechts
b) Panoramaaufnahme des OK
c) Panoramaaufnahme des UK
d) Panoramaschichtaufnahme beider Kiefer
e) Aufnahmen aller Zähne beider Kiefer mit Kleinbildern.

Lösung s. Seite 610

Aufgabe 24:

Es werden in derselben Sitzung Aufnahmen an den Zähnen 24, 25, 35 und 48 angefertigt. Es wird festgestellt, dass an den Zähnen 24 und 35 noch am selben Tag eine VitE durchgeführt werden muss. Dabei fallen jeweils Mess- und Kontrollaufnahmen an.

Was rechnen Sie ab?

a) 5x Rö 2 (Ä 925a)
b) 1x Rö 8 (Ä 925c)
c) 1x Rö 5 (Ä 925b) und 2x Rö 2 (Ä 925a)
d) 1x Rö 5 (Ä 925b) und 4x Rö 2 (Ä 925a).

Lösung s. Seite 610

Aufgabe 25:

Welche Aufnahmen rechnen Sie unter der Leistungsnummer Ä 935d (9354) ab?

Lösung s. Seite 611

1.3 Endodontische Behandlung und Anästhesien

Aufgabe 1:

Welche der Wurzelbehandlungspositionen werden im BEMA je Zahn, welche je Kanal berechnet?

Welche können am selben Zahn je Sitzung nur einmal berechnet werden?

Lösung s. Seite 611

Aufgabe 2:

Eine Röntgenaufnahme am 03.08. zeigt, dass am Zahn 14 eine Vitalexstirpation durchgeführt werden muss. Diese Behandlung erfolgt noch am selben Tag, Röntgenmess- und Kontrollaufnahme zeigen, dass die Behandlung erfolgreich war. Es wird eine Füllung (mod) gelegt.

Was tragen Sie im Erfassungsschein ein?

Lösung s. Seite 611

Aufgabe 3:

Welche Leistung zeigt Ihnen bei Kassenpatienten, dass es eine Gangränbehandlung oder Revision einer Wurzelbehandlung sein muss?

Lösung s. Seite 612

Aufgabe 4:

Eine Röntgenaufnahme am 10.10. zeigt an Zahn 36 unvollständige Wurzelfüllungen beider Kanäle der mesialen Wurzel. Der Zahnarzt entscheidet sich für eine Erneuerung der Wurzelfüllungen in gleicher Sitzung mit Abschlussfüllung (mod), Röntgenmess- und Kontrollaufnahme.

Welche Wurzelbehandlungsmethode rechnen Sie ab? Tragen Sie die Leistungen im Erfassungsschein ein.

Lösung s. Seite 612

Aufgabe 5:

Die Geb.-Nr. 2390 in der GOZ hat den Wortlaut: „Trepanation eines Zahnes".

Was schließen Sie daraus bei der Rechnungslegung für Wurzelbehandlungen?

Lösung s. Seite 612

Aufgabe 6:

Bei einem Kassenpatienten zeigt das Röntgenbild an den Zähnen 11 und 21 apikale Aufhellungen. Die Sensibilitätsprobe fällt negativ aus. Unter Anästhesie werden die Zähne trepaniert, die Kanäle aufbereitet. Die Messaufnahme zeigt, dass Zahn 11 noch weiter aufbereitet werden muss. Danach wird nochmals geröngt. Es werden medikamentöse Einlagen eingebracht. Diese müssen noch zweimal wiederholt werden, bis die Wurzelfüllungen gelegt werden können. Die Kontrollaufnahme zeigt, dass die Zähne exakt bis zum Apex gefüllt sind, es werden gleich palatinale Abschlussfüllungen gelegt.

Tragen Sie den gesamten Behandlungsablauf – mit freier Wahl der Behandlungstage – in den Erfassungsschein ein.

Lösung s. Seite 612

Aufgabe 7:

Welche der folgenden Behandlungsmethoden wird angewendet, wenn die erste Vitalitätsprobe des Zahnes schon negativ ist?

a) 29, 27, Fllg.   = Dev, Pulp, Fllg.

b) 29, 32, 34, 35, Fllg.   = Dev, Wk, Med, WF, Fllg.

c) 31, 32, 3 x 34, 35, Fllg.   = Trep 1, WK, 3 x Med, WF, Fllg.

d) 28, 32, 35, Fllg., 40 oder 411 (41a)   = Vit E, WK, WF, Fllg., I od. L 1.

Lösung s. Seite 613

Aufgabe 8:

Wie viele Zähne werden von einer „I" (40) erfasst und worauf müssen Sie bei der Berechnung achten?

Lösung s. Seite 613

Aufgabe 9:

Bei einem Privatpatienten wird am 09.07. an den Zähnen 35 bis 45 Zahnstein unter Oberflächenanästhesie entfernt. Was rechnen Sie ab?

Lösung s. Seite 613

Aufgabe 10:

Bei einem Kassenpatienten werden die Zähne 13, 11, 21, 22 und 23 mit „I" (40) entfernt. Wie viele „I" (40) rechnen Sie ab?

Lösung s. Seite 614

1.4 Chirurgische Behandlung

Aufgabe 1:

Der Zahn 32 wird am 20.09. mit einer „intraligamentären Anästhesie" entfernt und in gleicher Sitzung erhält der Zahn 33 einen Eckenaufbau von mesial, ebenfalls mit „intraligamentärer Anästhesie".

Was rechnen Sie ab und wie tragen Sie die Leistungen in den Erfassungsschein ein?

Lösung s. Seite 614

Aufgabe 2:

Die Leitungsanästhesie wird bei Kassenpatienten normalerweise nur im Unterkiefer abgerechnet.

Bei welchen Situationen kann man sie auch im Oberkiefer berechnen?

Lösung s. Seite 614

Aufgabe 3:

Für welche Eingriffe kann man die „I" (40) oder die „L 1" (41a = 411) gegebenenfalls auch zweimal in derselben Sitzung berechnen?

Lösung s. Seite 614

Aufgabe 4:

Wann kann man die „I" (40) auch neben der „Leitung" berechnen?

Lösung s. Seite 615

Aufgabe 5:

Wie rechnen Sie die Geb.-Nr. 0080 (Oberflächenanästhesie) ab?

Lösung s. Seite 615

Aufgabe 6:

Die Anästhesien 0090 und 0100 haben keine einschränkenden Abrechnungsbestimmungen.

Wie werden sie normalerweise berechnet und was können Sie zusätzlich in Rechnung stellen?

Lösung s. Seite 615

Aufgabe 7:

Es wird der einwurzelige Zahn 14 unter Infiltrationsanästhesie mit Zange und Hebel entfernt, was rechnen Sie im BEMA ab?

Lösung s. Seite 616

Aufgabe 8:

Der zerstörte Zahn 35 wird mit Leitungsanästhesie entfernt, welche Positionen setzen Sie im BEMA an?

Lösung s. Seite 616

Aufgabe 9:

Am 27.04. werden folgende Zähne entfernt:

- tief frakturierter Zahn 46
- zweiwurzeliger Zahn 45
- die Zähne 42 bis 32.

Tragen Sie die Leistungen mit Anästhesien in den Erfassungsschein ein.

Lösung s. Seite 616

Aufgabe 10:

Der Zahn 36 wird hemisiziert und der distale Zahnteil entfernt, um mit einer Brücke wieder eine geschlossene Zahnreihe herzustellen.

Was rechnen Sie im BEMA ab?

Lösung s. Seite 617

Aufgabe 11:

Eine Röntgenaufnahme am 09.01. zeigt im Gebiet 26 einen Rest der palatinalen Wurzel. Es wird eine Leitungs- u. Infiltrationsanästhesie gelegt und der Wurzelrest durch Osteotomie entfernt.

Was rechnen Sie im BEMA ab?

Lösung s. Seite 617

Aufgabe 12:

Zahn 28: Röntgenaufnahme – Zahn ist retiniert, Entfernung des Zahnes durch Osteotomie mit Infiltrationsanästhesie, dabei bricht der Zahn ab. Eine Röntgenaufnahme „intra operationem" zeigt den Rest einer Wurzelspitze. Nach erneuter Anästhesie wird dieser entfernt und die Wunde mit zwei Nähten geschlossen. Die Fäden werden nach einer Woche entfernt.

Schreiben Sie die abzurechnenden Leistungsnummern in chronologischer Reihe in einen Erfassungsschein, Behandlungsdaten können frei gewählt werden.

Lösung s. Seite 617

Aufgabe 13:

Die eingehende Untersuchung vom 20.01. zeigt den Zahn 18 im Durchbruch. Am selben Tag wird der Schleimhautlappen mit Infiltrationsanästhesie entfernt. Am 22.01. wird ein Streifen eingelegt und am 27.01. erfolgt ein Streifenwechsel. Am 10.02. wird der Zahn mit einer Infiltrationsanästhesie entfernt, da er laut Röntgenaufnahme auf den Zahn 17 drückt. Dabei frakturiert der Zahn 18 tief, kann aber mit Zange und Hebel entfernt werden. Es wird eine nochmalige Anästhesie notwendig.

Tragen Sie die berechenbaren Leistungen im Erfassungsschein ein.

Lösung s. Seite 618

Aufgabe 14:

Welche Leistungen nach einem chirurgischen Eingriff können unter der Leistungsnummer „N" (38) abgerechnet werden?

Lösung s. Seite 618

Aufgabe 15:

Welche Leistungen beinhaltet die Position „XN" (46)?

Lösung s. Seite 618

Aufgabe 16:

Wie werden die Positionen „N" (38) und „XN" (46) abgerechnet?

Lösung s. Seite 619

Aufgabe 17:

Nach einer Osteotomie wird einige Tage später eine Wundkontrolle durchgeführt. Die Wunde ist „o. B." und in dieser Sitzung erfolgt keine weitere Behandlung des Patienten.

Was berechnen Sie für die Wundkontrolle?

Lösung s. Seite 619

Aufgabe 18:

Nach der Entfernung des Zahnes 14 am 17.05. mit Infiltrationsanästhesie stellt man eine MAV (Mund-Antrum-Verbindung) fest. Die Kieferhöhle wird durch einfache Zahnfleischplastik geschlossen.

a) Welche Positionen rechnen Sie im BEMA ab?
b) Wie würde sich die Berechnung ändern, wenn der Zahn 14 durch Osteotomie entfernt wird?

Lösung s. Seite 619

Aufgabe 19:

An den Zähnen 11 und 21 wird am 07.08. eine Wurzelspitzenresektion mit Infiltrationsanästhesie durchgeführt.

Welche Leistungen rechnen Sie ab? Tragen Sie diese im Erfassungsschein ein.

Lösung s. Seite 619

Aufgabe 20:

Am 28.03. Wurzelspitzenresektionen an den Zähnen 13 und 14 mit Leitungs- und Infiltrationsanästhesie. Am Zahn 14 wird zusätzlich noch eine Zyste durch Zystektomie entfernt.

Geben Sie die benötigten Leistungsnummern im BEMA an und begründen Sie Ihre Abrechnung.

Lösung s. Seite 620

Aufgabe 21:

Eine Röntgenaufnahme zeigt am zerstörten Zahn 16 eine apikale Zyste. Nach einer Leitungs- und Infiltrationsanästhesie wird der Zahn mit Zange und Hebel entfernt. Für das Entfernen der Zyste muss die Alveole erweitert werden, dann kann sie der Zahnarzt mit dem Zystenbalg herausschälen. Die Wunde wird mit Naht versorgt. Die Fäden werden eine Woche später entfernt.

Tragen Sie die abrechenbaren Leistungen mit frei gewählten Daten in den Erfassungsschein ein.

Lösung s. Seite 620

Aufgabe 22:

Wie rechnen Sie das Entfernen eines tief zerstörten Zahnes mit Zange und/oder Hebel in der GOZ ab?

Lösung s. Seite 621

Aufgabe 23:

Der zweiwurzelige Zahn 15 wird entfernt. Welche Gebührennummer in der GOZ setzen Sie an?

Lösung s. Seite 621

Aufgabe 24:

An den Zähnen 23 und 24 werden unter Infiltrationsanästhesien die Wurzelspitzen entfernt. An Zahn 24 wird nach nochmaliger Anästhesie zusätzlich eine Zystektomie durchgeführt.

Welche Leistungen stellen Sie bei einem Privatpatienten in Rechnung?

Lösung s. Seite 621

Aufgabe 25:

Welche Gebührennummer setzen Sie in der GOZ an, wenn nach einem chirurgischen Eingriff die Wunde kontrolliert wird?

Lösung s. Seite 621

Aufgabe 26:

Ein Kassenpatient kommt am 15.07. mit Schmerzen an Zahn 46 das erste Mal im Quartal in die Praxis (bestellt). Auf der Röntgenaufnahme stellt der Zahnarzt keine Besonderheiten fest, außer dass der Zahn 46 wurzelbehandelt ist (zwei Kanäle). Nach Absprache mit dem Patienten entscheidet er sich für eine Reimplantation des Zahnes. Es wird eine Leitung gelegt, der Zahn „unversehrt" extrahiert. Der Zahn hat eine „dritte Wurzel", die nicht wurzelbehandelt ist.

Außerhalb der Mundhöhle wird eine komplett neue Wurzelbehandlung durchgeführt. Alle Wurzelspitzen werden gekappt und der Zahn wieder in die Alveole zurückgesetzt. Er wird an den Nachbarzähnen mit Kunststoff fixiert. Eine Kontrollaufnahme bestätigt den richtigen Sitz des Zahnes in der Alveole, Füllung (mod).

Welche Leistungen rechnen Sie für die o. g. Behandlung ab? Tragen Sie diese in chronologischer Reihe in den Erfassungsschein ein.

Lösung s. Seite 622

Aufgabe 27:

Es wird zwischen den Zähnen 11 und 21 das Lippenbändchen beseitigt, was rechnen Sie im BEMA ab?

Lösung s. Seite 622

Aufgabe 28:

Es soll bei einem Kassenpatienten die Prothese erneuert werden. Bei der Erstuntersuchung am 20.04. stellt sich heraus, dass der Patient im Gebiet 44 bis 33 einen Schlotterkamm hat, der vor Neuanfertigung entfernt werden muss. Es werden zwei Leitungen und zur relativen Blutarmut die entsprechende Anzahl von Infiltrationsanästhesien gelegt und der Schlotterkamm entfernt. Die Wunde wird mit sechs Nähten versorgt. Am 23.04. wird die Wunde kontrolliert, sie ist o. B. Am 29.04. werden unter Oberflächenanästhesie die Fäden entfernt.

Tragen Sie alle anfallenden Leistungen im Erfassungsschein ein.

Lösung s. Seite 622

Aufgabe 29:

Zur Formung des Prothesenlagers wird am 05.03. im Bereich 15 bis 21 unter Infiltrationsanästhesien eine Knochenresektion durchgeführt. Eine Woche später werden die Fäden entfernt.

Tragen Sie die Leistungen in den Erfassungsschein ein.

Lösung s. Seite 623

Aufgabe 30:

Am 11.11. werden die Zähne 32, 33 und 41, 42 mit Infiltrationsanästhesie entfernt und in selber Sitzung die Alveolarfortsätze geglättet.

Welche Leistungen rechnen Sie ab? Tragen Sie diese in einen Erfassungsschein ein.

Lösung s. Seite 623

Aufgabe 31:

Nach der Entfernung der Zähne 11, 21 und 22 unter Infiltrationsanästhesie werden in derselben Sitzung die Alveolarfortsätze geglättet.

Was rechnen Sie im BEMA ab? Begründen Sie Ihre Abrechnungsweise.

Lösung s. Seite 624

Aufgabe 32:

Am 20.03. werden die Zähne 35 und 44 mit jeweils einer „intraligamentären Anästhesie" entfernt. Bei einer Kontrolle der Wunden am 22.03. wird festgestellt, dass im Gebiet 44 der Alveolarfortsatz gekappt werden muss. Dazu ist eine Infiltrationsanästhesie nötig.

Übertragen Sie die abzurechnenden Leistungen in einen Erfassungsschein.

Lösung s. Seite 624

Aufgabe 33:

Nach der Entfernung der Zähne 33 bis 44 und der Zähne 47 und 48 unter Leitungsanästhesien werden die Alveolarfortsätze geglättet.

Welche Leistungen fallen an, wie werden sie im Erfassungsschein eingetragen? Datum frei wählbar.

Lösung s. Seite 625

1.5 Zahnersatzleistungen

Aufgabe 1:

Ein Zahn soll mit einer Mantelkrone (Jacketkrone) aus Keramik versehen werden.

Welche Gebührennummer wählen Sie in der GOZ?

Lösung s. Seite 625

Aufgabe 2:

Welche Leistung ist in der Geb.-Nr. 2270 (prov. Einzelkrone) enthalten?

Lösung s. Seite 626

Aufgabe 3:

Eine Brücke soll mit Inlaypfeilern verankert werden, welche Gebührennummer berechnen Sie für diese bei einem Privatpatienten?

Lösung s. Seite 626

Aufgabe 4:

Für welche Leistungen berechnen Sie die Geb.-Nr. 5070?

Lösung s. Seite 626

Aufgabe 5:

Es wird eine Brücke KKBKBBKK eingegliedert. Was berechnen Sie in der GOZ, wenn alle Kronen mit Hohlkehle präpariert werden und eine provisorische Brücke eingegliedert wird?

Lösung s. Seite 626

Aufgabe 6:

Sie sollen eine Cover-Denture-Prothese mit Teleskopkronen an den Zähnen 13 und 23 berechnen.

Welche GOZ-Gebührennummern setzen Sie an?

Lösung s. Seite 627

Aufgabe 7:

Es wird eine Teilprothese mit Metallbasis eingegliedert. Sie hat drei Prothesenspannen und vier Halte- und Stützvorrichtungen.

Was berechnen Sie in der GOZ?

Lösung s. Seite 627

Aufgabe 8:

Der Privatpatient erhält eine UK-Prothese mit Metallbasis. Die Zähne 33 und 43 werden mit Wurzelstiftkappen versehen, die durch einen Steg verbunden sind.

Welche Leistungen fallen an?

Lösung s. Seite 627

Aufgabe 9:

Der Patient erhält ein Langzeitprovisorium KKBBKK.

Was berechnen Sie?

Lösung s. Seite 627

2. Konservierend/chirurgische Behandlungsabläufe für gesetzlich Versicherte

In diesem Kapitel sind abgeschlossene Behandlungsabläufe zusammengestellt, die Sie als Prüfungsvorbereitung auf Erfassungsscheinen üben können. Die Fälle sind nach Schwierigkeit gestaffelt, sodass Sie langsam an das Prüfungsniveau herangeführt werden.

Auch wenn die Abrechnung der konservierend/chirurgischen Leistungen in fast allen Praxen schon mittels DTA (Datenträgeraustausch) vorgenommen wird, wird die Prüfung mancherorts noch handschriftlich ablaufen.

Alle Leistungen werden daten- und zahnbezogen auf Erfassungsscheinen mit den entsprechenden Gebührennummern abgerechnet. Hier gibt es von Bundesland zu Bundesland Unterschiede. Bitte gehen Sie so vor, wie es in Ihrem Bundesland üblich ist. Zu jedem Behandlungsfall finden Sie im Lösungsteil ab S. 628 alle drei Schreibweisen. Die dort abgebildeten Erfassungsscheine sind extra für dieses Buch so gestaltet, dass alle drei Möglichkeiten nebeneinander aufgeführt sind:

Rechnen Sie numerisch ab, ist die Leistungsspalte gelb unterlegt

Rechnen Sie alphanumerisch ab, ist die Leistungsspalte rosa unterlegt

Rechnen Sie mit den BEMA-Kürzeln ab, ist die Leistungsspalte hellblau unterlegt

Auf Hilfsmittel bei der Abrechnung auf dem Erfassungsschein sollten Sie bei der Bearbeitung dieser Fälle verzichten. Zu jedem Fall gibt es ausführliche Erläuterungen, mit denen Sie vielleicht noch vorhandene Wissenslücken schließen können.

Nun noch einige technische Hinweise:
Alle Füllungen sind als Leistungen nach Kassenrichtlinien anzusehen und werden nach den Geb.-Nrn. 13a - 13d (131 - 134) oder F1 - F4 berechnet. Damit kann auch das Eintragen der Füllungsflächen optimal geübt werden.

Unter Bemerkungen müssen Sie weiterhin Röntgenbegründungen, Uhrzeiten und eventuell Euro-Beträge angeben. Alle diese Eintragungen werden auch in der Prüfung bewertet.

Es gibt einige Leistungen, die zwar durchgeführt werden, aber laut BEMA nicht abrechenbar sind, sie dürfen nicht eingetragen werden. Zusätzliche Eintragungen werden generell als Fehler bewertet.

Fall 1
Behandlungsbeginn:

03.07.		Samstag: Patient kommt in den Notdienst.
	Zahn 45	Beschwerden, druckempfindlich, Sensibilitätsprobe (–)
		Röntgenaufnahme: starke apikale Aufhellung, Oberflächenanästhesie, Leitungsanästhesie, Extraktion, Auskratzen der Alveole, Gelatinetamponade
04.07.		Sonntag:
	regio 45	„leere Alveole", Infiltrationsanästhesie und Auskratzen der Alveole, Einlegen eines Streifens
06.07.	regio 45	Streifenwechsel

	Eingehende Untersuchung:	
	fehlend:	18, 16, 26, 28, 36, 45, 46, 48
	kariös:	17, 12, 11, 21, 24, 27, 38, 47
	zerstört:	37
	Zahnstein:	vorhanden

Datum	Zahn/Regio	Behandlung
08.07.	regio 45	Streifenwechsel
10.07.		Samstag, Patient bestellt
	regio 45	Streifen entfernt
22.07.	Zahn 17	Infiltrationsanästhesie, Füllung (mod)
	Zahn 27	Füllung (mo)
27.07.	Zähne 12, 11, 21, 24	Infiltrationsanästhesien, Anlegen von Spanngummi
	Zahn 12	Füllung (lmp)
	Zahn 11	Füllung (ld)
	Zahn 21	indirekte Überkappung, Füllung (lm)
	Zahn 24	direkte Überkappung, Füllung (do)
02.08.	Zahn 37	Leitungsanästhesie, Entfernen des tieffrakturierten Wurzelrestes durch Extraktion
	Zahn 38	Füllung (liob)
	Zahn 47	Füllung (odb)
		Beratung über Zahnersatz
04.08.	Zahn 37	Wundkontrolle „o. B."
		Entfernen von Zahnstein, Politur der gelegten Füllungen, Behandlungsende

Lösung s. Seite 629

Fall 2

Behandlungsbeginn:

04.01.	regio 48	Patient kommt mit Schmerzen und Schwellung wegen eines erschwerten Zahndurchbruchs, Streifen eingelegt
05.01.	Zahn 48	Streifenwechsel

07.01.	Zahn 48	Streifen entfernt
		Eingehende Untersuchung:
		fehlend: 18
		kariös: 16, 14, 25, 44
		Zahnstein, Mundkrankheit
		Sonstiger Befund: 48 i. D.
	11, 21	Sensibilitätsproben (–)
		Bissflügelaufnahmen zur Kariesdiagnostik links und rechts von Zahn 3 distal bis Zahn 8 mesial
	11, 21	Röntgenaufnahme für Zahnersatz
		Befunde: 11, 21 WF, apikal o. B., 16 Sekundärkaries, 14 distal Karies, 25 und 44 tiefe Karies
		34 und 35 Approximalkaries
	44 - 34	Zahnstein unter Oberflächenanästhesie entfernt, Mundbehandlung
10.01.	16, 25, 44	Sensibilitätsproben (+)
	48, 44	Leitungsanästhesie
	Zahn 48	Entfernen der Schleimhautkapuze
	Zahn 44	Vitalexstirpation, Wurzelkanalaufbereitung, Messaufnahme, Wurzelfüllung, Kontrollaufnahme, provisorischer Verschluss
18.01.	Zahn 25	Infiltrationsanästhesie, indirekte Überkappung, provisorischer Verschluss
		Kostenplan für Kronen an den Zähnen 25, 11, 21
28.01.	Zahn 25	Sensibilitätsprobe (+), Infiltrationsanästhesie, Aufbaufüllung für eine Krone (dop) mit Verankerung durch zwei parapulpäre Stifte (1 Stift 4,40 €), unter Ausnutzung der Anästhesie Entfernen der Zahnfleischtasche
		Präparation des Zahnes, Abformungen, provisorische Krone eingesetzt
	14, 16	Infiltrationsanästhesien
	Zahn 16	Füllung (modb) mit Verankerung durch zwei Stifte
	Zahn 14	Füllung (do)
	Zahn 44	Füllung (mod)
02.02.	34, 35	Leitungsanästhesie

	Zahn 34	Füllung (d)
	Zahn 35	Füllung (m)
		beide Füllungen unter Verwendung von Matrizen
20.02.	11, 21	Infiltrationsanästhesien zur Präparation der Zähne, Retraktionsfäden gelegt zur Darstellung der Präparationsgrenze, Präparation der Zähne, Abformungen, Anfertigung und Einsetzen von provisorischen Kronen
28.02.	11, 21, 25	Rohbrandeinprobe
05.03.	11, 21, 25	Einsetzen der Kronen, Überprüfen der Okklusion und Artikulation
		Polieren der gelegten Füllungen
		Behandlungsende

Lösung s. Seite 630

Fall 3

19.01.		Eingehende Untersuchung:
		fehlend: 18, 28, 38
		kariös: 16, 15, 14, 36, 34, 43, 46
		zerstört: 26
		Zahnstein vorhanden, Zahn 48 i. D.
		Sensibilitätsproben an allen Zähnen: 34 negativ
		Anfertigung eines Orthopantomogramms:
	15	Kronendefekt, apikal o. B.
	14	apikale Aufhellung
	26	tief zerstört
	34	starke apikale Aufhellung
	43, 46	tief gehende Karies
	48	normale Wurzelverhältnisse
	18, 28, 38	nicht angelegt
21.01.	Zahn 16	Füllung (bd)
	Zahn 15	Füllung (bdop) mit Verankerung durch zwei parapulpäre Stifte
	Zahn 14	Infiltrationsanästhesie, Vitalexstirpation, Wurzelkanalaufbereitung, Messaufnahme, medikamentöse Einlage, provisorischer Verschluss

	Zahn 34	Entfernen der Karies, dabei Eröffnen des Pulpenkavums
		Entfernen der mortalen Pulpa, Wurzelkanalaufbereitung, Messaufnahme, medikamentöse Einlage, provisorischer Verschluss
28.01.	Zahn 26	Infiltrationsanästhesie, Entfernen des Zahnes mit Zange und Hebel
	Zahn 43	Leitungsanästhesie, direkte Überkappung der Pulpa
		Füllung (moli)
	Zahn 34	Wechsel der medikamentösen Einlage, provisorischer Verschluss
	Zahn 14	Entfernen der medikamentösen Einlage, Wurzelfüllung
		Kontrollaufnahme, Abschlussfüllung (mod)
29.01.		Rezept über Schmerzmittel ausgestellt
03.02.	Zahn 46	Beschwerden, Sensibilitätsprobe (+)
		Leitungsanästhesie, Entfernen der Karies
		indirekte Überkappung, Füllung (mob)
05.02.	Zahn 48	erschwerter Zahndurchbruch
		Entfernen der Schleimhautkapuze unter Infiltrationsanästhesie
		Einbringen einer Wundheilpaste
	Zahn 34	Wechsel der medikamentösen Einlage, provisorischer Verschluss
	Zahn 36	Füllung (mod)
10.02.	Zahn 34	Entfernen der medikamentösen Einlage, Wurzelfüllung
		Kontrollaufnahme, Abschlussfüllung (mob)
	43 - 35	Oberflächenanästhesie, Zahnsteinentfernen, gelegte Füllungen poliert, Behandlungsende

Lösung s. Seite 632

Fall 4

04.04.		Eingehende Untersuchung:	
		fehlend:	18, 17, 28, 38, 48
		kariös:	16, 11, 21, 31, 41, 44, 45
		zerstört:	14
	Zahn 23	Beschwerden, Röntgenaufnahme: apikale Zyste	
		Sensibilitätsprobe (–)	

Infiltrationsanästhesie, Trepanation, Wurzelkanalaufbereitung, Wurzelspitzenresektion und Entfernen der Zyste durch Zystektomie

weitere Kanalaufbereitung, Spülen und Trocknen des Kanals, Wurzelfüllung bei offener OP-Wunde

Versorgung der Wunde mit zwei Nähten, provisorischer Verschluss des Zahnes

10.04.	11, 21	Separieren der Zähne
	Zahn 11	Füllung (mp)
	Zahn 21	Schneidekantenaufbau von mesial
	Zahn 26	Infiltrationsanästhesie, Entfernen der nicht mehr funktionstüchtigen Krone, indirekte Überkappung, provisorischer Verschluss, als Übergang konfektionierte provisorische Krone eingegliedert
	Zahn 31	Infiltrationsanästhesie, Füllung zervikal-labial
	Zahn 41	Füllung (mli)
	Zahn 23	Wundkontrolle o. B.
		Mitgabe eines Kostenplanes für eine neue Krone an Zahn 26, weitere Termine vereinbart
14.04.	Zahn 23	Entfernen der Fäden, Füllung (mpd)
	Zahn 45	Leitungsanästhesie, direkte Überkappung der Pulpa, Füllung (mod)
	Zahn 44	Füllung (od)
19.04.	37, 38	Röntgenaufnahme: 38 verlagert und drückt auf Zahn 37
	Zahn 16	Füllung (mod)
	Zahn 26	Infiltrationsanästhesie, Aufbaufüllung zur Überkronung (modp) mit zwei parapulpären Stiften (Stift 4,40 €), Präparation des Zahnes, Abformungen, provisorische Krone angefertigt und eingegliedert
	Zahn 14	Infiltrationsanästhesie, Entfernen des Zahnes, dazu ist das Trennen durch Lindemannfräse nötig, Versorgung der Alveole durch Gelatinetamponade
27.04.	Zahn 38	Leitungsanästhesie, Entfernen des Zahnes durch Osteotomie, Tamponade, zwei Nähte
	Zahn 26	Einprobe der Krone
29.04.	Zahn 38	erneute Tamponade

03.05.	Zahn 38	Wechsel der Tamponade
	Zahn 26	Eingliedern der Krone und Überprüfung der Okklusion
06.05.	Zahn 38	Entfernen der Tamponade und der Fäden unter Oberflächenanästhesie, Behandlungsende

Lösung s. Seite 634

Fall 5

Behandlungsbeginn:

04.04.		Patient wird vom Internisten mit der Bitte um Herdsuche überwiesen
		Eingehende Untersuchung:
		fehlend: 36
		kariös: 13, 14
		zerstört: 24, 28
		Orthopantomogramm mit folgenden Befunden:
		13, 14 Wurzelfüllungen, aber Granulome; 36 impaktierter Wurzelrest; 11, 12 Wurzelfüllungen, kirschkerngroße Zysten; 24, 28 nicht erhaltungswürdig
10.04.		Arztbrief an den Internisten mit kritischer Stellungnahme
11.04.	13, 14	Leitungs- und Infiltrationsanästhesie, Wurzelspitzenresektionen, Säubern des Wundgebietes, retrograde Verschlüsse der Wurzeln, 3 Nähte
12.04.	13, 14	Säubern der Wunde
	11, 21	Trepanation, Entfernen der alten Wurzelfüllungen
		Reinigen der Kanäle, medikamentöse Einlagen
18.04.	11, 21	Wechsel der medikamentösen Einlagen
	24, 28	Infiltrationsanästhesien, Entfernen der Zähne
	13, 14	Entfernen der Fäden
25.04.	11, 21	Entfernen der medikamentösen Einlagen
		Infiltrationsanästhesien, Wurzelspitzenresektionen
		Entfernen der Zysten, Auskratzen der Wunden
		Säubern und Trocknen der Wurzelkanäle, Wurzelfüllungen
		Verschluss der Operationswunden mit vier Nähten, Füllungen (p)

25.04.	21:00 Uhr	Patient ruft wegen Schwellung der Oberlippe beim Arzt zu Hause an, dieser empfiehlt Kühlung des Gebietes
27.04.	11, 21	Wundkontrolle im OP-Gebiet zeigt normalen Heilungsverlauf
		Der Patient erhält ein Rezept über Kavosan®
02.05.	11, 21	Entfernen der Fäden
	Zahn 13	Füllung (dp)
	Zahn 14	Exkavieren, provisorischer Verschluss
12.05.	regio 36	Leitungsanästhesie, impaktierter Wurzelrest wird durch Aufklappung entfernt, drei Nähte
21.05.	regio 36	Entfernen der Fäden
	Zahn 14	Füllung (mo), Behandlungsende

Lösung s. Seite 636

Fall 6
Behandlungsbeginn:

02.11.		Eingehende Untersuchung:	
		fehlend:	18, 17, 26, 27, 28, 47, 48
		kariös:	14, 12, 11, 23, 25, 31, 41, 43
		zerstört:	38, 37, 36, 35
		Zahnstein	
		Panoramaaufnahmen aller Zähne mit folgenden Befunden:	
		14 und 38 apikale Zysten	
	Zahn 14	Sensibilitätsprobe – geringe Restvitalität	
	11, 12, 23	Infiltrationsanästhesien, Anlegen von Kofferdam	
	Zahn 11	Füllungen labial (am Zahnhals) und palatinal-distal	
	Zahn 12	Füllung distal-labial	
	Zahn 23	Füllung labial-distal-palatinal	
	Zahn 25	Infiltrationsanästhesie, indirekte Überkappung	
		Füllung bukkal-okklusal-mesial	
05.11.	Zahn 14	Infiltrationsanästhesie wegen Restvitalität	
		Trepanation des Zahnes, Aufbereitung der Wurzelkanäle	
		medikamentöse Einlage, provisorischer Verschluss	

07.11.	Zahn 14	Infiltrationsanästhesie, Entfernen der medikamentösen Einlage
		Resektion beider Wurzelspitzen durch einen operativen Zugang, Entfernen der Zyste durch Zystektomie, Wurzelfüllungen mit retrogradem Verschluss
		2 Nähte, Füllung palatinal
		Rezept: Dolomo® 1 OP, Ausstellen einer Arbeitsunfähigkeitsbescheinigung
09.11.	15:00 Uhr	Anruf des Patienten wegen Nahtriss, Beratung durch den Zahnarzt
09.11.	17:00 Uhr	
	Zahn 14	Infiltrationsanästhesie und neue Naht
20.11.	Zahn 14	Entfernen der Fäden
	Zahn 43	Verdrängen störenden Zahnfleisches, Füllung lingual
06.12.	Zahn 21	Sturz des Patienten, Fraktur des Zahnes, freiliegende Pulpa
		Röntgenaufnahme: keine Wurzelfraktur
		Infiltrationsanästhesie, Vitalexstirpation, Wurzelkanalaufbereitung, Messaufnahme, medikamentöse Einlage, provisorischer Verschluss
10.12.	Zahn 21	Anlegen von Kofferdam, Wurzelfüllung, Schneidekantenaufbau von mesial her
	41, 31	Anlegen eines Automatons
	Zahn 41	Füllung mesial-labial
	Zahn 31	Füllung mesial-lingual
	46 - 34	Zahnsteinentfernung
13.12.	35 - 38	Leitungsanästhesie
	35, 36	normale Extraktion
	Zahn 37	Fraktur im Bereich der Wurzeln, Entfernen mit Zange und Hebel
	Zahn 38	Extraktion, Erweitern der Alveole und Entfernen der Zyste durch die Alveole
	35 - 38	Glätten der Alveolarfortsätze, 6 Nähte
23.12.	35 - 38	Entfernen der Fäden, Behandlungsende

Lösung s. Seite 638

Fall 7

02.10.		Behandlungsbeginn:
		Patient kommt mit starken Schmerzen an Zahn 24
	Zahn 24	Leitungsanästhesie, Eröffnen des oberflächlichen Abszesses, Einlegen eines Streifens, Trepanation, Aufbereitung des Wurzelkanalsystems, medikamentöse Einlage, provisorischer Verschluss des Zahnes
06.10.	Zahn 24	keine Besserung des Zustandes, Infiltrationsanästhesie
		Entfernen des Zahnes, Auskratzen der Alveole, Gelatinetamponade
09.10.		Eingehende Untersuchung:
		fehlend: 18, 17, 16, 15, 14, 24, 28, 36
		kariös: 12, 11, 21, 26, 38, 37, 35, 33, 46, 47
		zerstört: 27
		Zahnstein und Zahnfleischentzündung vorhanden
	Zahn 27	Röntgenaufnahme zur Lagebestimmung der Wurzeln
		Nebenbefund: 28 verlagert, 26 tiefe Karies
	27, 28	Leitungsanästhesie
	Zahn 27	Entfernen des zerstörten Zahnes
	Zahn 28	Entfernen durch Osteotomie
		Wundversorgung mit Nähten
		Rezept über Baycillin® Mega 1 OP und Tanderil® 1 OP
11.10.	regio 27, 28	Wundsäuberung
		Zahnsteinentfernung
		medikamentöse Behandlung der Zahnfleischentzündung
16.10.	regio 27, 28	Entfernen der Fäden
24.10.	Zahn 46	plastische Füllung (mod)
	Zahn 47	plastische Füllungen (mo) + (b)
27.10.	21, 11, 12	Infiltrationsanästhesien
	Zahn 21	direkte Überkappung, plastische Füllung (mo)
	11, 12	Separieren
	Zahn 11	plastische Füllung (dp)

	Zahn 12	indirekte Überkappung, plastische Füllung (pm)
30.10.	regio 14 - 18	Infiltrationsanästhesien
		Resektion des Kieferknochens zur Formung des Prothesenlagers, Stillen einer übermäßigen Blutung durch ein blutstillendes Mittel (10 Min.), 9 Nähte, Anweisung über Verhalten nach der OP gegeben, Mitgabe eines Eispacks zur Kühlung des Wundgebietes
30.10.	22:00 Uhr	Anruf des Patienten wegen Nachschmerzen, weiterhin Kühlen empfohlen und Einnahme von noch vorhandenen Schmerztabletten
02.11.	regio 14 - 18	Kontrolle der Wunde, keine Entzündung, alles o. B.
06.11.	37, 38	Leitungsanästhesie, indirekte Überkappungen
		provisorische Verschlüsse
	Zahn 35	plastische Füllung (mo)
09.11.	regio 14 - 18	Entfernen der Fäden, Wunde gut verheilt
	37, 38	Sensibilitätsproben – positiv
	Zahn 37	plastische Füllung (dob)
	Zahn 38	plastische Füllung (moli)
21.11.	Zahn 26	Infiltrationsanästhesie
		Caries-profunda-Behandlung
		provisorischer Verschluss des Zahnes
28.11.	Zahn 26	plastische Füllung (mod)
	Zahn 33	kleiner Schneidekantenaufbau von distal mit parapulpärer Stiftverankerung
10.12.		alle gelegten Füllungen poliert, Behandlungsende

Lösung s. Seite 640

Fall 8

09.10.		Behandlungsbeginn:
	Zahn 44	starke Schmerzen, Röntgenaufnahme – starke apikale Aufhellung und gekrümmte Wurzeln
		Nebenbefund: Zahn 46 wurzelgefüllt, mesial starker Knochenabbau

	Zahn 44	Leitungsanästhesie, Entfernen des Zahnes durch Osteotomie, Auskratzen des OP-Gebietes, Wundversorgung, zwei Nähte, Anweisung zum Verhalten nach der OP
11.10.		Eingehende Untersuchung:
		fehlend: 18, 17, 25, 26, 27, 28, 33 - 38, 44
		kariös: 13, 21, 22, 24
		zerstört: 16, 15, 14
		Zahnstein UK-Front, Gingivitis marginalis
	Zahn 47	Entfernen einer scharfen Kante an einer alten Füllung
	32 - 43	Oberflächenanästhesie, Zahnsteinentfernung, Mundbehandlung
13.10.	Zahn 24	Sensibilitätsprobe – negativ
		Röntgenaufnahme – apikale Zyste
		Infiltrationsanästhesie, Eröffnen des Zahnes
		Aufbereiten der Kanäle
		Wurzelspitzenresektionen durch einen operativen Zugang mit Zystektomie, Spülen und Trocknen der Kanäle
		Wurzelfüllungen bei eröffnetem OP-Gebiet
		Auskratzen und Versorgen der Wunde mit zwei Nähten
		provisorischer Verschluss des Zahnes.
16.10.		Beratung wegen Zahnersatzes für OK und UK. Der Patient möchte die Sanierung des ersten Quadranten erst im neuen Jahr. Vor Jahresende soll noch eine Krone auf Zahn 24 und eine Brücke im vierten Quadranten eingesetzt werden.
18.10.	Zahn 44	Entfernen der Fäden
		Mitgabe des Heil- und Kostenplanes für eine Metallkeramikeinzelkrone auf Zahn 24 und eine Brücke zum Ersatz von Zahn 44
20.10.	Zahn 24	Entfernen der Fäden
	Zahn 22	Infiltrationsanäthesie, Papillektomie
		Füllung palatinal-mesial-labial
	Zahn 21	Separieren von Zahn 11
		Eckenaufbau unter Einbeziehung der mesialen Schneidekante
20.11.	25 - 28	Infiltrationsanästhesien, Resektion des Kieferknochens zur Formung eines besseren Prothesenlagers, Wundversorgung mit vier Nähten

25.11.	25 - 28	Wundkontrolle, Entfernen der Fäden
	14 - 16	Infiltrationsanästhesien, Entfernen der Zähne, dabei frakturiert Zahn 16 tief, kann aber mit Zange und Hebel entfernt werden
28.11.	45 - 43	Leitungsanästhesie, Präparation der Zähne für die Brücke, Abformungen, Einsetzen einer provisorischen Brücke, Überprüfen der Okklusion
	14 - 16	Kontrolle nach Extraktion – guter Heilungsverlauf
05.12.	33 - 38	Leitungsanästhesie, Mundbodenplastik, vier Nähte
07.12.	33 - 38	Leitungsanästhesie, Teilerneuern der Nähte
14.12.	33 - 38	Entfernen der Fäden
	Zahn 24	Infiltrationsanästhesie, Präparation des Zahnes, Gingivektomie, Aufbaufüllung zur Aufnahme einer Krone (mop), provisorische Krone
	45 - 43	Abnahme der provisorischen Brücke, Rohbrandeinprobe, Wiedereinsetzen der provisorischen Brücke
21.12.	Zahn 24	Einsetzen der Krone
	45 - 43	Einsetzen der Brücke, Überprüfen der Okklusion und kleine Korrekturen, Behandlungsende

Lösung s. Seite 642

Fall 9

15.11.		Eingehende Untersuchung:
		fehlend: 17, 16, 27, 28, 38 - 35, 44, 46, 47, 48
		zerstört: 34 - 43, 45
		kariös: 18, 11, 21, 23, 26
		Zahnstein
		Sensibilitätsproben an allen Zähnen:
		13 und 21 negativ
	13, 21, 45	
	34 - 43	Röntgenaufnahmen mit folgenden Befunden:
		horizontaler Knochenabbau im Unterkiefer
		13 vollständige Wurzelfüllung, apikale Zyste, 21 apikal o. B
	Zahn 21	Eröffnen des Pulpenkavums, Wurzelkanalaufbereitung

		Messaufnahme, medikamentöse Einlage, provisorischer Verschluss
19.11.	OK-Front	Anlegen von Spanngummi
	Zahn 21	Entfernen der medikamentösen Einlage, Wurzelkanalfüllung
		Kontrollaufnahme, Füllung palatinal
	Zahn 23	Füllung (lm)
	Zahn 11	Füllung (lmp)
23.11.	Zahn 13	Infiltrationsanästhesie, Wurzelspitzenresektion mit Zystektomie, erneute Anästhesie, retrograder Verschluss der Wurzelspitze, Wundversorgung mit drei Nähten, Kontrollaufnahme, Verhaltensregeln nach OP
		Am Nachmittag erscheint der Patient nochmals in der Praxis.
	Zahn 13	Stillen einer übermäßigen Blutung durch Kompression
29.11.	Zahn 13	Entfernen der Fäden
	34 - 43, 45	Leitungsanästhesien, Entfernen der Zähne, Abtragen des Alveolarfortsatzes in diesem Gebiet, Wundversorgung mit Nähten, Arbeitsunfähigkeitsbescheinigung ausgestellt
30.11.	regio 34, 33	Leitungsanästhesie, neue Naht, Beratung wegen Zahnersatz
03.12.		Anruf des Patienten, er hat noch einige Fragen zum Zahnersatz. Der Zahnarzt gibt entsprechende Auskunft.
06.12.	regio 34 - 43	
	und 45	Entfernen der Fäden
11.12.		Behandlung von Aphten
14.12.	Zahn 26	Infiltrationsanästhesie, direkte Überkappung der Pulpa
		Füllung (mod) mit Matrize
	Zahn 18	Infiltrationsanästhesie, indirekte Überkappung, Füllung (dob)
17.12.		Zahnsteinentfernung, Politur der gelegten Füllungen
		Behandlungsende

Lösung s. Seite 644

Fall 10

07.01.	Eingehende Untersuchung:	
	fehlend:	18, 28, 38, 48

		kariös: 34, 45, 46
		zerstört: 16
		Zahnstein, Mundkrankheit
	16, 34	Sensibilitätsproben – negativ
		Röntgenaufnahmen:
		16 apikale Ostitis, 34 verbreiterter Peridontalspalt
	Zahn 16	Infiltrationsanästhesie
		Entfernen des tief frakturierten Zahnes, Wundversorgung
08.01.	Zahn 16	Nachbehandlung
10.01.	Zahn 16	Infiltrationsanästhesie, Auskratzen der Alveole
16.01.	Zahn 34	Eröffnen des pulpatoten Zahnes
		Wurzelkanalaufbereitung, Messaufnahme
		medikamentöse Einlage, provisorischer Verschluss
		Zahnsteinentfernung, Behandlung der Gingivitis
20.01.	Zahn 34	Wechsel der medikamentösen Einlage, provisorischer Verschluss
	46, 45	Sensibilitätsproben – positiv
	Zahn 46	Leitungsanästhesie, direkte Überkappung der Pulpa
		Papillektomie, Füllung (mod)
	Zahn 45	Separieren von Zahn 46, indirekte Überkappung
		Entfernen von Granulationsgewebe, Füllung (od)
		Behandlung der Gingivitis
27.01.	Zahn 34	Entfernen der medikamentösen Einlage
		Wurzelkanalfüllung, Kontrollaufnahme, provisorischer Verschluss
30.01.	Zahn 34	Anlegen einer Matrize, Füllung (mod)
12.02.	11	Beschädigung des Zahnes durch einen Sturz
		Sensibilitätsprobe – positiv
		Röntgenaufnahme – keine Wurzelfraktur
		Infiltrationsanästhesie, Anlegen von Spanngummi
		Schneidekantenaufbau von mesial

14.02.	11	Verankerung durch einen parapulpären Stift
		Sensibilitätsprobe – positiv, keine Beschwerden
		Politur der Füllung, Behandlungsende

Lösung s. Seite 646

3. Zahnersatzfälle für beide Patientengruppen

Der gesetzlich Versicherte erhält befundbezogene Festzuschüsse zu seinem Zahnersatz, die von den Euro-Beträgen jährlich – manchmal sogar halbjährlich – angepasst werden.

Für die Berechnung von Zahnersatz bei Privatpatienten gilt die GOZ 2012.

Damit Sie die unterschiedlichen Gebührenordnungen beherrschen lernen, sind die folgenden Fallbeispiele so formuliert, dass sie für beide Patientengruppen lösbar sind.

Wenn sich die vertragszahnärztliche Planung von der privatzahnärztlichen unterscheidet, ist es extra in einer Tabelle dargestellt. Im Lösungsteil finden Sie dazu die Lösungen gegenübergestellt und zusätzliche Erläuterungen.

In der Prüfung erhalten Sie drei Hilfslisten:

- eine Liste mit allen GOZ/GOÄ-Gebührennummern
- eine Hilfsliste mit den BEMA-Gebührennummern des Zahnersatzes und den GOZ-Nummern
- eine Hilfsliste mit den aktuellen Festzuschüssen und deren vom Bonus abhängigen Beträgen.

Verwenden Sie bei der Bearbeitung der Beispiele die Listen, die in Ihrem Bundesland an der Berufsschule üblich sind.

Für die Errechnung des zahnärztlichen Honorars werden Sie in der Prüfung ein Beiblatt zum Heil- und Kostenplan erhalten. Dieses kann sich in der Ausführung von dem in diesem Buch unterscheiden, da sich die Krankenkassen und die KZBV auf kein einheitliches Formular einigen konnten. Dieses Beiblatt dient nur der Errechnung, es wird in der Prüfung mit abgegeben und auch benotet!

Durch den bundeseinheitlichen Punktwert bei Zahnersatz sind alle Heil- und Kostenpläne für gesetzlich Versicherte im Lösungsteil ab S. 649 abgerechnet. In der Prüfung wird vorausgesetzt, dass Sie die Festzuschüsse bestimmen und ggf. auch den Teil IV – sonst nur für die Krankenkasse bestimmt – ausfüllen und summieren, damit Sie den Heil- und Kostenplan abrechnen können (Berechnungsgrundlage in diesem Teil sind Punktwert Stand 2015 und Festzuschüsse Stand 2015).

Bei der Aufstellung eines privaten Kostenplanes für Zahnersatz genügen folgende Angaben:

- Kurzbeschreibung der Leistung,
- Gebührennummer und
- Anzahl der Leistung, wenn > 1.

Fall 1

Befund:	fehlend:	18, 38, 48
	bereits ersetzt:	16, 15, 14, 26, 27, 28
	erhaltungswürdig:	17, 11, 21, 37, 35
	partiell erhaltungswürdig:	37
	vorhandene Brücke:	46 auf 43
	erneuerungsbedürftige Krone:	13

Behandlungsplan:	11, 17:	Schraubenaufbau mit Radixanker
	35:	plastische Aufbaufüllung
	13, 11, 21:	vestibulär verblendete Kronen
	17:	metallische Vollkrone, Tangentialpräparation
	35:	metallische Vollkrone, Hohlkehlpräparation
	37:	metallische Teilkrone

Als Übergang erhalten alle beschliffenen Zähne provisorische Kronen, diese werden zu Anproben je einmal abgenommen und wiedereingesetzt.

weitere Angaben zur Abrechnung des Heil- und Kostenplanes für gesetzlich Versicherte			
geschätzte Material- und Laborkosten	1.400,00 €	tatsächlich angefallene Kosten:	
Bonus für Patient	20 %	Material- u. Laborkosten gewerblich	1.248,30 €
Datum der Ausstellung	10.01.	Material- u. Laborkosten Praxis	85,50 €
Datum der Eingliederung	20.02.	Versand	keiner

Lösung s. Seite 679

Fall 2

Befund:	fehlend:	18, 28, 38, 48
	nicht erhaltungswürdig:	12, 32 - 42
	erhaltungswürdig:	24, 34, 33

Behandlungsplan:
Oberkiefer: Ersatz des fehlenden Zahnes 12 durch vestibulär verblendete Brücke von 13 auf 11, provisorische Brücke
24 vestibulär verblendete Krone, provisorische Krone

Unterkiefer: Ersatz der fehlenden Zähne durch eine vestibulär verblendete Brücke von 34 auf 43. Provisorische Brücke bis zur Fertigstellung. Die Provisorien des OK werden nur einmal, die des UK zweimal zu Einproben abgenommen und wiedereingesetzt

weitere Angaben zur Abrechnung des Heil- und Kostenplanes für gesetzlich Versicherte			
geschätzte Material- und Laborkosten	2.000,00 €	tatsächlich angefallene Kosten:	
Bonus für Patient	30 %	Material- u. Laborkosten gewerblich	1.738,50 €
Datum der Ausstellung	17.02.	Material- u. Laborkosten Praxis	63,20 €
Datum der Eingliederung	31.03.	Versand	keiner

Lösung s. Seite 679

Fall 3

Befund:
fehlend: 18, 28, 38, 48
erhaltungswürdig: 21, 22, 37, 33, 44, 47
vorhandene Brücke: 16 auf 13
vorhandene Kronen: 25, 26
bereits ersetzt: 36 - 34, 45 und 46
zu extrahieren: 12

Der ZE in OK + UK ist bis auf die Kronen auf 25 und 26 funktionsuntauglich (ca. 15 Jahre alt).

Behandlungsplan:
16 auf 11: vestibulär verblendete Brücke mit metallischer Vollkrone nach Tangentialpräparation auf Zahn 16
21, 22: vestibulär verblendete Einzelkronen
37 und 47: Vollgusskronen nach Hohlkehlpräparation
33 und 44: vestibulär verblendete Kronen

UK-Modellgussprothese mit gegossenen Halte- und Stützvorrichtungen an den Zähnen 37, 33, 44 und 47.

Zur Sicherung der Kaufunktion werden provisorische Kronen und eine provisorische Brücke eingegliedert, die zur Anprobe je einmal abgenommen und wiedereingesetzt werden.

Es sind zwei individuelle Abformungen nötig.

weitere Angaben zur Abrechnung des Heil- und Kostenplanes für gesetzlich Versicherte			
geschätzte Material- und Laborkosten	2.600,00 €	tatsächlich angefallene Kosten:	
Bonus für Patient	keiner	Material- u. Laborkosten gewerblich	2.348,57 €
Datum der Ausstellung	02.03.	Material- u. Laborkosten Praxis	58,70 €
Datum der Eingliederung	20.04.	Versand	keiner

Lösung s. Seite 680

Fall 4

Befund: ersetzt: 18 - 14 und 24 - 28
erhaltungswürdig: 13, 23
vorhandene Kronen: 12, 11, 21, 22
UK: funktionstaugliche, totale Prothese

Die OK-Versorgung ist funktionsuntauglich und ca. 7 Jahre alt.

Behandlungsplan: 13, 23: Teleskopkronen, kunststoffverblendet
12 - 22: Kunststoffverblendkronen
13 - 23: provisorische Kronen, die zweimal zu Anproben abgenommen und wiederbefestigt werden

Das Lückengebiss wird durch eine Modellgussprothese ersetzt. Es wird ein individueller Löffel nötig.

weitere Angaben zur Abrechnung des Heil- und Kostenplanes für gesetzlich Versicherte			
geschätzte Material- und Laborkosten	1.800,00 €	tatsächlich angefallene Kosten:	
Bonus für Patient	30 %	Material- u. Laborkosten gewerblich	1.648,21 €
Datum der Ausstellung	20.02.	Material- u. Laborkosten Praxis	65,28 €
Datum der Eingliederung	02.04.	Versand	keiner

Lösung s. Seite 681

Fall 5

Befund: ersetzt: OK alles bis auf 13 und 12, und 48, 47, 45, 35 - 38
zu extrahieren: 46, 42, 41, 31
erhaltungswürdig: 34, 33, 32, 43, 44

Unbrauchbarkeit der ca. 9 Jahre alten Prothesen.

Behandlungsplan: Es werden Planungsmodelle beider Kiefer zur diagnostischen Auswertung angefertigt.
Oberkiefer: Cover-Denture-Prothese (Kunststoffbasis) mit Teleskopkronen auf 13 und 12, kunststoffverblendet
Provisorische Kronen, Funktionsabdruck, 2 Einproben
Unterkiefer: Kunststoffverblendkronen auf 34, 33, 32 und 43, 44
Provisorische Brücke von 44 auf 34
Es wird eine Teilprothese mit Metallbasis und gegossenen Halte- und Stützvorrichtungen an 34 und 44 eingegliedert.
Dazu ist ein individueller Löffel nötig.

weitere Angaben zur Abrechnung des Heil- und Kostenplanes für gesetzlich Versicherte				
geschätzte Material- und Laborkosten	2.200,00 €	tatsächlich angefallene Kosten:		
Bonus für Patient	keiner	Material- u. Laborkosten gewerblich		2.098,19 €
Datum der Ausstellung	17.02.	Material- u. Laborkosten Praxis		65,30 €
Datum der Eingliederung	03.04.	Versand		keiner

Lösung s. Seite 681

Fall 6

Befund: fehlend: 18, 36, 47, 48
erhaltungswürdig: 11, 21, 22, 38, 33, 43
vorhandene Kronen: 17, 14, 26
vorhandene Brückenglieder: 16, 15
nicht erhaltungswürdig: 37, 35, 34, 44, 45, 46

Behandlungsplan: 11, 21, 22: Kunststoffverblendkronen
Die Unterkiefer-Schneidezähne müssen in einer Sitzung zum Artikulationsausgleich eingeschliffen werden.
33 und 43: kunststoffverblendete Teleskopkronen
38: metallische Vollkrone nach Hohlkehlpräparation

Die fehlenden Zähne werden durch eine Modellgussprothese, mit gegossener Halte- und Stützvorrichtung an Zahn 38, ersetzt. Dazu ist ein individueller Löffel nötig.

Zur Sicherung der Okklusion werden alle beschliffenen Zähne mit provisorischen Kronen versehen.

Die Provisorien des UK werden zweimal abgenommen und wiedereingesetzt.

Weitere Angaben zur Abrechnung des Heil- und Kostenplanes für gesetzlich Versicherte				
geschätzte Material- und Laborkosten	1.800,00 €	tatsächlich angefallene Kosten:		
Bonus für Patient	keiner	Material- u. Laborkosten gewerblich		1.633,48 €
Datum der Ausstellung	20.06.	Material- u. Laborkosten Praxis		47,80 €
Datum der Eingliederung	31.07.	Versand		keiner

Lösung s. Seite 682

Fall 7

Befund:	fehlend:	28, 47, 48
	ersetzt:	37, 36, 32, 31, 41, 42, 44, 45
	nicht erhaltungswürdig:	22, 38, 35, 34
	erhaltungswürdig:	11, 33, 43, 46
	vorhandene Kronen:	17, 14
	vorhandene Brückenglieder:	16, 15

Die UK-Prothese ist nicht mehr funktionstauglich und ca. 10 Jahre alt.

Die Zähne 33, 43 und 46 sind zwar zerstört, röntgenologisch aber o. B. und können daher als Pfeiler verwendet werden.

Behandlungsplan:	11:	vollverblendete Metallkeramikkrone
	21 - 23:	festsitzende Brücke, keramisch voll verblendet
	11 - 23:	provisorische Brücke
	33, 43, 46:	Wurzelstiftkappen mit Kugelknopfanker
	33, 43, 46:	provisorische Stiftkronen

Alle fehlenden Zähne des Unterkiefers werden durch eine Cover-Denture-Prothese ersetzt.

In OK und UK individuelle Abformungen, im UK zusätzlich für die Prothese ein Funktionsabdruck.

Das Provisorium im OK muss einmal, die des UK dreimal abgenommen und wiederbefestigt werden.

Die GOZ-Leistungen für den Kassenpatienten werden zum 2,3-fachen Satz berechnet.

weitere Angaben zur Abrechnung des Heil- und Kostenplanes für gesetzlich Versicherte			
geschätzte Material- und Laborkosten	2.000,00 €	tatsächlich angefallene Kosten:	
Bonus für Patient	20 %	Material- u. Laborkosten gewerblich	1.833,57 €
Datum der Ausstellung	27.08.	Material- u. Laborkosten Praxis	67,50 €
Datum der Eingliederung	10.10.	Versand	keiner

Lösung s. Seite 682

Fall 8

Befund:
fehlend: 18, 37, 48
zu extrahieren: 15
ersetzt: 36, 35, 45, 46, 47
erhaltungswürdig: 17, 11, 21, 38, 34, 33, 43, 44

Die UK-Prothese ist funktionsuntauglich (ca. 6 Jahre alt).

Behandlungsplan:
Es sind Planungsmodelle beider Kiefer zur diagnostischen Auswertung nötig.

Oberkiefer:

Gebiet	vertragszahnärztliche Leistung	privatzahnärztliche Leistung
17 - 14	vestibulär verblendete Brücke	Brücke, keramisch voll verblendet
17, 16	metallische Vollkronen	
11, 21	vestibulär verblendete Einzelkronen	Metallkeramikeinzelkronen

Unterkiefer:

Gebiet	vertragszahnärztliche Leistung	Gebiet	privatzahnärztliche Leistung
38	metallische Vollkrone	38	Vollgussstufenkrone
34, 33	vestibulär verblendete Kronen	34, 33	verblockte Metallkeramikkronen
43, 44	vestibulär verblendete Kronen	43, 44	verblockte Metallkeramikkronen
38, 34, 44	gegossene Halte- und Stützvorrichtung	37 - 35	Steg mit einer Verbindungsvorrichtung
		44	distales Geschiebe
UK	Modellgussprothese	UK	Modellgussprothese
UK	1x individueller Abdruck	UK	2x individueller Abdruck

Provisorische Versorgung in beiden Kiefern. OK eine Einprobe, dabei müssen die Provisorien an 11 und 21 erneuert werden. Die UK-Provisorien werden zweimal abgenommen und wiedereingesetzt.

weitere Angaben zur Abrechnung des Heil- und Kostenplanes für gesetzlich Versicherte			
geschätzte Material- und Laborkosten	2.500,00 €	tatsächlich angefallene Kosten:	
Bonus für Patient	20 %	Material- u. Laborkosten gewerblich	2.348,27 €
Datum der Ausstellung	07.09.	Material- u. Laborkosten Praxis	37,35 €
Datum der Eingliederung	07.11.	Versand	keiner

Lösung s. Seite 683

Fall 9

Befund: fehlend: 18, 28, 48
zu extrahieren: 16, 15, 25, 38, 32 - 43
ersetzt: 12, 11, 21, 23, 24, 37 - 35, 45 - 47
erhaltungswürdig: 17, 14, 13, 22, 26, 27

Der Zahnersatz beider Kiefer ist funktionsuntauglich und ca. 12 Jahre alt.

Behandlungsplan:
Es sind Planungsmodelle beider Kiefer zur diagnostischen Auswertung nötig.

Gebiet	vertragszahnärztliche Leistung	Gebiet	privatzahnärztliche Leistung
17, 26, 27	metallische Vollkronen, provisorische Kronen	17, 26, 27	Vollgusskronen, nach Hohlkehlpräp., provisorische Kronen
13, 14, 22	vestibulär verblendete Kronen, provisorische Kronen	13, 14, 22	vestibulär verblendete Kronen, provisorische Kronen
		13, 14	werden aus Stabilitätsgründen verblockt
17, 14, 26, 27	gegossene Halte- und Stützvorrichtungen	14, 22	distale Geschiebe
OK	Modellgussprothese	OK	Modellgussprothese
OK	individueller Abdruck	OK	individueller Abdruck
34, 33, 44	Teleskopkronen, kunststoffverblendet	34, 33, 44	Teleskopkronen, kunststoffverblendet
34 - 44	provisorische Brücke	34 - 44	provisorische Brücke
UK	Cover-Denture-Prothese	UK	Cover-Denture-Prothese
UK	Funktionsabdruck	UK	Funktionsabdruck

Einproben: 14, 13 und 22 werden einmal abgenommen und wiedereingesetzt. Im UK werden drei Einproben nötig.

weitere Angaben zur Abrechnung des Heil- und Kostenplanes für gesetzlich Versicherte			
geschätzte Material- und Laborkosten	3.000,00 €	tatsächlich angefallene Kosten:	
Bonus für Patient	keiner	Material- u. Laborkosten gewerblich	2.833,79 €
Datum der Ausstellung	10.10.	Material- u. Laborkosten Praxis	77,80 €
Datum der Eingliederung	07.12.	Versand	keiner

Lösung s. Seite 684

Fall 10

Befund: fehlend: 18, 48
 ersetzt: 16, 15, 14, 25, 26, 27, 38 - 35, 45, 46
 zu extrahieren: 17, 11, 21, 24, 28
 erhaltungswürdig: 13, 12, 22, 23, 34, 33, 44, 47

Der Zahnersatz beider Kiefer ist funktionsuntauglich und ca. 8 Jahre alt.

Behandlungsplan:
Die UK-Front muss zum Artikulationsausgleich in einer Sitzung eingeschliffen werden.

Regelversorgung		gleichartiger ZE bzw. Privatpatient	
13 - 23	vestibulär verblendete Brücke	13 - 23	Metallkeramikbrücke
13, 23	gegossene Halte- und Stützvorrichtungen	13, 23	distale Geschiebe
34, 33, 44	vestibulär verblendete Kronen	34, 33, 44	Metallkeramikkronen
47	metallische Vollkrone	47	Vollgusskrone mit Hohlkehlpräparation
34, 44, 47	gegossene Halte- und Stützvorrichtungen	47 - 44	Steg mit einer Verbindungsvorrichtung
		34	distales Geschiebe

In beiden Kiefern werden Provisorien eingesetzt.

OK- und UK-Modellgussprothese zum Ersatz der fehlenden Zähne.

Es sind zwei individuelle Löffel nötig.

Die provisorische Brücke des OK und die provisorischen Einzelkronen an 13 und 23 müssen einmal, die provisorischen Kronen des UK zweimal zu Einproben abgenommen und wiedereingesetzt werden.

Die GOZ-Leistungen für den Kassenpatienten werden zum 2,3-fachen Satz berechnet.

Weitere Angaben zur Abrechnung des Heil- und Kostenplanes für gesetzlich Versicherte			
geschätzte Material- und Laborkosten	3.500,00 €	tatsächlich angefallene Kosten:	
Bonus für Patient	30 %	Material- u. Laborkosten gewerblich	3.330,33 €
Datum der Ausstellung	09.06.	Material- u. Laborkosten Praxis	97,80 €
Datum der Eingliederung	01.08.	Versand	keiner

Lösung s. Seite 684

4. Behandlungsabläufe für Privatpatienten

In diesem Kapitel finden Sie wieder komplette Behandlungsabläufe. Diesmal allerdings für Privatpatienten. Alle Leistungen werden nach der GOZ 2012 und der GOÄ in der Novelle von 1996 berechnet.

Es muss in der Prüfung eine Privatliquidation erstellt werden, allerdings nicht so umfangreich, wie in der Praxis. Es genügen folgende Angaben:

- Tag der Behandlung,
- Zahn oder Gebiet der Behandlung,
- Gebührennummer der Leistung,
- Anzahl der Leistung, wenn > 1 und
- ggf. Eintrag der Material- und Laborkosten.

Dazu erhalten Sie eine Liste der abrechnungsfähigen Leistungen mit Kurzerläuterungen. Das bedeutet aber, dass Sie ein gewisses Hintergrundwissen über die Berechenbarkeit der verschiedenen Leistungen mitbringen müssen.

Die folgenden Behandlungsfälle sind so gestaltet, dass keine Analogieleistungen nach § 6 Abs. 1 der GOZ abgeprüft werden, da diese in den Praxen mit den Patienten sehr unterschiedlich vereinbart werden können. Zusätzlich muss man sich erst in die GOZ 2012 hineinlesen!

> **MERKE**
>
> Alle Füllungen werden als Kompositfüllungen in Adhäsiv- und Mehrschichttechnik berechnet, da diese Leistungen in die GOZ übernommen wurden (früher § 6 Abs. 2 Leistungen).
>
> Achtung: In den Angaben werden sie mit Kompositfüllung in MST bezeichnet!

Im Lösungsteil ab S. 687 finden Sie dazu wieder die Lösungen auf einem speziell dafür gestaltetem Formular. Bitte besorgen Sie sich Vordrucke von Ihrer Abrechnungslehrkraft oder entwerfen Sie selbst ein Blatt mit den oben angegebenen Spalten.

Fall 1

10.4.	Zahn 24	symptombezogene Untersuchung und Beratung
		Röntgenaufnahme (apikale Zyste), Vitalitätsprobe (–)
		Infiltrations- und Leitungsanästhesie
		Eröffnen des Zahnes, Aufbereiten der Wurzelkanäle

		Aufklappen in Höhe der Wurzelspitzen
		Wurzelspitzenresektionen und Entfernen der Zyste durch Zystektomie, Spülen und Trocknen der Kanäle
		Wurzelkanalfüllungen und retrograde Verschlüsse der Wurzeln
		Versorgen der OP-Wunde mit Nähten
		Röntgenkontrolle nach der OP
		Kompositfüllung in MST distal-okklusal
15.04.		Eingehende Untersuchung und eingehende Beratung
		(20 Minuten) über weitere Behandlung:
		fehlend: 18, 28, 38, 48
		kariös: 21, 44
		zerstört: 37
		Zahnstein
20.04.	OK, UK	Entfernen von Zahnstein an allen Zähnen
	Zahn 24	Kontrolle und Nachpolitur der Füllung
	Zahn 21	Separieren von Zahn 11
		Anlegen von Kofferdam
		mesialer Eckenaufbau als Kompositfüllung in MST
		Kostenplan für Krone an Zahn 44 erstellt und mitgegeben
27.04.	Zahn 44	Leitungsanästhesie, Entfernen subgingivaler Konkremente
		Gingivektomie, Hohlkehlpräparation für die Metallkeramikkrone
		Abdrucknahme, provisorische Krone angefertigt und eingegliedert
		Überprüfen der Okklusion
	OK, UK	Kontrolle der restlichen Zähne nach Zahnsteinentfernen
05.05.	Zahn 44	Anprobe der Krone, dazu Abnahme und Wiedereingliedern der provisorischen Krone
		Nachbehandlung nach der parodontal-chirurgischen Leistung
12.05.	Zahn 44	Eingliedern der Metallkeramikkrone mit Nachkontrolle und kleinen Korrekturen
	Zahn 37	Leitungs- und Infiltrationsanästhesie

		Entfernen durch Osteotomie, zwei Nähte
		Beratung über Verhalten nach der OP
14.05.	regio 37	Kontrolle der Wunde o. B.
18.05.	regio 37	Entfernen der Fäden
Fremdlabor:		322,39 €
Praxismaterialkosten:		59,41 €

Lösung s. Seite 697

Fall 2

30.08.		Der Patient kommt mit Schmerzen an Zahn 44
		symptombezogene Untersuchung und Beratung
	Zahn 44	Vitalitätsprobe (+)
		Röntgenaufnahme – Sekundärkaries
		Leitungsanästhesie, Legen von Kofferdam
		Eröffnen des Zahnes, Vitalexstirpation, Messaufnahme
		Wurzelkanalaufbereitung, Wurzelkanalfüllung
		Kontrollaufnahme, bakteriendichter temporärer Verschluss
07.09.		Eingehende Untersuchung:
		fehlend: 18, 15, 48
		tief zerstört: 38
		kariös: 21, 16
		Zahnstein
		Vitalitätsproben an 14 (–) und 16 (+)
	14, 16	Röntgenaufnahme für Brücke:
		14 wurzelgefüllt, apikal o. B.
		16 apikal o. B.
		Beratung wegen Brückenversorgung, Kostenplan erstellt und mitgegeben
	OK, UK	Zahnsteinentfernung, außer an Zahn 38
	Zahn 38	Leitungsanästhesie, Extraktion des tiefzerstörten Zahnes
		Wurzelrest verbleibt in der Alveole

		Röntgenaufnahme, Aufklappung im Bereich des Wurzelrestes und Entfernen, Wundversorgung mit drei Nähten
08.09.	regio 38	Nachbehandlung
	Zahn 44	Kompositfüllung in MST (mod)
14.09.	regio 38	Entfernen der Fäden
	Zahn 44	Polieren und Konditionieren der Füllung
22.10.		Beratung und Aufklärung über den Zahnersatz, Patient wünscht eine vollkeramisch verblendete Brücke
	14, 16	Infiltrationsanästhesien
		Excision von störendem Zahnfleisch
	14	Schraubenaufbau zur Aufnahme einer Krone
	16	Aufbau des Zahnes mit plastischem Material zur Aufnahme einer Krone mit Verankerung durch zwei parapulpäre Stifte
	14, 16	Hohlkehlpräparation für Brücke
		Abformungen, provisorische Brücke angefertigt und eingegliedert, Okklusion überprüft
29.10.	14 - 16	Rohbrandeinprobe
03.11.	14 - 16	Eingliedern der Brücke, Kontrolle
Laborkosten:		998,35 €
Praxismaterialkosten:		85,40 €

Lösung s. Seite 698

Fall 3

31.01.		Eingehende Untersuchung und Beratung:
		fehlend: 18, 28, 38, 48
		kariös: 15, 23, 24, 42, 43, 44
		zerstört: 16
		Zahnstein
	15, 24, 44	Vitalitätsproben (+)
	16, 15, 44	Röntgenaufnahmen
		Zahnsteinentfernen an den Zähnen 15, 25 - 27 und 34 - 44
	32, 33	Behandlung überempfindlicher Zahnhälse

02.02.	Zahn 16	Infiltrationsanästhesie, Entfernen des Zahnes und Versorgung der Alveole
02.02.		Anruf des Patienten wegen Nachblutung, Beratung
02.02.	regio 16	Stillen der Nachblutung durch Drucktamponade
04.02.	regio 16	Nachbehandlung
		Erstellen und Mitgabe eines Kostenplanes für Brücke von 17 auf 15 und Inlay an Zahn 44
11.02.	23, 24	Infiltrationsanästhesien, Separieren und Anlegen von Spanngummi
	Zahn 23	Kompositfüllung in MST distal-palatinal
	Zahn 24	direkte Überkappung
		Kompositfüllung in MST okklusal-distal
21.02.	Zahn 44	Leitungsanästhesie, Präparation für Inlay (mod)
		provisorische Versorgung
	17, 15	Infiltrationsanästhesien, Hohlkehlpräparation
	Zahn 15	Aufbau des Zahnes mit plastischem Material zur Aufnahme einer Krone mit einem parapulpären Stift
		Abdrucknahme, provisorische Brücke angefertigt und eingegliedert, Überprüfen der Okklusion
28.02.	Zahn 44	Eingliedern des Inlays
	17 - 15	Rohbrandeinprobe der Brücke
08.03.	43, 42	Infiltrationsanästhesien, Anlegen von Kofferdam, jeweils Kompositfüllung in MST labial
	33, 32	Behandlung überempfindlicher Zahnhälse
	17 - 15	Eingliedern der Brücke, Überprüfen der Okklusion
		Beratung über den Umgang mit dem Zahnersatz
18.03.		Kontrollieren und nochmalige Politur der gelegten Füllungen
Laborkosten:		877,15 €
Praxismaterialkosten:		48,10 €

Lösung s. Seite 698

Fall 4

06.05.		Eingehende Untersuchung und eingehende Beratung:
		fehlend: 18, 28, 38, 48
		kariös: 26, 27
		zerstört: 36, 37
		Zahnstein
08.05.	OK, UK	Zahnsteinentfernung (nicht an 36, 37)
		Vitalitätsproben an allen Zähnen: 41 und 42 negativ
		Panoramaschichtaufnahme für ZE
		Erstellen eines Mundhygienestatus
		Anweisungen zur Mundhygiene, Ernährung und Zahnputztechnik
10.05.	OK, UK	Kontrolle nach Zahnsteinentfernung
	38 - 36	Leitungsanästhesie und Infiltrationsanästhesien
	Zahn 36	Extraktion
	Zahn 37	Extraktion des tiefzerstörten Zahnes
	Zahn 38	Entfernen des retinierten Zahnes, Versorgen der Wunde mit zwei Nähten
		Anweisung über Verhalten nach der OP
11.05.	21:00 Uhr	Anruf des Patienten wegen Nahtriss und Blutung – soll sofort in die Praxis kommen
11.05.	22:00 Uhr	Infiltrationsanästhesie, Erneuern der Naht bei 38
		Beratung über richtiges Verhalten des Patienten
13.05.	regio 38	Kontrolle der Wunde o. B.
		Kostenplan ausgestellt und mitgegeben
20.05.	regio 38	Fäden entfernt
23.05.	41, 42	Infiltrationsanästhesien
		unvollständige Wurzelkanalfüllungen entfernt
		Wurzelkanäle aufbereitet, Messaufnahme
		medikamentöse Einlagen, bakteriendichte temporäre Verschlüsse
27.05.	26, 27	Oberflächenanästhesie, Infiltrationsanästhesien

	Zahn 27	Präparation für Inlay (mod)
	Zahn 26	Präparation für Teilkrone
	26, 27	Abformungen
	Zahn 27	provisorisches Inlay
	Zahn 26	provisorische Krone
13.06.	26, 27	Teilkrone und Inlay eingesetzt
		Überprüfen der Okklusion
	41, 42	Wurzelkanalfüllungen
		Kontrollaufnahme
		jeweils Kompositfüllung in MST lingual
15.06.	41, 42	Füllungen kontrolliert und nochmals poliert

Laborkosten: 540,19 €
Praxismaterialkosten: 65,40 €

Lösung s. Seite 699

Fall 5

20.09.		Patient erscheint mit Schmerzen an Zahn 14 am Samstag im Notdienst
	Zahn 14	symptombezogene Untersuchung und Beratung
		Röntgenaufnahme – apikale Aufhellung
		Vitalitätsprobe – negativ
		Trepanation, Wurzelkanalaufbereitungen
		medikamentöse Einlage, bakteriendichter temporärer Verschluss
28.09.	Zahn 14	weitere Aufbereitung der Kanäle, Messaufnahme
		Wurzelkanalfüllungen, Kontrollaufnahme
		Kompositfüllung in MST (mod)
		Eingehende Untersuchung:
		fehlend: 18, 28, 38, 48
		kariös: 13, 24, 36
		Zahnstein
	alle 8er	Röntgenaufnahmen der Weisheitszähne – nicht angelegt

B. Abrechnungswesen | 4. Behandlungsabläufe für Privatpatienten

		Erstellen eines Mundhygienestatus
		Aufklärung über Kariesentstehung und deren Vermeidung
		Intensivmotivation zur Verbesserung der Mundhygiene
	OK + UK	Entfernen von Zahnstein, Fluoridierung der Zähne
06.10.	13, 14	Infiltrationsanästhesien
	Zahn 13	Kompositfüllung in MST labial am Zahnhals
	Zahn 14	Wurzelspitzenresektionen, retrograde Verschlüsse der Wurzeln
		Versorgung der Wunde mit Nähten
06.10.	21:00 Uhr	telefonische Beratung wegen Schwellung
07.10.	Zahn 14	Nachbehandlung
15.10.	Zahn 14	Entfernen der Fäden
	Zahn 36	Leitungsanästhesie, indirekte Überkappung
		Stillen einer Papillenblutung
		Kompositfüllung in MST (modli)
29.10.	Zahn 24	Infiltrationsanästhesie, Separieren von Zahn 23
		Anlegen von Kofferdam, Kompositfüllung in MST (mo)
	47, 46, 37	Fissurenversiegelung
		Überprüfen der Mundhygienesituation, Remotivation
		Fluoridierung aller Zähne
Praxismaterialkosten:	33,70 €	

Lösung s. Seite 700

Fall 6

04.11.		Samstag – Notdienst
	Zahn 18	symptombezogene Untersuchung und Beratung
		Infiltrationsanästhesie
		Entfernen der Schleimhautkapuze
06.11.	Zahn 18	Kontrolle des Wundgebietes, Zahn kann gut durchbrechen
		Eingehende Untersuchung:
		fehlend: 16, 28, 38
		kariös: 22, 46

		Zahnstein, 18 i. D
		Panoramaschichtaufnahme für ZE:
		11, 12 apikale Aufhellung, vollständige WF, 11 Zyste
		36 wurzelgefüllt, mesiale Wurzel verschattet
		38 retiniert
	OK + UK	Zahnsteinentfernung
13.11.	12, 11	Leitungsanästhesie, Infiltrationsanästhesien
		Wurzelspitzenresektionen
	Zahn 11	erneute Infiltrationsanästhesie, Zystektomie
	12, 11	Versorgung des Wundgebietes mit vier Nähten
		Kontrollaufnahme nach der OP
		Ausstellen einer Arbeitsunfähigkeitsbescheinigung
14.11.		Rezept über Schmerzmittel ausgestellt
16.11.	12, 11	Nachbehandlung
20.11.	12, 11	Entfernen der Fäden
	Zahn 22	Infiltrationsanästhesie, Separieren
		Anlegen von Kofferdam, distaler Eckenaufbau als Kompositfüllung in MST
23.11.	Zahn 38	Leitungsanästhesie, Entfernen des Zahnes durch Osteotomie, drei Nähte
	Zahn 36	Hemisektion und Entfernen des mesialen Zahnteiles
		Kompositfüllung in MST mesial-okklusal
03.12.	Zahn 36	Nachkontrolle – Wunde gut verheilt
	regio 38	Entfernen der Fäden
	Zahn 46	Vitalitätsprobe (+), Leitungsanästhesie
		direkte Überkappung, Kompositfüllung in MST (mod)
05.12.	36, 46	Füllungen kontrolliert, nachgearbeitet und poliert
		Beratung über kleine Brücke zum Ersatz des mesialen Zahnteiles von 36. Soll im kommenden Jahr begonnen werden

Praxismaterialkosten: 24,15 €

Lösung s. Seite 700

Fall 7

11.03.		Der Patient kommt mit Schmerzen in der OK-Front in die Praxis.
		symptombezogene Untersuchung und Beratung, die Schmerzen scheinen von Zahn 22 auszugehen
	Zahn 22	Vitalitätsprobe (–)
		Röntgenaufnahme – diffuse apikale Aufhellung, Trepanation, Wurzelkanalaufbereitung, medikamentöse Einlage, bakteriendichter temporärer Verschluss
16.03.		Eingehende Untersuchung:
		fehlend: 16, 28, 38, 48
		kariös: 37, 34, 45
		Zahnstein
	Zahn 22	erneute Wurzelkanalaufbereitung
		Leitungs- und Infiltrationsanästhesie
		Aufklappen im Bereich der Wurzelspitze
		Wurzelspitzenresektion, Zystektomie
		Wurzelkanalfüllung bei offener OP-Wunde
		retrograder Verschluss der Wurzel
		Versorgen der Wunde mit drei Nähten
		bakteriendichter temporärer Verschluss des Zahnes
	Zahn 37	Röntgenaufnahme für ZE, Nebenbefund: 38 nicht angelegt
		Mitgabe eines Kostenplanes für Krone an Zahn 37
23.03.	Zahn 22	Entfernen der Fäden, Kompositfüllung in MST palatinal
30.03.	Zahn 22	Kontrolle und Politur der Füllung
	Zahn 37	Leitungsanästhesie, Aufbau des Zahnes mit plastischem Material zur Aufnahme einer Krone
		Verankerung mit zwei parapulpären Stiften
		Hohlkehlpräparation des Zahnes, Abdrucknahme
		provisorische Krone eingesetzt
	Zahn 34	Verdrängen störenden Zahnfleisches
		Kompositfüllung in MST bukkal

	Zahn 45	Vitalitätsprobe (+), Leitungsanästhesie, direkte Überkappung, Separieren von 44, Papillektomie
		Kompositfüllung in MST (mob)
12.04.	OK + UK	Zahnsteinentfernung und Politur der Zähne
	34, 45	Kontrolle und Politur der Füllungen
	Zahn 37	Einsetzen der Krone, Überprüfen der Okklusion
	Zahn 28	Röntgenaufnahme – retiniert
		Beratung über Brücke von 17 auf 15 und über die Entfernung von Zahn 28
20.04.	Zahn 28	Infiltrationsanästhesie, Entfernen des Zahnes durch Osteotomie, Wundversorgung mit drei Nähten
21.04.	regio 28	Wundkontrolle o. B.
27.04.	regio 28	Entfernen der Fäden
	Zahn 45	Vitalitätsprobe (+)
		Die geplante Brücke möchte sich der Patient erst nach dem Sommerurlaub präparieren lassen.

Fremdlaborkosten: 285,10 €

Praxismaterialkosten: 34,25 €

Lösung s. Seite 701

Fall 8

06.10.		Sonntag: Patient kommt mit Schmerzen in den Notdienst
	Zahn 14	symptombezogene Untersuchung und Beratung
		Oberflächenanästhesie, Eröffnen des unter der Schleimhaut gelegenen Abszesses, Streifen eingelegt
08.10.	Zahn 14	Streifen entfernt
		Eingehende Untersuchung:
		fehlend: 18, 28, 38 bis 35, 45 - 48
		kariös: 17, 21, 43, 44
		zerstört: 14
		Zahnstein
		Vitalitätsprobe an allen Zähnen

	OK + UK	Zahnsteinentfernung – außer Zahn 14
	17, 14	Röntgenaufnahmen:
		18 retiniert, 17 tiefgehende Karies, 14 vor der Extraktion
	Zahn 14	Infiltrationsanästhesie
		Entfernen des tieffrakturierten Zahnes, Situationsnaht
11.10.	regio 14	Wundkontrolle o. B.
	Zahn 17	Infiltrationsanästhesie, direkte Überkappung
		Kompositfüllung in MST distal-okklusal
	Zahn 21	Infiltrationsanästhesie, Anlegen von Kofferdam
		Eckenaufbau als Kompositfüllung in MST von mesial
	43, 44	Separieren, Anlegen von Kofferdam
	Zahn 43	Kompositfüllung in MST lingual-distal
	Zahn 44	Kompositfüllung in MST mesial-okklusal-bukkal
15.10.	regio 14	Entfernen des Fadens
	Zahn 18	Infiltrationsanästhesie, Entfernen des Zahnes durch Osteotomie
		Röntgenaufnahme intra operationem – Wurzelrest
		Nachinjektion, Entfernen des Wurzelrestes
		Wundversorgung mit zwei Nähten
22.10.	regio 18	Entfernen der Fäden
11.11.	UK	Leitungsanästhesien, Knochenresektion rechts und links im Bereich der fehlenden Zähne, Wundversorgung jeweils mit vier Nähten, Anweisung zum Verhalten nach der OP gegeben
		Beratung über UK-ZE und Brücke zum Ersatz von 14
13.11.	UK	Kontrolle der Wunden
18.11.	UK	Entfernen der Fäden
	17, 43, 44	Kontrolle und Nachpolitur der Füllungen
Praxismaterialkosten:	20,60 €	

Lösung s. Seite 701

Fall 9

10.04.		16-jähriger Patient erscheint mit der Mutter nach einem Unfall mit total ausgeschlagenem Zahn 11 am Samstag im Notdienst
		symptombezogene Untersuchung und Beratung über Reimplantation des Zahnes
	regio 11	Röntgenaufnahme – keine Verletzung der Alveole
	Zahn 11	Trepanation außerhalb der Mundhöhle, Wurzelkanalaufbereitung, Wurzelkanalfüllung
	regio 11	Leitungsanästhesie, Anfrischen der Alveole
		Reimplantation des Zahnes und einfache Fixation an den Nachbarzähnen
		Füllung in MST, palatinal
		medikamentöse Behandlung der verletzten Mundschleimhaut im OK-Frontzahnbereich
		Aufklärung über die Erfolgsaussichten der Reimplantation und Anweisungen zum vorsichtigen Essen und Zähneputzen
12.04.	Zahn 11	Wundkontrolle, medikamentöse Behandlung der verletzten Mundschleimhaut, Rezept über Kamillosan®-Salbe ausgestellt
15.04.		Eingehende Untersuchung:
		fehlend: 18, 28, 38, 48
		kariös: 46, 36
		Zahnstein vorhanden
		Röntgenaufnahmen im Gebiet der Weisheitszähne:
		18 retiniert und drückt auf 17
		28, 38, 48 nicht angelegt
19.04.	Zahn 46	Kompositfüllung in MST okklusal-distal-bukkal
	Zahn 36	Kompositfüllung in MST mesial-okklusal-distal
		Erstellen des Mundhygienestatus
		Aufklärung über Kariesentstehung und deren Vermeidung
		Hinweise zu zahngesunder Ernährung
		Demonstration und praktisches Üben des Zähneputzens
	43 - 33	Zahnsteinentfernung
26.04.	46, 36	Kontrolle und Politur der Füllungen

		Fissurenversiegelung an allen anderen Prämolaren und Molaren, Fluoridierung aller Zähne
17.05.	Zahn 11	Entfernen der einfachen Fixation, Röntgenkontrolle – Zahn ist o. B., keine Lockerung festzustellen
	regio 18	Infiltrationsanästhesie
		Entfernen des Zahnes durch Osteotomie
		Wundversorgung mit Tamponade und zwei Nähten
		Beratung über weiteres Verhalten nach der OP
19.05.	regio 18	Infiltrationsanästhesie, Gelatinetamponade und Erneuern der Nähte
26.05.	regio 18	Entfernen der Fäden
		Überprüfen des Übungserfolges der Mundhygieneanweisungen

Praxismaterialkosten: 24,75 €

Lösung s. Seite 702

Fall 10

07.11.		Patient erscheint wegen Schmerzen im zahnlosen Bereich des rechten Unterkiefers, symptombezogene Untersuchung
	44 - 48	Röntgenaufnahmen – 46 Radix relicta
	regio 46	Leitungsanästhesie, Entfernen des Wurzelrestes nach Aufklappung, Wundversorgung mit zwei Nähten
07.11.	regio 46	21:00 Uhr: Beratung wegen Nachblutung und Stillen der übermäßigen Blutung durch blutstillendes Mittel
08.11.	regio 46	Kontrolle der Wunde o. B.
14.11.	regio 46	Entfernen der Fäden
		Eingehende Untersuchung:
		fehlend: 18, 28, 38, 37, 44 - 48
		zerstört: 12, 11, 21, 22
		kariös: 15, 25, 27
		Zahnstein, Zahnfleischentzündung
	12 - 22	Vitalitätsproben – negativ
		Röntgenaufnahmen – 11, 22 apikale Aufhellung
		12 - 22 starker horizontaler Knochenabbau

	OK + UK	Zahnsteinentfernung (ohne 12 - 22) und Behandlung der Zahnfleischentzündung
16.11.		Eingehende Beratung über Extraktion der Zähne 12 - 22 und den Ersatz durch eine Brücke im neuen Jahr
		vorerst Extraktion und provisorische Brücke geplant
18.11.	13 - 23	Abformungen für Brücke und Provisorien
	12 - 22	Infiltrationsanästhesien, Extraktionen
	13, 23	Infiltrationsanästhesien, Hohlkehlpräparation
		Korrekturabdruck
	13 - 23	Anfertigen und Eingliedern einer provisorischen Brücke
20.11.	12 - 22	Wundkontrolle o. B.
25.11.	Zahn 15	Kompositfüllung in MST okklusal-distal
	Zahn 25	Infiltrationsanästhesie, indirekte Überkappung
		bakteriendichter temporärer Verschluss
01.12.	Zahn 27	Separieren von 26, Kompositfüllung in MST mesial-okklusal
	Zahn 25	Vitalitätsprobe (+), Kompositfüllung in MST mesial-okklusal-bukkal, Papillektomie
03.12.	27, 25	Korrektur und Politur der Füllungen
	33, 43	Behandlung überempfindlicher Zahnhälse
	Zahn 16	Entfernen einer scharfen Kante
		Termine für das neue Jahr geplant

Praxismaterialkosten: 34,70 €

Lösung s. Seite 702

C. Wirtschafts- und Sozialkunde/Praxisorganisation und -verwaltung

1. Im Beruf und Gesundheitswesen orientieren

1.1 Formelle und informelle Organisation, Führungsstile, Kompetenzen

Aufgabe 1:

Welche Aufgaben sollen die Zahnärztekammern insbesondere erfüllen?

Lösung s. Seite 703

Aufgabe 2:

Wie sollen die Zahnärztekammern bei der Berufsausbildung der Zahnmedizinischen Fachangestellten mitwirken?

Lösung s. Seite 703

Aufgabe 3:

Wer soll neben den Zahnärztekammern bei der Berufsausbildung der Zahnmedizinischen Fachangestellten mitwirken?

Lösung s. Seite 703

Aufgabe 4:

Mit welchen Aufgaben im Gesundheitswesen ist die Bundeszahnärztekammer betraut?

Lösung s. Seite 703

Aufgabe 5:

Welche Aufgaben hat eine Kassenzahnärztliche Vereinigung (KZV) hauptsächlich?

Lösung s. Seite 704

Aufgabe 6:

Welcher Berufsverband vertritt die Belange der Zahnmedizinischen Fachangestellten?

Lösung s. Seite 704

Aufgabe 7:

Welche Gewerkschaft ist für die ZFA zuständig und welche Angebote kann sie machen?

Lösung s. Seite 705

1.2 Berufe und Zweige des Gesundheitswesens

Aufgabe 1:
Welche Aufgabenbereiche soll das Gesundheitswesen grundsätzlich in der Gesellschaft erfüllen?

Lösung s. Seite 705

Aufgabe 2:
Wer hat im Gesundheitswesen welche Gesetzgebungskompetenz?

Lösung s. Seite 705

Aufgabe 3:
Welche Arbeitsfelder des Gesundheitswesens erfüllen welche Einrichtungen?

Lösung s. Seite 706

Aufgabe 4:
Geben Sie einen Überblick über die Heilberufe und Heilhilfsberufe.

Lösung s. Seite 706

Aufgabe 5:
Für welche Aufgaben im Gesundheitswesen ist das Bundesministerium für Gesundheit zuständig?

Lösung s. Seite 706

Aufgabe 6:
Welche Aufgaben haben Zahntechniker/-innen?

Lösung s. Seite 707

Aufgabe 7:
Übt ein selbstständig niedergelassener Zahnarzt eine gewerbliche Tätigkeit aus?

Lösung s. Seite 707

Aufgabe 8:
Wie wird der wirtschaftliche Erfolg einer Praxis ermittelt?

Lösung s. Seite 707

Aufgabe 9:
Worin liegen die Vor- und Nachteile einer Einzelpraxis im Vergleich zur Gruppenpraxis?
Lösung s. Seite 708

Aufgabe 10:
Unterscheiden Sie Gemeinschaftspraxis und Praxisgemeinschaft.
Lösung s. Seite 708

Aufgabe 11:
Welchem Sektor der Volkswirtschaft werden Zahnarztpraxen zugeordnet?
Lösung s. Seite 708

1.3 Arbeitssicherheit (Unfallverhütungsvorschriften)

Aufgabe 1:
Wer überwacht die Einhaltung der Unfallverhütungsvorschriften?
- ☐ (A) Deutsche Rentenversicherung
- ☐ (B) zuständige Landesbehörden und Träger der Unfallversicherung
- ☐ (C) Zahnärztekammern
- ☐ (D) Krankenversicherung
- ☐ (E) Gesundheitsministerium.

Lösung s. Seite 708

Aufgabe 2:
Wer erlässt die Unfallverhütungsvorschriften?
- ☐ (A) Berufsgenossenschaften
- ☐ (B) Bundesregierung
- ☐ (C) Gewerkschaften
- ☐ (D) Ordnungsämter der Gemeinden
- ☐ (E) Zahnärztekammern.

Lösung s. Seite 708

Aufgabe 3:
Wodurch wird die überwiegende Zahl von Unfällen mit zahnmedizinisch-technischem Gerät verursacht?

Lösung s. Seite 708

Aufgabe 4:
Welches Gesetz regelt den Umgang mit zahnmedizinisch-technischem Gerät?

Lösung s. Seite 708

Aufgabe 5:
Welchen Gefahren sind in der medizinischen Praxis grundsätzlich vorhanden?

Lösung s. Seite 708

Aufgabe 6:
Welche für die zahnmedizinische Praxis wichtigen Strahlenschutzvorschriften gibt es?

Lösung s. Seite 709

1.4 Berufsbildungsgesetz

Aufgabe 1:
Berufsbildung im Sinne des Berufsbildungsgesetzes (BBiG) ist:

- ☐ (A) Berufsbildung, berufliche Weiterbildung und berufliche Umschulung
- ☐ (B) nur berufliche Fortbildung
- ☐ (C) nur berufliche Umschulung
- ☐ (D) nur Berufsausbildung
- ☐ (E) Ausbildung und Fortbildung.

Lösung s. Seite 709

Aufgabe 2:
Wer darf lt. § 28 BBiG Auszubildende nur einstellen?

- ☐ (A) Ausbilderin/Ausbilder (Zahnärztin/Zahnarzt), der persönlich geeignet ist
- ☐ (B) Ausbilderin/Ausbilder (Zahnärztin/Zahnarzt), der fachlich geeignet ist
- ☐ (C) Ausbilderin/Ausbilder (Zahnärztin/Zahnarzt), der persönlich und fachlich geeignet ist
- ☐ (D) jeder, der das 18. Lebensjahr vollendet hat
- ☐ (E) Ausbilderin/Ausbilder (Zahnärztin/Zahnarzt), der zwar persönlich nicht so geeignet, dafür aber fachlich besonders qualifiziert ist.

Lösung s. Seite 709

Aufgabe 3:

Wer darf lt. § 28 BBiG Auszubildende nur ausbilden?

- ☐ (A) Ausbilderin/Ausbilder (Zahnärztin/Zahnarzt), der persönlich geeignet ist
- ☐ (B) Ausbilderin/Ausbilder (Zahnärztin/Zahnarzt), der fachlich geeignet ist
- ☐ (C) Ausbilderin/Ausbilder (Zahnärztin/Zahnarzt), der persönlich und fachlich geeignet ist
- ☐ (D) jeder, der das 18. Lebensjahr vollendet hat
- ☐ (E) Ausbilderin/Ausbilder (Zahnärztin/Zahnarzt), der zwar persönlich nicht so geeignet, dafür aber fachlich besonders qualifiziert ist.

Lösung s. Seite 709

Aufgabe 4:

Wann ist ein Berufsausbildungsvertrag nach § 11 BBiG spätestens schriftlich niederzulegen?

- ☐ (A) nach mündlichem Einvernehmen
- ☐ (B) unmittelbar nach Ablauf der Probezeit
- ☐ (C) unverzüglich nach Zustandekommen des Vertrages
- ☐ (D) spätestens vor Beginn der Berufsausbildung
- ☐ (E) vor Ablauf der Probezeit
- ☐ (F) es ist keine Frist vorgeschrieben.

Lösung s. Seite 709

Aufgabe 5:

Wie lange dauert nach § 20 BBiG die Probezeit?

- ☐ (A) vier Monate fest vereinbart
- ☐ (B) frei vereinbar bis höchstens drei Monate
- ☐ (C) mindestens ein Monat
- ☐ (D) vier Wochen
- ☐ (E) mindestens ein Monat, höchstens vier Monate.

Lösung s. Seite 709

Aufgabe 6:

Der Ausbildungsplan ist nach dem BBiG vom Ausbildenden

- ☐ (A) bei der Berufsschule zu hinterlegen
- ☐ (B) dem Ausbildungsvertrag beizufügen

- ☐ (C) dem Auszubildenden auf Verlangen zu zeigen
- ☐ (D) der Gewerkschaft zur Prüfung vorzulegen
- ☐ (E) in der Praxis auszuhändigen.

Lösung s. Seite 709

Aufgabe 7:

Was ist außer der persönlichen und fachlichen Eignung noch Voraussetzung für Ausbilderin/Ausbilder?

- ☐ (A) berufs- und arbeitspädagogische Kenntnisse
- ☐ (B) Fachhochschulabschluss
- ☐ (C) mindestens zehnjährige berufliche Tätigkeit
- ☐ (D) Nachweis einer sozialpädagogischen Tätigkeit
- ☐ (E) Mittlere Reife.

Lösung s. Seite 709

Aufgabe 8:

Wozu ist der Ausbildende (Zahnärztin/Zahnarzt) nach dem BBiG nicht verpflichtet?

- ☐ (A) Der Ausbildende hat den Auszubildenden selbst auszubilden oder einen Ausbilder zu beauftragen.
- ☐ (B) Er hat dem Auszubildenden kostenlos die Ausbildungsmittel, insbesondere die Werkzeuge und Werkstoffe zur Verfügung zu stellen.
- ☐ (C) Er hat dafür zu sorgen, dass der Auszubildende am Berufsschulunterricht teilnimmt.
- ☐ (D) Er hat neben der Ausbildungsvergütung auch die Fahrtkosten zwischen Wohnung und Ausbildungsstätte zu bezahlen.
- ☐ (E) Er hat die Fürsorgepflicht zu wahren, d. h. dafür zu sorgen, dass der Auszubildende charakterlich gefördert sowie sittlich und körperlich nicht gefährdet wird.

Lösung s. Seite 709

1.5 Jugendarbeitsschutzgesetz

Aufgabe 1:

Die Beschäftigung Jugendlicher regelt das/die

- ☐ (A) Ausbildungsförderungsgesetz
- ☐ (B) betriebliche Arbeitszeitordnung
- ☐ (C) Gesetz zum Schutze der arbeitenden Jugend

- ☐ (D) Gesetz zum Schutze der Jugend in der Öffentlichkeit
- ☐ (E) Jugendwohlfahrtsgesetz.

Lösung s. Seite 709

Aufgabe 2:

Das Jugendarbeitsschutzgesetz (JArbSchG) enthält hauptsächlich Bestimmungen über die

- ☐ (A) Arbeitszeit und den Urlaubsanspruch für Jugendliche
- ☐ (B) Höhe der Ausbildungsbeihilfe
- ☐ (C) Kündigungsfristen für Jugendliche
- ☐ (D) Leistungen der Sozialversicherung
- ☐ (E) Verhaltensweisen von Jugendlichen am Ausbildungsplatz.

Lösung s. Seite 709

Aufgabe 3:

Zweck des JArbSchG ist für Jugendliche unter 18 Jahren

- ☐ (A) die Regelung der Berufsausbildung bis zur Abschlussprüfung
- ☐ (B) der Schutz in der Öffentlichkeit
- ☐ (C) der Schutz vor fristloser Kündigung während der Ausbildung
- ☐ (D) der Schutz vor gesundheitlichen Schäden und sittlichen Gefahren in der Ausbildungsstätte
- ☐ (E) der Schutz vor Arbeitslosigkeit.

Lösung s. Seite 709

Aufgabe 4:

Wer überwacht die Einhaltung des JArbSchG?

- ☐ (A) Bundesagentur für Arbeit
- ☐ (B) Berufsgenossenschaft
- ☐ (C) Gesundheitsämter
- ☐ (D) Gewerbeaufsichtsamt und Ämter für Arbeitsschutz
- ☐ (E) Zahnärztekammern.

Lösung s. Seite 709

Aufgabe 5:
Wer trägt die Kosten der in § 44 JArbSchG vorgeschriebenen ärztlichen Untersuchung der Auszubildenden?

- ☐ (A) Ausbildender (Zahnärztin/Zahnarzt)
- ☐ (B) Ausbildender (Zahnärztin/Zahnarzt) und Auszubildender je zur Hälfte
- ☐ (C) jeweiliges Bundesland
- ☐ (D) Krankenversicherung des gesetzlichen Vertreters
- ☐ (E) Sozialpartner.

Lösung s. Seite 709

Aufgabe 6:
Wie lange dürfen laut § 11 (1) JArbSchG Jugendliche ununterbrochen ohne Ruhepause längstens beschäftigt werden?

- ☐ (A) 3,5 Stunden
- ☐ (B) 4,0 Stunden
- ☐ (C) 4,5 Stunden
- ☐ (D) 5,0 Stunden
- ☐ (E) 8,0 Stunden.

Lösung s. Seite 709

Aufgabe 7:
Die tägliche ununterbrochene Freizeit hat bei Jugendlichen nach § 13 JArbSchG mindestens zu dauern:

- ☐ (A) 8 Stunden
- ☐ (B) 9 Stunden
- ☐ (C) 10 Stunden
- ☐ (D) 12 Stunden
- ☐ (E) 14 Stunden.

Lösung s. Seite 709

Aufgabe 8:
Welche wöchentliche Arbeitszeit ist nach dem JArbSchG für Jugendliche höchstens zulässig?

- ☐ (A) 36 Stunden
- ☐ (B) 38 Stunden
- ☐ (C) 40 Stunden

- ☐ (D) 42 Stunden
- ☐ (E) 45 Stunden.

Lösung s. Seite 709

Aufgabe 9:

Der Jahresurlaub für Jugendliche, die im gleichen Jahr 17 Jahre alt werden, beträgt nach dem JArbSchG:

- ☐ (A) 21 Werktage
- ☐ (B) 24 Werktage
- ☐ (C) 25 Werktage
- ☐ (D) 27 Werktage
- ☐ (E) 30 Werktage.

Lösung s. Seite 709

Aufgabe 10:

Welche Zeit für Ruhepausen lt. § 11 JArbSchG kann ein Arbeitnehmer unter 18 Jahren bei mehr als 4,5 Stunden und weniger als 6 Stunden Arbeitszeit täglich beanspruchen?

- ☐ (A) 1 x 30 Minuten
- ☐ (B) 1 x 45 Minuten
- ☐ (C) 1 x 45 Minuten oder 3 x 15 Minuten
- ☐ (D) 2 x 45 Minuten
- ☐ (E) 3 x 30 Minuten.

Lösung s. Seite 709

Aufgabe 11:

Welche Ausnahmen hinsichtlich Arbeitzeit und Ruhepausen sieht das Jugendarbeitsschutzgesetz vor?

Lösung s. Seite 709

1.6 Arbeitsvertrag

Aufgabe 1:

Worin besteht der Unterschied zwischen einem Arbeitsvertrag und einem Tarifvertrag, und in welchen Fällen gilt der Manteltarifvertrag?

Lösung s. Seite 709

Aufgabe 2:
Muss der Arbeitsvertrag schriftlich abgeschlossen werden, und welche Inhalte werden im Arbeitsvertrag festgelegt?

Lösung s. Seite 710

Aufgabe 3:
Welche Haupt- und Nebenpflichten haben Arbeitgeber und -nehmer generell aufgrund eines Arbeitsvertrages?

Lösung s. Seite 710

Aufgabe 4:
Wie viel Tage beträgt der gesetzliche Urlaub im Jahr?

Lösung s. Seite 710

Aufgabe 5:
Was ist unter einer Betriebsvereinbarung zu verstehen?

Lösung s. Seite 710

Aufgabe 6:
Was wird unter Tarifautonomie verstanden?

Lösung s. Seite 711

Aufgabe 7:
Welche Bedeutung hat die so genannte Friedenspflicht im Zusammenhang mit der Laufzeit von Tarifverträgen?

Lösung s. Seite 711

Aufgabe 8:
Wodurch können Arbeitsverhältnisse generell beendet werden?

Lösung s. Seite 711

Aufgabe 9:
In welchen Fällen können beispielsweise Arbeitsverhältnisse vom Arbeitgeber fristlos gekündigt werden?

Lösung s. Seite 711

Aufgabe 10:
Und in welchen Fällen können z. B. Arbeitsverhältnisse vom Arbeitnehmer fristlos gekündigt werden?

Lösung s. Seite 711

Aufgabe 11:
Welche Arbeitnehmer genießen einen besonderen Kündigungsschutz?

Lösung s. Seite 712

Aufgabe 12:
Welche Funktionen soll eine Abmahnung erfüllen?

Lösung s. Seite 712

Aufgabe 13:
Wie kann ein Arbeitnehmer auf eine ungerechtfertigte Abmahnung reagieren?

Lösung s. Seite 712

Aufgabe 14:
Welche Schutzfristen gelten laut Mutterschutzgesetz?

Lösung s. Seite 712

Aufgabe 15:
Müssen Fragen des Arbeitgebers nach einer Schwangerschaft während des Vorstellungsgesprächs von der Bewerberin beantwortet werden?

Lösung s. Seite 712

Aufgabe 16:
Warum sollten Schwangerschaften beim Arbeitgeber angezeigt werden?

Lösung s. Seite 712

Aufgabe 17:
Kirsten Müller ist als Zahnmedizinische Fachangestellte bei Dr. Straube in München beschäftigt. Frau Müller möchte zum 30.09.2015 aus der Praxis ausscheiden, weil sie zurück in ihren Geburtsort Dortmund möchte, um dort zu arbeiten.

Wann müsste Kirsten Müller nach der gesetzlichen Regelung spätestens kündigen?

Lösung s. Seite 713

Aufgabe 18:

Nach ihrem Ausscheiden hat Kirsten ihr Gehalt für den Monat September noch nicht erhalten. Dr. Straube begründet das damit, dass er vor seinem Urlaub keine Zeit hatte, die Überweisung zu tätigen.

Wann würde die Gehaltsforderung von Kirsten gegen Dr. Straube verjähren?

Lösung s. Seite 713

Aufgabe 19:

Kirsten Müller verlangt vor ihrem Ausscheiden aus der Praxis von Dr. Straube ein qualifiziertes Zeugnis. Am letzten Arbeitstag erhält Kirsten es zusammen mit ihren Arbeitspapieren.

Welche Angaben müssen mindestens in einem qualifizierten Zeugnis enthalten sein?

Lösung s. Seite 713

Aufgabe 20:

Brigitte Claus arbeitet als Zahnmedizinische Fachangestellte in der Praxis von Dr. Rahn. Sie will sich beruflich verändern. Auf ihre Bewerbung bei Dr. Karin Heldt bekommt sie am 22.07. ein Angebot, das ihr bessere Bezahlung, eine günstigere Arbeitszeit und angenehmere Arbeitsbedingungen verspricht. Brigitte will deshalb bei Dr. Rahn kündigen.

- Zu welchem Termin kann Brigitte bei gesetzlicher Kündigungsfrist frühestens aus der Praxis von Dr. Rahn ausscheiden, und an welchem Tag muss sie spätestens bei ihm kündigen?
- Um welche Art eines Rechtsgeschäfts handelt es sich bei einer Kündigung?
- Welche weiteren Formen der Kündigung sind grundsätzlich möglich?
- Auf welche Papiere hat Brigitte Claus bei ihrem Ausscheiden aus der Praxis von Dr. Rahn auf jeden Fall Anspruch?
- In welchem Vertrag werden Mindestgehälter im Allgemeinen festgelegt, und zwischen wem werden sie abgeschlossen?

Lösung s. Seite 713

Aufgabe 21:

Brigitte Claus nimmt die Stelle bei Frau Dr. Heldt an und erhält von ihrer neuen Arbeitgeberin einen nur auf ein Jahr befristeten Arbeitsvertrag.

- Welche Vorteile hat die Praxisinhaberin, wenn sie ihrer ZFA nur einen befristeten Arbeitsvertrag gibt?
- Nennen Sie die Vor- und Nachteile eines befristeten Arbeitsvertrages für Arbeitnehmer.

Lösung s. Seite 713

Aufgabe 22:
Bestimmte Fragen des Arbeitsrechts werden nicht zwischen einzelnen Arbeitnehmern und Arbeitgebern vereinbart, sondern gelten für die gesamte Berufsgruppe.
- ▶ Welche hauptsächlichen Regelungen enthält ein Manteltarifvertrag?
- ▶ Zwischen welchen Vertragsparteien werden – ganz allgemein – Tarifverträge abgeschlossen?
- ▶ Worin unterscheiden sich die Tarifverträge von den Arbeits- oder Dienstverträgen?

Lösung s. Seite 713

Aufgabe 23:
Im Manteltarifvertrag befasst sich ein bestimmter Paragraf näher mit dem Zeugnis für Arbeitnehmer.
- ▶ Welche Angaben muss ein einfaches Zeugnis mindestens enthalten?
- ▶ In welchem Fall muss ein qualifiziertes Zeugnis erteilt werden?
- ▶ Welches Gericht ist zuständig, wenn auf Einhaltung der tariflichen Bestimmungen bzw. der Vereinbarungen im Arbeitsvertrag geklagt werden soll?

Lösung s. Seite 714

1.7 Arbeitsgerichtsbarkeit

Aufgabe 1:
Bei Streitigkeiten aus dem Arbeits- und Berufsausbildungsverhältnis entscheidet das
- ☐ (A) Amtsgericht
- ☐ (B) Arbeitsgericht
- ☐ (C) Finanzgericht
- ☐ (D) Sozialgericht
- ☐ (E) Verwaltungsgericht.

Lösung s. Seite 714

Aufgabe 2:
Aus welchen beiden Gruppen werden die ehrenamtlichen Richter an Arbeitsgerichten ausgewählt?
- ☐ (A) Arbeiter und Angestellte
- ☐ (B) Arbeitgeber und Arbeitnehmer
- ☐ (C) Arbeitgeberverband und Gewerkschaften

- ☐ (D) Betriebsrat und Berufsgenossenschaft
- ☐ (E) Regierung und Opposition.

Lösung s. Seite 714

Aufgabe 3:

Welches Gericht entscheidet bei Streitigkeiten aufgrund sozial ungerechtfertigter Kündigung?

- ☐ (A) Amts- bzw. Landgericht
- ☐ (B) Arbeitsgericht
- ☐ (C) Finanzgericht
- ☐ (D) Sozialgericht
- ☐ (E) Verwaltungsgericht.

Lösung s. Seite 714

Aufgabe 4:

Forderungen wegen ausstehenden Arbeitsentgelts können eingeklagt werden beim

- ☐ (A) Amts- bzw. Landgericht
- ☐ (B) Arbeitsgericht
- ☐ (C) Finanzgericht
- ☐ (D) Sozialgericht
- ☐ (E) Verwaltungsgericht.

Lösung s. Seite 714

Aufgabe 5:

Welches Mindestalter ist für einen ehrenamtlichen Richter am Arbeitsgericht Voraussetzung?

- ☐ (A) 21 Jahre
- ☐ (B) 24 Jahre
- ☐ (C) 25 Jahre
- ☐ (D) 27 Jahre
- ☐ (E) 30 Jahre.

Lösung s. Seite 714

Aufgabe 6:
Aus welchen Instanzen besteht die Arbeitsgerichtsbarkeit?
- ☐ (A) Arbeitsgericht
- ☐ (B) Arbeitsgericht und Bundesarbeitsgericht
- ☐ (C) Arbeitsgericht und Landesarbeitsgericht
- ☐ (D) Arbeitsgericht, Landesarbeitsgericht und Bundesarbeitsgericht
- ☐ (E) Arbeitsgericht, Bundesgerichtshof.

Lösung s. Seite 714

1.8 Sozialversicherung, private Absicherung

Aufgabe 1:
Juliane Weber hat gerade ihre Ausbildung zur Zahnmedizinischen Fachangestellten beendet und wird auch weiter in der Zahnarztpraxis von Dr. Müller beschäftigt. Von ihrem zukünftigen Gehalt in Höhe von 1.500,00 € werden Sozialabgaben und Steuern bezahlt.

- Welche Beiträge zur Sozialversicherung muss Juliane mindestens zur Hälfte tragen und welche trägt die Praxis voll?
- Wer sind die Träger der Sozialversicherung?

Lösung s. Seite 714

Aufgabe 2:
Juliane hört und liest in den Medien im Zusammenhang mit der gesetzlichen Rentenversicherung den Begriff „Generationenvertrag".

- Was versteht man darunter?
- Nennen Sie Maßnahmen, die der Gesetzgeber grundsätzlich ergreifen könnte, um auch in Zukunft den Generationsvertrag abzusichern.

Lösung s. Seite 714

Aufgabe 3:
Benennen Sie die grundsätzlichen Unterschiede zwischen den Sozialversicherungen und den Individualversicherungen hinsichtlich der:

- Festlegung von Beiträgen und der
- Rechtsgrundlage.

Lösung s. Seite 715

Aufgabe 4:
Die Beiträge zur Sozialversicherung sollen möglichst stabil gehalten oder gesenkt werden, nachdem sie zuvor angestiegen waren. Worin lagen die Beitragserhöhungen hauptsächlich begründet?
Lösung s. Seite 715

Aufgabe 5:
Welcher Zweig der Sozialversicherung wurde bereits 1883 als erster gesetzlich geregelt?
- ☐ (A) Arbeitslosenversicherung
- ☐ (B) Krankenversicherung
- ☐ (C) Rentenversicherung
- ☐ (D) Unfallversicherung
- ☐ (E) Pflegeversicherung.

Lösung s. Seite 715

Aufgabe 6:
Was ist unter „Solidaritätsprinzip" bei der Sozialversicherung zu verstehen?
- ☐ (A) Gleichgewicht zwischen Beiträgen und Leistungen
- ☐ (B) Leistungen werden durch Steuermittel finanziert
- ☐ (C) Sozialleistungen richten sich nur nach den erbrachten Leistungen
- ☐ (D) die zu versichernden Risiken werden von allen Versicherten gemeinsam getragen
- ☐ (E) alle Zweige der Sozialversicherung helfen sich bei finanzieller Notlage gegenseitig solidarisch.

Lösung s. Seite 715

Aufgabe 7:
Der Praxisinhaber zahlt die einbehaltenen Sozialabgaben an das/die jeweilige
- ☐ (A) Finanzamt
- ☐ (B) Zahnärztekammer
- ☐ (C) Krankenkasse
- ☐ (D) Ärztekammer
- ☐ (E) Deutsche Rentenversicherung Bund.

Lösung s. Seite 715

Aufgabe 8:
Von welchen der genannten Beträge werden die gesetzlichen Sozialabgaben berechnet?
- ☐ (A) Nettolohn
- ☐ (B) Bruttolohn nach Abzug der Lohn- und Kirchensteuer
- ☐ (C) Bruttolohn nach Abzug der Lohn- und Kirchensteuer und des Solidaritätsbeitrags
- ☐ (D) gesamter Bruttolohn einschließlich Überstundenvergütung
- ☐ (E) gesamter Bruttolohn ohne Überstundenvergütung.

Lösung s. Seite 715

Aufgabe 9:
Die Anmeldung von Arbeitnehmern bei den Orts-, Betriebs- und Innungskrankenkassen obliegt dem/der
- ☐ (A) Arbeitgeber
- ☐ (B) Arbeitnehmer
- ☐ (C) Arbeitsagentur
- ☐ (D) Betriebsrat
- ☐ (E) Versicherungsamt.

Lösung s. Seite 715

Aufgabe 10:
Angestellte sind i. d. R. krankenversicherungspflichtig bis zu einem regelmäßigen Jahresverdienst von
- ☐ (A) 50 % der Beitragsbemessungsgrenze der gesetzlichen Rentenversicherung
- ☐ (B) 75 % der Beitragsbemessungsgrenze der gesetzlichen Rentenversicherung
- ☐ (C) bis zu 54.900,00 € (2015)
- ☐ (D) 50 % des Tarifgehalts
- ☐ (E) 75 % des Tarifgehalts.

Lösung s. Seite 715

Aufgabe 11:
Wie lange hat ein Arbeitnehmer im Krankheitsfall im Allgemeinen Anspruch auf Weiterzahlung seiner Bezüge?
- ☐ (A) 4 Wochen
- ☐ (B) 6 Wochen
- ☐ (C) 8 Wochen

- ☐ (D) 3 Monate
- ☐ (E) 6 Monate.

Lösung s. Seite 715

Aufgabe 12:

Wem ist nach einem Arbeitsunfall unverzüglich eine Unfallanzeige des Arbeitgebers zu senden?

- ☐ (A) Arbeitgeberverband
- ☐ (B) Berufsgenossenschaft und Gewerbeaufsichtsamt
- ☐ (C) Gesundheitsamt
- ☐ (D) Polizeibehörde
- ☐ (E) Zahnärztekammer.

Lösung s. Seite 715

Aufgabe 13:

Als Arbeitsunfall gilt im Allgemeinen nicht ein Unfall

- ☐ (A) auf dem Weg zur Arbeit
- ☐ (B) auf dem Weg von der Berufsschule
- ☐ (C) infolge beschädigender Einwirkungen der beruflichen Tätigkeit (Berufskrankheit)
- ☐ (D) auf dem Weg von der Arbeit
- ☐ (E) während der Essenseinnahme im Betrieb (in der Praxis).

Lösung s. Seite 715

Aufgabe 14:

Die Renten aus der gesetzlichen Rentenversicherung werden hinsichtlich ihrer Höhe i. d. R. jährlich angepasst. Wie nennt man diese Anpassung?

- ☐ (A) degressive Rente
- ☐ (B) progressive Rente
- ☐ (C) Inflationsrente
- ☐ (D) dynamische Rente
- ☐ (E) Jahresrente.

Lösung s. Seite 715

Aufgabe 15:

Besteht die Möglichkeit für Mitarbeiter in Zahnarztpraxen eine Betriebsrente zu erhalten?

Lösung s. Seite 715

Aufgabe 16:

Wo sind die rechtlichen Ansprüche für eine Betriebsrente geregelt, und was ist ihr eigentlicher Zweck?

Lösung s. Seite 715

Aufgabe 17:

Leisten die Arbeitgeber (Praxisinhaber) einen Zuschuss zur Betriebsrente und wenn ja, wie hoch ist er für Auszubildende?

Lösung s. Seite 716

Aufgabe 18:

Hat die Zahnmedizinische Fachangestellte Anspruch auf eine Entgeltumwandlung zur Altersversorgung?

Lösung s. Seite 716

Aufgabe 19:

Welche Versorgungsleistungen aus der Betriebsrente sind im Alter zu erwarten?

Lösung s. Seite 716

Aufgabe 20:

Juliane Weber ist eine sehr umsichtige und vorsichtige junge Frau. Das soziale Netz der Sozialversicherung erscheint ihr gerade jetzt, wo von staatlicher Seite durch so genannte Reformen einschneidende Veränderungen anstehen, die auch sie in Zukunft stark betreffen werden, löchriger geworden. Sie möchte deshalb durch eine private Vorsorge den Leistungskürzungen begegnen und sich gegen Risiken finanziell absichern.

- Welche privaten Versicherungen kommen für Juliane grundsätzlich infrage?
- Worin besteht der Unterschied zwischen einer Risiko- und einer Kapitallebensversicherung?
- Warum ist eine allgemeine Unfallversicherung empfehlenswerter als eine Insassen-Unfallversicherung, die im Zusammenhang mit der Kfz-Versicherung abgeschlossen wird?

Lösung s. Seite 716

Aufgabe 21:

Juliane möchte sich über die Riester-Rente näher informieren. Sie nutzt das Internet und wählt die Adresse www.finanztest.de und es öffnet sich die folgende Seite:

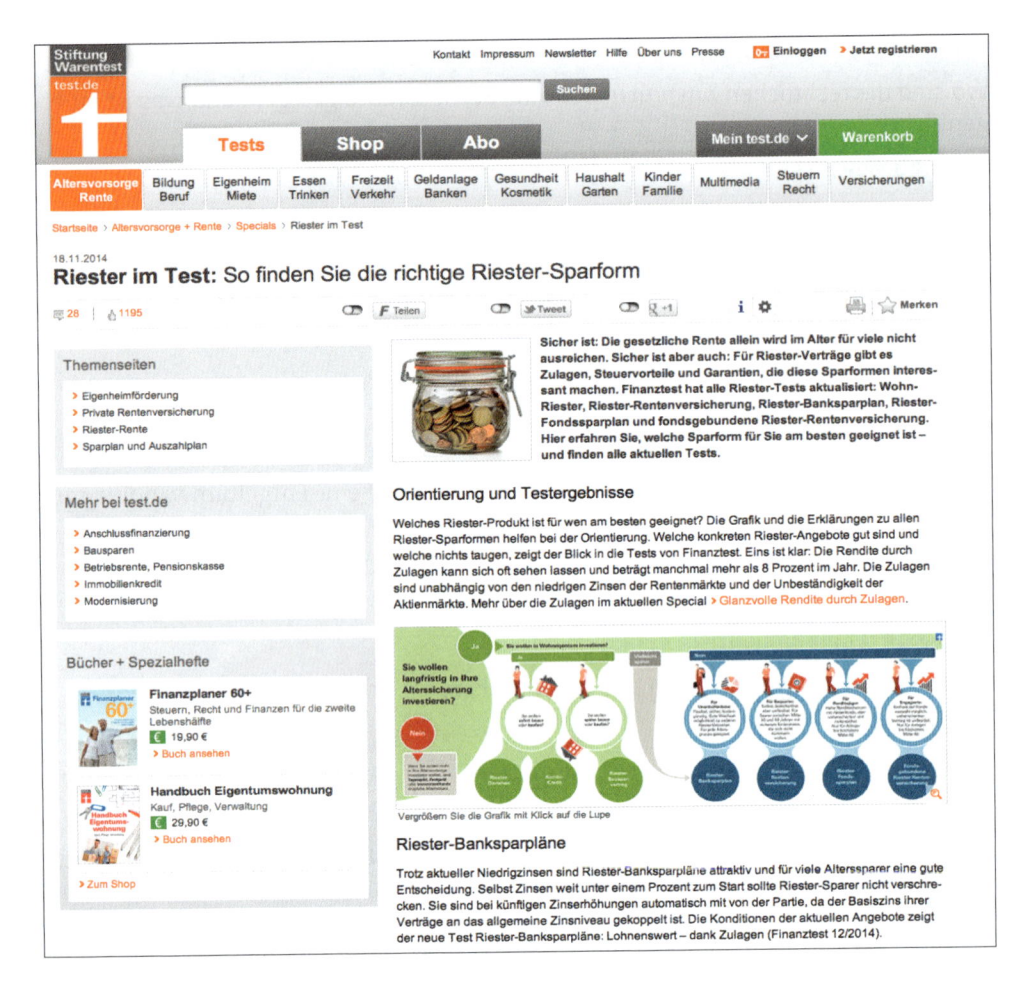

Wer wird durch die Riester-Rente gefördert, wer nicht?

Lösung s. Seite 717

Aufgabe 22:

Julianes Freund Thomas ist beim Finanzamt als Beamter beschäftigt. Er müsse sich im Vergleich zu anderen Arbeitnehmern anders versichern, erklärt Thomas Julia. Dadurch ist die Berechnung seines Nettoentgeltes (seiner Bezüge) auch verschieden von der anderen abhängig Beschäftigten. Im Zusammenhang mit der Krankenversicherung erwähnt Thomas noch die so genannte Beihilfe.

- Welche Sozialabgaben zahlt Thomas nicht?
- Welche Versicherungen muss er bei privaten Gesellschaften absichern?
- Was ist die so genannte Beihilfe?
- Bekommt Thomas später Rente?

Lösung s. Seite 717

1.9 Gehaltsabrechnung

Aufgabe 1:
Wovon ist die Höhe der Lohnsteuer grundsätzlich abhängig?

Lösung s. Seite 718

Aufgabe 2:
Von welcher Basis werden die Sozialabgaben berechnet?

Lösung s. Seite 718

Aufgabe 3:
Welcher Betrag ist Grundlage für die Berechnung des Solidaritätszuschlages?

Lösung s. Seite 718

Aufgabe 4:
Welche Lohnnebenkosten fallen auf jeden Fall bei der Beschäftigung einer ZFA an, welche könnten unter Umständen anfallen?

Lösung s. Seite 718

Aufgabe 5:
Wer zahlt die Sozialversicherungsbeiträge für Auszubildende?

Lösung s. Seite 718

Aufgabe 6:
Haben Zahnmedizinische Fachangestellte Anspruch auf vermögenswirksame Leistungen?

Lösung s. Seite 718

Aufgabe 7:
Wenn Freibeträge auf der Lohnsteuerkarte eingetragen sind, hat das Auswirkungen auf die zu zahlenden Sozialabgaben?

Lösung s. Seite 718

Aufgabe 8:
Wie setzt sich der Beitragssatz für die GKV zusammen?

Lösung s. Seite 719

Aufgabe 9:
Welche Beitragssätze werden für die Sozialversicherung erhoben?

Lösung s. Seite 719

Aufgabe 10:

Maike Ramelow ist im 3. Jahr ihrer Ausbildung zur Zahnmedizinischen Fachangestellten kurz vor der Prüfung. Ihr ist für die Zeit danach ein Gehalt von 1.500,00 € angeboten worden, wenn sie in der Praxis in Lüneburg bleibt. Maike möchte nun wissen, mit wie viel steuerlichen Abzügen sie pro Monat rechnen muss. Sie wählt die Webseite des Finanzamtes und gibt folgende Daten in das Dialogfeld ein:

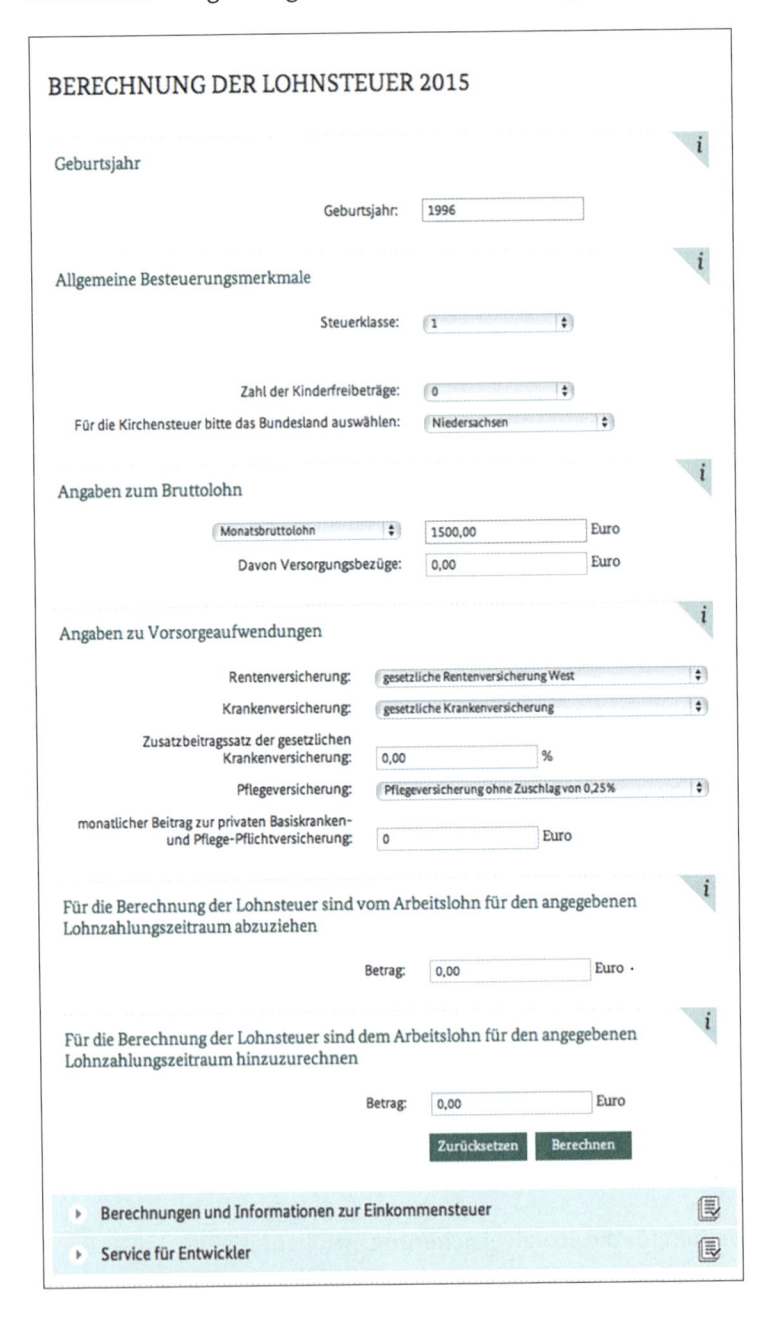

BERECHNUNG DER LOHNSTEUER 2015

Geburtsjahr
- Geburtsjahr: 1996

Allgemeine Besteuerungsmerkmale
- Steuerklasse: 1
- Zahl der Kinderfreibeträge: 0
- Für die Kirchensteuer bitte das Bundesland auswählen: Niedersachsen

Angaben zum Bruttolohn
- Monatsbruttolohn: 1500,00 Euro
- Davon Versorgungsbezüge: 0,00 Euro

Angaben zu Vorsorgeaufwendungen
- Rentenversicherung: gesetzliche Rentenversicherung West
- Krankenversicherung: gesetzliche Krankenversicherung
- Zusatzbeitragssatz der gesetzlichen Krankenversicherung: 0,00 %
- Pflegeversicherung: Pflegeversicherung ohne Zuschlag von 0,25 %
- monatlicher Beitrag zur privaten Basiskranken- und Pflege-Pflichtversicherung: 0 Euro

Für die Berechnung der Lohnsteuer sind vom Arbeitslohn für den angegebenen Lohnzahlungszeitraum abzuziehen
- Betrag: 0,00 Euro

Für die Berechnung der Lohnsteuer sind dem Arbeitslohn für den angegebenen Lohnzahlungszeitraum hinzuzurechnen
- Betrag: 0,00 Euro

[Zurücksetzen] [Berechnen]

▸ Berechnungen und Informationen zur Einkommensteuer
▸ Service für Entwickler

Als Ergebnis ihrer Eingabe erhält Maike:

Ergebnis der Berechnung der Lohnsteuer für 2015
Ihre Eingabedaten

Geburtsjahr:	1996
Monatsbruttolohn:	1.500,00 Euro
davon Versorgungsbezüge:	0,00 Euro
Steuerklasse:	1
Zahl der Kinderfreibeträge:	0,0
Kirchensteuerabzug:	9 % (Niedersachsen)
Rentenversicherung:	gesetzlich (West)
Krankenversicherung:	gesetzlich
Pflegeversicherung:	ohne Zuschlag, nicht Sachsen
Beiträge zur privaten KV:	0,00 Euro
Zusatzbeitragssatz der gesetzlichen Krankenversicherung:	0,00 %
Freibetrag:	0,00 Euro
Hinzurechnungsbetrag:	0,00 Euro

Ergebnis der Berechnung der Lohnsteuer 2015

Die Lohnsteuer beträgt:	**92,66 Euro**
Der Solidaritätszuschlag beträgt:	**2,33 Euro**
Die Kirchensteuer beträgt:	**8,33 Euro**

Maike legt das folgende Schema ihrer eigenen Berechnungen zu Grunde:

Gehaltsberechnung			Monat:		Juli 20..	
Name:	Ramelow		Vorname:	Maike		
Familienstand:	ledig		Geb.-Datum:		03.05.96	
Lohnsteuerklasse:	I		Religion:	röm.-kath.		
Bankverbindung:	Commerzbank	Hamburg		IBAN	DE45200400001234567890	

Bruttoentgelt				- €
Vermögenswirksame Leistungen				- €
Sozialversicherungspflichtiges Bruttoentgelt				- €
Steuerfreie Beträge pro Monat				- €
Steuerpflichtiges Bruttoentgelt				- €

Lohnsteuer			- €	
Solidaritätszuschlag		5,50%	- €	
Kirchensteuer		9,00%	- €	
Summe Steuern				- €
	Gesamt	AN-Anteil		
Rentenversicherung	18,70%	9,350%	- €	
Krankenversicherung	14,60%	7,300%	- €	
Zusatzbeitrag GKV (durchschittlich)	0,90%	0,900%	- €	
Arbeitslosenversicherung	3,00%	1,500%	- €	
Pflegeversicherung	2,35%	1,175%	- €	
Summe Sozialversicherungen	39,55%	20,225%		- €
Summe der Abzüge				- €

Nettoentgelt		- €
Vermögenswirksame Leistungen		- €
Ausgezahlter Betrag		- €

Gesamte Personalaufwendungen			
Bruttoentgelt			- €
AG-Anteil-Sozialversicherungen	19,725%		- €
Sonstige soziale Aufwendungen			- €
Gesamte Personalaufwendungen			- €

Zu überweisender Betrag an das Finanzamt:		- €
Zu überweisender Betrag an die Krankenkasse:		- €

- ▶ Zu welchem Ergebnis ist Maike gekommen?
- ▶ Wie hoch sind die gesamten Personalaufwendungen der Praxis?

Lösung s. Seite 720

Aufgabe 11:

Angenommen, Maike würde zu ihrem Bruttoentgelt von 1.500,00 € pro Monat nun noch vermögenswirksame Leistungen in Höhe von 40,00 € erhalten und müsste die folgenden Steuern zahlen:

Ergebnis der Berechnung der Lohnsteuer für 2015

Ihre Eingabedaten

Geburtsjahr:	1996
Monatsbruttolohn	1.500,00 Euro
davon Versorgungsbezüge:	0,00 Euro
Steuerklasse:	1
Zahl der Kinderfreibeträge:	0,0
Kirchensteuerabzug:	9 % (Niedersachsen)
Rentenversicherung:	gesetzlich (West)
Krankenversicherung:	gesetzlich
Pflegeversicherung:	ohne Zuschlag, nicht Sachsen
Beiträge zur privaten KV:	0,00 Euro
Zusatzbeitragssatz der gesetzlichen Krankenversicherung:	0,00 %
Freibetrag:	0,00 Euro
Hinzurechnungsbetrag:	40,00 Euro

Ergebnis der Berechnung der Lohnsteuer 2015

Die Lohnsteuer beträgt:	**102,33 Euro**
Der Solidaritätszuschlag beträgt:	**4,26 Euro**
Die Kirchensteuer beträgt:	**9,20 Euro**

Wie wirken sich vermögenswirksame Leistungen auf das Nettoentgelt und den zu zahlenden Arbeitgeber-Anteil zur Sozialversicherung aus?

Lösung s. Seite 721

Aufgabe 12:

Wenn Maike zusätzlich eine Gehaltserhöhung von 100,00 € pro Monat erhalten würde und die folgenden Steuern zu zahlen hätte:

Ergebnis der Berechnung der Lohnsteuer für 2015

Ihre Eingabedaten

Geburtsjahr:	1996
Monatsbruttolohn	1.600,00 Euro
davon Versorgungsbezüge:	0,00 Euro
Steuerklasse:	1
Zahl der Kinderfreibeträge:	0,0
Kirchensteuerabzug:	9 % (Niedersachsen)
Rentenversicherung:	gesetzlich (West)
Krankenversicherung:	gesetzlich
Pflegeversicherung:	ohne Zuschlag, nicht Sachsen
Beiträge zur privaten KV:	0,00 Euro
Zusatzbeitragssatz der gesetzlichen Krankenversicherung:	0,00 %
Freibetrag:	0,00 Euro
Hinzurechnungsbetrag:	40,00 Euro

Ergebnis der Berechnung der Lohnsteuer 2015

Die Lohnsteuer beträgt:	125,66 Euro
Der Solidaritätszuschlag beträgt:	6,91 Euro
Die Kirchensteuer beträgt:	11,30 Euro

Wie hoch ist jetzt ihr Nettoentgelt, und wie hoch sind wiederum die gesamten Personalaufwendungen der Praxis?

Lösung s. Seite 722

Aufgabe 13:

Auf der Lohnsteuerkarte von Maike ist jetzt ein Freibetrag von 300,00 € eingetragen. An Steuern fallen an:

Ergebnis der Berechnung der Lohnsteuer für 2015

Ihre Eingabedaten

Geburtsjahr:	1996
Monatsbruttolohn	1.600,00 Euro
davon Versorgungsbezüge:	0,00 Euro
Steuerklasse:	1
Zahl der Kinderfreibeträge:	0,0
Kirchensteuerabzug:	9 % (Niedersachsen)
Rentenversicherung:	gesetzlich (West)
Krankenversicherung:	gesetzlich
Pflegeversicherung:	ohne Zuschlag, nicht Sachsen
Beiträge zur privaten KV:	0,00 Euro
Zusatzbeitragssatz der gesetzlichen Krankenversicherung:	0,00 %
Freibetrag:	300,00 Euro
Hinzurechnungsbetrag:	40,00 Euro

Ergebnis der Berechnung der Lohnsteuer 2015

Die Lohnsteuer beträgt:	**54,41 Euro**
Der Solidaritätszuschlag beträgt:	**0,00 Euro**
Die Kirchensteuer beträgt:	**4,89 Euro**

Welche Berechnungen ergeben sich dann hinsichtlich des Nettoentgeltes und der gesamten Personalaufwendungen des Arbeitgebers?

Lösung s. Seite 723

1.10 Kommunikationstechnik

Aufgabe 1:

Was wird ganz allgemein unter Kommunikation verstanden?

Lösung s. Seite 724

Aufgabe 2:
Welche grundsätzlichen Kommunikationsbeziehungen kennen Sie?

Lösung s. Seite 724

Aufgabe 3:
Unter welchen Aspekten ist der Kommunikationsprozess zu sehen?

Lösung s. Seite 724

Aufgabe 4:
Was ist unter formaler und informaler Kommunikation zu verstehen?

Lösung s. Seite 724

Aufgabe 5:
Welche internen und externen Kommunikationsbeziehungen liegen beispielsweise in einer Zahnarztpraxis vor?

Lösung s. Seite 724

2. Patienten empfangen und begleiten

2.1 Gestaltung des Empfangs- und Wartebereichs

Aufgabe 1:
Was ist unter einem Funktionsbereich zu verstehen?

Lösung s. Seite 725

Aufgabe 2:
Unter welchen Gesichtspunkten kann der zahnmedizinisch-klinische und der nichtklinische Nutzungsbereich eingeteilt werden?

Lösung s. Seite 725

Aufgabe 3:
Im neuen Ärztezentrum in Adendorf will Dr. Wennemeier Praxisräume beziehen. Vor dem Einzug bespricht er mit seinen Mitarbeiterinnen, wie die Räume sinnvoll und zweckmäßig genutzt werden können, um ggf. noch bauliche Veränderungen einzuleiten, denn nächste Woche hat der Zahnarzt einen Termin mit einem Architekten.

- In welche Funktionsbereiche kann eine Zahnarztpraxis unterteilt werden?
- Warum ist eine sorgfältige Planung der Anordnung der Funktionsbereiche notwendig?

- Nennen Sie Gesichtspunkte der Praxisgestaltung aus der Sicht der Patienten.
- Mit welchen organisatorischen Maßnahmen kann Dr. Wennemeier seinen Teil zu einem guten Betriebsklima beitragen?

Lösung s. Seite 725

Aufgabe 4:

In der Gemeinschaftspraxis von Dr. Kurz und Dr. Kehl wird diskutiert, ob ein reines Patientenbestellsystem eingeführt werden soll oder nicht. Die Meinungen sind geteilt. Dr. Kurz vertritt dabei u. a. die Ansicht, dass sich trotz guter Planung gelegentliche Terminverschiebungen nicht vermeiden lassen.

- Welche Vorteile sehen Sie in einer reinen Bestellpraxis?
- Wie kann das Risiko der Terminverschiebungen minimiert werden?
- Welche Alternative gibt es zur Bestellpraxis?
- Wie kann die Reihenfolge bei der Behandlung der Patienten festgelegt werden?

Lösung s. Seite 725

2.2 Verbale und nonverbale Kommunikation

Aufgabe 1:

Welche Patientengruppen bedürfen einer besonderen Aufmerksamkeit und Ansprache?

Lösung s. Seite 726

Aufgabe 2:

Was sollte eine ZFA auf alle Fälle in einem Patienten-Gespräch vermeiden?

Lösung s. Seite 727

Aufgabe 3:

Was wird unter nonverbaler Kommunikation verstanden?

Lösung s. Seite 727

Aufgabe 4:

Welche Körpersprache wird beispielsweise vom Gegenüber als negativ empfunden?

Lösung s. Seite 727

Aufgabe 5:
Welche Ursachen können manche Kommunikationsstörungen beispielsweise haben?

Lösung s. Seite 727

2.3 Grundlagen des Vertragsrechts

Aufgabe 1:
Wodurch kommt ein Kaufvertrag zustande?

Lösung s. Seite 727

Aufgabe 2:
Was begründet jeder schuldrechtliche Vertrag für die Vertragsparteien?

Lösung s. Seite 728

Aufgabe 3:
Müssen Verträge immer schriftlich abgeschlossen werden?

Lösung s. Seite 728

Aufgabe 4:
Welche wichtigen Verträge gibt es?

Lösung s. Seite 728

Aufgabe 5:
Welcher Vertrag liegt im Folgenden vor?

Fall	Vertrag
Cornelia Zenker wird in der Praxis von Dr. Werner als ZFA eingestellt.	
Es wird im Medi-Shop Sprechstundenbedarf eingekauft.	
Dr. Werner besorgt sich ein Ersatzfahrzeug bei Europcar, weil sein Wagen nach einem Unfall in der Autowerkstatt ist.	
Der beschädigte Wagen von Dr. Werner wird in der Kfz-Werkstatt repariert.	
Cornelia Zenker nimmt einen Kredit bei der Commerzbank auf.	
Cornelia nimmt den Zahnmedizin-Studenten Ralf König zur Untermiete in ihre 3-Zimmer-Wohnung auf.	
Ralf überlässt kostenlos sein Auto Cornelia für einen Wochenendausflug.	

Lösung s. Seite 728

Aufgabe 6:
Nennen Sie drei wichtige schuldrechtliche Verträge.
Lösung s. Seite 729

Aufgabe 7:
Wenn ein operativer Eingriff vorgenommen wurde, der einen rein kosmetischen Charakter hat und für dessen Erfolg der Zahnarzt garantiert, welcher Vertrag lag hier vor?
Lösung s. Seite 729

2.4 Computeranlagen, Standardsoftware

Aufgabe 1:
Als Standardsoftware für die Textverarbeitung hat sich weltweit durchgesetzt:
- ☐ (A) MS Excel
- ☐ (B) MS Outlook
- ☐ (C) MS Frontpage
- ☐ (D) MS Access
- ☐ (E) MS Word.

Lösung s. Seite 729

Aufgabe 2:
Als Standardsoftware für die Tabellenkalkulation hat sich weltweit durchgesetzt:
- ☐ (A) MS Frontpage
- ☐ (B) MS Outlook
- ☐ (C) MS Excel
- ☐ (D) MS Access
- ☐ (E) MS Word.

Lösung s. Seite 729

Aufgabe 3:
Ordnen Sie bitte zu.
- _____ MS Excel
- _____ MS Power Point
- _____ MS Word
- _____ MS Outlook
- _____ MS Firefox

C. Wirtschafts- u. Sozialkunde/Praxisorganisation u. -verwaltung | 2. Patienten empfangen und begleiten

_____ MS Frontpage

_____ MS Access.

Programm für:

(A) Datenbanken

(B) Erstellen von Websites

(C) Internet-Zugang (Browser)

(D) E-Mails

(E) Tabellenkalkulation

(F) Textverarbeitung

(G) Präsention.

Lösung s. Seite 729

Aufgabe 4:

Ordnen Sie bitte zu.

_____ Backbone

_____ Cache

_____ Client.

(A) Systeme oder Programme, die mithilfe geeigneter Software die Dienste eines entsprechenden Servers in einer Netzverbindung in Anspruch nehmen

(B) Besondere Verkabelung als Grundstruktur eines Netzwerkes zur Kopplung an andere LANs und Computer. Es werden so mehrere File-Server bzw. beliebige LANs miteinander verbunden.

(C) Teil des Arbeitsspeichers oder der Festplatte, in dem oft benötigte Daten zur Erhöhung der Zugriffsgeschwindigkeit bei erneuten Abrufen intern gespeichert werden.

Lösung s. Seite 729

Aufgabe 5:

Ordnen Sie bitte zu.

_____ Standardsoftware

_____ Branchensoftware

_____ Betriebssystem

_____ Browser.

(A) Compudent

(B) MS Word

(C) Windows 10

(D) Internet Explorer.

Lösung s. Seite 729

Aufgabe 6:

Ordnen Sie bitte zu.

_____ HTML – Hypertext Markup Language

_____ http – Hypertext Transfer Protocol

_____ Hyperlink.

(A) Verweis auf eine andere Seite oder Datenquelle im Internet

(B) eine vom Betriebssystem unabhängige Sprache, um Seiten im Web zu gestalten

(C) ermöglicht die Übertragung von multimedial gestalteten Dateien zwischen Computern.

Lösung s. Seite 729

Aufgabe 7:

Ordnen Sie bitte zu.

_____ CPU

_____ Maus

_____ Printer

_____ Scanner

_____ Monitor.

(A) Ausgabegerät

(B) Eingabegerät

(C) Teil des PCs.

Lösung s. Seite 729

Aufgabe 8:

Welches Gerät wird grundsätzlich nicht in einer Zahnarztpraxis benötigt?

☐ (A) Joystick

☐ (B) Drucker

☐ (C) Scanner

☐ (D) ISDN-Karte

☐ (E) Maus.

Lösung s. Seite 729

Aufgabe 9:

Ordnen Sie bitte zu.

_____ BIOS

_____ Browser

_____ ASCII.

(A) Anzeige-Software mit der der User auf einen Server zugreifen kann

(B) besteht aus einer Ansammlung von Mikro-Programmen, die fest in jedem Computer eingebaut sind und die unbedingt notwendige Befehle bereitstellen, um auf Peripheriegeräte zugreifen zu können

(C) weltweiter Industriestandard für die Informationsübertragung zu anderen Computern und Peripheriegeräten.

Lösung s. Seite 729

Aufgabe 10:

Ordnen Sie bitte zu.

_____ Server

_____ Host

_____ Router

_____ Workstation

_____ Gateway.

(A) Arbeitsplatzrechner

(B) leitet Daten zwischen LANs und/oder WANs weiter. Anhand von Tabellen ermittelt er die günstigste Richtung, in die Datenpakete in Empfängerrichtung weiterfließen müssen

(C) zentraler Rechner, auf den von anderen Systemen aus zugegriffen werden kann, um z. B. Dienste und Informationen abzurufen. Die Verbindung erfolgt über Terminals, wobei Daten sowohl gesendet als auch empfangen werden können

(D) leistungsstarker Computer, der seine Ressourcen den mit ihm verbundenen Nutzern in einem Netzwerk zur Verfügung stellt

(E) Computer im Internet, der Zugang zu anderen Diensten oder Netzen bietet, auch zu Handys und Faxgeräten.

Lösung s. Seite 729

Aufgabe 11:

Sie wollen eine Top-Level-Domain (Internet-Adresse) registrieren lassen. Bei wem tun Sie das? Bei/beim

- ☐ (A) Gelbe Seiten
- ☐ (B) Amtsgericht
- ☐ (C) Grundbuchamt
- ☐ (D) DENIC
- ☐ (E) Einwohnermeldeamt.

Lösung s. Seite 729

Aufgabe 12:

Sie wollen eine Homepage erstellen. Welches Programm werden Sie benutzen?

- ☐ (A) Outlook Express
- ☐ (B) Firefox
- ☐ (C) Internet Explorer
- ☐ (D) Front Page
- ☐ (E) MS Office.

Lösung s. Seite 729

2.5 Datensicherung, Datenschutz

Aufgabe 1:

Was muss zur Datensicherung beachtet werden?

Lösung s. Seite 729

Aufgabe 2:

Auf welchen gesetzlichen Grundlagen beruht der Datenschutz?

Lösung s. Seite 729

Aufgabe 3:

Welche Rechte haben Patienten, deren Daten in einer Zahnarztpraxis gespeichert wurden?

Lösung s. Seite 729

Aufgabe 4:
Nennen Sie Maßnahmen, mit denen Daten vor unberechtigtem Zugriff geschützt werden.

Lösung s. Seite 729

Aufgabe 5:
Erläutern Sie, welche Gefahren bei der Weitergabe von Patientendaten über das Internet drohen.

Lösung s. Seite 730

Aufgabe 6:
Was ist unter einem Computervirus zu verstehen?

Lösung s. Seite 730

Aufgabe 7:
Nennen Sie mögliche Auswirkungen, wenn ein Virus den PC in der Praxis befallen hat.

Lösung s. Seite 730

Aufgabe 8:
Was versteht man unter Spam Mails?
- ☐ (A) empfangene erwünschte Werbepost per E-Mail
- ☐ (B) Nachrichten von Freunden, die online sind
- ☐ (C) empfangene unerwünschte Werbepost per E-Mail
- ☐ (D) versendete Rundbriefe innerhalb des Firmennetzes
- ☐ (E) dringende Nachrichten des E-Mail-Providers.

Lösung s. Seite 730

Aufgabe 9:
Einmal angeklickt, lassen diese Web-Seiten den Surfer nicht mehr frei. Auch beim Wegklicken tun sich immer neue Fenster auf. Bisweilen schreiben sich diese Seiten auch als Startfenster des Browsers ein. Wovon ist hier die Rede?
- ☐ (A) Cookies
- ☐ (B) Trojanische Pferde
- ☐ (C) Page-Piracy
- ☐ (D) Spam Mails
- ☐ (E) Buddies.

Lösung s. Seite 730

Aufgabe 10:

Viele Internetseiten hinterlassen Spuren auf Ihrem PC. Der Provider kann sich bald ein Bild von Ihrem Netzverhalten machen. Bei dem, was auf der Festplatte Ihres PC gespeichert wurde, handelt es sich um:

- ☐ (A) Cookies
- ☐ (B) Trojanische Pferde
- ☐ (C) Page-Piracy
- ☐ (D) Spam Mails
- ☐ (E) Buddies.

Lösung s. Seite 730

Aufgabe 11:

Es gibt an Nachrichten oder Seiten angehängte Exe.-Dateien, die Ihren Computer ausspionieren: So u. a. Adressen, Passwörter, Konto- und Kreditkartennummern. Diese Programme können Ihre Daten an Hacker weiterleiten, Programme öffnen, löschen oder bösartig verändern. Es handelt sich um:

- ☐ (A) Cookies
- ☐ (B) Trojanische Pferde
- ☐ (C) Page-Piracy
- ☐ (D) Spam Mails
- ☐ (E) Buddies.

Lösung s. Seite 730

2.6 Telekommunikation

Aufgabe 1:

Unter einem Attachment ist zu verstehen:

- ☐ (A) der Ablagekorb einer Mailbox
- ☐ (B) ein französischer Abgeordneter des Europaparlaments
- ☐ (C) eine einer E-Mail angehängte Datei
- ☐ (D) die E-Mail-Software
- ☐ (E) die Kontaktaufnahme mit dem E-Mail-Partner.

Lösung s. Seite 730

Aufgabe 2:
Bc bedeutet im Zusammenhang mit einer E-Mail, dass
- ☐ (A) der Empfänger eine Kopie erhält
- ☐ (B) ein anderer Empfänger eine Kopie erhält
- ☐ (C) ein anderer Empfänger eine Kopie erhält, aber sonstige Empfänger der Mail nicht wissen, wer diese erhalten hat
- ☐ (D) ein anderer Empfänger eine Kopie erhält, aber sonstige Empfänger der Mail wissen, wer diese erhalten hat
- ☐ (E) die Absenderangabe weggelassen werden kann.

Lösung s. Seite 730

Aufgabe 3:
Cc bedeutet im Zusammenhang mit einer E-Mail, dass
- ☐ (A) der Empfänger eine Kopie erhält
- ☐ (B) ein anderer Empfänger eine Kopie erhält
- ☐ (C) ein anderer Empfänger eine Kopie erhält, aber sonstige Empfänger der Mail nicht wissen, wer diese erhalten hat
- ☐ (D) ein anderer Empfänger eine Kopie erhält und sonstige Empfänger der Mail wissen, wer diese erhalten hat
- ☐ (E) die Absenderangabe weggelassen werden kann.

Lösung s. Seite 730

Aufgabe 4:
Welche Zahlungsmöglichkeit besteht nicht im Internet?
- ☐ (A) Kreditkarte
- ☐ (B) Geldkarte
- ☐ (C) Cyber Coins
- ☐ (D) Cyberspace
- ☐ (E) Wallet (virtuelle Geldbörse).

Lösung s. Seite 730

Aufgabe 5:
Ordnen Sie bitte zu.

_____ .de

_____ .com

_____ .org

_____ .net
_____ .us
_____ .info
_____ .edu.

(A) Länderkennzeichnung der Internetadresse
(B) Bereichskennzeichnung der Internetadresse
(C) Angebotskennzeichnung der Internetadresse.

Lösung s. Seite 730

3. Praxisabläufe organisieren
3.1 Ablauforganisation

Aufgabe 1:

Ordnen Sie bitte zu.

_____ Organisation
_____ Disposition
_____ Improvisation.

(A) im Voraus geplante Regelungen für Einzelfälle
(B) nicht vorab geplante Regelungen für unerwartete Fälle
(C) im Voraus geplante Regelungen für unerwartete Fäll
(D) auf Dauer angelegte Regelungen sich wiederholender Vorgänge
(E) auf Dauer angelegte Regelungen für unerwartete Fälle.

Lösung s. Seite 730

Aufgabe 2:

Was kennzeichnet das Substitutionsprinzip der Organisation?
- ☐ (A) immer mehr Vorgänge werden im Laufe der Zeit generell geregelt
- ☐ (B) immer mehr Vorgänge werden im Laufe der Zeit sich selbst überlassen
- ☐ (C) es entsteht immer mehr ein sich selbst organisierendes Regelwerk für alle erdenklichen Vorgänge
- ☐ (D) fallweise Regelungen werden durch nicht geplante Regelungen ersetzt
- ☐ (E) nicht geplante Regelungen sind an der Tagesordnung.

Lösung s. Seite 730

Aufgabe 3:
Die Vorteile genereller Regelungen liegen (zwei Antworten)
- ☐ (A) in einem größeren Handlungsspielraum
- ☐ (B) in der schnellen Anpassung an sich verändernde Verhältnisse
- ☐ (C) im optimalen Arbeitsablauf
- ☐ (D) in der schnellen und effizienten Einarbeitung neuer Mitarbeiter
- ☐ (E) in der Ausschaltung nicht geplanter Vorgänge.

Lösung s. Seite 730

Aufgabe 4:
Bis zu 100,00 € darf die Zahnmedizinische Fachangestellte ohne Rückfrage an Praxisbedarf selbst bestellen.
- ☐ (A) fallweise Regelung
- ☐ (B) generelle Regelung
- ☐ (C) situative Regelung
- ☐ (D) Improvisation
- ☐ (E) Disposition.

Lösung s. Seite 730

Aufgabe 5:
Ordnen Sie bitte zu.

- _____ Einführung von flexibler Arbeitszeit
- _____ Vernetzung der Personalcomputer
- _____ Eine neue Zahnmedizinische Fachangestellte wird eingestellt und in ihre Aufgaben eingewiesen.
- _____ Frau Krause übernimmt in der Praxis das Aufgabengebiet von Frau Bolle.
- _____ Die Praxis Dr. Kolb macht keine Abrechnungen mehr selbst und beauftragt stattdessen die Hanseatische Zahnärztliche Abrechnungs-Service-Gesellschaft mbH.
- _____ Alle Investitionen über 50.000,00 € werden in Zukunft nur von allen Zahnärzten der Gemeinschaftspraxis vorgenommen.

(A) Aufbauorganisation

(B) Ablauforganisation

(C) Aufbau- und Ablauforganisation.

Lösung s. Seite 730

3.2 Praxisteam

Aufgabe 1:
Wofür sind Teambesprechungen besonders gut geeignet?

Lösung s. Seite 730

Aufgabe 2:
Welche Faktoren beeinflussen u. a. objektiv und subjektiv die Arbeitsbedingungen der Zahnmedizinischen Fachangestellten?

Lösung s. Seite 731

Aufgabe 3:
Wann wird Kritik im Allgemeinen als unangemessen empfunden?

Lösung s. Seite 731

Aufgabe 4:
Wie sollte berechtigter Kritik möglichst begegnet werden?

Lösung s. Seite 731

Aufgabe 5:
Woran kann es liegen, wenn in der Praxis einiges „schief" läuft?

Lösung s. Seite 731

Aufgabe 6:
Was wird unter Mobbing verstanden?

- ☐ (A) negative kommunikative Handlungen, die gegen eine Person gerichtet sind und die sehr oft und über einen längeren Zeitraum vorkommen
- ☐ (B) negative kommunikative Handlungen, die gegen eine Person gerichtet sind und die selten, aber über einen längeren Zeitraum vorkommen
- ☐ (C) negative kommunikative Handlungen, die gegen eine Person gerichtet sind und die sehr oft, aber nur über einen kurzen Zeitraum vorkommen
- ☐ (D) negative kommunikative Handlungen, die immer gegen mehrere Personen gerichtet sind und die sehr oft und über einen längeren Zeitraum vorkommen
- ☐ (E) negative kommunikative Handlungen, die immer gegen mehrere Personen gerichtet sind und die selten, aber über einen längeren Zeitraum vorkommen
- ☐ (F) negative kommunikative Handlungen, die immer gegen mehrere Personen gerichtet sind und die sehr oft, aber nur über einen kurzen Zeitraum vorkommen.

Lösung s. Seite 731

3.3 Konfliktmanagement

Aufgabe 1:
Was wird allgemein unter einer sozialen Gruppe verstanden?

Lösung s. Seite 731

Aufgabe 2:
Welchen verschiedenen sozialen Gruppen könnten Sie beispielsweise angehören?

Lösung s. Seite 732

Aufgabe 3:
Was ist unter sozialen Normen zu verstehen?

Lösung s. Seite 732

Aufgabe 4:
Welche Konflikte können grundsätzlich unterschieden werden?

Lösung s. Seite 732

Aufgabe 5:
Wodurch können z. B. Rollenkonflikte in der Zahnarztpraxis entstehen?

Lösung s. Seite 732

Aufgabe 6:
Wie könnten Konflikte ganz allgemein vermieden bzw. zufriedenstellend abgebaut werden?

Lösung s. Seite 732

3.4 Telefonnotiz, Praxisinformationen

Aufgabe 1:
„Trotz moderner Möglichkeiten der Nachrichtenübermittlung sind in vielen Fällen schriftliche Mitteilungen unerlässlich", so die Zahnmedizinische Fachangestellte Frau Krüger zu der Auszubildenden Anna Kusch, als diese gerade zum Telefon greifen will.

- Nennen Sie Möglichkeiten einer rationellen Bewältigung des Schriftverkehrs in einer Zahnarztpraxis.
- Welche Vorteile hat ein Postfach?
- Welche Kontrollen nehmen Sie beim Erstellen der Praxis-Ausgangsbriefe vor?
- Aus welchen Gründen ist es von Vorteil, einen Eingangsstempel zu verwenden?

Lösung s. Seite 732

Aufgabe 2:

„Wer heute nicht auf schnelle, schriftliche Kommunikation verzichten möchte, braucht ein Faxgerät", erklärt Frau Krüger der Auszubildenden Anna Kusch und gibt ihr den Auftrag, zwei DIN A4-Seiten an eine andere Zahnarztpraxis zu faxen.

- Nennen Sie Gründe, weshalb Anna Kusch gerade das Fax benutzen soll.
- Welche Anforderungen werden an ein Fax gestellt?

Lösung s. Seite 733

Aufgabe 3:

„Richtiges Telefonieren spart Zeit und Geld. Durch Beachtung wichtiger Grundregeln lassen sich Fehler vermeiden", so wieder Frau Krüger zu der Auszubildenden Anna Kusch, nachdem die gerade ein Telefongespräch beendet hat.

- Wozu dient eine Buchstabiertabelle?
- Wie verhalten Sie sich vor, während und nach einem Telefonat, wenn Sie im Auftrag ihres Chefs eine schwierige bzw. wichtige Angelegenheit fernmündlich erledigen sollen?

Lösung s. Seite 733

Aufgabe 4:

Anna Kusch nimmt als Auszubildende zur ZFA in der Zahnarztpraxis ein Telefongespräch an. Da der Praxisinhaber im Augenblick verhindert ist, soll er auf Wunsch des Anrufers zurückrufen und ggf. auf dessen Mailbox sprechen.

- Was sollte Anna generell auf der Telefonnotiz vermerken?
- Was ist eine Mailbox?

Lösung s. Seite 733

Aufgabe 5:

Dr. Schäfer will seine Zahnarztpraxis für das Internet fit machen. Er verspricht sich davon einen Wettbewerbsvorteil.

- Was wird für einen Internet-Zugang benötigt?
- Welche Vorteile hat das Internet im Vergleich zu den anderen in der Praxis üblichen Kommunikationsmitteln?
- Worin könnte der Wettbewerbsvorteil für die Praxis liegen?

Lösung s. Seite 733

Aufgabe 6:

Die Zahnmedizinische Fachangestellte Claudia Kahl nimmt am 12. Dezember in der Praxis von Dr. Vera Todorovic um 10:15 Uhr ein Telefongespräch entgegen. Am Apparat ist Klaus Damm, Hohenkamp 12, Hamburg-Rahlstedt. Herr Damm ist Privatpatient bei der Allianz und am 03. Juli 1947 geboren. Er bittet um eine Kariesprophylaxe. Da gemeinsam kein passender Termin für die Behandlung vereinbart werden kann, vereinbaren Claudia Kahl und Herr Damm, dass er sich am 15.12. erneut meldet. Auf dem Display ihrer ISDN-Telefons sieht Claudia Herrn Damms Rufnummer. Sie lautet 0406770506. Claudia erfasst das Telefonat und zeichnet mit ihrem Kürzel ka ab.

▶ Wie müsste der Name des Patienten mithilfe des deutschen (kaufmännischen) Buchstabiersystems buchstabiert werden?

▶ Wie hätte Claudia die folgende Telefonnotiz auszufüllen?

Dr. Vera Todorovic
Zahnärztin
Brekelbaums Park 6 • 20537 Hamburg

Telefonnotiz

Datum/Uhrzeit: _____

Name des Patienten: _____

Geburtsdatum: _____

Krankenkasse/privat: _____

Telefon/Fax: _____

Adresse: _____

Grund des Anrufs: _____

_____

_____

☐ *Notfall, sofort den Zahnarzt benachrichtigen*

☐ *Termin vereinbaren*

☐ *Rückruf erbeten*

☐ *Meldet sich erneut*

☐ *Sonstiges*

☐ *Erledigt am:* _____ durch: _____

☐ *In der Datei vermerkt:* _____ durch: _____

Lösung s. Seite 734

Aufgabe 7:

Die Auszubildende zur Zahnmedizinischen Fachangestellten Peggy Sonntag soll die Telefonnummer des Patienten Alfred Wegener in Hannover-Langenhagen herausfinden, die nicht in der Kartei vermerkt ist. Wie kann sie sie grundsätzlich herausbekommen?

Lösung s. Seite 735

3.5 Schriftgutablage

Aufgabe 1:

Tina Schneider ist erst seit ein paar Wochen als Auszubildende in der Praxis von Dr. Berger. Der rät ihr: „Um in der Zahnarztpraxis die vielfältigen Arbeiten erledigen zu können, sind richtiges Ordnen und Speichern der Informationen besonders wichtig. Das Ordnungssystem schafft Klarheit, Sicherheit und Übersichtlichkeit in Karteien, Registraturen und Verzeichnissen. Dadurch wird das Arbeiten in der Praxis erleichtert."

- Wie können Karteien nach ihrem Verwendungszweck unterschieden werden?
- Wenn die Patientenkartei nach Geburtsdaten geordnet ist, wie lautet dann die Fachbezeichnung für dieses Ordnungssystem?
- Welche Vor- und Nachteile hat dieses Ordnungssystem im Vergleich zur alphabetischen Ordnung?
- Nennen Sie mehrere sinnvolle Hilfsmittel, eine Kartei übersichtlicher zu gestalten.
- Welches DIN-Format wird im Allgemeinen für eine Patientenkartei gewählt?
- Welche anderen DIN-Formate würden außerdem noch infrage kommen?
- Welche grundsätzlichen Anforderungen müssen an eine Patientenkartei gestellt werden?
- Welche Eintragungen werden auf der Patientenkarte vorgenommen?
- Bei welchen Anwendungsgebieten in der Zahnarztpraxis ist eine alphabetische Ordnung sinnvoll?

Lösung s. Seite 735

Aufgabe 2:

Geben Sie an, nach welchem Prinzip zweckmäßiger Weise die folgenden Unterlagen geordnet werden sollten:

- Hefte einer zahnmedizinischen Fachzeitschrift
- Krankengeschichten der Patienten
- Lieferscheine und Rechnungen von Lieferanten
- Bankbelege.

Lösung s. Seite 735

Aufgabe 3:

Ordnen Sie die folgenden Patientennamen nach den entsprechenden DIN-Regeln:

Nr.	Name	Vorname
1	Mayer	Karl-Heinz
2	Maier	Fred
3	Meier	Cornelia
4	Meyer	Eckbert
5	Mann	Martin
6	Menne	Claus
7	Manfried	Frieda
8	Menfred	Alfred
9	Meiermann	Monika
10	Meyermann	Michaela

Lösung s. Seite 736

Aufgabe 4:

Welche Vor- und Nachteile hat die geheftete gegenüber der ungehefteten Ablage?

Lösung s. Seite 736

Aufgabe 5:

Welche Möglichkeiten der Ablage gibt es außer der stehenden Ablage?

Lösung s. Seite 736

Aufgabe 6:

Durch Normung wird generell eine Vereinheitlichung, z. B. in den Benennungen und in den Abmessungen, erreicht.

- Was steht hinter der Abkürzung DIN?
- Warum ist die DIN-Normung von Papier, Briefhüllen und Ordnern unbedingt notwendig?
- Welche DIN-Formatreihen gehören zu folgenden Büromaterialien? Schreibpapier, Zeichnungen, Aktendeckel, Postkarten, Briefhüllen.
- Welche DIN-Formate liegen im Folgenden vor? Rezepte, Patientenkartei, AU-Bescheinigungen, Zahnarztbriefe, Schreibmaschinenpapier.

Lösung s. Seite 736

Aufgabe 7:

Worin liegen die Vorteile in der Verwendung von Vordrucken in der Zahnarztpraxis?

Lösung s. Seite 737

3.6 Besondere Versendungsarten

Aufgabe 1:

Welche Aussagen sind richtig?

- ☐ (A) Bei eingeschriebenen Sendungen (Übergabe-Einschreiben) bescheinigt die Post die Einlieferung auf einem besonderen Einlieferungsschein.
- ☐ (B) Nachnahmesendungen werden nur gegen Zahlung des auf einer besonderen Nachnahmekarte angegebenen Nachnahmebetrages an den Empfänger ausgeliefert.
- ☐ (C) Pakete werden, weil eine Paketkarte ausgefüllt wird, immer per Einschreiben versandt.
- ☐ (D) Warensendungen sind besondere Pakete von Warenhäusern.
- ☐ (E) Postgut sind besonders wertvolle Paketsendungen.

Lösung s. Seite 737

Aufgabe 2:

Bei welcher Versendungsform gibt es einen einzelnen Einlieferungsnachweis?

- ☐ (A) Päckchen
- ☐ (B) Schalterpaket
- ☐ (C) Büchersendung
- ☐ (D) Warensendung
- ☐ (E) selbstgebuchtes Paket.

Lösung s. Seite 737

Aufgabe 3:

Wann haftet die Post bei der Güterbeförderung?

Sie haftet bei

- ☐ (A) Schäden, die durch die Beschaffenheit der Sendung verursacht worden sind
- ☐ (B) höherer Gewalt
- ☐ (C) Zufall

- (D) Verschulden
- (E) Verursachung des Schadens durch den Absender durch unzureichende Verpackung.

Lösung s. Seite 737

Aufgabe 4:

Bei welchen Versendungsformen leistet die Post bei Verlust keinen Schadenersatz?

- (A) Päckchen
- (B) Paket
- (C) Einschreiben
- (D) Postgut
- (E) Büchersendung.

Lösung s. Seite 737

Aufgabe 5:

Welche Aussagen sind falsch?

Das Höchstgewicht je

- (A) Schalterpaket beträgt 20 kg
- (B) Standardbrief beträgt 1 kg
- (C) Päckchen beträgt 2 kg
- (D) Pluspäckchen beträgt 20 kg
- (E) Maxibrief beträgt 5 kg.

Lösung s. Seite 737

Aufgabe 6:

Für welche Leistung verlangt die Post kein zusätzliches Entgelt?

- (A) Paket mit Transportversicherung (Haftung maximal 25.000,00 €)
- (B) Paket mit Rückschein
- (C) Paket mit Nachnahme (bis 3.500,00 €)
- (D) Zustellung eines Päckchens
- (E) Paket „Express".

Lösung s. Seite 737

Aufgabe 7:

Die Auszubildende zur ZFA Birgit Montag soll die Postleitzahl für Wentorf bei Hamburg herausfinden, um eine Privatliquidation an den Patienten Karsten Wolters zu verschicken. Wie kann sie die PLZ grundsätzlich herausfinden?

Lösung s. Seite 737

4. Waren beschaffen und verwalten

4.1 Bezugsquellenermittlung

Aufgabe 1:

Welche Bezugsquellen stehen nicht jederzeit zur Verfügung?   (zwei Antworten)

- ☐ (A) Messen
- ☐ (B) Kataloge
- ☐ (C) Ausstellungen
- ☐ (D) Branchenverzeichnisse
- ☐ (E) eigene Einkaufsunterlagen
- ☐ (F) Inserate in Fachzeitschriften.

Lösung s. Seite 737

Aufgabe 2:

Was gehört nicht zu den Beschaffungsmärkten der Zahnarztpraxis? (zwei Antworten)

- ☐ (A) Warenbörsen
- ☐ (B) Messen
- ☐ (C) Ausstellungen
- ☐ (D) Auktionen
- ☐ (E) Kongresse.

Lösung s. Seite 737

Aufgabe 3:

Hauptaufgabe der Beschaffung ist, diejenigen Hersteller auf dem Markt zu suchen, die die Güter, die für den Praxisbedarf benötigt werden,

- ☐ (A) in gleichbleibender Qualität und zu gleichbleibenden Preisen bei pünktlicher Lieferung und in der zugesagten Menge liefern können
- ☐ (B) in gleichbleibender Qualität und zu günstigen Preisen bei pünktlicher Lieferung und in der zugesagten Menge liefern können

☐ (C) in guter Qualität und zu gleichbleibenden Preisen bei pünktlicher Lieferung und in der zugesagten Menge liefern können

☐ (D) in gleichbleibender Qualität und zu gleichbleibenden Preisen bei pünktlicher Lieferung und in ausreichender Menge liefern können.

Lösung s. Seite 737

Aufgabe 4:

Was gehört nicht zu den Detailaufgaben der Beschaffung?

☐ (A) Beschaffungsmarktforschung

☐ (B) Auswahl der Lieferanten

☐ (C) Anfragenbearbeitung

☐ (D) Angebotsauswertung und Preisvergleiche

☐ (E) Begleichung der Einkaufsrechnungen.

Lösung s. Seite 737

Aufgabe 5:

Ordnen Sie bitte zu.

_____ Lieferantendatei

_____ Fachzeitschriften

_____ „Gelbe Seiten"

_____ Kataloge von Lieferanten

_____ Internet-Seiten

_____ Werbeanzeigen

_____ Messebesuche

_____ Warenbeschaffungsdatei.

(A) interne Bezugsquellen

(B) externe Bezugsquellen.

Lösung s. Seite 737

4.2 Informationsbeschaffung, Anfrage

Aufgabe 1:

Die Dental-Shop OHG, ein Händler für Zahnärztebedarf, übersendet der Praxis von Dr. Claasen ihren aktuellen Katalog mit Preisliste.

Liegt hier rechtlich gesehen ein Antrag oder eine Annahme vor?

Lösung s. Seite 737

Aufgabe 2:

Der Zahnarzt Dr. Wichern bestellt aus dem Katalog des Dental-Shops Labormaterialien.

Liegt in diesem Fall rechtlich gesehen ein Antrag oder eine Annahme vor?

Lösung s. Seite 737

Aufgabe 3:

Die Dental-Shop OHG liefert aufgrund einer Bestellung von Dr. Wichern die Ware genauso wie sie in ihrem Prospekt hinsichtlich Preis und Qualität ausgezeichnet war.

Was liegt rechtlich gesehen in diesem Fall vor?

Lösung s. Seite 737

Aufgabe 4:

Für die Zahnarztpraxis Dr. Wolfgang Walter, Eichenbusch 7, 21465 Reinbek, soll am 09.09.20.. bei dem Zahnärztebedarf dd dental depot, Rödingsmarkt 9, 20459 Hamburg, ein verbindliches Angebot für Universaleinsätze eingeholt werden. Die Zahnmedizinische Fachangestellte Steffie Bläse wird von Dr. Walter beauftragt, dies mit einem Geschäftsbrief zu tun. Die dental depot soll möglichst rasch auf die Anfrage der Praxis antworten.

Wie könnte so eine Anfrage aussehen?

Lösung s. Seite 738

Aufgabe 5:

Die Zahnmedizinische Fachangestellte Katarina Wölkert hat von ihrem Chef, Dr. Christian Baier, den Auftrag bekommen, im Internet nach einem günstigen Angebot für ein Chipkartenlesegerät zu recherchieren. Katarina ist bei der Medishop unter der Adresse **www.medishop.de** fündig geworden. Auf ihrem PC erscheint das folgende Bild:

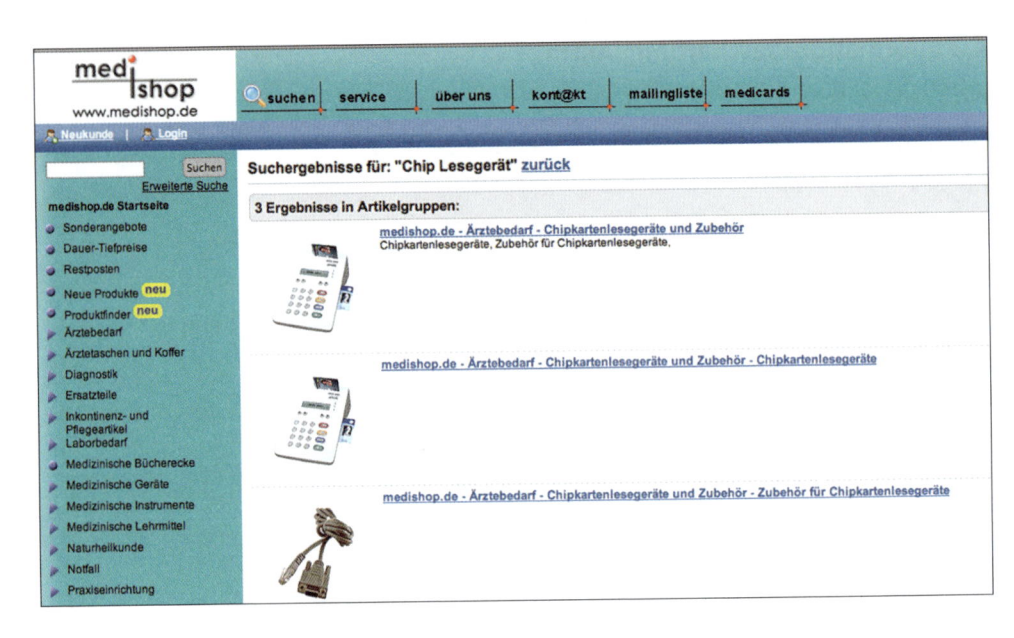

Definieren Sie an diesem Beispiel Anfrage und Angebot.

Lösung s. Seite 738

Aufgabe 6:

In den Allgemeinen Geschäftsbedingungen des Internet-Händlers Medishop findet Katarina den folgenden Text:

Angebote
Alle Angebote von Medishop sind freibleibend, sofern nichts gegenteiliges bestimmt wird. Die in Preislisten, Rundschreiben, Prospekten und ähnlichen Unterlagen von Medishop gemachten Angaben sind nur annähernd und dienen nur der Information der Kunden über das Leistungsangebot von Medishop.
Bestellungen
Bestellungen des Kunden können schriftlich (auch per Telefax oder per E-Mail) oder mündlich erfolgen. Ist die Bestellung des Kunden als Angebot gemäß § 145 BGB zu qualifizieren, kann Medishop dieses innerhalb von vier Wochen annehmen.

Ist das Angebot des Internethändlers verbindlich?

Lösung s. Seite 739

Aufgabe 7:

Dr. Baier entscheidet, dass Katarina für die Praxis zum ersten Mal das Chipkartenlesegerät bei der Medishop bestellen soll.

Was müsste Katarina zunächst als Neukundin tun, damit der Internethändler das Lesegerät an die Zahnarztpraxis liefert?

Lösung s. Seite 739

4.3 Angebotsvergleich – Lieferungs- und Zahlungsbedingungen

Aufgabe 1:

Die Gemeinschaftspraxis Dr. Claudia Reichert & Dr. Benno Kaiser will zehn neue PCs anschaffen. Dazu werden Angebote eingeholt. Das erste über das Internet unter der Adresse: **www.saturn.de**

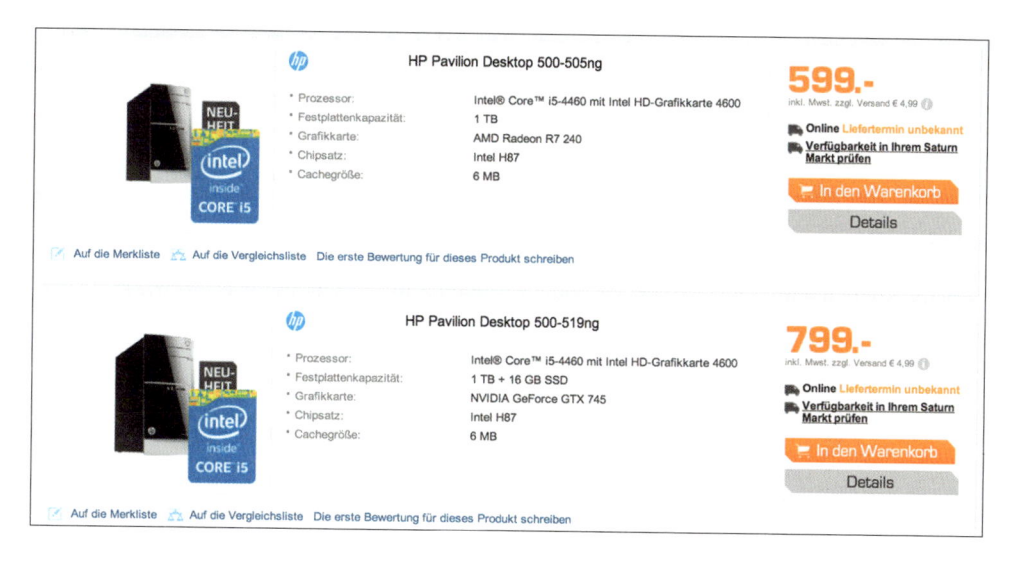

HP Pavilion Desktop 500-505ng
- Prozessor: Intel® Core™ i5-4460 mit Intel HD-Grafikkarte 4600
- Festplattenkapazität: 1 TB
- Grafikkarte: AMD Radeon R7 240
- Chipsatz: Intel H87
- Cachegröße: 6 MB

599,-
inkl. Mwst. zzgl. Versand € 4,99
Online Liefertermin unbekannt
Verfügbarkeit in Ihrem Saturn Markt prüfen

HP Pavilion Desktop 500-519ng
- Prozessor: Intel® Core™ i5-4460 mit Intel HD-Grafikkarte 4600
- Festplattenkapazität: 1 TB + 16 GB SSD
- Grafikkarte: NVIDIA GeForce GTX 745
- Chipsatz: Intel H87
- Cachegröße: 6 MB

799,-
inkl. Mwst. zzgl. Versand € 4,99
Online Liefertermin unbekannt
Verfügbarkeit in Ihrem Saturn Markt prüfen

Infrage kommen die beiden Computer von HP. Bei Saturn fallen keine Versandkosten an. Es können aber auch keine Rabatte und Skonti in Anspruch genommen werden.

Neben dem Online-Angebot möchte sich Dr. Claudia Reichert noch zwei weitere Angebote vor Ort einholen. Sie ruft zwei Händler an und bittet um ein schriftliches Angebot. Zwei Tage später hat sie sie in der Post.

Die Praxis begleicht ihre Rechnungen stets innerhalb der genannten Zahlungsziele, um Skonto ziehen zu können. Die PCs sollen so schnell wie möglich in der Praxis sein, damit sie unverzüglich zur Verfügung stehen.

ABACUS Computer

Herderstr. 5
Tel: (0 40) 727 33 45
Bank: Comdirect Bank DE96200411330732419700

22085 Hamburg
email: info.abacus.com

Gemeinschaftspraxis
Dr. Reichert & Dr. Kaiser
c/o Frau S. Conrad
Bahnhofstr. 5
22463 Hamburg

01.10.20..

Sonderangebot PCs

Guten Tag!

Heute können wir Ihnen ein ganz besonderes Angebot unterbreiten:

HP Pavilion Desktop 500-505ng
Intel Core i5-4460 mit Intel-Grafikkarte 4600,
Festplatte 1 TB, Cache 6 MB

Preis: 675,00 €

HP Pavilion Desktop 500-519ng
Intel Core i5-4460 mit Intel-Grafikkarte 4600,
Festplatte 1 TB + 16GB ssd, Cache 6MB

Preis: 899,00 €

Wir gewähren bei Abnahme ab 5 Stück 10 % Rabatt. Wir berechnen für Verpackung 6,00 € pro Gerät und 10,00 € Transportkosten.

Unsere Zahlungsbedingungen: 10 Tage 2,5 % Skonto, 30 Tage netto Kasse.

Wir freuen uns auf Ihren Auftrag! Bitte bestellen Sie bitte umgehend!

Ihr
ABACUS-Team

i. A. *Ralf Schimmelpfennig*

Ralf Schimmelpfennig

Cosinus Computer
22145 Hamburg - Hohenkamp 31 - Tel: 6 79 19 51 email: info@cosinus.de

Gemeinschaftspraxis
Dr. Reichert & Dr. Kaiser
c/o Frau S. Conrad
Bahnhofstr. 5
22463 Hamburg

01.10.20..

Angebot PCs HP

Sehr geehrte Frau Conrad,

vielen Dank für Ihre Anfrage. Wir können Ihnen folgendes Angebot unterbreiten:

Artikel:	HP Pavilion Desktop 500-505ng
	Intel Core i5-4460 mit Intel-Grafikkarte 4600,
	Festplatte 1 TB, Cache 6 M

Unser Preis: 749,00 €

Artikel:	HP Pavilion Desktop 500-519ng
	Intel Core i5-4460 mit Intel-Grafikkarte 4600,
	Festplatte 1 TB + 16GB ssd, Cache 6MB

Unser Preis: 999,00 €

Mit uns sind Sie sowohl was Preise als auch Konditionen betreffen auf der sicheren Seite. So gewähren wir die folgende Rabattstaffel.

Bei Abnahme   ab   5 Stück   10 % Rabatt
                ab   10 Stück   20 % Rabatt

Bei Zahlung innerhalb von 10 Tagen gewähren wir 3 % Skonto.

Für Fracht berechnen wir 20,00 € pro gelieferte Einheit, für Transportversicherung 2,50 €.

Mit freundlichen Grüßen
Cosinus Computer

i. A. *Gunnar Ährlich*
(Gunnar Ährlich)

Bankverbindung: Unicredit Bank - Hypovereinsbank
IBAN DE47200300000002739332

- Führen Sie einen Angebotsvergleich anhand der konkreten Zahlen von Saturn, Abacus- und Cosinus-Computer für den HP Pavilion 500-505ng durch.
- Welches ist das günstigste Angebot für den HP Pavilion 500-519ng?

Lösung s. Seite 739

Aufgabe 2:

Wie viel Angebote sollten für einen Vergleich stets eingeholt werden?

Lösung s. Seite 740

Aufgabe 3:

Welche Gesichtspunkte sollten ganz allgemein bei einem Angebotsvergleich eine Rolle spielen?

Lösung s. Seite 740

Aufgabe 4:

Was versteht man unter einem quantitativen Angebotsvergleich?

Lösung s. Seite 740

Aufgabe 5:

Unterscheiden Sie Rabatte, Skonti und Boni.

Lösung s. Seite 741

Aufgabe 6:

Nennen Sie mehrere Bezugskosten.

Lösung s. Seite 741

Aufgabe 7:

Die große Gemeinschaftspraxis Dr. Scheuer & Dr. König will ihr PC-Netz erneuern. Zu diesem Netzwerk gehören 10 Personalcomputer, 1 Server, 2 Laserdrucker, 1 Scanner und Software. Bei der Software handelt es sich um Standardprogramme und spezielle Branchensoftware für Zahnärzte. Es liegen von zwei Computerhändlern Angebote vor:

	Angebot A	Angebot B
Preis für die gesamte Hardware	50.000,00 €	55.500,00 €
Preis für die Standardsoftware	2.500,00 €	2.200,00 €
Preis für die Branchensoftware	12.500,00 €	17.300,00 €

- Der Anbieter A verlangt zusätzlich für die obligatorische Schulung der Mitarbeiter in der Branchensoftware pauschal 4.000,00 € für 8 Stunden Unterricht in der Praxis.
- Der Anbieter B würde ein 5-stündiges Einführungsseminar in den eigenen Geschäftsräumen halten, ohne dies in Rechnung zu stellen. Bei einer späteren Schulung in der Praxis würden 800,00 € pro Stunde anfallen.
- Anbieter A ist neu auf dem Markt und nicht direkt vor Ort, würde aber innerhalb von 2 Tagen einen Mitarbeiter schicken. Außerdem bietet A einen Rund-um-die-Uhr-Service per Hotline.
- Anbieter B ist im gesamten Bundesgebiet präsent, aber seine Hotline ist nur während der Geschäftszeit von 09:00 - 17:00 Uhr besetzt.
- Anbieter B hat eine eigene technische Abteilung und entwickelt auch Branchensoftware selbst.
- Anbieter A verlängert freiwillig die Garantiezeiten für die Hardware generell um ein Jahr.
- Anbieter A könnte sofort liefern.
- Anbieter B kann erst in 4 Wochen liefern.
- Mit Anbieter B bestehen seit 2 Jahren Geschäftsbeziehungen, die recht zufriedenstellend waren.
- Wie sind diese beiden Angebote quantitativ zu bewerten?
- Warum sind qualitative Daten stets subjektiv?
- Nennen Sie qualitative Gesichtspunkte, die bei einem Angebotsvergleich zu berücksichtigen sind.
- Wie könnten beispielsweise qualitative Daten beim Angebotsvergleich in einem Bewertungsschema zur Entscheidungsfindung herangezogen werden?
- Welches Angebot ist unter qualitativen Gesichtspunkten günstiger?

Lösung s. Seite 741

Aufgabe 8:

Welcher Wert sollte als Grundlage für einen Angebotsvergleich genommen werden?
- ☐ (A) Listeneinkaufspreis
- ☐ (B) Zieleinkaufspreis
- ☐ (C) Bareinkaufspreis
- ☐ (D) Einstandspreis
- ☐ (E) Selbstkosten.

Lösung s. Seite 742

Aufgabe 9:

Ordnen Sie bitte zu.

___ Nachnahme

___ Vorauszahlung

___ Zielkauf

___ Abzahlungskauf.

(A) Ware jetzt – Zahlung später

(B) Ware später – Zahlung jetzt

(C) Ware jetzt – Zahlung jetzt

(D) Ware später – Zahlung später

(E) Ware vorher – Zahlung jetzt

(F) Ware jetzt – Zahlung vorher.

Lösung s. Seite 742

Aufgabe 10:

Wie wird der Einstandspreis ermittelt?

☐ (A) Listeneinkaufspreis - Rabatt - Skonto + Bezugskosten

☐ (B) Listeneinkaufspreis - Skonto - Rabatt + Bezugskosten

☐ (C) Zieleinkaufspreis - Skonto - Rabatt + Bezugskosten

☐ (D) Zieleinkaufspreis - Rabatt - Skonto + Bezugskosten

☐ (E) Listeneinkaufspreis + Bezugskosten - Rabatt - Skonto

☐ (F) Zieleinkaufspreis + Bezugskosten - Skonto - Rabatt.

Lösung s. Seite 742

Aufgabe 11:

Wie hoch ist der Einstandspreis?

Listeneinkaufspreis 240,00 €; Bezugskosten 12,50 €; Rabatt 30 %; Skonto 2 %

☐ (A) 164,44 €

☐ (B) 173,21 €

☐ (C) 173,22 €

☐ (D) 177,14 €

☐ (E) 178,14 €.

Lösung s. Seite 742

Aufgabe 12:
Welches Angebot ist hinsichtlich des Einstandspreises günstiger?

Angebot	1	2	3
Listeneinkaufspreis	98,00 €	105,00 €	110,00 €
Rabatt/Skonto	10 %	20 %	30 %
Bezugskosten	2 %		2 %
		2,50 €	10,00 €

- ☐ (A) Angebot 1 ist am günstigsten.
- ☐ (B) Angebot 2 ist am günstigsten.
- ☐ (C) Angebot 3 ist am günstigsten.
- ☐ (D) Angebot 1 und 2 sind gleich günstig.
- ☐ (E) Angebot 2 und 3 sind gleich günstig.
- ☐ (F) Angebot 1 und 3 sind gleich günstig.
- ☐ (G) Angebot 1, 2 und 3 unterscheiden sich nicht.

Lösung s. Seite 742

4.4 Wareneingang

Aufgabe 1:
Was sollte grundsätzlich beim Wareneingang überprüft werden?
Lösung s. Seite 742

Aufgabe 2:
Aus welchen Gründen sollte jeder Ware unbedingt ein Lieferschein beigefügt sein?
Lösung s. Seite 742

Aufgabe 3:
Müssen auf dem Lieferschein Preise vermerkt sein?
Lösung s. Seite 742

Aufgabe 4:
Was ist konkret zu tun, wenn plötzlich unverlangte Ware in der Zahnarztpraxis eintrifft?
Lösung s. Seite 743

Aufgabe 5:
Welche Mängel können grundsätzlich bei einer Warenlieferung vorkommen?

Lösung s. Seite 743

4.5 Zahlungsverkehr

Aufgabe 1:
Seit 2014 gibt es den SEPA-Zahlungsverkehrsraum. Was ist darunter zu verstehen?

Lösung s. Seite 743

Aufgabe 2:
Wie funktionieren SEPA-Überweisungen?

Lösung s. Seite 744

Aufgabe 3:
Was ist unter der IBAN zu verstehen?

Lösung s. Seite 744

Aufgabe 4:
Was bedeutet BIC im Zusammenhang mit SEPA?

Lösung s. Seite 745

Aufgabe 5:
Wie funktionieren SEPA-Lastschriften?

Lösung s. Seite 745

Aufgabe 6:
Was ist unter einem SEPA-Lastschriftmandat zu verstehen?

Lösung s. Seite 745

Aufgabe 7:
Welche Rechte hat der Verbraucher bei SEPA-Lastschriften?

Lösung s. Seite 746

Aufgabe 8:
Sophie Hägele, 17 Jahre, hat ihre Ausbildung zur Zahnmedizinischen Fachangestellten in der Praxis von Dr. Krüger gerade begonnen. In diesem Zusammenhang hat sie ein Girokonto bei der Deutschen Bank eröffnet.

Das Abo für die Fachzeitschrift „Die Zahnmedizinische Fachangestellte" und die Monatskarte für den Bus will sie in Zukunft bargeldlos bezahlen.

Nennen Sie zwei sinnvolle unterschiedliche Möglichkeiten der Zahlung.

Lösung s. Seite 746

Aufgabe 9:

Das Kreditinstitut verweigert Sophie im Moment die Aushändigung einer Girocard. Sophie ist enttäuscht, weil sie von den vielseitigen Einsatzmöglichkeiten der Girocard gehört hat.

- An welche Voraussetzungen ist die Nutzung der Girocard gebunden?
- Nennen Sie vier Einsatzmöglichkeiten der Girocard.

Lösung s. Seite 746

Aufgabe 10:

In der Praxis von Dr. Brammer sind im letzten Monat u. a. die folgenden Ausgaben angefallen:

Datum	Ausgabe	Betrag
03. Juni	Miete	3.950,00 €
04. Juni	Einkauf Büromaterial	55,00 €
05. Juni	Reparatur der Beleuchtung im Empfangsbereich	210,00 €
28. Juni	Rechnung der Deutschen Telekom	145,00 €

Am 28. Juni besorgt die Auszubildende Maren Behrens für die Zahnarztpraxis bei der Post Briefmarken im Wert von 50,00 €.

- Nennen Sie für jede der fünf Ausgaben mindestens eine vorteilhafte Zahlungsart.
- Nennen Sie beim SEPA-Lastschrifteinzug mindestens je einen Vorteil für den Zahlungspflichtigen und den -empfänger.

Lösung s. Seite 746

Aufgabe 11:

Die Auszubildende Carmen Stolze will bei der Postbank ein Online-Konto eröffnen. Sie ist vom Online-Banking überzeugt.

- Welche Vorteile bietet das Internet-Banking?
- Wie wird die Sicherheit des Internet-Banking gewährleistet?

Lösung s. Seite 747

Aufgabe 12:

Der junge Zahnarzt Dr. Eckbert Goerig hat ein Geschäftskonto bei der Commerzbank. Auf dem Monitor seines PCs zeigt sich folgendes Bild:

Buchungstag	Umsatzart	Buchungstext	Betrag
▸ 16.02.2015	Lastschrift	Stadt Reinbek 01/00033733/001/Erbbaupacht Boehmek	− 196,11 EUR
▸ 16.02.2015	Lastschrift	Stadt Reinbek 01/00009307/001/Grundsteuer B:66,42	− 101,62 EUR
▸ 16.02.2015	Lastschrift	Kreis Stormarn Abfallentgelte	− 44,67 EUR
▸ 06.02.2015	Gutschrift	e-werk Sachsenwald GmbH VK.28367528 BELEG:540000681590 RNR.	+ 157,47 EUR

- ▸ Welche Informationen können aus dem Kontoauszug gewonnen werden?
- ▸ Was verbirgt sich hinter dem Begriff „Dispositionslimit"?

Lösung s. Seite 747

Aufgabe 13:

Es liegt der folgende Bildschirmausdruck vor:

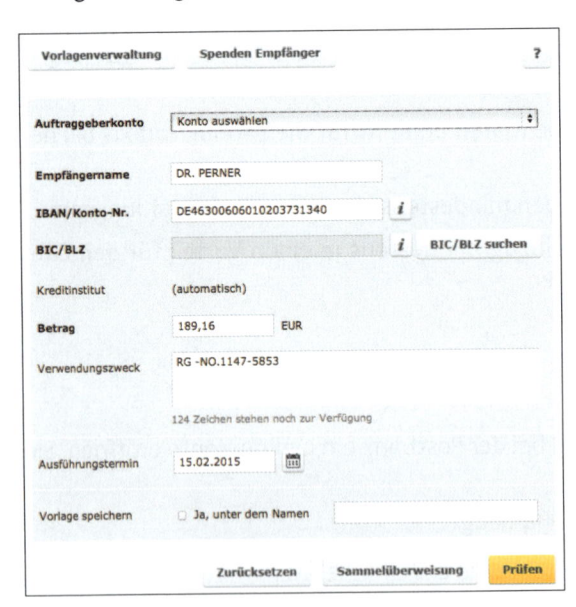

Vorlagenverwaltung	Spenden Empfänger	?
Auftraggeberkonto	Konto auswählen	
Empfängername	DR. PERNER	
IBAN/Konto-Nr.	DE46300606010203731340	*i*
BIC/BLZ		*i* BIC/BLZ suchen
Kreditinstitut	(automatisch)	
Betrag	189,16 EUR	
Verwendungszweck	RG -NO.1147-5853 124 Zeichen stehen noch zur Verfügung	
Ausführungstermin	15.02.2015	
Vorlage speichern	☐ Ja, unter dem Namen	
	Zurücksetzen Sammelüberweisung Prüfen	

Erklären Sie kurz, was der Bildschirmausdruck inhaltlich aussagt.

Lösung s. Seite 747

Aufgabe 14:

Die vorliegende Rechnung der medi depot soll per Bank-Überweisung beglichen werden.

---

md medi depot

Rödingsmarkt 9
20459 Hamburg

RECHNUNG

md medi depot, Rödingsmarkt 9, 20459 Hamburg

Dr. Wolfgang Walter
Zahnarzt
Eichenbusch 7
21451 Reinbek

Rechnungsnummer: 728-02
Rechnungsdatum: 09.06.20..
Kundennummer: 68301
(Bitte bei Zahlung angeben)
Ihr Fachberater   Herr Engels

Lieferschein vom 07.06.20.../Auftrag 319721 vom 06.06.20..

Position	Menge	Artikel-No.	Bezeichnung der Leistung	Einzelpreis	Gesamtpreis
0010	1	6201594	Mehrpreis Geteilter Abfallkorb	46,00 €	46,00 €
0020	8	6202006	Universaleinsatz N 2356	41,50 €	332,00 €
0030	8	6202048	Löffelmagazin N 2428	45,00 €	360,00 €
0030	8	6202071	Unversialeinsatz N 2404	45,00 €	360,00 €
Summe Positionen					1.098,00 €
19% Mehrwertsteuer					208,62 €
Zu zahlender Betrag					**1.306,62 €**

Bitte begleichen Sie den Rechnungsbetrag durch Überweisung auf eines der genannten Konten.

– Zahlungen werden auf die jeweils älteste offene Forderung angerechnet –

Hamburger Sparkasse
IBAN DE33200505501011215611

Deutsche Bank
IBAN DE74200700004915583000

Ust.-IsNr. DE 20896507, Steuer-Nr. 35/234/12378, Finanzamt Hamburg-Mitte

Wie müsste der Überweisungsträger ausgefüllt werden, wenn die folgenden Daten zu berücksichtigen sind?

- IBAN von Dr. Wolfgang Walter DE56200066655O123456789
- Es soll auf das Konto der Deutschen Bank überwiesen werden.

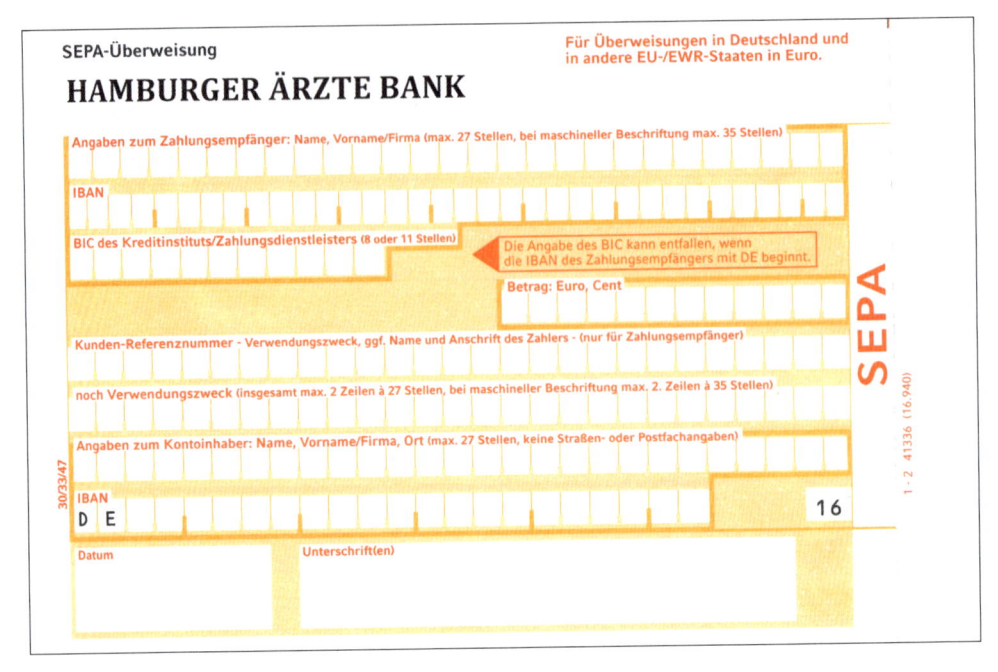

Lösung s. Seite 748

Aufgabe 15:

Die Auszubildende Carola Kersten lässt sich gerade ein Gehaltskonto bei der Deutschen Bank einrichten. Hierbei erklärt ihr der Bankmitarbeiter, dass sie für ihr Konto auch eine Girocard mit PIN-Nummer erhält, mit der sie zukünftig zahlen könne.

- Nennen Sie Vor- und Nachteile des bargeldlosen Zahlungsverkehrs.
- Beschreiben Sie den Vorgang des Bezahlens mit der Girocard.

Lösung s. Seite 748

Aufgabe 16:

Ordnen Sie bitte zu.

____ Preisnachlass aufgrund von Abnahme größerer Mengen

____ Preisnachlass bei Zahlung innerhalb einer bestimmten Frist

____ Preisnachlass bei sofortiger Barzahlung

____ nachträglicher Preisnachlass aufgrund eines bestimmten Mindestumsatzes

(A) Rabatt
(B) Skonto
(C) Bonus
(D) Naturalrabatt.

Lösung s. Seite 749

Aufgabe 17:

Was wird unter Skonto verstanden? (zwei Antworten)
- ☐ (A) nachträgliche Vergütung für rechtzeitige Zahlung
- ☐ (B) Preisnachlass bei sofortiger Barzahlung
- ☐ (C) Preisnachlass bei Zahlung innerhalb einer bestimmten Frist
- ☐ (D) Preisnachlass für vorzeitige Zahlung
- ☐ (E) nachträgliche Vergütung für Barzahlung.

Lösung s. Seite 749

Aufgabe 18:

Wie viel Skonto darf höchstens gewährt werden?
- ☐ (A) 1 %
- ☐ (B) 2 %
- ☐ (C) 3 %
- ☐ (D) 5 %
- ☐ (E) Es gibt keine Höchstgrenze.

Lösung s. Seite 749

Aufgabe 19:

Welcher Rabatt muss ab einer bestimmten Höhe vom Empfänger versteuert werden?
- ☐ (A) Treuerabatt
- ☐ (B) Wiederverkaufsrabatt
- ☐ (C) Mengenrabatt
- ☐ (D) Personalrabatt
- ☐ (E) Sonderrabatt.

Lösung s. Seite 749

4.6 Skontoberechnung und Zinsrechnung

Aufgabe 1:

Wie viel Skonto kann bei folgender Rechnung gezogen werden?

BÄRTNER

Bärtner Schöne Möbel - Große Bleichen 2 - 20354 Hamburg

Gemeinschaftspraxis
Dr. Claudia Reichert & Benno Kaiser
Rathausstr. 5
22463 Hamburg

Rechnung 42485
Kunde-Nr. KA010062
Datum 20.06.20..
Seite 1

Auftrags-Nr. 9812580/27
Bestellung vom 02.06.20..
Lieferzeit bereits geliefert

Beratung Herr Voss
Bearbeitung Frau Froese   Telefon 040 / 727 83 37

Pos.	Gegenstand	Menge	Preis	Gesamt
1	Schreibtischunterlage Ausführung schwarz	1	90,00 €	90,00 €

Zahlungsbedingungen:
Zahlung innerhalb von 10 Tagen 3% Skonto,
30 Tage netto Kasse.

Summe: 90,00 €
19% MwSt.: 17,10 €
Gesamtbetrag: 107,10 €

Bei der Zahlung erbitten wir Angabe der
Rechnung- und Kundennummer.
Wir danken für Ihren Auftrag.

Steuer-No. 11320/56763

Internationale Möbel für
Büro und Wohnen GmbH
Große Bleichen 23
20354 Hamburg
Telefon 040/ 35 60 09-0
Telefax 040/ 35 60 09 39

Geschäftsführer:
Werner Lindemann
Frank Anger-Lindemann
Manfred Trommler
Manfred Wohlgemuth
HRB 40 553 Hgb

Deutsche Bank
Kto. 300095 - BLZ 200 700 00
IBAN: DE44 2007 0000 0000 3000 95

Lösung s. Seite 749

Aufgabe 2:

Berechnen Sie die Zinstage nach der kaufmännischen Methode.

Beginn der Laufzeit	2. Jan.	2. Jan.	15. Feb.	15. Feb.
Ende der Laufzeit	1. März	28. Feb.	15. Nov.	31. Dez.

Lösung s. Seite 749

Aufgabe 3:

Ermitteln Sie die fehlenden Werte.

			360	Zinstage pro Jahr
Ermittlung der Zinsen				
	Kapital	Zinssatz	Tage	Zinsen
	2.367,00 €	8,50 %	78	
Ermittlung des Kapitals				
	Kapital	Zinssatz	Tage	Zinsen
		2,50 %	240	415,00 €
Ermittlung des Zinssatzes				
	Kapital	Zinssatz	Tage	Zinsen
	18.800,00 €		45	100,00 €
Ermittlung der Zinstage				
	Kapital	Zinssatz	Tage	Zinsen
	120.000,00 €	4,50 %		450,00 €

Lösung s. Seite 749

Aufgabe 4:

Es liegen drei Angebote für einen Kredit vor. Welches ist das Günstigste?

Bank	A	B	C
Kapital	50.000,00 €	50.000,00 €	50.000,00 €
Zinssatz	6,55 %	6,30 %	8,95 %
Zinstage pro Jahr	360	360	360
Laufzeit in Tagen	90	90	90
Zinsen			
Bearbeitungsgebühr	300,00 €	325,00 €	
gesamte Kreditkosten			

Lösung s. Seite 750

Aufgabe 5:

Eine Zahnarztpraxis hat die folgenden Außenstände. Es werden 6 % Verzugszinsen p. a. sowie 1 % Mahngebühren bezogen auf die Forderung berechnet. Wie hoch sind die Zinsen und Mahngebühren? Wenden Sie die kaufmännische Zinsformel an.

Forderung	Tage	Zinssatz
2.390,00 €	70	6 %
1.356,70 €	78	6 %
1.110,00 €	67	6 %
3.209,00 €	55	6 %
1.490,00 €	85	6 %
1.234,00 €	45	6 %
790,00 €	16	6 %

Lösung s. Seite 750

Aufgabe 6:

Welchem Zinssatz pro Jahr entspricht die Zahlungsbedingung „2 % Skonto innerhalb von 10 Tagen"?

- ☐ (A) 2 %
- ☐ (B) 20 %
- ☐ (C) 36 %
- ☐ (D) 72 %
- ☐ (E) 73 %.

Lösung s. Seite 750

Aufgabe 7:

Nach Abzug von 2 % Skonto wird eine Labor-Rechnung mit 245,00 € beglichen. Wie hoch ist der Skontobetrag?

- ☐ (A) 0,50 €
- ☐ (B) 2,45 €
- ☐ (C) 4,90 €
- ☐ (D) 7,50 €
- ☐ (E) 9,50 €.

Lösung s. Seite 750

Aufgabe 8:

Eine ZFA bezahlt eine Rechnung nach Abzug von 3 % Skonto mit einer Überweisung in Höhe von 179,45 €. Wie hoch war der Rechnungsbetrag?

- ☐ (A) 173,90 €
- ☐ (B) 185,00 €
- ☐ (C) 195,00 €
- ☐ (D) 234,95 €
- ☐ (E) 285,00 €.

Lösung s. Seite 750

Aufgabe 9:

Wie viel Zinsen fallen für ein Darlehen in Höhe von 2.800,00 € an, wenn es acht Monate in Anspruch genommen wurde und der Zinsfuß 3 % p. a. beträgt?

- ☐ (A) 56,00 €
- ☐ (B) 60,00 €
- ☐ (C) 63,00 €
- ☐ (D) 66,95 €
- ☐ (E) 93,00 €.

Lösung s. Seite 750

Aufgabe 10:

Welches Kapital bringt bei 6 % Zinsen p. a. in fünf Monaten 200,00 € Zinsen?

- ☐ (A) 6.600,00 €
- ☐ (B) 7.000,00 €
- ☐ (C) 8.000,00 €
- ☐ (D) 8.500,00 €
- ☐ (E) 9.000,00 €.

Lösung s. Seite 750

4.7 Kaufvertrag

Aufgabe 1:

Welche Rechte und Pflichten ergeben sich grundsätzlich aus einem Kaufvertrag laut § 433 BGB?

Lösung s. Seite 750

Aufgabe 2:

Welcher Teil des Kaufvertrages betrifft das Schuldrecht, welcher das Sachenrecht?

Lösung s. Seite 751

Aufgabe 3:

Fallen Verpflichtungs- und Verfügungsgeschäft beim Kaufvertrag immer zeitlich zusammen?

Lösung s. Seite 751

Aufgabe 4:

Kurz vor dem Geburtstag ihrer Freundin findet die 19-jährige Yvonne einen Prospekt im Briefkasten mit einer Bestellkarte von einem Versandhandel. In diesem Prospekt fällt ihr eine Silberkette für 60,00 € auf. Die möchte sie ihrer Freundin schenken. Yvonne bestellt die Kette mit der Bestellkarte.

- Erläutern Sie, wie es in diesem Fall zum Abschluss eines Kaufvertrages kommen kann. Verwenden Sie dabei die Begriffe Antrag und Annahme.
- Nennen Sie die Pflichten, die durch den Abschluss eines Kaufvertrages für Käufer und Verkäufer entstehen.

Lösung s. Seite 751

Aufgabe 5:

Die Kette wird zwar rechtzeitig vor dem Geburtstag der Freundin geliefert, jedoch stellt Yvonne leider fest, dass der Verschluss nicht funktioniert.

Erläutern Sie, welcher Mangel hier vorliegt.

Lösung s. Seite 751

Aufgabe 6:

Spontan kauft Yvonne eine Handtasche für 45,00 €, die sie im Schaufenster eines Ladens gesehen hat. Später kommen ihr Bedenken und sie bittet den Einzelhändler, die Tasche zurückzunehmen. Sie hat Glück, und der Händler geht auf ihre Bitte ein.

- Erläutern Sie, aus welchem Grund der Einzelhändler die Tasche zurückgenommen hat.
- Warum konnte Yvonne nicht unbedingt damit rechnen, dass der Einzelhändler auf ihre Bitte eingeht?

Lösung s. Seite 751

Aufgabe 7:

Mona Becker bestellt im Internet bei einem Versandhändler einen Kopfhörer, ein Fernsehgerät und eine Digitalkamera. Sie kosten:

Nr.	Artikel	Betrag
1	Kopfhörer	199,00 €
2	Fernsehgerät	320,00 €
3	Digitalkamera	399,00 €

Das Internet-Versandhaus bietet die Geräte unter der Bedingung „solange der Vorrat reicht" an.

Erklären Sie, ob und wie ein Kaufvertrag zu Stande kommt.
Lösung s. Seite 751

Aufgabe 8:

Nach vier Monaten fällt das Netzteil des Fernsehers aus. Als Mona diesen Schaden dem Versandhaus meldet, wird ihr mitgeteilt, dass das Unternehmen nur eine Garantie für drei Monate übernehme, was auch eindeutig aus den Allgemeinen Geschäftsbedingungen (AGBs) hervorgehe.

- Klären Sie, wie die Rechtslage ist.
- Nennen Sie drei Klauseln eines Kaufvertrages, die laut AGB-Gesetz zum Schutze der Verbraucher unwirksam sind.

Lösung s. Seite 752

Aufgabe 9:

Auch mit dem Kopfhörer hat Mona technische Probleme. Bevor sie sich mit ihrer Reklamation an das Versandhaus wendet, erkundigt sie sich bei der Verbraucherzentrale über ihre Rechte.

- Erläutern Sie die Rechte, die Mona geltend machen kann.
- Klären Sie, welche Voraussetzungen dabei zu beachten sind.

Lösung s. Seite 752

Aufgabe 10:

Der Praxisausrüster Schmidt KG in Lübeck macht dem Zahnarzt Dr. Ahrens auf dessen telefonische Anfrage ein schriftliches Angebot ohne zeitliche Begrenzung über die Lieferung einer neuen Einrichtung für den Empfangsbereich.

- Welche wesentlichen inhaltlichen Angaben sollte das Angebot enthalten?
- Wie lange ist die Schmidt KG an dieses Angebot gebunden?

C. Wirtschafts- u. Sozialkunde/Praxisorganisation u. -verwaltung | 4. Waren beschaffen und verwalten

- Kommt in diesem Fall ein Kaufvertrag zwischen dem Praxisausrüster und dem Zahnarzt zu Stande?
- Welche Pflichten haben Verkäufer und Käufer (Zahnarzt) nach Abschluss des Kaufvertrages immer zu erfüllen?

Lösung s. Seite 752

Aufgabe 11:

Die Zahnärztin Dr. Stumph erhält ein unverlangtes Päckchen mit Praxismaterial u. a. zu folgenden Bedingungen: entweder sofortige Rücksendung der Ware oder Bezahlung der beiliegenden Rechnung innerhalb von zwei Wochen unter Abzug von 2 % Skonto.

Was geschieht, wenn die Zahnärztin auf die Sendung in keiner Weise reagiert?

Lösung s. Seite 752

Aufgabe 12:

Der Zahnarzt Dr. Wiese hat bei einem Unternehmen für medizinisch-technische Geräte ein Angebot über ein Chipkarten-Lesegerät erbeten. Die Dental KG bietet am 28.05. ein solches Gerät an.

- Welche rechtliche Bedeutung hat stets eine Anfrage?
- Kommt in diesem Fall ein Kaufvertrag zu Stande?

Lösung s. Seite 753

Aufgabe 13:

Angenommen, die Dental KG hätte zu dem Preis für das Chipkarten-Lesegerät den Zusatz „unverbindlich" hinzugefügt.

- Was bedeutet dies für Dr. Wiese?
- Mit welchen Kosten muss Dr. Wiese u. U. zusätzlich zum Preis der Ware rechnen, selbst wenn im Angebot der Dental KG nichts davon erwähnt ist?

Lösung s. Seite 753

Aufgabe 14:

Von einem anderen Lieferer könnte Dr. Wiese ein Chipkarten-Lesegerät für vier Wochen auf Probe erhalten.

- Was wird unter einem „Kauf auf Probe" verstanden?
- Und was ist unter einem „Kauf nach Probe" zu verstehen?
- Welchen Sinn und Zweck haben generell die „Allgemeine Geschäftsbedingungen" bei Kaufverträgen?

Lösung s. Seite 753

Aufgabe 15:

Ordnen Sie bitte zu.

____ Kauf nach Besichtigung

____ Kauf nach Probe

____ Kauf zur Probe

____ Kauf auf Probe.

(A) der Kauf einer Ware mit dem Hinweis, dass der Käufer u. U. weitere Posten der Ware beziehen will
(B) Der Käufer besichtigt die Ware vor Vertragsabschluss.
(C) Der Käufer besichtigt die Ware eine Woche vor Vertragsabschluss.
(D) Der Käufer erhält vor Vertragsabschluss eine Probe. Es muss vom Verkäufer solche Ware geliefert werden, deren Eigenschaften mit der Probe übereinstimmen.
(E) der Kauf mit Rückgaberecht innerhalb einer angemessenen bzw. vereinbarten Frist, in der der Käufer die Ware prüfen bzw. ausprobieren kann.

Lösung s. Seite 753

Aufgabe 16:

Ordnen Sie bitte zu.

____ Sofortkauf

____ Terminkauf

____ Fixkauf

____ Kauf auf Abruf.

(A) Der Kauf muss innerhalb eines bestimmten Termins erfolgen.
(B) Die Lieferung muss innerhalb einer vertraglich festgelegten Frist oder zu einem bestimmten Termin erfolgen.
(C) Der Kauf muss zu einem bestimmten Termin erfolgen.
(D) Die Lieferung muss an oder zu einem exakt bestimmten Termin erfolgen.
(E) Die Lieferung hat sofort nach Bestelleingang zu erfolgen.
(F) Der Käufer behält sich vor, die Lieferzeit zu einem späteren Zeitpunkt festzulegen.

Lösung s. Seite 753

Aufgabe 17:

Ordnen Sie bitte zu.

____ Kauf gegen Vorauskasse

____ Barkauf

_____ Kauf auf Ziel

_____ Ratenkauf.

(A) Der Käufer hat nach erfolgter Lieferung innerhalb einer bestimmten Frist zu zahlen.
(B) Der Käufer hat vor erfolgter Lieferung zu zahlen.
(C) Der Käufer hat bei Lieferung zu zahlen.
(D) Zahlung des Kaufpreises in Teilbeträgen nach Lieferung
(E) Zahlung des Kaufpreises in Teilbeträgen vor und nach Lieferung
(F) Teillieferung und Zahlung des Kaufpreises in Teilbeträgen.

Lösung s. Seite 753

4.8 Schlechtlieferung, Nicht-Rechtzeitig-Lieferung, Nicht-Rechtzeitig-Zahlung

Aufgabe 1:

Kerstin Traube, ZFA, muss sich unerwartet eine neue Waschmaschine zulegen. Nach umfangreicher Suche entscheidet sich Kerstin Anfang März im Tech-Markt für ein Gerät von Miele. Sie unterschreibt das Bestellformular.

Welche Pflichten ist Kerstin mit ihrer Unterschrift eingegangen?

Lösung s. Seite 753

Aufgabe 2:

Wie vereinbart, wird die Maschine am 15. März geliefert. Die beiliegende Rechnung enthält folgende Zahlungsbedingung: „ ... Zahlung sofort."

- Wann ist die Zahlung spätestens fällig?
- Nennen Sie außer der Fälligkeit noch eine weitere Voraussetzung, unter der Nicht-Rechtzeitig-Zahlung eintreten könnte.
- Welche Zahlungsbedingungen könnte der Tech-Markt zur Geschäftsgrundlage erheben, um das Problem der Nicht-Rechtzeitig-Zahlung so klein wie möglich zu halten?

Lösung s. Seite 753

Aufgabe 3:

Kerstin hat die Zahlung möglichst lange hinausgezögert und findet am 3. Mai ein Mahnschreiben des Tech-Marktes im Briefkasten. Sie wird aufgefordert, die Rechnung sofort zu begleichen, und zwar einschließlich 5,00 € Mahngebühren und 20 % Verzugszinsen.

Wie sollte Kerstin Ihrer Meinung nach auf dieses Schreiben reagieren?

Lösung s. Seite 754

Aufgabe 4:

Angenommen, Kerstin zahlt auch weiterhin nicht. Daraufhin wird ihr ein Mahnbescheid zugestellt.

Welche möglichen Nachteile hätte dies für Kerstin?
Lösung s. Seite 754

Aufgabe 5:

Die Auszubildende Susanne Tiedtke, 19 Jahre, hat sich ihre erste eigene Wohnung eingerichtet. Kurz nachdem sie eingezogen ist, erhält sie zwei Rechnungen, beide datiert vom 20. April 20..

Die erste Rechnung vom Elektriker enthält die Klausel „zahlbar bis spätestens 02.05.20.."

Die zweite Rechnung vom Versandhaus enthält die Klausel „zahlbar innerhalb von 14 Tagen nach Erhalt der Rechnung".

Stellen Sie für beide Rechnungen fest, wann Susanne mit der Zahlung in Verzug kommt.
Lösung s. Seite 754

Aufgabe 6:

Susanne hat wegen hoher anderer Ausgaben momentan kein Geld, um die Rechnung des Elektrikers zu bezahlen. Am 11.06. des Jahres stellt ihr die Post einen Mahnbescheid zu.

Wie kann sie sich jetzt verhalten?
Lösung s. Seite 754

Aufgabe 7:

In der Zahnarztpraxis von Dr. Weber in Hamburg gibt es viele Privatpatienten, die als Beamte einen Teil ihrer Kosten von der Beihilfe erstattet bekommen. Da sich die Beihilfe mit der Bearbeitung der Anträge und der Zahlung sehr viel Zeit lässt, warten auch die Privatpatienten lange mit der Begleichung ihrer Rechnungen. Die Folge ist, dass Dr. Weber verhältnismäßig hoher Außenstände hat und von Fall zu Fall seine Patienten sogar mahnen muss.

- Erläutern Sie die Interessen, die ein Zahnarzt beim Einzug überfälliger Rechnungen abwägen muss.
- Welche Möglichkeiten hat ein Zahnarzt, wenn ein Privatpatient mit der Zahlung in Verzug geraten ist?
- Wie könnte Dr. Weber an sein Geld kommen, ohne selbst mahnen zu müssen?

Lösung s. Seite 754

Aufgabe 8:

Dr. Weber hat sich entschlossen, die Dienste einer Zahnärztlichen Abrechnungs- und Servicegesellschaft in Anspruch zu nehmen.

- Wodurch erleichtert die Abrechnungsgesellschaft den Patienten eine pünktliche Zahlung?
- Wie könnte z. B. der Hinweis der Abrechnungsgesellschaft auf die Konsequenzen einer Nicht-Rechtzeitig-Zahlung formuliert werden?

Lösung s. Seite 755

Aufgabe 9:

Dr. Frauke Schneider bestellt am 23.09. bei der Spezialmöbelfabrik Hugo Gärtner eine neue Wartezimmereinrichtung. Die Lieferung soll bis zum 31.10. erfolgen.

Am 01.10. erhält Dr. Schneider die Auftragsbestätigung der Möbelfabrik. Als die Lieferung am 03.11. noch nicht eingetroffen ist, überlegt die Zahnärztin, ob sich die Firma Hugo Gärtner in Verzug befindet.

- Welche Voraussetzungen müssen im Allgemeinen gegeben sein, damit eine Nicht-Rechtzeitig-Lieferung vorliegt?
- Handelt es sich im vorliegenden Fall um eine Nicht-Rechtzeitig-Lieferung?
- Welche Rechte nach BGB hat der Käufer bei einer Nicht-Rechtzeitig-Lieferung?

Lösung s. Seite 755

Aufgabe 10:

Weil der Liefertermin in der Bestellung und in der Auftragsbestätigung kalendermäßig genau festgelegt ist, ist Frau Dr. Schneider der festen Überzeugung, dass es sich in diesem Fall um einen Fixkauf handelt. Ihre Mitarbeiterinnen sind dagegen anderer Meinung. Nach deren Auffassung hätte zum Termin das Wort „fix" oder „fest" gehört.

Handelt es sich hier nun um einen Fixkauf oder nicht?

Lösung s. Seite 755

Aufgabe 11:

Der Zahnarzt Dr. Gernot Behrens hat Anfang April bei der Dental Discount Depot (DDD) verschiedene Praxisartikel bestellt. Zwei Tage später trifft die Lieferung ein. Beim Prüfen des Wareneingangs stellt die ZFA Inge Meyer fest:

- Statt zwei Löffelmagazinen wurde nur eins geliefert.
- Der Arzneimittelhängeschrank weist mehrere tiefe Kratzer auf. Die Verpackung des Schrankes war unbeschädigt.
- Es wurde nicht der Universaleinsatz N2356, sondern N2404 geliefert.

- Um welche Mängel handelt es sich in den jeweiligen Fällen?
- Wann verjähren die Gewährleistungsansprüche des Zahnarztes?
- Welche Rechte könnte die ZFA Inge Meyer in den einzelnen Fällen geltend machen?

Lösung s. Seite 755

Aufgabe 12:

Innerhalb welcher Frist muss beim zweiseitigen Handelskauf ein versteckter Mangel gerügt werden?

- ☐ (A) sofort
- ☐ (B) innerhalb von zwei Tagen
- ☐ (C) innerhalb von sieben Tagen
- ☐ (D) innerhalb von sechs Wochen
- ☐ (E) innerhalb von sechs Monaten
- ☐ (F) unverzüglich nach Entdeckung, spätestens innerhalb von zwei Jahren
- ☐ (G) innerhalb von zwei Jahren.

Lösung s. Seite 755

Aufgabe 13:

Innerhalb welcher Frist muss beim zweiseitigen Handelskauf ein offener Mangel gerügt werden?

- ☐ (A) sofort nach Entdeckung
- ☐ (B) innerhalb von zwei Tagen
- ☐ (C) innerhalb von sieben Tagen
- ☐ (D) innerhalb von sechs Wochen
- ☐ (E) innerhalb von sechs Monaten
- ☐ (F) innerhalb von zwei Jahren.

Lösung s. Seite 755

4.9 Umgang mit Belegen

Aufgabe 1:

Welche Aufgaben hat die Buchführung in der Zahnarztpraxis zu erfüllen?

Lösung s. Seite 756

Aufgabe 2:
Welche wichtigen Vorschriften einer ordnungsmäßigen Buchführung müssen stets beachtet werden?

Lösung s. Seite 756

Aufgabe 3:
Welche Buchführungsbücher müssen in der Zahnarztpraxis geführt werden?

Lösung s. Seite 756

Aufgabe 4:
Was ist unter einem Sprechstundeneinnahmebuch zu verstehen?

Lösung s. Seite 756

Aufgabe 5:
Welche Funktion hat ein Bestandsverzeichnis?

Lösung s. Seite 756

Aufgabe 6:
Ergänzen Sie:

Aufbewahrungsfristen für:	Dauer
Modelle für Zahnersatz	
Durchschriften der AU-Bescheinigungen	
Durchschriften der Betäubungsmittel-Rezepte, Aufzeichnungen über kieferorthopädische Behandlungen, Modelle für Kieferorthopädie und Parodontologie	
Kontrollkarten zur internen Qualitätssicherung im Labor, Aufzeichnungen über Parodontosebehandlungen	
Geschäftsbriefe, Lohnkonten, Abrechnungsunterlagen	
Buchungsbelege, Geschäftsbücher, Bilanzen, Inventare, Patientenakten, Patientendaten, Laborbefunde, Gutachten, Strahlendiagnostik (Filme, Aufzeichnungen)	
Strahlenbehandlungen (Berechnungen/Aufzeichnungen)	

Lösung s. Seite 756

4.10 Grundsätze der Lagerhaltung

Aufgabe 1:

Ordnen Sie bitte zu.

_____ tatsächlicher Bestand

_____ Höchstbestand

_____ eiserner Bestand

_____ Meldebestand.

(A) diejenige Warenmenge, die ausreicht, um die Zeit zwischen Bestellung und Lieferung zu überbrücken

(B) diejenige Warenmenge, die für einen unvorhersehbaren Lagerabfluss bereit gehalten wird

(C) derjenige Bestand, der gerade aktuell am Lager vorhanden ist

(D) dieser Bestand kann nicht genau ermittelt werden und findet seine Höchstgrenze im zur Verfügung stehenden Lagerraumangebot

(E) derjenige Bestand, der selbst bei totalem Lieferausfall nie angegriffen werden darf.

Lösung s. Seite 757

Aufgabe 2:

Wie wird der Meldebestand ermittelt?

☐ (A) durchschnittlicher Tagesabsatz + Lieferzeit + Mindestbestand

☐ (B) durchschnittlicher Tagesabsatz • Lieferzeit + Mindestbestand

☐ (C) durchschnittlicher Tagesabsatz • Lieferzeit - Höchstbestand

☐ (D) durchschnittlicher Tagesabsatz + Lieferzeit - Höchstbestand

☐ (E) Höchstbestand - Mindestbestand.

Lösung s. Seite 757

Aufgabe 3:

Welche Aussagen sind richtig? (zwei Antworten)

☐ (A) die durchschnittlichen Bestellkosten im Laufe einer Periode sind gleich den bestellfixen Kosten

☐ (B) die durchschnittlichen Bestellkosten im Laufe einer Periode sind die halben bestellfixen Kosten

☐ (C) die Bestellkosten verursachen wertmäßige Lagerkosten, die aber unabhängig von der Bestellmenge sind

☐ (D) die Bestellkosten verursachen wertmäßige Lagerkosten, die abhängig von der Bestellmenge sind.

Lösung s. Seite 757

Aufgabe 4:

Ordnen Sie bitte zu.

____ durchschnittlicher Tagesabsatz

____ Meldebestand

____ Mindestbestand

____ Bestellzeitpunkt

____ Lieferzeitpunkt.

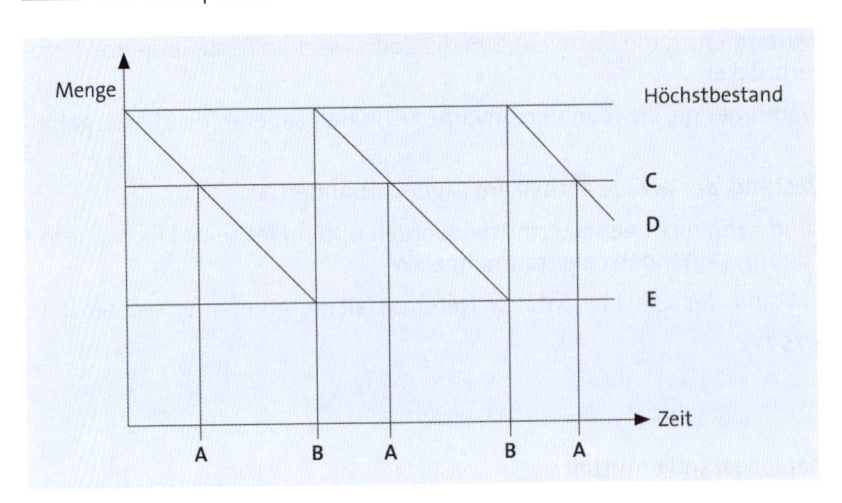

Lösung s. Seite 757

5. Prothetische Behandlungen begleiten

5.1 Vertragsbeziehungen zum Labor

Aufgabe 1:

Um welchen Vertrag handelt es sich im weiteren und im engeren Sinne, wenn eine zahnärztliche oder zahnprothetische Behandlung vorliegt?

Lösung s. Seite 757

Aufgabe 2:

Was ist unter einem Werkvertrag zu verstehen?

Lösung s. Seite 757

Aufgabe 3:

Was kann grundsätzlich Gegenstand eines Werkvertrages sein?

Lösung s. Seite 757

Aufgabe 4:
Worin besteht der grundsätzliche Unterschied zwischen einem Dienstvertrag und einem Werkvertrag?

Lösung s. Seite 757

Aufgabe 5:
Welcher Vertrag wurde geschlossen, wenn eine Prothese von einer Zahnarztpraxis in Auftrag gegeben und vom Labor angefertigt wird?

Lösung s. Seite 758

Aufgabe 6:
Worin unterscheiden sich Werkvertrag und Werklieferungsvertrag?

Lösung s. Seite 758

Aufgabe 7:
Werden die Vorschriften des Kaufvertrages auch auf den Werklieferungsvertrag angewendet?

Lösung s. Seite 758

5.2 Gewährleistung

Aufgabe 1:
Welche Rechte hat der Käufer lt. § 437 BGB, wenn eine käuflich erworbene Sache einen Mangel aufweist?

Lösung s. Seite 758

Aufgabe 2:
Wie sehen die Gewährleistungsansprüche des Käufers einer Sache im Einzelnen aus?

Lösung s. Seite 758

Aufgabe 3:
Wenn ein Werk- oder Werklieferungsvertrag (Praxis – Labor) abgeschlossen wurde und anschließend das Werk (Prothese) nicht frei von Sachmängeln ist, welche Rechte hat der Auftraggeber dann?

Lösung s. Seite 758

Aufgabe 4:
Kann die Gewährleistungsfrist verkürzt oder sogar ausgeschlossen werden?

Lösung s. Seite 759

Aufgabe 5:
Wann verjähren lt. BGB Mängelansprüche?

Lösung s. Seite 759

5.3 Außergerichtliches und gerichtliches Mahnverfahren

Aufgabe 1:
Schildern Sie den Ablauf des außergerichtlichen Mahnverfahrens.

Lösung s. Seite 759

Aufgabe 2:
Wann wird das gerichtliche Mahnverfahren in Gang gesetzt?

Lösung s. Seite 759

Aufgabe 3:
Wo und wie muss ein Mahnbescheid beantragt werden?

Lösung s. Seite 759

Aufgabe 4:
Wie kann sich der Schuldner nach Zustellung eines Mahnbescheids verhalten?

Lösung s. Seite 760

5.4 Verjährung

Aufgabe 1:
Was wird unter Verjährung verstanden?

Lösung s. Seite 760

Aufgabe 2:
Wodurch wird die Verjährungsfrist unterbrochen?

Lösung s. Seite 760

Aufgabe 3:
Wodurch wird die Verjährung gehemmt?
Lösung s. Seite 760

Aufgabe 4:
Welche Verjährungsfristen gelten?

? Jahre	regelmäßige Verjährungsfrist
? Jahre	für Ansprüche aus mangelhafter Leistung an einem Bauwerk
? Jahre	für Ansprüche auf Übertragung des Eigentums an einem Grundstück
? Jahre	Herausgabeansprüche aus Eigentum und anderen dinglichen Rechten familien- und erbrechtliche Ansprüche rechtskräftig festgestellte Ansprüche Ansprüche aus vollstreckbaren Vergleichen oder vollstreckbaren Urkunden Ansprüche, die durch die im Insolvenzverfahren erfolgte Feststellung vollstreckbar geworden sind

Lösung s. Seite 761

Aufgabe 5:
In der Zahnarztpraxis von Dr. Hildegard Krüger ist bei der Durchsicht der Buchführungsunterlagen festgestellt worden, dass eine Liquidation des Privatpatienten Gerd Wuttke am 10.04.15 fällig war.

Wann verjährt die Forderung an Herrn Wuttke?
Lösung s. Seite 761

Aufgabe 6:
Der Zahnarzt Dr. Köhler hat seine Praxisräume von der Hansa-Bau gemietet. Dr. Köhler hat seine Bank gewechselt. Dabei ist übersehen worden, dass die Miete in Höhe von 2.000,00 € für März 2015 am 01.03. zwar fällig war, aber nicht bezahlt wurde.

Wann ist die Mietforderung in Höhe von 2.000,00 € der Hansa-Bau an Dr. Köhler verjährt?
Lösung s. Seite 761

Aufgabe 7:
Der Zahnarzt Dr. Eckbert Goerig hat gegenüber der Privatpatientin Barbara Böllert eine alte Honorarforderung vom 15.12.14 in Höhe von 750,00 € offen. Am 15.03.15 hat Frau Böllert eine Teilzahlung in Höhe von 250,00 € geleistet.

Wann ist die restliche Forderung in Höhe von 500,00 € an Frau Böllert verjährt?
Lösung s. Seite 761

6. Praxisprozesse mitgestalten

6.1 Haftung und strafrechtliche Verantwortung

Aufgabe 1:
Auf welchen zwei Anspruchsgrundlagen beruht die Haftung des Zahnarztes?

Lösung s. Seite 761

Aufgabe 2:
In welchem Gesetz und in welchen Paragrafen ist die Vertrags- und Delikthaftung u. a. geregelt?

Lösung s. Seite 762

Aufgabe 3:
Wie kann sich der Zahnarzt gegen zivilrechtliche Schadenersatzansprüche absichern?

Lösung s. Seite 762

Aufgabe 4:
Kann sich der Zahnarzt gegen strafrechtliche Verfahren absichern?

Lösung s. Seite 762

Aufgabe 5:
Aus welchen Gründen kann sich eine Haftung aus einem Behandlungsvertrag ergeben?

Lösung s. Seite 762

Aufgabe 6:
Was ist in den Fällen vertraglicher Haftung u. U. zu ersetzen?

Lösung s. Seite 762

Aufgabe 7:
Kommt eine eigene Haftung aus positiver Vertragsverletzung für die ZFA infrage?

Lösung s. Seite 762

Aufgabe 8:
Welche Tatbestände liegen den Fällen der Haftung aus unerlaubter Handlung beispielsweise zu Grunde?

Lösung s. Seite 762

Aufgabe 9:
Welche Voraussetzungen müssen gegeben sein, damit eine Haftung aus unerlaubter Handlung überhaupt vorliegt?

Lösung s. Seite 763

Aufgabe 10:
In welchen besonderen Fällen haftet die Zahnmedizinische Fachangestellte für Schäden aus unerlaubter Handlung?

Lösung s. Seite 763

Aufgabe 11:
Welche konkreten Verstöße durch die Zahnmedizinische Fachangestellte könnte die Haftungsfrage für sie aufwerfen?

Lösung s. Seite 763

Aufgabe 12:
Gegen wen kann der Patient Schadenersatz geltend machen, wenn ein Delikthaftungsfall durch die Zahnmedizinische Fachangestellte eingetreten ist?

Lösung s. Seite 763

Aufgabe 13:
Was bedeutet ein so genannter Regressanspruch des Zahnarztes gegenüber der Zahnmedizinischen Fachangestellten?

Lösung s. Seite 763

Aufgabe 14:
Haftet eine Auszubildende in gleichem Umfang wie eine Zahnmedizinische Fachangestellte?

Lösung s. Seite 763

6.2 Mitarbeiterführung

Aufgabe 1:
Ordnen Sie bitte zu.

Führungsstile:

_____ autoritär

_____ informierend

_____ kooperativ

_____ demokratisch.

(A) Mitarbeiter werden aktiv an den Entscheidungsprozessen beteiligt.
(B) Mitarbeiter können Vorschläge entwickeln, Vorgesetzter diskutiert und wählt aus.
(C) Vorgesetzter entscheidet ausschließlich und setzt u. U. seine Entscheidung mit Zwang durch.
(D) Vorgesetzter entscheidet ausschließlich, versucht seine Entscheidung aber mit begründeten Argumenten und Informationen zu legitimieren.

Lösung s. Seite 764

Aufgabe 2:
Wovon hängt der persönliche Führungsstil eines Zahnarztes/einer Zahnärztin ab?

Lösung s. Seite 764

Aufgabe 3:
Welche Folgen kann ein falscher Führungsstil bei den Mitarbeitern verursachen?

Lösung s. Seite 764

Aufgabe 4:
Welche Führungsmittel sollten möglichst eingesetzt werden und welche nicht, um Mitarbeiter zu motivieren?

Lösung s. Seite 764

Aufgabe 5:
Woran ist eine erfolgreiche Mitarbeiterführung zu erkennen?

Lösung s. Seite 764

6.3 Dienstplan, Urlaubsplan

Aufgabe 1:
Welche generellen Gesichtspunkte müssen bei der Einsatzplanung des Personals in einer Zahnarztpraxis berücksichtigt werden?

Lösung s. Seite 765

Aufgabe 2:
Kann die Regelarbeitszeit, die gemäß Arbeitszeitgesetz gilt, durch den Praxisinhaber für seine Angestellten erhöht werden?
Lösung s. Seite 765

Aufgabe 3:
Dürfen Jugendliche am Samstagvormittag arbeiten?
Lösung s. Seite 765

Aufgabe 4:
Ist die Zahnmedizinische Fachangestellte verpflichtet, beim Notfalldienst in der Praxis anwesend zu sein?
Lösung s. Seite 765

Aufgabe 5:
Worin besteht der Unterschied zwischen Bereitschaftsdienst und Rufbereitschaft?
Lösung s. Seite 765

Aufgabe 6:
Welche Bedingungen bestimmen den konkreten Personaleinsatzplan?
Lösung s. Seite 765

Aufgabe 7:
Welche organisatorischen Mittel können helfen, dass der Personaleinsatzplan reibungslos in der Praxis funktioniert?
Lösung s. Seite 766

Aufgabe 8:
Wann müssen Auszubildende ihren Urlaub nehmen?
Lösung s. Seite 766

Aufgabe 9:
Muss auf jeden Fall eine detaillierte Urlaubsplanung für die Zahnarztpraxis gemacht werden?
Lösung s. Seite 766

Aufgabe 10:
Welche Gesichtspunkte spielen bei der Urlaubsplanung eine bestimmende Rolle?
Lösung s. Seite 766

Aufgabe 11:
Welche Hilfsmittel können bei der Urlaubsplanung eingesetzt werden?
Lösung s. Seite 766

Aufgabe 12:
Welche Urlaubsansprüche hat eine Zahnmedizinische Fachangestellte?
Lösung s. Seite 766

6.4 Arbeitsschutzgesetze

Aufgabe 1:
Welche oberste Bundesbehörde ist für den Arbeitsschutz zuständig, und wie sieht sie ihren Aufgabenbereich?
Lösung s. Seite 767

Aufgabe 2:
Welchem Ziel dient das Arbeitsschutzgesetz (ArbSchG)?
Lösung s. Seite 767

Aufgabe 3:
Was sind die Grundsätze des Arbeitssicherheitsgesetzes (ASiG)?
Lösung s. Seite 767

Aufgabe 4:
Welchen Zweck verfolgt das Medizinproduktegesetz (MPG)?
Lösung s. Seite 767

Aufgabe 5:
Welchem Zweck dient das Chemikaliengesetz (ChemG)?
Lösung s. Seite 768

Aufgabe 6:
Wofür gilt das Gesetz über technische Arbeitsmittel (Gerätesicherheitsgesetz – GSG)?
Lösung s. Seite 768

Aufgabe 7:
Was regelt das Gesetz zur Verhütung und Bekämpfung von Infektionskrankheiten beim Menschen (Infektionsschutzgesetz – IfSG)?
Lösung s. Seite 768

Aufgabe 8:
Wofür gilt die Verordnung über den Schutz vor Schäden durch Röntgenstrahlen (Röntgenverordnung – RöV)?
Lösung s. Seite 768

Aufgabe 9:
Welche allgemeine Anforderungen werden an den Arbeitgeber durch die Verordnung über Arbeitsstätten (Arbeitsstättenverordnung – ArbStättV) gestellt?
Lösung s. Seite 768

Aufgabe 10:
Welche Anforderungen werden an Bildschirmarbeitsplätze gestellt?
Lösung s. Seite 769

Aufgabe 11:
Was wird unter einer ergonomischen Arbeitsplatzgestaltung verstanden?
Lösung s. Seite 770

6.5 Bewerbungsgespräch
Aufgabe 1:
Susanne Bremer wird in Kürze ihre Ausbildung zur Zahnmedizinischen Fachangestellten beenden und sucht nun eine neue Anstellung in Niedersachsen. Da sie ungebunden ist, würde sie auch einen Ortswechsel in Kauf nehmen. Auf der Internet-Seite der Agentur für Arbeit – **www.arbeitsagentur.de** – werden u. a. die beiden folgenden Stellen angeboten:

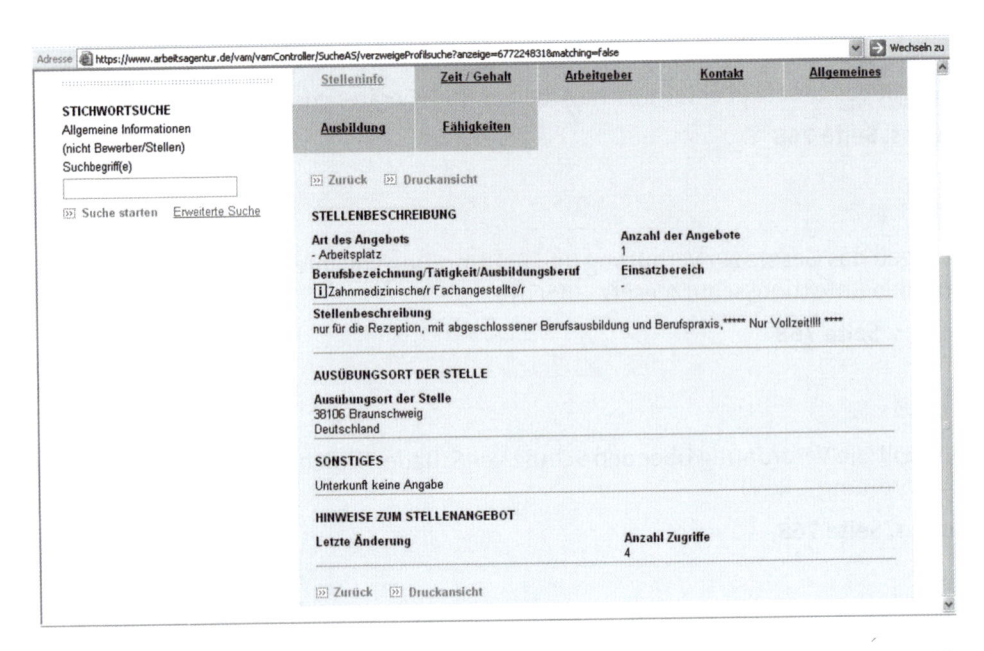

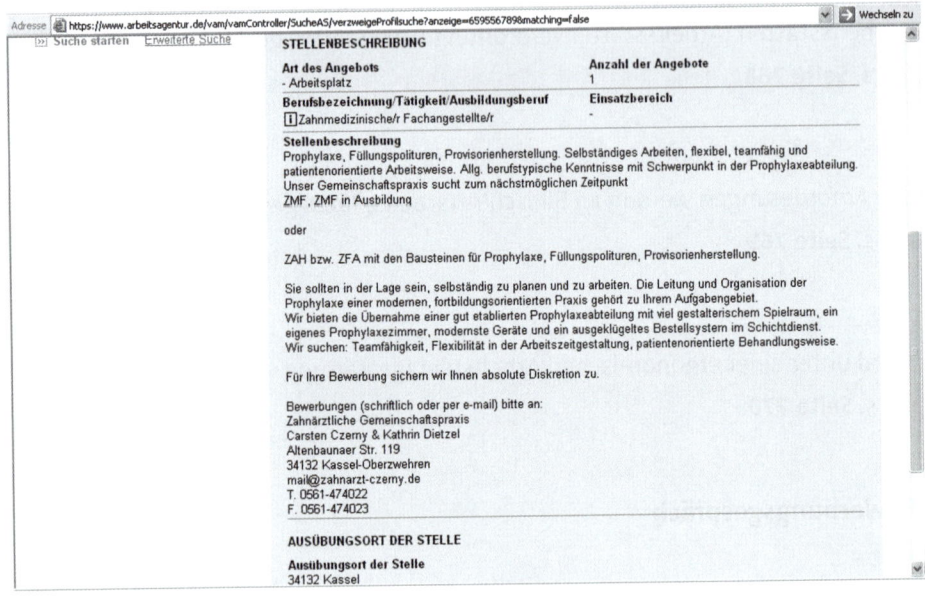

C. Wirtschafts- u. Sozialkunde/Praxisorganisation u. -verwaltung | 6. Praxisprozesse mitgestalten

> - Auf welche Stelle sollte sich Susanne bewerben?
> - Was gehört alles zu ihren Bewerbungsunterlagen?

Lösung s. Seite 770

Aufgabe 2:

Welchen Sinn und Zweck haben Lebensläufe bei einem Bewerbungsschreiben?

Lösung s. Seite 772

Aufgabe 3:

In welcher Form sollte der Lebenslauf abgefasst sein?

Lösung s. Seite 772

Aufgabe 4:

Welche Punkte sollte ein Lebenslauf unbedingt enthalten?

Lösung s. Seite 772

Aufgabe 5:

Welche Möglichkeiten der Aufstiegsfortbildung hat die Zahnmedizinische Fachangestellte nach bestandener Abschlussprüfung und anschließender Berufstätigkeit?

Lösung s. Seite 772

D. Die Prüfung – Praxisfälle

Im Folgenden haben wir fünf Praxisfälle, wie sie in der schriftlichen bzw. praktischen Prüfung vorkommen können, zusammengestellt.

Die Fragen zum Abrechnungswesen beziehen sich im weitesten Sinne auf die zahnmedizinisch dargestellten Fälle und werden in programmierter Form abgefragt.

Lösungen finden Sie im Lösungsteil ab S. 773.

Fall 1

Herr Werner Zinke hat sich für eine Kronenversorgung seiner kariösen Zähne 36, 37, 46, 47 entschieden. Er möchte sich dennoch von Ihnen über die verschiedenen Kronenarten beraten lassen.

Aufgabe 1:

Ordnen Sie zu:

_____ Krone, die in einem Stück aus einer Metalllegierung gegossen wird

_____ Krone aus einer Metalllegierung, die mit zahnfarbenem Material teilweise bzw. vollständig verblendet ist

_____ Krone aus Keramik, die den gesamten Zahnstumpf umgibt

_____ Doppelkrone mit parallelwandiger Präparation

_____ Doppelkrone mit kegelförmiger Präparation.

(A) Teleskopkrone

(B) Konuskrone

(C) Jacketkrone

(D) Vollgusskrone

(E) Verblendkrone.

Lösung s. Seite 773

Aufgabe 2:

Nach einer eingehenden Untersuchung wird eine Panoramaschichtaufnahme bei diesem Patienten angefertigt. Welche Aussage trifft hier zu?

☐ (A) Eine PSA gehört zu den intraoralen Aufnahmetechniken.

☐ (B) In den Kassetten liegen die Verstärkerfolien nur auf der Rückseite des Films.

☐ (C) Die Verstärkerfolien erhöhen/verstärken die Strahlenbelastung für die Patientin.

- ☐ (D) Auch in der Kieferorthopädie findet diese Aufnahmeart häufig Verwendung, um Nichtanlagen, Retentionen, Verlagerungen usw. von Zähnen darzustellen.
- ☐ (E) Die Panoramaschichtaufnahme (PSA) wird nicht als andere Bezeichnung für das OPG verwendet.

Lösung s. Seite 773

Aufgabe 3:

Was versteht man unter Strahlenschutz für die Patienten? (zwei Antworten)

- ☐ (A) Verwendung höchst empfindlicher Filme
- ☐ (B) Nichtbetreten des Kontrollbereichs
- ☐ (C) Fragen nach Schwangerschaft
- ☐ (D) Fragen nach einem Herzschrittmacher
- ☐ (E) Verwendung von Verstärkerfolien
- ☐ (F) möglichst rasches Verlassen des Röntgenraums, um möglichst wenig Reststrahlung ausgesetzt zu sein.

Lösung s. Seite 774

Aufgabe 4:

Der Zahnarzt schimpft: Das ihm vorgelegte Röntgenbild ist zu dunkel. Er wirft Ihnen vor, einen Fehler gemacht zu haben. Wie können Sie sich verteidigen bzw. welche Gründe können hier vorliegen? (zwei Antworten)

- ☐ (A) zu lange Entwicklungszeit
- ☐ (B) zu kalter Entwickler
- ☐ (C) zu niedrige Röhrenspannung
- ☐ (D) durch Licht oder Röntgenstrahlen vorbelichteter Film
- ☐ (E) zu kurze Belichtung
- ☐ (F) verbrauchter Entwickler.

Lösung s. Seite 774

Aufgabe 5:

Nach Leitungsanästhesien im Unterkiefer sollen die vorgesehenen Molaren 36, 37 und 46, 47 für Einzelkronen beschliffen werden. In die Nähe welchen Knochenlochs wird das Lokalanästhetikum dabei eingespritzt?

- ☐ (A) Foramen infraorbitale
- ☐ (B) Foramen incisivum
- ☐ (C) Foramen mentale

☐ (D) Foramen mandibulae
☐ (E) Foramen magnum.

Lösung s. Seite 774

Aufgabe 6:

Für die Gestaltung der Präparationsgrenze sollten Sie folgende Präparationsformen kennen, die den Abbildungen zuzuordnen sind:

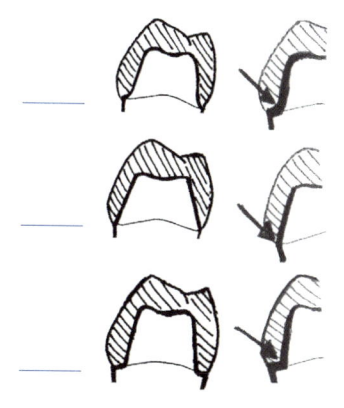

_____

_____

_____

(A) Stufenpräparation

(B) Tangentialpräparation

(C) Hohlkehlpräparation.

Lösung s. Seite 775

Aufgabe 7:

Bringen Sie die nun angeführten Behandlungsschritte bei einer Kronenherstellung in die richtige Reihenfolge:

_____ 1

_____ 2

_____ 3

_____ 4

_____ 5

_____ 6

_____ 7.

(A) Eingliederung

(B) Einphasenabformung mit Elastomeren

(C) Anästhesie

(D) Situationsabformung mit Alginat

(E) Einlegen von Retraktionsfäden

(F) Herstellung der Provisorien

(G) Präparation.

Lösung s. Seite 776

Aufgabe 8:

In der Berufsschule haben Sie gehört, dass Zahnersatz grundsätzlich in drei Gruppen eingeteilt werden kann. Ordnen Sie zu:

_____ Cover Denture

_____ Freiendbrücke

_____ Modellgussprothese

_____ Vollprothese

_____ Jacketkrone

_____ Stegprothese

_____ Schwebebrücke.

(A) festsitzender Zahnersatz

(B) herausnehmbarer Zahnersatz

(C) kombinierter Zahnersatz.

Lösung s. Seite 776

Aufgabe 9:

Im Dentallabor werden die Modelle von Ober- und Unterkiefer mithilfe der Bissnahme einander zugeordnet und in einem Artikulator eingegipst. Welche Feststellung ist **falsch**?

☐ (A) Durch den Artikulator ist es möglich, Gelenkbewegungen nachzuahmen.

☐ (B) Man kennt individuell einstellbare Artikulatoren und standardisierte Mittelwertartikulatoren.

☐ (C) Außer diesen Artikulatoren werden auch zu diesem Zweck Okkludatoren verwendet.

☐ (D) Bei einem Mittelwertartikulator sind die Durchschnittswerte für die Bewegungen des Kiefergelenks eingestellt.

☐ (E) Mithilfe der Okkludatoren kann sowohl die Okklusion als auch die Artikulation überprüft werden.

Lösung s. Seite 776

Aufgabe 10:

Heutzutage werden häufig so genannte NEM-Legierungen zur Anfertigung von Kronen im Labor verwendet. Man versteht darunter *nicht*:

- ☐ (A) eine goldreduzierte Legierung
- ☐ (B) eine Nicht-Edelmetall-Legierung
- ☐ (C) eine Legierung auf Nickel- oder Kobalt-Basis mit Anteilen von Chrom und Molybdän
- ☐ (D) eine hochgoldhaltige Legierung mit mehr als 95 % Gold- und Platinanteilen
- ☐ (E) als Sonderform: die Titanlegierung.

Lösung s. Seite 777

Aufgabe 11:

Ihr Zahnarzt erwähnt in diesem Zusammenhang verschiedenste Fremdwörter, die die Auszubildende im ersten Ausbildungsjahr gerne von Ihnen erklärt haben möchte. Ordnen Sie zu:

____ Zahnersatzkunde

____ Lehre von der Funktion des Kauorgans

____ knetbares Abformmaterial

____ Schlussbiss

____ Bewegung des Unterkiefers unter Kontakt

____ dünn fließendes Abformmaterial.

(A) Okklusion

(B) Artikulation

(C) light body

(D) putty

(E) Prothetik

(F) Gnathologie.

Lösung s. Seite 777

Abrechnungswesen
Fall 1: Herr Werner Zinke

Aufgabe 1:

Wie wird bei einem Kassenpatienten die Panoramaschichtaufnahme abgerechnet?

- ☐ (A) Ä 935d
- ☐ (B) 2x Ä 935a
- ☐ (C) Ä 925d
- ☐ (D) Ä 5004
- ☐ (E) 2x Ä 5002.

Lösung s. Seite 777

Aufgabe 2:

Was berechnen Sie, wenn die Zähne 36, 37, 46 und 47 mit kleinen Zahnfilmen geröntgt werden?

- ☐ (A) 1x Rö 5
- ☐ (B) 2x Rö 2
- ☐ (C) 1x Rö 2
- ☐ (D) 1x Ä 925d
- ☐ (E) 1x Ä 935d.

Lösung s. Seite 777

Aufgabe 3:

Auf welche Kronenart hat Herr Zinke laut gesetzlicher Krankenkasse Anspruch als Regelversorgung auf den Zähnen 36, 37, 46 und 47?

- ☐ (A) vestibuläre Verblendkronen
- ☐ (B) metallische Vollkronen
- ☐ (C) keramisch voll verblendete Kronen
- ☐ (D) Teleskopkronen als Einzelkronen
- ☐ (E) keramische Teilkronen.

Lösung s. Seite 777

Aufgabe 4:

Anästhesien bei der Versorgung mit Zahnersatz können auch als Kassenleistung abgerechnet werden, müssen aber besonders gekennzeichnet werden. Was ist laut BEMA die Begründung für Zahnersatz?

- ☐ (A) 0
- ☐ (B) 2
- ☐ (C) ZE
- ☐ (D) 5
- ☐ (E) 6.

Lösung s. Seite 777

Aufgabe 5:

Bei einem Kassenpatienten wird zur Aufnahme einer Krone eine Aufbaufüllung (modb) nötig, die mit zwei parapulpären Stiften verankert wird. Was rechnen Sie dafür ab?

- ☐ (A) 1x F4 + 1x ST
- ☐ (B) 1x F2 + Material der Stifte als Nr. 601
- ☐ (C) 1x F2 + 1x ST
- ☐ (D) 1x F2 + 1x ST + Material der Stifte als Nr. 601
- ☐ (E) 1x F4 + 1x ST + Material der Stifte als Nr. 601.

Lösung s. Seite 777

Aufgabe 6:

Herr Zinke hätte als Regelversorgung auch Anspruch auf Teleskopkronen. Auf welchen Zähnen können unter bestimmten zusätzlichen Voraussetzungen bei einer Teilprothese Teleskopkronen als Regelversorgung beantragt werden?

- ☐ (A) grundsätzlich nur auf den Molaren
- ☐ (B) egal auf welchen Zähnen, aber maximal nur zwei
- ☐ (C) nur auf den Eckzähnen im Oberkiefer, wenn mindestens zwei Zähne nach distal fehlen
- ☐ (D) nur auf den Eckzähnen im Unterkiefer, wenn mindestens zwei Zähne nach distal fehlen
- ☐ (E) nur auf den Eckzähnen oder ersten Prämolaren beidseitig, wenn mindestens zwei Zähne nach distal fehlen.

Lösung s. Seite 777

Fall 2

Zum vereinbarten Termin erscheint Herr v. Stocker in Ihrer Praxis. Eine Brückenversorgung von 35 auf 37 ist laut HKP vorgesehen.

Aufgabe 1:
Zunächst soll eine Situationsabformung für den Gegenkiefer durchgeführt werden. Darunter versteht man eine (zwei Antworten)
- ☐ (A) anatomische Abformung
- ☐ (B) Abformung der Zähne mit den umgebenden Schleimhäuten und Bändern in Ruhe
- ☐ (C) zweizeitige Abformung von präparierten Zähnen mit Vorabformung und anschließender Feinabformung
- ☐ (D) Abformung der Schleimhäute, Bänder und Muskelansätze im Funktionszustand
- ☐ (E) einzeitige Abformung, bei der gleichzeitig eine dünnfließende Masse um die beschliffenen Zähne und ein zähfließendes Material in den Abformlöffel gefüllt wird.

Lösung s. Seite 777

Aufgabe 2:
Für oben genannte Abdrucktechnik wird häufig Alginat verwendet. Dieses Material ist (zwei Antworten)
- ☐ (A) nicht lagerfähig
- ☐ (B) reversibel – elastisch
- ☐ (C) irreversibel – elastisch
- ☐ (D) thermoplastisch
- ☐ (E) reversibel – starr
- ☐ (F) irreversibel – starr.

Lösung s. Seite 778

Aufgabe 3:
Bei der Anwendung von Alginat trifft folgende Aussage *nicht* zu:
- ☐ (A) Alginate bestehen u. a. aus den Salzen der Alginsäure und zu einem großen Teil aus Füllstoffen.
- ☐ (B) Zur Aufbewahrung dieser Abdrücke dient eine so genannte „feuchte Kammer".
- ☐ (C) Alginate quellen, wenn sie längere Zeit im Wasserbad gelagert werden.
- ☐ (D) Unmittelbar nach der Entnahme aus dem Mund des Patienten wird der Abdruck mit Gips ausgegossen.
- ☐ (E) Der Abdruck wird mit einem Desinfektionsmittel zunächst eingesprüht, dann abgespült und in leicht feuchtem Zustand mit Gips ausgegossen.

Lösung s. Seite 778

Aufgabe 4:
Welche Abformmaterialien gehören zu den Elastomeren? (zwei Antworten)
- ☐ (A) Abformgips
- ☐ (B) Polyether
- ☐ (C) Silikone
- ☐ (D) Wachse
- ☐ (E) Alginate
- ☐ (F) Hydrokolloide
- ☐ (G) Kerr
- ☐ (H) Stents.

Lösung s. Seite 778

Aufgabe 5:
Ihre Zahnärztin möchte mithilfe des OPGs, das vor ein paar Wochen angefertigt worden war, nochmals kurz den vorliegenden Befund überprüfen. In diesem Zusammenhang möchte sie von Ihnen wissen, welche Aufnahmearten zu den extraoralen bzw. den intraoralen gehören. Ordnen Sie zu:

_____ Orthopantomogramm

_____ Fernröntgenseitenaufnahme

_____ Halbwinkeltechnik

_____ Bissflügelaufnahme

_____ Le-Master-Technik

_____ Kiefergelenkaufnahme.

(A) extraorale Aufnahmeart

(B) intraorale Aufnahmeart.

Lösung s. Seite 779

Aufgabe 6:
Laut Röntgenbefund weist Zahn 37 eine tiefe Karies auf. Dies wird im Röntgenbereich bezeichnet als
- ☐ (A) Verschattung
- ☐ (B) Radioopazität
- ☐ (C) Artefakt
- ☐ (D) Kathode
- ☐ (E) Aufhellung.

Lösung s. Seite 779

Aufgabe 7:
Nun wird im Unterkiefer eine Leitungsanästhesie durchgeführt. Welcher Nerv soll hierbei betäubt werden?

- ☐ (A) N. lingualis
- ☐ (B) N. trigeminus
- ☐ (C) N. alveolaris inferior
- ☐ (D) N. ophthalmicus
- ☐ (E) N. maxillaris
- ☐ (F) N. alveolaris superior
- ☐ (G) N. infraorbitalis.

Lösung s. Seite 780

Aufgabe 8:
Während dieses Vorgangs wird aspiriert. Was versteht man darunter?

- ☐ (A) Ersticken durch Sauerstoffmangel
- ☐ (B) Ausatmung
- ☐ (C) Kontrolle, ob ein Nerv getroffen wurde
- ☐ (D) Ansaugen der Injektionslösung nach dem Einstich
- ☐ (E) Betäubung
- ☐ (F) Einatmung durch Heben der Rippen und Senken des Zwerchfells.

Lösung s. Seite 780

Aufgabe 9:
Welche Arten der Schmerzausschaltung gehören zu den Lokalanästhesien?

(zwei Antworten)

- ☐ (A) Intubationsnarkose
- ☐ (B) Analgesie
- ☐ (C) Lachgas
- ☐ (D) Hypnose
- ☐ (E) intraligamentäre Anästhesie
- ☐ (F) Oberflächenanästhesie.

Lösung s. Seite 781

Aufgabe 10:
Bringen Sie nun die verschiedenen angebotenen Behandlungsschritte bei einer Brückenversorgung in die richtige Reihenfolge:

_____ 1

_____ 2

_____ 3

_____ 4

_____ 5

_____ 6.

(A) Einphasenabformung

(B) Fäden legen

(C) anatomische Abformung

(D) Präparation

(E) Eingliederung

(F) Kontrolle.

Lösung s. Seite 781

Aufgabe 11:
Währenddessen wird mit einer Bissnahme
- ☐ (A) nur die Mittellinie dargestellt
- ☐ (B) die Artikulation überprüft
- ☐ (C) die Präparationsgrenzen der Kronen wiedergegeben
- ☐ (D) die schädelbezogene Lage des Oberkiefers in den Artikulator übertragen
- ☐ (E) die Kieferrelation bestimmt.

Lösung s. Seite 782

Aufgabe 12:
Mit einem Gesichtsbogen kann
- ☐ (A) die korrekte Position des Unterkiefers zum Oberkiefer bestimmt werden
- ☐ (B) die Lage des Oberkiefers in Bezug zum Schädel registriert werden
- ☐ (C) der interokklusale Abstand bestimmt werden
- ☐ (D) die Bisshöhe festgelegt werden
- ☐ (E) Artikulation und Okklusion der Patientin überprüft werden.

Lösung s. Seite 782

Aufgabe 13:

Im Labor wird zur Herstellung der Brücke ein Artikulator verwendet. Darunter versteht man:

- ☐ (A) einen speziellen diamantierten Bohrer zum Einschleifen der Artikulation und Okklusion
- ☐ (B) eine kieferorthopädische Apparatur zur Behandlung von Dysgnathien
- ☐ (C) ein Testgerät zur Überprüfung der richtigen Artikulation nach prothetischen Behandlungsmaßnahmen
- ☐ (D) ein Gerät, das als „Kiefergelenksimulator" die Kaubewegungen nachahmen kann
- ☐ (E) eine Haltevorrichtung für das Artikulationspapier.

Lösung s. Seite 782

Abrechnungswesen
Fall 2: Herr v. Stocker

Aufgabe 1:

Was versteht man unter einer „zahnbegrenzten" Lücke?

- ☐ (A) Es müssen mesial und distal der Lücke noch Zähne stehen.
- ☐ (B) Es müssen nur mesial der Lücke noch Zähne stehen.
- ☐ (C) Es darf nur ein Zahn in der Lücke fehlen.
- ☐ (D) Es dürfen maximal zwei Zähne in der Lücke fehlen.
- ☐ (E) Diese Lücke muss mit einem Implantat versorgt werden.

Lösung s. Seite 783

Aufgabe 2:

Welche Aussage über die Kassenrichtlinien für Verblendungen von Kronen und Brücken bei Kassenpatienten ist richtig?

Als Regelversorgung gelten:

- ☐ (A) Verblendungen bis einschließlich des 1. Molaren in OK und UK
- ☐ (B) vestibuläre Verblendungen bis OK einschließlich Zahn 4 und UK einschließlich Zahn 5
- ☐ (C) vestibuläre Verblendungen bis OK einschließlich Zahn 5 und UK einschließlich Zahn 4
- ☐ (D) In beiden Kiefern kann bis einschließlich Zahn 4 verblendet werden.
- ☐ (E) In der Front kann die Schneidekante nicht mit verblendet werden.

Lösung s. Seite 783

Aufgabe 3:

Welche Kronen rechnen Sie unter der Geb.-Nr. 91a ab?
- ☐ (A) nur Vollgusskronen nach Tangentialpräparation als Brückenpfeiler
- ☐ (B) Metallkeramikkronen als Brückenpfeiler im Verblendbereich
- ☐ (C) Inlays als Brückenpfeiler
- ☐ (D) alle metallischen Vollkronen als Brückenpfeiler, egal mit welcher Präparationsart
- ☐ (E) Teilkronen aus Keramik als Brückenpfeiler.

Lösung s. Seite 783

Aufgabe 4:

Welche der nachfolgenden Leistung ist mit den BEMA-Nummern der Kronen nicht abgegolten und kann gesondert abgerechnet werden?
- ☐ (A) Anästhesie zur Präparation
- ☐ (B) Präparation des Zahnes
- ☐ (C) Abformung
- ☐ (D) Einprobe der Krone mit Farbbestimmung
- ☐ (E) Bissnahme.

Lösung s. Seite 783

Aufgabe 5:

Was rechnen Sie ab, wenn bei der Präparation eines Zahnes Zahnfleischfasern durchtrennt werden müssen?
- ☐ (A) kann nicht gesondert abgerechnet werden, ist in der Position der Krone enthalten
- ☐ (B) besondere Maßnahmen beim Präparieren oder Füllen, je Zahn
- ☐ (C) besondere Maßnahmen beim Präparieren oder Füllen, je Kieferhälfte
- ☐ (D) Exzision von Mundschleimhaut oder Granulationsgewebe, je Zahn
- ☐ (E) Exzision von Mundschleimhaut oder Granulationsgewebe, je Kieferhälfte.

Lösung s. Seite 783

Aufgabe 6:

Welche Aussage über die Abrechnung der BEMA-Nummer 98a trifft zu?
- ☐ (A) Die 98a kann bei reduziertem Restgebiss nicht mit einer 98b für denselben Kiefer berechnet werden.
- ☐ (B) Die 98a kann bei reduziertem Restgebiss nicht mit einer 98c für denselben Kiefer berechnet werden.

- ☐ (C) Die 98a kann nicht für einen individualisierten Löffel abgerechnet werden.
- ☐ (D) Die 98a kann nicht bei einer Einzelkrone in einem Kiefer abgerechnet werden.
- ☐ (E) Die 98a kann nicht für Brücken abgerechnet werden.

Lösung s. Seite 783

Aufgabe 7:

Die Brücke von Herrn v. Stocker wird als Regelversorgung geplant. Welches zahnärztliche Honorar setzen Sie an?

- ☐ (A) 1x 91a, 1x 91b, 1x 92
- ☐ (B) 2x 91a, 1x 92
- ☐ (C) 1x 91a, 1x 5010, 1x 92
- ☐ (D) 2x 5010, 1x 92
- ☐ (E) 2x 5010, 1x 5070.

Lösung s. Seite 783

Fall 3

Heute steht Frau Franz ohne Termin an der Rezeption in Ihrer Praxis. Sie klagt über heftige, pochende Schmerzen im Oberkiefer.

Aufgabe 1:

Was wissen Sie über Entzündungen? Welche Aussagen sind *falsch*?   (zwei Antworten)

- ☐ (A) Eine Entzündung ist eine Abwehrreaktion des Körpers auf schädigende Reize.
- ☐ (B) Eine Entzündung kann akut oder chronisch verlaufen.
- ☐ (C) Zu den klassischen Hauptsymptomen einer Entzündung gehört u. a. die Hyperämie, da die Blutgefäße sich weit stellen, um die Abwehrstoffe an den Ort der Schädigung zu transportieren.
- ☐ (D) Man spricht in diesem Zusammenhang von einer Sepsis, wenn es bei einer Entzündung zu einer Aussaat der Krankheitserreger – in der Regel mit schweren Krankheitserscheinungen – kommt.
- ☐ (E) Bei einer Entzündung vermehren sich die weißen Blutkörperchen (= Thrombozyten).

Lösung s. Seite 783

Aufgabe 2:
Ihre Zahnärztin schaut sich die Schmerzpatientin möglichst bald an. Ordnen Sie folgende grundlegende Untersuchungsmethoden den Fachbegriffen zu:

_____ Auskultation

_____ Inspektion

_____ Perkussion

_____ Palpation.

(A) Abhören

(B) Tasten

(C) Betrachten

(D) Beklopfen.

Lösung s. Seite 783

Aufgabe 3:
Während dieser Untersuchung wird eine röntgenologische Abklärung im Frontzahnbereich des Oberkiefers beschlossen. Welche der angebotenen Aufnahmetechniken ist nun die beste, um apikale und parodontale Veränderungen genau darzustellen?

☐ (A) exzentrische Aufnahmetechnik

☐ (B) Fernröntgenseitenaufnahme

☐ (C) Le-Master-Technik

☐ (D) Halbwinkeltechnik

☐ (E) Bissflügelaufnahme

☐ (F) Oberkieferaufbissaufnahme.

Lösung s. Seite 784

Aufgabe 4:
Ihre Zahnärztin bemerkt, dass die ihr vorgelegten Röntgenbilder zu hell sind. Welche Gründe können hier vorliegen? (zwei Antworten)

☐ (A) zu lange Entwicklungszeit

☐ (B) zu niedrige Entwicklertemperatur

☐ (C) zu hohe Röhrenspannung

☐ (D) zu lange Belichtung

☐ (E) verbrauchter Entwickler.

Lösung s. Seite 784

Aufgabe 5:

In diesem Zusammenhang sollen Sie berichten, was in der Entwicklerflüssigkeit mit einem Röntgenbild passiert. (zwei Antworten)

- ☐ (A) Die belichteten Silberbromidteile werden in schwarzes metallisches Silber umgewandelt.
- ☐ (B) Die unbelichteten Silberbromidteile werden geschwärzt.
- ☐ (C) Die belichteten Silberbromidteile werden herausgelöst.
- ☐ (D) Die unbelichteten Silberbromidteile werden herausgelöst.
- ☐ (E) Alle Silberbromidteile bleiben unverändert.

Lösung s. Seite 785

Aufgabe 6:

Ihre Zahnärztin stellt mithilfe der angefertigten Röntgenaufnahmen einen ausgeprägten horizontalen/vertikalen Knochenabbau sowie apikale Aufhellungen fest. Welche Aussagen treffen zu? (zwei Antworten)

- ☐ (A) Diese Art von Veränderungen werden als Artefakte bezeichnet.
- ☐ (B) Dunkle Stellen im Röntgennegativ heißen in der Fachsprache Verschattungen.
- ☐ (C) Um eine Veränderung auf einem Röntgenbild möglichst originalgetreu wiederzugeben, sollte z. B. der Abstand zwischen Film und Zahn möglichst gering sein.
- ☐ (D) Mit zunehmendem Abstand von der Strahlenquelle wird die bestrahlte Fläche immer größer.
- ☐ (E) Gleichzeitig nimmt die Strahlenintensität zu, weil die Strahlenmenge sich auf eine immer größer werdende Fläche verteilt.

Lösung s. Seite 785

Aufgabe 7:

Nach Infiltrationsanästhesien im Frontzahnbereich des Oberkiefers sollen alle noch vorhandenen Schneide- und Eckzähne entfernt werden. Außerdem wird der Alveolarfortsatz in der gleichen Sitzung etwas abgetragen. Wie nennt man diese Operationstechnik?

- ☐ (A) Germektomie
- ☐ (B) Zystektomie
- ☐ (C) Osteotomie
- ☐ (D) Alveolotomie
- ☐ (E) Tuberplastik.

Lösung s. Seite 786

Aufgabe 8:

In der Berufsschule haben Sie gehört, welche besonderen Maßnahmen zu der so genannten präprothetischen Chirurgie gehören: (zwei Antworten)

- ☐ (A) Inzision eines Abszesses
- ☐ (B) Schröder-Lüftung
- ☐ (C) Beseitigung eines Schlotterkammes
- ☐ (D) Aufbau des Kieferkamms mit körpereigenem oder körperfremdem Material
- ☐ (E) Hemisektion
- ☐ (F) Apektomie.

Lösung s. Seite 786

Aufgabe 9:

Im Dentallabor wurde eine Interimsprothese angefertigt. Darunter versteht man: (zwei Antworten)

- ☐ (A) eine temporäre Prothese
- ☐ (B) einen vorläufigen Zahnersatz bis zur Anfertigung der endgültigen Prothese
- ☐ (C) eine Prothese, die nach Abschluss der Wundheilung der definitiven Kieferform durch eine Unterfütterung angepasst wird
- ☐ (D) immer eine totale Prothese
- ☐ (E) immer eine partielle Prothese, da ein Restzahnbestand zum Halt des Zahnersatzes benötigt wird
- ☐ (F) eine Prothese mit gegossenen Klammern.

Lösung s. Seite 787

Aufgabe 10:

Bringen Sie nun die verschiedenen angebotenen Behandlungsschritte bei einer Totalprothesenversorgung in die richtige Reihenfolge:

____ 1
____ 2
____ 3
____ 4
____ 5
____ 6.

(A) Funktionsabformung
(B) Wachseinprobe
(C) anatomische Abformung

(D) Behandlungsplanung

(E) Eingliederung

(F) Kontrolle/Druckstellenbeseitigung.

Lösung s. Seite 787

Aufgabe 11:

Während den einzelnen Sitzungen zur Herstellung einer Vollprothese wird immer wieder von der Ah-Linie gesprochen. Folgende Feststellung ist *falsch*:

- ☐ (A) Sie trennt Palatum molle von Palatum durum.
- ☐ (B) Sie stellt die distale Begrenzung einer Oberkieferprothese dar.
- ☐ (C) Sie ist nur im Gaumenbereich des Oberkiefers zu finden.
- ☐ (D) Sie ist eine wichtige Orientierungslinie bei der Herstellung von Schwebebrücken.
- ☐ (E) Sie wird sichtbar, wenn bei geöffnetem Mund und geschlossener Nase versucht wird, durch die Nase auszuatmen.

Lösung s. Seite 788

Aufgabe 12:

Einige Tage nach der Eingliederung ihrer Vollprothese kommt Frau Franz mit Beschwerden in die Praxis. Diagnose: Dekubitus. Welche Behauptung ist *richtig*?

- ☐ (A) Durch Zahnersatz, der neu eingegliedert wurde, kann ein Dekubitus entstehen.
- ☐ (B) Bei einem Dekubitus handelt es sich nicht um eine Druckstelle.
- ☐ (C) Bei Beseitigung der Ursache kann ein Geschwür (= Ulcus) entstehen.
- ☐ (D) Durch Wundliegen bei längerem Krankenlager kann an anderen Körperteilen kein Dekubitus auftreten.
- ☐ (E) Schlecht sitzende Prothesen können nie die Ursache für Druckwunden sein.

Lösung s. Seite 788

Abrechnungswesen
Fall 3: Frau Franz

Aufgabe 1:

Bei einer Schmerzbehandlung hat man keine Zeit für eine eingehende Untersuchung, sondern nur für die örtliche Untersuchung. Welche Aussage zur Abrechenbarkeit der Ä1 mit einer Behandlung bei Kassenpatienten ist richtig?

- ☐ (A) wenn überhaupt, dann nur in der ersten Sitzung des Quartals
- ☐ (B) immer dann, wenn ein neuer Befund erhoben wird
- ☐ (C) immer, wenn 18 Tage vergangen sind

- ☐ (D) immer nochmals zum Abschluss der Behandlung
- ☐ (E) immer, wenn neben der Behandlung eine Beratung erfolgt.

Lösung s. Seite 788

Aufgabe 2:

Wie wird bei einem Kassenpatienten die I (Infiltrationsanästhesie) abgerechnet?
- ☐ (A) je zwei Zähne im OK
- ☐ (B) je Zahn
- ☐ (C) je zwei Zähne und die Mittellinie trennt
- ☐ (D) generell immer nur im OK
- ☐ (E) je Kieferhälfte.

Lösung s. Seite 788

Aufgabe 3:

Wann kann bei Kassenpatienten im OK eine L1 (Leitungsanästhesie) abgerechnet werden?
- ☐ (A) immer dann, wenn man sie benötigt
- ☐ (B) bei großen chirurgischen Eingriffen
- ☐ (C) bei einer lang andauernden Präparation für eine Brücke
- ☐ (D) bei einer großflächigen Füllung
- ☐ (E) bei der Wurzelbehandlung eines Molaren.

Lösung s. Seite 788

Aufgabe 4:

Wie wird die Alveolotomie bei Kassenpatienten abgerechnet?
- ☐ (A) je Kieferhälfte einmal
- ☐ (B) je Kieferhälfte oder Frontzahnbereich einmal
- ☐ (C) im Bereich von 4 bis 8 Zähnen je Kiefer einmal
- ☐ (D) je Kiefer einmal
- ☐ (E) je Zahn einmal.

Lösung s. Seite 788

Aufgabe 5:

Welche Leistung wird mit dem BEMA-Kürzel „SMS" abgerechnet?
- ☐ (A) das Durchtrennen eines Lippenbändchens
- ☐ (B) die Korrektur des Lippenbändchens bei echtem Diastema mediale

- ☐ (C) die Beseitigung von Schleimhautresten nach einer Extraktion
- ☐ (D) das Entfernen von Schleimhautwucherungen
- ☐ (E) die medikamentöse Behandlung von Mundschleimhaut.

Lösung s. Seite 788

Aufgabe 6:

Was bedeutet der Ausdruck „befundbezogener Festzuschuss" der Krankenkasse im Zusammenhang mit Zahnersatz?

- ☐ (A) Jeder Patient erhält unabhängig von seinem derzeitigen 01-Befund immer den gleichen Zuschuss.
- ☐ (B) Der Patient erhält den Zuschuss für seinen momentanen Befund nach den unterschiedlichen Befundklassen der Regelversorgung, unabhängig von der tatsächlich geplanten Versorgung.
- ☐ (C) Der Patient erhält nur einen Festzuschuss, wenn er sich eine Regelversorgung nach BEMA eingliedern lässt.
- ☐ (D) Der Patient erhält nur einen Zuschuss bei Leistungen außerhalb der Regelversorgung.
- ☐ (E) Der Patient erhält nur einen Zuschuss bei totalen Prothesen.

Lösung s. Seite 788

Aufgabe 7:

Welche der nachfolgenden BEMA-Nummern darf nur bei Interimsprothesen abgerechnet werden?

- ☐ (A) 98a
- ☐ (B) 98d
- ☐ (C) 98e
- ☐ (D) 98f
- ☐ (E) 98 h/1.

Lösung s. Seite 788

Aufgabe 8:

Wann kann bei einem Kassenpatienten ein Funktionsabdruck abgerechnet werden?

- ☐ (A) wenn mehr als drei Einzelkronen verblockt werden
- ☐ (B) generell bei Brückenarbeiten
- ☐ (C) generell bei Modellgussprothesen
- ☐ (D) bei stark reduziertem Restgebiss bis zu drei Zähnen
- ☐ (E) wenn ein konfektionierter Löffel nicht ausreicht.

Lösung s. Seite 788

Aufgabe 9:

Wann kann bei einem Kassenpatienten keine Mu (105) abgerechnet werden?

- ☐ (A) bei einer Salbenbehandlung von entzündetem Zahnfleisch
- ☐ (B) bei Behandlung eines erschwerten Zahndurchbruchs mit Salbe
- ☐ (C) bei Behandlung einer Prothesendruckstelle bei Neueingliederung
- ☐ (D) bei Behandlung einer Prothesendruckstelle, wenn die Prothese länger als drei Monate eingegliedert ist
- ☐ (E) bei der medikamentösen Behandlung einer Aphte.

Lösung s. Seite 788

Fall 4

Aufgabe 1:

Am Montagmorgen steht Herr Bäumel (36 Jahre) mit heftigen Schmerzen im rechten OK-Seitenzahnbereich unangemeldet vor Ihnen an der Rezeption in Ihrer Praxis. Wie verhalten Sie sich?

- ☐ (A) Sie empfehlen ihm die Einnahme eines Analgetikums.
- ☐ (B) Da für heute viele Patienten einbestellt sind, verweisen Sie ihn an die nächstgelegene Zahnarztpraxis.
- ☐ (C) Herr Bäumel wird am nächsten Tag gleich in der Früh bestellt.
- ☐ (D) Der Patient kann sich sofort in das Wartezimmer setzen, muss aber mit einer kleinen Wartezeit rechnen.
- ☐ (E) Der Patient soll am Ende des Behandlungstages nochmals kommen. Der Termin eines anderen Patienten wird deswegen abgesagt.

Lösung s. Seite 789

Aufgabe 2:

Bei einer ersten gründlichen Untersuchung wird an mehreren Stellen Karies diagnostiziert. Zu dieser Diagnosestellung gehören besonders: (drei Antworten)

- ☐ (A) Bissflügelaufnahmen
- ☐ (B) Inspektion mit bloßem Auge
- ☐ (C) Palpation
- ☐ (D) Perkussion
- ☐ (E) Sondieren mit spitzer Sonde.

Lösung s. Seite 789

Aufgabe 3:

Zahn 14 weist außer tiefer Karies auch eine apikale Veränderung auf. Wie bezeichnet Ihr Zahnarzt diese dunklen Stellen auf dem Röntgenbild? (zwei Antworten)

- ☐ (A) Verschattung
- ☐ (B) Radioluzenz
- ☐ (C) Artefakt
- ☐ (D) Aufhellung
- ☐ (E) Radioopazität
- ☐ (F) Obliteration.

Lösung s. Seite 789

Aufgabe 4:

Ihr Zahnarzt möchte von Ihnen wissen, welche Folgen eine unbehandelte Karies haben kann. Bringen Sie die einzelnen Stationen in die richtige Reihenfolge:

_____ 1
_____ 2
_____ 3
_____ 4
_____ 5
_____ 6.

(A) periapikale Ostitis

(B) Pulpitis

(C) Nekrose

(D) subperiostaler Abszess

(E) Gangrän

(F) submuköser Abszess.

Lösung s. Seite 789

Aufgabe 5:

Dabei spielen Eitererreger eine große Rolle. Welche Mikroorganismen sind hier gemeint? (zwei Antworten)

- ☐ (A) Bazillen
- ☐ (B) Diplokokken
- ☐ (C) Streptokokken
- ☐ (D) Spirillen
- ☐ (E) Spirochäten

- ☐ (F) Staphylokokken.

Lösung s. Seite 790

Aufgabe 6:

Für die nun folgende Behandlung sind die Kenntnisse über die Anzahl und Lage der Wurzeln von Zahn 14 erforderlich. Wählen Sie die in der Regel richtige Kombination aus:
(zwei Antworten)

- ☐ (A) eine Wurzel, ein Wurzelkanal
- ☐ (B) zwei Wurzeln, zwei Wurzelkanäle
- ☐ (C) zwei Wurzeln, drei Wurzelkanäle
- ☐ (D) palatinal und bukkal
- ☐ (E) palatinal, mesio- und distobukkal
- ☐ (F) mesial und distal.

Lösung s. Seite 790

Aufgabe 7:

Im Zusammenhang mit zahnärztlichen Operationen kennen Sie die verschiedensten Anästhesiearten. Ordnen Sie zu:

_____ Betäubung eines Schleimhautbezirks

_____ Injektion im Bereich des Nervenstammes

_____ Schmerzausschaltung im Bereich eines einzigen Zahnes

_____ Schmerzausschaltung im Endausbreitungsgebiet eines Nerven.

- ☐ (A) Leitungsanästhesie
- ☐ (B) Oberflächenanästhesie
- ☐ (C) Infiltrationsanästhesie
- ☐ (D) intraligamentäre Anästhesie.

Lösung s. Seite 790

Aufgabe 8:

Sie sollen für Herrn Bäumel ein Anästhetikum mit Vasokonstringenszusatz vorbereiten. Was sind die Auswirkungen des Zusatzes?
(zwei Antworten)

- ☐ (A) Der Körper wird schneller nach der Betäubung entgiftet.
- ☐ (B) Die Wirkungsdauer des Anästhetikums wird verlängert.
- ☐ (C) Das Betäubungsmittel ist besser verträglich.
- ☐ (D) Im Operationsgebiet ergibt sich eine relative Blutleere.

☐ (E) Gelangt die Injektionslösung in ein Blutgefäß, so hat dies keine Auswirkungen für den Patienten.

☐ (F) Die Blutgefäße werden erweitert.

Lösung s. Seite 791

Aufgabe 9:

Entscheiden Sie, ob die folgenden endodontischen Instrumente zum Aufbereiten (A) oder zum Füllen (B) der Wurzelkanäle verwendet werden:

_____ Fingerspreader

_____ Lentulo

_____ Hedströmfeile

_____ Reamer

_____ Fingerplugger

_____ Kerrbohrer.

Lösung s. Seite 791

Aufgabe 10:

Bringen Sie die folgenden Behandlungsschritte einer Vitalexstirpation in die richtige Reihenfolge:

_____ 1

_____ 2

_____ 3

_____ 4

_____ 5

_____ 6

_____ 7

_____ 8.

(A) Wurzelkanalfüllung

(B) Reinigung, Desinfektion und Trocknung der Wurzelkanäle

(C) Röntgenkontrollaufnahme

(D) Röntgenmessaufnahme

(E) endgültige Aufbereitung der Wurzelkanäle

(F) Trepanation

(G) vollständige Entfernung der Pulpa

(H) Lokalanästhesie.

Lösung s. Seite 791

Aufgabe 11:
Sie werden mit der hygienischen Bearbeitung der endodontischen Instrumente beauftragt. Welche Aussage trifft zu?

- ☐ (A) Grundsätzlich werden Wurzelkanalinstrumente nur einmal verwendet.
- ☐ (B) Nach mehrmaligem Gebrauch werden Endodontieinstrumente ersetzt.
- ☐ (C) Endodontieinstrumente werden nur im RDG behandelt.
- ☐ (D) Bei Endodontieinstrumenten reicht allein die Reinigung mit Desinfektion aus.
- ☐ (E) Sie können in allen Geräten beliebig oft sterilisiert werden.

Lösung s. Seite 791

Abrechnungswesen
Fall 4: Herr Bäumel

Aufgabe 1:
Wann kann die BEMA-Nr. 03 (Zuschlag) bei Kassenpatienten abgerechnet werden?

- ☐ (A) wenn der Patient unangemeldet außerhalb der Sprechstunde erscheint und behandelt wird
- ☐ (B) wenn der Patient während der Sprechstunde telefonisch beraten wird
- ☐ (C) wenn der Patient außerhalb der Sprechstunde einbestellt wird um eine Brücke zu zementieren
- ☐ (D) wenn der Patient unangemeldet während der Praxisöffnungszeiten kommt und behandelt wird
- ☐ (E) wenn der Patient zu spät zu seinem vereinbarten Termin erscheint.

Lösung s. Seite 792

Aufgabe 2:
Welche Leistung zeigt Ihnen bei einem Kassenpatienten, dass es sich um die Behandlung eines bereits pulpatoten Zahnes handeln muss?

- ☐ (A) Dev
- ☐ (B) P
- ☐ (C) Cp
- ☐ (D) Wk
- ☐ (E) Trep1.

Lösung s. Seite 792

Aufgabe 3:
Welche weitere Leistung ist bei einer „Med" oder „Wf" schon enthalten?
- ☐ (A) I oder L1
- ☐ (B) Wk
- ☐ (C) pV
- ☐ (D) Cp
- ☐ (E) Rö 2.

Lösung s. Seite 792

Aufgabe 4:
Was kann zusammen mit einer VitE nicht abgerechnet werden?
- ☐ (A) Wk
- ☐ (B) Dev
- ☐ (C) Med
- ☐ (D) Rö 2
- ☐ (E) Wf.

Lösung s. Seite 792

Aufgabe 5:
Wie oft kann bei Kassenpatienten an einem Zahn bei einer Wurzelbehandlung eine Med abgerechnet werden?
- ☐ (A) so oft wie nötig
- ☐ (B) maximal einmal
- ☐ (C) maximal zweimal
- ☐ (D) maximal dreimal
- ☐ (E) maximal viermal.

Lösung s. Seite 792

Aufgabe 6:
Bei einer Vitalexstirption wird ein Zahn in einer Sitzung viermal geröntgt, da nach der ersten Messaufnahme noch weiter aufbereitet werden muss. Wie rechnen Sie die Röntgenaufnahmen im BEMA ab?
- ☐ (A) 4 x Rö 2, da je Bild 1x Rö 2 angesetzt werden kann
- ☐ (B) 3 x Rö 2, da man die 2. Messaufnahme nicht abrechnen kann
- ☐ (C) 1 x Rö 5, da es vier Bilder sind

- ☐ (D) 2 x Rö 2, da die Mess- und Kontrollaufnahmen nur als 1x Rö 2 abgerechnet werden
- ☐ (E) 1 x Rö 2 und 1x Rö 5, da die diagnostische Aufnahme alleine angesetzt werden kann.

Lösung s. Seite 792

Aufgabe 7:

Bei welcher der nachfolgenden Behandlungen handelt es sich um eine Gangränbehandlung?

- ☐ (A) Dev, Wk, Med, Wf, F3
- ☐ (B) Dev, Pulp, F3
- ☐ (C) I/L1, Trep1, Wk, 3x Med, Wf, F3
- ☐ (D) I/L1, VitE, Wk, Med, Wf, F3
- ☐ (E) I/L1, Trep1, VitE, Wk, Wf, F3.

Lösung s. Seite 792

Aufgabe 8:

Herr Bäumel hat keine Amalgamallergie und soll nach erfolgreicher Wurzelbehandlung an Zahn 26 eine dreiflächige dentinadhäsive Rekonstruktion erhalten. Wie gehen Sie bei der Berechnung vor?

- ☐ (A) Sie wird als 13c über die KZV abgerechnet.
- ☐ (B) Sie wird als 13 g über die KZV abgerechnet.
- ☐ (C) Sie wird als 13c über die KZV abgerechnet und der Patient erhält zusätzlich noch Mehrkosten in Rechnung gestellt.
- ☐ (D) Sie wird als 13g über die KZV abgerechnet und der Patient erhält zusätzlich noch Mehrkosten in Rechnung gestellt.
- ☐ (E) Der Patient bekommt die gesamte Füllung privat in Rechnung gestellt und kümmert sich bei der Krankenkasse selbst um einen Zuschuss.

Lösung s. Seite 792

Die praktische Prüfung – Prüfungsbeispiel (Fragebogen)

Peter Griesstadt (65 Jahre alt), gesetzlich versichert, ruft in Ihrer Praxis an und wünscht einen Termin. Der neue Patient klagt über Zahnfleischbluten und Schmerzen beim Zähneputzen.

Aufgabe 1:

Simulieren Sie ein Telefonat – in Stichpunkten – mit Herrn Griesstadt für die Terminvergabe.

Lösung s. Seite 792

Aufgabe 2:

Sie haben den Patientennamen nicht richtig verstanden. Buchstabieren Sie den Patientennamen entsprechend der offiziellen Buchstabiertafel aus dem Kopf.

Lösung s. Seite 792

Aufgabe 3:

Welche Tätigkeiten müssen bei der Neuaufnahme eines GKV-versicherten Patienten an der Rezeption durchgeführt werden?

Lösung s. Seite 792

Aufgabe 4:

Nach der Befunderhebung und Vitalitätsprüfung aller vorhandenen Zähne wird der PSI erhoben. Es wird eine Parodontalbehandlung empfohlen.

- Was versteht man unter der Abkürzung PSI?
- Wie wird dieser Index erhoben?
- Ab welchem Code muss eine Parodontalbehandlung durchgeführt werden?

Lösung s. Seite 792

Aufgabe 5:

Nachdem Herr Griesstadt über das weitere Vorgehen aufgeklärt wurde, werden Sie gebeten, alles für eine PSA vorzubereiten.

Erläutern Sie den Ablauf bei der Anfertigung einer PSA in Stichpunkten.

Lösung s. Seite 793

Aufgabe 6:

Was gehört beim Röntgen zum Strahlenschutz des Patienten?

Lösung s. Seite 793

Aufgabe 7:

Nun wird der PAR-Plan für Herrn Griesstadt erstellt.

Welche Angaben muss ein Parodontalplan mindestens enthalten und wie bzw. wo werden diese eingetragen?

Lösung s. Seite 793

Aufgabe 8:

Was versteht man in diesem Zusammenhang unter einem offenen bzw. geschlossenen Vorgehen? Erklären Sie kurz den jeweiligen Behandlungsablauf und die dazu notwendigen Instrumente.

Lösung s. Seite 793

Aufgabe 9:

Geben Sie nun die bisher angefallenen Leistungen zur Abrechnung bei einem GKV-Patienten an (die PAR-Behandlung selbst wurde noch nicht durchgeführt!).

Lösung s. Seite 794

Aufgabe 10:

Nach erfolgter PAR-Behandlung sind Sie als ausgelernte ZFA für die hygienische Aufbereitung der PAR-Instrumente zuständig.

Nennen Sie die drei verschiedenen Kategorien der Medizinprodukte und erklären Sie diese.

Lösung s. Seite 794

Aufgabe 11:

Erläutern Sie die einzelnen Schritte der hygienischen Aufbereitung der PAR-Instrumente bis sie wieder einsatzbereit sind (→ Hygienekette). Berücksichtigen Sie dabei die Aufteilung in eine unreine und reine Seite.

Lösung s. Seite 794

A. Behandlungsassistenz

1. Patientenbegleitung

1.1 Zahnkennzeichnungssysteme

Lösung zu Aufgabe 1:

Zur eindeutigen Lagebestimmung einzelner Zähne gibt es vier Zahnkennzeichnungssysteme:

1. Das heute international zur Anwendung kommende System ist das Zweiziffernsystem, auch FDI-System genannt:

   Man benutzt dabei jeweils 2 Ziffern,
   - wobei die erste die Kennzahl der Kieferquadranten ist (im permanenten Gebiss von 1 - 4, im Milchgebiss von 5 - 8),
   - die zweite Zahl die Zähne von 1 - 8 vom mittleren Schneidezahn bis zum Weisheitszahn jedes Kieferquadranten angibt.
   - Um Fehldeutungen mit dem amerikanischen System zu vermeiden, muss die zweizifferige Zahl getrennt ausgesprochen werden.

   Beispiel

   11 = mittlerer Schneidezahn, rechts oben

   54 = erster Milchmolar, rechts oben

2. Winkelzeichen = Ausschnitt aus dem Zahnkreuz, wobei die Milchzähne mit römischen, die permanenten Zähne mit arabischen Zahlen angegeben werden.

   Beispiel

   3 = drei, links oben
   IV = Milchvierer, links unten

3. Haderup-System:

   Oberkiefer + Unterkiefer:

   ± vor dem Zahn ist links

   ± hinter dem Zahn ist rechts

   Milchzähne: 01 - 05 je Kieferquadrant

   bleibende Zähne: 1 - 8 je Kieferquadrant

LÖSUNGEN

Beispiel

+ 03 = Milcheckzahn links oben
8 - = Weisheitszahn rechts unten

4. amerikanisches System, auch Natosystem genannt. Hier werden die Zähne rechts oben beginnend im Uhrzeigersinn von 1 - 32 durchgezählt. Für die Milchzähne werden Großbuchstaben von A - T verwendet.

Beispiel

11 = 3, links oben
E = 1, rechts oben

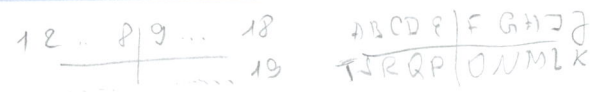

Lösung zu Aufgabe 2:

Winkelzeichen	5	II	8	7	IV
Haderupzeichen	+5	-02	8+	-7	04+
amerikanisches System	13	N	1	18	B
zweizifferiges System (FDI)	25	72	18	37	54

1.2 Anatomie von Zahn und Zahnbett

Lösung zu Aufgabe 1:

Das Milchgebiss besteht insgesamt aus 20 Zähnen, fünf je Kieferquadrant nach der Gebissformel $i_2\ c_1\ m_2$ *keine Prämolaren (MM!)*

2	Schneidezähne (1er, 2er)	Incisivi
1	Eckzahn (3er)	Caninus
2	Milchmahlzähne = Milchmolaren (4er, 5er)	Molares

Milchgebiss

Im Milchgebiss fehlen also die Prämolaren. Nach der anatomischen Nomenklatur werden zur besseren Unterscheidung Milchzähne mit Kleinbuchstaben, permanente Zähne mit Großbuchstaben geschrieben.

Lösung zu Aufgabe 2:

Das bleibende (permanente) Gebiss besteht insgesamt aus 32 Zähnen; acht je Kieferquadrant, was die Quadranten-Gebissformel von I2 C1 P2 M3 ergibt.

2	Schneidezähne	(1er, 2er)	Incisivi	Frontzähne
1	Eckzahn	(3er)	Caninus	
2	vordere Mahlzähne = kleine Backenzähne	(4er, 5er)	Prämolaren	Seitenzähne
3	hintere Mahlzähne = große Backenzähne	(6er, 7er, 8er)	Molaren	

Der 1. Molar wird auch 6-Jahrmolar genannt, da er als erster bleibender Zahn im 6. Lebensjahr durchbricht.

Der 1. Zahn des Wechselgebisses ist jedoch der mittlere untere Schneidezahn.

Der 3. Molar, der bei vielen Menschen gar nicht mehr angelegt ist, wird auch Weisheitszahn (Dens sapiens) genannt, weil er erst in späteren Jahren durchbricht.

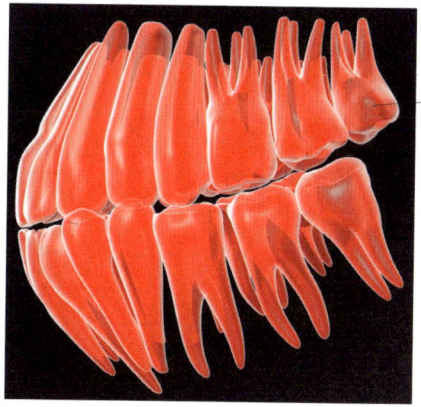

⟵⟶ Frontzähne

Seitenzähne ⟵⟶

Lösung zu Aufgabe 3:

bukkal = buccal	wangenwärts, zur Backe hin
mesial	zur Zahnbogenmitte hin, nach vorne
inzisal = incisal	schneidekantenwärts, im Bereich der Schneidekante
approximal	benachbart, zum Nachbarzahn hin
apikal = apical	an der Wurzelspitze gelegen
gingival	im Bereich des Zahnfleisches
vestibulär	im Bereich des Mundvorhofes, zum Mundvorhof hin
vertikal	senkrecht

LÖSUNGEN

sagittal	in Pfeilrichtung, von vorn nach hinten
bilateral	auf beiden Seiten, beidseitig
intraoral	innerhalb der Mundhöhle
fazial = facial	gesichtswärts, zum Gesicht gehörend

Lösung zu Aufgabe 4:

A = mesial (zur Zahnbogenmitte hin, nach vorn)
B = approximal (benachbart, im Kontaktbereich zweier Zähne)
C = okklusal (auf der Kaufläche)
D = bukkal (wangenwärts oder vestibulär im Bereich des Mundvorhofes)
E = lingual (zungenwärts oder oral mundhöhlenwärts)
F = distal (von der Zahnbogenmitte weg, also nach hinten)
G = koronal (im Bereich der Krone)
H = zervikal (im Bereich des Zahnhalses)
J = radikulär (im Bereich der Zahnwurzel)
K = interdental (gesamter Raum zwischen 2 Zähnen)
L = periapikal (Raum um die Wurzelspitze herum).

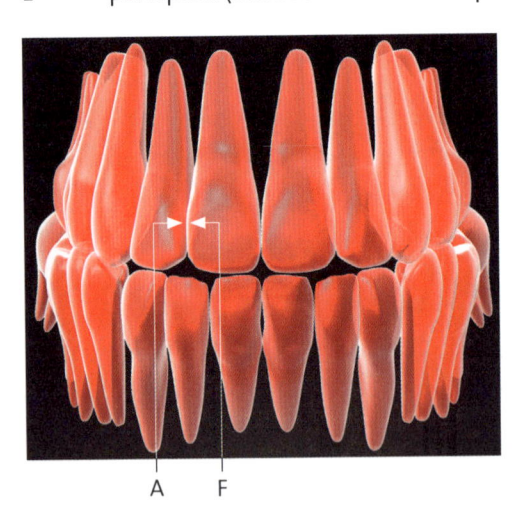

A   F

Lösung zu Aufgabe 5:

oberer Vierer	2 Wurzeln	1 bukkale, 1 palatinale
unterer Prämolar	1 Wurzel	
oberer Molar	3 Wurzeln	2 bukkale, 1 palatinale
unterer Molar	2 Wurzeln	1 mesiale, 1 distale, aber 3 Wurzelkanäle
oberer Milchmolar	3 Wurzeln	2 bukkale, 1 palatinale

LÖSUNGEN

Lösung zu Aufgabe 6:

Ein Zahn besteht aus

A = Krone (Corona), B = Zahnhals (Cervix),
C = Wurzel (Radix), D = Wurzelspitze (Apex)

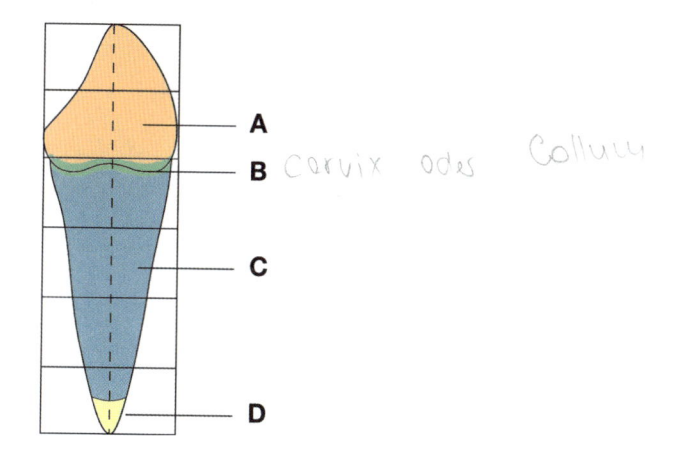

(handschriftlich bei B: Cervix oder Collum)

Die Krone ist der Teil des Zahnes, der vom Schmelz bedeckt ist (= anatomische Krone) bzw. der Teil des Zahnes, der nicht vom Zahnfleisch bedeckt ist (= klinische Krone), also der Teil des Zahnes, der in die Mundhöhle ragt.

Frontzähne haben eine Schneidekante (Inzisalfläche), Seitenzähne eine Kaufläche (Okklusionsfläche).

Den Übergang von Krone zur Wurzel bezeichnet man als Zahnhals (Cervix oder weniger gebräuchlich auch Collum).

Die Wurzel ist der nicht sichtbare Teil des Zahnes, der im Zahnfach (Alveole) steckt und von Zement bedeckt ist. Mehrwurzelige Zähne besitzen eine Wurzelgabelungsstelle (Bifurkation oder Trifurkation). Bei mehreren Wurzeln werden die einzelnen Wurzeln voneinander durch Knochenscheidewände (Septen; Einzahl Septum) getrennt.

An der Wurzelspitze (Apex) befindet sich eine ganz kleine Öffnung zum Durchtritt von Nerven und Gefäßen in die Pulpa, das Wurzelspitzenloch (Foramen apicale).

Den Knochenteil, in dem die Zähne elastisch aufgehängt sind, nennt man Zahnfach (Alveole).

LÖSUNGEN

Lösung zu Aufgabe 7:

A = Fissur (Furche auf der Kaufläche)
B = Höcker (Bicuspidat, ein zweihöckeriger Zahn)
C = Kaufläche (Okklusalfläche)
D = Wurzelspitzenloch (Foramen apicale)
E = Zahnfach (Alveole)
F = Mandibularkanal (Canalis mandibulae).

Lösung zu Aufgabe 8:

Histologische Bestandteile von Zahn und Zahnhalteapparat

A = Schmelz (Enamelum = Substantia adamantina oder adamantia)
B = Zahnbein (Dentin)
C = Zahnmark (Pulpa)
D = Zahnfleisch (Gingiva)
E = Wurzelzement (Cementum)
F = Wurzelhaut (Desmodont, Periodontium) mit Sharpey'schen Fasern
G = Knöchernes Zahnfach (Alveole).

Lösung zu Aufgabe 9:

Es handelt sich in der Abbildung um folgende Zähne:

Nummer	Zahnart	Kiefer	Seite
1	Schneidezahn	OK	links
2	Eckzahn	OK	links
3	Molar	UK	rechts
4	Prämolar	OK	links
5	Molar	OK	rechts

Lösung zu Aufgabe 10:

Zahnmerkmale:

Wurzelmerkmal:	Die Wurzelachse weicht im Vergleich zur Kronenachse nach distal ab. (gilt für alle Zähne)
Winkelmerkmal:	Der Winkel, den die Schneidekante mit der Seitenfläche der Krone bildet, ist mesial spitz. Das distale Eck ist abgerundet. (gilt für Schneidezähne)

Krümmungsmerkmal:	Die vestibuläre Fläche ist mesial stärker gekrümmt als distal. (gilt für Schneide-, Eckzähne und Prämolaren)
Kronenflucht:	Die Kronen sind im Vergleich zu den Wurzeln nach lingual geneigt. (gilt für UK)

1.3 Anatomie der Mundhöhle

1.3.1 Mundhöhle

Lösung zu Aufgabe 1:

Begrenzung der Mundhöhle

- nach vorne durch die Lippen = Labia
- nach hinten durch den Rachen = Pharynx
- nach oben durch das Gaumendach, gebildet von hartem Gaumen = Palatum durum und weichem Gaumen = Palatum molle
- nach unten durch die Zunge = Lingua und den Mundboden
- nach der Seite durch die Wangen = Buccae.

Lösung zu Aufgabe 2:

- A = Oberlippe = Labium superius oris
- B = oberes Lippenbändchen = Frenulum labii superioris
- C = oberer Mundvorhof = Vestibulum maxillare
- D = größeres Gaumenloch = Foramen palatinum maius
- E = Rachen = Pharynx
- F = Zunge = Lingua
- G = Unteres Lippenbändchen = Frenulum labii inferioris
- H = Unterlippe = Labium inferioris oris
- J = unterer Mundvorhof = Vestibulum mandibulare
- K = Gaumenmandel = Tonsilla palatina
- L = Gaumenbogen = Arcus palatinus
- M = Gaumenzäpfchen = Uvula
- N = weicher Gaumen = Palatum molle oder Gaumensegel = Velum palatinum
- O = harter Gaumen = Palatum durum
- P = Schneidezahnpapille = Papilla incisiva, darunter liegend: Loch hinter den Schneidezähnen = Schneidezahnloch = Foramen incisivum
- Q = Gaumenfalten = Plicae palatinae
- R = Gaumenhügel = Torus palatinus.

LÖSUNGEN

Lösung zu Aufgabe 3:

- Vestibulum = Raum zwischen Wange/Backe bzw. Lippen und dem Alveolarfortsatz bzw. den Zähnen = Mundvorhof
- Torus palatinus (A) = Gaumenhügel; bei der Gaumenplatte einer OK-Prothese muss diese Erhebung ausgespart werden (= so genannte Torusentlastung)
- Ah-Linie (B) = Grenze zwischen hartem und weichem Gaumen = Begrenzung des hinteren Randes einer totalen Prothese des Oberkiefers, sodass die Bewegungen des Gaumensegels die Prothese nicht abhebeln.

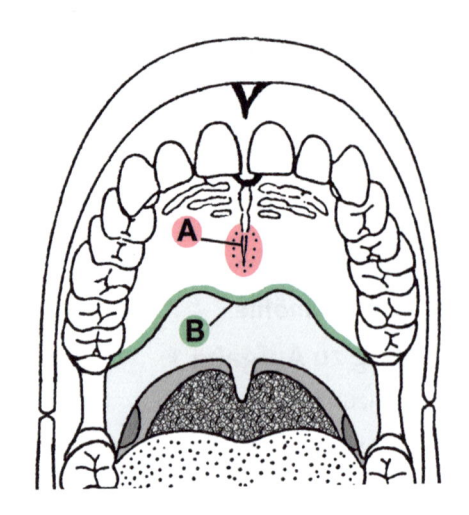

Lösung zu Aufgabe 4:

lippenwärts	labial
von der Zahnbogenmitte weg (also nach hinten)	distal
im Bereich der Kaufläche	okklusal
der gesamte Raum zwischen zwei Zähnen	interdental
im Kronenbereich	koronal
unter der Zunge	sublingual
gaumenwärts	palatinal
waagerecht	horizontal
im Zahnhalsbereich	zervikal
seitlich	lateral
am Rande gelegen, zum Rande gehörend	marginal
unterhalb	infra-
um, herum	peri-
außerhalb	extra-

1.3.2 Speicheldrüsen

Lösung zu Aufgabe 1:

Speicheldrüsen (lat. Glandulae = Drüsen)

- drei große, paarig (auf der rechten und linken Seite je eine) angelegte
- und mehrere kleine (Lippen-, Zungen-, Wangen- und Gaumendrüsen)
- besitzen einen Ausführungsgang = exokrine Drüsen
- sind Drüsen mit äußerer Sekretion (sie geben Flüssigkeiten an innere und äußere Oberflächen ab)

LÖSUNGEN

Ohrspeicheldrüse = Glandula parotis = Parotis	Unterzungenspeicheldrüse = Glandula sublingualis	Unterkieferspeicheldrüse = Glandula submandibularis
▸ ist die größte Speicheldrüse ▸ liegt vor und unter dem Ohr, nicht hinter dem Ohr ▸ Ausführungsgang: gegenüber 16 und 26 (in der Wangenschleimhaut) ▸ seröser Speichel ▸ Entzündung der Ohrspeicheldrüse = Mumps (Virus) = Parotitis	▸ liegt unter der Zunge, auf dem Mundbodenmuskel ▸ Ausführungsgänge: mehrere auf der Plica sublingualis, sowie größere auf der Caruncula sublingualis ▸ muköser Speichel	▸ liegt unterhalb des UK, unter dem Mundbodenmuskel ▸ Ausführungsgang: Caruncula sublingualis ▸ muko-seröser Speichel

Lösung zu Aufgabe 2:

▸ Ohrspeicheldrüse: vor und unter dem Ohr, nicht hinter dem Ohr (= 1)

▸ Unterzungenspeicheldrüse: unter der Zunge, auf dem Mundbodenmuskel (= 2)

▸ Unterkieferspeicheldrüse: am Unterkieferwinkel (= 3).

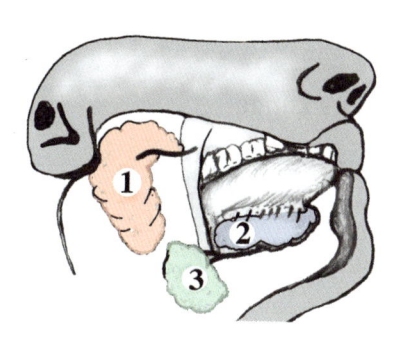

Lösung zu Aufgabe 3:

Aufgaben des Speichels sind:

▸ ständiges Feuchthalten der Mundschleimhaut
▸ Bespülung der Mundhöhle (natürliche Selbstreinigung der Zähne)
▸ Befeuchtung der Nahrung, um sie gleitfähig zu machen → Erleichterung des Schluckvorganges
▸ Vorverdauung der Kohlenhydrate durch das im Speichel enthaltene Ferment Ptyalin, d. h. seine Enzyme bauen Stärke zu Zucker (Malzzucker = Maltose) ab
▸ Verdünnung/Neutralisation der Säure durch Speichel (= Pufferkapazität des Speichels).

Lösung zu Aufgabe 4:

Jede Körperflüssigkeit hat eine ganz bestimmte Wasserstoffionenkonzentration, die durch die Lebensvorgänge im Organismus physiologischerweise nicht verändert wird. Mit wenigen Ausnahmen liegt die Reaktion der meisten Körperflüssigkeiten im Neutralwert, also um 7.

LÖSUNGEN

Lösung zu Aufgabe 5:
Die Speichelreaktion ist starken Schwankungen unterworfen; sie hängt wesentlich ab von der Nahrungsaufnahme, weswegen man unterscheidet:

- Ruhespeichel: neutral, pH-Wert zwischen 6,7 und 7,3
- Reizspeichel: Grenzwert 5,5; schwach sauer.

INFO

Blut: 7,2 - 7,5
Urin: 5 - 8; in Abhängigkeit von der aufgenommenen Nahrung
Magensaft: um 2; stark sauer
Galle: um 5,5; schwach sauer.

1.3.3 Zunge

Lösung zu Aufgabe 1:
Aufgaben der Zunge = Lingua sind:

Beteiligung an

- Laut- und Sprachbildung
- Durchmischen der Nahrung
- Transport der Nahrun
- Beteiligung am Schluckakt
- Tastempfindung
- Geschmacksfindung durch unterschiedliche Papillenarten (Geschmacksknospen), die auf der Zunge in typischer Weise angeordnet sind.

Lösung zu Aufgabe 2:
Die Zunge besteht aus quergestreifter, mit dem Willen beeinflussbarer = willkürlicher Muskulatur.

Lösung zu Aufgabe 3:
Für die Geschmacksempfindung sind zuständig: Wall-, Pilz- und Blattpapillen; für das Tastempfinden: Fadenpapillen.

Lösung zu Aufgabe 4:

Die Geschmacksempfindungen der Zunge heißen:

A = süß
B = salzig
C = sauer
D = bitter.

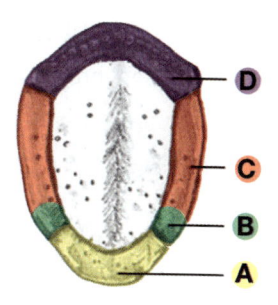

Lösung zu Aufgabe 5:

Glandula (lat.)	=	Drüse
Frenulum	=	Bändchen (lat. frenulum: Band)
Glossa (gr.)	=	Zunge
Labium (lat.)	=	Lippe
Papilla	=	warzenartige Erhebung (lat. papilla: Brustwarze, Zitze)
Pharynx (gr.)	=	Rachen, Schlund
Palatum (lat.)	=	Gaumen
Vestibulum (lat.)	=	Vorhof.

1.4 Anamnese

Lösung zu Aufgabe 1:

Anamnese ist die Krankenvorgeschichte eines Patienten.

Lösung zu Aufgabe 2:

- Familienanamnese: Angabe von Erb- und Stoffwechselkrankheiten in der Verwandtschaft des Patienten (z. B. Kieferanomalien)
- persönliche Anamnese: Aufschluss über frühere Krankheiten (Kinderkrankheiten, allergische Reaktionen, Herz- und Kreislauferkrankungen ...), die Lebensumstände des Patienten (Zigaretten-, Alkohol- und Medikamentenkonsum), Schwangerschaft bei Frauen
- jetzige Anamnese: Besprechung von Beginn und Art der jetzigen Beschwerden.

Lösung zu Aufgabe 3:

- bei Frauen mit Baby bzw. Kleinkind: Stillen Sie noch?
- bei allen Patienten: Hat sich in der letzten Zeit gesundheitlich etwas geändert (Medikamente, Operationen)?

Lösung zu Aufgabe 4:
- Wie heißen Ihre Medikamente?
- Wissen Sie, für welche Erkrankung Sie diese einnehmen?
- Haben Sie sonst noch etwas vergessen?

Lösung zu Aufgabe 5:
Der Patient muss den Anamnesebogen unterschreiben, denn erst dann hat er seine Angaben bestätigt (Dokument).

2. Hygiene, Vorbeugung und Erste Hilfe

2.1 Praxishygiene organisieren

2.1.1 Zelle, Gewebe und Gewebearten

Lösung zu Aufgabe 1:
Die Zellen
- sind für sich allein lebensfähig
- sie bewegen sich
- Sie nehmen Nahrungsstoffe auf, verarbeiten sie und scheiden die verbrauchten Stoffe wieder aus; d. h. sie haben einen Stoffwechsel.
- Sie wachsen und können sich durch stete Teilungen fortpflanzen.
- Sie sind zur Aufnahme, Verarbeitung und Weiterleitung von Reizen fähig.
- Sie sterben ab und werden abgestoßen.
- mit wenigen Ausnahmen (z. B. graue Gehirnzellen) werden sie ständig erneuert.

Lösung zu Aufgabe 2:
Der Zellleib (A) = Zytoplasma = Protoplasma ist ein Kolloid gelartiger Beschaffenheit, bestehend aus etwa 75 % Wasser, aus Eiweiß, Fett, Kohlenhydraten und Salzen.

Der Zellleib ist umschlossen von der Zellhaut bzw. Zellmembran = Plasmalemm (B), die einen ständigen Stoffaustausch der Zelle mit ihrer Umgebung ermöglicht.

Der Zellkern (= Nucleus, E) ist die Steuerzentrale einer Zelle und mit seinen Chromosomen (Kernschleifen) Träger der Erbanlagen. Er ist von einer Kernmembran (C) umschlossen und beherbergt das Kernkörperchen (= Nucleolus, D).

Unter Zellorganellen versteht man die kleinen Organe der Zelle. Hierzu gehören:

Buchstabe	Zellorganelle	Aufgabe
F	Zentralkörperchen = Zentrosom	Zellteilung = Mitose
G	Lysosom	Verdauungssystem
H	endoplasmatisches Retikulum mit Ribosomen	Stofftransport, Eiweißaufbau = Proteinsynthese
I	Mitochondrien	Energielieferanten, Kraftwerke der Zelle
J	Golgi-Apparat	Sekretbildung

Lösung zu Aufgabe 3:

Unter Zelldifferenzierung versteht man die Spezialisierung verschiedener Zellarten hinsichtlich Eigenschaften und Aussehen zur Erfüllung unterschiedlicher Aufgaben und Funktionen.

Lösung zu Aufgabe 4:

Man unterscheidet vier Gewebearten mit folgenden Untergruppen:

1. Epithelgewebe (Deck- und Abschlussgewebe)
    a) Deck- und Schutzepithel (kubisches Epithel, Plattenepithel, Zylinderepithel, Flimmerepithel)
    b) Drüsenepithelien
    c) Sinnesepithelien
2. Binde- und Stützgewebe
    a) verschiedene Arten von Bindegeweben:
        - Fettgewebe
        - Blut
    b) Stützgewebe:
        - Knorpelgewebe
        - Knochengewebe
3. Muskelgewebe
    a) quergestreifte bzw. willkürliche Muskulatur
    b) glatte bzw. unwillkürliche Muskulatur
    c) Herzmuskulatur (Myocard)
4. Nervengewebe.

LÖSUNGEN

Aufgaben der Gewebe:
Zu 1.:

- Deckepithelien bestehen aus flächenhaften dicht gedrängten Zellverbänden. Sie bedecken die freien Körperoberflächen oder kleiden Körperhöhlen aus und schützen so das darunter liegende Gewebe:

  Die Haut (gr. derma, lat. cutis) hat folgende Aufgaben:
  - Schutzfunktion

    Als äußere Körperbedeckung schützt die Haut das Körperinnere vor
    - mechanischen Einwirkungen aller Art
    - Verletzungen, Prellungen, Reibungen
    - Eindringen von Krankheitserregern
    - Wasserverlust und Austrocknung
  - Wärmeregulierung durch Unterhautfettgewebe, Schweißabsonderung sowie Durchblutungsverhältnisse
  - Sinneswahrnehmung: Die verschiedenen Sinneszellen, Tastkörperchen und dergleichen ermöglichen die Wahrnehmung von Tast-, Temperatur- und Schmerzreizen.
  - Speicherfunktion von Depotfett im Unterhautfettgewebe
  - Absonderungsorgan durch Schweiß- und Talgdrüsen

- Drüsenepithelien sind zur Bildung und Abgabe von Flüssigkeiten (Sekreten), z. B. Speichel, fähig.
- Sinnesepithelien sind hoch differenzierte Epithelien zur Sinneswahrnehmung, wie Sehen, Hören, Geruch, Geschmack und Tastgefühl.

Zu 2.:

- Die verschiedenen Bindegewebsarten dienen vornehmlich als
  - Stütz-, Füll- und Umhüllungsgewebe
  - befinden sich in Sehnen und Bändern (Ligamente)
  - bilden die Gelenkkapseln
  - finden sich zwischen den Muskeln als Muskelhaut (Faszie)
  - und spielen eine wichtige Rolle bei der Wundheilung und Narbenbildung.

  Fettgewebe kommt im Organismus in Form von Bau- und Depotfett als Schutz- und Isolierschicht vor.

- Knorpel findet man nicht nur in der Luftröhre, Nasenscheidewand, im Kehlkopf, in Bandscheiben usw., sondern vor allem auch in Gelenken
  - als Überzug der Gelenkköpfe und Innenauskleidung der Gelenkpfannen sowie als
  - Zwischenknorpelscheiben (Discus articularis) im Kiefergelenk oder (Meniskus) im Kniegelenk.

Zu 3.:

- Muskeln dienen nicht nur der aktiven Bewegung, sondern sorgen zusammen mit den Bändern auch noch für den Halt der Knochen im Skelett.

Zu 4.:

- Das Nervengewebe ist zur Aufnahme von Reizen, Weiterleitung der Erregung und Verarbeitung von Impulsen befähigt.

Lösung zu Aufgabe 5:

Die oberste Schicht der Haut ist die Oberhaut (Epidermis), bestehend aus einem mehrschichtigen Plattenepithel, das durch Desquamation (Abschilferung) der obersten verhornten Zellen ständig erneuert wird. Die Lederhaut (Corium), bestehend aus einem dichten Fasergeflecht, enthält neben zahlreichen Gefäßen auch Tastkörperchen und Drüsen (Talg- und Schweißdrüsen). Die Unterhaut (Subcutis) besteht aus lockerem Bindegewebe mit reichlich eingelagertem Fettgewebe; außerdem ist sie von zahlreichen Blutgefäßen durchzogen.

Lösung zu Aufgabe 6:

A = Tastkörperchen
B = Nervenfasern
C = Wärmeempfänger
D = Druckempfänger
E = Fettzellen
F = Talgdrüsen
G = Haarmuskel
H = Blutgefäße
I = Schweißdrüse
J = Haarwurzel mit Haarpapille.

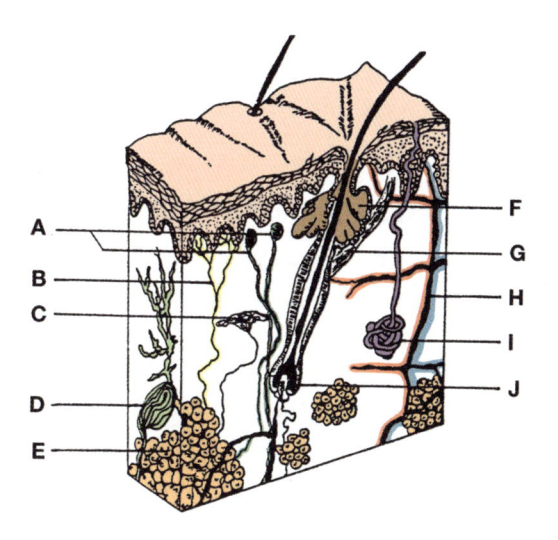

Lösung zu Aufgabe 7:

Wie die Oberfläche des Körpers mit Haut bedeckt ist, so sind die Innenflächen der Körperhöhlen mit Schleimhaut (Mucosa) ausgekleidet. An ihrer Oberfläche besteht die Schleimhaut aus einer unverhornten mehrschichtigen Plattenepithelschicht, in die kleine schleimabsondernde Drüsen in Form von Becherzellen eingelagert sind, und einer bindegewebigen gut durchbluteten Unterschicht (Submucosa).

Lösung zu Aufgabe 8:

Ein Organ ist der Zusammenschluss verschiedener Gewebearten, um in einem Organsystem bestimmte Aufgaben zu übernehmen.

Ein Organsystem ist das Zusammenwirken mehrerer Organe zur gemeinsamen Erfüllung übergeordneter Aufgaben, Beispiele:

- Herz – Kreislaufsystem
- Magen – Verdauungssystem
- Lunge – Atemsystem.

Lösung zu Aufgabe 9:

Die kleinste Einheit/der kleinste Baustein des menschlichen Organismus ist die Zelle. Der Organismus besteht aus ca. 60 Billionen Zellen. Ursprung und Beginn des menschlichen Lebens ist die befruchtete Eizelle. Sie beginnt sich rasch und fortgesetzt zu teilen. Den Vorgang nennt man in der Fachsprache Mitose.

Die einzelnen Zellen lagern sich eng aneinander und bilden so Zellverbände. Im Verlauf der ständigen Zellvermehrungen beginnen sich Aussehen und Eigenschaften entsprechend ihren späteren Aufgaben und Funktionen zu verändern. Man bezeichnet diesen Vorgang als Zelldifferenzierung. Aufgrund dieser Zelldifferenzierungsvorgänge entstehen verschiedene Gewebearten, z. B. Epithel- oder Bindegewebe.

Mehrere dieser Gewebearten bilden dann ein Organ, z. B. Blut oder Niere. Mehrere Organe bilden zusammen ein Organsystem, z. B. Kreislaufsystem oder Harnsystem.

2.1.2 Mikroorganismen

Lösung zu Aufgabe 1:

Mikrobiologie = Lehre von Arten, Leben und Bekämpfung tierischer und pflanzlicher Mikroorganismen.

Lösung zu Aufgabe 2:

Mikroorganismen = im Boden, in der Luft, im Wasser und im menschlichen und tierischen Organismus vorkommende tierische und pflanzliche Kleinstlebewesen, die nur unter dem Mikroskop sichtbar und nicht mit dem bloßen Auge erkennbar sind.

Lösung zu Aufgabe 3:

Mikroorganismen werden eingeteilt in

1. Bakterien, mit den Untergruppen:
    - Kokken (kugelförmige Bakterien)
    - Bazillen (stäbchenförmige Bakterien)
    - Spirillen und Spirochäten (schraubenförmige Bakterien), auch Treponema genannt

2. Viren
3. Pilze (Fungi)
4. Protozoen (einzellige tierische Lebewesen).

Lösung zu Aufgabe 4:

Nicht alle Mikroorganismen sind pathogen (krankmachend). Im Gegenteil – viele Kleinstlebewesen leben im Organismus, wo sie zur Aufrechterhaltung wichtiger Funktionen notwendig sind, z. B. im Darm = nicht krankmachende = apathogene Erreger.

Pathogene (krankmachende) Mikroorganismen dagegen sind Keime, die den Menschen krankmachend befallen und nach einer gewissen Inkubationszeit („Ausbrütungszeit") in seinen Geweben und Organen unter bestimmten Voraussetzungen, wie Virulenz, Konstitution und Disposition, spezifische Infektionskrankheiten verursachen.

Lösung zu Aufgabe 5:

Kokken sind kugelförmige Bakterien:

a) Staphylokokken (in Trauben gelagert) und
b) Streptokokken (in Ketten gelagert) sind die wichtigsten Eitererreger (z. B. Abzesse)
c) Diplokokken (in Paaren gelagert), z. B. Gonokokken, Erreger der Gonorrhö (= Tripper)
d) Pneumokokken, Erreger der Pneumonie (Lungenentzündung)
e) Meningokokken, Erreger der Meningitis (Hirnhautentzündung).

Nach dem Verhalten gegenüber Sauerstoff unterscheidet man:

▸ Aerobier = Bakterien, die Sauerstoff zum Leben benötigen. Sie sind aerob.
▸ Anaerobier = Aarobier = Bakterien, die ohne Sauerstoff leben. Sie sind anaerob.

TIPP

Denken Sie hierbei an das Wort air = Luft.

Bakterien haben einen eigenen Stoffwechsel und vermehren sich durch Zellteilung. Bakterien sind Erreger folgender Erkrankungen: Karies, Parodontitis, Abszesse, Tuberkulose, Aktinomykose, Scharlach, Gonorrhö, Syphilis usw.

Lösung zu Aufgabe 6:

Es handelt sich um Staphylokokken (A), bei (B) Leukozyten (weiße Blutkörperchen).

LÖSUNGEN

Lösung zu Aufgabe 7:

In der Mundhöhle Soor (bildet abwischbare, weiße Beläge auf der Mundschleimhaut); Hautpilzerkrankungen (Dermatomykosen).

Lösung zu Aufgabe 8:

Viren sind die winzigsten Krankheitserreger und nur elektronenmikroskopisch nachweisbar. Viren sind im Grenzbereich belebter und unbelebter Materie angesiedelt. Sie sind keine selbstständigen Organismen und nicht in der Lage, sich außerhalb lebender Zellen zu vermehren. Sie sind zu ihrer Vermehrung auf andere Zellen pflanzlicher, tierischer oder menschlicher Herkunft angewiesen, die sie genetisch umfunktionieren in dem Sinne, dass die Zellen jetzt Virusmaterial produzieren. Beispiel: AIDS-Viren, welche die T-Lymphozyten befallen.

Typische Viruserkrankungen sind:

Mumps	=	Ohrspeicheldrüsenentzündung (Parotitis, Ziegenpeter)
Polio	=	Kinderlähmung (Poliomyelitis)
Herpes	=	Bläschenkrankheit, lokalisiert als Herpes labialis, H. genitalis oder ursachenmäßig H. febrilis, H. menstrualis.
Hepatitis	=	infektiöse Leberentzündung = im Volksmund „Gelbsucht"
AIDS	=	erworbene Immunschwächekrankheit.

Weitere Viruserkrankungen sind: Röteln, Pocken, Masern.

MERKE

Kriterien	Bakterien	Viren	Pilze
Stoffwechsel	eigener	kein eigener	eigener
Vermehrung	Zell-/Querteilung	nur mithilfe lebender Zellen	Spross-/Fadenbildung
Anzucht	auf künstlichem Nährboden	nur in lebenden Zellen	auf künstlichem Nährboden
Erkrankungen	Karies, Parodontitis, Abzess, Tuberkulose usw. Eiter (z. B. aus Zahnfleischtasche) = Staphylo-/Streptokokken	Hepatitis, AIDS, Grippe, Windpocken, Röteln, Masern, Mumps, Herpes ...	Mykosen = Pilzerkrankungen: Soor (Candidose), Fußpilz
Größe	größer als Viren, kleiner als Pilze (Lichtmikroskop)	kleinste Mikroorganismen (Elektronenmikroskop)	ca. 10-mal so groß wie Bakterien (bloßes Auge)
Zellenzahl	einzellig	keine Zelle	mehrere Zellen
Besonderheit	bilden teilweise widerstandsfähige Dauerformen = Sporen	bestehen aus Eiweißmantel, Nukleinsäuren, evtl. Hülle	besitzen starre Zellwand, Zellkern, = bewegungsunfähig

Erkrankungen, verursacht durch:

Bakterien	Viren	Pilze
Karies	Hepatitis	Mykosen = Pilzerkrankungen
Parodontitis	Aids	Soor = Candidose
Abszess (Eiter)	Masern	Fußpilz
Scharlach	Mumps	
Keuchhusten = Pertussis	Röteln	
Gonorrhö	Herpes	
Tuberkulose	Polio	

Lösung zu Aufgabe 9:

Tetanusbazillen kommen ubiquitär (überall vorkommend) vor, bilden gefährliche Toxine (Gifte) und sind Sporenbildner, d. h. sie können auch unter ungünstigsten Lebensbedingungen weiter existieren, indem sie sich abkapseln und gegenüber thermischen, chemischen und anderen Einwirkungen besonders widerstandsfähige Dauerformen bestimmter Bakterien = Bazillen bilden. Diese Sporen können nicht durch Desinfektion, sondern erst durch die Sterilisation abgetötet werden.

Denken Sie hier an die Sporenpäckchen zur halbjährlichen Kontrolle der Sterilisatoren.

2.1.3 Infektion
Lösung zu Aufgabe 1:

- Infektion (Ansteckung): Eindringen von Mikroorganismen in einen Körper und ihre Vermehrung

- Kontamination (Verunreinigung): Verunreinigung, Verschmutzung von Gegenständen, Instrumenten, Lebensmitteln, Räumen und dergl. durch Krankheitskeime oder radioaktive Stoffe.

Lösung zu Aufgabe 2:

Krankheit ist definiert als eine Beeinträchtigung des körperlichen, geistigen und sozialen Wohlbefindens durch Störung der normalen Funktionen der Organe oder Organsysteme unseres Körpers. Ihre Entstehung ist wesentlich abhängig von der Virulenz der Keime, der Disposition und der Konstitution.

- Virulenz: Gesamtheit der krankmachenden Eigenschaften und schädlichen Aktivitäten der Mikroben (anderes Wort für Kleinstlebewesen) aufgrund ihrer Infektionskraft und Vermehrungsfähigkeit = Stärke der krankmachenden Eigenschaften der Erreger

- Inkubationszeit: Zeit zwischen Ansteckung und Ausbruch der Krankheit/Auftreten der ersten Symptome

LÖSUNGEN

- Konstitution: Verfassung bzw. Beschaffenheit, d. h. die Summe aller angeborenen oder erworbenen positiven und negativen physischen (körperlichen) und psychischen (seelischen) Eigenschaften
- Disposition: Krankheitsbereitschaft bzw. Veranlagung, d. h. die Neigung bzw. besondere Empfänglichkeit des Organismus für bestimmte Erkrankungen; sie kann anlagebedingt, also angeboren sein, oder erworben werden, z. B. durch Ernährung, Hygiene, Lebensbedingungen.

Lösung zu Aufgabe 3:

Die wichtigsten Eintrittspforten = Infektionswege sind alle Körperöffnungen

- Mundhöhle: Haupteintrittspforte der meisten Infektionskrankheiten
- Nase: Erkrankungen der Atemwege, wie Schnupfen, Grippe, Tb (Tuberkulose)
- Verletzungen der Haut und Schleimhäute: kleinste unsichtbare Hautdefekte genügen zur Infektion mit den Erregern der Geschlechtskrankheiten, Hepatitis, Hautkrankheiten
- Einige Parasiten, wie Insekten, können auch durch die intakte Haut durch Stich oder Biss direkt in Blutgefäße gelangen.

Lösung zu Aufgabe 4:

Für eine Keimübertragung gibt es verschiedene Infektionswege und Möglichkeiten:

a) Tröpfcheninfektion oder Staubinfektion: Sie kommt dadurch zustande, dass mit der Atemluft des Patienten, des Zahnarztes oder seiner Mitarbeiter beim Husten, Niesen oder Ausspucken, aber auch mit der Sprayflüssigkeit (= Aerosol) beim Arbeiten mit Turbine oder Ultraschallgeräten, Keime im Behandlungsraum verteilt werden. Sie besiedeln Kleidung und Hautoberfläche der Anwesenden und werden eingeatmet.

b) Schmierinfektion ist Ansteckung über Verunreinigung mit keimhaltigen Gegenständen. Hier gelangen Keime auf Gegenstände, Geräte, Instrumente, Mobiliar, Kleidungsstücke. Hauptursache von Schmierinfektionen in ärztlichen und zahnärztlichen Praxen sind Verstöße gegen die Hygiene.

c) Nahrungsmittelinfektion: Auch auf Nahrungsmitteln (z. B. Speiseeis, Muscheln) oder in Abwässern werden Erreger übertragen, z. B. Ruhr, Typhus.

d) Perkutane oder Wundinfektion: z. B. Injektionskanülen. Als Zwischenträger kommen manchmal Tiere in Betracht (Mücke – Malaria) = Übertragung von Krankheitserregern durch die Haut.

Lösung zu Aufgabe 5:

- Infektionskrankheiten, heute vor allem Virushepatitis und AIDS
- Allergien, besonders gegen Wasch- und Desinfektionsmittel, Arzneimittel und Quecksilber

- Verletzungen, verursacht durch unvorsichtigen Umgang mit spitzen Gegenständen, wie Sonden, Nadeln, Kanülen, Wurzelbehandlungs-Kleininstrumenten
- Haltungsschäden durch Dauerbelastung einzelner Körperabschnitte
- psychische Stressfaktoren.

Lösung zu Aufgabe 6:

Sicherer Infektionsschutz ist möglich durch

a) Wissen um die Gefahren

b) umfassende Hygienemaßnahmen und peinlichste Wahrung aseptischer Grundsätze

c) Schutzimpfungen.

Die zahnärztliche Tätigkeit ist gekennzeichnet durch

- häufigen Patientenwechsel
- durch Arbeiten im keimbeladenen Milieu der Mundhöhle. Daher können Krankheitserreger durch die Hand des Zahnarztes und seines Arbeitsteams direkt oder indirekt über Instrumente, Geräte und Gegenstände auf andere Patienten oder auf den Behandler und seine Helfer übertragen werden.

Der Praxisinhaber ist daher verpflichtet

- zu einer sorgfältigen Instrumentensterilisation
- Mobiliar- und Raumdesinfektion
- und Überwachung der Entkeimungsmaßnahmen.

Lösung zu Aufgabe 7:

Weitgehend bedeutungslos gewordene Infektionskrankheiten:
klassische Cholera – Typhus – Paratyphus – Pocken – Malaria – Diphterie – Poliomyelitis.

Unverändert gefährlich gebliebene Infektionskrankheiten:
Pertussis (Keuchhusten) – Masern – Mumps – Röteln – Windpocken – Ruhr – Scharlach – Toxoplasmose – Influenza („Echte Grippe"), Virusgrippe (streng zu trennen vom ungefährlichen grippalen Infekt).

Neu oder erneut in Erscheinung getretene Infektionskrankheiten:
Virusinfektionen des ZNS – Meningitis – Enteritis salmonellosa – El-Tor-Cholera – Hepatitis A, B, C – Hospitalismus – infektiöse Mononucleose – Pilzerkrankungen – klassische venerische = Geschlechtskrankheiten (Ulcus molle = weicher Schanker, Gonorrhö = Tripper, Lues bzw. Syphilis) – Immunschwächekrankheit AIDS – EBOLA.

2.1.4 Immunisierung

Lösung zu Aufgabe 1:

Immunität bedeutet Unempfindlichkeit bzw. Gefeitsein gegen eine Erkrankung oder die Widerstandskraft des Organismus gegen einen bestimmten Krankheitserreger.

Immunität kann

- angeboren oder konstitutionell bedingt sein; hier muss auf die große Bedeutung des Stillens hingewiesen werden, da die Muttermilch Antikörper enthält.
- erworben sein durch
  - Überstehen einer Krankheit. Nach überstandener Infektionskrankheit hält die Immunität unterschiedlich lange an, von ein paar Jahren bis lebenslang (z. B. Masern).
  - durch Schutzimpfungen.

Lösung zu Aufgabe 2:

- Aktive Impfung

  Unser Körper bildet nicht nur Abwehrstoffe durch Überstehen einer Infektionskrankheit, sondern auch dann, wenn ihm abgetötete oder abgeschwächte Erreger oder deren Toxoide (= Antigene) durch aktive Impfung zugeführt werden. Der Körper bildet Antikörper.

  Beispiel

  Hepatitis B (= infektiöse Leberentzündung).

- Passive Impfung

  Hier werden keine Krankheitskeime, sondern fertige Antikörper auf den Menschen übertragen. Aus dem abwehrstoffhaltigen Blutserum von Menschen werden Heilsera gewonnen, die dann wiederum dem Menschen injiziert werden.

Lösung zu Aufgabe 3:

Aktive Impfung

- Impfung: Antigene
  - Vorteil: Bildung körpereigener Abwehrstoffe, Schutz hält viele Jahre an.
  - Nachteil: wirkt nicht sofort, sondern erst nach einigen Wochen, da der Organismus erst Abwehrstoffe bilden muss.

Passive Impfung

▶ Impfung: Antikörper

- Vorteil: Schutzwirkung tritt unmittelbar nach der Impfung ein
- Nachteil: Gefahr einer Allergisierung, da dem menschlichen Organismus artfremdes Eiweiß zugeführt wird. Schutzwirkung hält nur kurze Zeit an, da sich die eingespritzten körperfremden Abwehrstoffe nur kurze Zeit halten können.

Simultanimpfung

Sie vereint die Vorteile der passiven mit den Vorteilen der aktiven Schutzimpfung: unmittelbarer Schutzwirkungseintritt und lang anhaltender Schutz; Beispiel: Tetanus = Wundstarrkrampf.

MERKE

	aktive Schutzimpfung	passive Schutzimpfung
Impfung mit	abgeschwächten Erregern = Antigene, dann Bildung von Antikörpern	bereits fertige Antikörper
Eintritt des Schutzes	nach einigen Wochen	sofort
Dauer des Schutzes	viele Jahre	kurze Zeit (Wochen)

Lösung zu Aufgabe 4:

Unter Postexpositionsprophylaxe versteht man:
Nach (post) direktem Kontakt (Exposition = Ausgesetztsein) mit erregerhaltigem Material – z. B. durch Nadelstichverletzung oder Blutspritzer – die Maßnahmen zur Vorbeugung (Prophylaxe) einer Infektion.

Aus diesem Grund sind nach direktem Blutkontakt eine Unfallmeldung und eine spezielle Prophylaxe notwendig.

Prophylaxe bei Hepatitisverdacht: Hepatitis-B-Hyperimmunglobulin, Hepatitisimpfung (falls noch keine vorhanden)

bei Aidsverdacht: AZT (Retrovir) nach Rücksprache mit einem Arzt einer Hautklinik.

Außerdem in beiden Fällen Blutuntersuchungen vom Verletzten und dem Spender, sowie Kontrollen der Blutwerte nach ca. drei Monaten.

LÖSUNGEN

INFO

Bei einem Arbeitsunfall müssen folgende Punkte dokumentiert werden: Datum und Uhrzeit; Tätigkeit, die den Unfall verursachte; Art der Verletzung; Angaben zum Impfstatus des Verletzten.

Außerdem unterscheidet man grundsätzlich zwischen:

a) Stich- oder Schnittverletzung, also verletzte Haut:
   - Wunde bluten lassen
   - Wunde antiseptisch spülen mit einem Desinfektionsmittel, das Viren inaktiviert

b) unverletzte Haut:
   - Entfernung des wahrscheinlich infektiösen Materials mit Desinfektionsmitteltuch (Alkohol)
   - Abwischen der sichtbar verschmutzten Hautoberfläche und des Umfelds mit Tupfern (Alkohol).

2.1.5 Hygiene

Lösung zu Aufgabe 1:

Hygiene, abgeleitet von dem griechischen Wort hygieia = Göttin der Gesundheit, ist weit mehr als nur Sauberkeit. Hygiene ist der Teil der medizinischen Wissenschaft, der die Erhaltung der Gesundheit und die Schaffung bestmöglicher gesundheitlicher Verhältnisse zum Ziele hat = Gesundheitslehre.

Die Hygiene beschäftigt sich daher mit allen Lebensbereichen des Menschen, angefangen von seiner gewohnheitsmäßigen Umgebung über Beruf und soziale Verhältnisse bis hin zu physischen und psychischen Bereichen.

Lösung zu Aufgabe 2:

Die Hygiene umfasst im Wesentlichen folgende große Aufgabenbereiche:

Psycho-hygiene	Arbeits-hygiene	Umwelt-hygiene	Sozial-hygiene	persönliche Hygiene
▸ ausreichend Schlaf ▸ Ruhephasen ▸ Meditation ▸ Urlaub ▸ Sport treiben ▸ Probleme besprechen	▸ Vorsorgeuntersuchungen ▸ Impfungen ▸ Händedesinfektion ▸ Schutzkleidung ▸ ordentlicher Arbeitsplatz ▸ Sterilisation der Instrumente	Verpackungen vermeiden, Müllrecycling, Wasser sparen, Wälder schonen, weniger Auto fahren, keine Kernkraftwerke	Familienklima, Freunde haben, Sportverein, Arbeitsklima pflegen, Hilfe annehmen	gesunde Ernährung, saubere Kleidung, Körperpflege, Zähne putzen, Drogen vermeiden, gute Wohnverhältnisse

Lösung zu Aufgabe 3:

- Gesunderhaltung des Körpers durch ausgeglichene Ernährung und Vermeidung von Genussmitteln; zweckmäßige Lebensführung und Betreiben von Ausgleichssport
- intensive Körperpflege durch tägliches Duschen und Bekämpfung von Körpergeruch
- ausreichende Nagelpflege: tadellos sauber – kurz gehalten – nicht lackiert – keine künstlichen Fingernägel
- „gebändigte Haarpracht" durch Kurzhaarschnitt oder Haare aufgesteckt, geflochten oder unter Häubchen tragen
- immer saubere zweckmäßige Berufskleidung, die nur in den Praxisräumen getragen und regelmäßig gewechselt wird:
  - mindestens 2 x wöchentlich wechseln
  - immer nach Verschmutzung oder Verunreinigung mit Blut oder Sekreten
  - immer nach Behandlung von hochinfektiösen Patienten, wie Hepatitis- oder AIDS-Kranken
- Bei der Behandlung hochinfektiöser Patienten sind unbedingt Mundschutz und Gummihandschuhe zu tragen
- Schmuckstücke, wie Ringe – auch Eheringe –, Armbänder und Uhren sind abzulegen
- Vornahme einer hygienischen Händedesinfektion
- vorbildliche Mundhygiene zur Vermeidung von Mundgeruch und als Vorbild für Patienten.

Lösung zu Aufgabe 4:

Das Ablegen von Schmuckstücken muss aus folgenden Gründen zwingend verlangt werden:

- Eine gründliche Reinigung der Hände ist sonst nicht möglich
- Schmuckstücke sind Schlupfwinkel für Keime aller Art
- Schmuckstücke belästigen die Patienten, können sie möglicherweise sogar verletzen
- Schmuckstücke können unter dem Einfluss zahnärztlicher Chemikalien und Werkstoffe (z. B. Amalgam) Schaden nehmen, z. B. Verfärbung.

Lösung zu Aufgabe 5:

Orientiert an fünf „Ws" kann zum Hygieneplan Folgendes gesagt werden:

Was: Arbeitsbereiche, die erfasst, bzw. Objekte, die gewartet werden müssen

Wie: Art der Maßnahmen, die zur Reinigung, Desinfektion, Sterilisation und Entsorgung zu treffen sind

Womit: Arbeitsmittel, wie z. B. Desinfektionsmittel, Sterilisator

Wann: Zeitpunkt, Rhythmus und Reihenfolge der Hygienemaßnahmen

Wer: die für die einzelnen Maßnahmen und Verrichtungen verantwortlichen Personen (vom Zahnarzt zuvor benannte ZFAs, die mit der Aufbereitung von Medizinprodukten betraut sind bzw. mit Freigabeberechtigung).

Der Hygieneplan muss in jeder Praxis erstellt werden, da er indirekt dem Infektionsschutz von Patienten und Praxisteam dient (praxisspezifisch).

Lösung zu Aufgabe 6:

Personen, die aufgrund ihrer Ausbildung und praktischen Tätigkeit, die erforderliche Sachkenntnis aufweisen und die der Zahnarzt als Chef beauftragt bzw. festlegt, werden im Hygieneplan namentlich erwähnt.

Am besten sollten mehrere Personen autorisiert und in den Hygieneplan eingetragen werden. Die Freigabe erfolgt nur durch Personen mit abgeschlossener Ausbildung.

Lösung zu Aufgabe 7:

Nur Personen, die aufgrund ihrer praktischen Tätigkeit und ihrer Ausbildung über die erforderlichen Sachkenntnisse verfügen → Nachweis einer Ausbildung zur Zahnarzthelferin oder ZFA.

Lösung zu Aufgabe 8:

In erster Linie kontrolliert der Zahnarzt als verantwortlicher Freiberufler die Umsetzung selbst. Sollte eine Praxisbegehung erfolgen, wird die Einhaltung der Empfehlungen von der zuständigen Behörde begutachtet.

Der Zahnarzt ist verpflichtet:
a) festgelegte Hygienemaßnahmen auf Aktualität zu prüfen
b) Hygienemaßnahmen an Verordnungen/Richtlinien anzupassen
c) Arbeitsabläufe zu überdenken und mittels Arbeitsanweisung neu zu definieren
d) im Hygienebereich festzulegen und zu dokumentieren, wer was tut und wofür zuständig ist (s. Hygieneplan).

Lösung zu Aufgabe 9:

Hygieneempfehlungen für Behandlung hochinfektiöser Patienten:
- Behandlung grundsätzlich am Ende der Sprechstunde, da dann genügend Zeit zur gründlichen Desinfektion von Einheit und Mobiliar zur Verfügung steht
- Patient und Behandlungsstuhl werden mit einem Tuch abgedeckt, sodass nur die Mundhöhle freibleibt
- an der Einheit werden alle Zuleitungen, Handgriffe und Bedienungsknöpfe mit sterilen Abdeckungen überzogen
- Zahnarzt und Helferinnen schützen sich durch
  - Kopfhaube
  - Gesichtsschutz aus Einwegmaterial (Mund-Nasen-Schutzmaske, Schutzbrille)
  - Handschuhe (dünnwandig, flüssigkeitsdicht)
  - Schürze, Kittel, hier mit langen Ärmeln
- Direkter Kontakt mit Blut, Eiter oder Speichel muss unbedingt vermieden werden; deshalb
  - nichts mit ungeschützten Fingern berühren
  - wo immer möglich, Verwendung von Einwegmaterialien
- Einsatz von zwei Helferinnen: Helferin 1, die nur am Stuhl assistiert, Helferin 2, die Instrumente und Materialien vorbereitet und anreicht, also überhaupt nicht direkt mit dem Patienten zu tun hat.

2.1.6 Desinfektion und Sterilisation

Lösung zu Aufgabe 1:

Unter Desinfektion (= Keimarmut = Antisepsis) versteht man das Versetzen in einen nicht infektiösen Zustand durch eine wachstumshemmende Wirkung auf die vegetativen (nicht sporenbildenden) Formen der Mikroorganismen; kann mit chemischen Mitteln in der Instrumentenwanne oder physikalisch mit dem Thermodesinfektor (= RDG = Reinigungs-Desinfektions-Gerät) erreicht werden, allerdings ohne Einfluss auf Sporen.

Desinfizieren heißt also Gegenstände, Oberflächen usw. in einen Zustand versetzen, dass sie nicht mehr infizieren können.

Unter Sterilisation (= Keimfreiheit = Asepsis) versteht man die absolute Abtötung aller Lebens- und Dauerformen von Mikroorganismen, einschließlich Sporen und Viren. Sie kann nur mit physikalischen Methoden erreicht werden.

Sterilisieren heißt also vollständig keimfrei machen.

Sepsis
= Blutvergiftung = Bakteriämie = Eindringen von Mikroorganismen direkt in das Blut.

Lösung zu Aufgabe 2:

a) ausreichende schädigende Wirkung auf Krankheitserreger im Sinne einer möglichst
   - bakteriziden (bakterienvernichtenden) ⎱ keine Sporenabtötung
   - bakteriostatischen (bakterienwachstumshemmenden) ⎰
   - fungiziden (pilzabtötenden)
   - viruziden (virenabtötenden) Wirkung

b) breites Wirkungsspektrum mit Erfassung möglichst vieler Krankheitskeime

c) geringe Toxizität (Giftigkeit)

d) geringes Allergisierungsvermögen (Hervorrufen von Überempfindlichkeitserscheinungen)

e) Gewebsfreundlichkeit

f) geringe Aggressivität gegenüber „toten" Materialien, wie Metall, Gummi, Kunststoff

g) unaufdringlicher Geruch

h) kein Hervorrufen von Verfärbungen

i) nicht zu kostspielig.

Lösung zu Aufgabe 3:

a) Phenolderivate (Abkömmlinge), z. B. Kresole

b) Halogene (Salzbildner), z. B. Jod- oder Chlorpräparate

c) Oxidationsmittel, z. B. H_2O_2 (Wasserstoffsuperoxid)

d) Alkohole und Aldehyde, z. B. Isopropylalkohol und Formalin

e) Quecksilberverbindungen, z. B. Merfen

f) Lokalantibiotika, z. B. Neomycin.

Lösung zu Aufgabe 4:

Chemie ist die Naturwissenschaft, die sich theoretisch und praktisch mit den chemischen Elementen in freiem oder gebundenem Zustand und ihren Gesetzmäßigkeiten befasst.

Die zwei großen Bereiche sind organische und anorganische Chemie.

Lösung zu Aufgabe 5:

Säuren

- schmecken sauer
- färben Lackmuspapier rot
- neutralisieren Alkalien
- dissoziieren (spalten sich) in negative Säurerestionen und positive Wasserstoffionen nach dem Beispiel: HCl (Salzsäure) H+ und Cl-.

Es gibt anorganische oder Mineralsäuren und organische Säuren.

Lösung zu Aufgabe 6:

In der Zahnheilkunde verwendet man

- anorganische Säuren:
    - Salzsäure (HCl) zum Absäuern in der Metalltechnik
    - Phosphorsäure (H_3PO_4) als wichtigster Bestandteil vieler zahnärztlicher Zemente und zum Anätzen des Schmelzes bei der Fissurenversiegelung
- organische Säuren:
    - Zitronensäure – Kanalaufbereitung
    - Acrylsäure – Ausgangsmyaterial zahnärztlicher Kunststoffe.

Lösung zu Aufgabe 7:

Alkalien

- schmecken seifenartig bitter
- färben Lackmuspapier blau
- neutralisieren Säuren
- und dissoziieren in positive Metall- und negative OH-(Hydroxyl-)ionen nach dem Beispiel: NaOH (Natronlauge) Na+ und OH-.

a) Laugen bzw. Hydroxyde, z. B. NaOH (Natronlauge) Bestandteil von Bohrerdesinfektionsmitteln
b) Karbonate, z. B. Calciumcarbonat als Schlämmkreide Bestandteil von Poliermitteln und von Zahnpasten
c) Seifen z. B. Sapo medicatus (medizinische Seife).

Lösung zu Aufgabe 8:

Die Reaktion einer Lösung oder einer Körperflüssigkeit, d. h. deren Säure- oder Alkalitätsgrad, wird ausgedrückt durch den pH-Wert. Die Reaktion ist abhängig von der Konzentration freier Wasserstoff- bzw. Hydroxidionen. Beide stehen in bestimmter Beziehung zu einander.

Man versteht also unter dem pH-Wert die Wasserstoffionenkonzentration (H+) in Lösungen. Die Skala geht von 0 bis 14:

- Neutralwerte um 7
- saurer Bereich kleiner als 7
- alkalischer Bereich größer als 7.

Lösung zu Aufgabe 9:

Von bakteriologischer Seite wird für alle zahnärztlichen Maßnahmen eine hygienische Händedesinfektion gefordert, um die Pathogenität der Mikroorganismen an den Händen auszuschalten.

Voraussetzungen für eine wirksame Händedesinfektion sind

- (Ehe-)Ringe, Uhren und Schmuck an Händen und Unterarmen sind abzulegen
- sorgfältige Nagelpflege (Handschuhperforation bei ungenügend gekürzten Nägeln)
- kein Nagellack (Gefahr der Rissbildung = unbemerktes Eindringen der Mikroorganismen)
- keine verlängerten angeklebte Nägel
- gründliches Waschen der Hände unter fließendem warmen – nicht heißen – Wasser mit hautschonender Waschlotion (Direktspender)
- Hände gut abtrocknen, am besten mit Einweghandtüchern
  - elektrische Warmluft-Händetrockner sind unvorteilhaft, da alkalische Seifenreste den natürlichen schützenden Säuremantel der Haut zerstören und
  - Keime nicht entfernt, sondern auf der Haut verteilt und fixiert werden.

Ablauf der hygienischen Händedesinfektion (mit Produkten auf Alkoholbasis):

- Die gereinigten trockenen Hände – auch die Fingerkuppen und zwischen den Fingern – werden mit ca. 3 ml eines speziellen Händedesinfektionsmittels eingerieben (Direktspender)
- Desinfektionsmittel (nach Herstellerangabe) einwirken lassen, nicht nachwaschen.

Lösung zu Aufgabe 10:

Gemäß RKI-Empfehlungen

a) vor und nach jeder Behandlung; bei Behandlung pyogener/eitriger Prozesse, z. B. Abszessspaltung oder nach Kontakten mit Blut, nach allen chirurgischen Eingriffen sowie bei allen Behandlungsmaßnahmen von Patienten mit hochinfektiösen Erkrankungen, wie Hepatitis, AIDS oder Tuberkulose

b) nach Kontaminationen

c) bei Handschuhwechsel.

MERKE

Hygienische Händedesinfektion ist nicht nur Vorsorge für den nächsten Patienten, sondern auch Selbstschutz.

Eine Handwaschung wird

a) zu Arbeitsbeginn
b) nach Arbeitsende
c) nach jeder Toilettenbenutzung
d) nach dem Naseputzen und
e) vor Esseneinnahmen (auch Rauchen) durchgeführt.

Weitere Waschungen sind nach sichtbarer Verschmutzung, vor chirurgischer Handdesinfektion und ggf. zwischen Behandlungen erforderlich.

Lösung zu Aufgabe 11:

	Händedesinfektion	
	hygienisch	▸ chirurgisch
Zeitpunkt	▸ vor jeder Behandlung ▸ bei Behandlungsunterbrechung ▸ bei Behandlungsende	▸ bei Eingriffen mit speicheldichtem Wundverschluss ▸ vor umfangreichen zahnärztlich-chirurgischen Eingriffen ▸ vor zahnärztlich-chirurgischen Eingriffen bei Patienten
Art des Desinfektionsmittels	auf Alkoholbasis	auf Alkoholbasis
Menge des Desinfektionsmittels	3 bis 4 ml	10 ml
Dauer	30 bis 60 Sekunden	2 Min./3 Min./2 Min. (auch 1 Minute möglich)

Methode	trockene Handoberflächen mit Desinfektionsmitteln einreiben (Handinnen- und -außenflächen, Handgelenke, Fingerzwischenflächen, Fingerkuppen und Nagelfalze)	▸ Hände und Unterarme mit Wasser u. Flüssigwaschmittel reinigen/Säuberung der Fingernägel/Trocknung ▸ Hände und Unterarme mit Desinfektionsmittel einreiben ▸ nur Hände mit Desinfektionsmittel – nur aus Einweggebinden einreiben (meist 3 Min./Herstellerangabe) ▸ Desinfektionsmittel eintrocknen lassen ▸ sterile Handschuhe anziehen

Lösung zu Aufgabe 12:

Verfahren zur vollständigen Keimfreimachung sind:

- Sterilisation in gespanntem Wasserdampf (Autoklav), vor allem Typ B
- Gassterilisation (Sterivitverfahren)
- Strahlensterilisation
  - UV-Strahlen
  - Gamma- oder Elektrodenstrahlen.

Lösung zu Aufgabe 13:

Der gesamte Sterilisationsvorgang gliedert sich in folgende Phasen (Reihenfolge!):

- Anheizzeit: Zeit bis zum Erreichen der Siedetemperatur von 100 °C
- Entlüftungszeit: Zeit bis die Luft vollständig aus dem Gerät entwichen ist (Vorvakuum)
- Steigezeit: Zeit bis zum Erreichen der notwendigen Sterilisationstemperatur (121 °C oder 134 °C)
- Ausgleichs- oder Hinkezeit: Zeit, bis das gesamte Sterilisiergut die erforderliche Temperatur angenommen hat; sie hängt davon ab, ob der Nutzraum nicht zu dicht und nicht zu unregelmäßig beschickt ist; es handelt sich also um eine Art „Risikozuschlag" als Sicherheitsfaktor.
- Sterilisier- oder Abtötungszeit: Zeit, bis alle Mikroorganismen vollständig vernichtet, d. h. abgetötet sind. Es gilt der Grundsatz: je höher die Temperatur desto kürzer die Sterilisationsdauer.
- Fall- oder Abkühlzeit: Zeit bis zur möglichen Entnahme des Sterilisiergutes.

Lösung zu Aufgabe 14:

Die wichtigsten Bauteile eines Autoklaven sind:

- Sterilisationskammer mit doppelter Wand und Türverriegelung (Schraubenverschluss bzw. elektromotorisch)
- integrierter elektr. Dampfgenerator und Vakuumpumpe
- interne Wassertanks
- Anschluss an Wasseraufbereitungsanlage
- Mantelheizung
- elektronisches Steuerungssystem zur Überwachung aller physikalkischer Parameter (LCD-Display)
- Tabletts in mehreren Etagen
- integrierter Datendrucker ...

Bei Neuanschaffung (Empfehlung der RKI): Dampfsterilisator mit sicherer Sterilisation von Hohlkörpern, automatischer Kontrolle bzw. Dokumentation

Lösung zu Aufgabe 15:

Die Sterilisation mit unter Druck stehendem heißem Wasserdampf bezeichnet man als Autoklavieren. Ein Autoklav funktioniert grundsätzlich wie ein Dampfdrucktopf. Destilliertes/demineralisiertes Wasser (Aqua destillata) wird über seinen Siedepunkt erhitzt, sodass es verdampft. Da der Kessel mittels eines Schraubenverschlusses bzw. elektromotorisch fest verschlossen ist, entsteht Wasserdampf, der gefangen gehalten wird. Durch weiteres Aufheizen werden Druck und damit auch Temperatur erhöht. Bei Sterilisatoren der Klasse (Typ) B wird durch ein mehrmaliges (= fraktioniertes) Vorvakuum die gesamte Luft durch Eintritt von Dampf herausgepumpt. So werden auch die Innenflächen von Turbinen und Hand-/Winkelstücken sicher sterilisiert. Der Dampfdruck steigt auf 1 - 3 bar, die Temperatur auf 120 - 134 °C. In der zahnärztlichen Praxis wird in aller Regel bei einer Temperatur von 134 °C und einem Druck von 2 bar ca. 5 Minuten sterilisiert.

Beim Autoklaven ist zu beachten:

- regelmäßiges Wechseln von Wasser/Gerätereinigung
- keine Sterilisation von Instrumenten aus nicht rostfreiem Stahl
- Prüfung der Sterilisatorenklasse (= Typ) auf Eignung zur Dampfsterilisation der Hand-/ Winkelstücke und Turbinen
- keine Öffnung des Geräts während der Sterilisation, weil
  - Dampf dann explosionsartig entweicht
  - Gefahr schwerer Verbrühungen besteht.

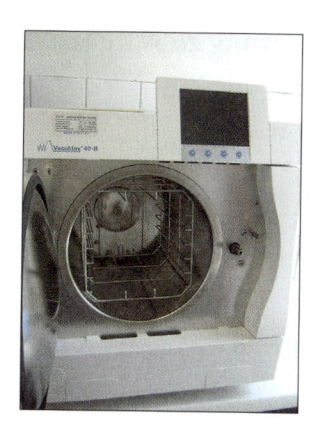

Lösung zu Aufgabe 16:

Sterilisationszyklen		
Klasse B	Klasse S	Klasse N
▸ Sterilisation aller verpackten und unverpackten massiven, hohlen und porösen Produkte ▸ für kritische Medizinprodukte mit besonderen Anforderungen ▸ fraktioniertes Vakuum ▸ Helix-Test	▸ Sterilisation von Medizinprodukten nach Angabe des Herstellers dieser Produkte ▸ Dampfinjektionsverfahren ▸ Chemoindikator (Bowie und Dick für Großgeräte)	▸ Sterilisation fester, unverpackter, massiver Produkte zum sofortigen Verbrauch ▸ Strömungs- oder Gravitationsverfahren ▸ keine Hand- und Winkelstücke ▸ keine Turbinen!

Lösung zu Aufgabe 17:

- Fraktioniertes Verfahren: Durch den Eintritt von Dampf wird Luft verdrängt, was mehrmals abläuft. Die Trocknung der Medizinprodukte erfolgt während der Phase des Nachvakuums. Alle Medizinprodukte können mit diesen Sterilisatoren (Typ B) keimfrei gemacht werden.
- Dampfinjektionsverfahren: Luft wird nur einmal evakuiert. Gleichzeitig strömen geringe Mengen ein. Einfaches Vor- und Nachvakuum. Es gibt nur die Lufttrocknung. Sterilisatoren (Typ S) sind nur für vom Hersteller empfohlene Medizinprodukte anzuwenden (schriftliche Bestätigung vom Hersteller).
- Strömungs- oder Gravitationsverfahren (Typ N): Wie beim Dampfdruckkochtopf wird die Luft durch Sattdampf (= gasförmiger Wasserdampf) verdrängt. Nur für unverpackte massive Produkte sind die Sterilisatoren der Klasse N zu verwenden, jedoch nicht für Hand- und Winkelstücke sowie Turbinen.

Lösung zu Aufgabe 18:

Von großer Bedeutung für die Sterilisation ist die richtige Beladung. Dies fällt umso leichter, wenn der Hersteller seinerseits eine Validierung durchführt und eine entsprechende Beladungskonfiguration vorgegeben hat:

- Die maximale Beladungsmenge darf hierbei nicht überschritten werden.
- Bei Stapelung mehrerer Sterilisiergutbehälter darf die Dampfdurchdringung nicht durch verdeckte Perforationen erschwert werden.
- Klarsichtsterilisierverpackungen dürfen keinesfalls übereinander liegen. Flach oder senkrecht stehend werden sie auf perforierten Tabletts angeordnet.

Lösung zu Aufgabe 19:

Vorzugsweise sollten bei einer Sterilisation einheitliche Chargen gebildet werden. Sind aber gemischte Beladungen aus wirtschaftlichen Gründen unumgänglich, gelten die angeführten Grundregeln:

- Werden Klarsichtsterilisierverpackungen/Papierverpackungen und Instrumente innerhalb einer Charge sterilisiert, so gehören Klarsichtsterilisier- und Papierverpackungen im Sterilisator nach oben, Instrumente und Sterilisiergutbehälter nach unten.

- Textilien gehören immer nach oben: Klarsichtsterilisier-/Papierverpackungen oder Instrumente und Sterilisiergutbehälter gehören bei gleichzeitiger Sterilisation nach unten.

Lösung zu Aufgabe 20:

Durch sich selbst überwachende und protokollierende Sterilisationsgeräte ist die Einhaltung vorgeschriebener Prodzessdaten am einfachsten.

Prozessdaten sind in diesen Fällen die Temperatur, der Druck und die Zeit. Sie müssen nicht für jeden Vorgang aufgezeichnet werden.

Eine so genannte Negativdokumentation erfolgt, d. h. nicht ordnungsgemäße Abläufe werden in einer Negativliste aufgeschrieben.

Lösung zu Aufgabe 21:

Hersteller von Sterilisatoren geben einzuhaltende Prozessparameter (wie Temperatur, Druck und Zeit) vor, welche vom Betreiber einzuhalten und deren Einhaltung nachzuweisen sind (= validieren).

Validierung beinhaltet folgende Schritte:
a) IQ = Installationsqualifikation:
   - Ist das Gerät korrekt installiert (schriftl. Abnahmeprotokoll des Lieferanten)?
   - Sind alle notwendigen schriftlichen Infos zum sicheren Betrieb vorhanden?
b) BQ = Betriebsqualifikation:
   = eigentliche Inbetriebnahme des Sterilisators durch aufstellenden Techniker (Depot/Hersteller)
c) LQ = Leistungsqualifikation:
   - Arbeitet das Gerät dauerhaft nach vorbestimmten Kriterien?
   - Liefert das Gerät reproduzierbare Ergebnisse?

LÖSUNGEN

Lösung zu Aufgabe 22:

Ausschließlich freigabeberechtigte Personen sind für eine Freigabe zuständig. Sie ist erforderlich für:

a) semikritische Medizinprodukte A/B nach
   - maschineller Aufbereitung im RDG mit nachweislicher Desinfektion
   - maschineller Aufbereitung im RDG ohne nachweisliche Desinfektion und abschließender Desinfektion (unverpackt) im Dampfsterilisator
   - manueller Aufbereitung und abschließender Desinfektion (unverpackt) im Dampfsterilisator

b) kritische Medizinprodukte kritisch A/B nach Sterilisation (unverpackt) im Dampfsterilisator.

Lösung zu Aufgabe 23:

a) Freigabe des Verfahrens = tägliche Überprüfung, ob der Sterilisator im Rahmen der vorgeschriebenen Parameter arbeitet = Überprüfung des Geräts

b) Chargen-Freigabe = Überprüfung der Prozessparameter anhand der Anzeige am Sterilisator, des Ausdruckes und/oder der verwendeten Chargenkontrollen

c) Freigabe des Sterilguts = Überprüfung der einzelnen Verpackungen auf Beschädigungen und Restfeuchte.

Lösung zu Aufgabe 24:

Eine regelmäßige Überprüfung von Sterilisatoren auf ihre Funktionstüchtigkeit/Wirksamkeit ist vorgeschrieben. Sie hat sich zu erstrecken auf

- tägliche, technische Kontrolle (Temperatur, Druck, Expositionszeit) Bewerten des Farbumschlags von Indikatorstreifen = Chemoindikatoren Klasse 1 (Behandlungs-) oder Klasse 5 (Prozessindikator), verpackt → Farbumschlag!
- Helix-Test (PCD = Process Challenge Device) oder ein Dental-BMS (= Batch Monitoring System) werden angewendet bei der Sterilisation von Medizinprodukten (kritisch B, z. B. Übertragungsinstrumente). → Farbumschlag!
- halbjährliche, biologische Wirksamkeitsprüfung (Sporenpäckchen = Bioindikatoren außer bei Sterilisatoren mit Selbstüberwachung und Dokumentation): Sie ersetzen nicht die Validierung von Geräten. → Labor: Sporenkontrolle!

Zur Kontrolle des Sterilisationserfolges gibt es also mehrere Möglichkeiten

- Selbstüberwachung des Sterilisators und Dokumentation als Druck/EDV (Temperatur/Druck/Zeit)
- Behandlungs- bzw. Chemoindikatoren (Klasse 1) in Form von Teststreifen, die bei Behandlung im Sterilisator einen Farbumschlag ergeben (sie zeigen, ob die Betriebstemperatur erreicht wurde). Diese Kontrolle erfolgt täglich.

- Prozess- bzw. Chemoindikatoren (Klasse 5) = zeitgesteuerter Indikator: beurteilt Dampfqualität und Expositionszeit, dokumentiert die Behandlung im Dampfsterilisator (Farbumschlag!) und wird in der Verpackung mitgeführt.
- biologische Kontrolle durch Sporenpäckchen, die während eines Entkeimungsvorganges mitsterilisiert werden. Nach der Sterilisation werden die Sporenpäckchen an ein Hygieneinstitut oder mikrobiologisches Labor eingeschickt, wo durch bakteriologische Untersuchung festgestellt wird, ob alle Sporen abgetötet worden sind.

Außer bei Sterilisatoren mit Selbstüberwachung und Dokumentation wird diese Kontrolle jedes halbe Jahr durchgeführt, also 2-mal im Jahr oder nach 400 Chargen, bei Inbetriebnahme oder nach Reparaturen bzw. längeren Pausen.

Das Gewerbeaufsichtsamt darf in diese Aufzeichnungen Einsicht nehmen.

Zur Funktionsprüfung von Sterilisatoren werden Sporenpäckchen verwendet, weil

- Sporen die äußerst widerstandsfähigen Dauerformen von bestimmten Bakterien = Bazillen sind
- ein Sterilisator, der Sporen abtöten kann, ganz sicher völlige Keimfreiheit erzeugt.

Arbeitstägliche Überprüfung durch

a) Kontrolle der Betriebsmittel (Spülwasser …)
b) Sichtprüfung (Autoklavenkammer, Türverriegelung …)
c) Leerkammersterilisation (Herstellerangabe!)
d) Dampfdurchdringungstest (Helix-Test) oder Vakuumtest.

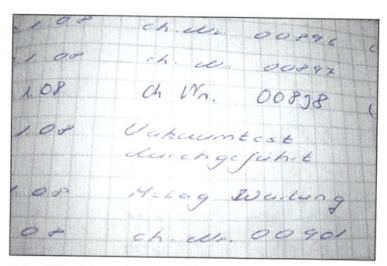

Sterilisationskontrollbuch

Lösung zu Aufgabe 25:

Der Prüfkörper wird Helix-Testkörper (= 1,5 m langer Schlauch mit einem Durchmesser von nur 2 mm) genannt. An einem Ende ist er durch eine kleine Kapsel verschlossen, in der sich ein integrierter Indikator befindet.

Der Wasserdampf muss erst durch den Schlauch bis zum Indikator gelangen, um einen Farbumschlag zu erzeugen. Vorher muss aber die Luft durch die Vakuumanlage aus dem Schlauch entfernt werden.

Kleinste Mengen an Restluft oder anderen nicht kondensierbaren Gasen führen zu einer nicht ordnungsgemäßen Verfärbung. → Prüfmöglichkeit, ob ein Hohlkörper (z. B. chirurgischer Sauger) nach der Sterilisation keimfrei ist.

LÖSUNGEN

Lösung zu Aufgabe 26:

Medizinprodukte der Zahnarztpraxen werden wie folgt eingruppiert:

a) unkritisch
b) semikritisch
c) kritisch.

Lösung zu Aufgabe 27:

- Unkritische Medizinprodukte kommen nur mit intakter Haut, semikritische mit Schleimhaut oder krankhaft veränderter Haut in Berührung.
- Kritische Medizinprodukte durchdringen die Haut oder Schleimhaut, kommen dabei mit Blut, inneren Organen oder Geweben – einschließlich Wunden – in Kontakt (also bei Anwendung von Blut, Blutprodukten und anderen sterilen Arzneimitteln).

Lösung zu Aufgabe 28:

Medizinprodukte		
unkritisch	semikritisch	kritisch
extraorale Teile des Gesichtsbogens, Schieblehre, Anrührspatel für Abformmaterialien ...	intraorale Kamera (A), Geräte zur Kariesdiagnostik (A), Ansätze für Polymerisationslampen (A), Spiegel (A), Abformlöffel (A), rotierende oder oszillierende Instrumente für allgemeine, präventive, restaurative oder kieferorthopädische (nicht invasive) Maßnahmen (B) Bohrer, inierer, Polierer ...; Pulverstrahlgeräte; Hand-/Winkelstücke, Turbinen	Instrumente und Hilfsmittel für chirurgische, parodontologische oder endodontische (invasive) Maßnahmen (A): Extraktionszangen, Hebel; rotierende oder oszillierende Instrumente für chirurgische, parodontologische oder endodontische (invasive) Maßnahmen (B): Endodontieinstrumente, chirurgisch rotierende Instrumente; innengekühlte Bohrer

(A) = Gruppe A, (B) = Gruppe B

Lösung zu Aufgabe 29:

Gruppe A = Instrumente, bei denen die Aufbereitung ohne besondere Anforderungen durchgeführt werden kann;

Gruppe B = Instrumente mit erhöhten Anforderungen:

Hier wurden die Instrumente aufgenommen, bei denen

a) die Effektivität der Reinigung nicht durch Inspektion unmittelbar beurteilbar ist: z. B. wegen langer, enger, insbesondere endständiger Lumina oder Hohlräume mit nur einer Öffnung

b) die Anwendungs- oder Funktionssicherheit beeinflussende Effekte der Aufbereitung einschließlich des Transportes auf das Medizinprodukt und seine Materialeigenschaften nicht auszuschließen sind: z. B. knickempfindliche Medizinprodukte, empfindliche Oberflächen oder

c) die Anzahl der Anwendungen oder die Aufbereitungszyklen durch den Hersteller auf eine bestimmte Anzahl begrenzt ist.

Lösung zu Aufgabe 30:

MERKE

Hygienekette:
Für eine ordnungsgemäße hygienische Aufbereitung der Medizinprodukte ist ein eigener Bereich (separater Raum mit reiner und unreiner Seite) oder eine funktionelle Trennung der Arbeitsfläche (im Einzelfall mit Spritzschutz – Plexiglasscheibe) erforderlich.

Zu beachten ist:

a) ausreichend heller Aufbereitungsbereich

b) Desinfektionsmittelspender zur Händedesinfektion

c) Schutzkleidung (flüssigkeitsdichte Gummihandschuhe/Plastikschürze, Brille/Mund-Nasen-Schutz)

d) keine Staub entwickelnden Tätigkeiten.

LÖSUNGEN

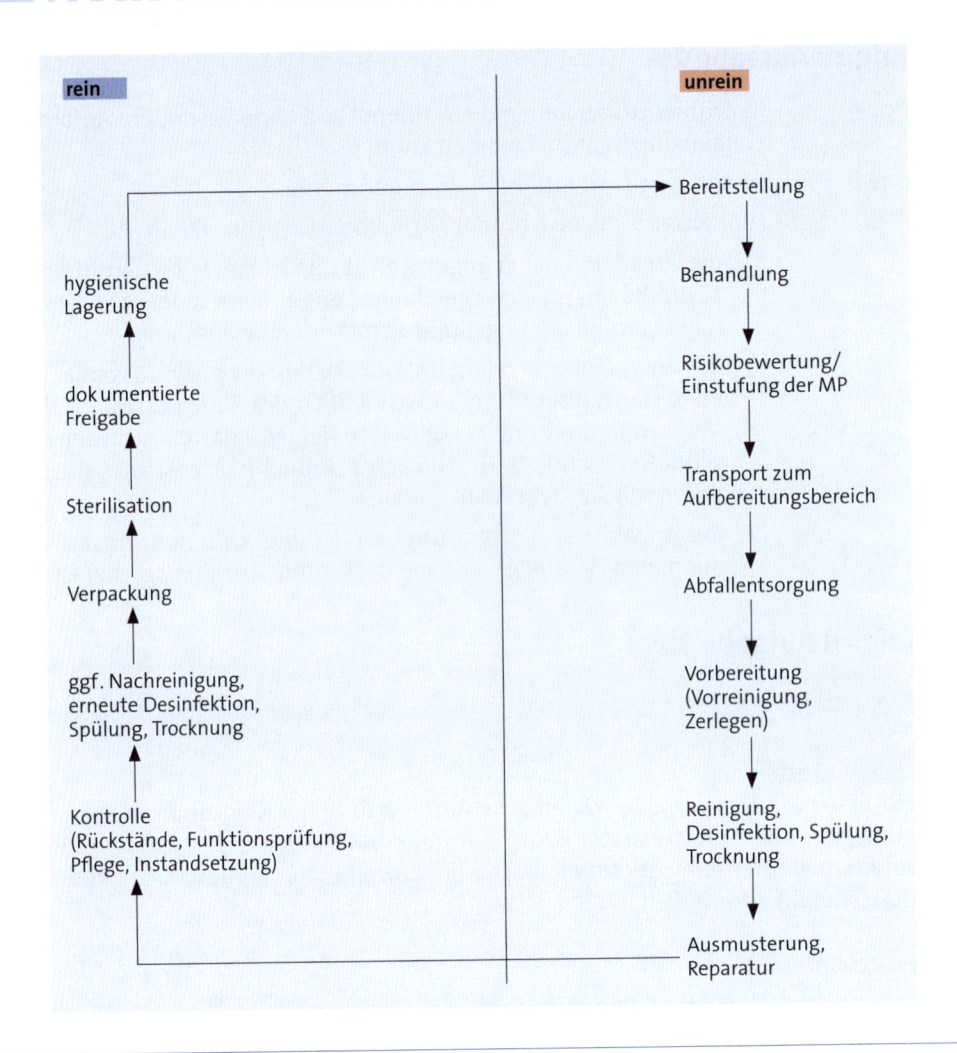

rein	unrein
	Bereitstellung
	↓
hygienische Lagerung	Behandlung
↑	↓
dokumentierte Freigabe	Risikobewertung/ Einstufung der MP
↑	↓
Sterilisation	Transport zum Aufbereitungsbereich
↑	↓
Verpackung	Abfallentsorgung
↑	↓
ggf. Nachreinigung, erneute Desinfektion, Spülung, Trocknung	Vorbereitung (Vorreinigung, Zerlegen)
↑	↓
Kontrolle (Rückstände, Funktionsprüfung, Pflege, Instandsetzung)	Reinigung, Desinfektion, Spülung, Trocknung
↑	↓
	Ausmusterung, Reparatur

Gemäß Hygienerichtlinien ist erst zu reinigen, dann zu desinfizieren, um Desinfektionsmittel auf alle Oberflächen gelangen zu lassen (Oberflächenabdeckung durch Verschmutzung).

Lagerung der sterilen Instrumente (Sterilgutverpackung: ca. 6 Monate bakteriendicht, unverpacktes Sterilgut ist für den sofortigen Verbrauch vorgesehen!):

- trocken
- staubgeschützt
- Temperaturschwankungen und
- Kontamination mit Keimen vermeiden.

Rekontaminationssichere, für das Sterilisationsverfahren sichere Verpackungen sind:
- Klarsicht – Sterilverpackung
- eingeschweißte Dentaltrays
- Sterilgutcontainer (OP-Sets).

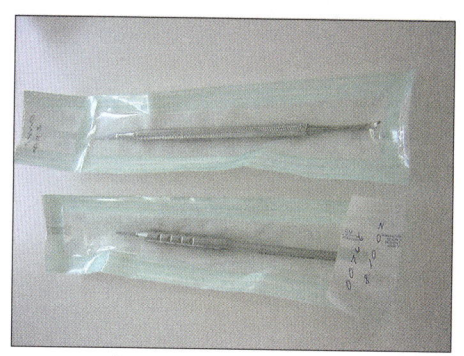

eingeschweißte Einzelinstrumente

Lösung zu Aufgabe 31:

Ein Thermodesinfektor (= thermische Desinfektion) = RDG = Reinigungs- und Desinfektionsgerät:
- arbeitet ähnlich wie eine Geschirrspülmaschine (er ist aber keine!)
- heizt für mindestens 10 Minuten auf ca. 93 °C auf
- ersetzt die Reinigung und Desinfektion, Spülung und Trocknung
- ist deshalb kein Sterilisator und führt keine Sterilisation durch.

Vorteile:
- Verringerung der Kontaminations- und Verletzungsgefahr bei der Instrumentenreinigung
- Arbeitsentlastung des Personals
- weitestgehende Vermeidung von Fehlerquellen.

Regeln:
a) Instrumente nach Gebrauch – meist ohne Vorbehandlung – unmittelbar in das Gerät geben → Sammlung bis zu sechs Stunden! Mit Rückständen behaftete Instrumente müssen sofort manuell vorgereinigt werden.
b) Instrumente richtig einordnen (ohne gegenseitige Beschädigung)
c) Gelenke von Instrumenten öffnen und so einlegen
d) Hohlgefäße mit der Öffnung nach unten einsortieren (Spülschatten!)
e) nur ausreichend korrosions- und temperaturbeständige Instrumente dürfen in dieses Gerät

f) Drehkontrolle der Spülarme per Hand vor Programmstart (Gefahr der Blockierung durch einsortierte Instrumente!)
g) Hohlkörperinstrumente (= Übertragungsinstrumente/Absaugschläuche, -kanülen) auf Düsen aufstecken, bzw. an Adapter ankoppeln! Nicht legen!
h) direkt nach Programmende werden die Instrumente aus dem Gerät genommen:
   - schnelle Trocknung
   - Korrosionsgefahr!
   - Kontrolle auf Rückstände, Funktionsprüfung
i) dokumentierte Freigabe zur Lagerung oder Sterilisation.

Bei Reinigung und Desinfektion ist dem thermischen Verfahren im RDG der Vorzug vor dem manuellen chemischen Verfahren zu geben.

Lösung zu Aufgabe 32:

Unter der nach der Reinigung folgenden manuellen chemischen Desinfektion versteht man die Verwendung von Desinfektions-/Reinigungsmitteln in speziellen Instrumentenwannen/Tauchbädern.

Regeln:
- richtige Konzentration der Desinfektions- und Reinigungsmittel wählen, denn eine Über- oder Unterdosierung führt zu einer Verminderung der Wirkung! Eine Dosierung nach Gutdünken ist deshalb zu vermeiden (Herstellerangaben sind zu beachten).
- genügend Einwirkzeit (Herstellerangaben!), aber nicht zu lange – wie z. B. über Nacht – wegen dann auftretender Materialschäden
- Angaben des Herstellers zu Konzentration/Einwirkzeit/Standzeit und ggf. zur Temperatur beachten und dokumentieren
- Desinfektionsmittel müssen bakterizid, fungizid und viruzid wirken
- grobe Verschmutzung mit Zellstoff entfernen
- vollständige Bedeckung und blasenfreies Einlegen der Instrumente durch die Lösung (Gelenke von Instrumenten vor dem Einlegen öffnen! Zerlegen der Instrumente)
- nach der Desinfektion Instrumente unter fließendem Wasser abwaschen und gründlich trocknen mit sauberem, weichem, fusselfreiem Tuch und/oder Druckluft
- kein Einlegen von Hand-/Winkelstücken
- visuelle Kontrolle auf Sauberkeit
- Freigabe zur Lagerung oder Sterilisation.

Lösung zu Aufgabe 33:

Verfahren zur Aufbereitung der

a) Medizinprodukte, semikritisch A (z. B. Mundspiegel):

Die am häufigsten praktizierte Methode:
- Vorreinigung (anhaftende Rückstände entfernen)
- Reinigung in reinigendem und desinfizierendem Tauchbad oder Ultraschall
- Sichtkontrolle
- abschließende Dampfdesinfektion im Sterilisator

oder:
- Vorreinigung (anhaftende Rückstände entfernen)
- Reinigung in reinigendem und desinfizierendem Tauchbad (Wanne 1) oder Ultraschallbad, in das ein reinigendes und desinfizierendes Desinfektionsmittel gefüllt wird
- Sichtkontrolle (die Instrumente sollen visuell sauber sein)
- abschließende Desinfektion im Tauchbad (Wanne 2)

b) Medizinprodukte, semikritisch B (z. B. rotierende und oszillierende Instrumente):
- Vorreinigung (anhaftende Rückstände entfernen)
- Eintauchverfahren (ggf. in Verbindung mit Ultraschall)
- Sichtkontrolle
- abschließende Dampfdesinfektion im Sterilisator

c) Medizinprodukte, kritisch A (z. B. Bein'scher Hebel) bzw. kritisch B (z. B. chirugischer Sauger):
- Vorreinigung (anhaftende Rückstände entfernen)
- Reinigungsbad (evtl. desinfizierend)
- desinfizierendes Tauchbad oder Ultraschallbad
- Sichtkontrolle
- Verpackung
- abschließende Dampfsterilisation im Sterilisator

oder
- Vorreinigung (anhaftende Rückstände entfernen)
- Reinigung und Desinfektion im RDG
- Sichtkontrolle
- Verpackung
- abschließende Dampfsterilisation im Sterilisator.

Lösung zu Aufgabe 34:

Instrumentenhygiene:

- Vor dem Sterilisieren werden kritische Medizinprodukte eingeschweißt, um eine langdauernde Sterilität zu bewahren.
- Durch das Einschweißen bleiben die Instrumente aber nicht unbegrenzt steril, sondern in Container- oder Sterilgutverpackung (Klarsicht) bis zu 6 Monate, Mehrfachverpackungen bis zu 5 Jahre.
- Einen Überblick über die Lagerungsdauer von Instrumenten erhält man durch das Datieren der Folien (Sterilisierdatum/Sterilgutlagerfrist).
- Die Indikatorfarbstreifen (= Chemoindikator) sind eine relativ sichere Kontrolle der Sterilisatorfunktion. Sehr sicher ist u. a. der Sporenpäckchentest = Funktionsprüfung = Bioindikator.

  Neu sind die Dampfdurchdringungstests, wie z. B. der Helix-Test für Hohlkörper oder der Bowie- und Dick-Test (für die ZA-Praxis nicht so relevant wie der Helix-Test → Bowie- und Dick-Test: nur für Großgeräte vorgeschrieben).

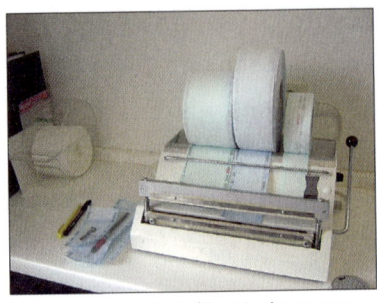

Verpackungsmaterial im Hygieneraum

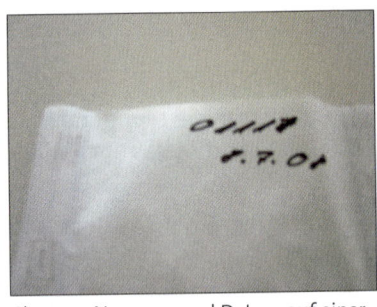

Chargen-Nummer und Datum auf einer Verpackung

- Instrumente, die unbedingt sterilisiert werden müssen: z. B.
    - chirurgische Instrumente
    - Wurzelkanalinstrumente } invasive Maßnahmen bzw. kritische Medizinprodukte
    - PAR-Instrumente.

Lösung zu Aufgabe 35:

Hand-, Winkelstücke und Turbinen abziehen und benutzte Entnahmestellen 20 Sekunden mit Wasser spülen → Außenreinigung und Wischdesinfektion von außen mit Flächendesinfektionsmitteln, dann:

a) Sprühverfahren: Reinigungsspray und Desinfektionsspray, sofern als alleinige Maßnahme zur Desinfektion nach Angabe des Herstellers zugelassen

   oder

b) Sprühverfahren (Reinigungsspray und Desinfektionsspray) und dann abschließende Dampfsterilisation im Sterilisator:
   - unverpackt für konservierende bzw. allgemeine restaurative oder kieferorthopädische Belange
   - verpackt für chirurgische, parodontologische oder endodontische Maßnahmen.

Die alleinige Anwendung der Sprüh- und Wischdesinfektion mit Flächendesinfektionsmitteln für Außenflächen ist als mangelhaft zu bewerten. Die Innenflächen können nur mithilfe verschiedener Adapter für Sprayverfahren manuell gereinigt und desinfiziert werden. Die äußere und innere Aufbereitung von Übertragungsinstrumtenen (Reinigung und Desinfektion) ist nach jedem Patienten durchzuführen. Nicht ausreichend ist eine Aufbereitung, die nur halbtäglich bzw. täglich erfolgt.

Danach erfolgt die Freigabe zur erneuten Anwendung (Dokumentation) sowie die saubere, trockene und staubgeschützte Lagerung.

Vor der Behandlung anlaufen lassen zur Entfernung von überschüssigem Öl.

Lösung zu Aufgabe 36:

Unter Flächendesinfektion versteht man die Desinfektion der Fußböden, Wände, Fenster, Türen, vor allem der Türklinken, Möbel, Geräte, Spei-, Spül- und Waschbecken, sowie aller im Raum befindlichen Gegenstände, nicht zu vergessen das Telefon.

Falsches Vorgehen:

- jegliches trockene Fegen oder Wischen, weil dadurch pathogene Keime, die sich im Staub befinden, aufgewirbelt werden (Luftkeime)
- Mit Schwamm und Allzwecklappen erfolgt nur eine gleichmäßige Verteilung von Schmutz und Bakterien.

Hygienemaßnahmen bei Flächen und Gegenständen		
patientennahe: z. B. Leuchtengriff, Patientenstuhl, Schränke, Tisch am Behandlungsstuhl ↓	sichtbar kontaminierte: Blut, Speichel, Eiter ↓	schwierig zu reinigende, schwierig zu desinfizierende mit möglicher Kontamination ↓
Reinigung und Desinfektion durch Wischen mit getränktem Tuch, Sprühdesinfektion nur für schwierig zu desinfizierende Flächen ↓	Aufnahme mit desinfektionsmittelgetränktem Zellstoff, danach Wischdesinfektion ↓	Barrieremaßnahmen: Abdecken mit entsprechenden Abdeckmaterialien ↓
nach jeder Behandlung	sofort	▸ i. d. R. nicht sterilisierte Maßnahmen zur Abdeckung ausreichend ▸ bei aseptischem Vorgehen sterile Abdeckung ▸ nach der Behandlung Materialien entsorgen bzw. aufbereiten
durch alle Beschäftigten im Untersuchungs-, Behandlungs- und Wartungsbereich		

LÖSUNGEN

Hygienemaßnahmen bei Fußböden	
in Untersuchungs- und Behandlungsräumen, die sichtbar kontaminiert wurden (Blut, Eiter ...) ↓	alle übrigen, z. B. Rezeptionsbereich ... ↓
Reinigung/Desinfektion durch Wischen (Flächendesinfektionsmittel)	Feuchtreinigung (ohne Zusatz von Desinfektionsmitteln) oder Saugen
unmittelbar nach Abschluss der Behandlung des betreffenden Patienten	am Ende des Behandlungstages
durch alle Beschäftigten im Untersuchungs-, Behandlungs- und Wartungsbereich	durch Reinigungspersonal

Lösung zu Aufgabe 37:

Für Absauganlagen sind folgende Hygienemaßnahmen zu treffen:

- Schläuche, Kupplungen und Köcher der Absauganlagen sind außen zu reinigen und zu desinfizieren – nach jedem Patienten.
- Verwendung von Einweg-Absaugkanülen
- nach jedem Patienten Durchspülen des Absaugschlauches, ggf. Filterwechsel
- täglich zusätzliche Säuberung mit einem Desinfiziens
- Verwendung von zwei Sekrettöpfen mit Deckel, damit jeweils einer als Reserve in ein Desinfektionsmittelbad gelegt werden kann
- Mundspülbecken:
  - Reinigung und Wischdesinfektion von außen und innen (nach jedem Patienten)
  - Desinfektionsmittel in das Mundspülbecken gießen (mindestens am Ende des Behandlungstages).

Lösung zu Aufgabe 38:

Hygiene bei Endoinstrumenten:

- Reinigung mit Vordesinfektion (am besten im Ultraschallbad mit reinigendem und desinfizierendem Desinfektionsmittel)
- Spülen, Trocknung/Verpackung
- Sterilisation im Autoklaven

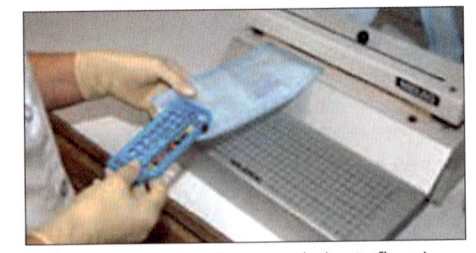

Endo-Instrumente müssen nach der Aufbereitung eingeschweißt sterilisiert werden.

- Einsortieren, Entsorgung verbogener Instrumente
- Exstirpationsnadeln und WK-Instrumente mit kleinem Durchmesser nur einmal gebrauchen
- sonstige: mehrmaliger Gebrauch – mit entsprechender Kennzeichnung beispielsweise durch Memo-Disks der gebrauchten Instrumente (Frakturgefahr, besonders bei maschineller Aufbereitung!).

Lösung zu Aufgabe 39:
Die Benutzung von rotierenden NiTi-Feilen muss wegen der erhöhten Frakturgefahr exakt dokumentiert werden, indem in den Feilenschaft Kerben geschliffen werden. Dies erfolgt beispielsweise mit dem zur Trepanation verwendeten Diamantschleifer.

2.1.7 Praxisabfallentsorgung
Lösung zu Aufgabe 1:
- Selbstständige Organisation der einzelnen Praxen nach den amtlichen Richtlinien durch getrennte Sammlung von Haus- und Praxismüll
- einfacher, besser und sicherer, aber auch kostspieliger durch Auftrag an ein Entsorgungsunternehmen. Die verschiedenen Landeszahnärztekammern haben deshalb mit mehreren Entsorgungsbetrieben Rahmenverträge für die Praxisentsorgung abgeschlossen. Die Entsorgungsunternehmen stellen schriftliche Bestätigungen der ordnungsgemäß erfolgten Abfallentsorgung aus.

Lösung zu Aufgabe 2:
Spezielle Praxisabfälle sind:
- infektiöser Sondermüll, z. B. von Risikopatienten
- organische Abfälle, wie extrahierte Zähne mit Amalgamfüllungen
- exzidiertes Gewebe
- so genannte Reststoffe.

Lösung zu Aufgabe 3:
Zu den Reststoffen, die einer besonderen Entsorgung bedürfen (= Sondermüll), rechnet man
- Altamalgam ⎫
- Entwickler und Fixierer ⎬ Nachweispflicht
- alte Lösungen und Chemikalien
- alte Filme und alte Röntgenbilder
- Bleifolien.

Lösung zu Aufgabe 4:
Amalgam fällt vor allem bei der Amalgamverarbeitung an:
- Knetreste und Modellierspäne
- entfernte Füllungsreste
- Amalgamschlamm in Sekrettöpfen, Folien und Sieben

- Abscheidegut aus Amalgamabscheidern
- leere Amalgamkapseln
- leere Quecksilberflaschen.

Lösung zu Aufgabe 5:
Verletzungsgefährdende Abfälle (scharfe, spitze und zerbrechliche Gegenstände) werden in stichfesten Behältnissen gesammelt und können dann gut verschlossen in dicken Plastiksäcken mit dem Hausmüll entsorgt werden. Sie werden „sicher umschlossen" entsorgt.

Lösung zu Aufgabe 6:
Solche Abfälle können auch entsorgt werden durch
- Rückgabe an Photogeschäfte
- Recycling-Container
- Rückgabe an Hersteller.

Lösung zu Aufgabe 7:
Grundsätze des korrekten „Umganges" mit Praxisabfällen sind:
- Die Abfälle müssen nach Abfallarten getrennt – und da, wo sie anfallen – in entsprechende Abfallbehälter gegeben werden.
- Die Abfälle müssen so eingesammelt und befördert werden, dass sich keiner daran schneiden oder stechen kann.
- Flüssige Abfälle dürfen nicht in Abfallsäcken gesammelt werden, sondern nur in festen Behältern.
- Spitze, scharfe oder zerbrechliche Gegenstände dürfen nur sicher umschlossen in Abfallsäcke getan werden.
- Eine Beschädigung der Abfallsäcke ist zu vermeiden. Abfallsäcke sollten nie über den Fußboden geschleift oder geworfen werden. Der Praxishalter muss geeignete technische Hilfsmittel zum Transport des Abfalls zur Verfügung stellen, z. B. fahrbare Müllsackständer.
- Auf gar keinen Fall dürfen infektiöse Abfälle in Wertstoffsammelbehälter, also auch nicht in den gelben Sack.

Lösung zu Aufgabe 8:
Eine Müllvermeidung im Praxisbereich kann erreicht werden durch
- umweltorientierten Einkauf
- Bevorzugung umweltfreundlicher Produkte
- Bevorzugung recyclingbarer Stoffe und Materialien

- Ersatz von Einweg-Produkten durch „langlebigere" mehrfach nutzbare Mehrweg-Produkte
- Vermeidung von Verpackungsmaterial durch Bevorzugung von Produkten in Verpackungen, die nachgefüllt oder anderweitig wieder verwendet werden können oder vom Hersteller zurückgenommen werden.

2.2 Zwischenfällen vorbeugen und in Notfallsituationen Hilfe leisten
2.2.1 Präventivmaßnahmen
Lösung zu Aufgabe 1:
An prophylaktischen Maßnahmen zur Verhütung allgemeiner Zwischenfälle kann Folgendes empfohlen werden

a) Erhebung einer gründlichen Allgemeinanamnese mit gezielten Fragestellungen
b) positive Praxiseindrücke
- ruhige und freundliche Betreuung durch alle Praxismitarbeiter
- helles freundliches, gut durchlüftetes, nicht überheiztes Wartezimmer
- Vermeidung von unnötig langen Wartezeiten

c) ruhige Behandlungszimmeratmosphäre
- Vermeidung von Hektik und Unruhe
- alle Fläschchen mit Medikamenten nur für den kurzen Augenblick der Entnahme öffnen, um typischen „Zahnarztgeruch" zu vermeiden
- mit aufgeregten oder ängstlichen Patienten möglichst über belanglose Dinge sprechen, um sie abzulenken
- darauf achten, dass Arbeitskleidung keine Blutspuren aufweist
- Instrumente, vor allem chirurgische, sollen in Glasschränken nicht deutlich sichtbar aufbewahrt werden.
- Instrumente sind so bereit zu legen und zuzureichen, dass der Patient nicht verängstigt wird. In dieser Hinsicht zweckmäßig ist
    - Verwendung von Trays
    - Bereitstellung auf abgedeckten Tischchen hinter dem Patienten

d) Injektionen
- werden am besten in liegender Position des Patienten vorgenommen
- und Einstichstelle durch Oberflächenanästhesie unempfindlich gemacht.

Lösung zu Aufgabe 2:

Nirgends gilt der alte medizinische Grundsatz „Verhüten ist besser als Heilen" mehr als für Risikopatienten. Für sie gilt:

a) gezielte Erhebung einer Allgemeinanamnese zur Ermittlung der Grundkrankheiten
b) Zusammenarbeit mit dem behandelnden Hausarzt unter Ermittlung eventueller Kontraindikationen für einen zahnärztlichen Eingriff. Unter Umständen muss eine zahnärztliche Behandlung besser auf einen späteren Zeitpunkt verlegt werden, bis eine internistische Versorgung des Grundleidens das zahnärztliche Behandlungsrisiko ausschaltet oder doch verringert.
c) Feststellung evtl. Medikamenteneinnahmen
d) Orientierung über Überempfindlichkeitserscheinungen; daher immer nach Allergiepass fragen
e) Vermittlung angenehmer Praxiseindrücke
f) ausreichende Kenntnisse des Zahnarztes und seiner Hilfskräfte in Erster Hilfe und Reanimation
g) Bereitlegen wichtiger Telefonnummern. Die Rufnummern von Hausarzt, „Ersatzarzt" müssen ebenso griffbereit vorliegen, wie die von Notarzt und Krankentransport, damit im Notfall keine Zeit verloren geht und rascheste Hilfe erfolgen kann.

2.2.2 Risikopatient

Lösung zu Aufgabe 1:

Zur Definition eines Risikopatienten gibt es verschiedene Interpretationen. Nach allgemeiner internistischer Auffassung versteht man unter Risikopatienten Menschen, bei denen man infolge angeborener oder erworbener Anomalien und Erkrankungen im Verlaufe ärztlicher und zahnärztlicher Maßnahmen durch Störungen von Vitalfunktionen, wie Herz, Kreislauf, Atmung, Blutgerinnung, ZNS mit Zwischenfällen bzw. Behinderung des normalen Praxisablaufes rechnen muss.

Lösung zu Aufgabe 2:

Als Risikopatienten gelten:

a) Patienten mit Herz-Kreislauf-Erkrankungen, wie Infarktpatienten, Patienten mit Herzinsuffizienz, mit Herzklappenfehlern, Herzrhythmusstörungen, Bluthochdruck
b) Patienten mit Stoffwechselstörungen, z. B. Diabetes (Wundheilungsstörungen und Parodontitisneigung, Anästhetika ohne Vasokonstriktoren)
c) Patienten mit hirnorganischen Anfallsleiden, z. B. Epilepsie (Fallsucht)
d) Patienten mit zerebralen Durchblutungsstörungen
e) Patienten mit Anfallsleiden, z. B. Tetanie (Muskelkrämpfe)
f) Patienten mit Herzschrittmachern (keine Zahnsteinentfernung mit Ultraschall!)

g) Patienten mit Blutgerinnungsstörungen, z. B. Hämophile (Bluter) und Patienten, die Antikoagulanzien (z. B. Marcumar® bzw. ASS) einnehmen
h) Patienten mit akuter oder chronischer Atemnot, z. B. Asthmatiker
i) Allergiker
j) Alkoholiker
k) Drogenabhängige
l) Patienten mit hochinfektiösen Erkrankungen, wie AIDS oder Hepatitis
m) Frauen mit gefährdeter Schwangerschaft
n) Auch alte Menschen gelten im weitesten Sinne als komplikationsbelastet, da sie nicht selten an latenten (verborgenen, nicht bekannten) Herz-Kreislauf-Erkrankungen, Bluthochdruck, Diabetes, Nierenerkrankungen, Asthma oder Erkrankungen des Bewegungsapparates leiden.

Lösung zu Aufgabe 3:

Bei Marcumar®-Patienten handelt es sich um Patienten, die unter Antikoagulanzienapplikation (= gerinnungshemmende Medikamente) stehen: Medikamente also, welche die Blutgerinnung mehr oder weniger stark hemmen, damit das Blut im Gefäßsystem nicht gerinnen kann.

Bei chirurgischen Behandlungsmaßnahmen und Zahnsteinentfernungen könnte es deshalb zu unstillbaren Blutungen kommen. Eine Rücksprache mit dem behandelnden Hausarzt über das Absetzen des Medikaments für eine gewisse Zeitspanne ist erforderlich.

Antikoagulanzientherapie wird vorgenommen zur Langzeitbehandlung von Thrombose – Embolie – Herzinfarkt. Ziel der Behandlung ist, durch eine gesteuerte Hemmung der Blutgerinnung erneute Thrombenbildung im Gefäßsystem zu verhindern. Der Grad der Blutgerinnungsverzögerung wird mit der Thromboplastinzeitbestimmung nach Quick- bzw. dem INR-Wert ermittelt.

Lösung zu Aufgabe 4:

a) Der Quickwert dient zur Bestimmung der Blutgerinnungsfähigkeit durch exakte Festlegung der Prothrombinzeit (Prothrombin ist ein im Blutplasma vorhandener wichtiger Gerinnungsfaktor). Dabei wird der im Blutplasma eines Gesunden gefundene Wert mit 100 % angesetzt. Bei thrombose- und infarktgefährdeten Patienten wird aus therapeutischen und prophylaktischen Gründen durch Antikoagulanziengaben die Blutgerinnungsfähigkeit bis zu 20 % gesenkt. Die Werte müssen laufend durch ärztliche Kontrollen überwacht werden, damit es nicht zu Spontanblutungen kommt.

Der INR (= International Normalized Ratio)-Wert ist zuverlässiger und genauer. Die Patienten können ihn selbst bestimmen (Messgerät!):

- bei Gesunden: INR liegt bei 1
- bei Marcumar®-Patienten: INR steigt auf 2 - 3, d. h. die Gerinnung ist auf das 2- bis 3-Fache der Norm verlängert.

b) Bei einem Quick-Wert von 20 % darf wegen der Gefahr unstillbarer Blutungen oder Nachblutung kein blutiger Eingriff vorgenommen werden. Blutige Eingriffe dürfen erst bei einem Wert über 30 % erfolgen. Es ist zweckmäßig, immer den behandelnden Arzt zu Rate zu ziehen, der eine Reduzierung der Antikoagulanziendosis zu vertreten hat.

c) ▸ INR von 2,0 bis 3,5: Zahnextraktion (unkompliziert) mit Blutstillung
  ▸ INR von 1,6 bis 1,9 (Rücksprache mit Hausarzt): umfangreiche chirurgische Sanierungen möglich
  ▸ Außerdem empfehlenswert:
    vor OP → Vorbereitung von Verbandplatten, Mundhygiene
    nach OP → Antibiotikagabe.

Lösung zu Aufgabe 5:

Regeln zur Behandlung von schwangeren Frauen:
▸ Behandlungen, wenn möglich, auf die Zeit nach der Schwangerschaft verschieben!
▸ Stress in der Praxis vermeiden:
  - keine langen Wartezeiten
  - Durchführung der Behandlung besser nachmittags wegen eventueller morgendlicher Übelkeit
  - Behandlung ab 5. Schwangerschaftsmonat nur in sitzender Position wegen Kompressionsgefahr der unteren Hohlvene durch die Gebärmutter
  - Anwendungsbeschränkung von Arzneimitteln (vor allem während der ersten drei Schwangerschaftsmonate und während der Stillzeit!)
  - Röntgen möglich, aber nur wenn zwingende Indikation besteht (doppelter Strahlenschutz).

2.2.3 Zwischenfälle

Lösung zu Aufgabe 1:

Eine präzise Notfallmeldung muss nach Stichworten gegliedert, folgende Angaben enthalten:

Wer ruft an:
▸ Name der Praxis und der Anruferin.

Wo hat sich der Notfall ereignet:
▸ Praxis, Ort, Straße, Hausnummer, Etage.

Was ist passiert:
- Art des Zwischenfalls
- Zustand und Klagen des Patienten bzw.
- welche Schädigungen liegen vor.

Welche Hilfe wird benötigt:
- Notarzt, Rettungswagen, Krankentransport.

Warten:
- auf Rückfragen
- nie sofort auflegen.

Lösung zu Aufgabe 2:

Zur Beherrschung von Notfallsituationen in der Zahnarztpraxis gehört
- Beherrschung von intravenösen (i. v.) Injektionen
- Durchführung einer extrathorakalen (äußeren) Herzmassage
- Richten einer Infusion
- medikamentöse Versorgung nach standardisiertem Notfallplan
- Vorhandensein einer Notfallausstattung, am besten in einem Notfallkoffer für Zahnärzte mit entsprechendem Notfallbesteck und Notfallmedikamenten
- Rufbereitschaft von Notarzt, Rettungswagen und Hausarzt.

Lösung zu Aufgabe 3:

Die häufigsten Komplikationen im Zusammenhang mit der zahnärztlichen Lokalanästhesie sind:
- Kreislaufstörungen, angefangen von der harmlosen Ohnmacht über Kollaps bis hin zum bedrohlichen Schock
- allergische Reaktionen (anaphylaktischer Schock!)
- Stoffwechselstörungen, wie Hypo- oder Hyperglykämie
- atembedingte Störungen (Asthma bronchiale, Hyperventilation)
- Auftreten von Parästhesien bzw. Sensibilitätsstörungen (vorübergehender zeitweiser Empfindungsausfall), Fazialislähmung
- Infektion, die jedoch bei einwandfreier Asepsis und bei Desinfektion der Einstichstelle sicher zu vermeiden ist.

LÖSUNGEN

Lösung zu Aufgabe 4:
Kollaps: Fehlsteuerung der Blutverteilung; Grund: durch Weitstellung der Gefäße der unteren Extremitäten erhält das Gehirn kurzfristig zu wenig Sauerstoff (orthostatische Dysregualtion); Folge: Ohnmacht (Synkope): rasch vorübergehende Bewusstseinstrübung bzw. -verlust durch Sauerstoffmangel im Gehirn, verursacht durch eine gewisse Blutleere infolge gestörter Hirndurchblutung.

Lösung zu Aufgabe 5:
Eine Ohnmacht kommt selten blitzartig aus heiterem Himmel. Sie kündigt sich meist an durch Prodrome (Vorboten), die einer aufmerksam beobachtenden ZFA nicht entgehen. Eine nahende Ohnmacht ist zu erkennen an

- zunehmender Gesichtsblässe und Schweißausbruch
- krampfhaftem Gähnen und Unruhigwerden
- Schwäche und Übelkeit
- Beeinträchtigung des Hörvermögens; die Betroffenen hören alles „wattiert", wie aus weiter Ferne
- Schwarzwerden vor den Augen.

Lösung zu Aufgabe 6:
Die häufigsten Ursachen einer Ohnmacht sind

- psychische Momente wie Angst, Erregung, Schmerz, Ekel, vor allem aber Geruch von Medikamenten
- Anblick von Blut und Instrumenten
- vasokonstriktorischer Zusatz der Anästhetika
- bestehende Herz- und Kreislaufschwächen.

Lösung zu Aufgabe 7:
- Ruhe bewahren, rasch und gezielt handeln (Zahnarzt rufen)
- Patient nie allein lassen
- sofort Fremdkörper wie Watterollen, Instrumente und Prothesen aus dem Mund entfernen
- Schock-/Flachlagerung: Kopf tief – Beine hoch (Kippung des Behandlungsstuhls) → Autotransfusion!; bei Krampfzuständen, z. B. bei einem epileptischen Anfall: besser Patienten in stabiler Seitenlage auf dem Boden lagern
- Atemwege freimachen, d. h. beengende Kleidungsstücke öffnen
- frische Luft zuführen, d. h. Fenster auf oder Ventilator anstellen

- Haut- und Schleimhautreize durch kalte feuchte Umschläge auf die Stirn oder Riechmittel, wie Kölnisch Wasser, Brechampullen
- laufende Kontrolle von Atmung, Puls und Blutdruck.

Nach Wiedererlangung des Bewusstseins
- trägt eine Tasse heißen, schwarzen Tees zur Stabilisierung der Kreislaufverhältnisse bei
- zur Überprüfung der Normalleistung der Kreislaufverhältnisse ist es ratsam, dass der Patient vor Verlassen der Praxis noch einige Minuten im Wartezimmer oder auf dem Flur auf- und abgeht
- schließlich hat auch noch eine kritische Beurteilung der Verkehrstauglichkeit zu erfolgen.

Lösung zu Aufgabe 8:
Künstliche Beatmung in den Praxisräumen ist möglich mit
- Lachgasapparat
- Atembeutel
- Mund-zu-Mundbeatmung mithilfe eines Orotubus.

Lösung zu Aufgabe 9:
Atemspende ist möglich durch
- Mund-zu-Mundbeatmung (Abb.)
- Mund-zu-Nasebeatmung
- Beatmung mit Beatmungsbeutel
- Beatmung mit Larynxtubus oder -maske

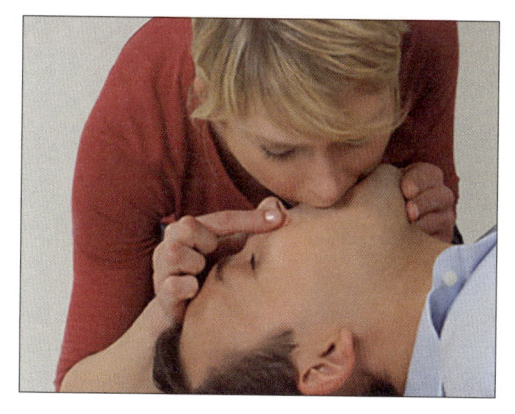

© Deutsches Rotes Kreuz

Lösung zu Aufgabe 10:

Ein Patient muss in die stabile Seitenlage (Abb.) gebracht werden

- grundsätzlich zur Verhinderung einer mechanischen Verlegung der oberen Atemwege bzw. zur Freihaltung und Sicherung der Atemwege vor Aspiration und Zurücksinken des Zungengrunds
- nach einem epileptischen Anfall
- beim bewusstlosen Patienten mit Atmung und fühlbarem Puls.

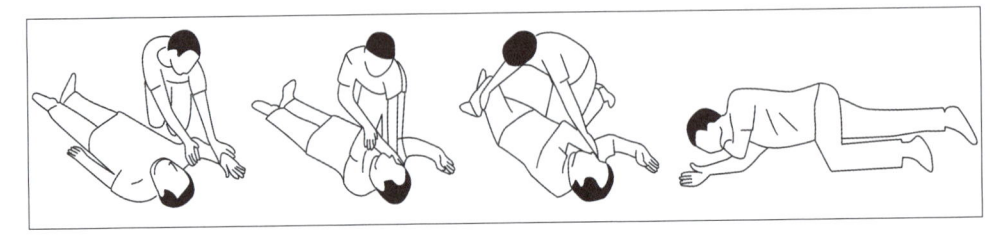

Lösung zu Aufgabe 11:

In der Reanimation bedeuten die Buchstaben:

A = Atemwege freimachen und freihalten

B = Beatmung

C = Cirkulation in Gang bringen – also eventuell extrathorakale (äußere) Herzmassage

D = Drogengabe – also Medikamentenapplikation.

Lösung zu Aufgabe 12:

Anzeichen lebensbedrohlicher Zustände sind

- weite reaktionslose Pupillen
- Atemnot mit pathologischen Atemgeräuschen
- Pulslosigkeit
- Vernichtungsgefühl mit Todesangst
- Lähmungserscheinungen
- komatöser Zustand (tiefe, länger dauernde Bewusstlosigkeit).

Lösung zu Aufgabe 13:

Schon der Verdacht auf Herzinfarkt erfordert für den Zahnarzt rasches und gezieltes Handeln. Denn erfahrungsgemäß entscheidet sich in den ersten Stunden nach Krankheitsbeginn das weitere Schicksal der Patienten. Die Erstversorgung eines Infarktpatienten (z. B. Patient bei Bewusstsein mit Atembeschwerden) erfordert

- rasche Entfernung aller Fremdkörper aus der Mundhöhle mit Absaugen von Blut, Schleim, Speichel und evtl. Erbrochenem
- fachgerechte Lagerung mit leicht erhöhtem Oberkörper
- völlige körperliche und psychische Ruhigstellung; dabei ist es vor allem die ZFA, die durch beruhigenden Zuspruch, ermunternde und tröstende Worte, evtl. auch durch Hand auflegen oder Hand halten dem Patienten Mut machen und Zuversicht geben kann
- Schmerzbekämpfung
- Schockprophylaxe (keine Schocklage!)
- ständige Puls- und Blutdruckkontrolle
- rascheste Klinikeinweisung nach Anruf von Notarzt
- Sauerstoffgabe bei niedrigen pO_2-Werten.

Lösung zu Aufgabe 14:

Man hat je nach Ursache und Aussehen drei Blutungsarten zu unterscheiden:

- arterielle Blutung: Das Blut aus arteriellen Gefäßen ist hellrot (da sauerstoffreich) und entsprechend dem Pulsschlag rhythmisch spritzend.
- venöse Blutung: Venöse Blutungen zeigen ein dunkelrotes Aussehen mit einem kontinuierlich strömenden Blutaustritt.
- kapillare Blutung, auch parenchymatöse Blutung, zeigt sich in Form einer Sickerblutung aus dem Endstrombahngebiet, wobei meist auch kleinste Arterien und Venen mitbeteiligt sind.

Lösung zu Aufgabe 15:

Nachblutungen können ausgelöst werden durch

- Einnahme von Blutverdünnungsmitteln bzw. blutgerinnungshemmenden Mitteln (Marcumar ®oder auch Aspirin®)
- Einnahme von Tagesanalgetika am Abend
- Genuss von starkem Tee oder Kaffee
- Genuss von Alkohol
- Missachtung eines absoluten Rauchverbotes
- Vornahme von Mundspülungen
- Wärmeapplikation
- Verletzung eines Blutgefäßes
- vererbbare Blutgerinnungsstörung.

Bei einem solchen Verhalten ist die Nachtruhe empfindlich gestört. Die Patienten finden keinen Schlaf, sind unruhig und spielen mit der Zunge an der Wunde, wodurch nicht nur die Wundheilung gestört, sondern auch eine Blutung provoziert wird.

Lösung zu Aufgabe 16:

Vorgehen zur Bekämpfung von Nachblutungen

- Anwendung von Hämostyptika (blutstillende Mittel) durch
  - lokales Aufbringen direkt im Wundgebiet
  - oder allgemeine Anwendung durch orale Gaben oder Injektionen
- Kompressen durch Aufbissstupfer oder frisches, gebügeltes Stofftaschentuch
- Tamponade mit Gazestreifen oder resorbierbaren Tampons
- Legen einer Naht und Druckverband.

Lösung zu Aufgabe 17:

Im Narkose-Zwischenfallbesteck müssen Medikamente und Materialien für alle möglichen Narkosezwischenfälle enthalten sein:

- Mundsperrer (Roser-König oder Heister)
- Zungenzange zum behutsamen Hervorziehen der zurückgesunkenen Zunge, wodurch es zu einer Atembehinderung kommt
- Kornzange mit eingeklemmten großen Tupfern oder gestielte Tupfer zum Auswischen von Blut, Schleim, Sekret und Erbrochenem aus der Mundhöhle
- Nierenschale
- Einwegspritzen
- Herz- und Kreislaufmittel, Antiallergika, atmungsanregende Mittel
- Gerät für Beatmung mit Sauerstoff.

2.2.4 Blut, Herz und Blutkreislauf

Lösung zu Aufgabe 1:

- Blut als Transportgegenstand und Transportmittel
- Herz als die den Umlauf bewirkende Doppelpumpe = Druck- und Saugpumpe
- Blutgefäße als Röhrensytem für Blutverteilung, -rückleitung und Stoffaustausch.

Lösung zu Aufgabe 2:

Rote Blutkörperchen = Erythrozyten:

Menge: 4,5 - 5 Millionen in 1 mm^3

Bildung: rotes Knochenmark

Abbau: Milz, Leber, Knochenmark

Aufgabe: Der rote Blutfarbstoff (Hämoglobin), der dem Blut seine rote Farbe verleiht, ermöglicht den Transport des Sauerstoffes (O_2) von der Lunge in alle Gewebe und den Abtransport des Kohlendioxids (CO_2) aus den Geweben in die Lunge = Gastransport.

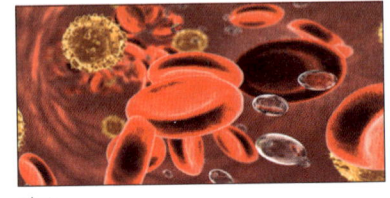

Blut

Weiße Blutkörperchen = Leukozyten mit den Untergruppen Granulozyten, Lymphozyten, Monozyten:

Menge: 6.000 - 8.000 pro 1 mm³

Bildung: Knochenmark und lymphatische Organe

Aufgabe: „Polizei" des menschlichen Organismus; sie wandern an die Stelle der Gewebsschädigung, Infektion und Entzündung; sie dienen der Abwehr von Krankheitserregern und Giftstoffen; sie kapseln Fremdkörper ab und bilden Abwehrstoffe = Immunsystem; sie vermehren sich bei Entzündung.

Blutplättchen = Thrombozyten:

Menge: 300.000 in 1 mm³

Bildung: Knochenmark

Abbau: Milz, Leber

Aufgabe: Als Träger wichtiger, gerinnungsfördernder Stoffe sind sie maßgebend am Ablauf der Blutgerinnung beteiligt (außerdem ist hier noch das Fibrinogen bzw. Fibrin zuständig).

rote Blutkörperchen = Erythrozyten	weiße Blutkörperchen = Leukozyten	Blutplättchen = Thrombozyten
▶ kernlos	▶ mit Kern	▶ kernlos, Zellbruchstücke
▶ Hämoglobin (roter Blutfarbstoff, eisenhaltig)	▶ Untergruppen: Mono-, Lympho-, Granulozyten	
▶ Transport von Sauerstoff und Kohlendioxid = Gastransport	▶ Phagozytose = Fresstätigkeit, Wanderzellen, Vermehrung bei Entzündung	▶ Blutgerinnung (zusammen mit Fibrinogen und Fibrin)
	▶ Abwehr, Immunsystem	
▶ ca. 120 Tage (Lebensdauer)	▶ wenige Tage	▶ ca. 10 Tage

Lösung zu Aufgabe 3:

a) Die Blutgerinnung wird eingeleitet durch den Zerfall der Thrombozyten, die am verletzten Gefäß einen kräftigen Thrombozytenpfropf gebildet haben.

b) Dabei frei werdende Gerinnungsfaktoren, wie das Prothrombin, verwandeln unter dem Einfluss von Calciumionen das im Blutplasma vorhandene Fibrinogen zu einem unlöslichen, aus langen Fäden bestehenden Faserstoff Fibrin.

c) Diese Fibrinfäden bilden einen netzartigen Verband vor der Wunde, den Faserfilz.

d) Schließlich entsteht durch kräftiges Zusammenziehen der Fibrinfäden unter Austritt von Serum ein Gerinnsel (Thrombus), das das Gefäß verschließt.

Lösung zu Aufgabe 4:

Das Plasma, der flüssige Bestandteil des Blutes (ca. 55 %), besteht aus Serum und Fibrinogen. Das Serum wiederum ist das Transportmittel für Salze, Zucker, Hormone, Vitamine und die Nährstoffe.

Lösung zu Aufgabe 5:

Das Herz ist ein etwa faustgroßes, muskulöses Hohlorgan, das als Druck- und Saugpumpe das Blut in den Gefäßen durch den Körper treibt. Man unterscheidet, getrennt durch die Herzscheidewand (A – Septum), eine linke und eine rechte Herzhälfte. Jede Hälfte teilt sich in einen kleineren und dünneren Vorhof (B – Atrium) und eine größere, stark muskulöse Kammer (C – Ventrikel).

Im Feinaufbau unterscheidet man:

a) Herzinnenwand (Endokard) = eine Bindegewebsmembran, die nicht nur das Innere der Herzräume auskleidet, sondern auch die die Vorhöfe und Kammern trennenden Herzklappen bildet

b) Herzmuskelwand (Myokard): bestehend aus einer kräftigen auf Dauerleistung spezialisierten quergestreiften, aber unwillkürlichen Muskulatur von beträchtlicher Dicke

c) Herzoberfläche (Epikard): Außen ist das Herz von einer Bindegewebsschicht bedeckt, in die auch Fett eingelagert ist.

d) Herzbeutel (Perikard) = Eine bindegewebige Schutzhülle umschließt das Herz.

e) Arteriell versorgt wird das Herz durch zwei Kranzarterien (Koronararterien), die direkt von der Aorta (große Körperschlagader) kommen und zwei Herzkranzvenen, die das sauerstoffarme Blut des Herzmuskels aufnehmen und dem rechten Vorhof zuführen.

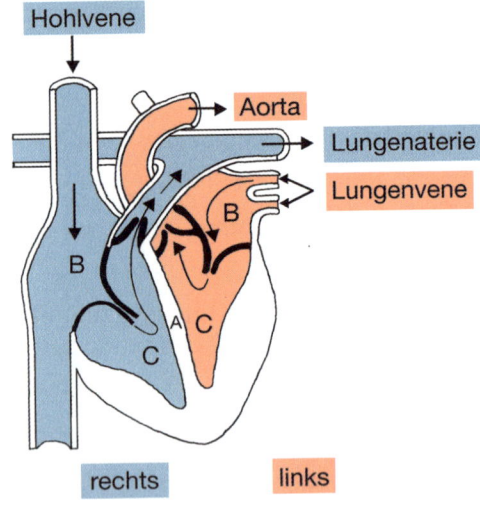

Lösung zu Aufgabe 6:

Blutgefäße:

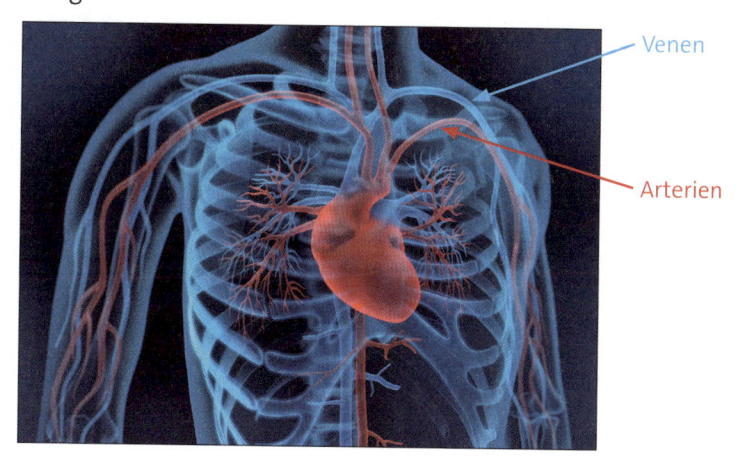

a) Gefäße, die das Blut vom Herzen wegführen= Blutverteiler = Arterien (Schlagadern). Die größte Arterie ist die Aorta, die von der linken Herzkammer ausgeht. Fast alle Arterien führen arterielles Blut (Ausnahme: Lungenarterie).

Blutdruck = Messung des arteriellen Druckunterschieds
(z. B. Hypertonie = Bluthochdruck, Hypotonie = niedriger Blutdruck)

b) Gefäße, die das Blut zum Herzen hinführen = Blutrückleiter = Venen (Blutadern). Die größten Venen sind die obere und untere Hohlvene (Vena cava superior und V. cava inferior), die das CO_2-haltige Blut in den rechten Vorhof leiten. Fast alle Venen führen venöses Blut (Ausnahme: Lungenvene).

c) Haargefäße, in denen der Stoffaustausch mit den Geweben erfolgt = Kapillaren.

Lösung zu Aufgabe 7:

- Der große Kreislauf = Körperkreislauf:
  Er beginnt in der linken Herzkammer: Aorta – Arterien – Arteriolen – Kapillaren – Venolen – Venen – Hohlvene und endet im rechten Herzvorhof.

- Der kleine Kreislauf = Lungenkreislauf:
  Er beginnt in der rechten Herzkammer: Lungenarterie – Lunge – Lungenvene und endet im linken Herzvorhof.

Lösung zu Aufgabe 8:

Lymphe und Lymphknoten:

a) spielen eine nicht unwesentliche Rolle im Stoffwechselgeschehen
b) dienen der Entschlackung und Entgiftung
c) reagieren auf Entzündungsreize
d) haben wichtige Abwehrfunktionen

e) Auf dem Lymphweg werden Krebszellen zu anderen Organen transportiert, wo sie Metastasen (Tochtergeschwülste) verursachen.

f) Lymphknoten:
- Filterstationen, um die Ausbreitung von Erregern im Organismus zu verhindern
- werden tastbar und druckempfindlich nur im Rahmen von Abwehrvorgängen.

Lösung zu Aufgabe 9:

Die Pfortader nimmt eine Sonderstellung unter den Venen ein:
Sie sammelt das Blut aus dem Magen-Darm-Trakt und leitet es in das Kapillarnetz der Leber weiter. Diese Verzweigung in Kapillaren ist normalerweise die Aufgabe von Arterien.

2.2.5 Atmungssystem

Lösung zu Aufgabe 1:

a) Nasenhöhle

b) Mundhöhle (Cavum oris)

c) Speiseröhre (Ösophagus)

d) Luftröhre (Trachea)

e) über die Ohrtrompete (Tuba Eustachii) in die Paukenhöhle, wo sich das Mittelohr befindet.

Lösung zu Aufgabe 2:

Zu den Nasennebenhöhlen gehören:

a) Stirnhöhle (Sinus frontalis)

b) Siebbeinzellen (Cellulae ethmoidales)

c) Keilbeinhöhle (Sinus sphenoidalis)

d) Kieferhöhle (Sinus maxillaris, Antrum):
- befindet sich im Oberkiefer (= Maxilla)
- erstreckt sich im OK oberhalb der Zähne 4 bis 8
- Bei Extraktion dieser Zähne besteht die Gefahr einer MAV.
- Sinusitis ist die Entzündung der Kieferhöhle.
- Empyem wird als Eiteransammlung in einer vorgebildeten Höhle (z. B. Kieferhöhle) bezeichnet.

Diese pneumatischen (luftgefüllten) Hohlräume sind mit Schleimhaut ausgekleidet. Sie dienen einerseits der Gewichtsreduzierung des knöchernen Schädels und andererseits als Resonanzräume für die Stimme, und bestimmen so ihre Klangfarbe (Timbre).

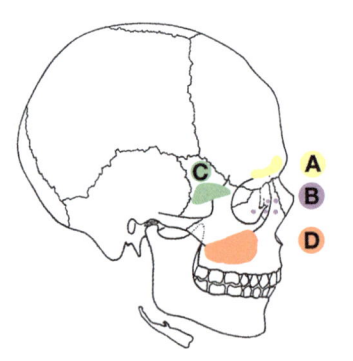

Lösung zu Aufgabe 3:

Zum Atmungsapparat rechnet man:

- A = Nasenhöhle (Cavum nasi)
- B = Mundhöhle mit Zunge (Cavum oris mit Lingua)
- C = Rachen (Pharynx)
- D = Kehlkopf (Larynx)
- E = Weg, den die Einatmungsluft nimmt
- F = Speiseröhre (Ösophagus)
- G = Luftröhre (Trachea) mit Knorpelspangen
- H = Stammbronchien (Luftröhrenäste)
- J = Bronchiolen (feinste Verzweigungen der Luftröhrenästchen), die zu den Lungenbläschen führen
- K = Lungenbläschen (Alveolen)
- L = Gewebe mit feinsten Lungenkapillaren, welche die Lungenbläschen netzartig umspannen und wo der Gasaustausch erfolgt
- M = Alveolenmembran
- N = Lungenflügel
- O = Lungenlappen.

Lösung zu Aufgabe 4:

Sauerstoffreiche Atemluft von der Außenwelt gelangt in die Lunge. In den von Lungenkapillaren umsponnenen Lungenbläschen = Alveolen findet der Gasaustausch statt: der Sauerstoff der Atemluft wird an das Blut abgegeben und das Kohlendioxid aus dem Blut aufgenommen, das dann über die Lunge abgeatmet wird (äußere Atmung = Lungenatmung).

Das mit Sauerstoff angereicherte Blut wird in den Lungenvenen in die linke Herzhälfte befördert. Von dort gelangt es über die Aorta in den großen Körperkreislauf zu den Organen und Geweben (innere Atmung = Zellatmung).

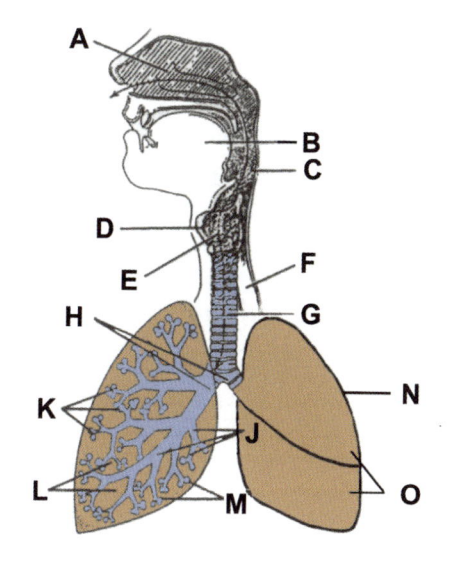

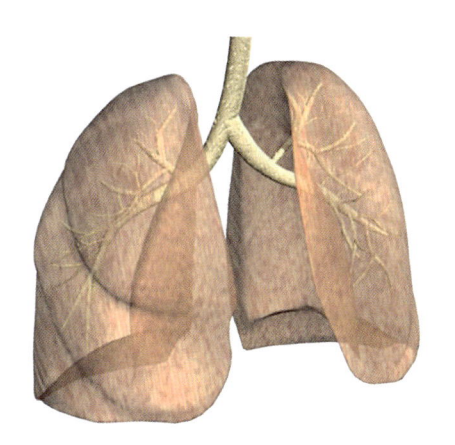

3. Konservierende Behandlung

3.1 Kariestherapie begleiten

3.1.1 Dentition

Lösung zu Aufgabe 1:

Dentition = Zahnung, Zahndurchbruch

Lösung zu Aufgabe 2:

Dentition	
1. Milchmolar	12. - 16. Monat
seitlicher Schneidezahn	7. - 9. Lebensjahr
Eckzahn	11. - 14. Lebensjahr
1. Prämolar	9. - 12. Lebensjahr
2. Molar	10. - 14. Lebensjahr

Lösung zu Aufgabe 3:

Die Milchzähne sind mit 2 ½ bis 3 Jahren vollständig durchgebrochen.

Lösung zu Aufgabe 4:

Die ersten bleibenden Zähne sind die 1. Molaren, auch 6-Jahr-Molaren genannt.

Lösung zu Aufgabe 5:

Die ersten bleibenden Zähne des Wechselgebisses sind die unteren mittleren Schneidezähne.

Lösung zu Aufgabe 6:

Wechselgebiss = Gebisszustand zwischen dem Verlust des 1. Milchzahnes und dem abgeschlossenen Durchbruch der bleibenden Frontzähne und Prämolaren.

3.1.2 Histologie des Zahnes und des Zahnbetts
Lösung zu Aufgabe 1:
Die einzige weiche Substanz des Zahnes ist die Pulpa:

Zahnweichsubstanz
Zahnmark = Pulpa
besteht aus: ► Bindegewebe, nicht Epithelgewebe   ► Blutgefäßen: Arterien und Venen   ► Nervenfasern und Lymphgefäßen
befindet sich in einem Hohlraum, der von Dentin gebildet wird: Cavum pulpae = Pulpenhöhle und dem/den Wurzelkanal/-kanälen
Odontoblasten liegen an der Innenwand der Pulpenhöhle.

Ganz außen ist der Schmelz von einer dünnen und hornähnlichen Membran, dem Schmelzoberhäutchen, überzogen. Dieses wird beim Gebrauch der Zähne schnell abgenutzt und verschwindet somit.

Zahnhartsubstanzen		
Schmelz = Enamelum, Substantia adamanti(n)a	**Zahnbein = Dentin**	**Wurzelzement = Cementum**
Schmelzbildnerzellen = Ameloblasten, Adamantoblasten	Dentinbildnerzellen = Odontoblasten	Zementbildnerzellen = Cementoblasten
keine Nachbildung: nach der Zahnentwicklung sterben die Schmelzbildnerzellen ab	Nachbildung: Sekundär- und Tertiärdentin	Nachbildung möglich
= härteste Substanz des Körpers = 96 % anorganische Substanzen, also: härter als Knochen	= Hauptmasse des Zahnes, 69 % anorganische Substanzen, - bildet die Pulpenhöhle und die Wurzelkanäle	= knochenähnlichste Substanz des Zahnes, - Teil des Zahnhalteapparates
besteht aus: Schmelzprismen = sechseckigen Apatitkristallen	besteht aus: Dentinkanälchen mit Tomes'schen Fasern	ist Verankerungsmöglichkeit für Sharpey'sche Fasern

Lösung zu Aufgabe 2:
Das Dentin ist schmerzempfindlich durch
a) N. trigeminus
b) die Odontoblastenfortsätze.

Lösung zu Aufgabe 3:

Die Zähne sind elastisch im Alveolarfortsatz (Processus alveolaris), dem Teil der Maxilla und Mandibula, in dem die Zähne stecken, aufgehängt.

Sie werden darin durch die Sharpey'schen Fasern der Wurzelhaut (Desmodont oder Periodontium), welche den schmalen Spalt zwischen Zahnwurzel und Alveole (Desmodontal- oder Periodontalspalt) ausfüllen, verankert. Am Zahn sind die Sharpey'schen Fasern im schon erwähnten Wurzelzement befestigt.

Nach außen abgeschlossen ist der Zahnhalteapparat durch das Zahnfleisch (Gingiva).

Lösung zu Aufgabe 4:

a) Zahnfleisch = Gingiva
b) Wurzelhaut = Desmodont = Periodontium, mit Sharpey'schen Fasern
c) Wurzelzement = Cementum
d) Zahnfach = Alveole
e) Kieferknochen, aber nicht das Zahnbein = Dentin mit seinen Tomes'schen Fasern.

Zahnbett = Zahnhalteapparat = Parodontium

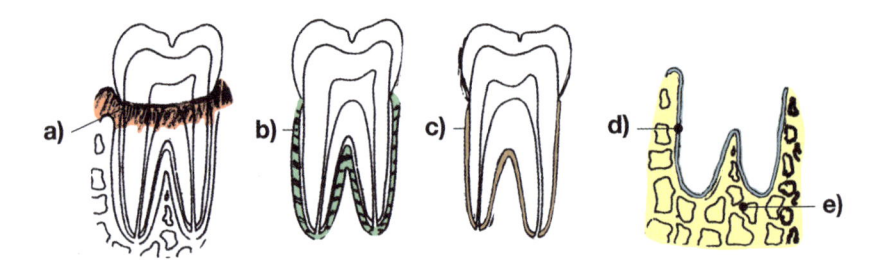

3.1.3 Karies

Lösung zu Aufgabe 1:

Karies bedeutet Zahnfäule oder Zerstörung der Zahnhartsubstanzen, d. h. des Schmelzes, Zahnbeins und des Zementes.

Die Karies ist eine Zivilisationsseuche ersten Ranges. Sie ist eine große Gefahr für die Volksgesundheit; denn mehr als 99 % aller Bundesbürger sind von Karies befallen.

Nach der allgemein gültigen Miller'schen Kariestheorie handelt es sich beim kariösen Geschehen um einen chemisch-parasitären Prozess, wonach

- in der chemischen Phase durch Vergärung von Speiseresten, u. a. Kohlenhydraten, Gärungssäuren entstehen, die Schmelz und Dentin demineralisieren (entkalken) und erweichen,
- in der parasitären Phase können dann bestimmte Mikroorganismen (besonders Streptokokkenstämme) durch proteolytische (gewebsauflösende) Vorgänge Zahnhartsubstanzen zerstören.

Lösung zu Aufgabe 2:

Zu Entstehung und Entwicklung der Karies müssen vier Grundfaktoren zusammenwirken:

a) Zahn

b) Mikroorganismen (Bakterien), vor allem verschiedene Streptokokkenstämme

c) Nahrung (für Bakterienstoffwechsel), Kohlenhydrate: in erster Linie Monosaccharide (Einfachzucker) und Disaccharide (Haushaltszucker)

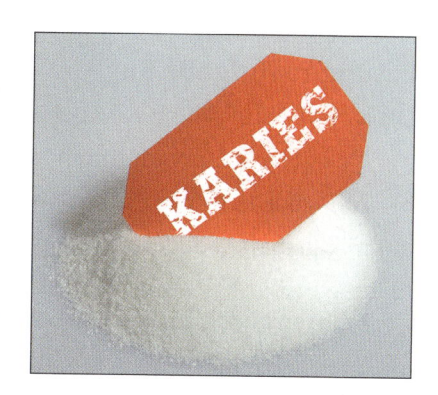

d) Zeit (Mundhygiene), Kontakt von Mikroorganismen und Kohlenhydraten mit der Zahnoberfläche und der daraus resultierenden Plaquebildung/Biofilmbildung.

Lösung zu Aufgabe 3:

food debris	Ablagerungen von Nahrungsresten
Materia alba	weißlich-gelbe, nicht strukturierte, abspülbare Ablagerungen von Mikroorganismen, Epithel- und Blutzellen
Plaque = eine Art von Biofilm	festhaftender, zähklebriger, strukturierter, nicht abspülbarer = nicht mit der Munddusche entfernbarer, bakterieller (bis zu 80 %) Zahnbelag; weitere Bestandteile: Stoffwechselprodukte der Bakterien, Speisereste, Sekrete und Zellen

Beachten Sie bitte auch die Reihenfolge:

1.	food debris
2.	Materia alba
3.	Plaque

Sie entspricht der zeitlich nacheinander folgenden Entstehung.

Lösung zu Aufgabe 4:
a) Plaques bilden den Nährboden für Bakterien, die durch ihre Stoffwechselprodukte Karies verursachen.
b) Plaques beeinträchtigen die natürliche Selbstreinigung des Gebisses.
c) Plaques sind die Grundlage (Matrix) für die Bildung von Zahnstein und Konkrementen.
d) Plaques stellen einen ständigen marginalen Reizfaktor dar und verursachen Zahnbettentzündungen.

Lösung zu Aufgabe 5:
Die kariöse Entwicklung wird gefördert durch:
a) kariogene Mikroorganismen in der Mundhöhle (Streptokokken)
b) kariogene Kost, wie Zucker, Honig, Süßigkeiten aller Art
c) mangelhafte oder unzweckmäßige Zahn- und Mundpflege
d) ungünstige berufliche Voraussetzungen, wie Bäcker, Konditoren, Arbeiter in Zuckerfabriken und in zuckerverarbeitender Industrie
e) Speichelverhältnisse hinsichtlich Menge, Zusammensetzung, Reaktion: geringe Speichelmenge, saurer pH-Wert wirkt ebenso kariogen wie zäher, dickflüssiger (visköser) Speichel.
f) Entwicklungsstörungen, wie Mangel an Aufbaustoffen und Mineralisationsstörungen durch Fehlen von Calcium, Phosphor, Fluor und Vitamin D (Hypoplasien)
g) Mundatmung
h) Zahnfehlstellungen, Zahnengstand.

Lösung zu Aufgabe 6:
Prädilektionsstellen sind die Stellen am Zahn, an denen Karies aufgrund bestimmter Eigenheiten bevorzugt lokalisiert ist. Es sind:
- Fissuren an Backenzähnen und Grübchen an Frontzähnen
- Approximalflächen und
- Zahnhälse.

Lösung zu Aufgabe 7:
Hinsichtlich der Tiefenausdehnung unterscheidet man:
- Caries initialis = beginnende Karies
- white spot = weißer Kreidefleck, Entkalkung

A Caries superficialis (nur im Schmelzbereich)
 = oberflächliche Karies

B Caries media (Schmelz- und Dentinbereich)
 = mitteltiefe Karies

C Caries profunda (Schmelz- und tiefer Dentinbereich, in der Nähe der Pulpa)
 = tiefe pulpennahe Karies

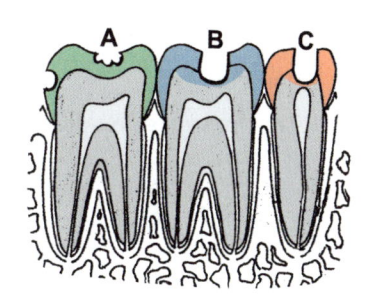

Lösung zu Aufgabe 8:

Primärkaries = erstmaliges Auftreten einer kariösen Läsion an einer nicht behandelten Zahnfläche.

Bei erneutem Auftreten von Karies, die nach bereits erfolgter konservierender Behandlung im Bereich von vorher behandelten Zahnpartien auftritt, hat man zu unterscheiden:

a) Sekundärkaries = Randkaries = kariöse Neuerkrankung im Bereich der Füllungsränder, also am Rand einer bestehenden Füllung

b) Kariesrezidiv = erneute, unter einer Füllung fortschreitende Primärkaries, die bei der Kavitätenpräparation ungenügend entfernt worden war = erneute Karies im Kavitätenboden einer Füllung.

MERKE

zu den Lösungen der Aufgaben 6, 7, und 8

Kariesunterteilung nach Tiefe	
im Schmelzbereich: ▸ Caries initialis ▸ Caries superficialis	im Dentinbereich: Caries media Caries profunda
Karieslokalisation	
▸ Fissuren ▸ Approximalraum ▸ Zahnhals ▸ Wurzel ▸ Glattfläche	▸ unter einer Füllung: Kariesrezidiv ▸ am Kronen- und Füllungsrand: Sekundärkaries

Lösung zu Aufgabe 9:

Kariesentstehung:

a) Nahrungsreste, verklebt mit Speichel, lagern sich auf den Zahnoberflächen ab. Setzen nicht rechtzeitig Mundhygienemaßnahmen ein, entstehen Zahnbeläge/Biofilme, die von Bakterien (vor allem den Streptokokken) besiedelt werden.

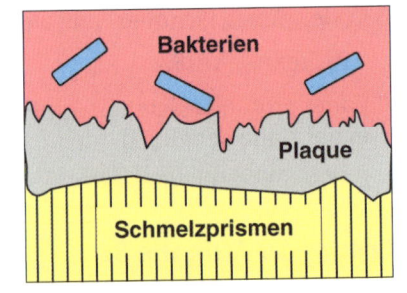

b) Die Bakterien ernähren sich von den Belägen. Durch den Stoffwechsel der Bakerien werden als Abfallprodukte Säuren gebildet.

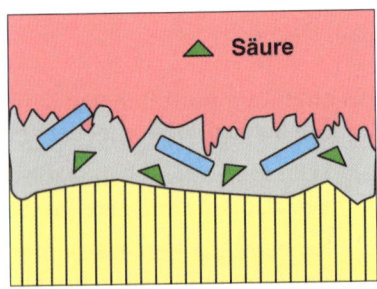

c) Die Säuren lösen die Mineralstoffe aus den Zahnhartsubstanzen: sie entmineralisieren. In diese entkalkten Stellen dringen die Mikroorganismen ein und scheiden noch mehr Säuren aus. Die Säuren demineralisieren noch mehr Zahnhartsubstanz etc.

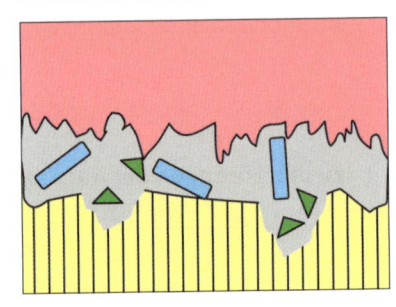

Lösung zu Aufgabe 10:

Zur Kariesdiagnostik eignen sich vor allem:

- Inspektion mit bloßem Auge und/oder Vergrößerungshilfe
- Sondieren mit spitzer (oder stumpfer) Sonde
- Bissflügelaufnahmen
- Durchleuchtung (Kaltlichtsonde oder Polymerisationslicht)
- Laserfluoreszenzmessung
- elektrische Widerstandsmessung.

3.1.4 Instrumente für die Zahnerhaltung

Lösung zu Aufgabe 1:
Mundspiegel, College-Pinzette oder zahnärztliche Pinzette, (Bogen-)Sonde, (Mundspatel)

Lösung zu Aufgabe 2:
- A = für prothetische Laborarbeiten
- B = anatomische Pinzette zum Halten von Gegenständen
- C = chirurgische Pinzette zum Fassen lebenden Gewebes bei operativen Eingriffen
- D = College-Pinzette; eigentliche zahnärztliche Untersuchungspinzette
- E = Wurzelpinzette
- F = Faden- oder Nahtpinzette
- G = Taschenmarkierungspinzette in der Parodontologie

Lösung zu Aufgabe 3:
Das eine Fassende hat zwei scharfe Häkchen, das andere ein spitzes Häkchen, die beim Branchenschluss fest ineinander greifen, sodass damit Gewebe sicher gefasst und gehalten werden kann.

Lösung zu Aufgabe 4:

	Hartmetallbohrer		
A	Rosenbohrer		Exkavieren der Kavität = Entfernen von Karies
B	Fissurenbohrer mit rechtsgewundener Verzahnung und Querhieb		Kavitätenpräparation
C	torpedoförmiger Hartmetallbohrer		Finieren von Kronenstümpfen = Glätten von Kronenstümpfen
	Diamantierte Bohrer		
D	birnenförmiger Diamantbohrer		Kavitätenpräparation
E	zylindrischer Diamantbohrer		
F	kugelförmiger Diamantbohrer		

LÖSUNGEN

Lösung zu Aufgabe 5:

a) Seit Mitte der 1950er-Jahre gibt es die mit Luft angetriebene kugel- oder luftgelagerte Dentalturbine mit Umdrehungszahlen bis zu 250.000 U/min (im Leerlauf: 500.000 U/min).

b) Seit Mitte der 1960er-Jahre findet anstelle der traditionellen elektrischen Bohrmaschine mit Doriotgestänge, Schnurantrieb und Bohrschlauch der Mikromotor Verwendung: Mit entsprechenden Hand- und Winkelstücken, die mit Farbringen markiert sind, lassen sich unterschiedliche Drehzahlbereiche bis zu 230.000 U/Min. erzielen.

Lösung zu Aufgabe 6:

Die Turbinenanwendung erfordert u. a. eine ausreichende Luft/Wasserkühlung des Turbinenbohrers und der Präparationsstelle:

- einmal zum Schutz der Pulpa vor Verbrennungsschäden durch die bei den enormen Umdrehungszahlen entstehende Hitze
- und zum anderen ist zum eigenen Schutz vor Infektion durch den aus der Mundhöhle geschleuderten mit Bakterien, Speichel und Bohrstaub angereicherten Spraynebel beim Umgang mit der Turbine immer Gesichtsschutz erforderlich, der Augen, Nase und Mund vollständig abdeckt.

Lösung zu Aufgabe 7:

Instrumentenablagetabletts für bestimmte Maßnahmen zur Verbesserung und Rationalisierung der Arbeitsweise. Die Instrumente werden nicht mehr einzeln den Schränken entnommen, sondern alle für einen bestimmten Behandlungsgang benötigten Instrumente (z. B. zum Legen einer Füllung, Wurzelbehandlung, PA-Behandlung, operative Eingriffe) liegen geordnet und sterilisiert in verschließbaren Metallkassetten.

Lösung zu Aufgabe 8:

Die besonderen Vorteile eines Traysystems sind:

- Sie können jeder Arbeitsart angepasst werden
- Vereinfachung der Instrumentation
- angenehmere und rationelle Arbeitsweise ohne langes Überlegen und Suchen
- Arbeitserleichterung und damit Entlastung für Zahnarzt und Helferin: In Praxen mit mehreren Arbeitsplätzen und Mitarbeitern ist das Traysystem besonders wertvoll, da die Zeit zum Abräumen, Reinigen, Sterilisieren und zur Wiederbestückung wesentlich verringert wird.

Lösung zu Aufgabe 9:

Grundsätzlich hat man zu unterscheiden zwischen absolutem und relativem Trockenlegen.

Absolutes Trockenlegen ist empfehlenswert

a) beim Legen besonders feuchtigkeitsempfindlicher Füllungsmaterialien (z. B. Kunststoffen)
b) bei Verwendung von Wurzelkanalinstrumenten in der Endodontie (Wurzelbehandlung → Aspirationsgefahr, → aseptische Bedingungen: kein Blut oder Speichel!)
c) beim Bleaching (= Bleichen von Zähnen)
d) beim Einsetzen von Keramikinlays
e) dem Entfernen von Amalgamfüllungen
f) oder Kavitätenpräparationen im Allgemeinen.

Man erreicht dies durch Anlegen von Kofferdam (Spanngummi).

Relatives Trockenlegen erfolgt

a) unter Verwendung eines Speichelziehers oder einer Absauganlage
b) durch Einlegen von Watterollen
c) Verwendung von Parotis-Watterollen
d) Anlegen von Papillengummi (Minidam)
e) Gabe von speichelhemmenden Medikamenten
f) Anbringung von Hallerklammern
g) im Unterkiefer kann zur Fixierung der Watterollen noch ein Automaton (Zungen-Wangen-Watterollenhalter) angebracht werden.

Lösung zu Aufgabe 10:

Matrizen sind Formbänder aus Stahlblech oder Kunststoff, die mithilfe eines Halters oder einer Spannvorrichtung zur Errichtung einer künstlichen Zahnwand angelegt werden, um bei mehrflächigen Füllungen das plastische Füllungsmaterial mit kräftigem Stopfdruck in die Kavität zu drücken und einen exakten Randschluss erzielen zu können, ohne dass Füllungsmaterial in den Interdentalraum übergepresst wird (→ Wiederherstellung der natürlichen Zahnform).

Matrizenarten

- Ivorymatrize, nur für zweiflächige Füllungen geeignet
- Bandmatrizen, wie Meba, Universalmatrizenhalter nach Müller (UMH), Tofflemire, Nyström, Unitec. Bei Verwendung vorgewölbter Bänder lassen sich anatomische Konturen erzielen.

LÖSUNGEN

- Selbstspanner bzw. Klemmmatrizen, wie Walsermatrizen in O- und X-Form, Apis- und Fustmatrizen sind weniger geeignet, da sie federn.
- Unentbehrliche zusätzliche Hilfsmittel zur Erzielung eines exakten zervikalen Randschlusses sind Interdentalkeile aus Holz oder Kunststoff.

Lösung zu Aufgabe 11:

A = Tofflemire Bandmatrize
B = Meba Bandmatrize
C = Ivory Matrize.

Lösung zu Aufgabe 12:

Das vorübergehende Auseinanderdrängen von Zähnen (Separieren) ist möglich durch

- Separator
- Interdentalkeile
- Retraktionsringe oder -fäden
- Guttaperchaeinlage.

Lösung zu Aufgabe 13:

Automatische Dosier- und Anmischgeräte bieten die Vorteile einer

- exakten Dosierung
- optimalen Konsistenz
- Verkürzung der Anmischzeit
- Umwelt- und Gesundheitsfreundlichkeit
- Vereinfachung und Arbeitserleichterung für die ZFA.

3.1.5 Füllungstherapie und -materialien

Lösung zu Aufgabe 1:

Die Kavitäteneinteilung nach Black umfasst folgende fünf Klassen:

I = okklusale Kavitäten an den Seitenzähnen
II = approximale Kavitäten an den Seitenzähnen
III = approximale Kavitäten an den Frontzähnen
IV = approximale Kavitäten an den Frontzähnen mit Verlust einer Ecke oder der Schneidekante
V = Zahnhalskavitäten.

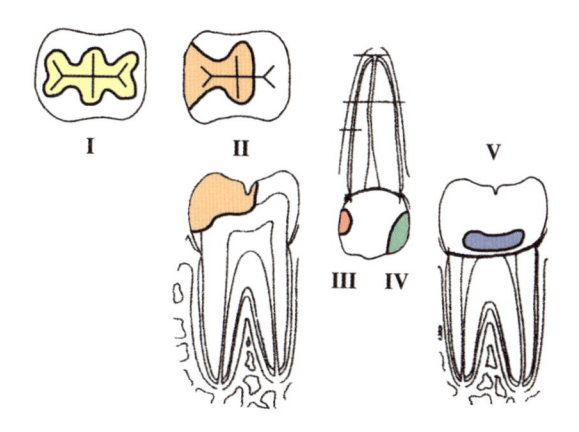

Lösung zu Aufgabe 2:

Unterfüllungen sind notwendig

- zum Schutz der Pulpa vor thermischen Reizen bei Metallfüllungen
- zum Schutz der Pulpa vor chemischen Noxen der Zement- und Kunststofffüllungen
- zur Schaffung der Kastenform für Inlays und Onlays.

Lösung zu Aufgabe 3:

Neben dem Phosphatzement, dem wichtigsten Unterfüllungsmaterial, finden außerdem Verwendung

- Carboxylatzemente (z. B. Durelon), bei denen anstelle der starken anorganischen Phosphorsäure eine schwache organische Polyacrylsäure (Carboxylsäure) als Anrührflüssigkeit Verwendung findet
- Zinkoxid-Eugenol haltige Präparate, Lacke und Liner auf Kunststoffbasis
- erhärtende Calciumhydroxyd enthaltende Präparate, z. B. Dycal
- Glasionomerzemente.

Lösung zu Aufgabe 4:

Phosphatzemente, bestehend aus Zinkoxid- und Magnesiumoxidpulver sowie einem Phosphorsäuregemisch als Anrührflüssigkeit, haben einen breiten Anwendungsbereich als

a) Unterfüllung als schützender Isolator zwischen Zahn und Füllungswerkstoff
b) Kavitätengestaltung bei Inlaypräparation
c) Abdeckschicht des Überkappungsmaterials bei indirekter und direkter Überkappung, sowie Vitalamputation = Pulpotomie
d) Fixationsmaterial, sahnig angerührt, zum Einsetzen von Inlays, Kronen und Brücken
e) provisorischer Verschluss.

Lösung zu Aufgabe 5:
Bei der Verarbeitung von Phosphatzementen muss Folgendes beachtet werden
a) Verwendung von normalhärtendem Zement
b) Beachtung des richtigen Mischungsverhältnisses zwischen Pulver und Flüssigkeit
c) Verwendung einer gekühlten dicken Anrührplatte oder noch besser einer Thermo-Anrührplatte (besonders beim Zementieren von Kronen und Brücken)
d) Zugabe des Pulvers zur Flüssigkeit in kleinen Portionen
e) die einzelnen Pulverportionen nacheinander zügig unter kreisenden Bewegungen einmischen, dabei Spatel immer wieder drehen
f) keine nachträgliche Flüssigkeitszugabe, wenn das Material zu hart geworden ist.

Lösung zu Aufgabe 6:
Provisorische Verschlussmaterialien sollen sein

- leicht einbringbar
- rasch erhärtend
- randdicht
- für einige Tage ausreichend haltbar
- unschädlich für Zahn und Pulpa
- leicht entfernbar.

Lösung zu Aufgabe 7:
Als provisorische Verschlüsse können – entsprechend ihrer Zusammensetzung – folgende Gruppen dienen:

- Zinkoxidpräparat (z. B. Cavit)
- Zinkoxid-Eugenol-Zemente
- Zinkphosphatzemente
- Kunststoffe nach Zahnersatzpräparation (z. B. Trim oder Protemp)
- auch Zemente wie Phosphat-, Carboxylat-, EBA-Zemente und Glasionomerzemente (= GIZ).

Lösung zu Aufgabe 8:
Zinkoxid-Eugenol-Zemente:

- sind ein provisorisches Füllmaterial
- können bei einer Caries-profunda-Behandlung eingesetzt werden
- sie haben bei indirektem Kontakt mit dem Zahnmark eine pulpenberuhigende Wirkung
- enthalten Nelkenöl = Eugenol (= Weichmacher für Kunststoffe), weshalb sie bei einer Kunststofffüllung nicht als Unterfüllung verwendet werden dürfen.

Lösung zu Aufgabe 9:

Ein ideales definitives Füllungsmaterial, das allen Anforderungen in gleicher Weise gerecht wird, ist bis heute noch nicht gefunden. Zu groß sind die Ansprüche, die an ein endgültiges Füllungsmaterial zu stellen sind. Sie sollen nämlich

a) absolut gewebsfreundlich, d. h. nicht pulpenschädlich sein
b) in etwa die Härte der Zahnhartsubstanzen besitzen, sodass sie dem Kaudruck standhalten und nicht abradiert (abgenutzt) werden
c) eine gute Haftung an den Zahnhartsubstanzen haben
d) einen exakten Randschluss ermöglichen und keinen Volumenveränderungen unterliegen, vor allem nicht schrumpfen
e) mundbeständig sein, d. h. von der Mundflüssigkeit nicht „ausgewaschen" werden
f) zahnähnlich
g) farbbeständig
h) und schließlich leicht zu verarbeiten sein.

Lösung zu Aufgabe 10:

a) plastische Füllungsmaterialien, die in formbarem Zustand in die Kavität eingebracht werden und dort erhärten
b) Einlagefüllungen (Inlays), die außerhalb des Mundes hergestellt und dann mosaikartig mithilfe eines Fixationsmaterials (Phosphatzement) in die Kavität eingesetzt werden.

Lösung zu Aufgabe 11:

Plastische Füllungsmaterialien sind

- Zemente
- Kunststoffe
- Amalgame.

Sie sind zunächst formbar und erhärten schließlich in der Kavität.

Definitive plastische Füllungsmaterialien sind vor allem Kunststoffe (Komposite/Kompomere/Ormocere) und Amalgam.

Lösung zu Aufgabe 12:

Composites = Komposits (wörtlich: Zusammengesetzte) sind heute das Füllungsmaterial nicht nur im Frontzahnbereich. Sie haben die Silikatzemente vollständig verdrängt.

Bei den Kompositen handelt es sich um Kunststoffe, deren organische Matrix auf der Autopolymerisatbasis Polymer/Monomer beruht und anorganische Füllstoffe, wie

LÖSUNGEN

Quarz, Glas und Keramik zur Erzielung besserer Eigenschaften, vor allem erhöhter Festigkeit, enthält = Mikrofüller.

Komposite, die sowohl große als auch mittlere und kleine Füllstoffe enthalten, nennt man Hybridkomposite (hybridus = gemischt).

Hybridkomposite mit kleinsten Makro- und Mikrofüllkörpern haben sich durchgesetzt, da sie sehr abriebfest sind und sich gut polieren lassen.

Hybridschicht = Bindung zwischen Dentinoberfläche, Primer und Adhäsiv.
Größter Nachteil der Komposits: Randspaltbildung durch Schrumpfung → Gefahr einer Sekundärkaries.

INFO

Außerdem sollte man kennen:
Kompomere = lichthärtende Komposite, die durch Glasionomerzementkomponenten abgeändert werden

Eigenschaften der Kompomere:
- enthalten kein Wasser
- geben Fluorid ab
- für sicheren Halt im Zahn Adhäsiv erforderlich
- härten durch Polymerisation
- sind in der Regel Einkomponenten-Systeme.

Ormocere = organisch modifizierte Keramikmaterialien.

Lösung zu Aufgabe 13:

Der Polymerisationsvorgang der Komposite (= Aushärten der Kunststoffe) erfolgt
- meist lichthärtend durch Bestrahlung mit UV- oder Halogenlampen (= Photopolymerisation)
- oder selbsthärtend durch chemische Umsetzung (= Autopolymerisation).

Dualhärtende Kunststoffe sind gleichzeitig Auto- und Photopolymerisate:
Sie enthalten einen Aktivator für die chemische Aushärtung bzw. einen durch Licht aktivierbaren Aktivator → Abkürzung DC = dual curing = zweifach aushärtend.

Verwendung: Einzementieren von Wurzelstiften/Keramikkronen/Inlays.

Schmelz- und Dentinkonditionierung ist erforderlich. Kavität darf nicht feucht sein. Nach Aushärtung des Kunststoffs kann Krone/Inlay sofort belastet werden.

Lösung zu Aufgabe 14:

Tätigkeit der ZFA	Tätigkeit des Zahnarztes
Füllungstray Grund- und Anästhesiebesteck bereitstellen Röntgenbild auflegen Farbauswahl treffen	Anästhesie Kontrolle der Farbauswahl
Absaugen	Kofferdam anlegen
	Kavitätenpräparation
Unterfüllung anmischen und anreichen	Legen der Unterfüllung
Matrizenband einspannen und anreichen Interdentalkeile bereithalten	Matrize anlegen (falls erforderlich: Keile)
Ätzgel auf Pinsel oder in Applikatorspritze anreichen	Anätzen von Schmelz (und Dentin) Einwirkzeit beachten! Absprühen und Trocknen dieser Stellen
Primer auf Pinsel anreichen	Auftragen von Primer, Trocknen
Bond auf Pinsel anreichen evtl. Lichthärtung übernehmen	Auftragen von Bond (= Adhäsiv) Kavität ausblasen Lichthärtung
schichtweises Härten des Kompositmaterials (oder/und Aufgabe des ZA)	schichtweises Einbringen des Kompositmaterials/Lichthärtung
Absaugen	Kofferdam entfernen
Polier- und Finierinstrumente bereithalten Okklusionsfolie	Ausarbeiten und Finieren Okklusion und Artikulation überprüfen Polieren, evtl. Fluoridierung

Mittlerweile gibt es Systeme (all-in-one), die das Ätzen, Primen und Bonden in einem Präparat vereinen.

Lösung zu Aufgabe 15:

Gegen eine Verwendung von Kompositen im Seitenzahnbereich könnte sprechen:
- ungenügende Abrasionsfestigkeit
- unbefriedigende Oberflächeneigenschaften
- nicht ausreichende Formstabilität, die zu Randspaltbildung führen kann
- Schrumpfung während des Polymerisationsvorgangs.

Lösung zu Aufgabe 16:

Amalgame sind Legierungen (Metallgemische) aus Quecksilber (Hg) mit anderen Metallen. Die Metalle der in der Zahnmedizin verwendeten Füllungen sind Silber (Ag – 65 % und mehr), Zinn (höchstens 29 %), Spuren von Kupfer (Cu) und Zink (konventionell).

LÖSUNGEN

Lösung zu Aufgabe 17:
Vorteile einer Amalgamfüllung
- ausreichende Endhärte
- gute Kantenfestigkeit
- ausreichende Abriebfestigkeit
- unlöslich im Speichel
- relativ preisgünstig
- einfache Verarbeitung und Anwendung.

Nachteile
- nicht zahnähnlich
- guter Wärmeleiter
- Verfärbung und Korrosion (Zersetzung von Metallen)
- Möglichkeit der Allergisierung.

Die Korrosionsanfälligkeit bei den heute allgemein verwendeten Non-Gamma-2-Amalgamen ist infolge Fehlens der leicht korrodierbaren Zinn-Quecksilberphase wesentlich geringer; außerdem wird durch den Wegfall dieser Phase eine schnellere und bessere Druck- und Kantenfestigkeit erreicht.

Lösung zu Aufgabe 18:
Die Güte einer Amalgamfüllung hängt im Wesentlichen von folgenden Faktoren ab:
a) Kavitätenpräparation mit Schaffung ausreichender Verankerungsformen und Randgestaltung
b) verwendetem Material
c) richtigem Mischungsverhältnis
d) Anlegen von Matrizen, zusätzlich mit Interdentalkeil
e) portionsweisem Einbringen
f) ausreichender Kondensation (Verdichtung) mit Überstopfen
g) exakter Ausarbeitung der Oberfläche mittels Schnitztechnik
h) in einer 2. Sitzung nicht forcierter sachgemäßer Politur.

Lösung zu Aufgabe 19:

- Amalgame können eine Allergie hervorrufen.
- Bei Kontakt von Amalgam mit Goldarbeiten (Inlays, Kronen, Brücken) kommt es infolge galvanischer Elementbildung zu Korrosionserscheinungen (Zerstörung von Metallen/Zerstörung der Oberfläche durch schädliche äußere Einflüsse).
- Nach dem derzeitigen Erkenntnisstand gibt es jedoch keine wissenschaftlich belegten Beschwerden oder Krankheitserscheinungen als Folge einer Quecksilbervergiftung durch das aus Amalgamfüllungen freigesetzte Quecksilber.

Lösung zu Aufgabe 20:

Zu den wichtigsten allergisierenden Medikamenten und Werkstoffen im zahnärztlichen Bereich gehören

- neben dem Quecksilber, das nicht nur im Amalgam, sondern auch in Desinfektionsmitteln enthalten ist
- Kunststoffe
- Abformmaterialien
- Antibiotika
- Anästhetika
- Desinfektionsmittel
- Waschmittel.

Lösung zu Aufgabe 21:

Gefahrenquellen für Patient und Praxispersonal bestehen
a) beim Mischprozess zwischen Feilung und Quecksilber
    - durch Handmischung mit Mörser und Pistill in früherer Zeit
    - bei Amalgamatoren (mechanische Mischer) mit undichten Geräten und Kapseln
b) bei der Kondensation mit Ultraschallgeräten
c) bei Quecksilberüberschussbeseitigung im Munde des Patienten
d) bei unsachgemäßem Polieren
e) bei Entfernung alter Amalgamfüllungen
f) bei unsachgemäßer Entsorgung von Amalgamresten.

Lösung zu Aufgabe 22:

Der Umgang mit Quecksilber erfordert zur Vermeidung von Gesundheitsschäden eine Reihe von Vorsichtsmaßnahmen:

a) Quecksilber (Hg) darf nur in unzerbrechlichen, gut verschlossenen Behältern aufbewahrt werden.
b) Hg sollte nur dort verarbeitet werden, wo evtl. verschüttete Partikel ohne größere Schwierigkeiten wieder aufgenommen werden können, d. h. in Räumen mit fugenlosen, aufwischbaren Fußböden, also keine Teppichböden.
c) Verschüttetes Hg muss unverzüglich mit einem Absauggerät oder mit Zinnfolie aufgenommen und in ein Gefäß mit reichlich Wasser gegeben werden.
d) Amalgam darf bei der Verarbeitung grundsätzlich nicht mit ungeschützten Fingern berührt werden.
e) Vorteilhaft ist die Verwendung von Kapseln im automatischen Mischvorgang.
f) Das Mischen von Hand im Mörser mit Pistill ist gefährlich und sollte nicht mehr vorgenommen werden.
g) Dem Verdichten mit Handinstrumenten sollte der Vorzug vor der Ultraschallkondensation gegeben werden, da bei diesem Stopfvorgang wesentlich höhere Quecksilberdampfkonzentrationen auftreten als bei manuellem Vorgehen.
h) Amalgamreste sind in einem mit reichlich Wasser gefüllten Behältnis aufzubewahren, da unter Wasser keine Quecksilberdämpfe abgegeben werden können.
i) Amalgam darf weder bei der Politur noch bei der Entfernung alter Amalgamfüllungen erhitzt werden, deshalb ausreichend Wassersprayzufuhr; darüber hinaus ist es notwendig, Gesichtsschutz zu tragen.
j) Das Nachfüllen von Hg aus Vorratsflaschen hat immer mit größter Vorsicht über einer Auffangwanne zu erfolgen.
k) Von Zeit zu Zeit sind die Mischgeräte auf Quecksilberverunreinigungen zu untersuchen.
l) Die Praxisräume sind mehrmals täglich zu lüften.

Lösung zu Aufgabe 23:

Amalgam darf nicht mit ungeschützten Fingern berührt werden
- zum eigenen Schutz vor Gesundheitsschädigungen und
- zur Vermeidung einer Qualitätsbeeinträchtigung durch Verunreinigungen der Haut, wie Schmutz, Schweiß, Mikroorganismen und abgestoßenen Epithelien.

Lösung zu Aufgabe 24:

Kupferamalgame sind eine unstabile binäre Legierung, aus der eine ständige Quecksilberabgabe erfolgt, sodass mit einer Gesundheitsschädigung gerechnet werden muss.

Außerdem sind sie nicht hart genug, sodass eine starke Abnutzung erfolgt und schließlich verfärben sie sich selbst und die Zähne.

Lösung zu Aufgabe 25:
- Quecksilber wird in den Nieren gespeichert.
- Quecksilber führt zu einer erhöhten Hg-Konzentration im Blut.
- Amalgamfüllungen erhöhen erwiesenermaßen die durchschnittliche Quecksilberbelastung der Bevölkerung.
- Nicht ausgeschlossen werden kann eine fruchtschädigende Wirkung des werdenden Lebens durch Quecksilber.
- Nicht schlüssig nachgewiesen sind allgemeine Gesundheitsschäden.

Lösung zu Aufgabe 26:
- bei Kleinkindern unter dem 6. Lebensjahr
- Patienten mit eingeschränkter Nierenfunktion
- Patienten mit Überempfindlichkeitserscheinungen = Allergien
- Patienen, die Amalgamfüllungen ablehnen
- Schwangeren
- zur retrograden Wurzelfüllung bei Wurzelspitzenresektionen.

Lösung zu Aufgabe 27:
Amalgamalternativen sind:
- Goldinlay
- Keramikinlay
- Kunststoffinlay
- Komposite
- Glasionomer-Zemente
- Compomere.

Lösung zu Aufgabe 28:
a) Ein Inlay ist eine Einlagefüllung im Okklusal- und Approximalbereich von Prämolaren und Molaren.
b) Im Gegensatz dazu umfasst ein Onlay auch noch die Höcker, weswegen ein Onlay auch Auflagefüllung, Kuppelinlay oder Höckerschutzinlay genannt wird.

Lösung zu Aufgabe 29:
Einlagefüllungen lassen sich herstellen aus
- Metall (Goldlegierungen) in Form von ein- und mehrflächigen Inlays, Onlays und Overlays
- Keramik
- Kunststoff.

Lösung zu Aufgabe 30:

Bei entsprechender Indikation ist die Goldgussfüllung von sehr guter unübertrefflicher Haltbarkeit und Qualität. Sie wird von keiner anderen Füllungsart erreicht.

- Exakte Randgestaltung ist möglich durch Anfinieren der geschmeidigen Goldlegierung,
- damit ist die Gefahr einer sekundären Randkaries wesentlich geringer als bei anderen Füllungsmaterialien.
- Inlays und Onlays sind absolut volumenbeständig, d. h. sie kontrahieren (schrumpfen) oder expandieren (sich ausdehnen) nicht.
- Sie sind mundbeständig.
- Weitere Vorzüge sind, dass sich mit Inlays und Onlays genaue abrasionsfeste (abnutzungsfeste) Kontaktflächen zu den Nachbarzähnen erzielen lassen und
- Kronenanfertigungen durch Gussfüllungen eine außerordentliche Einschränkung erfahren können.

Lösung zu Aufgabe 31:

Inlays können grundsätzlich nach zwei Methoden hergestellt werden:

- Zum einen nach der direkten Methode, bei der vom Zahnarzt ein Wachsmodell in der Mundhöhle des Patienten modelliert wird, das dann im Labor gegossen wird.
- Zum anderen die indirekte Methode, bei der der Zahnarzt zuvor Abdrücke vom präparierten Zahn und seinen Nachbarzähnen, sowie einen Gegenbiss anfertigt.

Im Labor stellt dann der Techniker ein Hartgipsmodell im Artikulator her und modelliert darauf das Wachsmodell, das dann gegossen wird. Das im Labor ausgearbeitete und polierte Objekt wird vom Zahnarzt in einer 2. Sitzung mit Phosphatzement eingesetzt. Im Einzelnen verlaufen die beiden Sitzungen wie folgt:

Tätigkeit der ZFA	Tätigkeit des Zahnarztes
1. Sitzung	
Grund- und Anästhesiebesteck vorbereiten, Füllungstray bereitstellen, Röntgenbilder auflegen	Anästhesie
Abformmaterial anmischen	Situationsabformung für Gegenkiefer und Provisorium
Absaugen Unterfüllung anmischen und anreichen Retraktionsringe oder -fäden vorbereiten	Präparation der Kavität Legen der Unterfüllung und evtl. der Retraktionsringe oder -fäden
Abformmaterial anmischen, in Abdrucklöffel und Spritze füllen	Abformung (Doppelmisch-, Einphasen- oder Korrekturabformung)
Instrumente für Bissnahme und Schnellübertragung anreichen	Bissnahme, Schnellübertragungsbogen anlegen

Tätigkeit der ZFA	Tätigkeit des Zahnarztes
Material für Provisorium anmischen und in Abformung füllen	Herstellung und Ausarbeitung des Provisoriums
Anmischen von provisorischem Zement Artikulationspapier bereithalten Arbeitsanleitung an das Labor	Einsetzen und Einschleifen des Provisoriums
2. Sitzung	
Grundbesteck und Einzementierungstray bereitstellen	Entfernen des Provisoriums
Innenabdruckmaterial evtl. bereithalten Absaugen	Einprobe des Inlays, Kontrolle der Okklusion und Approximalkontakte, Politur
Anmischen des Befestigungsmaterials	Einzementieren des Inlays Entfernen der Zementreste Nachkontrolle der Okklusion und Artikulation

Die Tätigkeit des Absaugens der ZFA ist fast bei jedem Arbeitsgang des Zahnarztes – zumindest kurzzeitig – erforderlich, weshalb dieser Vorgang nicht ständig erwähnt wurde.

Lösung zu Aufgabe 32:

Vorteile:

- Härte und Kaufestigkeit
- gute Ästhetik
- gewebsfreundlich und nicht gesundheitsschädlich
- Es handelt sich um ein Sofortinlay, das direkt am Patientenstuhl (chairside) in einer Sitzung unter Wegfall von Laborarbeiten hergestellt wird → CAD (Computer Aided Design).

  CAM-Verfahren: Zähne oder Modelle werden gescannt, computergesteuerte Restaurationen (z. B. Inlays oder Kronen) angefertigt.

Nachteile:

- sehr kostspielig
- hoher Zeitaufwand am Behandlungstisch beim Sofortinlay
- Anschaffung einer teuren Apparatur
- muss mit Komposit eingesetzt werden, daher Randspaltbildung möglich.

Bei diesem Verfahren wird ein optischer Abdruck der Kavität mihilfe einer Hochleistungskamera angefertigt. Nach der Konstruktion (CAD) des Inlays am Bildschirm wird aus einem Keramikblock mit einer Schleifmaschine das Inlay gefräst (CAM) → Einprobe → Einsetzen (adhäsiv).

3.2 Endodontische Behandlungen begleiten

3.2.1 Anatomie des Schädels und des Knochens

Lösung zu Aufgabe 1:

Hirnschädel			
A	Stirnbein	Os frontale	1
B	Scheitelbein	Os parietale	2
C	Hinterhauptbein	Os occipitale	1
D	Schläfenbein	Os temporale	2
E	Keilbein	Os sphenoidale	1

Lösung zu Aufgabe 2:

Gesichtsschädel			
A	Unterkiefer	Mandibula	1
B	Oberkiefer	Maxilla	2
	Gaumenbein (nicht sichtbar)	Os palatinum	2
C	Pflugscharbein	Vomer	1
D	Jochbein	Os zygomaticum	2
E	Siebbein	Os ethmoidale	1
F	Tränenbein	Os lacrimale	2
G	Nasenbein	Os nasale	2
H	untere Nasenmuschel	Concha nasalis inferior	2

Lösung zu Aufgabe 3:

A = Knochennaht, die feste Verzahnung zweier Knochen (Sutura)

B = Nasenbein (Os nasale)

C = Tränenbein (Os lacrimale)

D = Augenhöhle (Orbita)

E = Jochbein (Os zygomaticum)

LÖSUNGEN

F = Oberkiefer (Maxilla)
G = Kinnloch (Foramen mentale)
H = Zungenbein (Os hyoideum)
J = Unterkiefer (Mandibula)
K = Muskelfortsatz des Unterkiefers (Processus muscularis)
L = Gelenkfortsatz des Unterkiefers (Processus articularis = Kondylus) mit Gelenkköpfchen (Caput)
M = Gehöreingang (Porus acusticus)
N = Zwischengelenkscheibe im Kiefergelenk (Discus articularis).

Lösung zu Aufgabe 4:

A = Hinterhauptbein
B = Scheitelbein
C = Schläfenbein
D = Keilbein
E = Jochbein
F = Gaumenbein
G = Gaumenfortsätze des Oberkiefers.

Lösung zu Aufgabe 5:

A = Kinnspitze (Tuberculum mentale, bzw. Protuberantia mentalis)
B = Kinnloch (Foramen mentale)
C = Zahnfächerfortsatz (Processus alveolaris)
D = Unterkieferkörper (Corpus mandibulae)
E = Unterkieferwinkel (Angulus mandibulae)
F = Aufsteigender Ast (Ramus ascendens)
G = Gelenkfortsatz mit Gelenkköpfchen (Processus articularis mit Caput)
H = Einschnitt (Incisur)
J = Muskelfortsatz (Processus musculae)
K = Unterkieferloch (Foramen mandibulae)
L = Unterkieferkanal (Canalis mandibulae bzw. Mandibularkanal).

Lösung zu Aufgabe 6:

Vorderansicht

A = Stirnfortsatz (Processus frontalis)
B = Boden der Augenhöhle (Facies orbitalis)
C = Jochbeinfortsatz (Processus zygomaticus)

LÖSUNGEN

D = Unteraugenhöhlenloch (Foramen infraorbitale)

E = Zahnfächerfortsatz (Processus alveolaris).

Innenfläche der Maxilla

J = Stirnfortsatz (Processus frontalis)

K = Kieferhöhle (Sinus maxillaris oder Antrum maxillare oder Highmore-Höhle)

L = Gaumenfortsatz (Processus palatinus)

M = Oberkieferhöcker (Tuber maxillare).

Lösung zu Aufgabe 7:

Schädellöcher	dazugehöriger Knochen
Schneidezahnloch = 1 Foramen incisivum	Oberkiefer = Maxilla
größeres Gaumenloch = 2 Foramen palatinum majus, kleineres Gaumenloch = 3 Foramen palatinum minus	Gaumenbein = Os palatinum
großes Loch = 4 Foramen magnum	Hinterhauptbein = Os occipitale
Oberaugenhöhlenloch = 5 Foramen supraorbitale	Stirnbein = Os frontale
Unteraugenhöhlenloch = 6 Foramen infraorbitale	Oberkiefer = Maxilla
Kinnloch = 7 Foramen mentale	Unterkiefer = Mandibula (im Bereich der unteren Prämolaren)
Unterkieferloch Foramen mandibulae	Unterkiefer = Mandibula (aufsteigender UK-Ast, Innenseite)

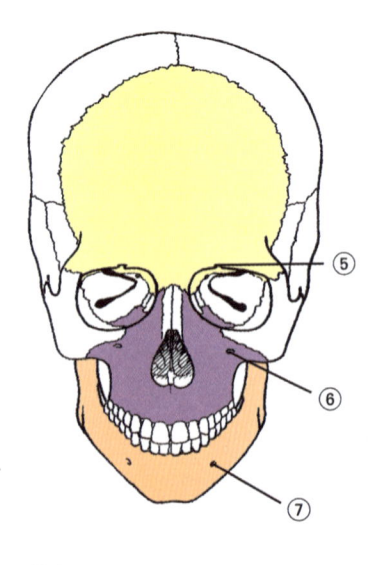

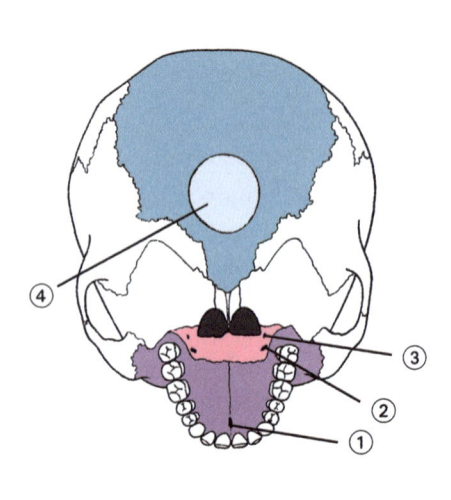

Lösung zu Aufgabe 8:

Kiefergelenk	
= Articulatio temporo-mandibularis	
knöcherner Anteil	
A Schläfenbein = Os temporale	**B** Unterkiefer = Mandibula
1 Gelenkpfanne = Fossa articularis	**3** Gelenkfortsatz = Processus articularis, Condylus
2 Gelenkhöckerchen = Tuberculum articulare	

Das Kiefergelenk besteht demnach aus Schläfenbein und UK, nicht aus OK und UK. Zwischen den Gelenkflächen liegt ein verschieblicher scheibenförmiger Zwischenknorpel, der Discus articularis (**4**).

Hier bleibt ein mehr oder weniger breiter Gelenkspalt, der zum schmerzlosen Gleiten der Gelenkflächen mit einer Gelenkschmiere (Synovialflüssigkeit) angefüllt ist. Die aus straffem Bindegewebe bestehende Gelenkkapsel (**5**) hält zwei von Knorpel überzogene Knochenenden (Gelenkpfanne und Gelenkköpfchen) zusammen.

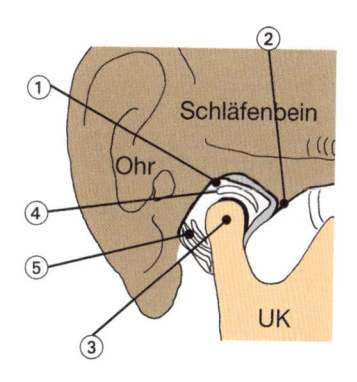

An der Gelenkkapsel setzen Bänder (Ligamenta), die einerseits der Befestigung des Unterkiefers am Schädel dienen und andererseits die Unterkieferbewegung begrenzen, sowie die Sehnen der Kaumuskeln an.

Lösung zu Aufgabe 9:

Nach der Form und den dadurch festgelegten Bewegungsmöglichkeiten handelt es sich beim Kiefergelenk um ein Dreh-Gleitgelenk und nicht um ein Scharniergelenk.

Lösung zu Aufgabe 10:

- Großer Kaumuskel (Musculus masseter)
  - Ursprung: Jochbein und Jochbogen
  - Ansatz: äußerer Kieferwinkel des UK

- Innerer/mittlerer Flügelmuskel (Musculus pterygoideus medialis)
  - Ursprung: Keilbeinflügel
  - Ansatz: innerer Kieferwinkel

Großer Kaumuskel und mittlerer Flügelmuskel bilden zusammen eine Schlinge um den Unterkiefer und sorgen somit für den Kieferschluss. Im Gebiet des Kieferwinkels haben sie also ihren Ansatz.

- Schläfenmuskel (Musculus temporalis)
  - Ursprung: Schuppe des Schläfenbeins
  - Ansatz: Muskelfortsatz des UK.

Lösung zu Aufgabe 11:

- Großer Kaumuskel (M. masseter) im Ansatz: Mundschließer (**A**)
- Innerer Flügelmuskel (M. pterygoideus medialis): Mundschließer (**B**)
- Schläfenmuskel (M. temporalis): Mundschließer (**C**)
- Äußerer Flügelmuskel (M. pterygoideus lateralis): ist an der Mundöffnung beteiligt, wenn sich die äußeren Flügelmuskeln auf beiden Seiten zusammenziehen (**D**).
  Bei einseitiger Muskelverkürzung wird der Unterkiefer zur Gegenseite verschoben.

Lösung zu Aufgabe 12:

Bei Knirschern ist der M. masseter = großer Kaumuskel vergrößert.

In diesem Zusammenhang kommt es zu Abrasionen = Abrieb von Zahnhartsubstanz durch Zähneknirschen.

Therapie:
Aufbissschiene, die der Behandlung von Funktionsstörungen des Kauorgans dient: Diese Kunststoffschiene (vorwiegend im OK) soll das Knirschen und Pressen verhindern, indem die Kaumuskulatur durch eine leichte Bisshebung entspannt und das Kiefergelenk entlastet wird. (Damit wird die Krafteinwirkung geringer und verteilt sich gleichmäßig auf alle Zähne.) → Behandlung von Myoarthropathien!

Hier kommt eine adjustierte Oberfläche zur Anwendung, d. h. die Oberfläche der Aufbissschiene wird so eingeschliffen, dass die Zähne des Gegenkiefers genau festgelegte, gleichmäßige Kontakte zur Schiene haben.

Häufig wird deshalb vor dem Einschleifen die Schiene mit Kunststoff noch aufgebaut.

Lösung zu Aufgabe 13:

Zu den Mundöffnern gehören:

A = UK-Zungenbeinmuskel = M. mylohyoideus

B = Kinn-Zungenbeinmuskel = M. geniohyoideus

C = zweibäuchiger Muskel = M. digastricus/M. biventer

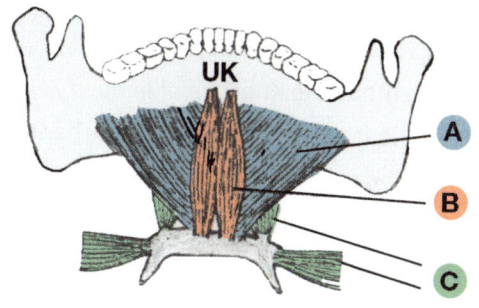

Alle Mundöffner befinden sich im Bereich des Mundbodens. Alle Mundöffner sind u. a. am UK (Innenseite) und am Zungenbein (Os hyoideum) befestigt.

Lösung zu Aufgabe 14:

- Augenringmuskel (M. orbicularis oculi) = 1
- Wangenmuskel (M. buccinatorius) = 2
- Mundringmuskel (M. orbicularis oris) = 3
- Lachmuskel (M. risorius), Lidmuskel, Stirnmuskel, Kinnmuskel, Muskeln zum Herabziehen der Unterlippe und Heben der Mundwinkel usw.

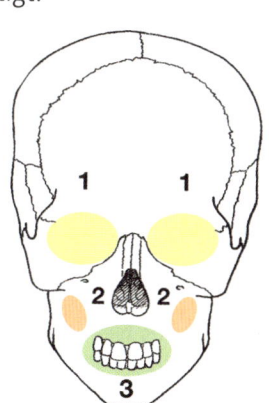

Lösung zu Aufgabe 15:

Skelett	=	Knochengerüst, Gerippe (gr. skeleton = ausgetrockneter Körper, Mumie)
Extremitäten	=	Gliedmaßen (Arme und Beine; lat. extremitas = äußerstes Ende)
Processus (lat.)	=	Fortsatz
Foramen (lat.)	=	Loch, Öffnung
Tuber (lat.)	=	Höcker, Verdickung, Wulst
Sinus (lat.)	=	Bucht, Hohlraum, Höhle
Discus	=	Zwischenscheibe (gr. diskos = (Wurf-)scheibe)
Cranium (lat.)	=	der knöcherne Schädel, bestehend aus Neurocranium = Hirnschädel und Viscerocranium = Gesichtsschädel.

Lösung zu Aufgabe 16:

Das Knochengewebe, das sich durch eine besondere Druck-, Biegungs- und Zugfestigkeit auszeichnet, besteht aus einer verkalkten Grundsubstanz und Knochenzellen = Osteozyten.

Ganz außen wird der Knochen umhüllt von der Knochenhaut (Periost), die folgende Aufgaben zu erfüllen hat:

- Sie enthält die Knochen bildenden Zellen (= Osteoblasten).
- Sie dient der Ernährung des Knochens (verantwortlich: Blutgefäße).
- Sie ist das Empfindungsorgan des Knochens (verantwortlich: Nerven).
- Sie dient der Anheftung von Sehnen und Bändern am Knochen.

Im Knochenaufbau selbst unterscheidet man

- außen: eine feste harte schalenartige Knochenrinde = Substantia compacta oder Corticalis
- innen: eine schwammartige, poröse, einem lockeren Balkenwerk vergleichbare Knochensubstanz = Substantia spongiosa, bestehend aus Knochenbälkchen (Trabekeln) und Knochenmarkräumen, die angefüllt sind mit Knochenmark = Myelon.

3.2.2 Das Nervensystem

Lösung zu Aufgabe 1:

Im Nervensystem unterscheidet man drei grundsätzliche Systeme:

- zentrales Nervensystem (ZNS) als steuernde Zentrale, in der alle Reize und Impulse ankommen, verarbeitet und beantwortet werden = Reizverarbeitung
- peripheres Nervensystem mit zuleitenden und ableitenden Bahnen
    - Empfindungs- oder sensible Nerven: Sie kommen von den Organen, z. B. Haut, Auge, Zähnen und melden dem Hirn Wahrnehmungen, wie Licht, Kälte, Schmerz. Für den zahnärztlichen Bereich ist am bedeutungsvollsten der Trigeminus.
    - Bewegungs- oder motorische Nerven: Sie kommen vom ZNS zu den Skelettmuskeln, Befehle zur Bewegung vermittelnd. Für den Zahnarzt ist am wichtigsten der Nervus facialis, der motorische Gesichtsnerv.
- vegetatives oder autonomes Nervensystem. Dieses System ist nicht unserem Willen unterworfen. Es reguliert und überwacht die lebenswichtigen Funktionen innerer Organe, wie Herztätigkeit, Atmung, Verdauung usw. Es besteht aus zwei Anteilen mit gegenseitiger Wechselwirkung
    - Sympathkus als erregender Anteil zur Aktivierung des Organismus
    - Parasympathikus mit dämpfendem Effekt zur Regenerierung des Körpers.

Lösung zu Aufgabe 2:

Zum Zentralnervensystem gehören:

- Das Großhirn (Cerebrum) mit seinen beiden Hälften, verbunden durch den Balken, enthält
    - die Zentren der bewussten Wahrnehmungen, des Willens und Verstandes, sowie aller geistigen Leistungen und seelischen Vorgänge

- ist Ursprung der 2 x 12 Gehirnnerven,
    wie V. Nerv = fünfter Nerv = Nervus trigeminus, der sensible Gesichtsnerv,
      VII. Nerv = siebter Nerv = Nervus facialis, der motorische Gesichtsnerv
- Das Kleinhirn ist zuständig für automatische Bewegungen und Gleichgewicht.
- verlängertes Mark (Medulla oblongata): Hier liegen die Zentren zur Regulierung elementarer Lebensfunktionen, Kreislauf, Herztätigkeit, Atmung.
- Das Rückenmark (Medulla spinalis) ist Ursprung aller peripheren Nerven und Sitz des Reflexzentrums.
- Die Hirnanhangdrüse (Hypophyse) ist Steuerzentrale aller Drüsen mit innerer Sekretion und selbst Hormonproduzent.

Lösung zu Aufgabe 3:

Seiner Herkunft nach ist der N. trigeminus der V. Hirnnerv = 5. Hirnnerv.

Sein Name bedeutet „der Dreigeteilte" bzw. „Drillingsnerv", da er drei Hauptäste hat, die ihrerseits wiederum zahlreiche Seitenäste und Abzweigungen abgeben.

Von der Funktion her versorgt er sensibel (1., 2. und 3. Ast) Zähne, Mundschleimhaut, Kieferhöhlen und Gesichtshaut, und mit dem dritten Ast zusätzlich motorisch die Kaumuskulatur.

- **Erster Ast**:
    - V_1 Nervus ophtalmicus (Augenast)
    - zieht zum Auge und zur Stirn
    - N. supraorbitalis (Oberaugenhöhlennerv)
- **Zweiter Ast**:
    - V_2 Nervus maxillaris (Oberkieferast)
    - zur Versorgung des Oberkiefers
    - mit den Nebenästen:
      N. alveolares superiores → OK-Zähne
      N. incisivus → vorderer Gaumen
      N. palatinus (Gaumennerv) → seitlicher/hinterer Gaumen
      N. infraorbitalis (Unteraugenhöhlennerv).
- **Dritter Ast**:
    - V_3 Nervus mandibularis (Unterkieferast)
    - zur Versorgung des Unterkiefers mit den Nebenästen
      N. alveolaris inferior (unterer Zahnbettnerv)
      N. lingualis (Zungennerv)
      N. mentalis (Kinnnerv)
    - zusätzlich: motorische Versorgung der Kaumuskeln.

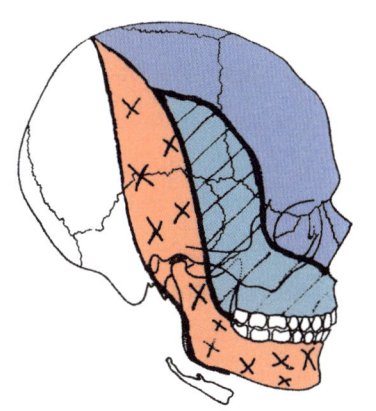

LÖSUNGEN

MERKE

N. trigeminus = Drillingsnerv = dreigeteilter Nerv		
1. Ast: N. ophthalmicus = Augenast	2. Ast: N. maxillaris = OK-Ast	3. Ast: N. mandibularis = UK-Ast
Foramen supraorbitale N. supraorbitalis	Foramen infraorbitale N. infraorbitalis	Foramen mentale N. mentalis

Lösung zu Aufgabe 4:

A = Ganglion (Nervenknoten) Gasseri (Gasser: österr. Anatom)
B = V1 N. ophtalmicus (Augenast)
C = Foramen supraorbitale (Oberaugenhöhlenloch)
D = N. supraorbitalis (Oberaugenhöhlennerv, Endast von V1)
E = V2 N. maxillaris (Oberkieferast)
F = N. alveolaris superior (oberer Zahnbettnerv, Nebenast von V2)
G = Foramen infraorbitale (Unteraugenhöhlenloch)
H = N. infraorbitalis (Endast von V2, Unteraugenhöhlennerv)
J = V3 N. mandibularis (Unterkieferast)
K = Foramen mandibulae (Unterkieferloch)
L = N. lingualis (Zungennerv)
M = N. alveolaris inferior (unterer Zahnbettnerv, Nebenast von V3)
N = Foramen mentale (Kinnloch)
O = N. mentalis (Kinnnerv; Endast von V3)
P = N. auriculotemporalis zur Versorgung von Parotis und Kiefergelenk.

Lösung zu Aufgabe 5:

Bei Verletzung des N. mandibularis wird die Hälfte der Unterlippe taub, außerdem fällt die Vitalitätsprüfung der unteren Seitenzähne negativ aus.

Lösung zu Aufgabe 6:

Der N. facialis ist der VII. Hirnnerv und bedeutet „Gesichtsnerv".

Eine Fazialisparese = Gesichtsnervenlähmung tritt halbseitig in Erscheinung und man sieht auf der kranken Seite:
- kein Stirnrunzeln
- fehlenden Lidschluss
- herunterhängenden Mundwinkel.

Lösung zu Aufgabe 7:

Aufgaben im Gesichts-/Kieferbereich des	
N. trigeminus	**N. facialis**
▸ Kaubewegungen	▸ Runzeln der Stirn
▸ Schließen des Mundes	▸ Schließen der Augen
▸ Vorschub des Unterkiefers	▸ Spitzen der Lippen
▸ Empfinden von Zahnschmerzen	
▸ Fühlen der Zahnkante mit der Zunge	

Gründe: N. trigeminus besitzt:
- motorische Fasern (3. Ast) für die Kaumuskulatur
- sensible Fasern (1., 2. und 3. Ast) für Empfindungen.

N. facialis ist ein rein motorischer Nerv, verantwortlich für Befehle zur Bewegung.

3.2.3 Instrumente zur Schmerzausschaltung
Lösung zu Aufgabe 1:

Zu Injektionszwecken gibt es
- Einwegspritzen oder Einmalspritzen aus Kunststoff
- Carpulenspritzen oder Zylinderampullenspritzen mit Aspirationsmöglichkeit.

Lösung zu Aufgabe 2:
Der Spritzenkolben (A) trägt einen Fortsatz mit drei messerförmigen Aspirationshaken. Durch Drehen der Rändelschraube (B) greifen diese Haken in den Gummistopfen der eingelegten Zylinderampulle, sodass der Kolben (C) zurückgezogen werden kann.

↓

Durch diese Ansaugmöglichkeit (Aspiration) kann festgestellt werden, ob ein Gefäß angestochen wurde, da dann Blut in die Carpule angesaugt (aspiriert) werden würde.

↓

Wäre dieser Fall eingetreten, so darf hier nicht eingespritzt werden (Kreislaufzwischenfall durch Injektion direkt in ein Gefäß! → neue Lage für Kanüle suchen!).

Lösung zu Aufgabe 3:
Bei Vorbereitung einer Spritze muss darauf geachtet werden, dass
- steril (= aseptisch) vorgegangen wird
- keine Verwechslung von Medikamenten erfolgt
- die Injektionsflüssigkeit nicht trüb oder verfärbt ist
- das Haltbarkeitsdatum beachtet wird
- und keine Lufteinschlüsse vorhanden sind.

Lösung zu Aufgabe 4:
Aspiration
= Ansaugen der Injektions-/Anästhesielösung
= Einatmen eines Fremdkörpers (= z. B. Inlays) in die Lunge
= Kontrolle, ob die Kanüle ein Blutgefäß getroffen hat.

3.2.4 Mittel zur Schmerzausschaltung
Lösung zu Aufgabe 1:
Grundsätzlich sind in jedem Präparat, das zu Anästhesie verwendet wird, enthalten
a) Anästhesielösung, meist 2%ig, z. B. Novocain, Lidocain (= Wirkstoff)
b) gefäßverengender Zusatz (Vasokonstriktor oder Vasokonstringens), z. B. Adrenalin
c) Salze zur Konservierung und Verbesserung der Gewebsverträglichkeit (Isotonika)
d) Aqua bidestillata als Lösungsmittel.

Lösung zu Aufgabe 2:
Als vasokonstriktorischer Zusatz zu Anästhetika finden Verwendung:
- Adrenalin
- Noradrenalin/Norepinephrin
- Suprarenin
- Epinephrin
- Octapressin
- Arterenol.

Lösung zu Aufgabe 3:
Dadurch, dass die gefäßverengenden Substanzen = Vasokonstringenzien die Durchblutung am Applikationsort beeinflussen und damit den Abtransport der Anästhetika verzögern, kommt es zur
a) Verlängerung der anästhesierenden Wirkung
b) relativen, aber nicht absoluten Blutleere im Operationsgebiet
c) Vertiefung der Anästhesie.

3.2.5 Anästhesieverfahren
Lösung zu Aufgabe 1:
Schmerzausschaltung bei Durchführung zahnärztlicher Maßnahmen ist möglich durch
a) Gaben von schmerzstillenden Mitteln (Analgetika)
b) örtliche Betäubung (Lokalanästhesie)
c) Allgemeinbetäubung (Narkose).

Lösung zu Aufgabe 2:
- Kavitätenpräparation
- Kronenpräparation
- Behandlung der vitalen Pulpa
- Extraktionen
- chirurgischen Eingriffen und operativen Maßnahmen
- Nachbehandlungen
- Einsetzen von Kronen und Inlays.

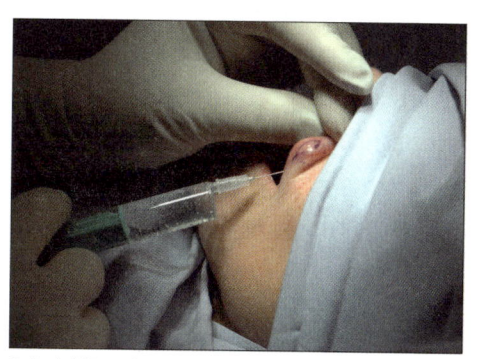

Beispiel für Lokalanästhesie: Infiltrationsanästhesie

LÖSUNGEN

Lösung zu Aufgabe 3:

Lokale Schmerzausschaltung ist möglich durch

a) Oberflächenanästhesie
   - Durch Auftragen eines Lokalanästhetikums wird der Mundschleimhautbezirk (= Oberfläche) unempfindlich gemacht → Blockierung der oberflächlichen Schmerzrezeptoren, z. B. durch Aufpinseln, Sprayen, Einreiben, Vereisung.

b) Infiltrationsanästhesie
   - im Behandlungsbereich wird ein Lokalanästhetikum eingespritzt, wodurch es in das umgebende Gewebe und den Knochen eindringen (= infiltrieren) kann (z. B. submuköse Injektion in den Mundvorhof) bzw.
   - Schmerzausschaltung im Endausbreitungsgebiet eines Nerven, im Apexbereich des zu betäubenden Zahnes

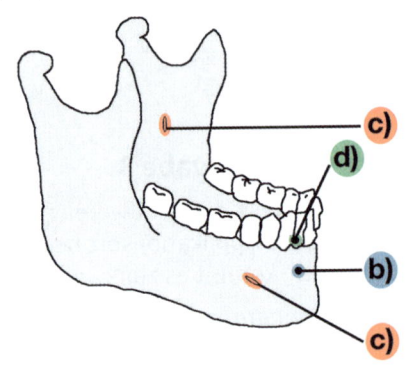

c) Leitungsanästhesie
   - Injektion in unmittelbarer Nähe eines Nerven, also im Bereich des Nervenstammes bzw.
   - Blockierung der Reizleitung eines ganzen Nervenstranges an seiner Ein- oder Austrittsstelle in oder aus dem Knochen (F. mandibulae, F. mentale). → Es werden N. mandibularis bzw. N. alveolaris inferior und N. mentalis anästhesiert.

d) intraligamentäre Anästhesie
   - Schmerzausschaltung im Bereich eines einzigen Zahnes (Injektion in die Bänder/Ligamente des Periodontalspalts, also zwischen Zahn und Alveolarknochen) → Injektion in den Wurzelhautspalt.

Lösung zu Aufgabe 4:

Oberflächenanästhesie ist angezeigt für

- Vermeidung des Einstichschmerzes bei Infiltrations- und Leitungsanästhesien
- Inzision oberflächlicher Abszesse
- Entfernung lockerer, weitgehend resorbierter Milchzähne
- Ausschaltung des Würgereizes bei Röntgenaufnahmen oder Abdrucknahme
- Zahnsteinentfernung bei Zahnfleischentzündungen.

Lösung zu Aufgabe 5:

Leitungsanästhesien im zahnärztlichen Bereich	
Unterkiefer	Oberkiefer
a) Mandibularisleitung (am häufigsten): Ausschaltung des N. mandibularis bzw. N. alveolaris inferior	c) Infraorbitalisleitung: Ausschaltung des N. infraorbitalis
b) Leitung am Foramen mentale: Betäubung im Endausbreitungsgebiet des N. trigeminus (3. Ast)	d) Tuberleitung: Blockierung des N. maxillaris
	e) Leitung am Foramen palatinum: Anästhesie im oberen Molarenbereich
	f) Leitung am Foramen incisivum: Betäubung vorderer Frontzahnbereich

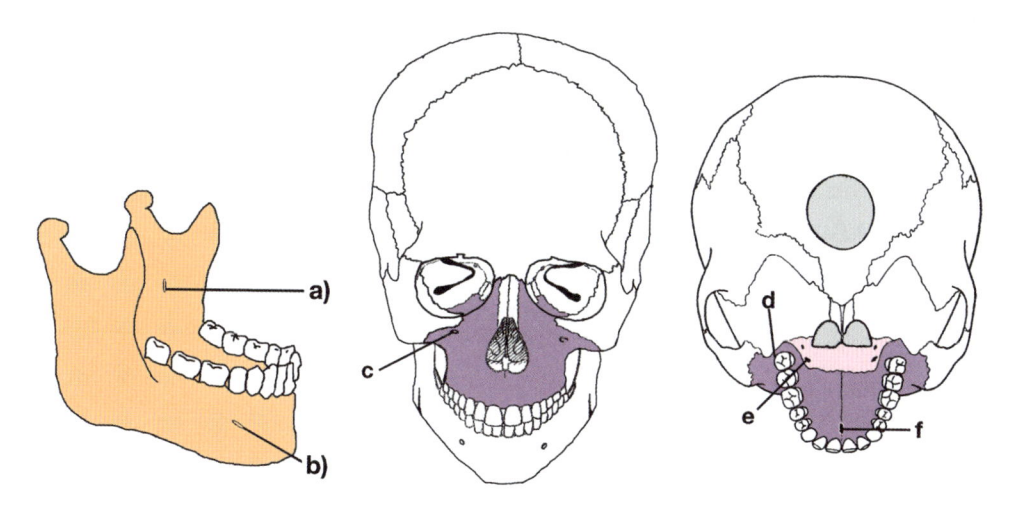

Lösung zu Aufgabe 6:

Leitungsanästhesien werden üblicherweise innerhalb der Mundhöhle durchgeführt.

Wenn durch eine Kieferklemme die Mundöffnung mehr oder weniger stark eingeschränkt ist oder im Behandlungsbereich Entzündungen vorliegen, erfolgt der Einstich von außerhalb der Mundhöhle durch die Wangenhaut.

Lösung zu Aufgabe 7:

Die rechte Unterkieferhälfte und die rechte Zungen- und Lippenhälfte werden taub, weil der N. mandibularis im Unterkiefer die Seiten- und Frontzähne, Zunge und Lippe dieser Kieferhälfte versorgt.

Lösung zu Aufgabe 8:

Wörtlich heißt intraligamentär innerhalb der Bändchen. Gemeint ist eine Injektion in den Zahnhalteapparat im Bereich des Ligamentum circulare. Es handelt sich um eine sehr wirkungsvolle Abart der Infiltrationsanästhesie, bei der allerdings nur ein Zahn örtlich betäubt wird.

Mit einer sehr dünnen Kanüle wird in den Spalt zwischen Alveole (knöchernes Zahnfach) und Zahnwurzel eingestochen. Meist verwendet man dazu Spezialspritzen, mit denen das Anästhetikum (in sehr geringer Dosis) unter starkem Druck in die Wurzelhaut eingebracht wird.

Lösung zu Aufgabe 9:

Narkose ist eine für den Betroffenen schwerwiegende zentrale Betäubung durch Narkotika, die am ZNS angreifen und dort zu einer Lähmung des Schmerzzentrums in der Großhirnrinde führen. Als Narkotika finden heute noch Verwendung

- Äther
- Lachgas (N_2O)
- Halothane (hochkonzentrierte Kohlenwasserstoffverbindungen).

Lösung zu Aufgabe 10:

Übliche Narkosearten sind:

a) Inhalationsnarkose: Dabei wird das Narkotikum eingeatmet, gelangt über die Lunge ins Blut und auf dem Blutweg ins Gehirn.

b) Intubationsnarkose: Heute allgemein übliche, verbesserte Form der Inhalationsnarkose, bei der ein Tubus (Gummiröhrchen) entweder durch den Mund oder die Nase tief in die Luftröhre eingeführt wird, sodass das Narkotikum/Sauerstoff-Gasgemisch direkt in die Lungen gelangt.

c) intravenöse Narkose: Injektion eines Narkotikums in die Blutbahn

d) rektale bzw. Darmnarkose: Hier wird das Narkosemittel in Form eines Einlaufes in den Darm gebracht.

Da die zuletzt genannte Narkoseart nicht steuerbar ist, d. h. die Narkose nicht mehr beeinflussbar ist, wenn sich das Mittel im Organismus befindet, wird diese Art der Narkose wegen ihrer großen Gefahrenbreite nur noch als Basisnarkose, d. h. zur Einleitung einer Narkose gegeben.

Lösung zu Aufgabe 11:

Narkosestadien

a) Vorstadium oder analgetisches Stadium = Stadium der Schmerzlosigkeit bei noch erhaltenem Bewusstsein

b) Erregungsstadium oder Exzitationsstadium, gekennzeichnet durch gesteigerte Unruhe des Patienten

c) Toleranzstadium = Stadium tiefer Narkose, in dem operative Eingriffe vorgenommen werden können, da
   - Großhirnrinde gelähmt,
   - alle Reflexe ausgeschaltet und
   - Tonus der Skelettmuskulatur herabgesetzt sind.

   Es kommt darauf an, dieses Stadium aufrecht zu erhalten, damit kein Abgleiten erfolgt ins
d) Gefahrenstadium; höchste Lebensgefahr besteht, wenn das Narkotikum auf die Medulla oblongata (verlängertes Mark), in dem sich die lebenswichtigen Zentren für Herz, Kreislauf und Atmung befinden, einwirkt.
e) Erwachungsstadium.

Lösung zu Aufgabe 12:

Im Narkose-Zwischenfallbesteck müssen Medikamente und Materialien für alle möglichen Narkosezwischenfälle enthalten sein:

- Mundsperrer (Roser-König oder Heister)
- Zungenzange zum behutsamen Hervorziehen der zurückgesunkenen Zunge, wodurch es zu einer Atembehinderung kommt
- Kornzange mit eingeklemmten großen Tupfern oder gestielte Tupfer zum Auswischen von Blut, Schleim, Sekret und Erbrochenem aus der Mundhöhle
- Nierenschale
- Einwegspritzen
- Herz- und Kreislaufmittel, Antiallergika, atmungsanregende Mittel
- Gerät für Beatmung mit Sauerstoff.

3.2.6 Erkrankungen der Pulpa und des apikalen Parodontiums

Lösung zu Aufgabe 1:

Liegt nur eine teilweise Entzündung des Zahnmarks im Bereich der Kronenpulpa vor, spricht man von einer Pulpitis partialis oder coronalis.

Hat sich dagegen die Entzündung über das gesamte Pulpengewebe ausgebreitet, liegt eine Pulpitis totalis oder radicularis vor. Das entzündliche Exsudat kann sein

- serös = aus Serum bestehend oder
- purulent = eitrig.

LÖSUNGEN

Lösung zu Aufgabe 2:
Die klassischen Symptome einer Pulpitis totalis sind:
a) kontinuierliche, ohne jeden Reiz auftretende, lang anhaltende, ziehende Schmerzen
b) ausstrahlende (irradiierende) Schmerzen, sodass der Patient den schuldigen Zahn gar nicht mehr angeben kann
c) axiale Klopfempfindlichkeit des Zahnes infolge sekundärer Hyperämie der Wurzelhaut.

Man spricht auch von einer Symptomentrias.

Lösung zu Aufgabe 3:
a) Das Pulpengewebe stirbt ab; wird nekrotisch (Nekrose = Gewebstod).
b) In der weiteren Folge kommt es zum fauligen Zerfall (= Gangrän).
c) Übergreifen von Zerfallsprodukten, Bakterien und Toxinen auf das periapikale Gewebe, wodurch akute und/oder chronische Parodontitiden auftreten können.

Lösung zu Aufgabe 4:
Die akute Parodontitis kann über die Ostitis sowie den Abszess, die Phlegmone oder das Empyem zur Parulis („dicke Backe") führen. Chronisch periapikale Parodontitiden, die entweder von sich aus langsam entstehen oder unmittelbar im Anschluss an einen akuten Verlauf in ein chronisches Stadium übergehen, äußern sich in Form eines Granuloms oder einer radikulären Zyste:

- Granulom
  Dabei handelt es sich nicht wie oft gehört um ein Eitersäckchen, sondern um ein sehr zell- und gefäßreiches Entzündungsgewebe, das entweder von einer bindegewebigen Kapsel umschlossen wird oder sich unbegrenzt diffus im periapikalen Raum ausbreitet.

- radikuläre Zyste
  Bei einer Zyste handelt es sich um eine gutartige Hohlraumgeschwulst an der Wurzel eines toten = devitalen Zahnes, die mit einer fettreichen Flüssigkeit, vor allem Cholesterin, angefüllt ist. Diese pathologische Aushöhlung im Gewebe wird begrenzt vom Zystenbalg, dessen Außenwand aus derbem, straffem Bindegewebe und dessen Innenauskleidung aus Epithel besteht.

Lösung zu Aufgabe 5:
a) Abszess = Eiteransammlung, abgekapselt/abgegrenzt, im Gewebe
b) Phlegmone = Eiteransammlung, nicht abgegrenzt/flächenhaft, im Gewebe
c) Empyem = Eiteransammlung in einer anatomisch vorgebildeten Höhle, z. B. in der Kieferhöhle.

Lösung zu Aufgabe 6:

Von einem chronisch veränderten Gewebsbezirk können Mikroorganismen, Toxine und Zerfallsprodukte in den Körper gelangen und – auf dem Blutweg ausgestreut – zu Erkrankungen an entfernt liegenden Organen führen (Sekundärleiden).

Fokalinfektion bedeutet also infektiöse Erkrankung eines Organs (Sekundärleiden) durch krankmachende Stoffe, die von einem Primärherd (Focus) ausgestreut wurden.

Lösung zu Aufgabe 7:

Potenzielle Herde sind neben Rachenmandeln (Tonsillen), Nasennebenhöhlen und Gallenblase vor allem Zahnherde. Im Einzelnen können als solche diskutiert werden:

- alle avitalen (pulpentoten) Zähne
- alle wurzelbehandelten Zähne, vor allem solche mit unvollständiger Wurzelfüllung
- chronisch periapikale Parodontitiden (Granulome, Zysten)
- Restostitiden (Knochenentzündungen)
- Radix relicta (zurückgelassener Wurzelrest)
- verlagerte Zähne
- Kieferhöhlenerkrankungen (chronische Sinusitis)
- marginale Parodontopathien mit tiefen Knochentaschen.

Herdbedingte Erkrankungen können sein:

- rheumatischer Komplex mit Erkrankungen des gesamten Bewegungsapparates (Knochen, Muskeln, Gelenke)
- Herzschädigungen, z. B. Endokarditis (Herzinnenhautentzündung)
- Nierenschädigungen (Nephropathien)
- Augenerkrankungen, wie Regenbogenhautentzündung (Iritis)
- Erkrankungen im Urogenitalbereich, z. B. Ovaritis (Eierstockentzündung).

Lösung zu Aufgabe 8:

Fistel	röhrenförmiger Gang/Kanal
Osteomyelitis	Entzündung des Knochenmarks
Sequester	abgestorbenes Knochenstück

Lösung zu Aufgabe 9:

Folgen unbehandelter Karies = Kariesfolgeerkrankungen:

- Caries profunda (1)
- Hyperämie (2)
- Pulpitis partialis (3)
- Pulpitis totalis (4)
- Pulpennekrose – Pulpengangrän – apikale Parodontitis (5)
- periapikale Ostitis (6)
- subperiostaler Abszess (7)
- submuköser Abszess (8)

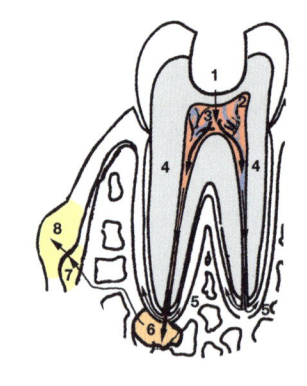

Lösung zu Aufgabe 10:

- nekrotisch = gewebstot
- purulent = eitrig
- ulzerös = geschwürig zerfallen
- gangränös = faulig zerfallen.

3.2.7 Endodontie

Lösung zu Aufgabe 1:

Unter Endodontie versteht man alle Maßnahmen, die

- mit der Erhaltung der vitalen (lebenden) Pulpa
- mit der Entfernung der erkrankten, nicht mehr erhaltungswürdigen und erhaltungsfähigen Pulpa
- sowie der entsprechenden Versorgung des Pulpenraumes und der Wurzelkanäle in Zusammenhang stehen.

= Wissenschaft vom Aufbau, den Erkrankungen und der Behandlung der inneren Zahnanteile (= Pulpa/Zahnmark und Dentin = Endodont)/des Zahninneren.

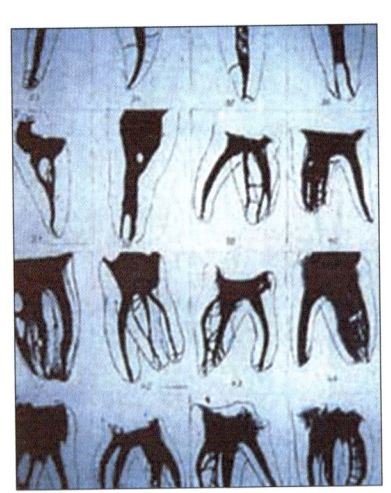

Quelle: *Hess*: Zahninnenraum = weit verzweigtes Kanalsystem

Lösung zu Aufgabe 2:

Zu den Vitalerhaltungsmethoden (Lebenderhaltung) der Pulpa rechnet man

- indirekte Überkappung (Caries profunda-Behandlung)
- direkte Überkappung
- Vitalamputation = Pulpotomie.

Lösung zu Aufgabe 3:

Direkte Überkappung ist die medikamentöse Versorgung einer bei Präparationsmaßnahmen artefiziell (künstlich bzw. ungewollt) freigelegten, also eröffneten Pulpa im Bereich gesunden Dentins mit einem Calziumhydroxid enthaltenden Präparat (z. B. Calxyl® oder Dycal®).

Ziel:

- Neutralisation der bei einer Entzündung immer vorliegenden Acidosis (saure Reaktion),
- Anregung zur Sekundärdentinbildung, die im optimalen Fall zum vollständigen Verschluss der Trepanationsstelle führen soll und
- Vitalerhaltung der Pulpa bei voller Funktionsfähigkeit.

Lösung zu Aufgabe 4:

a) manuell (mit Handinstrumenten): Kerrbohrer = Reamer, Kerrfeilen, Hedströmfeilen, Rattenschwanzfeilen

b) maschinell: z. B. Giromatic-Winkelstück, das fein gezahnte Reibeahlen (ähnlich den Rattenschwanzfeilen) in hin und her kreisende Bewegungen (Pendelbewegungen) versetzt oder mit maschinellen Nickel-Titan-Feilen.

Lösung zu Aufgabe 5:

Wurzelkanalinstrumente	Bezeichnungen	Verwendung
1.	Gatesbohrer	Erweiterung der Wurzelkanaleingänge
2.	Exstirpationsnadel	Entfernung der Pulpa
3.	Kerrbohrer	Aufbereitung und Erweiterung der Wurzelkanäle
4.	Kerrfeile	
5.	Hedströmfeile	
6.	Rattenschwanzfeile	
	(Millernadel)	Trocknung des Wurzelkanals Einbringen von Medikamenten
7.	Lentulo = Förderspirale	Wurzelkanalfüllung, Einbringen von Medikamente

Wurzelkanalinstrumente	Bezeichnungen	Verwendung
8.	Finger-Plugger	Wurzelkanalfüllung, vertikale (= senkrechte) Kondensation
9.	Finger-Spreader	Wurzelkanalfüllung, laterale (= seitliche) Kondensation

Lösung zu Aufgabe 6:

Die angegebenen ISO-Nummern entsprechen folgenden Farben der Handgriffe:

Ab der standardisierten Nummerierung = Stärke (Beginn: 15) ist die Reihenfolge der Farben: weiß – gelb – rot – blau – grün – schwarz.

Sie wiederholt sich kontinuierlich.

Lösung zu Aufgabe 7:

Laut höchstrichterlicher Entscheidung des Bundesgerichtshofes (BGH) in Karlsruhe handelt ein Zahnarzt bewusst fahrlässig, wenn er bei Benutzung von Wurzelkanal-Kleininstrumenten keine Absicherung benutzt.

In Betracht kommen:
- absolutes Trockenlegen durch Anlegen von Kofferdam (Spanngummi) als beste Sicherungsmaßnahme
- Einspannen in ein Sicherheitskettchen, von denen es mehrere Formen gibt
- Fadensicherung (Zahnseide)
- Verwendung von Instrumenten mit festem, langem Griff
- maschinelle Kanalaufbereitung, bei der die Kanalinstrumente fest in einem Winkelstück arretiert sind.

Lösung zu Aufgabe 8:

Aufbereitungsinstrument	Wurzelkanalfüllungsinstrument
Kerrbohrer = Reamer	Finger-Plugger
Kerrfeile	Finger-Spreader
Hedströmfeile	Lentulo = Förderspirale
Rattenschwanzfeile	

Lösung zu Aufgabe 9:

Sensibilitäts-/Vitalitätsprüfung: Untersuchung, ob die Pulpa vital ist, also lebt.

Sie kann auf drei Arten durchgeführt werden:
a) mit Kältespray
b) mit elektrischem Strom
c) durch Probeanbohren des Zahnes ohne Anästhesie.

Aber nicht durch Abklopfen des Zahnes = Perkussionsempfindlichkeit: sie gibt an, ob der Zahn periapikal eine Entzündung hat.

Lösung zu Aufgabe 10:

Vitalitäts-/Sensibilitätsprüfung	
positiv	negativ
Schmelzkaries	Pulpennekrose
Dentinkaries	Pulpengangrän
Caries profunda	wurzelgefüllter Zahn
Pulpenhyperämie	
Pulpitits serosa	

3.2.8 Endodontische Behandlungsmaßnahmen
Lösung zu Aufgabe 1:

Zur Devitalisation (= Abtöten der Pulpa mit medikamentöser Einlage) der Pulpa bei Mortalexstirpation und Mortalamputation verwendet man

a) früher:
Arsenpräparate, meist in Form des hochwirksamen Arsentrioxids, z. B. Causticin®
b) heute:
arsenfreie paraformaldehydhaltige Präparate, wie Toxavit®.

Lösung zu Aufgabe 2:

Zur Entfernung nicht mehr erhaltungsfähiger Pulpen gibt es zwei Möglichkeiten:

a) Vitalexstirpation ist die vollständige Entfernung der noch vitalen Pulpa unter Anästhesie
b) Mortalexstirpation ist die vollständige Entfernung einer vitalen Pulpa nach vorangegangener Devitalisation (Abtötung) der Pulpa.

LÖSUNGEN

Lösung zu Aufgabe 3:

Die Vitalexstirpation ist heute die Methode der Wahl in der Pulpitisbehandlung. Sie hat folgende Vorteile:

a) Vermeidung der giftigen unbiologischen Devitalisationsmittel
b) Durchführung der Behandlung in einer Sitzung
c) rasche Befreiung des Patienten von seinen Beschwerden
d) Schonung des periapikalen Mischgewebes, wodurch Heilungsaussichten günstiger sind
e) Komplikationsgefahren sind geringer
f) nach zahlreichen Untersuchungen und klinischen Erfahrungen ist die Erfolgsquote bei Vitalexstirpationen wesentlich größer als bei Mortalexstirpationen.

Lösung zu Aufgabe 4:

Die Durchführung einer Vitalexstirpation verläuft folgendermaßen:

Tätigkeit ZFA	Tätigkeit Zahnarzt
Grund- und Anästhesiebesteck vorbereiten Endobox bereitstellen Röntgenbild auflegen	Anästhesie
Kofferdamtray bereithalten	Anlegen von Kofferdam
Absaugen, Abhalten	Kavitätenpräparation Exkavieren der Karies Abtragen des Pulpendaches = Trepanieren
	Aufsuchen/Erweitern der Wurzelkanaleingänge Entfernen der Pulpa = Exstirpieren
Patienten Röntgenschürze anlegen Film einlegen/Tubus einstellen/ WK-Instrumente	Röntgenmessaufnahme oder Anwendung eines Apexfinders
Endobox (Wasserstoffperoxid – H_2O_2) Chlorhexidin/CHX Natriumhypochloridlösungen NaOCl EDTA bereithalten Absaugen Papierspitzen vorbereiten	Wurzelkanal aufbereiten spülen: 1. 3 % Natriumhypochlorid (NaOCl) 2. Ethylendiamintetracetat (EDTA) 3. 1 - 2 %iges Chlorhexidin (CHX) trocknen
Wurzelfüllmaterial anmischen Guttaperchaspitzen vorbereiten	Wurzelkanal füllen
Patient Röntgenschürze anlegen, Film einlegen/Tubus einstellen	Röntgenkontrollaufnahme
Füllungstray und -material bereithalten	Deckfüllung (evtl. provisorischer Verschluss)
Artikulationspapier in Halter einspannen	Artikulation überprüfen, einschleifen

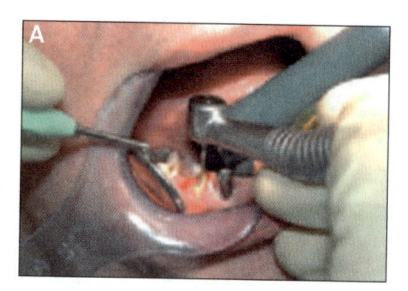

LÖSUNGEN

A Trepanation

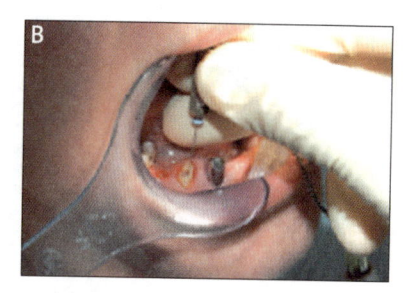

B Aufsuchen und Erweitern des Wurzelkanals

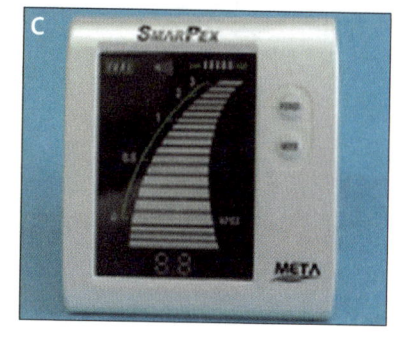

C Wurzelkanallängenmessgerät = Apexfinder (Ruhezustand)

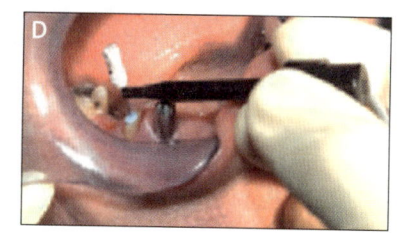

D Messung mit Apexfinder (anstelle einer Röntgenmessaufnahme)

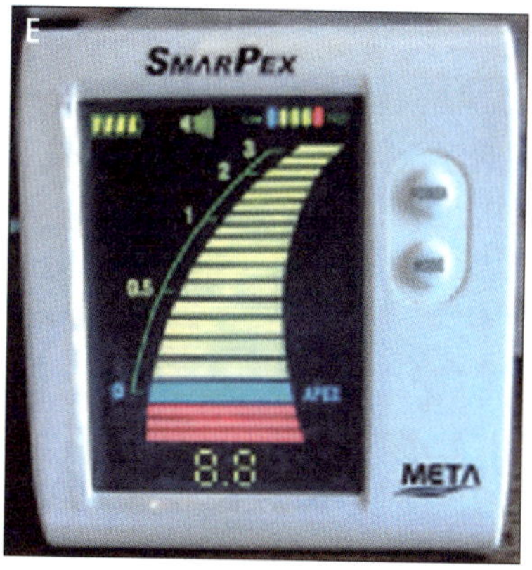

E Etwas zu weit – SmartPex warnt optisch und akustisch.

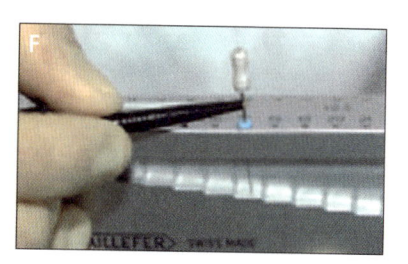

F Mit dem Stopper festgehaltene Arbeitslänge auf einem Messblock einstellen ...

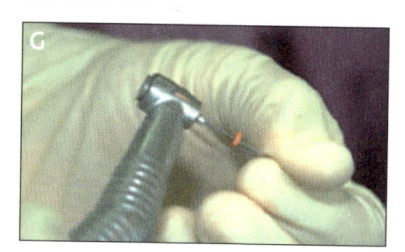

G ... und auf Feilen der folgenden Sequenz übertragen

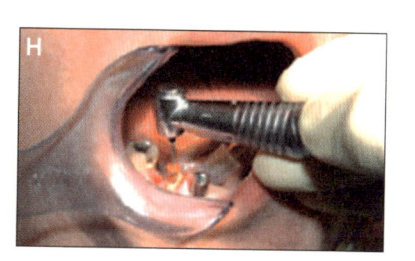

H maschinelle Aufbereitung

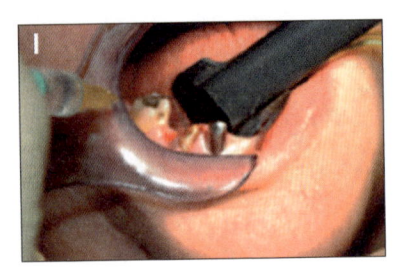

spülen und desinfizieren

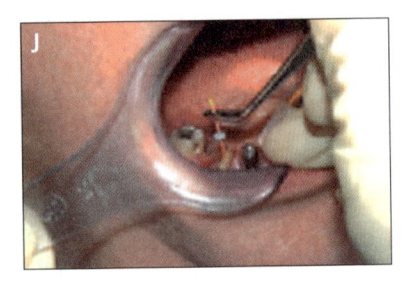

Guttaperchaspitze mit eingestelltem Stopper

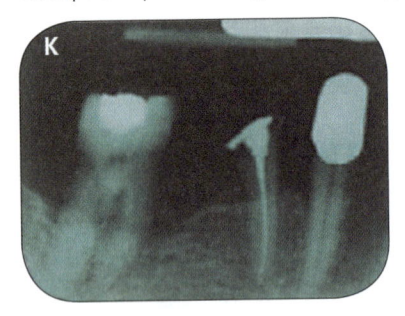

Röntgenkontrollaufnahme

Lösung zu Aufgabe 5:

Vorgang	Instrumente
Anästhesie	Zylinderampullen- oder Einmalspritze, Kanüle und Anästhetikum
Abtragen des Pulpendaches	diamantierter und/oder Rosenbohrer
Entfernen der Pulpa	Exstirpationsnadel
trichterförmige Erweiterung der Wurzelkanaleingänge	Gatesbohrer
Aufbereitung und Erweiterung der Wurzelkanäle	Kerrbohrer, Kerr-, Hedström-, Rattenschwanzfeilen
Reinigung, Desinfektion und Trocknung der Wurzelkanäle	Spüllösungen in Einmalspritzen, Papierspitzen
Abfüllung der Wurzelkanäle	Wurzelfüller = Lentulo/Finger-Plugger/Finger-Spreader

Dies erfolgt normalerweise in einer Sitzung.

Lösung zu Aufgabe 6:

Unter Gangränbehandlung versteht man die Versorgung eines avitalen (pulpentoten) Zahnes, der in jedem Fall als infiziert zu betrachten ist.

▶ Neben der bakteriell-toxischen Nekrose (Gewebstod) des Zahnmarks als Folge nichtbehandelter Pulpitiden werden für die Entwicklung einer Gangrän weiter

- thermische, chemische/toxische Reize, z. B. Füllungen ohne Unterfüllung
- traumatische Einwirkungen, aber auch regressive (rückbildende) Veränderungen der Pulpa verantwortlich gemacht.

Sie führen unter Mitwirkung von Fäulnisbakterien zum fauligen Zerfall der Pulpa, was man Gangrän nennt (Geruchsprobe!).

Lösung zu Aufgabe 7:

Die klassische Gangränbehandlung erfolgt in mehreren Sitzungen:

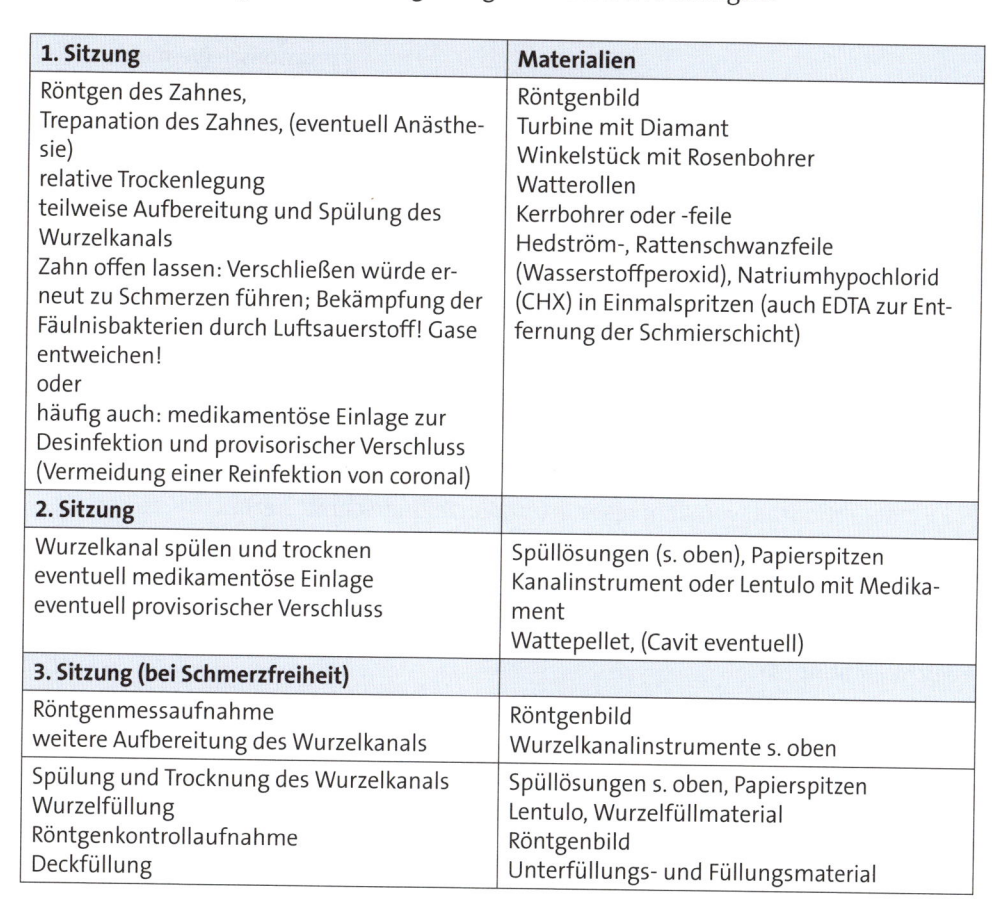

1. Sitzung	Materialien
Röntgen des Zahnes, Trepanation des Zahnes, (eventuell Anästhesie) relative Trockenlegung teilweise Aufbereitung und Spülung des Wurzelkanals Zahn offen lassen: Verschließen würde erneut zu Schmerzen führen; Bekämpfung der Fäulnisbakterien durch Luftsauerstoff! Gase entweichen! oder häufig auch: medikamentöse Einlage zur Desinfektion und provisorischer Verschluss (Vermeidung einer Reinfektion von coronal)	Röntgenbild Turbine mit Diamant Winkelstück mit Rosenbohrer Watterollen Kerrbohrer oder -feile Hedström-, Rattenschwanzfeile (Wasserstoffperoxid), Natriumhypochlorid (CHX) in Einmalspritzen (auch EDTA zur Entfernung der Schmierschicht)
2. Sitzung	
Wurzelkanal spülen und trocknen eventuell medikamentöse Einlage eventuell provisorischer Verschluss	Spüllösungen (s. oben), Papierspitzen Kanalinstrument oder Lentulo mit Medikament Wattepellet, (Cavit eventuell)
3. Sitzung (bei Schmerzfreiheit)	
Röntgenmessaufnahme weitere Aufbereitung des Wurzelkanals	Röntgenbild Wurzelkanalinstrumente s. oben
Spülung und Trocknung des Wurzelkanals Wurzelfüllung Röntgenkontrollaufnahme Deckfüllung	Spüllösungen s. oben, Papierspitzen Lentulo, Wurzelfüllmaterial Röntgenbild Unterfüllungs- und Füllungsmaterial

Lösung zu Aufgabe 8:

Eine Gangränbehandlung ist von vornherein kontraindiziert,
- wenn Verdacht auf ein Herdgeschehen besteht und
- sich die Wurzelkanäle nicht in voller Länge bis zum Apex aufbereiten lassen.

Lösung zu Aufgabe 9:

	Behandlung von	
	Pulpitis	**Gangrän**
Vitalitäts-/Sensibilitätsprüfung	positiv	negativ
Schmerzen auf	heiß/kalt; süß/sauer	Wärme
Eröffnung des Pulpenraumes	Blut quillt heraus	fauliger Geruch
Methode	Pulpengewebsentfernung Wurzelkanalbehandlung mit Wurzelfüllung, Röntgen usw.	Trepanation, teilweise WK-aufbereitung WK-Desinfektion usw.
Verschluss	definitiv/provisorisch	ohne (Entweichen der Gase) provisorisch (Vermeidung einer Reinfektion)

Lösung zu Aufgabe 10:

Eine Wurzelfüllung ist notwendig bei

a) Vitalexstirpationen

b) Mortalexstirpationen

c) Gangränbehandlungen

d) Wurzelspitzenresektionen (Apektomien)

- vor der Operation
- während der Operation
- oder retrograd (von dem resezierten Wurzelquerschnitt her).

Lösung zu Aufgabe 11:

Forderungen an ein Wurzelfüllmaterial

- leicht einbringbar
- röntgenpositiv = röntgenopak = Verschattung
- wandständig mit bakteriendichtem Abschluss der Dentinkanälchen
- nicht gewebsschädigend
- möglichst desinfizierende Wirkung
- möglichst heilungsfördernd
- nicht resorbierbar (auflösbar)
- darf den Zahn nicht verfärben.

Lösung zu Aufgabe 12:

Zum Abschluss einer Wurzelbehandlung nach dem Exstirpationsverfahren muss der aufbereitete, desinfizierte und gereinigte Wurzelkanal vollständig, dicht und wandständig abgefüllt werden zur Vermeidung „toter Räume", die zu einer Reinfektion Anlass geben könnten.

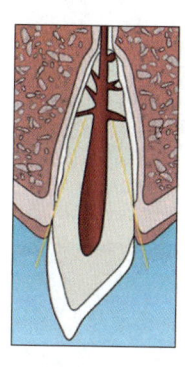

Verästelung, hier kleine und kleinste Seitenkanäle als Ursache für Reinfektionen

Lösung zu Aufgabe 13:

- Pulpotomie = Entfernen der Kronenpulpa und Belassen der vitalen Wurzelpulpa (früher: Vitalamputation)
- Mortalamputation = Entfernen der Kronenpulpa und Belassen der devitalen Wurzelpulpa

Lösung zu Aufgabe 14:

Wurzelfüllmaterialien:

a) Sealer:
- weichbleibende, nicht härtende Materialien:
  Biologische Pasten, z. B. Calxyl®, werden langfristig vom Körper resorbiert.
  Folge: Die Anwendung dieser Pasten als endgültige Wurzelfüllmaterialien wird einhellig abgelehnt.
- weich einzubringende und im Kanal erhärtende Materialien:
    - auf Kunstharzbasis, z. B. AH 26® bzw. AH plus®; Diaket®
    - auf Calciumsalicylatbasis, z. B. Sealapex®
    - Guttapercha, z. B. Thermafil®
    - auf Zinkoxid/Nelkenölbasis, z. B. Hermetic®, Endomethasone®
    - auf Silikonbasis, z. B. Roekoseal,® Guttaflow®.

b) Wurzelfüllstifte aus
- Guttapercha, auch als Masterpoint (= Hauptstift) verwendet
- Silber oder Titan (Korrosionsgefahr)
- Kunststoff (fehlende Passgenauigkeit).

Am häufigsten erfolgt eine Kombination aus härtenden Materialien und Stiften mit oder ohne Wärmezufuhr.

LÖSUNGEN

Lösung zu Aufgabe 15:

Abgesehen von Anästhesiezwischenfällen kann mit folgenden Komplikationen gerechnet werden:

- Unterfüllung des Wurzelkanals
- Überfüllung des Wurzelkanals
- Instrumentenfraktur; betrifft vornehmlich Lentulos, Exstirpationsnadeln und Hedströmfeilen
- Perforation bzw. Via falsa (falscher Weg) = eine künstlich geschaffene Verbindung zwischen Pulpenraum und Wurzelhautspalt
- Auftreten einer akuten periapikalen Parodontitis
- als Spätfolge Entwicklung einer chronisch periapikalen Ostitis im Sinne eines Granuloms oder einer Zyste.

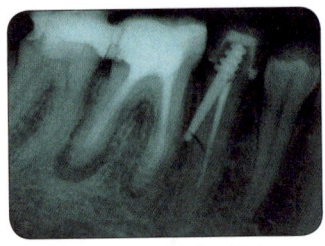

Via falsa, verursacht durch einen konfektionierten Stift am Prämolar

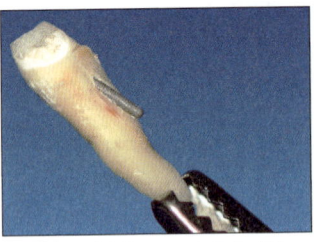

Via falsa, sichtbar nach Extraktion des Zahnes

Lösung zu Aufgabe 16:

Nickel-Titan-Instrumente (z. B. Pro Taper, Flexmaster ...):

- sind sehr flexibel → für Aufbereitung gekrümmter Kanäle gut
- können maschinengetrieben rotierend – in Kombination mit einem Gleitmittel – eingesetzt werden
- sind deutlich bruchfester als Stahlinstrumente
- begradigen Wurzelkanäle nicht.

4. Chirurgische Behandlungen begleiten

4.1 Allgemeine Pathologie

Lösung zu Aufgabe 1:

Pathologie	=	Lehre von den Krankheiten
Pathogenese	=	Entstehung und Entwicklung einer Krankheit
pathologisch	=	krankhaft
pathogen	=	krankmachend
Anamnese	=	Erforschung und Erhebung der Krankenvorgeschichte, vornehmlich durch Befragung des Patienten
Symptom	=	Krankheitszeichen
Diagnose	=	exakte Feststellung und Benennung einer Krankheit durch Auswertung der subjektiven und objektiven Erhebungen

LÖSUNGEN

Therapie	=	Behandlung; Summe aller Heilmaßnahmen; bedeutet jedoch nicht Heilung
Prognose	=	Vorhersage über Verlauf und Ausgang einer Erkrankung

ACHTUNG

Die Reihenfolge der fünf zuletzt genannten Begriffe beachten!

Ätiologie	=	Lehre von den Krankheitsursachen
Noxe	=	krankheitserregende Ursache bzw. Schädlichkeit
Prophylaxe oder Prävention	=	Vorbeugung zur Verhütung von Krankheiten
Rezidiv	=	Rückfall; erneutes Auftreten einer Erkrankung
Resistenz	=	Widerstandsfähigkeit
Rekonvaleszenz	=	Genesungszeit; Zeit nach einer überstandenen Erkrankung bis zum Eintritt völliger Wiederherstellung
Trauma	=	Gewalteinwirkung durch Schlag, Stoß oder Fall bei Sport-, Spiel- und Unfallverletzungen
endogen	=	von innen heraus, im Körper selbst entstehend

Lösung zu Aufgabe 2:

Endogene Erkrankungen sind

- Stoffwechselkrankheiten, z. B. Diabetes (Zuckerkrankheit)
- Herz- und Kreislaufstörungen, z. B. Herzinsuffizienz (Herzschwäche)
- Tumore (Geschwülste).

Exogene Erkrankungen werden verursacht durch

- mechanische Einwirkungen, z. B. Verletzungen und Unfälle aller Art
- chemische Einwirkungen, z. B. Vergiftungen (Intoxikation)
- parasitäre Einwirkungen, z. B. Infektionen.

Lösung zu Aufgabe 3:

Akute Erkrankungen

- treten plötzlich auf
- gehen mit mehr oder weniger starken Schmerzen einher
- heilen durch Behandlung nach kurzer Zeit aus oder gehen unbehandelt in ein chronisches Stadium über.

LÖSUNGEN

Beispiele

- Arthritis (Gelenkentzündung)
- Parodontitis (Zahnbettentzündung, Zahnhalteapparatentzündung)
- aber Ausnahme: Pneumonie (Lungenentzündung).

Chronische Krankheiten

- beginnen schleichend und verlaufen langsam
- verursachen keine oder nur geringe Beschwerden
- ziehen sich aber über einen längeren Zeitraum hin und werden aufgrund ihrer Hartnäckigkeit zu bleibenden Leiden und Gebrechen
- Möglichkeit einer akuten Exazerbation (Aufflammen).

Beispiele

- Arthrose (degenerative Gelenkabnutzung)
- Parodontose (nichtentzündlicher Zahnbettschwund)
- chronische Bronchitis.

Zwischen diesen beiden Krankheitsverläufen gibt es auch noch ein weniger heftig verlaufendes Krankheitsbild mit subakutem Verlauf.

Lösung zu Aufgabe 4:

Die fünf Hauptsymptome einer akuten Entzündung	
1) Rötung	Rubor
2) Wärme	Calor
3) Schwellung	Tumor
4) Schmerz	Dolor
5) eingeschränkte Funktion	Functio laesa

Beachten Sie die Fachausdrücke und die Reihenfolge.

Lösung zu Aufgabe 5:
Der Fachausdruck lautet Pus:
Der Eiter besteht aus Krankheitserregern, weißen Blutkörperchen und eingeschmolzenem Gewebe.

- Abszess = abgekapselte, abgegrenzte Eiteransammlung im Gewebe
- Phlegmone = flächenhafte, nicht abgegrenzte Eiteransammlungen im Gewebe
- Empyem = Eiteransammlungen in einer vorgebildeten Körperhöhle, z. B. Kieferhöhle

Lösung zu Aufgabe 6:

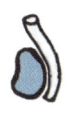

Tumor
= Anschwellung von Gewebe = Neubildung von Gewebe
Hauptmerkmal:
autonomes (= selbstständiges), unkontrolliertes Wachstum

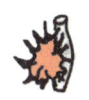

gutartig = benigne	bösartig = maligne
normal aufgebaute, reife Zellen	veränderte, atypische Zellen
abgegrenzt	nicht abgegrenzt
langsames, verdrängendes Wachstum	rasches, infiltrierendes Wachstum
keine Metastasen	Metastasen

infiltrierendes Wachstum = Eindringen in benachbarte Strukturen
Metastasen = Tochtergeschwülste

gutartige Tumore:

Fibrom = gutartiger Tumor des Bindegewebes (Bindegewebszellen = Fibrozyten)
Osteom = gutartiger Tumor des Knochens (Knochenzellen = Osteozyten)
Lipom = gutartiger Tumor des Fettgewebes (Fette = Lipide)

Lösung zu Aufgabe 7:
bösartige Tumore:

Karzinom = bösartiger Tumor des Epithelgewebes
Sarkom = bösartiger Tumor des Binde-, Stütz- und Muskelgewebes
Osteosarkom = bösartiger Tumor des Knochens

Lösung zu Aufgabe 8:
Epulis = gutartige Zahnfleischgeschwulst, aus dem Parodontium herauswachsend
Therapie: Exzision = Herausschneiden einer kleinen Schleimhautwucherung

LÖSUNGEN

Lösung zu Aufgabe 9:

Trauma = Verletzung (Mehrzahl: Traumen).

Grundsätzlich werden unterschieden: Weichteil-, Knochen-, Gelenk- und Zahnverletzungen.

Im zahnmedizinischen Fachbereich interessieren hier vor allem die Zahnverletzungen:

Zahnverletzungen		
Zahnfrakturen		**Zahnluxationen**
Kronenfrakturen	Wurzelfrakturen	= gewaltsame Lockerung eines Zahnes mit vollständigem oder teilweisem Zerreißen der Haltefasern (Sharpey'sche Fasern)
▶ Schmelzfraktur	▶ im koronalen Drittel	
▶ Schmelz-Dentin-Fraktur ohne Pulpaeröffnung	▶ im mittleren Drittel	
▶ Schmelz-Dentin-Fraktur mit Pulpaeröffnung	▶ im apikalen Drittel	
	▶ Längsfraktur	

Lösung zu Aufgabe 10:

Luxation =

a) Lockern eines Zahnes (s. Tabelle)

b) Verrenkung des Kiefergelenks.

Ein erhaltungswürdiger, vollständig luxierter Zahn wird:

- gesucht, in Wasser/pasteurisierte kalte Milch oder eine Rettungsbox gelegt (also feuchte Aufbewahrung) bzw. in die Wangentasche gelegt
- nicht gereinigt und nur an der Zahnkrone angefasst (Wurzelhaut!)
- so schnell wie möglich reimplantiert (= wieder eingepflanzt) und in der Regel durch einen Schienenverband fixiert.

4.2 Chirurgische Instrumente

Lösung zu Aufgabe 1:

Eine Sperrvorrichtung haben z. B. Tuchklemme, Arterienklemme, Nadelhalter, Kornzange.

Lösung zu Aufgabe 2:

A = obere Prämolarenzange

B = Bajonettzange zur Entfernung oberer Wurzelreste

C = obere Molarenzange rechts.

D = Rabenschnabelzange für untere Molaren.

Lösung zu Aufgabe 3:

11 = Beinscher Hebel; obere Frontzahnzange mit breitem Zangenmaul
27 = obere Molarenzange mit Zacke links
36 = Wurzelrest, Versuch mit Krallenhebel.

Lösung zu Aufgabe 4:

A = Luersche Hohlmeißelzange zum Abtragen scharfer Knochenkanten
B = Nadelhalter zum Vernähen
C = Zahnfleischschere zum Abschneiden von Zahnfleisch
D = Beinscher Hebel zum Lockern des Zahnes und Ablösen der Gingiva vor einer Extraktion
E = scharfer Löffel zum Auskratzen von Granulationsgewebe
F = Langenbeckhaken zum Abhalten der Wange und des Wundlappens
G = Raspatorium zur Bildung des Mucoperiostlappens.

Lösung zu Aufgabe 5:

Bein	=	gerader Hebel
Langenbeck	=	Wundhaken
Luer	=	„Knochenknabberzange"
Lindemann	=	Knochenfräse
Luniatschek	=	Tamponadestopfer
Miller	=	eckige oder runde Nadeln zur Wurzelbehandlung
Müller	=	Bandmatrize
Heister	=	Mundsperrer

Lösung zu Aufgabe 6:

- Küretten zur Taschentherapie und zum Wurzelglätten in der PAR-Behandlung,
- Raspatorium zum scharfen Ablösen des Mucoperiostlappens
- kugelförmige Knochenfräse zum Abtragen von Knochen
- Rabenschnabelzange = Bezeichnung für alle Extraktionszangen der Unterkieferzähne
- scharfer Löffel zum Auskratzen von Granulationsgewebe.

LÖSUNGEN

Lösung zu Aufgabe 7:
- Luersche Hohlmeißelzange = Knochenknabberzange
- Knochenfräsen: kugelförmige und Lindemannfräse.

Lösung zu Aufgabe 8:
Bei einer atraumatischen Nadel ist der Faden direkt am Nadelende befestigt.

Folgen:
- Das Trauma ist gering (besonders schonendes Nähen möglich).
- Das lästige Einfädeln entfällt. Es fehlt das Nadelöhr.

Lösung zu Aufgabe 9:
Instrumente zur Wurzelspitzenresektion und ihre Anwendung:
- Injektionsspritze zur Anästhesie (örtliche Betäubung)
- Skalpell zur Schnittführung
- Raspatorium zur Bildung des Schleimhautperiostlappens
- stumpfer Wundhaken (Langenbeck) zur Freihaltung des Operationsgebietes
- Knochenfräse zum Abtragen der Knochenrinde und Freilegung der Wurzelspitze
- Lindemannfräse zum Abtragen der Wurzelspitze
- scharfer Löffel zum Auskratzen des Granulationsgewebes
- Nahtbesteck (chirurgische Pinzette, Nadelhalter, Nadel, Nahtmaterial, Nahtschere) zum Verschluss der Knochenhöhle durch Vernähen des Schleimhautperiostlappens.

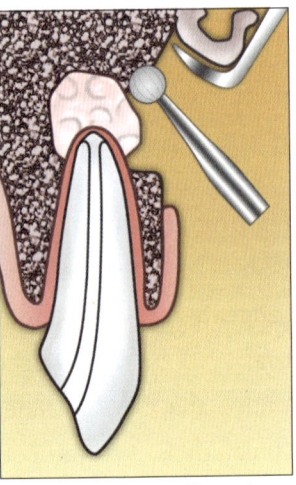

Schematische Darstellung einer Wurzelspitzenresektion mit Langenbeckhaken und kugelförmiger Knochenfräse

Lösung zu Aufgabe 10:
- Entfernung von Wurzelresten im Oberkiefer → Bajonettzange,
- Bildung eines Schleimhautperiostlappens → Raspatorium
- Eröffnung eines Abszesses → Skalpell.

Lösung zu Aufgabe 11:
Resorbierbare Fäden werden vom Körper aufgelöst, müssen daher nicht entfernt werden (nicht resorbierbar ist das Gegenteil!).

4.3 Chirurgische Behandlungsmaßnahmen
4.3.1 Zahnentfernung
Lösung zu Aufgabe 1:

Gliederung der chirurgischen Zahnheilkunde:
- einfache und operative Zahnentfernung
- operative Maßnahmen der Allgemeinpraxis, wie Inzisionen, Apektomie, Zystenoperationen
- Behandlung von Mundkrankheiten
- Unfallchirurgie (Traumatologie), z. B. Kieferbrüche (Frakturen)
- Tumorchirurgie
- präprothetische Chirurgie zur Verbesserung des Prothesenlagers, z. B. Vestibulumplastik
- chirurgische Kieferorthopädie, z. B. Progenieoperation
- „Spaltchirurgie" (Operation von Lippen-, Kiefer- u. Gaumenspalten)
- Implantologie (Einpflanzung künstlicher Zahnwurzeln)
- plastische Chirurgie (wiederherstellende Chirurgie zur Verbesserung von Formen und Funktionen im Mund-, Kiefer- und Gesichtsbereich).

Lösung zu Aufgabe 2:

Zahnentfernung ist möglich durch
a) Extraktion (Herausziehen mit Zange und Hebel)
b) operative Entfernung nach Aufklappung (Osteotomie)
   - frakturierter Zähne nach Extraktionsversuch mit Zange und Hebel
   - Radix relicta (zurückgelassene Wurzel)
   - retinierter und verlagerter Zähne
c) Zahnkeimentfernung (Germektomie).

Lösung zu Aufgabe 3:
- Instrumente bereitlegen, am rationellsten im Tray
- Röntgenaufnahme vorlegen
- Kopf des Patienten halten und beruhigend auf ihn einwirken
- Tupfen und Absaugen
- Aushändigung eines Merkblattes über Verhaltensweisen nach Extraktionen.

LÖSUNGEN

Lösung zu Aufgabe 4:
Extraktion eines OK-Molaren

Behandlungsablauf:
- präoperative Beratung = Aufklärung über den chirurgischen Eingriff vor der OP
- Lokalanästhesie
- Lösen der Bindesgewebsfasern zwischen Zahnoberfläche und Gingiva
- hebelnde und drehende Bewegungen zum Luxieren des Seitenzahnes
- Entfernung des Zahnes
- Auskratzen der Wunde
- durch Nasenblasversuch oder mithilfe der Knopfsonde Überprüfung, ob eine MAV (Mund-Antrum-Verbindung) vorliegt, also die Kieferhöhle eröffnet wurde (nur im OK!)
- digitale Kompression = Zusammendrücken der Wunde mit Fingern
- Auflegen eines Tupfers auf die Wunde
- postoperative Beratung am besten in schriftlicher Form über Verhaltensregeln nach der OP.

Verwendete Instrumente/Materialien:
- Spritze mit Anästhesielösung
- Hebel
- Zange (für oberen Molaren: eine Zacke zur Backe)
- Scharfer Löffel
- evtl. Knopfsonde
- Tupfer.

Lösung zu Aufgabe 5:
Eine Kieferhöhleneröffnung = MAV = Mund-Antrum-Verbindung = Mund-Kieferhöhlen-Verbindung kann festgestellt werden durch
- Nasenblasversuch oder/und
- vorsichtiges Sondieren mit einer Knopfsonde = Silberblattsonde.

Es wird empfohlen, grundsätzlich nach jeder Extraktion oberer Seitenzähne mithilfe des Nasenblasversuches zu prüfen, ob es zu einer Eröffnung der Kieferhöhle gekommen ist (Gefahr einer Kieferhöhlenentzündung = Sinusitis).

Lösung zu Aufgabe 6:
Beim Nasenblasversuch
- hält sich der Patient die Nase zu, der Mund bleibt offen
- versucht über die Nase auszuatmen
- eine Eröffnung der Kieferhöhle liegt vor, wenn dabei die Luft über die Mundhöhle entweicht und/oder man Blasen in der Alveole sieht.

Lösung zu Aufgabe 7:
Es handelt sich um einen plastischen Verschluss einer eröffneten Kieferhöhle. Er wird notwendig, wenn bei Extraktion oberer Backenzähne die Kieferhöhle unfreiwillig eröffnet wird: ein Ereignis, das ohne Verschulden des Behandlers eintreten kann, da die oberen Prämolaren- und Molarenwurzeln oft nahe an den Kieferhöhlenboden heran – ja sogar in die Kieferhöhle hineinragen können.

Nach positivem Nasenblasversuch bzw. Test mit der Knopfsonde erfolgt die Versorgung durch eine plastische Deckung:
- Schnittführung, trapezförmig (Skalpell)
- Bildung eines Mucoperiostlappens (Raspatorium)
- Periostschlitzung zur Verlängerung des Lappens (Skalpell)
- Legen des Lappens über Perforationsstelle (chirurgische Pinzette)
- Naht (Nadelhalter, atraumatische Nadel, Schere, chirurgische Pinzette).

Lösung zu Aufgabe 8:
Die Wunde sollte besonders geschont werden, wobei jeder Druck auf die Naht vermieden werden sollte (möglichst nicht husten, nießen oder schnäuzen).

Musiker mit Blasinstrumenten oder Sportflieger sollten ihre Tätigkeiten vorübergehend nicht ausführen.

4.3.2 Operative Eingriffe
Lösung zu Aufgabe 1:
Vorbereiten des Arbeitsplatzes
- Abdecken des Patienten mit sterilen Tüchern
- Bereitlegen der benötigten Instrumente, am besten in entsprechendem Tray
- bei Assistenz am Stuhl Instrumente zureichen und abnehmen
- Tupfen und Absaugen
- Abhalten von Wange, Lippen und Zunge

- Kühlung bei Fräsvorgang
- Hilfe beim Vernähen
- ruhiges, freundliches Verhalten dem Patienten gegenüber
- ständige Beobachtung des Patienten, um dem Zahnarzt Vorboten von Zwischenfällen rechtzeitig zu melden.

Lösung zu Aufgabe 2:

Inzision bedeutet Hineinschneiden, Aufschneiden, Einschnitt in Haut oder Schleimhaut, z. B. Spaltung eines Abszesses.

Exzision ist Herausschneiden bzw. Entfernung von Gewebe, z. B. einer Epulis.

Lösung zu Aufgabe 3:

Exzisionen sind notwendig zur
- Entfernung gewucherter Zahnfleischpapillen (Papillektomie)
- Entfernung von Zahnfleischpartien, Abtragen des Zahnfleischrandes (Gingivektomie)
- Abtragung eines kleinen Schleimhautlappens bei Dentitio difficilis
- Entfernung von Schleimhautwucherungen, wie Epulis, lappigem Fibrom, Schlotterkamm
- Probeexzision zur Entnahme einer Gewebeprobe zwecks histologischer Untersuchung bei Tumorverdacht.

Lösung zu Aufgabe 4:

Inzisionen dienen der
- Schnittführung zur Freilegung des Operationsgebietes
- Spaltung von Abszessen.

Lösung zu Aufgabe 5:

Instrumente und Materialien für eine Abszessinzision und Trepanation des betroffenen Zahnes:
- zur Trepanation: Schnelllaufwinkelstück/Turbine mit diamantiertem Bohrer, Endoinstrumente
- zur Inzision: Skalpell, Absaugkanüle, eventuell Pinzette, Tupfer, Luniatscheck, Tamponadestreifen

Lösung zu Aufgabe 6:

Die Wurzelspitzenresektion (Apektomie) im oberen Frontzahnbereich zur operativen Behandlung einer chronisch periapikalen Parodontitis (= Entzündung des Zahnhalteapparats um die Wurzelspitze herum) ist ein Routineeingriff der zahnärztlichen Praxis.

Schematische Darstellung einer Wurzelspitzenresektion

A Schnitt

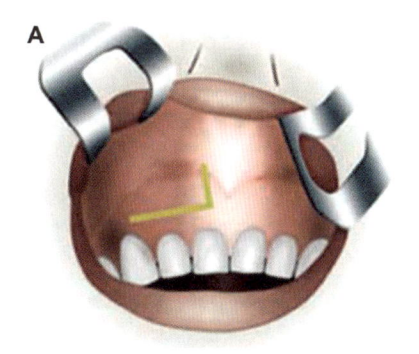

B Bildung des Mucoperiostlappens

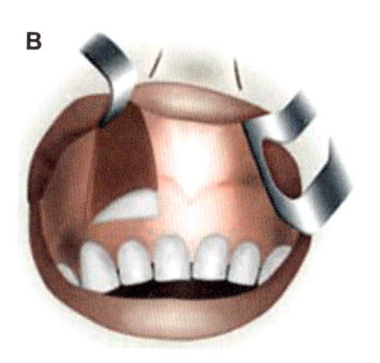

C Abtragen des deckenden Knochens und der Wurzelspitze

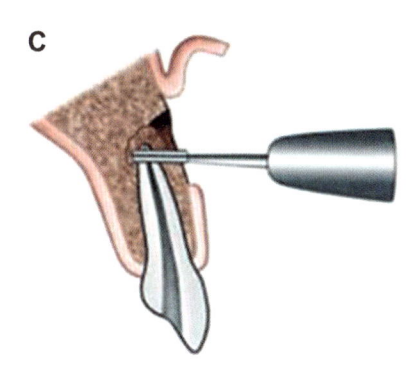

D Säubern der Resektionshöhle, Glätten der Knochenränder

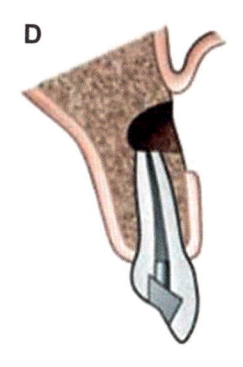

E Zurückklappen des Lappens/Reposition, Naht

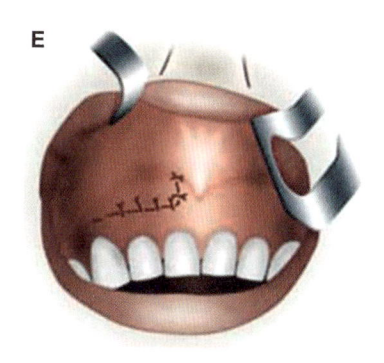

Beschreibung des Behandlungsablaufs einer Wurzelspitzenresektion (nach bereits erfolgter Wurzelfüllung):

- (Abdecken des Patienten mit sterilen Tüchern)
- Anästhesie (Infiltrations- oder Leitungsanästhesie)
- Schnittführung zur Bildung eines Lappens unter Einbeziehung der beiden Nachbarzahnbereiche
- Ablösen des Schleimhaut-Periostlappens über die gedachte Lage der Wurzelspitze hinaus
- Freilegung der Wurzelspitze durch Abtragen der Kortikalis (Knochenwand) mit kugelförmiger oder Lindemannfräse
- wenn die Wurzelspitze mit dem krankhaften periapikalen Prozess gut sichtbar freigelegt ist, erfolgt Abtragen der Wurzelspitze mit Knochenfräsen unter leichter Abschrägung nach bukkal
- gründliche Entfernung pathologischen Knochens und Weichgewebes (Granulationsgewebe) bis ins gesunde Gewebe hinein
- Glättung und Säuberung der Resektionshöhle
- Inspektion der Schnittfläche mit Kontrolle der randdichten Wurzelfüllung, die in den meisten Fällen schon vor dem operativen Eingriff gelegt wurde
- Rückklappen des Lappens (Reposition) und Vernähen
- Röntgenkontrollaufnahme.

Wurzelspitzenresektion (Patientenbilder)

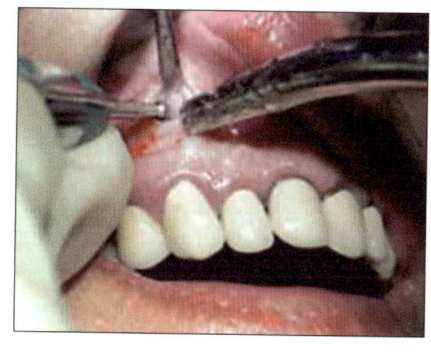

A Nach Anästhesie, Schnitt und Lappenbildung werden unter Kühlung mit Kochsalzlösung der deckende Knochen und die Wurzelspitze abgetragen.

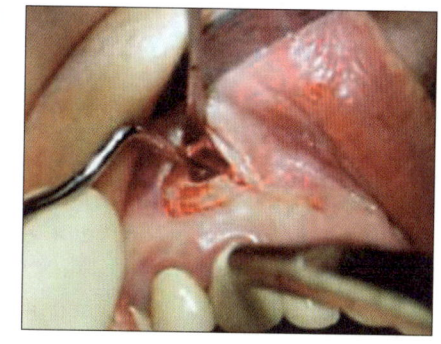

B Das Granulom wird komplett mit dem scharfen Löffel ausgekratzt, die Knochenränder werden geglättet.

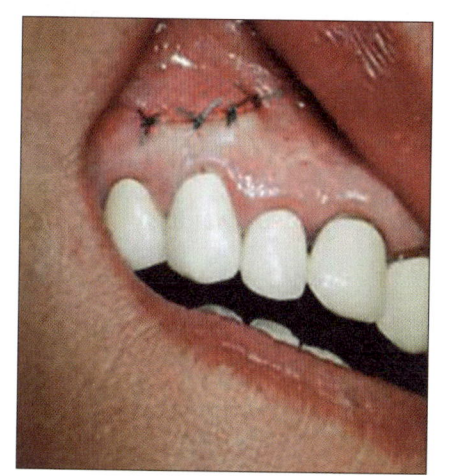

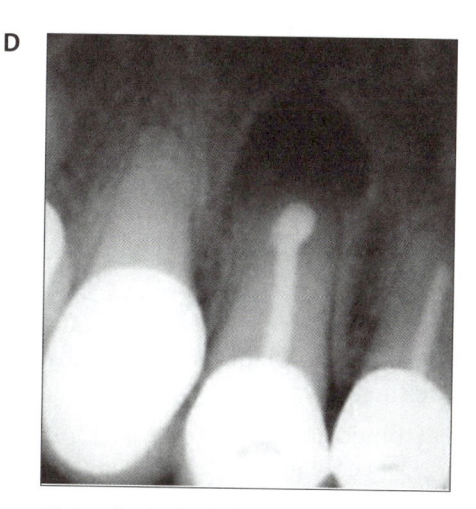

C Naht

D Röntgenkontrollaufnahme

Lösung zu Aufgabe 7:

Einfache, patientengerechte Erklärung einer Wurzelspitzenresektion:
Bei Ihnen erfolgt heute die operative Entfernung der Wurzelspitze eines Zahnes. Das Behandlungsgebiet wird vorher örtlich betäubt. Über dem Zahn wird die Schleimhaut geöffnet, dann etwas Knochen und die Wurzelspitze entfernt. Am Ende der Behandlung wird die Schleimhautöffnung vernäht.

Lösung zu Aufgabe 8:

Ziel einer retrograden Wurzelfüllung ist der hermetische, bakteriendichte Abschluss des Wurzelkanals. So soll verhindert werden, dass Bakterien und Zerfallprodukte aus dem infizierten Wurzelkanal in das periapikale Gewebe eindringen.

Erfahrungsgemäß sind die meisten Misserfolge nach Apektomien auf eine mangelhafte Abdichtung zurückzuführen. Deshalb gibt es nicht wenige Zahnärzte, die es für zweckmäßig halten, in allen Fällen eine Resektion mit einer retrograden Wurzelfüllung abzuschließen.

Unerlässlich ist eine retrograde Wurzelfüllung immer
- wenn es nicht gelingt, die Wurzelkanäle in voller Länge bis zum Apex aufzubereiten
- wenn Wurzelkanalkleininstrumente im Kanal abgebrochen sind und nicht mehr entfernt werden können; somit eine Wurzelfüllung von koronal her nicht mehr möglich ist
- wenn frakturierte (abgebrochene) Kanalinstrumente über den Apex hinausragen
- wenn der zu resezierende Zahn eine Stiftkrone trägt.

Vorgehen:
- Nach Blutstillung im periapikalen Bereich wird am Resektionsstumpf in die Mündung des Wurzelkanals mit einem Kegelbohrer im Mikrowinkelstück eine unter sich gehende Kavität präpariert.
- Nach Spülung, Säuberung und Trocknung der Knochenhöhle wird mit einem feinen Träger ein Wurzelfüllmaterial in die Kavität eingebracht und mit einem zarten Kugelstopfer kondensiert (verdichtet).
- gewissenhafte Entfernung der Füllungsüberschüsse mit Exkavator.

Lösung zu Aufgabe 9:

Behandlungsablauf einer Osteotomie/Aufklappung zur Entfernung eines unteren Weisheitszahns

- Schmerzausschaltung durch Infiltrations- oder Leitungsanästhesie (Zylinderampullenspritze, Lokalanästhetikum, Kanüle)
- Inzision und Aufklappung zur Bildung eines Schleimhaut-Periostlappens (Skalpell, Raspatorium)
- Knochenabtragung zur Freilegung des Weisheitszahnes (Knochenfräsen)
- Entfernung des Weisheitszahnes (Hebel/Zange)
- Wundtoilette (scharfer Löffel, Wasserstoffperoxid) = Wundsäuberung
- Naht (atraumatische Nadel, Nadelhalter, Pinzette, Schere).

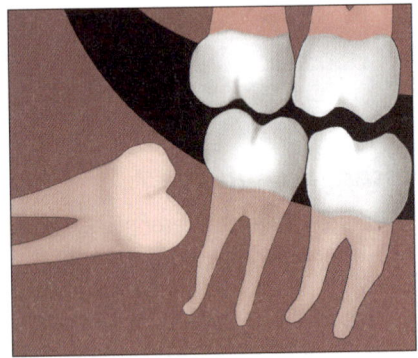

Impaktierte (von Knochen umgebene und komplett darin eingeschlossene) Weisheitszähne müssen durch eine Aufklappung/Knochenentfernung (Osteotomie) „heraus"-operiert werden (Grafik: Haiko Groß).

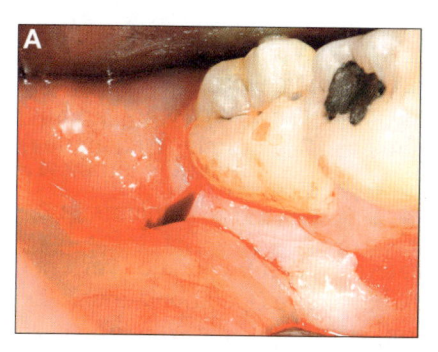

LÖSUNGEN

A Schnittführung im Bereich des unteren 8ers (Skalpell)

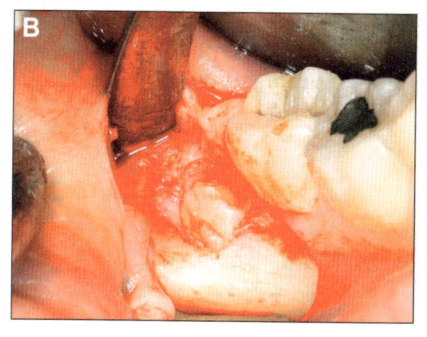

B Bildung eines Mucoperiostlappens → Aufklappung (Raspatorium)

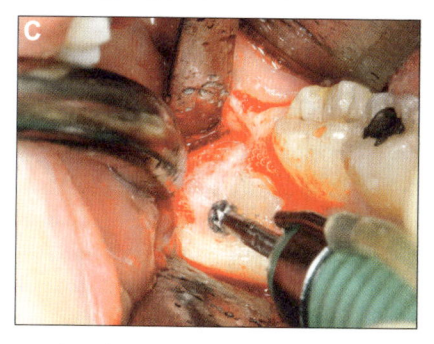

C Knochenabtragung mit Kugelfräse unter Kühlung mit physiologischer Kochsalzlösung (kugelförmige Knochenfräse)

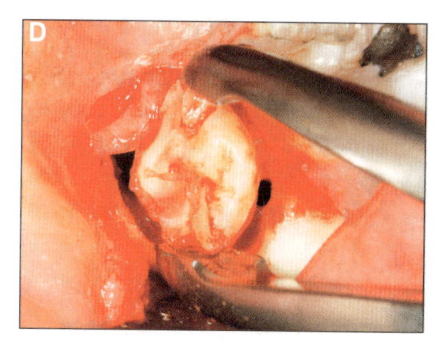

D Entfernung des Weisheitszahns

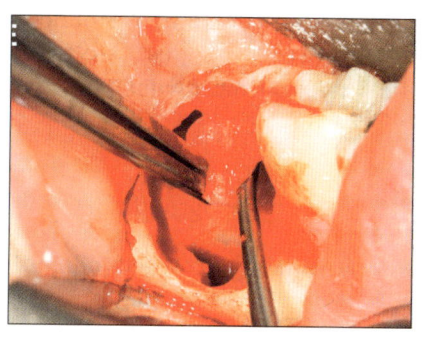

E Wundsäuberung (hier: Entfernung eines Zahnsäckchens; scharfer Löffel, Pinzette ...)

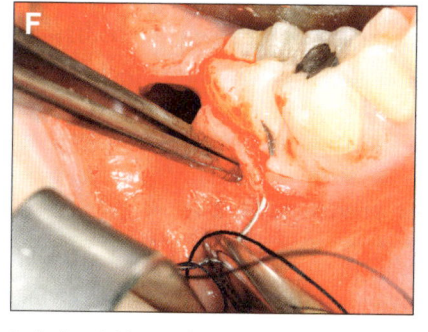

F Naht (Nadel/Faden/Nadelhalter/Pinzette/Langenbeckhaken)

Lösung zu Aufgabe 10:

Einfache, patientengerechte Erklärung einer Osteotomie (hier: Wurzelrest):

Bei Ihnen wird heute operativ ein Wurzelrest entfernt. Nach örtlicher Betäubung wird die Schleimhaut in diesem Gebiet geöffnet, etwas Knochen und schließlich der Wurzelrest entnommen. Am Ende der Behandlung wird die Öffnung in der Schleimhaut vernäht.

LÖSUNGEN

Lösung zu Aufgabe 11:

In der Abbildung handelt es sich um eine operative Entfernung eines früher zurückgelassenen Wurzelrestes durch Aufklappung der Schleimhaut und Abtragung des Knochens über dem Wurzelrest, um ihn entfernen zu können (= Osteotomie/Aufklappung).

Lösung zu Aufgabe 12:

In der Abbildung handelt es sich um den Zustand nach einer Zystenoperation Partsch II mit retrograder Wurzelfüllung, also um eine Zystektomie: Eine Operationstechnik, bei der kleinere Zysten vollständig ausgeschält (entfernt) werden und die Wunde fest vernäht wird.

Im Gegensatz dazu kam die Zystostomie (bleibt offen, wird nicht vernäht) Partsch I bei großen Zysten zur Anwendung: Dabei wurde ein Teil der Zystenwand entfernt, sodass die Zystenflüssigkeit abfließen konnte. Die Zystenhöhle wurde zu einer Nebenbucht der Mundhöhle, Kiefer- oder Nasenhöhle.

> **MERKE**
>
> Zyste = Hohlraumgeschwulst mit Epithelbalg, gefüllt mit Flüssigkeit

Partsch-Operation
Zystektomie
kleinere Zysten
Zyste vollständig entfernt
Naht

Lösung zu Aufgabe 13:

Alveolotomie	Abtragen des Alveolarknochens
Germektomie	Entfernung eines Zahnkeims
Hemisektion	Durchtrennung eines – meist unteren – Molaren mit Wurzelfüllung des verbliebenen Teils
Implantation	Einpflanzen, z. B. eines künstlichen Prothesenankers
Sequestrotomie	Entfernung eines abgestorbenen Knochenstücks

4.3.3 Präprothetische Chirurgie und Implantologie

Lösung zu Aufgabe 1:

Unter präprothetischer Chirurgie versteht man alle operativen Maßnahmen zur Verbesserung des Prothesenlagers, also zur Verbesserung des Prothesensitzes, mit den zwei grundsätzlichen Möglichkeiten:

a) Verbesserung der anatomischen Verhältnisse durch
  - Korrekturen am Knochen oder
  - an der Schleimhaut

b) direkte Verankerung von Zahnersatz am Kiefer mit Halteelementen für den Halt von Prothesen (Implantate).

Lösung zu Aufgabe 2:

Der Verbesserung des Prothesenlagers – und somit des Sitzes einer Prothese (= präprothetische Chirurgie), dienen

- Beseitigung störender hoch ansetzender Wangen- und Lippenbändchen (Frenektomie)
- Behandlung eines Schlotterkammes (Schlotterkammexzision)
- Entfernung von Lappenfibromen
- Abtragung und Glätten scharfer Knochenkanten und Knochenvorsprünge
- Abtragen eines stark ausgeprägten Torus palatinus (Knochenvorwölbung in der Mitte des harten Gaumens)
- Tuberplastik (= operative Verkleinerung/Modellierung des Tuber maxillae)
- Vestibulumplastik zur Mundbodensenkung durch Tiefenverlagerung der Mundbodenmuskulatur
- Aufbau des Kieferkamms mit körpereigenem oder körperfremdem Material.

Lösung zu Aufgabe 3:

Wichtigstes Implantationssystem ist das enossale oder Wurzelimplantat = Einbringen eines alloplastischen (nicht körpereigenen) Implantatkörpers in eine frische Alveole (Sofortimplantat) oder in ein später operativ aufbereitetes Knochenbett (Spätimplantat).

Enossales Implantat = künstliche Zahnwurzel, die in den Knochen (Os) eingepflanzt wird.

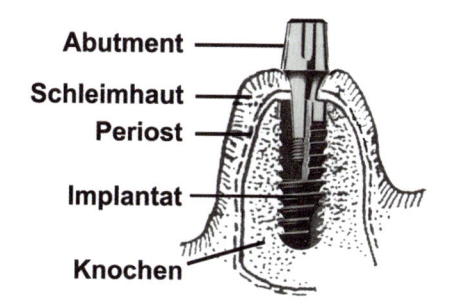

LÖSUNGEN

Lösung zu Aufgabe 4:

Die bekanntesten Implantatformen sind:
zylindrische oder konische Implantate (z. B. Titan oder Zirkonium/Aluminiumoxid-Keramiken).

Lösung zu Aufgabe 5:

Voraussetzungen für ein erfolgreiches orales Implantat

- Implantatsystem
- Implantatmaterial
- lokale Faktoren: vor allem Beschaffenheit des Implantatbettes hinsichtlich Knochenstruktur und ausreichendem „Knochenangebot"
- Beherrschung der Operationstechnik
- Mitarbeit des Patienten hinsichtlich
  - Intensivierung seiner mundhygienischen Maßnahmen
  - und Wahrnehmung der regelmäßigen Kontrolluntersuchungen
- Art der prothetischen Suprakonstruktion und Zeitpunkt der prothetischen Versorgung
- enge Indikationsstellung (allgemeinmedizinische Voraussetzungen).

Lösung zu Aufgabe 6:

Eine Implantation ist in der Regel *nicht* indiziert, wenn folgende Situationen vorliegen:

- schlechter allgemeiner Körperzustand, Störung des Immunsystems (chronisch)
- Alkohol-, Nikotin- und Drogenmissbrauch
- Antikoagulanzientherapie, Blutgerinnungsstörungen
- Diabetes (schlecht eingestellt), Stoffwechselstörungen
- Osteoporose
- bei Jugendlichen, wenn das Schädelwachstum noch nicht abgeschlossen ist.

Lösung zu Aufgabe 7:

Implantat – Indikation

- Einzelzahnverlust im Frontzahnbereich, vor allem nach traumatischem Zahnverlust, sowie im Seitenzahnbereich unter Umgehung einer dreigliedrigen Brücke, zumal dann, wenn die Brückenpfeiler kariesfrei sind
- ein- oder beidseitige Freiendsättel im Ober- und Unterkiefer zur Schaffung von Schaltlücken zur Erzielung eines prothetischen Lückenschlusses unter Vermeidung eines herausnehmbaren Zahnersatzes, wenn keine Endpfeilerzähne mehr vorhanden sind

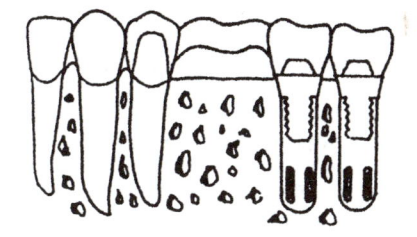

- Unterstützungsimplantate zur Pfeilervermehrung bei größeren Schaltlücken
- zur Stabilisierung der Retention und Lagestabilität von totalen Prothesen, wenn mit herkömmlichen Mitteln keine ausreichende Verankerung und volle Funktionstauglichkeit erreicht werden kann.

Lösung zu Aufgabe 8:

Aufklärungspunkte vor Implantationen:

- kurze Erklärung des Prinzips einer Einpflanzung mit knapper Schilderung des Operationsverfahrens
- Aufzeigung möglicher Alternativen
- Hinweis auf mögliche Komplikationen
- Erfolgsaussichten
- Verhalten nach dem Eingriff
- Unterrichtung über Kosten und Kostenbeteiligung
- Einwilligungserklärung des Patienten.

Lösung zu Aufgabe 9:

biokompatibel = gewebefreundlich; bei Implantaten ist dies Titan oder Keramik

Lösung zu Aufgabe 10:

augmentatives Verfahren = Einbringen/Auftragen von Knochen bzw. Knochenersatzmaterial nach Zahnverlust

Voraussetzung für die Implantatsetzung: ausreichend Knochen.

In diesem Fall bestehen verschiedene Möglichkeiten:

- Knochenspreizung
- Knochendistraktion
- Knochenblock
- Sinuslift.

Lösung zu Aufgabe 11:

Knochenersatzmaterialien können autogen, allogen, xenogen oder alloplastisch sein:

- autogen = bestes Transplantationsmaterial = eigener Knochen des Patienten (keine Gefahr der Abstoßung bzw. Infektionsübertragung)
- allogen = speziell vorbehandelter Knochen eines anderen Menschen (Gefahr der Abstoßung und Infektionsübertragung)
- xenogen = speziell vorbehandelter Knochen von Tieren, v. a. Rind (Gefahr der Infektionsübertragung)
- alloplastisch = synthetisch bzw. halbsynthetisch hergestellter Knochen von Tieren, Algen (Hydroxplapatit) oder Tricalciumphosphat.

Lösung zu Aufgabe 12:

Operationsmöglichkeiten, um genügend Knochen für eine Implantation zu bilden:

- Knochenspreizung = Bone splitting: Längsspaltung des Alveolarfortsatzes, anschließende Dehnung/Erweiterung mit Osteotomen
- Knochendistraktion = Dehnung des Knochens mithilfe von Distraktoren, Verschiebung eines vorher ausgesägten Knochenblocks in die gewünschte Richtung
- Knochenblock = Aufschrauben eines dem Patienten an anderer Stelle entnommenen Knochenblocks
- Sinuslift = Anhebung des knöchernen Kieferhöhlenbodens über das Bohrloch des Implantats (intern)/Einbringen von Knochenersatzmaterial
  = Anhebung der Schleimhaut vom Kieferhöhlenboden mithilfe einer Membran nach Präparation eines Knochenfensters in die seitliche Kieferhöhlenwand (extern)/Einbringen von Knochenersatzmaterial (intern).

Lösung zu Aufgabe 13:

Ablauf einer Implantatbehandlung:

- Untersuchung/Planung: u. a. Anfertigung einer Bohrschablone
- Vorbehandlung: Kariestherapie, Mundhygienekontrolle, eventuell PAR-Therapie
- Implantation: Lokalanästhesie, Schnitt, Bildung eines Mucoperiostlappens, Festlegung der Implantatstellen (Bohrschablone) → eventuell Markierung mit kugelförmiger Knochenfräse, Bohrung für Implantat → Eindrehen des Implantats

- Einheilphase:
  - offen: direkt aufgeschraubte Einheilklappe ist sichtbar (→ transgingival) → kein chirurgisches Freilegen nötig
  - geschlossen: dichte Naht über Implantat → geschütztes Einheilen (→ subgingival), → chirurgisches Freilegen ist notwendig
- Freilegung: nach drei bis sechs Monaten
- prothetische Versorgung: Abformung, Modellherstellung, Aufbaupfostenauswahl, Gerüsteinprobe mit Basisnahme, Eingliederung des Zahnersatzes
- Osseointegration = spätere Verbindung zwischen Knochen (Os) und Implantatoberfläche.

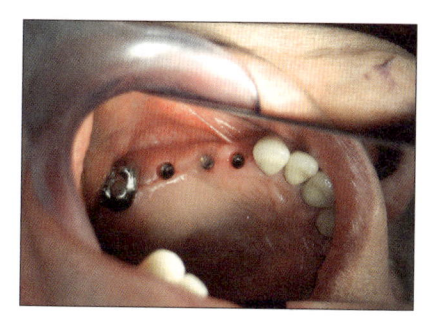

geschlossenes Einheilen: nach Einheilzeit freigelegte Implantate (14, 15, 16)

Lösung zu Aufgabe 14:

Vorgehen bei Abformungen für Implantate:

- geschlossene Abformung:
Spezielle Übertragungskappen werden von der Abformung auf die Abformpfosten gesteckt → Abformung → Abformkäppchen bleiben im Abdruck.

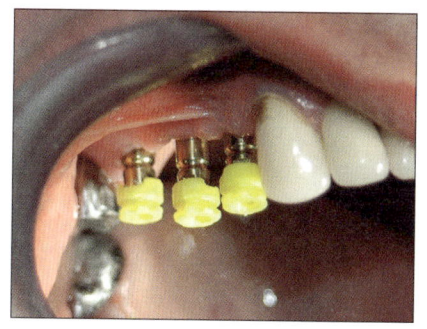

gelbe Übertragungkappen mit Abformpfosten

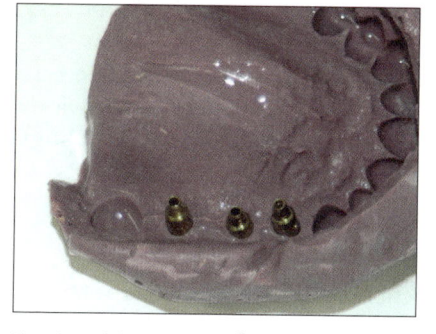

Fixationsabformung mit Übertragungskappen bzw. Abformpfosten

- offene Abformung:
Anfertigung eines individuellen Löffels mit speziellen Durchtrittsstellen für Implantatpfosten → Abformung (vor Abdruckentnahme: Entfernung der Abformpfosten durch kleine Schrauben) → gesamter Abformpfosten bleibt im Abdruck.

Lösung zu Aufgabe 15:
Abutment (engl.) = Wiederlager, Stützpfeiler, Aufbaupfosten = Verbindungselement (Zirkonoxid- bzw. Aluminiumoxidkeramik, Titan) zwischen Zahnersatz und Implantat.

4.3.4 Chirurgische Kieferorthopädie
Lösung zu Aufgabe 1:
Unter dem Begriff chirurgische Kieferorthopädie werden alle operativen Maßnahmen zusammengefasst, die dazu beitragen, erworbene oder angeborene Dysgnathien (Folgezustände abwegiger Kieferentwicklung), bei denen funktionelle Störungen des Kauorgans und/oder Deformitäten der Gesichts-Kieferregion vorliegen, zu korrigieren.

Solche Eingriffe sind:
- Diastemaoperation
- Progenieoperation
- Korrektur eines Tiefbisses
- Prognathieoperation
- Lippenbändchenoperationen.

Lösung zu Aufgabe 2:
Retention ist der Zustand, dass ein voll entwickelter Zahn ohne besondere Veränderungen im Kiefer verbleibt und seine Durchbruchszeit gewissermaßen „versäumt".

Neben der totalen Retention gibt es auch noch die Halbretention oder unvollständige Retention, wenn die Krone nur teilweise durchbricht und dann in dieser Stellung verharrt. Halbretinierte Zähne stellen Schmutznischen mit all ihren negativen Folgen dar. Am meisten betroffen sind die oberen Eckzähne.

Verlagerung, die meistens bei oberen Eckzähnen und unteren Weisheitszähnen vorkommt, hat ihre Ursache bei Keimentwicklung in abnormer Richtung. Dabei ist sowohl eine Drehung um die Querachse (Kippung), als auch eine Drehung um die Längsachse (Torsion) möglich.

Lösung zu Aufgabe 3:
Die Durchbruchszeiten unterliegen starken Schwankungen. Erst bei größeren Ausnahmen spricht man von einer verfrühten (Dentitio praecox) oder einer verzögerten (Dentitio tarda) Zahnung.

Ursachen für die gar nicht so seltene Dentitio tarda sind
- allgemeine Wachstumsverlangsamung
- innersekretorische Störungen, vor allem der Schilddrüse

- Persistenz (Stehenbleiben) von Milchzähnen
- Schädigungsfolge des Ersatzzahnes nach Traumatisierung des Milchzahnes durch Intrusion (Pfählung = Hineinstoßen eines bereits durchgebrochenen Zahnes in die Alveole).

Lösung zu Aufgabe 4:

Normalerweise verläuft der Zahndurchbruch (Dentition) ganz unauffällig und beschwerdefrei. Es sind in erster Linie Weisheitszähne des Unterkiefers (Sapientes), die infolge Platzmangels zu entzündlichen Prozessen während der Durchbruchsphase führen können.

Ein erschwerter Zahndurchbruch = Dentitio difficilis kann ganz erhebliche Beschwerden verursachen; sie bestehen in

- Schmerzen unterschiedlicher Intensität
- Ödembildung (Schwellung) im Bereich des durchbrechenden Zahnes und seiner Umgebung, sodass der Aufbiss gestört ist
- in schwereren Fällen kommt es auch zur Beeinträchtigung des Allgemeinbefindens mit Fieber, Abgeschlagenheit und richtigem Krankheitsgefühl, sodass Arbeitsunfähigkeit gegeben sein kann
- hinzu kommen Schluckbeschwerden
- regionale Lymphknotenschwellung
- Kieferklemme.

4.3.5 Postoperative Beratung und Komplikationen

Lösung zu Aufgabe 1:

Verhaltensregeln nach Extraktion und operativen Eingriffen = postoperative Beratung:
- Nahrungsaufnahme erst dann, wenn taubes Gefühl völlig abgeklungen ist (Gefahr des Zungenbisses); falls erforderlich: in den ersten Tagen flüssig-breiförmige Kost
- Hinweis auf Einschränkung der Verkehrstüchtigkeit
- in den nächsten Tagen Vermeidung körperlicher Anstrengungen und sportlicher Aktivitäten (Nachblutungsgefahr!)
- kein Kaffee-, Tee- oder Alkoholgenuss (Nachblutungsgefahr!)
- Rauchverbot
- möglichst wenig sprechen
- keine Wärmeapplikation, sondern Kühlung mit feucht-kalten Umschlägen oder Kühlkissen zur Vorsorge oder Bekämpfung auftretender Schwellungen
- Mundpflege ist sorgfältig weiter zu betreiben mit Ausnahme des unmittelbaren Wundbereiches

LÖSUNGEN

- Spülungen und Saugen an der Wunde schaden (Infektionsgefahr – leere Alveole); nur nach dem Essen kurze Spülungen mit abgekochtem lauwarmem Wasser oder Kamillentee
- sollte es zu einer Nachblutung kommen, besteht die erste Selbsthilfe darin, am besten ein frisches, gebügeltes Stofftaschentuch auf die Wunde zu legen und ganz fest zuzubeißen, sodass eine Kompression entsteht
- nicht hinlegen, sondern aufrecht sitzen; wenn die Blutung nach 1 - 2 Stunden nicht zum Stehen kommt, muss der behandelnde Zahnarzt oder außerhalb der Sprechstundenzeit der zahnärztliche Notdienst aufgesucht werden; dies gilt auch für das Auftreten anderer Komplikationen
- Kontrolltermine einhalten.

Lösung zu Aufgabe 2:

Bei geringer Nachblutung sollte der Patient auf Tupfer oder Kompresse beißen bzw. mit Eisbeutel oder Kühlkissen kühlen.

Lösung zu Aufgabe 3:

Die häufigsten Komplikationen im Zusammenhang mit Zahnentfernungen und operativen Eingriffen sind

- Nachschmerzen (Dolor post extractionem)
- Nachblutungen
- Eröffnung der Kieferhöhle (Mund-Antrum-Verbindung) bei Entfernung oberer Prämolaren und Molaren
- Störungen der Wundheilung durch Infektionen, trockene Alveole oder allgemeine Abwehrschwäche.

Lösung zu Aufgabe 4:

Dolor post extractionem bedeutet Nachschmerzen nach Extraktionen und operativen Eingriffen, die ein gewisses Maß überschreiten; die häufigsten Ursachen sind

- Wundinfektion
- Gewebstraumatisierung
- scharfe Knochenkanten
- Sequesterbildung
- zurückgelassene Wurzelreste
- Störung der Wundheilung.

Lösung zu Aufgabe 5:

Die Wundheilung kann gestört sein durch

a) allgemeine Faktoren, wie
- schlechte Reaktionslage des Patienten
- schlechte Gewebsdurchblutung
- unvernünftiges Verhalten des Patienten, z. B. Nichtbeachtung eines strikten Rauchverbotes und Mundspülungen

b) lokale Störfaktoren
- Wundinfektion
- Zerfall des Blutkoagulums
- Fremdkörper in der Wunde
- Traumatisierung der Wundränder.

Lösung zu Aufgabe 6:

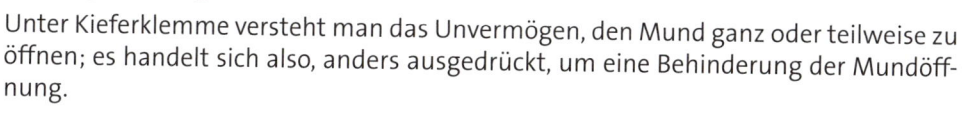

Unter Kieferklemme versteht man das Unvermögen, den Mund ganz oder teilweise zu öffnen; es handelt sich also, anders ausgedrückt, um eine Behinderung der Mundöffnung.

Die häufigsten Ursachen dafür sind:
- Dentitio difficilis (erschwerter Zahndurchbruch)
- Fortleitung eines entzündlichen Prozesses auf die Kaumuskulatur
- Kiefergelenkerkrankungen
- als Folge traumatischer Einwirkungen Kieferfraktur (Knochenbruch) oder Luxation (Ausrenkung)
- nach schwierigen langdauernden operativen Eingriffen, z. B. Entfernung verlagerter Weisheitszähne.
- neurogen durch Störungen im Nervensystem, z. B. Fazialislähmung.

Bei Kiefersperre handelt es sich um eine Behinderung des Mundschlusses: Der Patient kann also den Mund nicht mehr schließen.

(Denken Sie hierbei an eine Tür, die klemmt oder sperrt!)

4.4 Arzneimittellehre

4.4.1 Allgemeines, Formen und Anwendung von Arzneimitteln

Lösung zu Aufgabe 1:

Pharmakologie	=	Lehre von den Arzneimitteln
Toxikologie	=	Lehre von den Giften
Applikation	=	Verabreichung, Darreichung
Tagesdosis	=	Menge eines Medikamentes, die der Patient über den ganzen Tag verteilt einnehmen muss
Infusion	=	einfließen lassen, „Dauertropf"
Injektion	=	Einspritzung
Inhalation	=	Einatmung zu therapeutischen Zwecken
Prämedikation	=	medikamentöse Vorbereitung, Vorbehandlung
Rezept	=	ärztliche Anweisung zum Arzneibezug
substituierend	=	einen Mangel ersetzend
toxisch	=	giftig

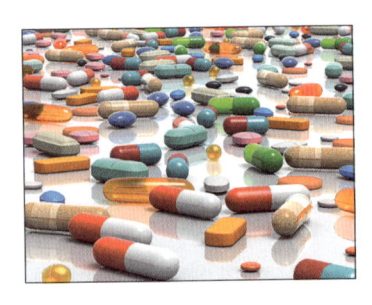

Lösung zu Aufgabe 2:

Arzneimittel im Sinne des Arzneimittelgesetzes sind Zubereitungen aus Stoffen, die dazu bestimmt sind, durch Anwendung am oder im menschlichen oder tierischen Organismus

a) Beschaffenheit, Zustand oder Funktion des Körpers oder seelischer Zustände erkennen zu lassen oder zu beeinflussen

b) vom menschlichen oder tierischen Körper erzeugte Wirkstoffe oder Körperflüssigkeiten zu ersetzen

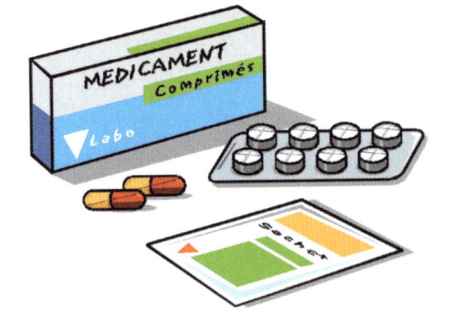

c) Krankheitserreger, Parasiten oder körperfremde Stoffe zu beseitigen oder unschädlich zu machen.

Lösung zu Aufgabe 3:

Feuergefährliche = leicht entzündliche Stoffe, wie Chloräthyl, Äther, Benzin müssen ein weißes Etikett mit Flammenzeichen und rotem Rand tragen; sie müssen von den übrigen Medikamenten getrennt an einem geschützten Ort vor Hitzeeinwirkung gelagert werden, z. B. Händesinfektionsmittel.

Lösung zu Aufgabe 4:

Gefahren-Piktogramm			
Eigenschaft	ätzend	reizend	giftig
Beispiele	Ätzgel, Phosphorsäure 30 %iges Wasserstoffperoxid	Desinfektionsmittel Röntgenchemikalien	Quecksilber (Hg) Formaldehyd

Lösung zu Aufgabe 5:

Aufbewahrung von Arzneimitteln:
- getrennt von übrigen Materialien und Geräten
- für Unbefugte unzugänglich
- möglichst geschützt vor Sonnenlicht und Hitzeeinwirkung
- Betäubungsmittel in einem gesonderten Schrank aufbewahren
- Verfallsdaten regelmäßig kontrollieren
- Arzneimittel übersichtlich/alphabetisch einordnen.

Lösung zu Aufgabe 6:

Tablette	feste, verschieden geformte, aus Pulver gepresste Arzneimittelzubereitung
Dragee	Tablette mit einem Überzug (Zucker, Stärke oder Fette)
Kapsel	Hohlformen in einer löslichen Hülle (zumeist aus Gelatine); das Medikament wird erst im Dünndarm freigegeben
Suppositorium	Zäpfchen enthalten den Wirkstoff in einer leicht schmelzenden Grundmasse, die sich bei rektaler (Mastdarm bzw. Enddarm) oder vaginaler Einführung (Scheide) auflöst und die wirksame Substanz freigibt, z. B. Vaginalzäpfchen = Ovula
Tinktur	alkoholische Auszüge aus pflanzlichen und tierischen Stoffen
Aerosol	künstlich vernebelte Medikamente (enthalten feste oder flüssige Schwebstoffe in Luft)

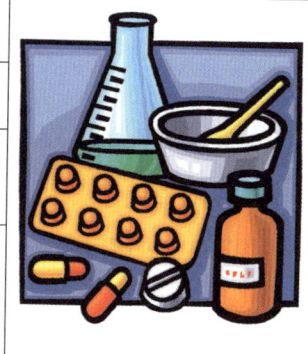

Lösung zu Aufgabe 7:

A) Enteral = über den Verdauungsapparat:
   1. per Os bzw. oral (durch den Mund): Tabletten, Kapseln, Dragees, Tropfen sublingual (unter der Zunge)
   2. rektal (Einführung in den Mastdarm): Suppositorien (Zäpfchen)

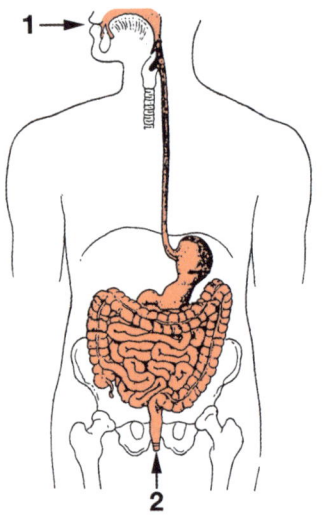

B) Parenteral = unter Umgehung des Verdauungsweges:
   1. Inhalation (Einatmung zu therapeutischen Zwecken): Aerosol
   2. Injektion (Einspritzung): Spritze
   3. perkutan (durch die Haut): Pflaster, Umschläge ....

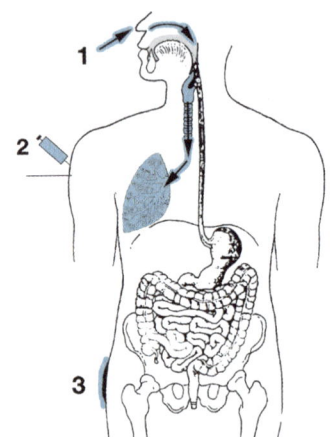

Lösung zu Aufgabe 8:

Injektionen (Einspritzungen) sind möglich:

- subkutan (s. c.)   unter die Haut
- intrakutan (i. c.)   in die Haut
- submukös (s. m.)   unter die Schleimhaut, z. B. Lokalanästhesien
- intramuskulär (i. m.)   in die Muskulatur
- intravenös (i. v.)   in die Vene
- intraartikulär (i. art.)   in ein Gelenk
- intrakardial (i. car.)   in das Herz.

Lösung zu Aufgabe 9:

Intramuskuläre Injektionen (i. m.) können dort vorgenommen werden, wo große Muskelpakete vorliegen:

- in erster Linie in die Gesäßmuskulatur
- Oberschenkelmuskulatur
- Oberarmmuskulatur.

Lösung zu Aufgabe 10:

Darreichungsformen für Antibiotika sind:

a) Infusion
b) intramuskuläre Injektion: Sie ist immer dann indiziert, wenn rasche Wirkung erforderlich ist oder Darmunverträglichkeit besteht
c) per Os, meist in Form von Kapseln, die sich erst im Darm auflösen, um Inaktivierung durch den sauren Magensaft zu vermeiden
d) lokal durch Puder, Salben, Styli (Wundkegel)
e) Außerdem sollten Antibiotika über einen längeren Zeitraum gleichmäßig dosiert werden (z. B. 3 x tgl. bzw. 2 x tgl.). Das Antibiotikum muss genau nach den Anweisungen des Zahnarztes eingenommen werden, sonst besteht die Gefahr einer Resistenzbildung der Bakterien gegen das Antibiotikum. Der verordnete Zeitraum, nicht die Packungsgröße ist für die Dauer der Einnahme entscheidend. Bei Juckreiz oder Ausschlägen sollte der Arzt aufgesucht werden.

Lösung zu Aufgabe 11:

Die Übersetzungen der Darreichungsformen = Applikationsarten lauten:

- intramuskulär = in einen/den Muskel
- rektal = über den Mastdarm
- intravenös = in eine/die Vene
- peroral = durch den Mund
- sublingual = unter die Zunge
- perkutan = durch die Haut.

4.4.2 Arzneimittelgruppen

Lösung zu Aufgabe 1:
Einfluss auf die Verkehrssicherheit nehmen:

Narkotika	=	Mittel zur Allgemeinbetäubung
Lokalanästhetika	=	Mittel zur lokalen Schmerzausschaltung
Analgetika	=	schmerzstillende Mittel,
Sedativa	=	Beruhigungsmittel
Hypnotika	=	Schlafmittel
Psychopharmaka	=	auf die Psyche dämpfend wirkende Arzneimittel.

Lösung zu Aufgabe 2:
Alkoholgenuss in Verbindung mit Arzneimitteleinnahme hat zur Folge, dass abgesehen von der enthemmenden Wirkung des Alkohols, die Wirkungsdauer zahlreicher Arzneimittel stark verlängert wird, denn ihr Abbau in der Leber wird verzögert. Dies gilt vor allem für Analgetika, Hypnotika, Sedativa einschließlich Tranquilizern, wie Valium® und Psychopharmaka.

Lösung zu Aufgabe 3:
Es gibt Hämostyptika = blutstillende Mittel mit

- gerinnungsfördernder Wirkung
- gefäßwandabdichtender Wirkung
- oder antifibrinolytischer Wirkung.

Lösung zu Aufgabe 4:
Anwendungsmöglichkeiten von Hämostyptika sind:

a) lokale Anwendung
- als Pulver zum Aufstreuen
- als Tupfer und Gazestreifen
- als Stäbchen oder Wundkegel
- als resorbierbare Tampons

b) orale Gaben
   als Flüssigkeit, Tabletten oder Kapseln

c) Injektion.

Lösung zu Aufgabe 5:

ASS	=	Analgetikum (Schmerzmittel)
Fluorid	=	Kariesprophylaktikum (Mittel zur Verhütung und Bekämpfung von Zahnfäule)
Marcumar®	=	Antikoagulans (Mittel zur Verzögerung der Blutgerinnung)
Isocillin oder Neomycin	=	Lokalantibiotika
N_2®	=	Wurzelfüllmaterial
Suprarenin	=	Vasokonstringens (gefäßverengendes Mittel)
Valium®	=	Tranquilizer (Beruhigungsmittel)
Wasserstoffperoxid	=	H_2O_2 (Oxidationsmittel, dessen Wirkung auf der Abspaltung von Sauerstoff beruht)
Ultracain/Xylestesin	=	Lokalanästhetika
Kalziumhydroxid/ Zinkoxid-Nelkenöl	=	Mittel zur indirekten Überkappung der Pulpa

Lösung zu Aufgabe 6:

Schmerzmittel	=	Analgetika (Verordnung häufig nach operativen Eingriffen, z. B. Ibuprofen)
Mittel gegen Pilze	=	Antimykotika
Blutstillungsmittel	=	Hämostyptika, z. B. Thrombinpulver
blutgerinnungshemmende Mittel	=	Antikoagulanzien, z. B. Marcumar®
blutdrucksenkende Mittel	=	Antihypertonika
entzündungshemmende Mittel	=	Antiphlogistika
fiebersenkende Mittel	=	Antipyretika
Beruhigungsmittel	=	Sedativa
Vasokonstringenzien	=	gefäßzusammenziehende Mittel
gewebszusammenziehende Mittel	=	Adstringenzien
Herzmittel	=	Kardiaka
Kreislaufmittel	=	Analeptika, z. B. Koffein
krampflösende Mittel	=	Spasmolytika
Mittel gegen Überempfindlichkeitserscheinungen	=	Antiallergika, Antihistaminika

Lösung zu Aufgabe 7:

Antibiotika, deren klassischer „Stammvater" Penicillin ist, sind Stoffwechselprodukte bestimmter Schimmelpilze. Heute werden sie auch synthetisch oder halbsynthetisch hergestellt. Sie greifen im Organismus in die Lebensvorgänge bestimmter Krankheitserreger (Bakterien) ein, sodass sie entweder eine stark entwicklungshemmende Wirkung (bakteriostatisch) ausüben oder aber sie vernichten sie schon von sich aus (bakterizid).

Lösung zu Aufgabe 8:

Antibiotika sind antibakteriell hoch wirksame Mittel = Mittel gegen bestimmte, aber nicht alle Bakterien:

- Verminderung pathogener Bakterien, vor allem gegen grampositive Bakterien (Kokken und Spirochäten)
- mit Einschränkung gegen gramnegative Bakterien, aber völlig ohne Wirkung gegen Viren.

Lösung zu Aufgabe 9:

Hauptnachteile der Antibiotika:

a) sich rasch entwickelnde Resistenzbildung (Widerstandsfähigkeit) der Bakterien gegenüber den Antibiotika, sodass die Effektivität gleich null wird

b) Sensibilisierung der Patienten bringt Überempfindlichkeitserscheinungen, die zu schweren Nebenwirkungen führen können, angefangen von Hautausschlägen bis hin zum lebensbedrohlichen anaphylaktischen Schock → Absetzen dieses Antibiotikums!

c) bei oraler Einnahme Beeinträchtigung der normalen Mundhöhlen- und Darmflora

d) Antibiotika sind nicht viruzid

e) regelmäßige und pünktliche Einnahme (3 x tgl. – alle 8 Stunden – oder 2 x tgl. – alle 12 Stunden) für den verordneten Zeitraum erforderlich.

Lösung zu Aufgabe 10:

Hinweise zur Antibiotikaeinnahme für den Patienten:

- Einnahme: regelmäßig und mit viel Flüssigkeit (am besten mit Wasser)
- Dosierung nach Angaben des ZA/der Packungsbeilage
- Packung zu Ende nehmen
- bei Unverträglichkeit in Praxis anrufen/vorbeikommen
- nicht zusammen mit Milch oder Milchprodukten.

4.4.3 Das Rezept

Lösung zu Aufgabe 1:
Privatrezept (blau), Kassenrezept (rot) und Betäubungsmittelrezept (gelb).

Für Betäubungsmittel gelten Sonderregelungen. Sie müssen auf besonderen Formularen, die diebstahlsicher aufzubewahren sind, verordnet werden.

Lösung zu Aufgabe 2:
Ein Rezept ist eine schriftliche Anweisung des Arztes an den Apotheker zur Zubereitung und Abgabe von Medikamenten. Da das Rezept im juristischen Sinne eine Urkunde ist, muss es

- dokumentenecht, also mit Tinte, Kugelschreiber oder Computerausdruck geschrieben sein
- Datum und Unterschrift des Zahnarztes/Arztes tragen
- Missbrauch und Fälschung werden nach StGB streng bestraft.

Lösung zu Aufgabe 3:
Jedes Rezept muss enthalten:
a) Ausstellungsdatum (wegen der Gültigkeitsdauer)
b) Name und Anschrift des verordnenden Zahnarztes (mittels Stempel)
c) Name und Anschrift des Patienten (z. B. mittels elektronischer Gesundheitskarte)
d) Verschreibung des Arzneimittels: Art, Darreichungsform, Menge
e) Signatur, Anweisung für den Patienten, wie das Medikament einzunehmen ist – falls abweichend von der Packungsbeilage
f) Unterschrift des Zahnarztes, eigenhändig und voll ausgeschrieben.

Lösung zu Aufgabe 4:
In der Verordnung ist anzugeben:
- Name oder Zusammensetzung der verordneten Medikamente
- Darreichungsform
- Menge
- maximal drei Medikamente pro Rezept.

LÖSUNGEN

Lösung zu Aufgabe 5:

Bei diesen Abkürzungen handelt es sich um Hinweise für den Apotheker, die in lateinischer Sprache gegeben werden.

Rp.	→	recipe = nimm!
Drag.	→	Dragee
Tbl.	→	Tabletten
Supp.	→	Suppositorien (Zäpfchen)
OP	→	Originalpackung = kleinste Menge
aut idem	→	oder das Gleiche: Apotheker kann ein verordnetes Arzneimittel gegen ein anderes, wirkstoffgleiches austauschen, wenn der Zahnarzt das Kästchen nicht ankreuzt. (x = Nein!)
noctu	→	Nachtvermerk: Patient ist von der Bezahlung des Nachtzuschlags befreit.
S.	→	signa, signatur = beschrifte!
ad man. med.	→	ad manus medici = zu Händen des Arztes
ad us. propr.	→	ad usum proprium = zum eigenen Bedarf

Lösung zu Aufgabe 6:

Abgabegruppen der Arzneimittel				
freiverkäuflich	apothekenpflichtig			
	nicht verschreibungspflichtig:	verschreibungspflichtig:	Betäubungsmittel:	

▶ keine Verschreibung durch Arzt/Zahnarzt notwendig
▶ keine Abgabebeschränkung
▶ Verkauf auch außerhalb der Apotheke möglich
	▶ keine Verschreibung bzw. grünes Rezept durch Arzt/Zahnarzt
	▶ Apothekenverkauf
		▶ Rezept erforderlich
		▶ Apothekenverkauf
		▶ Gültigkeit:
		  - Privatrezept: drei Monate
		  - Kassenrezepte: nur vier Wochen Abrechnung über die Kasse möglich.
			▶ dreiteiliges, nummeriertes, registriertes Rezept
			▶ Apothekenverkauf
			▶ Gültigkeit: sieben Tage	

Lösung zu Aufgabe 7:

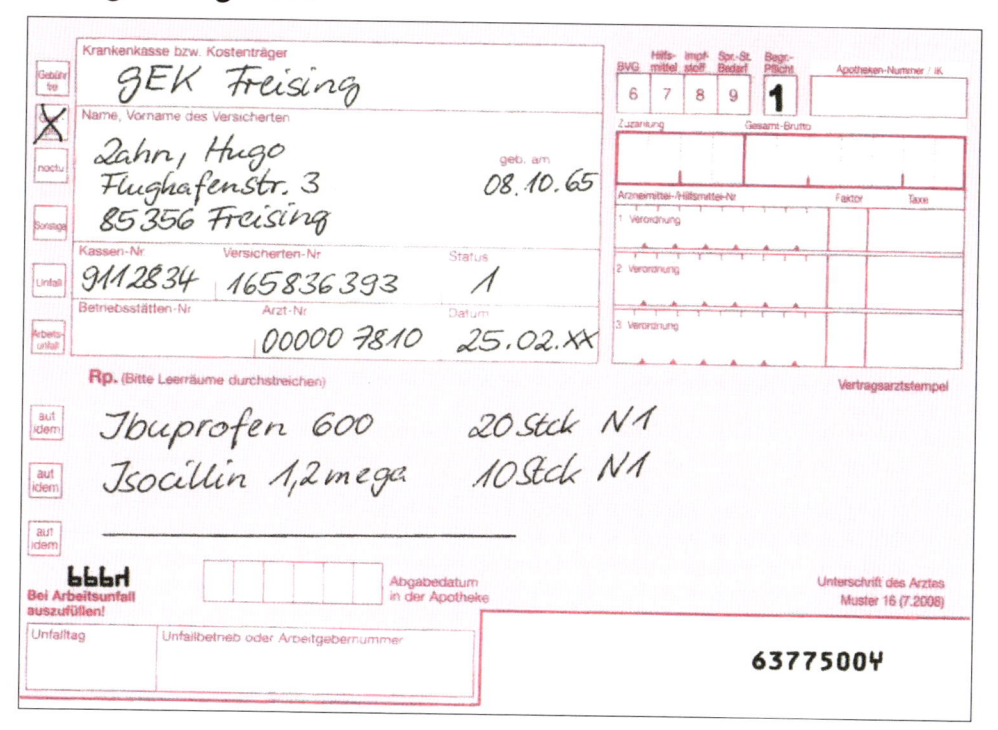

Krankenkasse bzw. Kostenträger: GEK Freising
Gebühr: X (angekreuzt)
6 7 8 9: 1 (Pflicht)
Name, Vorname des Versicherten: Zahn, Hugo
Flughafenstr. 3
85356 Freising
geb. am: 08.10.65
Kassen-Nr: 9112834
Versicherten-Nr: 165836393
Status: 1
Betriebsstätten-Nr / Arzt-Nr: 00000 7810
Datum: 25.02.XX

Rp.:
- Ibuprofen 600 — 20 Stck N1
- Isocillin 1,2 mega — 10 Stck N1

Nummer: 6377500 4

Lösung zu Aufgabe 8:

Kassenrezept	Privatrezept
gesetzliche Krankenkasse	—
Name, Vorname, Anschrift des Patienten	Name, Vorname, Anschrift des Patienten
Geburtsdatum	Geburtsdatum
Status des Patienten	—
Arzneimittel …	Arzneimittel …
Ausstellungsdatum	Ausstellungsdatum
ABE-Nr.	—
Name des Zahnarztes …	Name des Zahnarztes …

Lösung zu Aufgabe 9:

Setzt Ihr Zahnarzt ein Kreuz bei „aut idem" auf dem Kassenrezept, so darf der Apotheker keinen Austausch vornehmen und das Originalmedikament nicht durch ein Generikum ersetzen.

4.5 Psychodontie

Lösung zu Aufgabe 1:

a) Psychodontie (Ableitung griech. psyche = Seele; odous, odontos = Zahn)

= psychologisch orientierte Zahnheilkunde, d. h. die Einbeziehung und Anwendung der Erkenntnisse der modernen allgemeinen und medizinischen Psychologie bei der Zahnbehandlung einmal dem Patienten gegenüber, aber auch untereinander im Praxisteam

b) Psychologie

= Lehre vom Seelenleben schlechthin, also Wissenschaft und Lehre von Voraussetzungen und Beweggründen, Erscheinungen und Zuständen des bewussten und unbewussten Seelenlebens

c) Psychagogik (Ableitung griech. agoge = Führung)

Menschenführung durch seelische Beeinflussung mit dem Ziel der Persönlichkeitsfestigung. Die Psychagogik will vor allem beim psychisch Gestörten eine bessere Harmonisierung seiner Verhaltensweisen anstreben durch seelische Führung mit pädagogischen Mitteln und Steuerungshilfen

d) Psychosomatik (Ableitung griech. soma = Leib, Körper)

= Lehre von den Wechselbeziehungen und Wechselwirkungen zwischen Seele und Leib. Man weiß, dass seelische Vorgänge Entstehung und Weiterentwicklung körperlicher Erkrankungen verursachen bzw. fördern können und umgekehrt

Klassisches Beispiel dafür ist die Entstehung von Magengeschwüren durch seelischen Stress. Die psychosomatische Medizin verlangt die Behandlung des ganzen Menschen als eine Leib-/Seeleneinheit.

Lösung zu Aufgabe 2:

Patiententypologie

- In Abhängigkeit vom Biorhythmus: Tag- und Nachtmenschen
- Nach psychologischen Grundtypen:
  - introvertiert (verschlossen)
  - extrovertiert (lebensfroh, aufgeschlossen)
- Konstitutionstypologie nach Kretschmer:
  - leptosomer (schmalgebauter) Typ
  - athletischer (kräftiger) Typ
  - pyknischer (gedrungener) Typ
- Temperamenttypen
  - Sanguiniker (lebhaft, temperamentvoll)
  - Choleriker (leidenschaftlich, reizbar)

- Phlegmatiker (träge, schwerfällig)
- Melancholiker (schwermütig, trübsinnig)

▸ Besonders aufschlussreich dürfte eine Einteilung nach Verhalten und Benehmen in der Praxis sein:

a) der ideale Patient, der seinem Zahnarzt und seinem Team vorbehaltlos vertraut und keinerlei Schwierigkeiten macht

b) der ganz normale Patient, der als „Durchschnittspatient" immer höflich und korrekt ist und alle Anordnungen befolgt

c) der schwierige Patient, der Unruhe und „dicke Luft" in den Praxisablauf bringt

d) der nervöse Patient, auch als „Nervensäge" bezeichnet, mit milieubedingten Problemen

e) der Tatmensch, der sehr von sich eingenommen und anspruchsvoll ist, alles besser weiß und sich in alles einmischt

f) der gewissenhafte Patient, der regelmäßig zur Behandlung kommt und eine mustergültige Zahn- und Mundpflege betreibt

g) der gleichgültige Patient, ein „Gebissschlamper", der sein Gebiss verkommen lässt, Zahn- und Mundpflege total vernachlässigt und nur zur Behandlung kommt, wenn er unerträgliche Schmerzen hat

h) Problempatienten.

Lösung zu Aufgabe 3:

In der Abbildung ist ein leptosomer (asthenischer = schwächlicher) Typ gezeigt (Ableitung griech. leptos = schmal). Der schmalbrüstige, hoch gewachsene asthenische Typ mit durchschnittlichem Längenwachstum, schmalem Schultergürtel, langem dünnen Hals, langen dünnknochigen Gliedmaßen, schmalem Gesicht mit vorspringender Nase und schwach entwickeltem Unterkiefer hat relativ kräftige Zähne mit mehr länglich rechteckigen oder länglich sich verjüngenden Formen.

Lösung zu Aufgabe 4:

Zu den Problempatienten rechnet man:

▸ überängstliche Patienten

▸ Kinder aller Altersstufen

▸ körperlich und geistig Behinderte

▸ psychisch Kranke

▸ Alterspatienten mit geriatrischen Problemen

▸ Patienten mit besonders schwierigen anatomischen Verhältnissen

▸ Risikopatienten.

LÖSUNGEN

Lösung zu Aufgabe 5:
Im Umgang mit Patienten sind unbedingt zu vermeiden:
- schlechte Manieren
- dumme, schnippische Äußerungen oder ironisch-spöttische Bemerkungen
- unfreundliches, unhöfliches Benehmen und Verhalten
- Taktlosigkeit und Aufdringlichkeit
- Bevormundung und Besserwisserei
- mangelnde Hilfsbereitschaft
- unzureichende Auskünfte und Informationen
- Vernachlässigung und Gleichgültigkeit
- Bagatellisierung der Beschwerden
- ungepflegtes Äußeres
- unzureichende Hygiene.

Lösung zu Aufgabe 6:
Ursachen für „Zahnarztangst" sind
- frühere schmerzhafte Erfahrungen
- angstauslösende Praxisreize
    - glitzernde Instrumente
    - makabre Bilder
    - „Zahnarztgeruch"
- Übertragungsängste durch Berichte von Schauermärchen anderer Patienten
- falsche Zusicherung schmerzfreier Behandlung.

Lösung zu Aufgabe 7:
Eine erfolgreiche Kinderbehandlung verlangt
- planmäßige Vorbereitung des Arbeitsplatzes, der frei sein muss von furcht- oder ekelerregenden Eindrücken, wie anatomischen Bildern, glitzernden Instrumenten etc.
- keine längeren Wartezeiten durch optimales Bestellsystem
- keine Langzeitbehandlungen, da die Aufmerksamkeitsspanne und Geduld bei Kindern in aller Regel kurz ist
- Vermeidung von Hektik, nervöser Hast oder Unruhe
- keine „dicke Luft", sondern aufgeschlossene, harmonisch-heitere Praxisatmosphäre
- nie Strafandrohungen
- Vermeidung von „Babysprache", auch Reizworte, wie Blut, Spritze, Pulpentod usw., die angstauslösend auf das kindliche Gemüt wirken könnten

- keine vorwurfsvollen oder herabsetzenden Äußerungen
- sondern vielmehr Lob und Anerkennung aussprechen
- nach dem Motto: „Kleine Geschenke erhalten die Freundschaft" sollte man Kindern ihrem Alter entsprechend kleine materielle Belohnungen, wie Kleinspielzeug, das man das Kind selbst aussuchen lässt, Zahnpasten- oder Zahnbürstenproben, jedoch niemals Schokolade oder andere Schleckereien und Süßigkeiten schenken.

Lösung zu Aufgabe 8:

Eigenschaften einer ZFA, die speziell in der Kinderbehandlung erforderlich sind:
- eine aufrichtige Liebe zu Kindern
- freundliches Wesen und gute Laune
- menschliche Wärme und wohlwollende Nachsicht für kindliche Schwächen
- unerschütterliche Ruhe und Riesengeduld
- Fähigkeit, auf die Psyche und Eigenarten eines Kindes ohne Vorbehalte eingehen zu können
- Einfühlungsvermögen in die Vorstellungswelt eines Kindes
- liebevolle Hilfsbereitschaft
- selbstsicheres Auftreten
- nie Selbstbeherrschung verlieren oder sich provozieren lassen.

Lösung zu Aufgabe 9:

Bei der Behandlung Schwangerer ist zu beachten:
- Bei normalem Verlauf einer Schwangerschaft können alle notwendigen Behandlungsmaßnahmen durchgeführt werden.
- Bei einer so genannten gefährdeten Schwangerschaft sollte man sich insbesondere in den ersten drei Monaten auf Notmaßnahmen beschränken und in jedem Fall Kontakt mit dem betreuenden Frauenarzt aufnehmen.
- keine langen Wartezeiten → Behandlungsstress vermeiden!
- nach Abstimmung mit der Patientin: besonders in den ersten Schwangerschaftsmonaten Behandlungen erst am späten Vormittag durchführen (morgendliche Übelkeit)
- Röntgenaufnahmen dürfen laut RöV wegen der Strahlenbelastung nur bei zwingender Notwendigkeit angefertigt werden und dann nur mit doppeltem Strahlenschutz
- bei Anästhesien müssen, besonders im Spätstadium einer Gravidität, adrenalinfreie Anästhetika verwendet werden (wegen der drohenden wehenanregenden Nebenwirkungen des Adrenalins)
- vom 5. Schwangerschaftsmonat an: Behandlung in sitzender Position (→ Gefahr der Kompression der unteren Hohlvene durch die Gebärmutter!)

LÖSUNGEN

Lösung zu Aufgabe 10:

Begriffsbestimmung der Behinderung:

Behinderung ist nicht mit Krankheit gleichzusetzen, sondern bedeutet eine bleibende, wenn auch nicht unveränderliche Beeinträchtigung körperlicher, psychischer und psychosozialer Funktionen.

Nach dem Bundessozialgesetz wird unterschieden:

- geistige Behinderung
- Körperbehinderung
- Sprachbehinderung
- Sinnesstörungen
- seelische Behinderung
- Mehrfachbehinderung.

Lösung zu Aufgabe 11:

Gewährung von Sonderterminen mit Sorge für rasche Behandlung ohne Wartezeiten

- planmäßige Vorbereitung des Arbeitsplatzes, sodass Behandlungsmaßnahmen zügig durchgeführt werden können
- behutsame rücksichtsvolle Betreuungshilfen
  - vom Betreten der Praxis bis zur Entlassung
  - vor allem am Behandlungsstuhl durch
    - richtige Lagerung
    - abstützende Hilfen
    - Vermeidung einer Blendung durch die Leuchte
    - Verhinderung von Lärmbelastung
- Vermeidung übertriebener Fürsorglichkeit und Bevormundung
- Vermeidung plumper Vertraulichkeit
- Vermeidung aufdringlicher Neugier oder Anteilnahme an ihrem schweren Schicksal
- wohlwollende, verständnisvolle Beharrlichkeit bei erforderlichen Informationen und Maßnahmen.

5. Parodontologische Behandlung

5.1 Behandlungen von Erkrankungen der Mundhöhle und des Zahnhalteapparates begleiten

5.1.1 Erkrankungen des Zahnhalteapparates

Lösung zu Aufgabe 1:

Gesunde Gingiva:

- ist blassrosa
- hat eine mattglänzende, orangenschalenartige gestippelte Oberfläche
- besitzt eine Sulcustiefe von ca. 2 mm
- blutet bei leichter Berührung nicht.

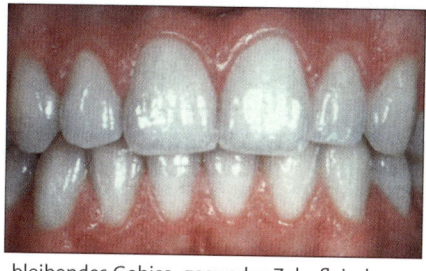

bleibendes Gebiss: gesundes Zahnfleisch

Lösung zu Aufgabe 2:

Die Teile der Gingiva bzw. der Mundschleimhaut sind:

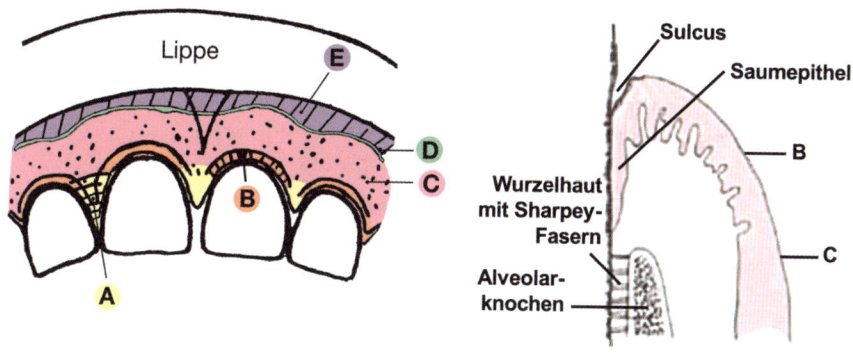

A) Zahnfleischpapille = Zahnfleisch zwischen den Zähnen, das vestibulär und oral jeweils eine Erhebung bildet

B) marginale Gingiva = Zahnfleischrand: frei, haftet am Zahnhals mithilfe des inneren Saumepithels, 1,5 bis 2,5 mm breit

zwischen Zahnoberfläche und marginaler Gingiva befindet sich eine ca. 2 mm tiefe Zahnfleischfurche = Sulcus gingivae

C) Gingiva propria = eigentliches Zahnfleisch (= attached = befestigte Gingiva): unverschieblich auf dem Alveolarknochen befestigt, bis ca. 9 mm breit

D) Mucogingivalgrenze = Grenze zwischen verschieblicher Schleimhaut (= Mucosa) und befestigter Gingiva (= Zahnfleisch)

E) Mundschleimhaut = Mucosa: verschieblich.

Lösung zu Aufgabe 3:

Die Mundschleimhaut besteht aus unverhorntem, mehrschichtigem Plattenepithel.

Epithelgewebe ist Deckgewebe, d. h. es bedeckt innere und äußere Oberflächen. An Stellen starker Beanspruchung, z. B. befestigter Gingiva oder Gaumen, kann eine Verhornung angedeutet sein.

Lösung zu Aufgabe 4:

Gingivitis	Zahnfleischentzündung ohne echte Zahnfleischtaschen und ohne Knochenabbau (Pseudotaschen)
Gingivitis ulcerosa	geschwürige Zahnfleischentzündung (Ulcus = Geschwür)
Gingivahyperplasie	Vermehrung der Zahnfleischzellenzahl und dadurch Vergrößerung des Zahnfleisches
Gingivahypertrophie	übermäßige Vergrößerung der Zahnfleischzellen und dadurch Vergrößerung des Zahnfleisches
Stomatitis	Entzündung der gesamten Mundschleimhaut

Lösung zu Aufgabe 5:

Parodontium = Zahnhalteapparat, Zahnbett

Parodontologie = Lehre vom Zahnhalteapparat

Parodontopathie = Erkrankung des Zahnhalteapparats

Parodontitis = Entzündung des Zahnhalteapparats, kann unbehandelt zu Zahnverlust führen

Parodontose = entzündungsfreier Abbau des Zahnhalteapparats

Lösung zu Aufgabe 6:

Zum Zahnhalteapparat = Parodontium gehören:

Zahnfleisch = Gingiva

Knochen = Os und Zahnfach = Alveole

Wurzelhaut = Periodontium, Desmodont und die Sharpey'schen Fasern

Wurzelzement = Cementum.

Lösung zu Aufgabe 7:

Die einfache Bewertungsmethode des Zahnhalteapparatzustandes bzw. die wichtigste Entscheidungshilfe, ob eine PAR-Behandlung notwendig ist oder nicht, ist der PSI = Parodontaler Screening Index:
= Schnelltest zur Beurteilung des parodontalen Zustandes.

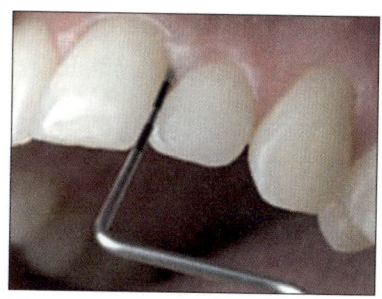

PSI

Das Gesamtgebiss wird in sechs verschiedene Abschnitte (= Sextanten = 1/6 des Gesamtgebisses) unterteilt; S1 bedeutet OK-Seitenzähne im 1. Quadranten, S2 OK-Frontzähne ...

Mit einer speziellen PAR-Sonde = WHO-Sonde (s. Abb.) wird Zahn für Zahn untersucht auf:

- Taschentiefe
- Blutungsneigung des Zahnfleisches
- Rauigkeiten an der Zahnoberfläche.

Pro Sextant wird nur der höchste Wert der möglichen Befunde (Code 0 bis 4) notiert; Ergebnis: Code 3 und 4 = Voraussetzung für die PAR-Behandlung.

	Code 0	Code 1	Code 2	Code 3	Code 4
schwarzes Band	vollständig sichtbar			teilweise sichtbar	verschwindet ganz
Blutung	—	auf Sondieren		auf Sondieren möglich	
Plaque/Zahnstein	—		vorhanden	möglich	
defekte Restaurationsränder	—		ja	möglich	
Sondiertiefe		<3,5 mm		3,5-5,5 mm	>5,5 mm
	gesund	Gingivitis		Parodontitis	

Lösung zu Aufgabe 8:

Die vier Formen von Parodontalerkrankungen, die für den Parodontalstatus wichtig sind:

Parodontitis			
aggressiv		chronisch	
lokalisiert	generalisiert	lokalisiert	generalisiert
Hauptmerkmale: ▸ klinisch gesunder Patient ▸ rasch voranschreitende Gewebsdestruktion ▸ familiäre Häufung		Hauptmerkmale: ▸ am meisten vorkommende Parodontitisform ▸ Bildung von Zahnfleischtaschen und/oder Gingivarezessionen	
Beginn: ▸ während der Pubertät Befall: ▸ Incisivi und 1. Molar nachgewiesene Serumantikörper (Markerkeime!)	▸ Patient jünger als 30 Jahre approximaler Befall: ▸ mehr als 3 Zähne, außer Incisivi und 1. Molar schwache Serumantikörper (Markerkeime!)	▸ bis 30 % der Zahnflächen befallen	▸ mehr als 30 % der Zahnflächen befallen ▸ leicht: 1 - 2 mm Attachmentverlust ▸ mittel: 3 - 4 mm Attachmentverlust ▸ schwer: 5 mm und mehr Attachmentverlust

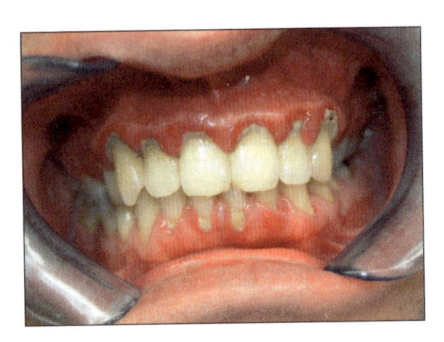

Parodontitis

Lösung zu Aufgabe 9:

Bei den gingivalen Erkrankungen werden unterschieden:

a) plaque-induzierte:
   ▸ bilden den Hauptanteil
   ▸ werden modifiziert, z. B. durch Medikamente, Mangelernährung

b) nicht plaque-induzierte:
   ▸ werden verursacht, z. B. durch Viren (Herpes), Pilze, spezifische Bakterien, Traumen.

Lösung zu Aufgabe 10:

nekrotisierende PAR-Erkrankungen = Erkrankungen des Zahnhalteapparats, verbunden mit dem Absterben von Gewebe:

NUG	NUP
= nekrotisierende ulzeröse Gingivitis	= nekrotisierende ulzeröse Parodontitis
▸ gingivale Nekrosen (ausgestanzte Papillen)	Nekrose
▸ gingivale Blutung	▸ des gingivalen Gewebes
▸ Schmerz	▸ des Desmodonts
▸ Pseudomembranen	▸ des Alveolarknochens
▸ Foetor ex ore (Mundgeruch)	

Lösung zu Aufgabe 11:

Zu den entwicklungsbedingten oder erworbenen Deformationen und Zuständen gehören:

a) lokalisierte zahnbezogene Faktoren, welche die Plaqueretention begünstigen:

   z. B. Zahnanatomie, Rekonstruktion/Apparaturen

b) mukogingivale Verhältnisse:

   z. B. Rezessionen, gingivale Vergrößerungen

c) Schleimhautveränderungen auf zahnlosen Kieferkämmen:

   z. B. verminderte Tiefe des Vestibulums

d) okklusales Trauma:

   kann ein Fortschreiten einer Parodontitis fördern.

Lösung zu Aufgabe 12:

Die drei großen Komplexe in der Ätiologie der Zahnbetterkrankungen sind:

a) lokale bzw. exogene Reizfaktoren, z. B. Plaque bzw. Biofilme an Zahnoberflächen und in Zahnfleischtaschen, starker Nikotingenuss

b) funktionelle Störungen, wie vorzeitige Kontakte, Gleithindernisse und Parafunktionen, wie Pressen, Knirschen, Leermahlen

c) endogene Faktoren, wie Diabetes, Erkrankungen des weißen Blutbildes, also Störungen des Immunsystems.

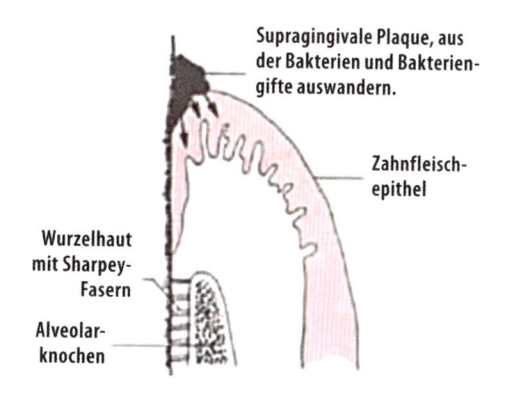

LÖSUNGEN

Lösung zu Aufgabe 13:

Zu den lokalen Reizfaktoren rechnet man auch:

a) weiche Zahnbeläge
   - Materia alba (Zahnbelag schlechthin, weich und leicht abwischbar)
   - Plaque (festsitzender, zähklebriger, strukturierter, bakterieller Belag)

b) harte Zahnauflagerungen
   - supragingival = oberhalb des Zahnfleischrandes = Zahnstein
   - subgingival = unter dem Zahnfleisch im Bereich der pathologischen Taschen = Konkremente

c) akzidentelle Reize
   - food impaction (Einpressen von Speise)
   - überstehende Füllungs- und Kronenränder
   - Traumatisierung des Zahnbetts bei Behandlungsmaßnahmen (iatrogene Faktoren).

Lösung zu Aufgabe 14:

Die Unterschiede zwischen Zahnstein und Konkrementen liegen in:

Unterscheidungsmerkmale	Zahnstein	Konkremente
Lage	supragingival	subgingival
Härte	weniger hart	härter
Aussehen	gelblich	braun/schwarz
Ablagerungsform	große Partien	kleine Inselchen
Entstehung	Kalziumausfällungen aus dem Speichel	Blutausfällungen
Bedeutung	reizt Zahnfleischoberfläche	fördern die pathologische Tasche

5.1.2 Vorbereitung zur Behandlung von Parodontopathien (Zahnbetterkrankungen)

Lösung zu Aufgabe 1:

Die Behandlungsmaßnahmen im Rahmen einer systematischen PAR-Behandlung umfassen folgende Abschnitte:

- Erstuntersuchung, ggf. Notfalltherapie, vorläufige Diagnose
- Vorbehandlung (parodontal) = Initialtherapie
- umfassende Befunderhebungen nach dem deutschen Parodontalstatus zur Diagnosefindung, auch Röntgenuntersuchung und Therapieplanung

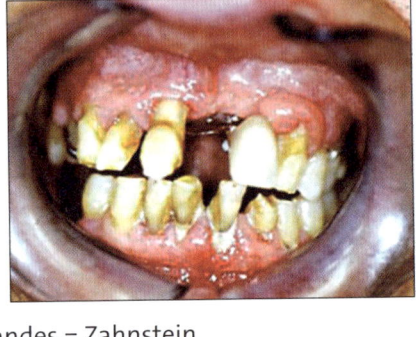

- eigentliche Parodontalbehandlung
  - Taschentherapie (geschlossenes Vorgehen)
  - Kontrolle, eventuell Antibiotikatherapie
- weiterführende Therapie (offenes Vorgehen), auch Mukogingivalchirurgie und andere chirurgische Eingriffe, wie Frenektomie, Transplantate, Hemisektion etc.
- Nachbehandlung/Kontrolle
- prothetische Versorgung durch parodontalgerechten Lückenschluss, da die meisten PAR-Behandlungen in einem mehr oder weniger ausgeprägten Lückengebiss durchgeführt werden müssen
- Erhaltungstherapie = Recall, da PAR-Patienten „Dauerpatienten" sind.

Lösung zu Aufgabe 2:

Die Vorbehandlung (Initialtherapie) dient in erster Linie der Schaffung guter mundhygienischer Verhältnisse
- durch Entfernung aller lokaler Reizfaktoren
- zur Information, Demonstration und Anleitung des Patienten zu einer zweckmäßigen Mundhygiene.

Im Einzelnen umfasst die Vorbehandlung:
a) gründliche Entfernung weicher und harter Zahnauflagerungen in mehreren Sitzungen, PZR (professionelle Zahnreinigung)
b) Beseitigung überstehender Füllungs- und Kronenränder = Reizfaktoren
c) Beseitigung von Okklusionsstörungen
d) Aufklärung und Erziehung des Patienten zu einer intensiven Zahn- und Mundpflege mit Ernährungsberatung
e) Behandlung aller kariösen Defekte
f) Extraktion nicht mehr erhaltungswürdiger Zähne.

Lösung zu Aufgabe 3:

Zahnsteinentfernung ist möglich
- mit scharfen Handinstrumenten, vor allem mit in verschiedenen Richtungen gebogenen Scalern
- maschinell mit Ultraschallgeräten, wie Cavitron mit sichel- und scalerähnlichen Aufsätzen.

Lösung zu Aufgabe 4:

Die Zahnsteinentfernung mit Ultraschallgeräten hat folgende Vorteile:

a) rationelle Arbeitsweise
b) Arbeitserleichterung
c) bei sachgerechtem Vorgehen mit ausreichender Wasserberieselung und kräftigem Absaugen ist keine Schädigung der Zahnhartsubstanzen zu befürchten
d) für den Patienten relativ angenehm und meist schmerzlos.

Wichtig für Zahnarzt und Assistenz ist das Tragen von Gesichtsschutz (Infektionsrisiko!). Beachten Sie hier außerdem die Anamnese: Herzschrittmacher (Handinstrumente gefordert)!

Lösung zu Aufgabe 5:

Die Wartezeit ist eine Kontrollzeit.

a) In erster Linie soll festgestellt werden, ob der Patient eine ausreichende Mundpflege betreibt. Ohne diese ist trotz aller zahnärztlichen Bemühungen kein Dauererfolg möglich. Bei mangelnder oder gar fehlender Mitarbeit des Patienten sind Rückschläge zwangsläufig vorprogrammiert.
b) Ferner soll festgestellt werden, ob
   - die entzündlichen Erscheinungen auf die Vorbehandlung angesprochen haben
   - nach Rückgang der entzündlichen Veränderungen noch pathologische Taschen bestehen.
c) Schließlich müssen die Vertragsbestimmungen der Krankenkassen erfüllt werden.

Lösung zu Aufgabe 6:

Zu den Aufgaben einer ZFA bei der Vorbehandlung gehören:

- Vorbereitung und Assistenz bei der Zahnreinigung
- Aufklärung und Motivation des Patienten
- Instruktion, Demonstration und Kontrolle mundhygienischer Maßnahmen (vgl. Prophylaxe)
- Ratschläge zur zweckmäßigen Ernährung (siehe Ernährungsberatung)
- Erstellung eines einfachen Mundhygieneindex, z. B. API, SBI ...

5.1.3 Parodontalstatus

Lösung zu Aufgabe 1:

Vor Durchführung einer systematischen PAR-Behandlung müssen folgende Unterlagen erstellt sein

a) ein in allen Punkten ausgefüllter Parodontalstatus
b) OPG/OPT=Orthopantomogramm bzw. Panoramaschichtaufnahme = PSA oder kompletter Röntgenstatus mit allen vorhandenen Zähnen.

Lösung zu Aufgabe 2:

Der Parodontalstatus ist

- Krankenkassenformular
- Krankenblatt und
- Abrechnungsformular.

Lösung zu Aufgabe 3:

Parodontalstatus:

Blatt 1, links:

1 Personalien des Patienten werden automatisch von der Versichertenkarte übernommen.

2 Ergebnisse aus der Patientenbefragung zum allgemeinen Gesundheitszustand

3 Eintragungen der Patientenangaben zur Vorgeschichte der Parodontalerkrankung

4 Ergebnisse der zahnärztlichen Untersuchung (bejahendenfalls sind die entsprechenden Kästchen anzukreuzen)

→ darunter ein Feld mit Anschrift der Krankenkasse für fensterumschlaggerechte Versendung.

Blatt 1, rechts:

5 genaue Diagnose, darunter: evtl. Therapieergänzung

6 Ausstellungsdatum des Planes, Kassennummernstempel des Zahnarztes, Unterschrift des Zahnarztes.

7 Kostenübernahmeerklärung der Krankenkasse: Datum und Stempel der Krankenkasse, Unterschrift der Krankenkasse.

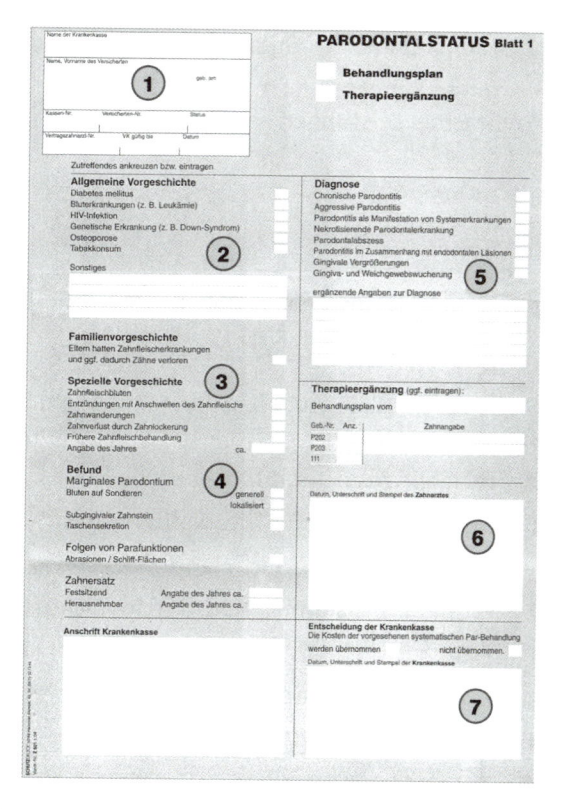

LÖSUNGEN

Blatt 2:

In der Mitte befindet sich ein spezielles, den parodontalen Bedürfnissen Rechnung tragendes Zahnschema.

Darüber und darunter Planungsteil für Ober- und Unterkieferzähne mit den Spalten

- taschentherapeutische Maßnahmen: geschlossenes/offenes Vorgehen
- Rezessionen.

Unten: Abrechnungsteil, getrennt in

- vorgesehene Maßnahmen und Stellungnahme des Gutachters
- erfolgte Abrechnung tatsächlich erbrachter Leistungen.

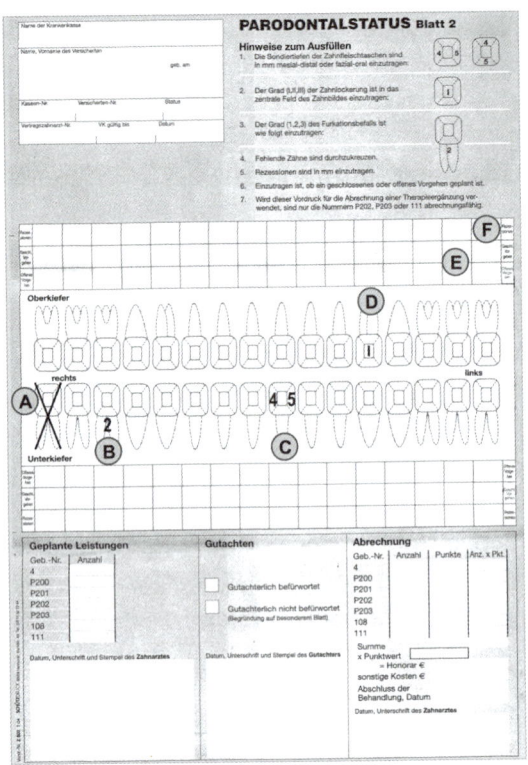

Abbildung für Lösungen zu Aufgaben 3 und 4

Lösung zu Aufgabe 4:

So genannte MUSS-Angaben bzw. Hinweise zum Ausfüllen auf einem Parodontalstatus sind:

A   fehlende Zähne → durchkreuzen

B   freiliegende Bi- oder Trifurkationen (Grad 1, 2, oder 3):

   Ziffer im Wurzelbereich:

   - Grad 1: bis 3 mm in horizontaler Richtung
   - Grad 2: mehr als 3 mm in horizontaler Richtung
   - Grad 3: durchgängig

C   pathologisch vertiefte Zahnfleischtaschen in mm → mesial/distal oder fazial/oral

D   Zahnlockerungsgrade: I, II, III → in das mittlere Feld des Zahnbildes

E   Planung eines geschlossenen oder offenen Vorgehens → ankreuzen

F   Rezessionen in mm eintragen (Kästchen oberhalb und unterhalb des Zahnschemas).

Lösung zu Aufgabe 5:

Die Eintragungen am Prämolaren bedeuten:

- arabische Zahlen 4 und 5 → mesiale und distale Taschentiefe in mm
- arabische 3 im Wurzelbereich → Grad des Furkationsbefalls
- römische Zahl II → Lockerungsgrad.

Die Eintragungen am Molaren besagen:

- arabische Zahlen 4, 5 → mesiale und distale Taschentiefe in mm
- arabische 6 im Kronenbereich → bukkale Taschentiefe in mm
- römische Zahl I → Lockerungsgrad.

Lösung zu Aufgabe 6:

Ab 3,5 mm und mehr Taschentiefe bzw. Sondiertiefe wird der betreffende Zahn angekreuzt, d. h. er ist behandlungsbedürftig (in Kombination mit PSI-Wert – Code 3 oder 4 – oder mit den neuen bekannten Diagnosen auf PAR-Status).

Lösung zu Aufgabe 7:

Im Gegensatz zu anderen Ländern kennt der deutsche Parodontalstatus nur drei Lockerungsgrade mit der Interpretation:

I = gering horizontal (0,2 mm - 1 mm)

II = moderat horizontal (mehr als 1 mm)

III = ausgeprägt horizontal (mehr als 2 mm) und in vertikaler Richtung

Lösung zu Aufgabe 8:

Die Muss- und Kann-Befunde des PAR-Status:

Muss-Befunde	Kann-Befunde
fehlende Zähne	vorhandene Karies
mesiale und distale Taschen	vorhandene Füllungen
Lockerungsgrad der Zähne	Kronen und Brücken
freiliegende Bi- und Trifurkationen	marktote Zähne

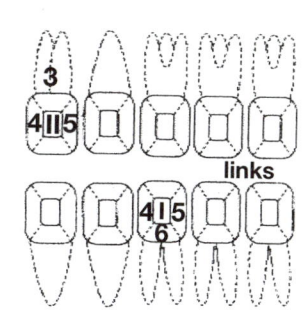

Lösung zu Aufgabe 9:

Wichtige Fachbegriffe des PAR-Status:

Abrasion	Abrieb von Zahnflächen
endodontale Läsion	Verletzung von Pulpa (Endodont = innere Zahnanteile = Pulpa und Dentin)

Furkation	Gabelung mehrwurzeliger Zähne: Bifurkation: Gabelung zweiwurzeliger Zähne, z. B. untere Molaren/oberer erster Prämolar Trifurkation: Gabelung dreiwurzeliger Zähne, z. B. obere Molaren
Furkationsbefall	Die Zahnfleischtaschen sind so ausgeprägt, dass man beim Sondieren die Furkationen der mehrwurzeligen Zähne ertasten kann
Rezession	freiliegender Zahnhals, verursacht durch das Zurückweichen der Gingiva

Taschentherapie	Behandlung entzündeter Zahnfleischtaschen
geschlossenes Vorgehen: entspricht der geschlossenen Kürettage, d. h. ohne direkte Sicht und ohne Skalpell	Entfernung subgingivaler harter Beläge und von Granulationsgewebe, Anfrischung des Wurzelzements ohne Aufklappung
offenes Vorgehen: entspricht der offenen Kürettage, d. h. mit direkter Sicht und mit Skalpell	Entfernung subgingivaler harter Beläge und von Granulationsgewebe, Anfrischung des Wurzelzements mit Aufklappung
Debridement	Abtragung oberflächlicher Nekrosen (= abgestorbenes Gewebe) in der Zahnfleischtasche

Lösung zu Aufgabe 10:

Als Therapieergänzung kann gegebenenfalls nach Abschluss eines geschlossenen Vorgehens entschieden werden, ob eine offene Kürettage noch beantragt werden muss.

Lösung zu Aufgabe 11:

a) In weit fortgeschrittenen und ganz schweren Fällen mit einem progredienten (unaufhaltsam fortschreitenden) Verlauf eines aggressiven parodontalen Geschehens wird man sich zufrieden geben müssen, wenn man durch Schaffung tragbarer hygienischer Mundverhältnisse eine spürbare Verlangsamung des krankhaften Prozesses erreicht.

b) Ein voller Behandlungserfolg ist es, wenn es gelingt, dem krankhaften Geschehen Einhalt zu gebieten und ein weiteres Fortschreiten der Erkrankung zu stoppen. Dies geschieht in den meisten Fällen durch Entzündungsbeseitigung und weitgehende Eliminierung pathologischer Taschen, wodurch es durch Gewebsschrumpfung infolge Narbenbildung zu einer festen, manschettenartigen Wiederanlagerung des Zahnfleischrandes an die Zahnoberfläche kommt.

c) Höchstes Ziel einer PAR-Behandlung aber ist das Reattachment, das nur unter günstigsten Voraussetzungen erreicht wird.

Grundbedingungen für jeden Behandlungserfolg sind

- gewissenhafte Mitarbeit des Patienten durch Intensivierung einer zweckmäßigen Mundhygiene
- laufende Kontrollen im Recall-System mit regelmäßigen Nachbehandlungen.

Lösung zu Aufgabe 12:

Unter Reattachment (engl. Wiederverhaftung) versteht man das Wiederanheilen bzw. Wiederanwachsen des Zahnfleisches an die Zahnoberfläche im Zahnhalsbereich nach Kürettage oder Lappenoperation. Dies erfolgt durch Bildung neuer Sharpey'scher Fasern, die durch ebenfalls neugebildetes Zement an der Zahnoberfläche befestigt werden, sowie durch Knochenneubildung.

Zu einem Reattachment kann es nur kommen, wenn

- eine totale Wurzelglättung mit restloser Beseitigung der Konkremente und der avitalen, nekrotischen Zementschicht gelungen ist und
- das proliferierte (gewucherte) innere Saumepithel entfernt worden ist.

5.1.4 Parodontologische Behandlungsmaßnahmen

Lösung zu Aufgabe 1:

Parodontometer = Parodontalsonde = WHO-Sonde, zum Messen der Taschentiefe

A = mit Skalierung (mm): Kügelchen: 0,5 mm, 1. Band: 3 mm → 1. schwarzes Band reicht von 3,5 mm - 5,5 mm ...

B = Scaler, zur Zahnsteinentfernung (Konkremententfernung nur bei offener Kürettage/Flap)

C = Küretten, zur Konkrementenfernung und Entfernung der nekrotischen Zementschicht

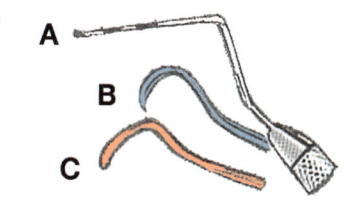

Ultraschallgeräte zur maschinellen Zahnsteinentfernung wie Cavitron u. a.

Unterscheidung von	Scaler (B)	Kürette (C)
Arbeitsende	spitz	abgerundet
Schneidekante(n)	zwei	eine (Gracey-Kürette) oder zwei (Universalkürette)
Querschnitt	dreieckig	halbrund
Entfernung	supragingivale, festsitzende Ablagerungen = Zahnstein	subgingivale, festsitzende Ablagerungen = Konkremente

Lösung zu Aufgabe 2:

Behandlungsmethoden zur Beeinflussung pathologischer Taschenverhältnisse sind

- geschlossenes Vorgehen = geschlossene Kürettage
- Gingivektomie (operative Entfernung des Zahnfleisches)
- Gingivoplastik (operative Umformung des Zahnfleisches)
- offenes Vorgehen = offene Kürettage (Lappen-OP):
  - nach der klassischen Methode
  - mit Gingivoplastik und Osteoplastik (Knochenkorrekturen).

Lösung zu Aufgabe 3:

Das geschlossene Vorgehen (geschlossene Kürettage) verlangt vom Behandler viel Geschicklichkeit und Erfahrung, vor allem aber ein feines Tastgefühl, da ohne Sicht des Auges gearbeitet werden muss.

In örtlicher Betäubung werden quadrantenweise durch Küretten von der pathologischen Tasche aus:

- Konkremente entfernt, und nekrotisches Zement von der Wurzeloberfläche abgeschabt (= deep scaling)
- das proliferierte Epithel mit entzündlich verändertem Bindegewebe – also krankhaft verändertes Taschengewebe – entfernt mit anschließender Wurzelglättung (= root planing)
- nach Reinigung der Wundflächen mit H_2O_2 wird häufig zur besseren Wundheilung für einige Tage ein Zahnfleischverband angelegt
- Wundkontrolle nach einer Woche.

Mit der Kürettage soll

- eine Ausschaltung marginaler/subgingivaler Irritationen
- eine Umgestaltung der Taschenverhältnisse im Sinne einer völligen Beseitigung oder Abflachung bzw. Einebnung, sowie
- Straffung des Zahnfleischsaumes erzielt werden.

Lösung zu Aufgabe 4:

Unter Lappenoperation (engl. flap), weswegen man im deutschen Sprachgebrauch auch von „Fläppen" spricht, versteht man eine gründliche Wurzelglättung (root planing) und Kürettage unter der Sicht des Auges. Durch Aufklappung, d. h. Bildung eines Schleimhaut-Periostlappens, werden Knochen und Parodontien übersichtlich freigelegt.

Nach Lappenbildung kann zusätzlich zu Kürettage (Auskratzung) und Scaling (Wurzelglättung) auch noch eine Bearbeitung des Knochens zur Verbesserung der Knochenmorphologie (Osteoplastik) vorgenommen werden (modifizierter Widman-Lappen).

Lösung zu Aufgabe 5:

Durchführung eines offenen Vorgehens/offener Kürettage (Lappen-OP):

- Anästhesie (Infiltrations- oder Leitungsanästhesie): Spritze, Kanüle, Anästhetikum, Grundbesteck
- Schnittführung (Skalpell) → intrasulkuläre Inzision
- Aufklappung durch Bildung eines Schleimhaut-Periostlappens: Raspatorium, Pinzette
- Konkremententfernung und Glättung der Wurzeloberfläche: Küretten, evtl. Scaler
- eventuell Bearbeitung des Knochens und der Knochentaschen (Osteoplastik): Knochenfräsen, scharfer Löffel
- Reinigung des Operationsgebietes und Kontrolle: Kochsalzlösung, sterile Tupfer, Spritze, stumpfe Kanüle, Wasserstoffperoxid; (eventuell Kürzung (Gingivektomie) und Modellierung des Zahnfleischrandes (Gingivoplastik): Zahnfleischschere, Skalpell oder Elektrotom)
- Reposition des Lappens
- Wundverschluss durch Interdentalnähte: atraumatische Nadel, Nadelhalter, Schere, Pinzette; (eventuell Anlegen eines Zahnfleischverbandes: Material für Zahnfleischverband, Vaseline, Wiederbestellung zur Nachkontrolle nach 1 - 2 Tagen)
- Nahtentfernung nach etwa einer Woche: Grundbesteck, Schere, Pinzette.

Lösung zu Aufgabe 6:

Zur Funktionstherapie mit dem Ziel einer Belastungsumstellung und Funktionsverbesserung dienen:

a) Bissausgleich durch Einschleifmaßnahmen
b) Ausschaltung von Parafunktionen, vornehmlich durch Aufbissbehelfe, wie Miniplastschiene
c) eventuell kieferorthopädische Maßnahmen zur Rückorientierung gedrehter oder gewanderter Zähne

d) myofunktionelle Therapie zur Versorgung von Muskel- und Gelenkbeschwerden
e) parodontalgerechter Lückenschluss durch prothetische Versorgung
f) Stabilisierungsmaßnahmen durch Schienen.

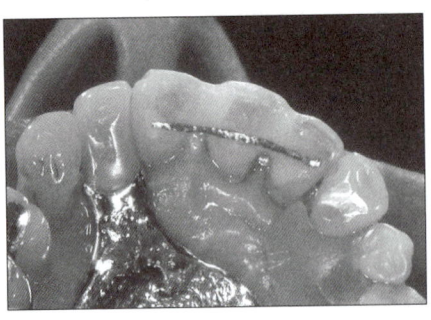

Lösung zu Aufgabe 7:

Durch entsprechende Einschleifmaßnahmen sollen Fehlbelastungen einzelner Zähne ausgeschaltet und eine ausgeglichene Okklusion und Artikulation geschaffen werden.

Erreicht wird dies durch:

a) Beseitigung von Früh- bzw. Primär- oder vorzeitigen Kontakten, die zu Okklusionsstörungen führen
b) Herstellung eines störungsfreien „Rundbisses" durch Befreiung der Artikulationsbewegungen von Gleithindernissen im Links- und Rechtsseitbiss, sowie im Vorbiss
c) Verkleinerung ausgeprägter flächenhafter Kontakte auf punktförmige Vielpunktkontakte.

Lösung zu Aufgabe 8:

GTR = gesteuerte Geweberegeneration:
Über einen Knochendefekt wird eine Membran gelegt, die nicht vom Zahnfleisch durchdrungen wird. In dem gebildeten Hohlraum hat dann das paradontale Gewebe genügend Zeit zum Nachwachsen/zur Regeneration.

5.1.5 Erkrankungen der Mundschleimhaut

Lösung zu Aufgabe 1:

Erkrankungen der Mundschleimhaut (Stoma oder Mucosa) sind:

- Stomatitiden: Stomatitis simplex (einfache Mundschleimhautentzündung) und Stomatitis ulcerosa (geschwürige Mundschleimhautentzündung)
- Virusinfektion: Herpes (Bläschenkrankheit)

- Pilzerkrankungen (Mykosen): Soor = weißliche, abwischbare Beläge auf entzündeter Schleimhaut, die mit einer Schwächung des Immunsystems einhergehen (u. a. AIDS, Leukämie)
- Leukoplakie = weißliche, nicht abwischbare Veränderung der Schleimhaut, kann entarten, weshalb sie den Präkanzerosen (= Krebsvorstufen) zugeordnet wird
- Lichen planus = weißliche Veränderungen sehr verschiedener Formen, meist in der Wangenschleimhaut, mit unklarer Ursache
- Ansaugen der Wangenschleimhaut = weißliche Veränderungen, die nichts mit Lichen planus zu tun haben
- bakterielle Erkrankung: Aktinomykose (Strahlenpilzerkrankung)
- Tuberkulose
- Lues in allen drei Stadien
- Aphthen (Gewebsdefekte mit unklarer Ursache); siehe Lösung zu Aufgabe 2
- Rötung und Schwellung der Schleimhaut als Folge allergischer Reaktionen (Quincke-Ödem)
- Epulis (s. chirurgische Behandlung)
- Fibrom = Irritationsfibrom: gutartiger Tumor der Mundschleimhaut, der häufig durch Reizung der Schleimhaut (z. B. durch Zahnersatz) entsteht.

Lösung zu Aufgabe 2:

Aphthen sind rundliche stecknadelkopf- bis linsengroße weiß-gelbliche Schleimhautdefekte, die von einem entzündlich rötlichen, etwas erhabenen Hof umgeben sind. Das Zustandekommen der Aphthen ist weitgehend unklar. Viele Menschen leiden an chronisch rezidivierenden (immer wiederkehrenden) Aphthen.

Aphthen sind zwar harmlos und heilen auch ohne Behandlung vollständig ab, aber sie sind sehr schmerzhaft und äußerst berührungsempfindlich, insbesondere auf heiß und kalt, süß und sauer, sodass die Nahrungsaufnahme schwer beeinträchtigt ist.

Lösung zu Aufgabe 3:

Herpes ist der Oberbegriff für einen mit Bläschenbildung einhergehenden Ausschlag, der meist an Übergangsstellen von Schleimhaut zur Haut lokalisiert ist, z. B. Herpes labialis (Lippenbläschen) oder als Begleiterscheinung fiebriger Erkrankungen (Herpes febrilis) auftritt (Viruserkrankung).

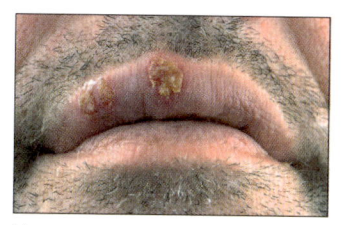

Herpes

Lösung zu Aufgabe 4:

Rhagaden = Schrunden: kleine spaltförmige Hauteinrisse, oft sehr schmerzhaft (z. B. Mundwinkelbereich)

5.2 Röntgen- und Strahlenschutzmaßnahmen vorbereiten

5.2.1 Physikalische Grundlagen

Lösung zu Aufgabe 1:

Eigenschaften der Röntgenstrahlen

- Sie pflanzen sich wie Lichtstrahlen geradlinig fort, sind kurzwellig und energiereich, haben aber eine geringere Wellenlänge als Licht.
- Sie besitzen die Fähigkeit, in feste Materie einzudringen und Gewebe zu durchdringen, wobei die Eindringtiefe und -stärke von der Dichte der bestrahlten Stoffe abhängig ist.
- Sie bringen fluoreszierende Stoffe zum Aufleuchten.
- Sie schwärzen fotografische Filme und Platten.
- Sie können bösartige Geschwülste zerstören.
- Sie verursachen aber auch unerwünschte Zellschädigungen (biologische Wirkung): hemmen das Zellwachstum, zerstören Gewebe.
- Sie haben keine Wärmewirkung (beim Aufprall der Elektronen auf der Anode entsteht aber zu 99 % Wärme, zu 1 % Röntgenstrahlen).
- Sie wirken ionisierend.

Lösung zu Aufgabe 2:

Synonyme für Röntgenstrahlen sind:

- Ihr Entdecker selbst nannte sie X-Strahlen.
- Von ihrer Entstehung her handelt es sich um Kathodenstrahlen und Bremsstrahlen.
- Röntgenstrahlen rechnet man auch zu den ionisierenden Strahlen, weil sie die Fähigkeit besitzen, elektrisch neutrale Atome oder Moleküle in positiv oder negativ geladene Ionen umzuwandeln. Sie ionisieren Moleküle in der Zelle.

Lösung zu Aufgabe 3:

Zur Erzeugung von Röntgenstrahlen ist notwendig:

a) Minuspol = negativer Pol = Kathode, Elektronenquelle
b) Elektronenbeschleuniger (hohe Spannung von 50 - 70 kV)
c) Pluspol = positiver Pol = Anode, Bremskörper, auf den die beschleunigten Elektronen prallen.

Röntgenstrahlen werden in einem hochevakuierten (luftleer gemachten) Hartglasbehälter erzeugt, der zwei Elektroden enthält:

Die negative Kathode besteht aus einem schwer schmelzbaren Glühfaden, der bei hohen Temperaturen Elektronen austreten lässt.

Durch Anlegen einer hohen Spannung 50 - 70 kV (50.000 - 70.000 Volt) bewegen sich die Elektronen mit rasender Geschwindigkeit auf die gegenüberliegende positive Anode (auch Antikathode genannt) zu. Dort werden die Elektronen durch einen Bremskörper in Form einer schräg gestellten Wolframplatte abgebremst.

Die hohe kinetische Energie (Bewegungsenergie) wird zum größten Teil in Wärme (99 %), zum geringsten Teil in Röntgenstrahlen (nur 1 %) umgewandelt.

Je höher die Röhrenspannung (kV = kiloVolt), desto energiereicher und härter wird die Röntgenstrahlung mit größerer Durchdringungsfähigkeit. Es steigt die biologisch schädigende Wirkung.

Je niedriger die Spannung, desto energieärmer und weicher wird die Röntgenstrahlung mit geringerer Durchdringungsfähigkeit.

Die Stromstärke (mA = milliAmpère) bestimmt die Intensität der Röntgenstrahlen.

Lösung zu Aufgabe 4:

Röntgenstrahlen dienen

a) diagnostischen Zwecken (Befunderhebung) und

b) zur Strahlentherapie in der Behandlung bösartiger Tumore.

Lösung zu Aufgabe 5:

Röntgenaufnahmen sind u. a. indiziert (angezeigt):

Zahnerhaltung und Parodontologie:
- Kariesdiagnostik
- zur Feststellung pathologischer Veränderungen an der Wurzelspitze
- Mess- und Kontrollaufnahmen bei der Wurzelbehandlung
- Feststellung von Art und Ausmaß des marginalen Knochenabbaues.

zahnärztliche Chirurgie:
- vor Entfernung verlagerter Zähne, vor allem von Weisheitszähnen
- nach Extraktionen und operativen Eingriffen
  - zur Kontrolle
  - bei Nachschmerzen
  - Verdacht auf Radix relicta
- Kieferhöhlenerkrankungen
- Kiefergelenkerkrankungen
- nach Unfällen
- zur Fokussuche bei Verdacht auf Fokalinfektion.

Prothetik:
- Prüfung der Erhaltungsfähigkeit und -würdigkeit von Zähnen bei der Planung für
  - festsitzenden Zahnersatz (Kronen und Brücken)
  - herausnehmbaren Zahnersatz (partielle und totale Prothesen)
- Überprüfung der Kieferverhältnisse im Hinblick auf Wurzelreste, verlagerte Zähne usw.

Kieferorthopädie:
- Überprüfung der Zahnanlagen
- Feststellung des Wurzelwachstums
- Überprüfung persistierender Milchzähne
- Aufklärung über Schädel-, Gesichts- und Kieferentwicklung.

Lösung zu Aufgabe 6:
Röntgenröhre:

A/B	=	Kathode:
B	=	Glühfaden/Glühwendel
	=	Glühdraht (Elektronenquelle)
C/D/F	=	Anode:
C	=	Brennfleck (Fokus) oder
D	=	Wolframplatte (zum Abbremsen der Elektronen)
E	=	evakuierter Glaskolben (luftleer)
F	=	Kupferblock
G	=	Primärstrahlenblende
H	=	Nutzstrahlen = Primärstrahlen = Röntgenstrahlen = Bremsstrahlen
I	=	Schutzmantel

Lösung zu Aufgabe 7:
Ein Röntgenapparat besteht aus:
a) Röntgengehäuse mit Röntgenröhre, Filter, Blende und Tubus
b) Tragarm
c) Befestigungsvorrichtung am Säulenstativ – Wandarm – oder unmittelbar an der Dentaleinheit

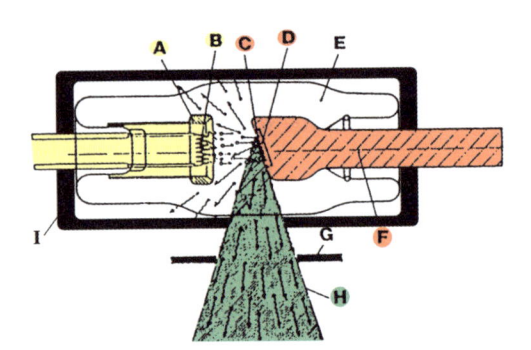

d) Transformator zur Umformung der Netzspannung von 220 Volt auf die zur Erzeugung von Röntgenstrahlen notwendigen Spannung von 50 - 70 kV.

e) Zeit- und Auslöseschalter zur Belichtung; früher mit langem, dehnbarem Kabel, heute mit elektronischem Auslöser.

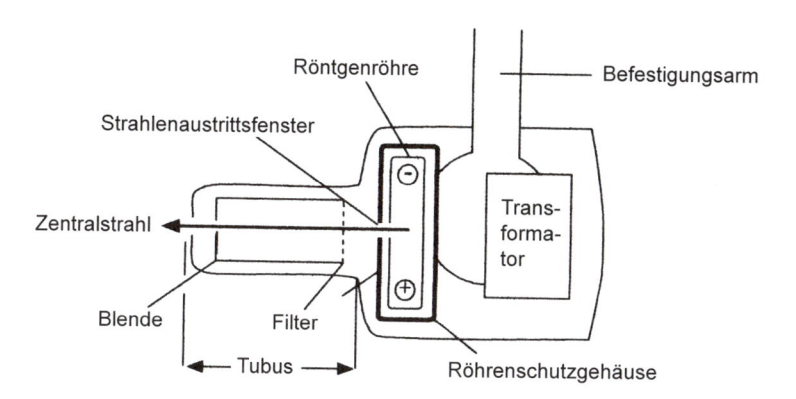

Lösung zu Aufgabe 8:

Die Blende ist eine Einrichtung, welche den durch den Röntgenfilter kommenden Strahlenkegel bündelt, die das Nutzstrahlenbündel begrenzt.

Die Mitte = Zentrum dieses eingeengten Nutzstrahlenbündels oder die Achse des Primärstrahlenbündels ist der Zentralstrahl, der dann am Tubus austritt.

Strahlenfeldbegrenzer:

- wird nur bei Parallel- und Rechtwinkeltechnik verwendet
- verkleinert das bestrahlte Gebiet auf die Größe einer Speicherfolie, eines Sensors oder Zahnfilms.

Lösung zu Aufgabe 9:

Der Filter (dünnes Metallplättchen aus Aluminium) filtert/absorbiert weiche, energiearme Strahlung heraus (→ Herabsetzung der Strahlenbelastung der Haut!).

5.2.2 Strahlenschutz (Röntgenverordnung)

Lösung zu Aufgabe 1:

Die Strahlenschutzverordnung enthält folgende Abschnitte:

- allgemeine Vorschriften
- Voraussetzungen für den Betrieb einer Röntgenanlage
- Kontroll- und Überwachungsbereiche
- Schutzmaßnahmen

LÖSUNGEN

- Aufzeichnungspflichten
- Strahlenbelastung
- Belehrung
- ärztliche Überwachung
- Verhalten nach einem Unfall.

Lösung zu Aufgabe 2:

Durch Röntgenstrahlung besonders gefährdet sind:

- Gonaden (Keimdrüsen bzw. Fortpflanzungszellen), Embryo (Leibesfrucht)
- Schilddrüse
- Blutbildende Organe (Knochenmark, Lymphknoten)
- Haut (in Form von Verbrennungen und Ekzemen) → somatische Wirkung der Röntgenstrahlen = schädigende Wirkung auf Körperzellen
- groß ist auch die Gefahr von Genschädigungen mit Beeinträchtigung der Erbsubstanz und der Möglichkeit des Auftretens von Missbildungen in späteren Generationen (= genetische Wirkung).
- Schädigung des ungeborenen Kindes (= teratogene Wirkung).

Lösung zu Aufgabe 3:

Der für den Strahlenschutz Verantwortliche (Praxisinhaber) hat seine Mitarbeiter

- vor Beginn der Tätigkeit und in jährlichen Abständen
- über Arbeitsmethoden, mögliche Gefahren und Schutzmaßnahmen bei der Anwendung von Röntgenstrahlen zu belehren
- über Inhalt und Zeitpunkt der Belehrung sind Aufzeichnungen (= schriftlich) zu führen
- die von der belehrten Person zu unterzeichnen (mit Datum) sind
- Aufbewahrungspflicht von 5 Jahren.

Lösung zu Aufgabe 4:

rechtfertigende Indikation = Angabe zur Notwendigkeit einer Aufnahme, wird nach persönlicher Untersuchung durch den Zahnarzt festgestellt.

Lösung zu Aufgabe 5:

Zum Schutze des Patienten ist notwendig:

a) Befragungs- und Aufzeichnungspflicht

- zur Vermeidung von Mehrfachuntersuchungen nach früheren Aufnahmen fragen
- jede weibliche Person im gebärfähigen Alter muss nach einer bestehenden Schwangerschaft gefragt werden, auch negative Beantwortung ist aufzuzeichnen
- ein Röntgenpass muss bereitgehalten und dem Patienten angeboten werden
- die Aufzeichnungspflicht erstreckt sich auch auf variable und Standarddaten, aus denen die Größe der Strahlenbelastung ermittelt werden kann.

b) Anlegen einer Schutzeinrichtung

- Bleischürze, -umhang mit einem Bleigleichwert von 0,4 mm oder eines
- Strahlenschutzschildes mit Bleigleichwert von 0,5 mm

c) Reduzierung (= Verminderung) der Strahlenbelastung

- durch hoch- und höchstempfindliche Filme bei intraoralen Aufnahmen und
- Verstärkerfolien bei extraoralen Filmen.

Lösung zu Aufgabe 6:

Eine Verminderung der Strahlendosis wird erreicht durch:

- Verwendung höchstempfindlicher Filme
- Verwendung von Verstärkerfolien
- Verwendung von Filmhaltern
- Verwendung eines Langtubus
- Begrenzung der Feldgröße (Bestrahlungsfeld) auf 6 cm im Durchmesser
- niedrige Belichtungszeit
- digitales Röntgen.

Lösung zu Aufgabe 7:

Abstands-Quadrat-Gesetz:

- Die Intensität der Strahlung vermindert sich mit dem Quadrat der Entfernung.
- Wenn der Abstand von der Röhre verdoppelt wird, beträgt die Intensität der Strahlung 1/4.
- Bei doppelter Tubuslänge vervierfacht sich die Belichtungszeit.

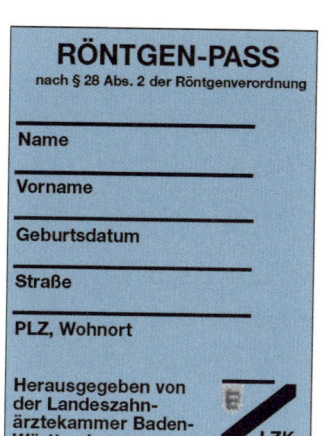

LÖSUNGEN

Lösung zu Aufgabe 8:
Standarddaten, die nur eingetragen werden müssen, wenn Änderungen erfolgen, sind:
- Röntgenapparat betreffend
- kV-Zahl
- Belichtungszeit
- Filmmaterial
- Filmverarbeitungsdaten.

Variable Daten:
- Angaben zur Person
- Zeitpunkt der Aufnahme
- Objekt
- Anzahl der Aufnahmen.

Lösung zu Aufgabe 9:
Die Belichtungszeit muss veränderbar sein, weil Knochen unterschiedlich dick sind und es Filme mit unterschiedlicher Empfindlichkeit gibt.

Lösung zu Aufgabe 10:
Die Belichtungszeit ist abhängig von

a) Leistung des Röntgenapparates (Röhrenspannung)

b) Empfindlichkeit des Filmes (Verwendung höchstempfindlicher Filme)

c) Strahlendurchlässigkeit der verschiedenen Kieferabschnitte; so müssen z. B. Unterkiefermolaren wegen der dicken Kortikalis (kompakter Knochen) länger belichtet werden als Zähne des Oberkiefers → Dichte des durchstrahlten Objekts.

d) Abstand Film-Fokus.

Lösung zu Aufgabe 11:
Bei bestehender Schwangerschaft (= Gravidität) ist zu beachten:
- Röntgenaufnahmen nur bei zwingender Notwendigkeit, wenn ohne sie eine sichere Diagnose nicht gestellt werden kann
- Anlegen eines doppelten Strahlenschutzes, also Schürze und Strahlenschutzschild
- Begrenzung der Anzahl der Aufnahmen.

Lösung zu Aufgabe 12:

In der Definition der RöV handelt es sich beim Kontrollbereich

- um den Bereich, in dem Personen eine effektive Dosis von mehr als 6 mSv im Jahr erhalten können und sich in der Regel nur der Patient aufhalten darf.
- Praktisch ist es der Sicherheitsabstand von 1,5 m zirkulär um die Strahlenquelle, also der Bereich, der weniger als 1,5 m von der Röntgenröhre entfernt ist.
- Er ist abzugrenzen durch bauliche Maßnahmen und die Kennzeichnung „Kein Zutritt Röntgen" während der Betriebsbereitschaft des Gerätes/der Röntgenuntersuchung. Er ist demnach nur während der Einschaltzeit des Röntgengerätes zu kennzeichnen.
- Von Personen unter 18 Jahren und Schwangeren darf er nur betreten werden, wenn sie untersucht oder behandelt werden.
- Auszubildende Zahnmedizinische Fachangestellte zwischen 16 und 18 Jahren dürfen sich im Kontrollbereich nur aufhalten für Einstellungen am Patienten. Dies gilt auch für Schwangere (Auszubildende, ZFA, Studentin).

Lösung zu Aufgabe 13:

Äquivalentdosis ist das Maß für die biologische Wirkung einer ionisierenden Strahlung. Maßeinheit: Sievert = Sv.

Röntgenstrahlen werden vom Körper nicht abgebaut, weshalb sich ihre Wirkung summiert = Summationseffekt = Kumulation.

Lösung zu Aufgabe 14:

Personen, die ausnahmsweise den Kontrollbereich betreten dürfen:

- müssen über 18 Jahre alt sein (außer zu Ausbildungszwecken und zur eigenen Untersuchung)
- dürfen nicht schwanger (außer wegen einer zwingenden Indikation) sein und müssen
- Schutzkleidung und Dosimeter (= Strahlenmessgerät, wobei dieses in einer Zahnarztpraxis nicht getragen werden muss: hier gibt es keine strahlenexponierten Personen) tragen.

Lösung zu Aufgabe 15:

Zum eigenen Schutz vor Röntgenstrahlen ist notwendig:

- sich nie ungeschützt im Kontrollbereich aufhalten
- Sicherheitsabstand von 1,5 m entgegengesetzt zur Richtung der Nutzstrahlung einhalten
- Film nicht selbst halten.

LÖSUNGEN

Lösung zu Aufgabe 16:

Die Anwendung von Röntgenstrahlen darf nur der Zahnarzt anordnen.

Röntgen darf nur:
- der Zahnarzt
- Personen mit nachgewiesenen Kenntnissen im Strahlenschutz unter Aufsicht des Zahnarztes
- Aber: Eine Auszubildende darf Röntgenaufnahmen am Patienten einstellen.

Lösung zu Aufgabe 17:

ZFA teilt Patienten mit Zahnschmerzen, der eine Röntgenaufnahme angefertigt haben möchte, mit, dass dies der Zahnarzt entscheiden wird.

Lösung zu Aufgabe 18:

Aufbewahrungsfristen:
- alle Aufzeichnungen über Röntgenbehandlungen: 30 Jahre nach letzter Behandlung
- Röntgenbilder und Röntgenbefunde bei unter 18-Jährigen: bis sie das 28. Lebensjahr vollendet haben
- Röntgenbilder und Röntgenbefunde bei über 18-Jährigen: zehn Jahre
- Aufzeichnungen über Belehrungen (Zeitpunkt, Inhalt, Unterschrift der unterwiesenen Personen): fünf Jahre
- Prüfungsergebnisse der Filmverarbeitung/der Röntgengeräte und der Dunkelkammerbeleuchtung in ein Formblatt eintragen: zwei Jahre
- Prüfkörperaufnahmen: zwei Jahre
- Aufzeichnungen einschließlich der Prüfkörperaufnahme der Abnahmeprüfung: für die Dauer des Betriebs, mindestens zwei Jahre nach Abschluss der nächsten vollständigen Abnahmeprüfung.

Lösung zu Aufgabe 19:

Prüfkörperaufnahmen:

= Vergleichsfilme mit verschiedenen Dichtestufen
- die zur Qualitätssicherung bzw. Konstanzprüfung
- zur Überprüfung der Standarddaten des Röntgengerätes (monatlich)
- zur Überprüfung der Qualität der Entwicklerlösung (wöchentlich) dienen.

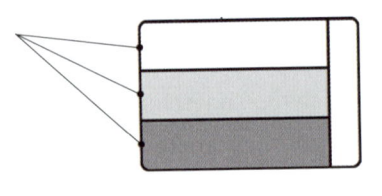

Die optische Dichte des mittleren Streifens darf maximal eine Stufe nach oben oder unten von der Vergleichsaufnahme (Ursprungsaufnahme) abweichen.

Die vorschriftsmäßige Begrenzung des Nutzstrahlenbündels zeigt sich durch das Ausmessen der belichteten Filmteile (max. Abweichung +/- 2 mm).

Lösung zu Aufgabe 20:

Unter optischer Dichte versteht man den Schwärzungsgrad auf einem entwickelten Film: Bei einer Konstanzaufnahme erkennt man drei Streifen unterschiedlicher optischer Dichte (= Streifenmuster).

Ausgangsbild (= Abnahme- oder Masteraufnahme) und eben angefertigte Prüfkörperaufnahme sollten übereinstimmende Streifen aufweisen (Eintrag: =).

Abweichungen um eine Stufe nach oben (Eintrag: +) oder unten (Eintrag: -) sind noch in Ordnung. Größere Abweichungen sind nicht zu akzeptieren und werden mit x eingetragen.

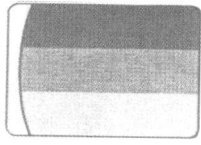

Ursprungsaufnahme   Prüfkörperaufnahme

Dichte hat zu-
genommen →
Eintrag +

Das Nutzstrahlenfeld ist die Fläche des Films, die von den Nutzstrahlen getroffen wird. Es wird durch die Blende (= heller Streifen am Bildrand) begrenzt. Die maximale Abweichung darf +/- 2 mm betragen.

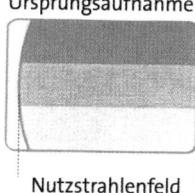

Ursprungsaufnahme   Prüfkörperaufnahme

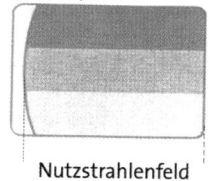

Dichte ist gleich
→ Eintrag: =

Nutzstrahlenfeld   Nutzstrahlenfeld
(ausgemessen)   (ausgemessen)

Lösung zu Aufgabe 21:

Die gekennzeichneten Teile des Prüfkörpers heißen:

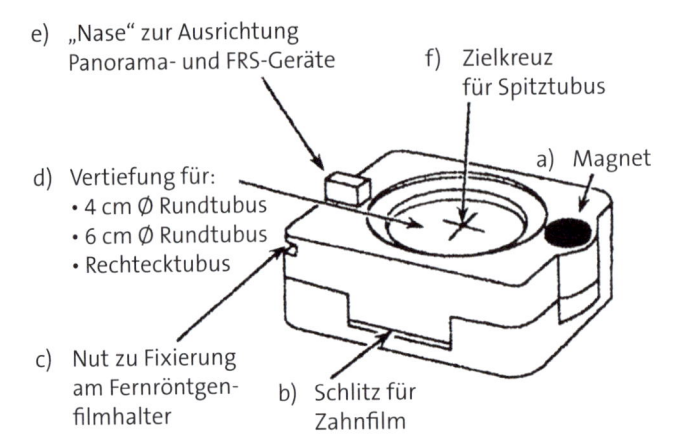

- e) „Nase" zur Ausrichtung Panorama- und FRS-Geräte
- f) Zielkreuz für Spitztubus
- a) Magnet
- d) Vertiefung für:
  - 4 cm Ø Rundtubus
  - 6 cm Ø Rundtubus
  - Rechtecktubus
- c) Nut zu Fixierung am Fernröntgenfilmhalter
- b) Schlitz für Zahnfilm

Lösung zu Aufgabe 22:

Die Temperatur des Entwicklers muss vor der Überprüfung der Filmverarbeitung geprüft und dokumentiert werden: Abweichung von +/- 0,5 °C ist akzeptabel.

Lösung zu Aufgabe 23:

Qualitätssicherung der Röntgendiagnostik:

Qualitätssicherung der Röntgendiagnostik (analoges Röntgen)	
wöchentlich	Entwicklerqualität/Konstanzaufnahme
monatlich	Geräteprüfung/Konstanzaufnahme
jährlich	Dunkelkammerbeleuchtung/Prüfkörperaufnahme
alle drei Jahre (ungefähr)	diagnostische Qualität/Patientenbilder
alle fünf Jahre	Gesamtanlage/Sachverständiger

Lösung zu Aufgabe 24:

Die Überprüfung der Röntgeneinrichtung vor Inbetriebnahme durch den Hersteller oder Lieferanten nennt man Abnahmeprüfung.

Lösung zu Aufgabe 25:

Bei der Überprüfung der Dunkelkammerleuchte bzw. des Handschuhkastens wird eine belichtete, ausgepackte Prüfkörperaufnahme halbseitig mit lichtundurchlässigem Karton abgedeckt. So liegt der Film eine Minute in der Dunkelkammer bzw. im Lichtschutzvorsatz. Dann wird der Film wie üblich entwickelt.

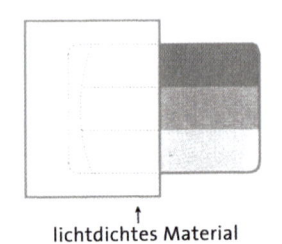

lichtdichtes Material

Besteht auf dem entwickelten Film zwischen dem abgedeckten und nicht abgedeckten Bereich kein Unterschied, ist alles in Ordnung.

Lösung zu Aufgabe 26:

Der Filmschleier:
- wird von den entwickelten Fotoschichten erzeugt (= Grundschleier)
- verschlechtert die Qualität der Abbildung (Stärke des Schleiers bei einem alten Film)
- kann die Diagnostizierbarkeit beeinträchtigen.

Lösung zu Aufgabe 27:

Die Konstanzaufnahme zur Prüfung des FRS- bzw. PSA-Geräts muss zum Vergleich der Helligkeitswerte eingeschnitten bzw. ein Streifen abgeschnitten werden → Möglichkeit eines aussagekräftigen Dichtevergleichs.

Lösung zu Aufgabe 28:

Die Größe des Nutzstrahlenfeldes stimmt, wenn auf der Konstanzaufnahme des FRS- bzw. PSA-Geräts ein umlaufend nicht belichteter Rand sichtbar ist (keine Schwärzung!).

5.2.3 Verarbeitung der Röntgenfilme

Lösung zu Aufgabe 1:

A) Ganz außen befindet sich eine weiße, genarbte Hülle aus Kunststoff zum Schutz gegen Mundfeuchtigkeit.

B) schwarzer Papierumschlag schützt gegen einfallende Lichtstrahlen

C) Metallfolie aus Zinn, Blei oder Aluminium soll eine Doppelbelichtung des Filmes von der Rückseite her durch Streustrahlung verringern, sowie die hinter dem

D) Film liegenden Gewebe vor zusätzlicher Strahlenbelastung schützen.

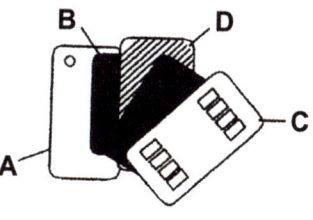

Lösung zu Aufgabe 2:

Ein Zahnfilm besteht aus sieben Schichten:

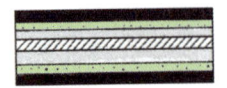

- Schichtträger aus Polyester;

- beidseitig eine äußerst dünne Haftschicht, aus Gelatine und Kunststoff bestehend; (2)

- darauf wiederum beidseitig die licht- und röntgenstrahlenempfindliche Schicht, bestehend aus Silberbromidkörnchen in Gelatine; (2)

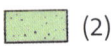

- ganz außen auf beiden Seiten eine Schutzschicht (Lack); (2).

Lösung zu Aufgabe 3:

Bleifolie:

- liegt auf der Rückseite des Zahnfilms (nicht bei extraoralen Aufnahmen)
- vermindert eine Belichtung der Rückseite des Films durch Streustrahlen
- vermindert, dass das hinter dem Film liegende Gewebe bestrahlt wird.

Lösung zu Aufgabe 4:

Streustrahlen sind während der Belichtung an Wänden und Gegenständen neu entstehende Röntgenstrahlen.

Sie besitzen eine kontrastmindernde Wirkung. Dagegen hilft die Metallfolie (nur bei intraoralen Filmen) in der Zahnfilmverpackung.

Lösung zu Aufgabe 5:

Die Delle

- dient der Unterscheidung von Vorder- und Rückseite des Zahnfilms
- liegt in Richtung Schneidekante/Kaufläche
- ermöglicht die Zuordnung zur linken oder rechten Kieferhälfte.

Lösung zu Aufgabe 6:
Lagerung unbelichteter Röntgenfilme
- kühl (10 - 20°); → Sicherung der Haltbarkeit!
- trocken (40 - 60 % relative Luftfeuchtigkeit)
- strahlengeschützt: keine Lagerung im Raum, in dem geröntgt wird.
  Tagesbedarf in Bleikassetten → kurzwellige Strahlung führt zu Schleierbildung!
- Röntgenfilme sind nur begrenzt haltbar, daher keine große Vorratshaltung und Lagerung nach Verfallsdaten.
- Zur Vermeidung von Druckschäden Filme nicht übereinander stapeln, sondern hochkant in Reihen nebeneinander.

Lösung zu Aufgabe 7:
Beim Auspacken belichteter Röntgenfilme:
- Lichteinfall verhüten
- Film nicht zu hastig aus der Packung ziehen, da sonst durch elektrische Entladungen Blitzfiguren auf dem Film entstehen
- Film zur Vermeidung von Fingerabdrücken nur an den Kanten anfassen
- Vermeidung von Kratzern durch Fingernägel
- Film nur mit trockenen Fingern anfassen.

Lösung zu Aufgabe 8:
Bei der Filmentwicklung unterscheidet man
a) die manuelle Verarbeitung in Tankentwicklung
b) die halbautomatische und vollautomatische Verarbeitung in Entwicklungsmaschinen, wobei sich die vollautomatische Verarbeitung immer mehr durchgesetzt hat.

Lösung zu Aufgabe 9:
Die belichteten Filme durchlaufen die Bäder
- Entwickler: belichtete Silberbromidteile werden geschwärzt
  (Zwischenwässerung, bei neueren Entwicklungsautomaten nicht mehr vorhanden, kann in den Prüfungsfragen noch gefragt werden)
- Fixierbad: unbelichtete Silberbromidteile werden herausgelöst
- Endwässerung
- Trocknung.

LÖSUNGEN

Lösung zu Aufgabe 10:

Auspacken des Films im Dunkeln → Einbringen in Entwicklerautomat:
Im Entwickler sind Stoffe enthalten (wie Hydrochinon), welche die von Röntgenstrahlen getroffene Silberbromidschicht in schwarzes metallisches Silber umwandeln. Der Film muss fünf Minuten im Entwickler liegen, damit alle belichteten Körnchen geschwärzt sind.

(Die Zwischenwässerung dient zur restlosen Entfernung von Entwicklerflüssigkeit. Verunreinigungen von Entwickler mit Fixierer – und umgekehrt – machen beide Lösungen unbrauchbar.)

Im Fixierbad

- werden die unbelichteten Kristalle entfernt, indem Natrium-Thiosulfat (Fixiersalz) die unentwickelten, unbelichteten Silberhalogenide aus der Gelatineschicht des Filmes herauslöst
- das Fixierbad enthält weiter Substanzen zur Neutralisierung des alkalischen Entwicklers
- und Härtungsmittel für die Gelatineschicht des Filmes, um ihn vor Kratzern zu schützen.

Schluss- oder Endwässerung, die immer mit Wasser zu erfolgen hat, dient der restlosen Entfernung aller benutzten Chemikalien, Trocknung → Beschriften und einordnen in Klarsichtfolie.

Lösung zu Aufgabe 11:

Die Abbildung zeigt eine vollautomatische Röntgenfilm-Entwicklungsmaschine. Sie arbeitet nach folgendem Prinzip:

- Der Transport der Filme durch die verschiedenen Bäder (Entwickler – Fixierer – Endwässerung – Trocknung) erfolgt durch ein Rollensystem, das aus paarweise angeordneten Walzen besteht.
- Durch den Wringeffekt (Auspressen) der Rollen wird eine Verschleppung der Chemikalien von einem in das andere Bad verhindert, sodass die Zwischenwässerung entfallen kann.
- Vor dem Bildauswurf ist eine Trocknungsvorrichtung (Warmluft oder Infrarotlicht) eingebaut.

Lösung zu Aufgabe 12:

Einsortieren von Zahnfilmen in Klarsichthüllen:

- Delle! (Buckel zur Backe)
- Vergleich mit Befund der eingehenden Untersuchung (01)
- Anzahl der Molarenwurzeln im OK/UK

- OK: Kieferhöhle/Nasenhöhle/Wurzeln der Prämolaren
- UK: Foramen mentale, Foramen mandibulae, Mandibularkanal ...

Lösung zu Aufgabe 13:

- Verunreinigungen durch unsaubere oder nasse Hände,
- Fingerabdrücke
- Kratzer durch Beschädigung der Emulsionsschicht. Sie können verursacht werden
    - beim Auspacken,
    - durch Filmklammern,
    - wenn Filme im Bad aneinander liegen.
- Verwendung verbrauchter oder verunreinigter Chemikalien
- falsche Entwicklungszeiten
- Wassertropfen auf Film
- Lichteinfall vor Entwicklung
- ungenügende Reinigung und Wartung der Entwicklungsmaschinen
- ungenügende Endwässerung führt dazu, dass sich die Filme im Laufe der Zeit verfärben und verblassen.

Lösung zu Aufgabe 14:

Abfallentsorgung:

Verbrauchte Entwickler- und Fixierlösungen und die Metallfolien der Zahnfilme werden in getrennten Gefäßen gesammelt und einer Entsorgungs-/Spezialfirma übergeben (Quittung!).

Sie müssen also als Sondermüll entsorgt werden.

5.2.4 Röntgenaufnahmeverfahren

Lösung zu Aufgabe 1:

Bei intraoralen Aufnahmeverfahren liegt ein folienverpackter Film in den Kleinformaten 2 x 3 cm, 3 x 4 cm, 4 x 5 cm (für Aufbissaufnahmen) innerhalb der Mundhöhle.

Bei den extraoralen Aufnahmen wird ein großformatiger Film in einer Kassette mit Verstärkerfolien außerhalb der Mundhöhle angelegt.

LÖSUNGEN

Lösung zu Aufgabe 2:

intraorale Aufnahmearten:

a) Zahneinzelaufnahmen in Halbwinkel- oder Paralleltechnik
b) Bissflügelaufnahmen (auch bite-wing genannt)
c) Aufbissaufnahmen
d) Spezialaufnahmen, wie

- Röntgenmessaufnahmen
- Le Master-Aufnahme
- exzentrische Aufnahmen = Aufnahmen zur Lokalisationsbestimmung (z. B. Lage von Zähnen und Wurzeln).

Lösung zu Aufgabe 3:

Halbwinkeltechnik
= Aufnahmeart nach der Isometrieregel von Cieszynski: der Zentralstrahl (ZS) trifft in Höhe der Wurzelspitze senkrecht auf die Winkelhalbierungsebene (WHE) zwischen Zahnachse und Filmachse.

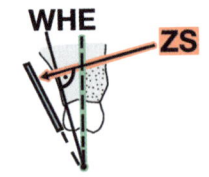

Paralleltechnik:

- Zentralstrahl soll im rechten Winkel auf den Film und das Objekt (= Zahn) treffen
- Film wird parallel zur Zahnachse eingelegt → Verwendung eines Filmhalters und eines Langtubus erforderlich!

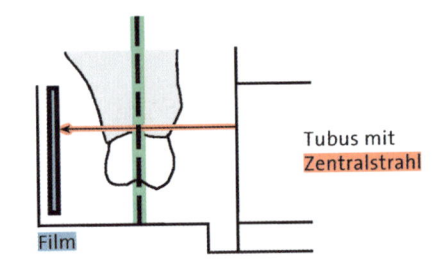

Filmhalter
= Visier- oder Zieleinrichtungen zur richtigen Einstellung des Tubus. Diese Technik ermöglicht eine möglichst genaue Bestimmung der WK-Länge.

Lösung zu Aufgabe 4:

Es handelt sich um eine Bissflügelaufnahme zur Darstellung der Interdentalräume und Approximalflächen. Der Patient beißt auf einen Flügel (= Halter).

Sie ist geeignet zur

- Früherkennung versteckter Approximalkaries und
- Beurteilung des marginalen Knochenrandes oder Limbus alveolaris in der Parodontaldiagnostik.

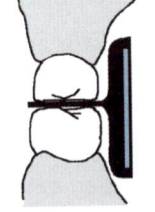

Der besondere Vorteil der Bissflügelaufnahmen liegt darin, dass Ober- und Unterkieferzähne im Kronen- und zervikalen Wurzelbereich auf einer Aufnahme zur Darstellung kommen und somit aus der Sicht des Strahlenschutzes besonders vorteilhaft sind.

Vergleich zwischen Bissflügelaufnahme und Paralleltechnik (mit Filmhalter jeweils):

Bissflügelaufnahme: 1 Bild = OK- und UK-Zahnkrone einer Seite → Diagnostik von Approximalkaries

Paralleltechnik: 1 Bild = bis zu drei nebeneinanderstehende Zähne (Kronen; Wurzeln und Paradontien) → Diagnostik im Kronen-, Wurzel-, Zahnhalteapparatbereich
unterschiedliche Aufbissblöcke, aber Film wird bei beiden parallel zu Zahnachse gestellt.

Lösung zu Aufgabe 5:

Aufbissaufnahmen sind auch intraorale Aufnahmen.
Der Patient beißt hier auf den Film.

Sie dienen der Darstellung von:

- Speichelsteinen (UK-Mundboden)
- verlagerten Zähnen (z. B. retinierte Eckzähne)
- Fremdkörpern.

Lösung zu Aufgabe 6:

Bei exzentrischen Aufnahmen wird die Röntgenröhre verschoben, nicht der Film.

Sie sind Aufnahmen zur getrennten Darstellung von Wurzelkanälen, also auch von Wurzelfüllungen und zur Lagebestimmung eines verlagerten Zahnes.

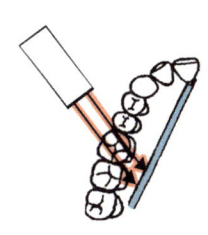

Lösung zu Aufgabe 7:

Zu den extraoralen Aufnahmen gehören:

a) Gesichts- und Schädelaufnahmen zur Darstellung von Kieferhöhle (NNH) und Kiefergelenk (Kiefergelenkaufnahme)

b) Panoramaschichtaufnahmen = PSA bzw. Orthopantomogramm = OPG

c) Fernröntgenseitenaufnahme = FRS = Spezialprojektion für die Kieferorthopädie

d) Handwurzelaufnahme (wird neben FRS für die Kieferorthopädie am häufigsten verwendet).

LÖSUNGEN

Lösung zu Aufgabe 8:

Aufbau einer Filmkassette:
- Vorderseite der Kasette (Aluminium)
- Verstärkerfolie
- Röntgenfilm
  → Film liegt zwischen zwei Verstärkerfolien
- Verstärkerfolie
- Schaumstoff
- Rückseite der Kassette (Aluminium).

Verstärkerfolien:
- werden für extraorale Aufnahmen verwendet
- liegen auf beiden Seiten des Films (schwarz)
- nützen die fluoreszierende Wirkung der Röntgenstrahlen, um die Strahlendosis/Strahlenbelastung zu verringern (verkürzte Belichtungszeit!).

Sie leuchten auf (= fluoreszieren), wenn sie von den Röntgenstrahlen getroffen werden und belichten zusätzlich den Film.

Fehlt eine der beiden Folien, dann wird das entwickelte Bild heller.

Lösung zu Aufgabe 9:

Die Abbildungen zeigen folgende Aufnahmetechniken:

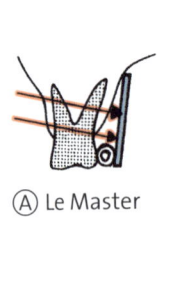

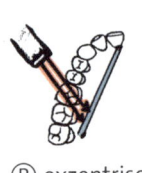

Ⓐ Le Master

Ⓑ exzentrische Aufnahme

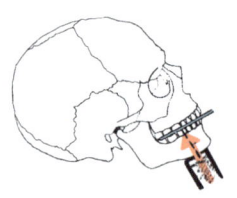

Ⓒ Aufbissaufnahme

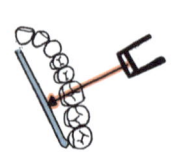

Ⓓ orthodiale Einstellung

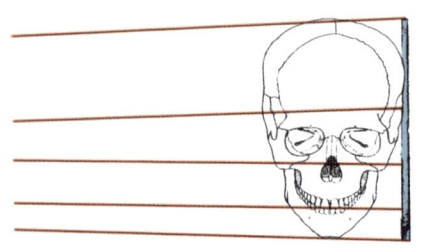

Ⓔ Fernröntgenaufnahme

LÖSUNGEN

Lösung zu Aufgabe 10:

Beim Panoramaschichtgerät liegen Film und Tubus außerhalb der Mundhöhle. Der Kopf des Patienten bleibt fixiert, während Film und Strahlen um ihn herum kreisen.

Zu beachten ist (nach Ablegen von Schmuck/Brille etc. und Anlegen einer Bleischürze):
- bei ängstlichen Patienten: Probelauf des Geräts
- gestreckte Wirbelsäule, aufrechte Stellung, Hände an den Griffen
- Einbiss mit Schneidezähnen in die Aufbisshilfe
- mithilfe des Lichtvisiers: Einstellung der Mittellinie + Frankfurter Horizontale
- Zunge an den Gaumen
- Patient soll sich während der Aufnahme nicht bewegen.

Die Strahlenbelastung entspricht einem Transatlantikflug/Hochgebirgstour.

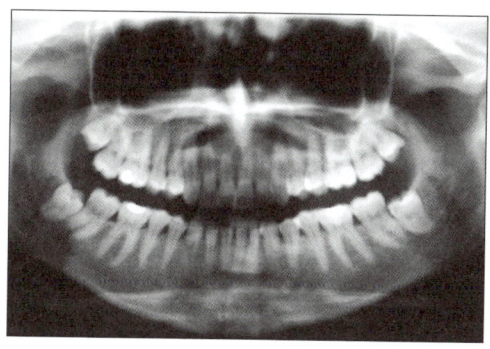

Orthopantomogramm = Panoramaschichtaufnahme mit Aufhellungen/Verschattungen

Lösung zu Aufgabe 11:

- Aufhellungen = Radioluzenzen (= dunkel!): z. B. Zysten, Kieferhöhle, leere Alveole, Foramen mentale ...

  Ein apikaler Entzündungsherd stellt sich auf dem Röntgenbild auch als dunkler Fleck dar, weil Granulationsgewebe strahlendurchlässiger als Knochen ist.

- Verschattungen = Radioopazitäten (= hell!): z. B. Kronen, Schmelz, Wurzelfüllungen, Stiftaufbau ...

Lösung zu Aufgabe 12:

Die Durchlässigkeit für Röntgenstrahlen sinkt in der Reihenfolge:
- Luft – Pulpagewebe – Dentin – Zahnschmelz – Gold.

  Die Röntgenstrahlendurchlässigkeit nimmt in der Reihenfolge ab:
- Schleimhaut – Knochen – Zahnhartsubstanz – Gold.

Lösung zu Aufgabe 13:

Um qualitativ einwandfreie intraorale Röntgenbilder zu erhalten, müssen folgende Grundregeln beachtet werden:

a) Metallhaltige Fremdkörper, wie Prothesen, Brillen und Schmuck (z. B. Piercings ...) sind aus dem Untersuchungsbereich zu entfernen, weil von ihnen störende Streustrahlen ausgehen und sie das Röntgenbild verfälschen und somit die Diagnose erschweren können.

b) Anlegen der Schutzvorrichtung (Bleischürze oder Schutzschild)

c) aufrechte Sitz- und Kopfhaltung (Kopfstütze richtig einstellen → betreffender Kiefer in Horizontale!)

d) Grobeinstellung der Röntgenröhre

e) Einlegen des Filmes, der vom Patienten selbst gehalten werden muss, wobei darauf zu achten ist, dass
  - die Belichtungsseite (unbeschriftete Seite) zahnwärts
  - der Markierungsring (= Delle) kronenwärts liegt (Buckel zur Backe!)
  - der Film nicht durchgedrückt wird, um Verzerrungen zu vermeiden

f) korrekte Projektion durch Ausrichten des Zentralstrahls in
  - apikaler Projektion
  - orthoradialer Einstellung

g) Patient auffordern, sich nicht zu bewegen

h) Belichtung.

Lösung zu Aufgabe 14:

Röntgenbild	
zu hell	zu dunkel
▸ zu kurze Entwicklungszeit	▸ zu lange Entwicklungszeit
▸ zu kurze Belichtungszeit	▸ zu lange Belichtungszeit
▸ zu niedrige Strahlendosis	▸ zu hohe Strahlendosis
▸ zu kalter Entwickler	▸ zu warmer Entwickler
▸ verbrauchter Entwickler	▸ zu konzentrierter Entwickler

Lösung zu Aufgabe 15:

Helle Flecken werden verursacht durch:
- Luftbläschen auf der Filmoberfläche während des Entwickelns
- Verunreinigung des Röntgenfilms durch die Fixierlösung vor der Entwicklung.

Lösung zu Aufgabe 16:
Filmnahe Objekte werden besonders scharf und größenrichtig abgebildet.

Lösung zu Aufgabe 17:
Zahnwurzeln werden deutlich zu lang abgebildet, wenn der Einstellwinkel der Röntgenröhre zu flach war.

Zahnwurzeln werden deutlich zu kurz abgebildet, wenn der Einstellwinkel der Röntgenröhre zu steil war.

Lösung zu Aufgabe 18:
Artefakt:
- Kunstgebilde auf Röntgenaufnahmen, z. B. Knick im Film, Kratzer oder
- Wasserflecken auf dem Film, Ablösen der Filmschicht
- (Ableitung von lat.: ars = die Kunst, facere = machen).

Lösung zu Aufgabe 19:

fehlerhafte Röntgenbilder		
Röntgenbild	Beschreibung	Ursache
	schwarzes, undurchsichtiges Bild	unentwickelter Film wurde dem Tageslicht ausgesetzt
	Bildteil ist durchsichtig	falsche Tubuseinstellung, ein Teil des Bildes blieb unbelichtet
	Rastermuster, zu helles Bild	seitenverkehrte Positionierung des Filmes im Mund, Belichtung erfolgte durch die Bleifolie des Filmpacks hindurch
	kontrastarmes, flaues Bild	unterentwickeltes Röntgenbild, häufig durch verbrauchten Entwickler bedingt

fehlerhafte Röntgenbilder		
	helle durchsichtige Flecken	Fixierbadspritzer vor dem Entwickeln auf den Film gelangt
		Die Röntgenschürze ragt in diesem OPG in den Strahlenbereich

Lösung zu Aufgabe 20:

Maßnahmen gegen Würgereiz:
- Aufforderung an Patienten zu ruhiger Nasenatmung
- zügiges und entschiedenes Vorgehen beim Anlegen des Filmes und Ablenkung durch Gespräche
- medikamentöse Vorbereitung zur Ausschaltung des störenden Reflexes durch
  - Lutschen von Anästhesietabletten
  - oder besser durch Aufsprayen/Auftragen eines Oberflächenanästhetikums.

Lösung zu Aufgabe 21:

Wichtige Grundsätze der „Röntgenhygiene" sind:
- hygienische Händewaschung mit Handdesinfektionsmitteln
- Kontakt der Hände mit der Mundschleimhaut des Patienten beim Einbringen bzw. beim Entfernen des Filmes ist zu vermeiden durch
  - Tragen von Einweghandschuhen und
  - Verwendung von sterilisierbaren Filmhaltern, die sofort nach Gebrauch in eine Desinfektionsmittellösung zu legen sind oder von Einmalfilmhaltern.
- Die in der Mundhöhle kontaminierten Filme sind vor der Weiterverarbeitung
  - mit einem desinfizierenden Einmaltuch zu reinigen und zu desinfizieren oder
  - in einer sterilisierbaren Schale bzw. auf einem desinfizierenden Einmaltuch abzulegen.
  - → Bei infektiösen Risikopatienten vor dem Röntgen Film in Sterilisationsfolie einschweißen!
- Eine Zwischendesinfektion der zwangsläufig kontaminierten Geräteteile und Gegenstände wie Röntgengehäuse, Tuben, Griffe, Kopfstütze, Kinnstütze beim Orthopantomografen, Oberteil der Bleischürze, Strahlenschutzschild etc. hat bei jedem Patienten, am besten durch Wischdesinfektion zu erfolgen. Gerade Bleischürze und

Schutzschild bedürfen einer besonderen Aufmerksamkeit, da eventuell aus der Mundhöhle fließender Speichel zu einer Verunreinigung führen kann.
- Der Aufbissteil beim OPG erhält einen Kunststoff-Einmalüberzug und sollte desinfizierbar und sterilisierbar sein.

Lösung zu Aufgabe 22:

Unter digitalem Röntgen versteht man die elektronische Bildaufzeichnung ohne Film. Die digitalen Röntgensysteme bestehen aus folgenden Anteilen:

a) direktes System: Röntgensensor, Ausleseeinheit = Computer, Monitor und Drucker

b) indirektes System: Speicherfolie, Laserscanner, Computer, Monitor und Drucker → Die Speicherfolie wird belichtet. Dann erfolgt mit einem Lesegerät die Übertragung der Daten an den Computer.

Lösung zu Aufgabe 23:

Grundsätzlich erfordert das digitale Röntgen zunächst einmal die Bereitschaft, sich weiterzubilden und sich mit den Fragen der digitalen Radiografie vertraut zu machen. Auch ist eine gewisse Zeit der Einarbeitung notwendig.

Vorteile

- weniger Strahlenbelastung
- mindestens gleich gute Bildqualität gegenüber dem Film und zuverlässige diagnostische Ergebnisse
- Korrektur und Optimierung der Aufnahme mithilfe des Computers
- Wegfall von Film und Filmverarbeitungsmaterial
- das wiederum bedeutet weniger Abfallentsorgungsprobleme und damit Umweltfreundlichkeit
- vorteilhafte Archivierung
- günstige Kommunikation mit Kollegen, Ärzten und Kliniken; diese ist durch Ausdrucke auch mit Kollegen möglich, die über keinen Computer verfügen.

Nachteile

- hohe Investitionskosten mit Fragen der Wirtschaftlichkeit; sie werden jedoch durch Wegfall von Filmen und Dunkelkammerarbeit, sowie Archivierung zu einem Rechenexempel
- Umstellung auf ein neues System mit Einarbeitungsnotwendigkeit, dazu kommen eventuell allgemeine Computerprobleme.

LÖSUNGEN

Lösung zu Aufgabe 24:

Zur Qualitätssicherung beim digitalen Röntgen gehören:

A) Prüfung des Röntgengeräts:
- Hochkontrast
- Niedrigkontrast
- Grauwert

monatlich bzw. alle drei Monate mit Zustimmung der zahnärztlichen Stelle

B) Prüfung des Befundmonitors → täglich bzw. 1 x pro Monat.

Lösung zu Aufgabe 25:

Überprüfung der digitalen Röntgengeräte:
- Ist der Kontrast in Ordnung? → Bohrungen
- Ist die Auflösung in Ordnung? → Linienpaare

Prüfkörperaufnahme

- Keine Beschädigung des Tubus?

Zur Prüfung des Befundungsmonitors (vor jedem Arbeitstag bzw. monatlich) wird ein Testbild aufgerufen (s. Lösung zu Aufgabe 28).

Lösung zu Aufgabe 26:

Beim Niedrigkontrast werden die vier Kontrastfelder bewertet. Bei diesen muss der Kontrastunterschied sichtbar sein. Er wird wiederum in der Anzahl der sichtbaren Bohrungen angegeben (z. B. intraorales Röntgen: vier Bohrungen) = Überprüfung des Mindestkontrasts.

Lösung zu Aufgabe 27:

Beim Hochkontrast wird bewertet, ob die dargestellten Linienstrukturen eindeutig als voneinander getrennte Linien zu erkennen sind (z. B. intraorales Röntgen: Wert 5,0 Lp/mm) = Überprüfung der Mindestauflösung.

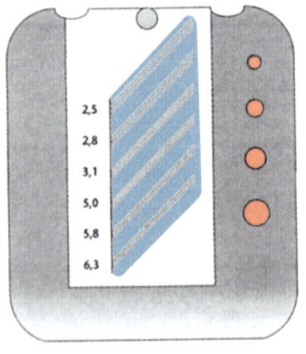

○ = Kontrastfelder
▨ = Auflösungsstrukturen

Lösung zu Aufgabe 28:

Zur Prüfung des Befundmonitors gibt es ein Testbild:

- vor jedem Arbeitstag: A = Grauwertwiedergabe: Sind graue Quadrate in den Standardfeldern zu erkennen (Niedrigkontrast)?
- monatlich: B = Kontrastauflösung: Sind die Strichraster an den Ecken und in der Mitte ohne Lupe erkennbar (Hochkontrast)?
- C = Bildgeometrie: Sind die von weißen Linien gebildeten Vierecke verzerrungsfrei (senkrechte bzw. waagerechte, gerade Linien)?

D = Farbfehler: Ist der graue Hintergrund ohne Artefakte?
E = Graustufen.

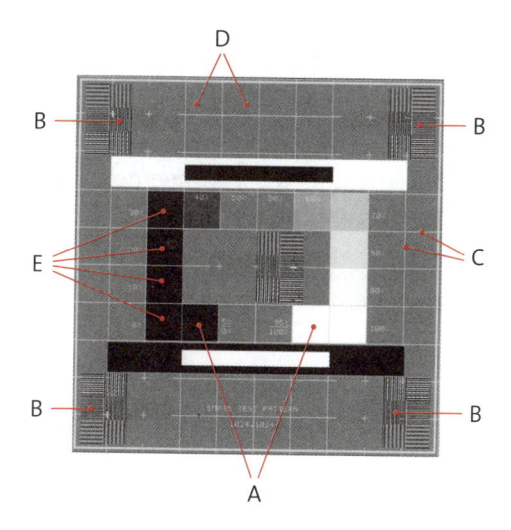

5.2.5 Strahlentherapie
Lösung zu Aufgabe 1:
Außer zu diagnostischen Zwecken kommen Röntgenstrahlen auch noch zur Tumortherapie, besonders bösartiger Tumoren, zur Anwendung. Da ionisierende Strahlen ein hohes Durchdringungsvermögen haben, werden Krebszellen und gesunde Zellen geschädigt. Die Strahlentherapie kommt als Vor- oder Nachbestrahlung in Kombination mit der operativen Entfernung eines Tumors in Betracht.

Lösung zu Aufgabe 2:
Es sind dies:
- Wärmestrahlen
- Kurzwellen
- Laserstrahlen.

Lösung zu Aufgabe 3:
Kurzwellenbestrahlungen sind indiziert bei:
- Kieferklemme
- neuralgiformen Beschwerden
- Infiltraten und entzündlichen Prozessen, die sich in Abheilung befinden
- chronisch entzündlichen Erkrankungen.

Lösung zu Aufgabe 4:
Bestrahlungen dürfen nur auf Anordnung des Zahnarztes vorgenommen werden.

- Vor einer Bestrahlung müssen alle Metallteile, wie Uhren, Armbänder und dgl. abgelegt werden, um Verbrennungen der Haut durch das erhitzte Metall zu vermeiden.
- Vor der Bestrahlung soll die Haut dünn mit Vaseline bestrichen werden.
- Dosierungsvorschriften müssen genau eingehalten werden.
- Niemals darf anästhesiertes Gebiet bestrahlt werden; da die Wärmeempfindung fehlt, kann es sehr schnell zu Verbrennungen an Haut und Schleimhaut kommen.
- Bei jeder Unregelmäßigkeit ist die Bestrahlung sofort abzubrechen und der Chef zu verständigen.

Lösung zu Aufgabe 5:
Laser ist die englische Abkürzung von

Light

amplification by

stimulated

emission of

radiation.

Lasergeräte führen zur Verstärkung einer Lichtstrahlung durch erzwungene Strahlenemission eines Kristalls. Im Brennpunkt einer in den Laserstrahl gestellten Linse, entstehen elektromagnetische Strahlen, die in Wärme umgewandelt werden.

Lösung zu Aufgabe 6:
Die bekanntesten Lasersysteme sind:

- CO_2-Laser
- Erbium: YAG-Laser
- Nd: YAG-Laser
- Argonionen-Laser
- Kombinations-Laser.

Lösung zu Aufgabe 7:
Aufgrund zahlreicher Studien und Erprobungen erschließt die Lasertechnik ein breites Indikationsspektrum:

- diagnostische Zwecke in der Gesichts-, Kieferchirurgie
- operativer Bereich der Kieferchirurgie
- Kariesprävention und Kariestherapie

- Endodontie
- Parodontologie
- Metallbearbeitung (Laserschweißen in der Zahntechnik).

Lösung zu Aufgabe 8:

Da der Laserstrahl eine relativ blutarme Schnittführung gewährleistet und den Heilungsvorgang günstig beeinflussen kann, eignet er sich besonders zur
- Abszessspaltung
- Exzision
- Gingivektomie
- Frenektomie
- Vestibulumplastik
- Mucogingivalchirurgie in der PAR-Behandlung.

Lösung zu Aufgabe 9:

In der Zahnerhaltung können Laserstrahlen angewandt werden zur:
- Kavitätenpräparation, besonders bei Zahnhalsdefekten
- Fissurenversiegelung
- Desensibilisierung empfindlicher Zahnhälse
- Wurzelkanalaufbereitung (Keimreduktion)
- Entfernung der Schmierschicht (= smear layer)
- Parodontalbehandlung.

Lösung zu Aufgabe 10:

Befolgung der Strahlenschutz-Maßnahmen, wie sie im Rahmen der Unfallverhütungsvorschriften für den Betrieb von Lasern zur Vermeidung von Schädigungen durch die Laserstrahlen, vor allem Augen und Haut betreffend, vorgeschrieben sind:
- Kennzeichnung entsprechend der Klasse
- Kennzeichnung des Laserbereiches und Abgrenzung während des Betriebes (ggf. Warnleuchte)
- Unterrichtung und Anweisung durch den „Anwender" bzw. derjenigen, die sich im Laserbereich aufhalten
- Tragen einer Schutzbrille.

6. Prophylaxemaßnahmen planen und durchführen

6.1 Allgemeines zur Prophylaxe

Lösung zu Aufgabe 1:

Nicht nur die Zahnheilkunde, sondern die gesamte Medizin ist in einem Wandel begriffen, insofern als man von der kurativen (heilenden) Versorgung weg hin zu Präventivmaßnahmen (Vorbeugung) tendiert, in der richtigen Erkenntnis eines uralten medizinischen Grundsatzes, wonach Verhüten besser ist als Heilen. Die präventive Zahnheilkunde = Prävention = Prophylaxe beschäftigt sich also mit der Verhütung oder Vorbeugung von Krankheiten.

Lösung zu Aufgabe 2:

Primärprophylaxe = primäre Prävention	Erhaltung und Festigung der Gesundheit	gesunde Ernährung sorgfältige Mundhygiene Fluoridierung
Sekundärprohylaxe = sekundäre Prävention	frühe Diagnose und frühe Therapie von Krankheiten	frühzeitige Kariesdiagnose und -therapie (auch PAR/Kieferorthopädie)
Tertiärprophylaxe = tertiäre Prävention	Therapie von Krankheiten → keine Verschlimmerung der Krankheit	Wiederherstellung von Form/Funktion des Kauorgans/regelmäßiger Recall

Lösung zu Aufgabe 3:

Teilbereiche der Prohylaxe:

- Kariesprophylaxe = Vorbeugung von Karies, z. B. Kariesrisikobestimmung, Fissurenversiegelung ...

- Parodontalprophylaxe = Vorbeugung von PAR-Erkrankung, z. B. PZR, effektive Mundhygiene ...

- kieferorthopädische Prophylaxe = Vorbeugung von Gebissfehlentwicklungen, z. B. Erhalt der Milchzähne, Habits abgewöhnen ...

Lösung zu Aufgabe 4:

Schwierigkeiten bei der Motivation von Patienten zu präventivem Zahngesundheitsverhalten ergeben sich vor allem daraus, dass Motivation

- nicht nur in der Vermittlung von Kenntnissen und Fertigkeiten besteht
- sondern insbesondere auch auf eine Änderung von Einstellungen und Verhaltensweisen beim Patienten abzielt.

Deshalb sind folgende Erschwernisse zu beachten:
- Art und Weise der Gesprächsführung ist wichtig, um beim Patienten überhaupt Gehör zu finden
- auch wiederholt gestellte Fragen sind ausreichend zu beantworten, ohne ungeduldig zu werden
- weniger Ideologie, sondern realistische Didaktik
- kein Fanatismus mit erhobenem Zeigefinger oder missionarischer Eifer, sondern geduldige wohlwollende Zuwendung
- keine Überschätzung der ärztlichen Autorität
- keine Überbewertung isolierter Informationen. Manche „Gesundheitserzieher" glauben, viel von der Materie zu verstehen, berücksichtigen dabei aber zu wenig oder gar nicht die menschlichen Schwächen und Aufnahmefähigkeiten der Patienten.
- Missachtung sozialer Sprachbarrieren mit individueller Anpassung an Sprachschatz und Begriffsvermögen, also „Wie sag ich's meinem Kinde?"
- Furchtapelle und Übertreibungen erzeugen meist defensive Reaktionen
- keine Überheblichkeit zur Schau tragen, sondern Vorbild sein und Glaubwürdigkeit vermitteln.

Lösung zu Aufgabe 5:
a) Individualprophylaxe, beim Einzelnen in der Praxis
b) Gruppenprophylaxe, vor allem in Kindergärten und Schulen
c) Kollektivprophylaxe, z. B. Trinkwasser-, Speisesalzfluoridierung.

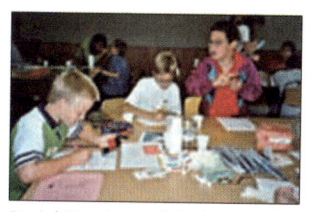

Projekttag in der Schule

Lösung zu Aufgabe 6:
Obwohl der erzieherische Wert und psychologische Aspekt der Gruppenprophylaxe nicht zu leugnen sind, liegt der Schwerpunkt prophylaktischer Aktivitäten in der zahnärztlichen Betreuung durch den Zahnarzt und seine Mitarbeiter, sowie in eigenverantwortlichem Bemühen des Patienten nach Information und Instruktion durch den Zahnarzt und seine Mitarbeiter.

Lösung zu Aufgabe 7:
Prophylaktische Maßnahmen sind besonders sinnvoll
- in der frühen Kindheit
- durch Vorbildwirkung der Eltern
- durch gesundheitserzieherische Mitwirkung von Kindergärtnerinnen und Lehrern
- bei Patienten mit gesundheitsbewusster Einstellung, die von sich aus Wünsche und Interesse an Information und Unterweisung in Prophylaxe ansprechen.

LÖSUNGEN

Lösung zu Aufgabe 8:

Prophylaxemaßnahmen im zahnärztlichen Bereich sind notwendig bei

- Karies
- Zahnbetterkrankungen
- Zahnstellungs- und Kieferanomalien.

Lösung zu Aufgabe 9:

Mit Prophylaxemaßnahmen werden erreicht:

a) Reduzierung der Zahl neu auftretender kariöser Defekte

b) Verhinderung der Entstehung bzw. Ausbreitung marginaler Zahnbetterkrankungen (Parodontopathien)

c) Sicherstellung des Erfolges zahnärztlicher Sanierungsmaßnahmen.

Lösung zu Aufgabe 10:

Die vier Säulen der präventiven Zahnheilkunde sind

a) Härtung der Zahnhartsubstanzen durch Fluoridierung und Versiegelung

b) umfassende zweckmäßige Mundhygiene

c) regelmäßige zahnärztliche Betreuung durch Kontrolluntersuchungen und Frühbehandlung

d) ausgewogene zahngesunde Ernährung.

MERKE

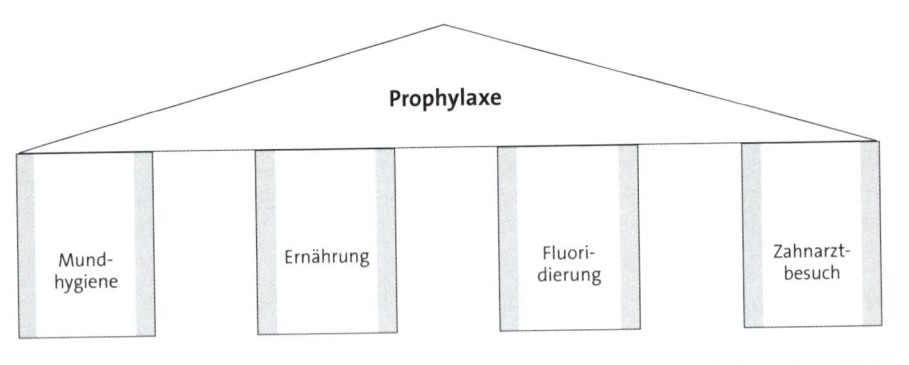

Prophylaxe

| Mundhygiene | Ernährung | Fluoridierung | Zahnarztbesuch |

Lösung zu Aufgabe 11:

Prophylaxemaßnahmen sind besonders angezeigt bei

- Kindern und Jugendlichen
- Patienten mit starker Kariesanfälligkeit
- Patienten mit beruflicher Gefährdung
- Patienten mit Neigung zu Parodontalerkrankungen
- zur Vermeidung von Rückfällen nach PAR-Behandlungen
- Patienten mit festsitzendem Zahnersatz oder partiellen Prothesen
- kieferorthopädischer Behandlung
- Schwangeren
- Menschen mit Behinderungen.

Lösung zu Aufgabe 12:

Grundschema des Ablaufes einer systematischen Prophylaxebehandlung:

a) Vorgespräch:

in dem der Patient mit der Problematik bekannt gemacht und überzeugt werden soll, dass eine intensive Mitarbeit seinerseits unerlässliche Voraussetzung für den Behandlungserfolg ist.

b) Programmvorschlag:

Nach Klärung der Bereitschaft zur Mitarbeit muss der Patient erfahren, dass

- sich das Programm über einen längeren Zeitraum erstreckt
- laufende Kontrollen erforderlich sind
- Erklärung des Prophylaxeprogramms.

c) Programmablauf → Fachgebiet der Prophylaxe beinhaltet:

- Zahnbefunderhebung (Karies-Risiko-Diagnostik)
- Zahnbettbefundung mit Papillenblutungsindex (PBI) bzw. Parodontalem Screening Index (PSI)
- Plaqueindex, z. B. Approximalraumplaqueindex (API) nach Anfärbung
- Speicheltests
- professionelle Zahnreinigung
- eventuelle Fluoridierung
- praktische Unterweisungen und Übungen in mundhygienischen Maßnahmen (Motivation)
- allgemeine Ernährungsberatung mit Aufzeigen von bisherigen Ernährungsfehlern.

LÖSUNGEN

Lösung zu Aufgabe 13:

Prophylaxedemonstrationen haben sich zu erstrecken auf

- geeignete Zahnbürste
- Demonstration der Bürstentechniken am Modell
- Übung der Bürstentechniken am Modell und im Munde vor dem Spiegel
- Demonstration zusätzlicher Hilfsmittel, wie Zahnseide, Interdentalraumbürstchen, elektrische Zahnbürste und dergleichen
- eventuelle Demonstration der Prothesenpflege
- Fluoridprophylaxe
- Kontrollsitzungen mit Remotivation.

Lösung zu Aufgabe 14:

Geeignetes Instruktionsmaterial für Prophylaxedemonstrationen sind:

- okkludierende Kiefermodelle
- Bildmaterial, besonders geeignet für Kinder sind Wandtafeln
- Merkblätter
- Broschüren und Aufklärungsschriften
- audiovisuelle Unterrichtung mit Kurzfilmen und Video-, DVD-Techniken.

6.2 Jüngere Patienten

Lösung zu Aufgabe 1:

Der Zahn und die ihn umgebenden Gewebe benötigen zu Aufbau und Entwicklung Baustoffe, wie

- Proteine (Eiweißstoffe)
- Mineralien, wie Calcium, Phosphor, Eisen
- Spurenelemente = chemische Elemente, die im Körper nur in sehr kleinen Mengen vorkommen, vor allem Fluoride
- Vitamine, vornehmlich Vitamin D.

Lösung zu Aufgabe 2:

Besonders reich an den genannten Aufbaustoffen sind folgende Nahrungsmittel:

- Milch und Milchprodukte, wie Quark, Käse, Joghurt, Sauermilch, Muttermilch
- hochwertige Getreideerzeugnisse, wie Haferflocken, Weizenkeimbrot, Knäckebrot, Vollkornbrot
- Frischgemüse und Salate, wie Karotten, Spinat, Tomaten und Kohlarten

- Obst, das zu kräftigem Kauen zwingt, wie z. B. Äpfel
- Hülsenfrüchte und Reis
- mageres Fleisch und Fisch, vor allem Meeresfische.

Lösung zu Aufgabe 3:

Muttermilch ist unersetzbar; denn sie entspricht in idealer Weise den Bedürfnissen des Säuglings.

a) Sie enthält alle für die Entwicklung des Kindes notwendigen Bestandteile in geeigneter Form und Menge, auch alle zur Zahn- und Gebissentwicklung notwendigen Bausteine.

b) Sie ist leicht verdaulich.

c) Sie hat die richtige Temperatur (34 - 37 °).

d) Stillen zwingt den Säugling zur Arbeitsleistung; denn an der Mutterbrust wird nicht nur gesaugt, sondern es müssen auch Melkbewegungen ausgeführt werden. Durch ein so frühzeitiges „Training" der Kaumuskulatur werden Wachstumsreize auf Muskulatur und Unterkiefer ausgeübt.

e) Mit der Muttermilch werden dem Kind natürliche Abwehrstoffe der Mutter zugeführt, sodass es weniger krankheitsanfällig ist.

f) Zu diesen physiologischen Vorteilen kommt noch ein nicht hoch genug einzuschätzender psychologischer Faktor: Unbewusst fühlt sich das Kind an der Mutterbrust geborgen, sodass die Beziehungen zwischen Mutter und Kind besonders innig werden.

Lösung zu Aufgabe 4:

Eine sinnvolle Ernährung darf nicht erst beim Neugeborenen oder gar erst beim Kleinkind beginnen. Schon während der Schwangerschaft muss die werdende Mutter darauf achten, dass dem werdenden Kind alle Stoffe, die es zu seiner gesunden Entwicklung benötigt, in ausreichender Menge und Qualität zugeführt werden.

Im Einzelnen gilt

a) ausgewogene Mischkost mit Deckung des Eiweiß- und Kohlenhydratbedarfes aus Lebensmitteln pflanzlicher und tierischer Herkunft

b) Einschränkung von Nahrungsmitteln mit einem hohen Anteil an Zucker und Fetten

c) wenig Süßigkeiten
   - „zuckriges" nur zu den Hauptmahlzeiten, wenn die Möglichkeit zu anschließendem Ausspülen und Reinigung (ca. eine halbe Stunde später) besteht
   - keine Süßigkeiten zu den Zwischenmahlzeiten
   - niemals „Betthupferl", in welcher Form auch immer

d) viel Frischobst und -gemüse als Vitamin C- und Ballaststofflieferant

e) derbe, faserreiche, zum Kauen zwingende Kost zur Förderung der natürlichen Selbstreinigung
f) Es ist ein Ammenmärchen, das längst wissenschaftlich widerlegt ist, wonach jedes Kind die Mutter einen Zahn kostet. Wenn es auch Tatsache ist, dass während der Schwangerschaft vermehrt Karies und Zahnbetterkrankungen auftreten, so hat das seine Ursachen
   - in dem veränderten, stark sauren Mundhöhlenmilieu
   - in der Veränderung des Hormonhaushaltes
   - und einer unzureichenden Mundhygiene der werdenden Mütter.

   In der Schwangerschaft müssen daher die Frauen zu einer besonders intensiven Zahn- und Mundpflege angehalten werden.
g) fluoridreiche Ernährung
h) Unerlässlich sind darüber hinaus regelmäßige zahnärztliche Kontrollen.
i) zusätzliche Gaben von Kalzium-, Vitamin- oder Fluoridtabletten nur nach Verordnung durch Zahnarzt oder Hausarzt. Sie sind bei einer ausgewogenen Mischkost meistens gar nicht notwendig.

Lösung zu Aufgabe 5:

- Eine interne Fluoridaufnahme während der Schwangerschaft kommt nur dem Milchgebiss zugute, da sich die Milchzähne im letzten Schwangerschaftsdrittel in der Verkalkung befinden. Die frühere Annahme, Fluoride könnten die Plazentaschranke nicht überwinden, kann heute nicht mehr aufrecht erhalten werden.
- Ab dem 6. Lebensmonat wird beim Säugling mit der Fluoridzufuhr begonnen, wodurch die karieshemmende Wirkung für die bleibenden Zähne, deren Verkalkung kurz nach der Geburt einsetzt, groß ist.
- Da durch Ionenaustausch der Kariesschutz allmählich wieder verloren geht, müssen fortlaufend Fluoride lokal neu zugeführt werden.
- Nach Abschluss der Zahnentwicklung kann eine Fluorideinlagerung in den Schmelz nur noch lokal erfolgen.
- Da die endgültige Zahnentwicklung mit dem Durchbruch des Zahnes noch nicht definitiv abgeschlossen ist, sollte sich der Zeitraum der Fluoridierungsmaßnahmen auf viele Jahre erstrecken.
- Eine effektive Fluoridierung beginnt mit dem 6. Lebensmonat und erfolgt bis zum 12. - 14. Lebensjahr. Weiterhin sind Fluoridierungsmaßnahmen (einmal pro Woche mit Fluoridgel bei älteren Kindern) empfehlenswert.

Lösung zu Aufgabe 6:

- generelles Verbot von Süßigkeiten ist absolut unrealistisch
- Empfehlung von Süßigkeiten mit einem hohen Anteil an Zuckerersatzstoffen
- keine Süßigkeiten zu Zwischenmahlzeiten
- Süßigkeiten nur dann, wenn die Möglichkeit zum anschließenden Ausspülen und Zähneputzen (eine halbe Stunde später) besteht
- wenn Süßigkeiten
  - dann größere Menge, z. B. eine Tafel Schokolade, auf einmal, als kleinere Mengen über den ganzen Tag verteilt
- Verwendung von zuckerfreiem und/oder fluoridhaltigem Kaugummi vermindert die Bildung von Zahnbelägen
- Immer wieder muss den Patienten klar gemacht werden:
  - Süßes ist für Zähne ungesund.
  - Süßes verdrängt hochwertige Kost.
  - Süßes macht dick.
  - zu viel Süßes kann auch krank machen.

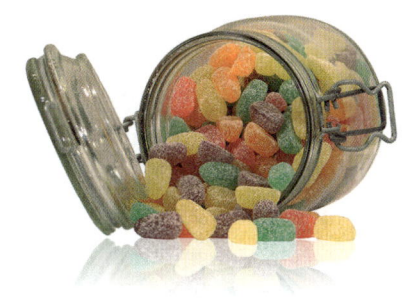

Süßigkeiten und Weißmehlprodukte fördern die Plaque-Bildung.

Lösung zu Aufgabe 7:

Für die kariöse Schädigung der Zähne ist nicht nur die Art der zuckerigen Nahrungs- und Genussmittel ausschlaggebend, sondern auch ihre Verweildauer in der Mundhöhle.

- Mit jeder Zuckerzufuhr entsteht ein stark saures Mundhöhlenmilieu.
- Spült und reinigt (ca. 1/2 Std. später) man nach jeder Mahlzeit seine Zähne, ist die Zeit der Säurebildung nur sehr kurz und kaum schädlich.
- Reinigt man die Zähne nicht oder wird zwischen den Mahlzeiten über den ganzen Tag hinweg genascht und geschleckt, dann können die entstandenen Gärungssäuren ungehemmt und über Stunden hinweg ihr Zerstörungswerk entfalten.

Lösung zu Aufgabe 8:

Zusammenfassende Übersicht über die wichtigsten Ernährungsregeln zur Verhütung von Karies und Zahnbetterkrankungen:

a) abwechslungsreiches und sorgfältig zubereitetes Essen mit einem hohen Anteil an tierischem und pflanzlichem Eiweiß, sowie Spurenelementen und Vitaminen

b) ausgewogene Energielieferanten mit wenig kariogenen Kohlenhydraten

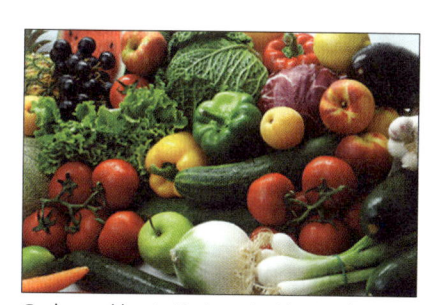

Grobe und harte Kost – wie Obst und Gemüse und Vollkornprodukte – bilden nicht so leicht Plaques.

c) Vermeidung von Nahrungs- und Genussmitteln mit einem hohen Zucker- und tierischem Fettgehalt
d) geregelte Nahrungseinnahme mit drei Haupt- und zwei Zwischenmahlzeiten
e) harte, faserreiche, zum Kauen zwingende Kost, die
   - nicht nur zu einer besseren Ausnutzung der Nahrung und damit auch zur Vermeidung von Magen/Darmbeschwerden beiträgt
   - sondern auch zur natürlichen Selbstreinigung des Gebisses
   - und bei Kindern zur Kiefer- und Gesichtsentwicklung
f) Zwischenmahlzeiten auf ein Minimum beschränken
g) Süßigkeiten nur zu den Hauptmahlzeiten oder wenn Möglichkeit zum Ausspülen und zur Zahnreinigung (eine halbe Stunde später) besteht
h) möglichst selten und wenig Süßes. Wenn es auch in absehbarer Zeit nicht zu erreichen sein wird, die lieb gewordenen „süßen Gewohnheiten" unserer Patienten nachhaltig zu beeinflussen, so dürfen wir nicht nachlassen in unseren Bemühungen, Patienten anzuhalten und zu motivieren, sich in ihren Essgewohnheiten umzustellen.
i) Nach dem abendlichen Zähneputzen, d. h. unmittelbar nach der letzten Nahrungsaufnahme, darf (außer Wasser ohne Kohlensäure) nichts mehr getrunken und gegessen werden.
j) nach jeder Nahrungsaufnahme Zähne zunächst durchspülen und später putzen.

Zusammenfassend kann gesagt werden, dass eine zweckmäßige, zahngesunde Ernährung
- die notwendigen Aufbaustoffe (Eiweiß), Energielieferanten (Kohlenhydrate), sowie ausreichend Spurenelemente und Vitamine in ausgewogener Form und Menge enthalten muss,
- aber wenig Bestandteile an zahnzerstörenden Substanzen, vornehmlich niedermolekulare Zucker enthalten soll.

Lösung zu Aufgabe 9:

Stufe A: Von größter Bedeutung ist die Zahnpflege im frühen Kleinkindesalter.
- Die Zahnpflege beginnt daher, sobald sich die ersten Milchzähne in der Mundhöhle eingestellt haben, also zwischen dem 1. und 2. Lebensjahr.
- Dabei obliegt die Reinigung zunächst der Mutter oder dem Vater.
- Die Schwierigkeiten der kindlichen Mundhöhle gestatten noch nicht den Einsatz üblicher Mundhygienehilfsmittel.

Die Mutter oder der Vater wischt vielmehr nach der letzten Mahlzeit die Zähnchen von allen Seiten, besonders am Zahnfleischrand, mit einem Wattestäbchen oder Mullläppchen gründlich ab.

Stufe B: In dieser Phase soll das Kind möglichst schnell lernen, selbst die Zähne zu putzen. Das Mundpflegeverhalten der Kinder wird wesentlich durch die Beobachtung der Eltern geprägt, die dem Vorbild der Eltern nacheifern.

- Sobald das Kind den Wunsch nach einer Zahnbürste äußert und genügend manuelle Geschicklichkeit besitzt, was im Alter von 3 - 5 Jahren sein wird, kann es anfangs noch mit elterlicher Hilfe vor dem Spiegel unter Verwendung einer kleinen Kinderzahnbürste und Kinderzahnpasta (500 ppm Fluorid) die Zähne selbst putzen.

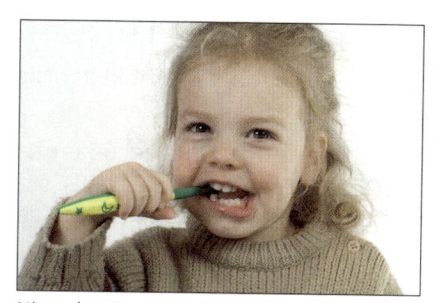

Niemals mit ungeputzten Zähnen schlafen gehen!

- Die ersten Putzversuche des Kleinkindes sind zunächst noch reichlich unbeholfen; dabei müssen auch kindlich-spontane Schrubberbewegungen in Kauf genommen werden.
- Kinder dürfen nicht kritisiert oder schlecht gemacht werden; man muss sie vielmehr mit Lob und Hilfsangeboten anspornen.
- Allmählich wird man dann die Kleinkinder dazu anhalten, von der freien Putzmethode zur Fonestechnik/Rotationsmethode bzw. KAI-Methode überzugehen, indem man sie auffordert, kleine Kreise auf die Zähne zu „malen".
- Immer wieder ist Überwachung und Kontrolle durch die Eltern nötig, wozu sich Färbetests bestens eignen.
- Ab diesem Lebensabschnitt sollten auch regelmäßige Vorstellungen beim Zahnarzt erfolgen, um einfach die jeweilige Praxis ohne Bohren kennen zu lernen.

Stufe C: Ab dem 6./7. Lebensjahr, in dem die 2. Dentition einsetzt, benutzen die Kinder eine Kurzkopf-Kinderzahnbürste und Zahnpasta (1.000 - 1.500 ppm Fluorid).

- Gespült und später geputzt wird nach jeder Hauptmahlzeit.
- Jetzt kann auch eine reibungslose Überführung der Fonestechnik zur KAI-Methode bzw. Basstechnik erfolgen (Rot-Weiß-Technik).

Lösung zu Aufgabe 10:

Mit dem Einstellen des 6-Jahrmolaren erfolgt eine entscheidende Phase der Gebissentwicklung hinsichtlich Okklusion und Artikulation:

- Die 1. Molaren bestimmen weitgehend die richtige Verzahnung des permanenten Gebisses und die Bisshöhe.
- Müssen schon beim Schulkind diese Zähne infolge fortgeschrittener kariöser Zerstörung entfernt werden, gerät die gesamte Architektonik des Gebisses durcheinander.
- Seine anatomischen Besonderheiten machen den 6-Jahrmolaren zudem im besonderen Maße kariesanfälliger, da er der größte Zahn des menschlichen Gebisses ist, und eine sehr faltenreiche Oberfläche mit meist sehr tiefen Furchen und Grübchen hat.
- Die kariöse Gefährdung dieses Zahnes wird noch erhöht, da er oft lange in Kontakt mit tief kariösen Milchzähnen steht.

LÖSUNGEN

Lösung zu Aufgabe 11:

Die größte Gefahr besteht in der Nichterkennung als bleibender Zahn.

- Auch heute noch wird der 6-Jahrmolar von vielen Eltern – sei es aus Unkenntnis, sei es aus Nachlässigkeit – für einen Milchzahn gehalten, in der irrigen Annahme, dass vor ihm, der ja ein Zuwachszahn ist, kein Milchzahn ausgefallen ist.
- Der 1. Molar bricht als erster bleibender Zahn schon vor den Schneidezähnen meist unbemerkt durch und ist somit schon rein zeitlich am längsten den schädlichen Einflüssen ausgesetzt, zumal er sich in ein mehr oder weniger stark kariöses Milchgebiss einstellen muss.
- Die Bürstenreinigung durch das Kind ist meist unzulänglich.
- Kinder nehmen leider zu viel klebrige weiche Nahrungsmittel und Süßigkeiten zu sich.

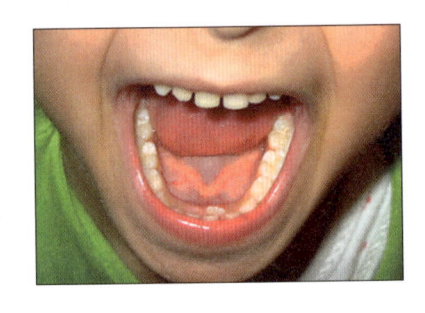

Fazit:
Eltern kann nicht eindringlich genug klar gemacht werden, dass die ersten (zwischen dem 5. und 6. Lebensjahr) im Munde erscheinenden Zähne, die sich unmittelbar hinter den letzten Milchzähnen einstellen, die ersten großen bleibenden Backenzähne sind, die als kostbares Gut besonders zu hegen und pflegen sind.

Lösung zu Aufgabe 12:

Bei der Fissurenversiegelung werden Fissuren (=Furchen) und Grübchen nur kariesgefährdeter (Prämolaren und) Molaren, den Hauptprädilektionsstellen der Karies, nach gründlicher Reinigung mit einem schnellhärtenden dünnflüssigen Adhäsiv- (gut haftenden) Komposit ausgefüllt. Dadurch wird ein speichel- und bakteriendichter Verschluss des Fissurensystems erreicht, sodass kariogene Substanzen nicht mehr in die Fissuren eindringen und ihr Zerstörungswerk beginnen können. Ziel der Versiegelung: weniger Füllungen im Seitenzahnbereich.

Lösung zu Aufgabe 13:

Eine Fissurenversiegelung verläuft in folgenden Phasen:

a) eventuell absolute Trockenlegung (Kofferdam), sonst relative
b) gründliche Reinigung der zu versiegelnden Fissuren mit Pinsel- und Radbürstchen, fluoridfreie Reinigungspasten
c) sorgfältiges Abspülen und Trocknen
d) Anätzen der Fissuren mit Ätzgel (z. B. 30 %iger Phosphorsäure), Einwirkungsdauer nach Empfehlung des Herstellers (Pinsel/Applikationsspritze)
e) erneut gründliches Absprühen zur Entfernung der Säurereste
f) (Wechsel der Watterollen), bei Kofferdam nicht erforderlich
g) eingehende Trocknung

h) Auftragen des Versieglers mit Pinselchen, Sonde oder Applikationsspritze (keine Luftbläschen!)
i) Erhärtung des Versieglers durch Lichtpolymerisation
j) Überprüfung der Okklusions- und Artikulationsverhältnisse, gegebenenfalls Einschleifen
k) Fluoridierung zur Remineralisation.

Beachten Sie auch die Reihenfolge.

> **MERKE**
>
> Kurzfassung:
> Säubern der Fissuren, Abspülen, Trocknen/Anätzen mit Phosphorsäure/Absprühen, Trocknen/Auftragen und Härten des Versieglers, Überprüfen der Artikulation und Okklusion.

Lösung zu Aufgabe 14:

Bei einer erweiterten Fissurenversiegelung werden die Fissuren zusätzlich mit kleinsten Diamantbohrern bearbeitet bzw. aufgezogen. Ansonsten entspricht der Ablauf einer prophylaktischen Fissurenversiegelung in Kombination mit einer kleinen Kompositfüllung.

Lösung zu Aufgabe 15:

a) Eine Fissurenversiegelung ist auch in diesem Alter bei Vorliegen folgender Faktoren nicht angebracht:
   - niedriges Kariesrisiko
   - Kunststoffallergie
   - flaches Höcker-/Fissurenrelief
   - keine eingezogenen, kariesgefährdeten Fissuren/Grübchen
   - verfärbte Fissuren – spät nach dem Durchbruch.

Außerdem ist auch zu bedenken: Eine schlechte Fissurenversiegelung ist schlechter als keine.

Ansonsten ist der beste Zeitpunkt einer Versiegelung im ersten halben Jahr nach dem Durchbruch des zu versorgenden Zahnes.

b) Vorteile:
   - einfaches, völlig schmerzfreies Verfahren ohne präparatorische Maßnahmen
   - individuelle Prophylaxe, die gerade von Kindern und Jugendlichen gut angenommen wird

- frühe Gewöhnung des Kindes an ein nicht unangenehmes „Zahnarztmilieu"
- Die prophylaktische Versiegelung stoppt erwiesenermaßen Entstehung und Entwicklung einer Fissurenkaries.
- Auf lange Sicht werden Füllungen im Seitenzahnbereich immer weniger.

Nachteile:
- unvollkommener Schutz, da nur die Fissuren erfasst werden, nicht aber die Approximalflächen
- Wiederholungsnotwendigkeit nach ca. 2 - 3 Jahren, da die Versieglerretention im Laufe der Zeit abnehmen kann
- nicht unbedenklich, da Patienten glauben könnten, auf mundhygienische Maßnahmen weitgehend verzichten zu können; deshalb müssen die Patienten mit Nachdruck darauf hingewiesen werden, dass es sich bei der Versiegelung um eine wirkungsvolle Bereicherung und Ergänzung der präventiven Zahnheilkunde handelt, die jedoch mundhygienische Maßnahmen und regelmäßigen Zahnarztbesuch nicht ersetzt.
- regelmäßige Kontrollen (alle 4 - 6 Monate) sind unerlässlich!

6.3 Ursachen der Parodontalerkrankungen, Zahnbeläge und Prophylaxemaßnahmen

Lösung zu Aufgabe 1:
Mit mundhygienischen Maßnahmen sollen Zähne und Zahnzwischenräume sowie die gesamte Mundhöhle sauber gehalten werden durch
- Beseitigung von Speiseresten
- Beseitigung weicher und harter Beläge
- außerdem soll eine milde Massagewirkung auf das Zahnfleisch ausgeübt werden.

Es gilt der Grundsatz, dass ein sauberer Zahn nicht krank werden kann und Karies ohne Belagbildung nicht möglich ist.

Lösung zu Aufgabe 2:
Plaques
- sind ein idealer Nährboden für Bakterien, eine Art von verschiedenen Biofilmen in der Mundhöhle
- in den Plaques entstehen Säuren
- führen zu Irritationen des Zahnhalteapparates
- bilden die Grundlage für Zahnstein- und Konkrementbildung: Ohne Plaque kein Zahnstein!

Lösung zu Aufgabe 3:

Plaques sind festhaftende, strukturierte, zäh verfilzte, bakterielle weiche Zahnbeläge, die sich bereits wenige Stunden nach Genuss besonders zuckerhaltiger Nahrungsmittel bilden. Sie bestehen neben abgestoßenen Epithelzellen und Speiseresten überwiegend aus einer Vielzahl von Mikroorganismen, vornehmlich Streptokokkenarten und deren Stoffwechselprodukten.

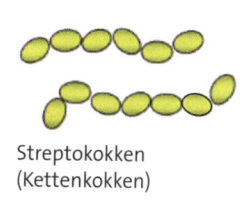

Streptokokken
(Kettenkokken)

Lösung zu Aufgabe 4:

Klassifizierung pathologischer Zahnauflagerungen:

- weiche Auflagerungen (oral debris):
  - Nahrungsreste = Food debris
  - Materia alba (weicher Zahnbelag schlechthin)
    = weiche, gelbliche, lose, leicht abwischbare Ablagerungen, bestehend aus organischem Material
  - mikrobielle Plaque (s. Lösung zu Aufgabe 3)
- harte = mineralisierte Auflagerungen:
  - supragingival = Zahnstein
    = mineralisierte Beläge und Plaques durch Kalziumausfällungen des Speichels. Bakterien am Zahnstein können zu Entzündungen des Zahnfleisches und des marginalen Parodonts führen.
- subgingival = Konkremente

Sie beruhen ebenfalls auf Mineralisationsvorgängen der subgingival gelegenen Plaques aufgrund entzündlicher Erscheinungen im Sulcusbereich unter Mitbeteiligung von Serummineralsalzen und Blutfarbstoffabbauprodukten, was den Konkrementen ihre braune bis schwarze Farbe verleiht.

Lösung zu Aufgabe 5:

Voraussetzung für Patientenmotivation:

- angenehme Atmosphäre schaffen
- entspannte kommunikative Unterhaltung
- Probleme des Patienten erkennen und respektieren
- keine Schulmeisterei
- keine Fachausdrücke auf zu hohem Niveau (Alter? Bildungsstand?)
- Gefühl der Unterlegenheit beseitigen
- objektive Information und Instruktion (bisherige Zahnputztechnik/Zahnbürste/Hilfsmittel?)
- Eingehen auf spezielle Situation und individuelle Bedürfnisse des Patienten (Handhabung der Hilfsmittel? Art der Zahnzwischenraumpflege?)
- Erstellung eines Plaqueindex/Parodontalindex.

LÖSUNGEN

Lösung zu Aufgabe 6:
Zur Anfärbung der Plaques finden folgende Revelatoren Verwendung:
- Kautabletten (besonders zum häuslichen Gebrauch), erythrosinfrei
- Lösungen (Plaque-Test Indikatorliquid), erythrosinfrei.

Es werden reine Lebensmittelfarben verwendet, die leicht wieder entfernbar sind. Die Unterscheidung zwischen älteren und neueren Zahnbelägen ist möglich.

Durch Anfärben in der Prophylaxe:
- macht man Plaque, aber nicht Karies sichtbar (Spiegel für Patient!)
- wird der Patient besser zur Mitarbeit motiviert.

Lösung zu Aufgabe 7:
Diese Art der Plaqueanfärbung ist leicht und rasch durchführbar:
- Aufbringen einer fluoreszierenden Farbstofflösung.
- Bei Betrachtung mit einer Blaulicht-Lampe kommen Plaques in einer gelblich-grünen Fluoreszenz deutlich zur Darstellung.

Lösung zu Aufgabe 8:
Der API (Approximalraum-Plaque-Index), der auch von einer ZFA ohne weiteres auszuführen ist,
- ist das Maß für die aktuelle Sauberkeit im Gebiss
- ist sehr einfach und schnell vorzunehmen
- Es wird nicht gefragt, ob viel oder wenig Plaque vorhanden ist, es wird nur eine Ja- oder Nein-Entscheidung verlangt.
- zeigt Plaquebefall und seine Verteilung im Gebiss
- Der Plaquebefall des Gebisses wird in Prozent der Zahnflächen angegeben.
- Der API eignet sich vor allem für die laufende aktuelle Beurteilung der Mundhygieneverhältnisse.
- Dem Patienten kann unmissverständlich bewiesen werden, wie erfolgreich seine aktuellen Reinigungsbemühungen tatsächlich sind, ob er heute gut die Zähne geputzt hat → Problemzonen werden erkannt.

Lösung zu Aufgabe 9:
Ablauf der Erstellung eines API = Approximalraum-Plaque-Index:
- Darstellung der Plaques mit einem Farbstofftest
- Inspektion der Interdentalräume:
    - im 1. und 3. Kieferquadranten von oral
    - im 2. und 4. Kieferquadranten von vestibulär

- festgestellt wird nur, ob Plaque vorhanden ist oder nicht:
  - vorhandene Plaque wird mit einem (+)
  - fehlende Plaque mit einem (-) in die entsprechenden Kästchen des Befundbogens eingetragen
- der Prozentwert des Plaquesbefalls errechnet sich aus der Formel:

$$\frac{\text{Summe der positiven Plaquesmessungen} \cdot 100}{\text{Gesamtzahl der vorhandenen Approximalraummesspunkte}} = API$$

oder wird einfacher anhand vorbereiteter Tabellen abgelesen.

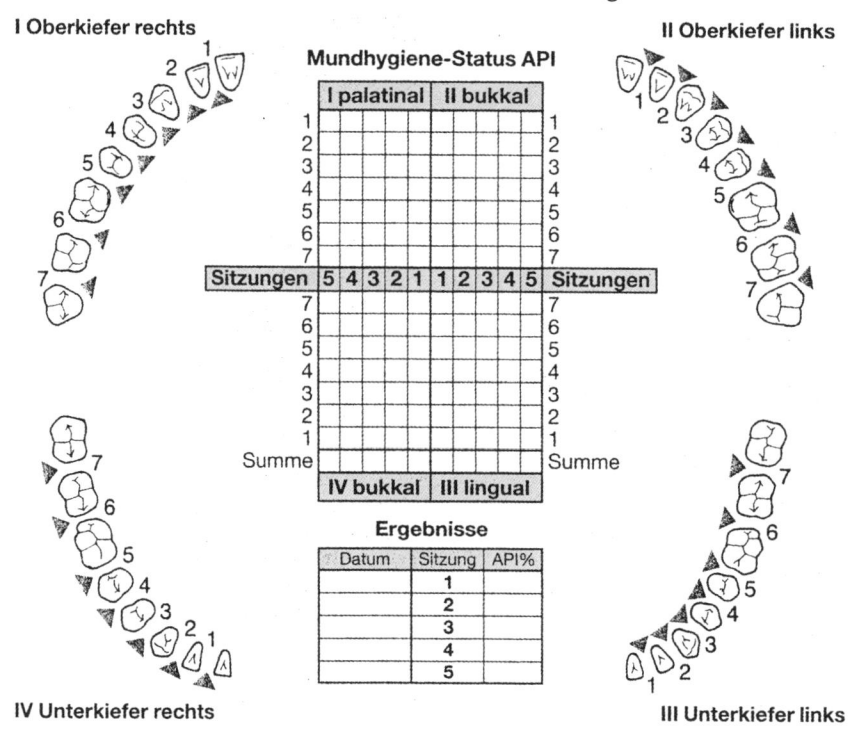

Lösung zu Aufgabe 10:

Richtwerte des API:

100 - 70 %	=	völlig unzureichende Mundhygiene
70 - 35 %	=	unbefriedigende Mundhygiene
35 - 25 %	=	gute Mundhygiene
unter 25 %	=	erstrebenswerte optimale Mundhygiene

Lösung zu Aufgabe 11:

Indizes			
Karies	**Plaque**	**Gingiva**	**Parodontium**
Kariesbefall	aktuelle Mundhygiene (kurzfristig)	Entzündungsgrad der Gingiva	Entzündungsgrad des Parodontiums
		Mundhygiene (langfristig)	Mundhygiene (langfristig)
↓	↓	↓	↓
dmf-t	API	PBI	PSI
DMF-T	Quigley und Hein (QuHI)	SBI oder modifizierter SBI	
DMF-S	VPI	Taschensekret/Sulcusfluid	

Lösung zu Aufgabe 12:

Die Kariesindizes sind Maßzahlen für die von Karies betroffenen Zähne einer Person.

Die Buchstaben bedeuten:

D = decayed = kariös, Großbuchstaben = bleibende Zähne

M = missing = fehlend Kleinbuchstaben = Milchgebiss!

F = filled = gefüllt

T = teeth = Zähne höchster erreichbarer Wert : 28!

Auch kann anstelle von T ein S stehen, was dann S = surface = Oberfläche bedeutet; höchster erreichbarer Wert : 128.

Lösung zu Aufgabe 13:

Plaqueindizes (zur Kontrolle der Hygienefortschritte/Prophylaxeerfolgs → Erkennung von Problemzonen = Sauberkeitsmaß des Gebisses):

- API = Approximalraum-Plaque-Index: Anfärben, Plaque: ja/nein im Approximalraum; guter Wert 25 - 35 % und weniger

- QuHI = Plaqueindex nach Quigley/Hein: Anfärben, wie viel Plaque an vestibulären Zahnoberflächen → Grade 0 - 5

- VPI = Visible-Plaque-Index: ohne Anfärben, Plaque: ja/nein an supragingivalen Zahnoberflächen; guter Wert: 50 % und weniger.

Lösung zu Aufgabe 14:

Gingivaindizes: (zur Kontrolle der Hygienefortschritte des Prophylaxeerfolgs)

- PBI = Papillen-Blutungs-Index: Sondierung des Zahnfleischsulcus im Papillenbereich, Blutungsgrade 0 - 4

- SBI = Sulkus-Blutungs-Index: Sondierung des gesamten Zahnfleischsulcus, Form- und Farbveränderungen der Gingiva Blutungsgrade 0 - 5

- modifizierter SBI: Blutung: ja/nein (keine Gradeinteilung! wie beim API)
- Taschensekret/Sulkusfluid: je stärker die Entzündung, desto mehr Sekret am Filterpapierstreifen wird sichtbar.

Lösung zu Aufgabe 15:

Fester Bestandteil eines Prophylaxekonzeptes zur Kariesfrühdiagnostik sollten Kariesrisikotests vor allem bei Kindern bzw. Speicheltests sein.

Kann eine Primärinfektion durch die Bezugsperson nicht verhindert werden, so erkennt man möglichst früh ein Risikopotenzial.

Die Tests

- sind angezeigt, sobald und solange Zähne in der Mundhöhle vorhanden sind
- sind also nicht auf eine Altersgruppe beschränkt
- können zur Mundhygiene motivieren und das Ergebnis objektivieren
- kommen bei therapieresistenten bzw. fortschreitenden Parodontalerkrankungen zur Anwendung
- werden vor Implantationen und parodontalchirurgischen Eingriffen genutzt.

Lösung zu Aufgabe 16:

Speicheltests bestimmen:

- die Speichelfließrate: Stimulation mit Paraffin → nach 3 - 5 Minuten Kauen: Bildung von 1 ml Speichel/Minute = normal
- die Pufferkapazität des Speichels: fünf Minuten nach Speichelsimulation Messung mit pH-Indikator: pH-Wert 6 und mehr = gut. Geringe Pufferkapazität des Speichels und sehr niedrige Speichelfliesrate deuten auf ein erhöhtes Kariesrisiko hin.
- Keimzahl von Streptococcus mutans und Laktobazillen: Geringe Anzahl von Streptococcus mutans → geringes Kariesrisiko, aber nicht unbedingt umgekehrt.

  Gehäuftes Auftreten von Laktobazillen bei z. B. schlechter Mundhygiene, hohem Zuckerverbrauch.

Lösung zu Aufgabe 17:

Clinpro Cario L-Pop bzw. PerioMarker-Verfahren:

- Mit einem Teststäbchen, das den Zucker Saccharose enthält, wird eine Probe des Biofilms, der sich auf der Zunge befindet, entnommen. Die daraus gebildete Milchsäuremenge wird über eine Farbreaktion gemessen.
- Ergebnis:

  Die Menge an Milchsäure, die innerhalb von zwei Minuten hergestellt wird, entspricht der Leistungsfähigkeit der Bakterien = Kariespotenzial.

- Vorteile:
  - ein Ergebnis innerhalb kurzer Zeit direkt am Stuhl
  - Einsparung von Kosten (niedriger Preis) und Zeit
  - Vermittlung der Bedeutung der Vorsorge an den Patienten
  - enzymaktive Matrix-Metalloproteinase-8 (aMMP-8) = anerkannter Biomarker für paradontalen Gewebeabbau → Enzündungen mit zerstörendem Gewebeabbau können frühzeitig diagnostiziert werden: Erhöhte Konzentrationen von aMMP-8 in der Sulcusflüssigkeit von Zähnen belegen die Zerstörung des Kollagens des parodontalen Bindesgewebes.

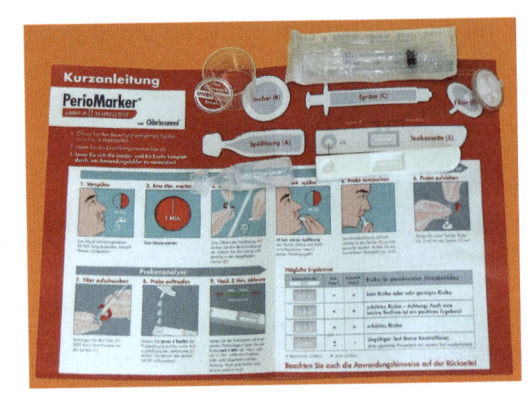

Lösung zu Aufgabe 18:

Frühe Anzeichen und Signale für Entstehung und Vorstadium von Zahnbetterkrankungen sind

- Neigung zu Zahnfleischentzündungen
- Zahnfleischbluten
- Unbehagen beim Kauen
- Mundgeruch (Foetor ex ore bzw. Halitosis), besonders am Morgen
- Lockerung und Wanderung von Zähnen
- empfindliche Zahnhälse
- wenn trotz guter Zahnpflege immer wieder in rascher Folge Plaquebildung auftritt
- nach Erhebung des PSI hohe Code-Werte.

Lösung zu Aufgabe 19:

Zahnbetterkrankungen kann weitgehend vorgebeugt werden durch:
a) gesunde, natürliche Lebensweise mit viel körperlicher Bewegung
b) ausgewogene, zweckmäßige Ernährung hinsichtlich
   - Zusammensetzung
   - Konsistenz
   - Essgewohnheiten
c) Intensivierung der täglichen Zahn- und Mundpflege durch
   - gründliche mechanische Reinigung mit Bürste und Zahnseide zur Beseitigung von Speiseresten und Belägen aller Art
   - Zahnfleischmassage

d) laufende Betreuung durch Zahnarzt
   - ständige Überwachung und Kontrollen
   - regelmäßige Entfernung von Zahnstein und Konkrementen
   - optimale Füllungstherapie
   - parodontalgerechter prothetischer Lückenschluss
e) Vermeidung übler Gewohnheiten (= Habits), wie Pressen, Knirschen, Leermahlen, Bleistift-Kauen und dergleichen
f) bei Kindern und Jugendlichen: ständige Überwachung der Gebissentwicklung und Zahnstellung während der Zahn- und Kieferentwicklung.

Lösung zu Aufgabe 20:

Vorrangig zu betreuende Patientengruppen sind
- Schwangere
- Kleinkinder, Schulkinder und Jugendliche
- Patienten mit Behinderungen
- PAR-Patienten
- Patienten mit hoher Kariesfrequenz
- Patienten mit Lückengebissversorgung
- gut motivierbare, an Zahngesundheit interessierte Patienten.

Lösung zu Aufgabe 21:

Prophylaxemöglichkeiten in der Hand des Zahnarztes:
- sorgfältige Kariesdiagnostik mit regelmäßiger Anfertigung von Bissflügelaufnahmen zur Erfassung approximaler Frühkaries, Kariesdiagnostiktests
- Kariesvorsorgebehandlung durch Fluoridierungsmaßnahmen und Fissurenversiegelung
- regelmäßig gründliche Entfernung weicher und harter Beläge
- Beseitigung lokaler Reizfaktoren, wie überstehende Kronen- und Füllungsränder
- Politur der Füllungen
- frühzeitige Behandlung von Zahnfehlstellungen und Bissanomalien durch kieferorthopädische Maßnahmen
- gewissenhafte Einweisungen und Schulungen in mundhygienischen Maßnahmen und Ernährungsberatung und Erstellung des PSI.

Lösung zu Aufgabe 22:

Durch klebrige, weiche Nahrungsmittel – besonders zuckerhaltige – enstehen weiche, klebrige Beläge, die sich nicht mehr wegspülen lassen. In diesen Plaques leben reichlich Bakterien, die zur Entzündung des Zahnfleisches beitragen.

Mit supragingivalen Plaques und Konkrementen gefüllte Zahnfleischtasche

Befinden sich die Beläge lange genug auf der Zahnoberfläche, dann lagern sich Speichelsalze ein: es entsteht Zahnstein. Dieser ist auch für die Entzündungen des Zahnfleisches verantwortlich – durch die Besiedelung seiner Oberfläche mit Bakterien.

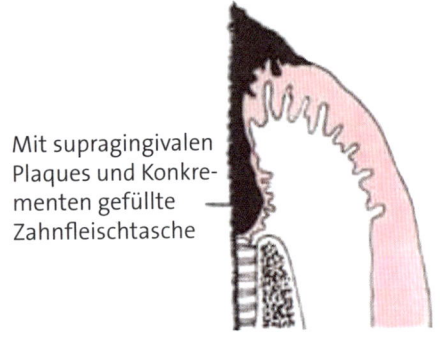

Lösung zu Aufgabe 23:

Prophylaxemöglichkeiten in der Hand des Patienten:

- regelmäßige Vorsorgeuntersuchungen und Kontrollen beim Zahnarzt, mindestens 2 x jährlich
- optimale mundhygienische Maßnahmen unter Anwendung zweckmäßiger Hilfsmittel
- ausgewogene, abwechslungsreiche Ernährung unter weitgehendem Verzicht auf Süßigkeiten aller Art
- individuelle Fluoridierungsmaßnahmen.

Die Bedeutung gesunder Zähne ist offensichtlich:

- Sie steigern das Selbstbewusstsein.
- Sie fördern das Wohlbefinden.
- Sie geben Freude am Sprechen und Kauen.
- Sie ersparen viel Leid.
- Sie sind der schönste natürliche Schmuck (Zeichen für Gesundheit und Lebensfreude).

6.4 Ernährungsberatung und Zuckerersatzstoffe
6.4.1 Verdauungsapparat und Ernährung
Lösung zu Aufgabe 1:

Verdauungssystem	
Stationen	**Aufgaben**
Mundhöhle = Cavum oris	Nahrungsaufnahme mechanische Zerkleinerung Beginn der Kohlenhydratverdauung
Rachen = Pharynx	Schluckvorgang
Speiseröhre = Ösophagus	Nahrungstransport
Magen = Gaster, Ventriculus	Nahrungssammlung Säurebildung/Infektionsabwehr Beginn der Eiweißverdauung
Dünndarm: Zwölffingerdarm = Duodenum	Aufspaltung der Nahrung durch Enzyme Resorption Beginn der Fettverdauung
Dickdarm = Colon Mastdarm = Rectum	Eindickung durch Wasserrückresorption Ausscheidung der unverdaulichen Nahrungs-schlacken

Lösung zu Aufgabe 2:

Zu den Grundnahrungsstoffen gehören:

a) Eiweiß (Proteine) als Bausteine des Lebens
b) Kohlenhydrate (Saccharide) als Energie- bzw. Brennstofflieferanten
c) Fette (Lipide) als Energie- bzw. Brennstofflieferanten und zur Depotbildung
d) Mineralien, wie Natrium, Kalium, Calcium, Phosphor, Eisen und Spurenelemente, wie Fluorid und Jod
e) Vitamine, wie A, B, C, D.

Lösung zu Aufgabe 3:

Vitaminvorkommen

▸ Vitamin A:

grüne Pflanzenteile, Gemüse, Früchte, besonders in Karotten, Spinat, Salaten, Milch, Butter, Eidotter, fette Fische, Lebertran

▸ Vitamin B:

Man spricht von einem Vitamin-B-Komplex, da es hier mehrere Gruppen (Vitamin B_1 - B_{12}) gibt.

Am wichtigsten sind:
- B_1: in den Hüllen von Reis, Roggen, Weizen, Gerste und Hülsenfrüchten, Erbsen, Linsen, Bohnen, sowie Hefe, Muskelfleisch und Innereien
- B_{12}: Milch, Hefe, Eidotter, Weizenkeimlinge, Leber

▶ Vitamin C:

Zitrusfrüchte, wie Zitrone, Orange, Mandarine, Grapefruit; Beerenfrüchte, wie Erdbeeren, Stachelbeeren, Johannisbeeren; Frischgemüse, wie Spinat, Salate, Tomaten, Kohl, Kartoffel, Paprika

▶ Vitamin D:

Milch, Butter, Eidotter, fette Fische, UV-Strahlen des Sonnenlichtes.

Vitamine	Bedeutung für	Krankheiten
A	Augen, Haut	Nachtblindheit, brüchige Fingernägel
B	Nerven	Nervenentzündungen
C	Schleimhaut, Abwehr	Gingivitis, Skorbut, Infektanfälligkeit
D	Knochen, Kalkhaushalt	Rachitis, fehlerhafte Schmelzbildung
K	Blutgerinnung	Blutgerinnungsstörung, Blutungsneigung

Lösung zu Aufgabe 4:

Einen hohen Fluoridgehalt weisen auf:

▶ Spinat, Erbsen, Reis

▶ See- und Süßwasserfische

▶ Milch und Milchprodukte

▶ schwarzer Tee

▶ Mineralwasser.

Lösung zu Aufgabe 5:

A = Mundhöhle mit Zunge (Cavum oris mit Lingua)

B = Rachen (Pharynx)

C = Speiseröhre (Ösophagus)

D = Luftröhre (Trachea)

E = Zwerchfell (Diaphragma): Muskelplatte mit Öffnungen zum Durchtritt von Nerven und Gefäßen, sowie der Speiseröhre; trennt den Brustraum von der Bauchhöhle

F = Magen (gr. Gaster, lat. Ventriculus)

G = Zwölffingerdarm (Duodenum)

H	=	Dünndarm mit den Abschnitten Leerdarm (Jejunum) und Krummdarm (Ileum)
J	=	Blinddarm (Caecum)
K	=	Wurmfortsatz (Appendix vermiformis)
L	=	Dickdarm (Colon) mit seinen verschiedenen Abschnitten
M	=	Mastdarm bzw. Enddarm (Rektum)
N	=	After (Anus)

Lösung zu Aufgabe 6:

Die Bauchspeicheldrüse (Pankreas) produziert – als exokrine Drüse – den Bauchspeichel mit Fermenten und Enzymen zur Eiweiß-, Fett- und Kohlenhydratverdauung.

Als Hormondrüse (= endokriner Anteil) bildet sie das Insulin. Bei Insulinmangel kommt es zu Störungen im Kohlenhydratstoffwechsel. Es kommt zur Zuckerkrankheit (Diabetes).

Lösung zu Aufgabe 7:

Aufgaben der Leber (= größte Drüse des Körpers):
- Produktion von Galle, die für die Fettverdauung notwendig ist (Aufbewahrungsort für Gallensaft = Gallenblase)
- Speicherung überschüssiger Kohlenhydrate durch Aufbau von Glykogen
- Aufbau von Harnstoff und Abgabe an die Nieren
- Abbau verbrauchter Blutkörperchen
- Entgiftungsorgan, das Alkohol, Medikamente und andere Körpergifte abbaut.

Lösung zu Aufgabe 8:

Vorverdauung		
Was?	Wo?	Womit?
1. Kohlenhydrate = Saccharide	Mundhöhle = Cavum oris	Amylase, Ptyalin
2. Einweiße = Proteine	Magen = Gaster, Ventriculus	Salzsäure = HCl, Pepsin
3. Fette = Lipide	Dünndarm: Zwölffingerdarm = Duodenum	Gallensaft

6.4.2 Hormonsystem

Lösung zu Aufgabe 1:

Innersekretorische = endokrine Drüsen liefern ihre Wirkstoffe, die Hormone, direkt in die Blutbahn, um an anderen Organen spezifische Wirkungen hervorzurufen.

Die meisten Drüsen (= exokrine Drüsen) geben ihr Sekret über einen Ausführungsgang an äußere, z. B. Schweißdrüsen oder Ohrspeicheldrüse (Parotis), oder an innere Oberflächen, z. B. Darm oder Harnwege, ab.

Lösung zu Aufgabe 2:

Übersicht der Hormondrüsen des Menschen:

- Hirnanhangdrüse (Hypophyse): neben der Produktion eigener Hormone, besonders im Vorderlappen, zentrale Steuerungsstelle der hormonellen Funktionen
- Schilddrüse (Thyreoidea): Schilddrüsenhormone (z. B. Thyroxin) regulieren Stoffwechsel und Wachstum
- Nebenschilddrüsen (Epithelkörperchen): Regulation des Kalkstoffwechsels und Knochenaufbaus
- Thymusdrüse: wichtig für Wachstum im Kindesalter
- Bauchspeicheldrüse (Pankreas): Die Langerhans-Inseln produzieren Insulin, das den Blutzuckerspiegel reguliert.
- Nebennieren: Im Nebennierenmark wird Adrenalin erzeugt, der Gegenspieler des Insulins. Die Hormone der Nebennierenrinde bezeichnet man als Korticoide.
- Keimdrüsen (Gonaden): Die Hoden (Testes) beim Mann und bei der Frau die Eierstöcke (Ovarien) bilden Sexualhormone, z. B. Androgene und Östrogene.

6.4.3 Ernährungsberatung und Zuckerersatzstoffe

Lösung zu Aufgabe 1:

Eine harte ballaststoffreiche Ernährung

- regt die Speichelsekretion an
- zwingt zum kräftigen Kauen; beides zusammen bewirkt eine natürliche Selbstreinigung des Gebisses
- führt zu einer natürlichen Demastikation (physiologische Abnutzung des Gebisses)
- bei Kindern fördert sie Gesichts- und Kieferentwicklung.

Lösung zu Aufgabe 2:

a) Zucker gibt einen geradezu idealen Nährboden für säureproduzierende Mikroorganismen ab.
b) Zucker fördert Belag- und Plaquebildung.

c) Zucker schafft ein stark saures Mundhöhlenmilieu, wodurch die Zähne um so schneller entkalkt werden.

d) Zucker führt zur EPS-Bildung (Extrazelluläre Polysaccharidbildung = besonders klebriges Stoffwechselprodukt der Mikroorganismen) und wird im Inneren der Bakterienzellen in Form eines intrazellulären Polysaccharids gespeichert.

e) Alle Kariesforscher sind sich darüber einig, dass leicht vergärbare Zucker mit die Hauptursache der Zahnkaries sind.

Lösung zu Aufgabe 3:

Die besonders kariogenen Zuckerarten in der menschlichen Nahrung sind:

a) Einfachzucker (Monosaccharide), wie
- Glucose und Dextrose (Traubenzucker)
- Fructose (Fruchtzucker)

b) Zweifachzucker (Disaccharide), wie
- Saccharose (Rohr- oder Rübenzucker bzw. Industrie- oder Haushaltszucker)
- Maltose (Malzzucker).

→ niedermolekulare Kohlenhydrate

Am gefährlichsten sind die niedermolekularen Monosaccharide, da sie rasch und direkt zu Säuren, den so genannten Gärungssäuren, wie Milch- oder Essigsäure abgebaut werden. Dies führt zur Entkalkung des Schmelzes und zu Karies. Am stärksten plaquefördernd ist Saccharose.

Lösung zu Aufgabe 4:

a) Hochwertige, d. h. wenig kariogene Kohlenhydrate (→ zahngesund) sind:
- plaqueverhindernde, feste, derbe, kauintensive Nahrungsmittel:
  - Getreideprodukte, wie Brote aller Art, besonders Vollkornbrote
  - Flocken aus Hafer, Weizen, Gerste oder Hirse
  - Kartoffeln
  - Reis
  - Hülsenfrüchte
  - hartes, zum Kauen zwingendes Obst, z. B. Äpfel
  - Nüsse
  - ungesüßte Obstsäfte
  - Milch, Milchprodukte, Käse
  - außerdem gut für die Zähne: Wasser – bevorzugt ohne Kohlensäure.

b) Unter hoch kariogenen Kohlenhydraten (→ zahnungesund) versteht man:
   - plaquefördernde, weiche, klebrige, nicht kauintensive Nahrungsmittel:
     - alle Zuckerarten, besonders in klebriger Zubereitung, wie Honig, Marmelade, Konfitüre, Nuss-Nougatcremes
     - alle Süßigkeiten, wie Drops, Bonbons, Karamellen, Gummibärchen, Schokolade
     - Konditoreierzeugnisse, wie Kuchen, Torten, Cremes, Süßgebäck, gesüßte Sahne, Speiseeis
     - weiche Früchte, wie Bananen, Feigen und Dörrobst, z. B. Rosinen
     - gesüßte Getränke, wie Cola, Limo, Traubensaft, Süßweine, Liköre
     - Honig, Zuckerlösungen oder Sirup auf Schnullern, wie es leider immer noch zur Beruhigung von Säuglingen und Kleinkindern praktiziert wird
     - Kartoffelchips.

Lösung zu Aufgabe 5:

Durch einen unkontrollierten Gebrauch von mit Fruchtsäften bzw. Fruchtsäften gefüllten Saugerflaschen kann Zucker längere Zeit auf die Zähne der Kleinkinder einwirken. So werden Erosionen sichtbar, das Milchgebiss wird kariös.

Lösung zu Aufgabe 6:

Unter den zuckerfreien Süßungsmitteln = Zuckerersatzstoffen unterscheidet man zwei Gruppen:

a) Zuckeraustauschstoffe:
   Nährwert, Aufbau, Volumen wie Zucker; Süßkraft wie Zucker bzw. etwas geringer; abführende Wirkung bei übermäßigem Genuss
   - Sorbit:
     - wird am häufigsten verwendet (in Süßwaren, Zahnpasta und Mundwasser)
     - in Birnen und Äpfeln vorhanden
     - wenig kariogen
     - Durchfallgefahr!
   - Xylit:
     - wird vorwiegend für Kaugummis, Diätlimonaden und Fruchtbonbons verwendet
     - in Früchten, Gemüsen und Pilzen vorhanden
     - nicht kariogen, sogar karieshemmend
   - Isomalt:
     - wird für Bonbons und Schokolade verwendet
     - aus Handelszucker hergestellt
   - Mannit, Palatinit

b) Süßstoffe („Diabetikerzucker"):
sehr hohe Süßkraft, deshalb schwierige Dosierung, kein Nährwert, nicht kariogen!
- ► Saccharin:
    - ist nicht kariogen
    - kann nicht in allen Lebensmitteln verwendet werden (eingeschränkte Koch- und Backfestigkeit)
- ► Zyclamat:
    - nicht kariogen
- ► Acesulfam, Aspartam.

Lösung zu Aufgabe 7:

Vorteile der Zuckerersatzstoffe:
- ► Sie süßen ohne zu kariogenen Säuren abgebaut zu werden, d. h. sie sind „zahnfreundlich", (nicht alle Zuckeraustauschstoffe).
- ► Sie haben keinen Nährwert, machen also auch nicht dick (dies gilt nicht für Zuckeraustauschstoffe).
- ► Außerdem entfällt die Bildung extrazellulärer Polysaccharide (EPS), sodass weniger Plaque entsteht.

Diesen großen Vorteilen steht an Nachteilen gegenüber, dass sie
- ► zu Durchfällen führen können
- ► nicht gerade günstig sind
- ► von der Bevölkerung bislang noch immer nicht so recht angenommen werden.

Lösung zu Aufgabe 8:

Begriff „ohne Zuckerzusatz" bzw. „nicht gezuckert" bedeutet:
a) saccharosefrei
b) kann aber rasch vergärende Zucker, wie Fructose/Glucose, enthalten. → Kariesentstehung möglich.

Lösung zu Aufgabe 9:

Zahnmännchen
= zahnfreundlich
= keine vergärbaren Zucker oder andere zahnschädigende Substanzen → weder Karies noch Schmelzerosionen!

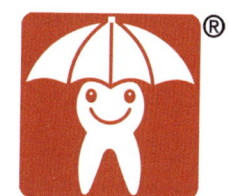

Lösung zu Aufgabe 10:

Richtlinien für gesunde Zwischenmahlzeiten:

- zu Zwischenmahlzeiten grundsätzlich keine Süßigkeiten
- Das Bedürfnis nach Süßem sollte stets mit der Hauptmahlzeit gestillt werden.
- Wenn auf Süßes nicht verzichtet werden kann, sollte Produkten mit Zuckerersatzstoffen der Vorzug gegeben werden.
- Süßes nur dann, wenn die Möglichkeit besteht, unmittelbar danach die Zähne durchzuspülen und ca. eine halbe Stunde später die Zähne zu putzen
- Zwischenmahlzeiten sollten nicht zu üppig ausfallen.
- geeignete Nahrungsmittel für eine knappe Zwischenmahlzeit sind:
  - hartes Obst, z. B. ein Apfel
  - ungesüßter Fruchtsaft
  - Käse- oder Wurstbrot
  - Magerjoghurt
  - Glas Milch mit einer Schnitte Vollkornbrot, belegt mit Butter oder noch besser Margarine.

Lösung zu Aufgabe 11:

- Milch ist ein wichtiger Eiweißlieferant.
- Milch enthält in großer Menge Mineralien, Spurenelemente und Vitamine, wie Calcium, Phosphor, Fluoride, Vitamin D.
- Milch ist vor allem für Säuglinge und Kinder das wichtigste Grundnahrungsmittel.
- Weniger vorteilhaft sind dagegen gesüßte Milchprodukte, wie Kakao, Bananenmilch, Früchtejoghurts und Kinder-Milchschnitten.
- Milch ist auch kein Durstlöscher.

6.5 Hilfsmittel bei der Zahnreinigung

Lösung zu Aufgabe 1:

a) Zur „Grundausstattung" der Hilfsmittel zur täglichen Zahn- und Mundpflege gehören

- Zahnseide und Superfloss (in der Mitte verdickter Kunststofffaden)
- Handzahnbürste
- Zahnpasten
- elektrische Zahnbürste
- eventuell Mundwasser
- Plaque-Revelatoren (Belagsentdecker).

b) Ergänzungshilfen darüber hinaus sind:
- Spezialbürstchen, wie Spiralbürstchen, Monobürstchen (Einzelbüschelbürstchen)
- Zahnhölzchen
- Stimulatoren
- Wasserstrahlgeräte (Mundduschen)
- zuckerfreier Kaugummi
- Taschenpflegeset.

Lösung zu Aufgabe 2:

Die Zahnbürste besteht aus dem Stiel (Gesamtlänge der Bürste; A) in zweckmäßigen Abmessungen für Kinder, Jugendliche und Erwachsene, dem Griff (B), und dem Bürstenkopf (C) mit Borstenbündeln (D), die im Bürstenkopf verankert sind. Die Borstenbündel bilden ein Borstenfeld (D), das plan (= eben) sein sollte.

Lösung zu Aufgabe 3:

Eine gute Zahnbürste muss folgende Forderungen erfüllen
- griffiger, nicht zu kurzer Stiel
- kleiner, abgerundeter Bürstenkopf, damit auch schwer zugängliche Zahnflächen von der Reinigung erfasst werden
- dichter mehrreihiger Borstenbesatz (multitufted = mehrbüschelig bzw. vielfach gebündelt)
- planes Borstenfeld eignet sich besser zur Zahnfleischmassage als Anordnung der Borsten in Dachform bzw. V-Form
- meist mittelharte Borsten
- abgerundete Borsten
- keine Naturborsten, sondern Kunststoffborsten.

Lösung zu Aufgabe 4:

Absolute Einigkeit herrscht darüber, dass Kunststoffborsten geeigneter sind als Naturborsten; denn Naturborsten sind
- zu wenig steif und verformen sich schnell
- ihre Enden sind lanzettenartig spitz und splittern leicht, sodass sie Zahnfleischverletzungen hervorrufen können
- unhygienisch, da sie einen Markkanal besitzen, der zum Schlupfwinkel für Speichel, Detritus (Zerfallsreste) und Mikroorganismen wird: der Markkanal nimmt auch Feuchtigkeit auf, sodass die Bürste schwer zu trocknen ist.

LÖSUNGEN

Lösung zu Aufgabe 5:

Zahnbürsten müssen gepflegt und richtig aufbewahrt werden:

- nach Gebrauch: gründliches Abspülen unter fließendem Wasser, um sie von Zahnpastaresten und anderen Einlagerungen zu säubern
- so aufbewahren, dass sie an der Luft trocknen können; daher nicht in einen Köcher oder Schrank geben, sondern
- mit dem Bürstenkopf nach oben in den Zahnbecher stellen.

Lösung zu Aufgabe 6:

Eine Zahnbürste hat ausgedient und muss durch eine neue ersetzt werden

- immer nach Überstehen einer schweren Infektionskrankheit, wie Angina, Pilzerkrankung, schwere Grippe
- wenn Deformierungen der Borsten auftreten, d. h. die Borsten nicht mehr senkrecht stehen und sich verbogen haben bzw. Entfärbung der Indikatorborsten
- im Allgemeinen wird eine regelmäßig benutzte Zahnbürste nach ca. 1 - 3 Monaten nicht mehr funktionstüchtig sein.

Lösung zu Aufgabe 7:

Grundsätzlich ist zu sagen, dass eine elektrische Zahnbürste zwar durchaus empfehlenswert, aber nicht unbedingt notwendig ist.

- Ihr Reinigungseffekt ist nicht wesentlich größer als der mit richtiger Putzmethodik geführten Handzahnbürste.
- Vorteile sind, dass
  - aufgrund des kleinen Bürstenkopfes alle Zahnflächen gut erreicht werden
  - bei Groß und Klein der Spieltrieb angesprochen wird, sodass das Zähneputzen Spaß macht, zumindest eine gewisse Zeit lang
  - die Zahnpflege bei Kindern, Kranken, Behinderten und älteren Patienten (eingeschränkte Feinmotorik) durch beispielsweise einen dickeren und damit griffgünstigeren Zahnbürstengriff wesentlich erleichtert wird
  - die Schwingungen einer Schallzahnbürste die mechanische Reinigungsleistung verbessern, der Schall die Plaquebildung hemmt.

Lösung zu Aufgabe 8:

Zahnpasten

- unterstützen nachhaltig den mechanischen Reinigungseffekt der Zahnbürste, erhöhen somit den Gesamtputzeffekt
- entfalten eine kurzfristige desodorierende (geschmacksverbessernde) Wirkung mit einem Frischegefühl

- bewirken keine Verhinderung des Ansatzes von Zahnstein oder gar die Auflösung von Zahnstein
- und verhindern damit nicht speziell das Auftreten von Parodontopathien
- weil entsprechende Zusätze keine therapeutische Bedeutung haben, da ihre Einwirkungszeit zu kurz ist und die Medikamente durch den Speichel schnell verdünnt und fortgespült werden.

Lösung zu Aufgabe 9:

Zusammensetzung von Zahnpasten:

- Wasser (20 - 40 %)
- Putzkörper (20 - 40 %) oder Abrasivstoffe, wie Schlämmkreide, Calciumphosphate, Silikate, Aluminiumoxide. → Verbesserung der mechanischen Plaqueentfernung durch die Zahnbürste/gleichzeitig: Politur der Zahnoberfläche
- Feuchthaltemittel (20 - 40 %), z. B. Glycerin
- Zusätze (10 %): Binde-, Verdickungs-und Stabilisierungsmittel, wie Schleime, Gels, Stärke, Alginate
- Netz- oder Schaummittel (= oberflächenaktive Stoffe), z. B. Natrium-Laurylsulfonate
- Geschmackskorrigentien bzw. Süßstoffe, wie ätherische Öle, Menthol, Pfefferminzöl
- Farb- und Konservierungsstoffe
- medikamentöse Zusätze (z B. Fluoride = wichtigster Wirkstoff, Chlorhexidin).

Lösung zu Aufgabe 10:

Bei Netzmitteln (Tensiden)

- ist eine Intoxikation (Vergiftung) nicht zu befürchten, da der Netzmittelgehalt niedrig ist
- Der geringe Anteil an Netzmitteln führt auch zu keiner Schädigung der Gingiva.
- Auf Netzmittel kann aber nicht völlig verzichtet werden, da sie als grenzflächenaktive Substanzen die Fähigkeit besitzen, die Oberflächenspannung des Wassers herabzusetzen, sowie durch Schaumbildung und emulgierenden Effekt die Reinigungskraft der Bürste und der Abrasivstoffe der Zahnpaste erleichtern und fördern.

Lösung zu Aufgabe 11:

Eine gute Zahnpaste muss frei sein von

- zu grobkörnigen Putzkörpern, damit der Schmelz nicht angegriffen wird und Füllungen und Kronen zerkratzt werden
- säurehaltigen Substanzen
- so genannten Weißmachern, vor denen ganz besonders gewarnt werden muss. Ungepflegte Zähne, die mit Belägen dick überzogen sind oder Raucher- oder Teebelag

aufweisen, bekommen nach gründlicher Reinigung – auch ohne Weißmacher – ihre „Naturfarbe" wieder zurück.
- Der Anteil an Netzmitteln soll möglichst niedrig gehalten werden.

Lösung zu Aufgabe 12:
Der RDA-Wert = Abrasivität der Polierstoffe (Putzkörper) in einer Zahnpasta.

empfohlener Wert: zwischen 40 - 70 (Aufdruck auf der Packung). Dies ist besonders wichtig bei bereits freiliegenden Zahnhälsen (Empfindlichkeit !) und für entstehende Rezessionen (Zahnfleisch weicht zurück).

Lösung zu Aufgabe 13:
Medizinische Zahnpasten sind Zahnpasten mit spezifischen Zusätzen zur
a) Kariesprophylaxe (Fluoridzusatz)
b) Prophylaxe der Zahnbetterkrankungen durch Zusätze von
- Desinfizientien
- Adstringenzien (gewebszusammenziehende Mittel)
- Antiphlogistika (entzündungshemmende Mittel)
- aktivierenden und stimulierenden Stoffen, wie Vitaminen
- Antiplaquemittel.

Abgesehen von den fluoridhaltigen Zahnpasten mit vielfach erwiesener kariesprophylaktischer Wirkung, ist der therapeutische Effekt von medikamentösen Zusätzen in der Parodontologie noch nicht vollständig nachgewiesen.

Lösung zu Aufgabe 14:
Durch diese mit ätherischen Ölen oder anderen Aromatika versetzten Lösungen werden
- nur die von der Bürste losgelösten Speisereste und Beläge aus der Mundhöhle herausgespült
- und infolge desinfizierender Beigaben und Geschmackskorrigentien neben der Erfrischung der Mundhöhle eine Verbesserung der Atemluft für kurze Zeit erreicht.

Man kann jedoch den Effekt der Mundwässer wesentlich erhöhen, wenn man damit nicht nur spült, sondern Mundbäder macht, derart, dass man die Spülflüssigkeit für ein paar Minuten kräftig durch die Zahnzwischenräume presst und wieder zurücksaugt.

Zum unkomplizierten Mundbaden gibt es heute gebrauchsfertige Mundspüllösungen, wie Meridol® oder Hexoral®, die vor allem dann angebracht sind, wenn keine Möglichkeit zum Zähneputzen gegeben ist.

Lösung zu Aufgabe 15:

Die mechanische Plaqueentfernung durch die tägliche Mundpflege ist mühsam und zeitraubend. In Chlorhexidingluconaten, wie Chlorhexamed®, Plakout® und Hexetidinpräparaten, wie Hexoral®, glaubt man, Antiplaques gefunden zu haben, die

- nicht nur den Keimgehalt der Mundhöhle vermindern (bakteriostatisch/bakterizid),
- sondern auch die Plaquebildung hemmen.

Diese Präparate kommen meist als 0,1 - 2%ige Spüllösungen zur Anwendung. Sie können jedoch nur kurzfristig eingesetzt werden und eignen sich nicht zur Dauerbehandlung wegen nicht unerheblicher Nebenwirkungen.

Lösung zu Aufgabe 16:

Die Anwendung solcher Antiplaquepräparate ist vor allem dann sinnvoll, wenn eine mechanische Plaquebeseitigung nicht oder nur schwer möglich ist, z. B.

- bei Problempatienten (Behinderten, Gebrechlichen und Kranken)
- vor und nach chirurgischen Eingriffen, auch parodontalchirurgischen, zur Verbesserung der Heilungschancen und zur Infektionsprophylaxe
- bei hochakuten Gingivitiden und Stomatitiden
- als Prophylaxemaßnahme vor Anwendung von Turbine und Ultraschallgeräten zur Verminderung des Keimgehaltes der Mundhöhle.

Lösung zu Aufgabe 17:

Bei der Anwendung von Chlorhexidin- und Hexetidinpräparaten muss mit folgenden Nebenwirkungen gerechnet werden:

- bräunliche Verfärbungen von Zunge und Zähnen
- Beeinträchtigung der Geschmacksempfindung (Geschmacksirritationen)
- Schädigung der Mundschleimhaut durch erhöhte Epitheldesquamation (Abschilferung)
- Resistenzbildung der Mundhöhlenflora.

Lösung zu Aufgabe 18:

Bewährte Hilfsmittel zur Mundhygiene mit dem Ziel der Reinigung der Zahnzwischenräume sind

- Zahnseide
- Superfloss
- Dento-Tape (Zahnband)
- Zahnhölzer (Dreikanthölzer)
- Interdentalbürstchen (Zahnzwischenraumbürstchen)
- Interdentalstimulatoren.

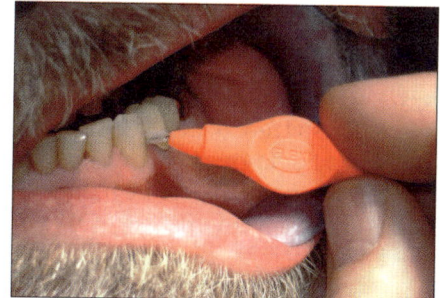

Lösung zu Aufgabe 19:

Die verschiedenen Arten von Zahnseide sind:

- gewachste Zahnseide
- ungewachste Zahnseide
- Dento-Tape
- Superfloss.

Zahnseide			
gewachst		ungewachst	
Vorteile	Nachteile	Vorteile	Nachteile
▶ für Anfänger geeignet ▶ lässt sich besser halten ▶ leichter über den Kontaktpunkt zu führen ▶ fasert nicht so schnell auf ▶ ist etwas dicker	Wachsmaterial verteilt sich auf der Zahnoberfläche, wodurch die Einwirkung von Fluoriden behindert wird	▶ für Fortgeschrittene geeignet ▶ fächert sich auf ▶ Plaquebestandteile werden zwischen den Fasern festgehalten ▶ besserer Reinigungseffekt ▶ ist sehr dünn, deshalb Anwendung bei engeren Zahnzwischenräumen	bei Rauigkeiten oder Stufen: Auffasern oder Reißen möglich

Sonderformen:

a) Dento-Tape = bandförmige Zahnseide, dicker und breiter, wodurch ein guter Reinigungseffekt entsteht (für Patienten mit ausreichend durchlässigen Kontaktpunkten)

b) Superfloss: besteht aus einem normalen Zahnseidenanteil, einem bauschigen Abschnitt und einem versteiften Ende zum Einfädeln für leicht erweiterte Zahnzwischenräume (für Patienten mit Brücken, verblockten Kronen oder festsitzenden Kfo-Apparaturen).

Lösung zu Aufgabe 20:

Bei den Interdentalstimulatoren, die prinzipiell nur auf Anordnung des Zahnarztes benützt werden sollen, handelt es sich um auswechselbare kegelförmige Gummi- oder Kunststoffspitzen, die in einem Haltegriff oder an Griffenden spezieller Zahnbürsten angebracht sind oder werden. Sie kommen erst dann zur Anwendung, wenn Zahnfleischretraktionen zu freiliegenden Zahnzwischenräumen (besonders nach parodontalchirurgischen Eingriffen) geführt haben.

Sie dienen der

- Reinigung der Zahnzwischenräume in geringem Maße
- milden Massage des Zahnfleisches
- Anregung der Keratinisierung (Verhornung)
- funktionellen Formung des Zahnfleischrandes.

Lösung zu Aufgabe 21:

Wasserstrahlgeräte bzw. Mundduschen, die es
a) elektrisch betrieben, oder mit
b) direktem Anschluss an den Wasserhahn – mit auswechselbaren Mundstücken für jedes Familienmitglied – gibt, haben sich als zusätzliche Hilfsmittel der täglichen Mundhygiene bewährt.

- Sie spülen die durch die Bürste losgelösten Zahnauflagerungen weg.
- Sie säubern Retentionsstellen an Zahnersatz und kieferorthopädischen Apparaten von Speiseresten und Materia alba.
- Sie bewirken eine milde Zahnfleischmassage.
- Sie fördern die Epitheldesquamation (Abschilferung).
- Sie wirken durchblutungsfördernd, wodurch entzündliche Veränderungen am Zahnhalteapparat gebessert werden.
- Die Griffe sind häufig dicker als bei den üblichen Handzahnbürsten und damit griffgünstiger.
- Sie geben den Patienten ein Gefühl der Sauberkeit und Frische. Gerade wegen dieser unbestreitbaren Vorzüge muss den Patienten aber mit aller Deutlichkeit klargemacht werden, dass Wasserstrahlgeräte keine festhaftenden Plaques beseitigen und mit dem Wasserstrahl Beläge in den Sulcus eingepresst werden können (Folge: Entzündungen).

6.6 Zahnputztechniken

Lösung zu Aufgabe 1:

Grundsätzlich unterscheiden sich die verschiedenen Zahnputztechniken durch

- Ansatz der Bürste am Zahn bzw. Zahnfleischrand
- Neigung der Borsten zur Zahnachse am Beginn und Ende der Bewegung
- eigentlichen Bewegungsablauf.

LÖSUNGEN

Lösung zu Aufgabe 2:

- Die wichtigsten Bürstmethoden sind
    a) Rotationsmethode = Fonestechnik (Kinder)

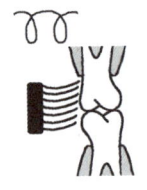

    b) Rolltechniken = Stillmanmethode in vielen Modifikationen (besonders: Patienten mit Rezessionen)

    c) Rüttelmethode nach Bass und Modifikationen (Jugendliche und Erwachsene mit gesundem Parodontium, auch PAR-Patienten).

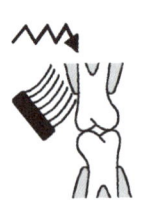

Lösung zu Aufgabe 3:

Einigkeit herrscht darüber, dass die horizontale Schrubbertechnik rundweg abzulehnen ist aus folgenden Gründen:

- Reinigung ist unzureichend, da gerade die Interdentalräume nicht nur nicht erfasst, sondern sogar durch Speisereste und Beläge, die von den Glattflächen der Zähne losgescheuert wurden, zusätzlich verschmutzt werden.

- Bei zusätzlicher Benutzung einer harten Zahnbürste und einer grobkörnigen Zahnpasta können am Zahnhals sehr schmerzhafte keilförmige Defekte hervorgerufen werden.

- Gefahr von Zahnfleischverletzungen ist groß.

Lösung zu Aufgabe 4:

A = Rotationstechnik nach Fones

B = Rolltechnik nach Stillman

C = Bass-Methode

Lösung zu Aufgabe 5:

Die Rolltechnik oder Stillmanmethode ist eine Rot-Weiß-Methode (rot = Zahnfleisch, weiß = Zahn) für Patienten mit Rezessionen. Sie läuft in folgenden drei Phasen ab:

a) Anstellphase: Die Bürste wird in einem Winkel von ca. 45° zur Zahnachse am Gingivalrand angesetzt, Borsten apikalwärts gerichtet, leicht angedrückt, sodass das Zahnfleisch etwas blass erscheint.

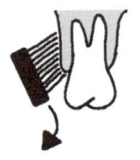

b) Bewegungsphase: Jetzt wird der Bürstengriff so gedreht, dass der Bürstenkopf über Zahnfleisch und Zahnkrone hinweg abrollt. Dabei streifen die Borstenschäfte zunächst das Zahnfleisch, das so leicht massiert wird. Dann streichen die Borsten über die Zahnflächen und fegen dabei gleich einem Besen auch die Interdentalräume aus. In einem Arbeitsgang kommt es somit zur Beseitigung von Speiseresten und Belägen, sowie zur Massage der Gingiva.

c) Rückstellphase: Rückführung der Bürste in Ausgangstellung von Phase a) in entgegengesetzter Richtung ohne Kontakt mit Zahnkrone und Gingiva.

Lösung zu Aufgabe 6:

Es handelt sich um die Charters-Methode, die mehr zur Zahnfleischmassage als zur Zahnreinigung genutzt wurde.

technische Durchführung:

- Wie die Abbildung zeigt, wird die Bürste etwa im Winkel von ca. 45° mit kronenwärts gerichteten Borsten (also genau umgekehrt wie bei der Rolltechnik) angesetzt. Hier handelt es sich also um eine Weiß-Rot-Technik.
- Bei diesem Ansatz dringen die Borstenspitzen in die Interdentalräume ein, während die Borstenschäfte dem Zahnfleisch aufliegen.
- Unter Belassung der Borsten in dieser Position werden ohne Lageveränderungen unter leichtem Druck kleine vibrierend-rüttelnde Bewegungen ausgeführt; dadurch erfolgt durch die Borstenspitzen eine Lockerung der Beläge im Interdentalraum und durch die Borstenschäfte eine milde Zahnfleischmassage, wodurch die Durchblutung gefördert wird.

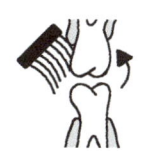

Lösung zu Aufgabe 7:

Heute ist eine bei uns weit verbreitete Zahnputztechnik das KAI-System.

Es läuft in drei Schritten ab (für Kinder empfohlenes System):

a) K = Kauflächenreinigung:

horizontales Hin- und Herbewegen der Bürste auf den Okklusalflächen → „Schrubben"

b) A = Außenflächenreinigung. (≙ Fones-Methode):

kreisende Bewegungen der Bürste an den Außenflächen → „Kreise/Wolke malen" vom Zahnfleisch zu den Zahnkronen

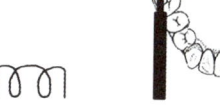

c) I = Innenflächenreinigung:

vertikale Bewegung der Bürste an den Innenflächen → „Fegen/Wischen" vom Zahnfleisch zu den Zahnkronen.

Lösung zu Aufgabe 8:

Bass-Zahnputztechnik = Rot-Weiß-Methode:

- Borstenfeld: schräg gerichtet im Winkel von ca. 45° zum Zahnfleisch hin
- in jedem Zahnabschnitt: kleine rüttelnde Hin- und Herbewegungen
- Borsten: dringen in Sulkus und Interdentalräume → Plaqueentfernung und Stimulation der marginalen Gingiva
- für Rückseite der Schneidezähne: senkrechte Stellung der Zahnbürste, Hin- und Herbewegungen
- für Kauflächen: horizontale Scheuerbewegungen.

Lösung zu Aufgabe 9:

Zeitpunkt und Häufigkeit: Idealerweise sollten die Zähne aus kariesprophylaktischer Sicht nach jeder Mahlzeit zunächst durchgespült und nach ca. 30 Minuten geputzt werden. Da dies jedoch kaum zu realisieren sein wird, muss aber als Grundregel gelten:

- 2 x täglich Zähneputzen und zwar
- morgens nach dem Frühstück
- und abends nach der letzten Nahrungsaufnahme.

Dauer:
Gesamtdauer 2 - 3 Minuten, wobei die einzelnen Zahngruppen nie mehr als drei Zähne umfassen dürfen und ca. 6 x an gleicher Stelle bearbeitet werden müssen, unabhängig von der angewandten Bürstentechnik.

Die Zeit wird häufig von Patienten unterschätzt und sollte deshalb zwischendurch immer wieder kontrolliert werden durch

- Sanduhr
- häusliches Anfärben der Beläge mit Plaque-Revelatoren.

Lösung zu Aufgabe 10:

Zahnpflege hat mit System zu erfolgen:

Warum?

- zum Schutz vor Karies und Zahnbetterkrankungen nach dem Motto: Ein sauberer Zahn wird selten krank.

Wann?

- nach jeder festen Nahrungsaufnahme (nach einer halben Stunde).

Wie oft?

- mindestens 2 x täglich: morgens nach dem Frühstück und abends nach der letzten Mahlzeit.

Wie lange?

- mindestens zwei Minuten bzw. bis nach Färbetest alle Verfärbungen beseitigt sind

Womit?

- Zahnseide, multitufted Zahnbürste und fluoridhaltiger Zahnpasta

Wie?

- mit System und Methodik (Rot-Weiß-Technik) bei parodontalgesundem Patienten: Außenflächen – Innenflächen und Kauflächen der Zähne; rechts oben beginnend im Uhrzeigersinn fortfahrend.

Lösung zu Aufgabe 11:

Systematik des Zähneputzens

- Sinnvoll ist es für Rechtshänder, zuerst rechts oben am letzten Molaren beginnend, die Vestibulärflächen (Außenseiten) der Oberkieferzähne zu bearbeiten.
- Anschließend werden, angefangen vom letzten Molaren im Unterkiefer, links die Außenflächen der Unterkieferzähne gereinigt.
- Dann werden in gleicher Reihenfolge die oralen Flächen (Innenflächen) gebürstet.
- Abschließend werden, wiederum in der gleichen Reihenfolge die Okklusalflächen (Kauflächen) von Ober- und Unterkieferzähnen gereinigt
- Einteilung der Zahnreihen in sechs Abschnitte von 2 - 3 Zähnen (vestibulär/lingual bzw. palatinal/okklusal) → pro Abschnitt: 5 - 6 Bürstenbewegungen.

Lösung zu Aufgabe 12:

Auch mit guten Bürstentechniken werden nur die Innen- und Außenseiten, sowie Kauflächen der Zähne erfasst. In die Zahnzwischenräume aber dringen die Borsten der Zahnbürste nicht genügend weit ein, sodass die Approximalflächen der Zähne von Plaque bedeckt bleiben. Gerade von diesen Flächen gehen aber Karies und Zahnfleischentzündungen aus; daher müssen auch diese Flächen regelmäßig neben dem Bürsten zusätzlich gereinigt werden. Dazu nimmt man gewachste bzw. ungewachste Zahnseide oder Superfloss, dessen bauschiger Abschnitt des Fadens bei gutem Reinigungseffekt die Verletzungsgefahren des Zahnfleisches verringert.

Lösung zu Aufgabe 13:

- Ein genügend langes Stück Zahnseide (ca. 50 cm) wird mehrmals um die Mittelfinger beider Hände geschlungen, bis etwa 10 cm dazwischen vom Faden übrig bleiben.
- Daumen und Zeigefinger spannen den Faden und führen ein 2 - 3 cm stramm gespanntes Stück durch vorsichtiges Hin- und Herziehen über den Kontaktpunkt der beiden Zähne in den Interdentalbereich; dabei ist darauf zu achten, dass die Zahnseide auf keinen Fall mit einem plötzlichen Ruck in den Zahnzwischenraum schnellt, was unweigerlich Verletzungen der Zahnfleischpapille zur Folge hätte.
- Nun wird die Zahnseide unter schabenden Auf- und Abbewegungen entlang der einen und dann der anderen Approximalfläche bis unter den Zahnfleischsaum geführt; in diesem unteren Bereich sind Hin- und Herbewegungen zu vermeiden, da sie zu Zahnfleischverletzungen führen würden.
- Der Faden wird entweder durch den Kontaktpunkt nach koronal oder seitlich aus dem Zahnzwischenraum gezogen.
- Nach der Reinigung eines Zahnzwischenraumes wird das plaquebesetzte Stück Zahnseide auf den Mittelfinger einer Hand aufgewickelt und ein 2 - 3 cm sauberes Stück vom Mittelfinger der anderen Hand abgewickelt und in den nächsten Interdentalraum eingebracht.
- Es gibt zahlreiche Zahnseidenhalter, welche die Handhabung von Zahnseide erleichtern.

Lösung zu Aufgabe 14:

Vorteile des Kauens von zuckerfreiem (= Kariesprophylaxe!) Kaugummi:

- Anregung der Speichelproduktion (Speichel- und Magendrüsen), sodass ein dünnflüssiger Reizspeichel eine natürliche Spülwirkung entfaltet. Die Selbstreinigung wird durch Zungen- und Wangenbewegungen noch unterstützt.
- Durch den ständig vermehrten Speichelfluss wird eine günstige Speichelreaktion um den Neutralwert erzielt; frühe Mineralverluste werden ausgeglichen = Remineralisation (Pufferkapazität des Speichels).
- Durch eine Verminderung der Calciumkonzentration des Speichels wird die Zahnsteinbildung gehemmt.
- Milde Massagewirkung auf Zahnfleisch und Kaumuskulatur führt zu einer Kräftigung des gesamten Mastikations-(Kau)apparates (Vorsicht vor Dauerkauen!).
- Gegenmittel gegen Parafunktion, wie Pressen und Leermahlen
- Ersatz von Knabbertrieb und Verlangen nach Süßigkeiten zwischen den Mahlzeiten.
- Kaugummikauern muss aber eindringlich klar gemacht werden, dass auch zuckerfreier Kaugummi die herkömmliche Zahnpflege mit Bürste, Zahnpasta und Zahnseide nicht ersetzen kann! Durch Kaugummikauen wird Plaque nicht entfernt!

Lösung zu Aufgabe 15:
PZR = Professionelle Zahnreinigung:
- geht über die übliche Zahnsteinentfernung hinaus
- hängt umfangmäßig vom Befund ab
- richtet sich somit nach dem Mundhygienezustand des Patienten.

Folgende Einzelschritte gehören dazu:
- Grobreinigung: großflächige Entfernung von supra- und klinisch erreichbaren subgingivalen harten und weichen Belägen
- Feinreinigung: Entfernung feiner Zahnsteinreste und leichter Verfärbungen
- Pulverstrahlreinigung: Entfernung von hartnäckigen Zahnverfärbungen
- Politur: Politur aller Zahnoberflächen
- Kontrolle, Nachreinigung und Fluoridierung.

6.7 Fluoridierungsmaßnahmen, Wirkungsweise und Versiegelung
Lösung zu Aufgabe 1:
Fluoridierungsmaßnahmen bewirken
a) Hemmung des Wachstums von Mikroorganismen (Bakterien)/Behinderung des Stoffwechsels der Plaquebakterien und der von den Mikroorganismen produzierten Enzyme, die für die Auflösung der organischen Grundsubstanz von Schmelz und Dentin verantwortlich sind → antibakterielle Wirkung!
b) Beschleunigung der Remineralisation (= erneute Verkalkung) des Schmelzes durch Vorhandensein einer hohen Fluoridionenkonzentration an der Schmelzoberfläche in der Remineralisationsphase
c) Anreicherung des Zahnschmelzes mit Fluoriden durch Einlagerung von Fluoriden in die Kristallgitter des Schmelzes (Fluorapatit) führt zu einer erhöhten Widerstandsfähigkeit (= Resistenz) des Schmelzes gegen die entkalkenden Gärungssäuren.

Lösung zu Aufgabe 2:
Bei der Fluoridprophylaxe wird nicht elementares Fluor, das in freier Form ein gefährliches giftiges Gas ist, verwendet, sondern das Spurenelement Fluor in gebundener Form als Fluorid, z. B. als Natrium- oder Aminfluorid (von Natur aus in bestimmten Lebensmitteln und in jedem Trinkwasser vorhanden).

Lösung zu Aufgabe 3:
Fluoridprophylaxe wird erreicht, wenn schon während der Entwicklungszeit der Zähne ausreichend Fluoride angeboten werden, sodass der Zahn durch Fluoridanreicherung optimal mineralisiert (verkalkt) in die Mundhöhle durchbrechen kann. Solcher Schmelz ist widerstandsfähiger gegen äußere Einflüsse als Schmelz, der nur wenig Fluorapatit enthält.

LÖSUNGEN

Lösung zu Aufgabe 4:

Übersicht der Fluoridierungsmöglichkeiten:

a) systemisch durch orale Aufnahme von
- Trinkwasser (TWF)
- Trinkmilch
- Kochsalz
- Tabletten
- fluoridreicher Nahrung

b) lokale Behandlung der Zahnreihen
   1) durch Spülen, Einbürsten und Touchieren (Einpinseln) mit
      - F-Lösungen
      - F-Gels
      - F-Lacken
   2) Verwendung fluoridhaltiger Zahnhygienika
      - Zahnpasta
      - Mundwasser (Spülungen)
      - Kaugummi
      - Polierpasten.

Systemische Anwendungen wirken natürlich zunächst auch lokal, so wie die lokalen Applikationsmöglichkeiten eine gewisse systemische Wirkung zeigen können. Lokale Fluoridierung ist wirksamer als systematische.

Lösung zu Aufgabe 5:

a) Die karieshemmende Wirkung der Fluoridierung ist signifikant (statistisch gesichert). Zahlreiche Statistiken, erstellt aufgrund jahrzehntelanger Beobachtungen und Erfahrungen, sprechen in den Eckwerten von 30 - 60 % Kariesreduktion (Kariesrückgang).

b) Gesundheitliche Schädigungen oder Nebenwirkungen sind bei der therapeutischen Dosis von 1 ppm (part per million) oder 1 mg nicht zu befürchten. Selbst eine Dosis von 5 ppm über einen längeren Zeitraum eingenommen, führt noch zu keinen gesundheitlichen Schäden.

c) Im Übrigen handelt es sich bei der TWF um eine Fluoridanreicherung, da in jedem Wasser ohnehin Fluoride enthalten sind, in manchen Wässern sogar in einer Konzentration, die die therapeutische Dosis um ein Vielfaches übersteigt.

Lösung zu Aufgabe 6:

Nachteile:

- Zwangsmaßnahme
- Das deutsche Lebensmittelgesetz erlaubt keine Beimengung von Fremdstoffen zum Wasser.
- In gewisser Weise unrationell, da auch die Wassermengen, die nicht als Trinkwasser gebraucht werden, mit Fluoriden angereichert sind.

Vorteile:

- Kollektivmaßnahme mit Massenvorbeugung
- regelmäßige konstante Fluoridzufuhr
- signifikante Kariesreduktion in allen Ländern mit TWF, vor allem in den USA, im Mittel um 50 %.

Lösung zu Aufgabe 7:

Tablettenfluoridierung:

Nachteile:

- Gewisse technische und organisatorische Schwierigkeiten bei mangelhafter Mitarbeit und Überwachung durch Eltern und Erzieher.
- Bei Gemeinschaftsbezug in Kindergärten und Schulen wird die Fluoridierung durch Ferien unterbrochen.
- Oft fehlen Durchhaltevermögen und Verantwortungsbewusstsein.
- Sie erweckt Sorglosigkeit gegenüber der Einnahme von Pharmaka (Arzneimitteln) und kann somit eine Tablettensucht fördern.
- Gefahr einer Schmelzfluorose: deshalb nur noch bei Kindern/Jugendlichen mit hohem Kariesrisiko empfohlen!

Vorteile:

- Die Effizienz (Wirksamkeit) der Tablettenfluoridierung ist durch weltweite Erfahrungen nicht unumstritten.
- einfache Darreichungsform
- Maßnahme, mit der gezielt bestimmte Bevölkerungsgruppen, wie Kinder, Jugendliche und Schwangere, zu erfassen sind.

Lösung zu Aufgabe 8:

Ältere Kinder mit hohem Kariesrisiko können die Tabletten nach gründlicher Zahnreinigung einnehmen und langsam unter der Zunge zergehen lassen, da so ein Teil der Fluoridierung auch lokal zu Stande kommt.

vereinfachte Darstellung der neuesten Empfehlung der DGZMK:

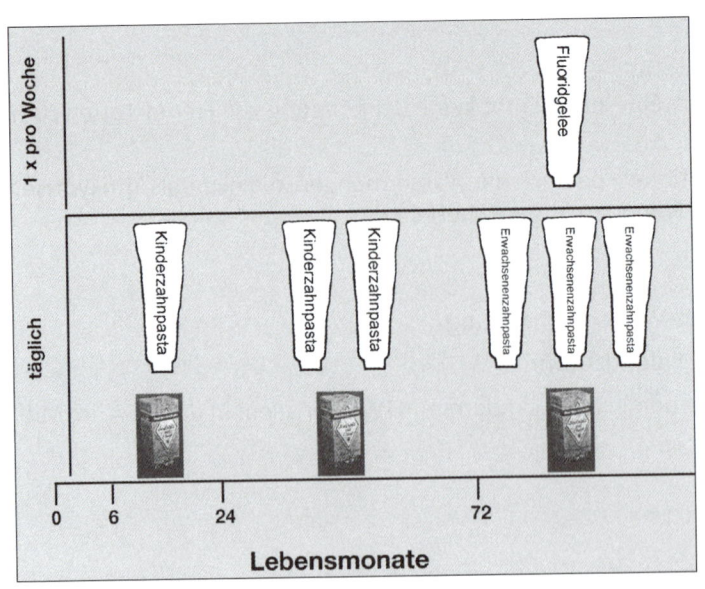

- Vor dem 6. Lebensmonat sind also keine Fluoridierungsmaßnahmen erforderlich.
- nach Durchbruch der ersten Milchzähne: Putzen der Milchzähne bei Kindern 1-mal am Tag mit Kinderzahnpasta (max. 500 ppm) durch die Eltern
- ab zweitem Geburtstag: Putzen der Milchzähne bei Kindern 2-mal am Tag mit Kinderzahnpasta (max. 500 ppm) durch die Eltern, fluoridiertes Speisesalz
- ab Schuleintritt: Zähneputzen mit Erwachsenenzahnpasta (max. 1500 ppm) 2- bis 3-mal am Tag.

Lösung zu Aufgabe 9:

Fluoridierungen können lokal vorgenommen werden

- durch Spülen (Lösungen)
- durch Touchieren (Lacke, z. B. 0,7%iger Difluorsilanlack oder Lösungen)
- durch Einbürsten (Zahnpasta)
- mit Spezialapplikatoren:
  in Form von Mundlöffeln, Miniplastschienen, Silikonabdrücken und Spritzen mit stumpfen Kanülen (Gel)
- durch Beschichten von Prothesenklammern
- durch Beschichten von kieferorthopädischen Apparaten.

Trotz erwähnter Spritzenvorrichtung erfolgt keine Injektion in die Gingiva/Schleimhaut.

Von größter Wichtigkeit ist, dass vor Durchführung einer lokalen Fluoridierung eine gründliche Reinigung der Zahnoberflächen vorgenommen wird.

Lösung zu Aufgabe 10:

- Wie vergleichende Untersuchungen (insbesondere von Schweizer Forschern) gezeigt haben, besitzen fluoridhaltige Zahnpasten bei regelmäßigem kontinuierlichem Gebrauch einen karieshemmenden Effekt.
- Sie sind zur Ergänzung anderer Fluoridierungsmaßnahmen durchaus empfehlenswert.
- Verwendung für Kleinkinder ist als Kinderzahnpasta mit reduziertem Fluoridgehalt in Ordnung.

Lösung zu Aufgabe 11:

Eventuelle Fluorschädigungen im Sinne einer Allgemeinfluorose können sich zeigen

- in Leberschädigungen
- Schilddrüsenstörungen
- vor allem aber in Veränderungen an Knochen und Bändern.

Die Dentalfluorose ist gekennzeichnet durch mottled teeth (gefleckte Zähne bzw. weiße Schmelzflecken). Dabei handelt es sich um Verkalkungsstörungen durch ein Überangebot an Fluorid, die während der Schmelzbildung entstehen können. Nach Durchbruch der Zähne können keine mottled teeth mehr entstehen.

6.8 Kieferorthopädie

6.8.1 Diagnostik der Kieferorthopädie

Lösung zu Aufgabe 1:

Die Kieferorthopädie befasst sich mit Erkennung, Beurteilung und Behandlung von Gebiss- und Kieferanomalien, die sich

- aus Fehlstellungen der Zähne,
- Kieferdeformierungen
- sowie falscher Bisslage und regelwidriger Verzahnung zusammensetzen.

Lösung zu Aufgabe 2:

Die kieferorthopädische Befundung umfasst

- Anamnese, mit wichtigen Daten der Gebiss- und Kieferentwicklung
- exakte klinische Befundaufzeichnungen anhand spezieller Erhebungsbögen mit allgemeinen und funktionellen Befunden
- umfassende Röntgenuntersuchungen
- Kiefermodellanalyse
- Gesichtsanalyse
- Fotoanalyse.

LÖSUNGEN

Lösung zu Aufgabe 3:

Die Röntgenuntersuchung erstreckt sich auf

a) Orthopantomogramm = OPG/OPT bzw. Panoramaschichtaufnahme (PSA), zur Feststellung von Zahnanlagen, dem Entwicklungsstand aller Zähne, Dentitionsverhältnissen, apikalen Veränderungen und parodontalen Befunden

b) Fernröntgenseitenaufnahmen = FRS sind ein wichtiges Hilfsmittel für die kieferorthopädische Diagnose, Prognose und Kontrolle des Behandlungsverlaufes. Sie geben nämlich Aufschlüsse über den Einbau des Kauorgans in den Schädel und lassen Rückschlüsse zu auf das zu erwartende Kieferwachstum.

c) Handröntgenaufnahmen dienen zur Bestimmung des so genannten Knochenalters und geben Auskunft über die zu erwartende Knochenentwicklung.

Lösung zu Aufgabe 4:

Kiefermodelle dienen

- zur Modellanalyse und Vermessung
- zur Herstellung der Behandlungsapparate
- zur Begutachtung und Planung
- zur Dokumentation der Ausgangs-, Zwischen- und Endbefunde.

Lösung zu Aufgabe 5:

Die Notwendigkeit zur kieferorthopädischen Behandlung ergibt sich u. a. auch deshalb, weil

- durch Stellungsanomalien der Zähne, z. B. Engstand, Schmutznischen entstehen, welche die Reinigung behindern und den Kariesbefall begünstigen
- durch Fehlstellungen die Kaufunktion beeinträchtigt wird
- durch die ungleichmäßige Belastung einzelner Zähne oder Zahngruppen Zahnbetterkrankungen gefördert werden
- durch das Einbeißen der Zähne des Gegenkiefers (tiefer Biss oder Deckbiss) Zahnfleischentzündungen ausgelöst werden können
- für später einmal notwendige prothetische Maßnahmen sowie für Implantate günstigere Voraussetzungen geschaffen werden.

Lösung zu Aufgabe 6:

Erfahrungsgemäß liegt die Hauptursache eines unbefriedigenden Behandlungsergebnisses in einer unzureichenden Mitarbeit des Patienten; deshalb ist notwendig

- von Anfang an durch ausführliche Information und eindringliche Aufklärung Interesse und Verständnis von Eltern und Kindern für die Kieferorthopädie zu wecken
- ausführliche Einweisungen zum Gebrauch der Geräte

- Anweisungen zur notwendigen Pflege der Geräte; so gehören herausnehmbare Geräte in spezielle Behälter, wenn sie nicht getragen werden
- Intensivierung der täglichen Mundpflege; dies gilt besonders für festsitzende Apparaturen, bei denen die gründliche Reinigung mit Bürste allein erschwert ist, sodass die Gefahr der Entwicklung von Karies und Zahnfleischentzündungen groß ist
- Einhaltung der zahlreichen Nachbehandlungs- und Nachuntersuchungstermine, denn kieferorthopädische Maßnahmen ziehen sich über mehrere Jahre hin
- bei Schwierigkeiten auch außerhalb der Kontrolltermine Zahnarzt aufsuchen.

6.8.2 Missbildungen und Anomalien im Kieferbereich
Lösung zu Aufgabe 1:
Entwicklungshemmungen bei der vorgeburtlichen Bildung des Gesichtes und Mundes bezeichnet man als Spaltbildungen, die einseitig und beidseitig vorkommen können. Man unterscheidet:

- Lippenspalten, auch Hasenscharte genannt
- Gaumenspalten
- Lippen-Kiefer-Gaumenspalten, im Volksmund auch Wolfsrachen genannt.

Lösung zu Aufgabe 2:
Es gibt zahlreiche Zahnanomalien = Abweichungen von der Norm, wie

- Anodontie (völlige Nichtanlage des Milchgebisses und/oder des bleibenden Gebisses)
- Hypodontie (Zahnunterzahl; siehe Lösung zu Aufgabe 3.)
- Hyperdontie (Zahnüberzahl), z. B. Mesiodens (überzähliger Zahn im Frontzahnbereich)
- Hypoplasien sind Hartsubstanzdefekte an Schmelz und Dentin infolge Mineralisationsstörungen während der Zahnentwicklung aufgrund struktureller Veränderungen.
- Anomalien der Zahnform, z. B. Zapfenzahn (Dens emboliformis).

Lösung zu Aufgabe 3:
Infolge phylogenetischer Reduktion (stammesgeschichtliche Rückentwicklung) sind bei vielen Menschen nicht mehr angelegt:

- obere und untere Weisheitszähne
- obere seitliche Schneidezähne
- obere und untere Prämolaren.

Lösung zu Aufgabe 4:
Strukturelle Veränderungen an den Zähnen können hervorrufen:
- konnatale Lues = angeborene Lues: Hutchinsonzahn
- Rachitis = Vitamin-D-Mangel: Hypoplasien
- Schilddrüsenstörungen (wie Myxödem, Kretinismus), ebenfalls Hypoplasien.

Lösung zu Aufgabe 5:
Aussehen und Formen der Hypoplasien sind sehr vielgestaltig, es gibt verschiedene Gradausprägungen. Man kann unterscheiden:
a) opake (kreidige) Flecken
b) dicht nebeneinander liegende Pünktchen und Grübchen, die über eine größere Fläche verteilt sind
c) Furchen und Bänder, die in Wellenform zirkulär um den Zahn verlaufen
d) Aplasien (flächenhaftes Fehlen von Schmelz), als schwerste Form einer Hypoplasie.

Lösung zu Aufgabe 6:
Kennzeichen des Regelbisses = Neutralbisses:

a) Der mesiobukkale Höcker des oberen 1. Molaren zeigt in die mesiobukkale Fissur des unteren 1. Molaren.
b) Die Spitze des oberen Eckzahns zeigt zwischen den unteren Eckzahn und 1. Prämolaren.
c) Die sagittale und vertikale Stufe der Frontzähne beträgt etwa 2 mm.

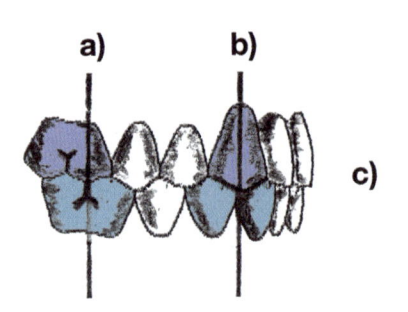

Lösung zu Aufgabe 7:

Eugnathie	regelrechtes Gebiss = Regelverzahnung, Neutralbiss, Normalbiss (siehe 6.)
Dysgnathie	Gebiss-/Kauorganfehlentwicklung, jede Abweichung von der Eugnathie, Fehlstellung von Kiefern und Zähnen

Lösung zu Aufgabe 8:
Ursachen der Dysgnathien:
a) genetisch
b) Vitaminmangel
c) frühzeitiger Zahnverlust durch Karies
d) bad habits
e) fetale Störungen (z. B. Medikamente, Strahlung ...).

Lösung zu Aufgabe 9:

Zu den bad habits = schlechten Angewohnheiten gehören:

a) Lippenbeißen und -saugen
b) Zungenpressen
c) Daumen-/Fingerlutschen
d) Nägelkauen.

Lösung zu Aufgabe 10:

Retention	fehlender oder verzögerter Zahndurchbruch Grund: Engstand der Zähne, Zahnüberzahl, Verlagerung ...
Persistenz	Milchzahn verbleibt über den normalen Zeitpunkt hinaus im Mund Grund: Nichtanlage/Verlagerung/Retention des bleibenden Zahnes
Elongation	Verlängerung eines Zahnes über das Okklusionsniveau hinaus Grund: fehlender Kontakt eines Zahnes zu seinem Gegenzahn (= Antagonist)
Diastema	Lücke zwischen zwei benachbarten Zähnen Grund: ausgeprägtes Lippenbändchen, verzögerter Durchbruch der benachbarten Zähne
Mittellinien-verschiebung	Mittellinie zwischen den mittleren Schneidezähnen von OK und UK stimmt nicht mit der Gesichtsmitte überein

Lösung zu Aufgabe 11:

Kieferkompression:

- Kennzeichen: schmaler OK, frontaler Engstand, hoher Gaumen
- häufigster Grund: Mundatmung
- mögliche Folge: erschwerte Nasenatmung.

Lösung zu Aufgabe 12:

Die Nasenatmung wird behindert durch:

a) Septumdeviation (Verbiegung der Nasenscheidewand), die angeboren oder durch Trauma erworben sein kann
b) Hyperplasie der Nasenschleimhaut
c) Nasenpolypen
d) Nasendeformitäten
e) hohen Gaumen und Schmalkiefer
f) Hyperplasie der Nasenmuscheln
g) Fremdkörper in der Nase
h) gutartige oder bösartige Tumoren.

LÖSUNGEN

Lösung zu Aufgabe 13:

Einteilung der Zahnanomalien nach Angle

A: Klasse I = Neutralbiss oder Regelbiss
B: Klasse II1 = Distalbiss mit vorstehenden oberen Frontzähnen (Protrusion)
C: Klasse II2 = Distalbiss mit zurückstehenden oberen Frontzähnen (Retrusion)
D: Klasse III = Mesialbiss oder Vorbiss oder Progenie

Lösung zu Aufgabe 14:

Die zwei wichtigsten vom Neutralbiss bzw. vom eugnathen Gebiss (ausgeglichenes gut funktionierendes Regelgebiss) abweichenden Unregelmäßigkeiten der Verzahnung sind

- Mesialbiss = Progenie: Bei der echten Progenie handelt es sich meist um eine vererbliche, übermäßige Größenentwicklung des Unterkiefers in sagittaler und transversaler Richtung mit starker Ausprägung eines umgekehrten Überbisses; auch kommt es zu typischen Profilveränderungen mit stark vorspringendem Kinn und einer Stufenbildung der Lippen.

- Distalbiss = Prognathie: Sie ist gekennzeichnet durch eine sagittale Überentwicklung des Oberkiefers, der Unterkiefer erscheint nach distal verlagert. Die oberen Frontzähne stehen zu weit nach vorne, sodass ein fliehendes Profilbild (Vogelgesicht) entsteht.

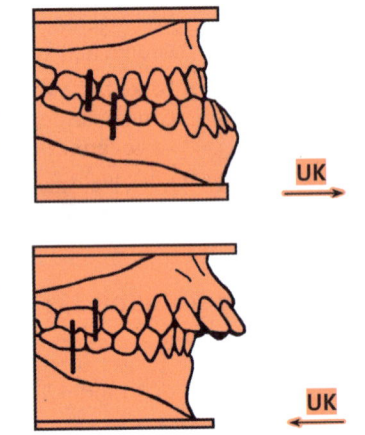

Lösung zu Aufgabe 15:

Wie die Markierungsstriche an den 6-Jahrmolaren zeigen, ist der Oberkiefer zu weit nach vorne entwickelt. Gleichzeitig stehen die oberen Schneidezähne nach vorn. Der Unterkiefer ist nach distal verlagert. Es handelt sich also um einen Distalbiss = Prognathie mit Protrusion (= Vorstehen) der oberen Schneidezähne.

Lösung zu Aufgabe 16:

Ursachen für eine Prognathie sind

- Vererbung
- Lutschen
- Mundatmung
- behinderte Nasenatmung
- falsche Schlaflage.

Lösung zu Aufgabe 17:

Bissituation im Frontzahnbereich		
Abbildung	Bezeichnung	Erklärung
	Neutralbiss, Regelbiss, eugnather Biss	▸ sagittale Stufe: ca. 2 mm ▸ vertikale Stufe: ca. 2 mm
	Kopfbiss	▸ Schneidekanten beißen aufeinander, kein Überbiss ▸ starke Abnutzung der Schneiden ▸ nur Kneifwirkung
	offener Biss	▸ mehr oder weniger großer Spalt klafft beim Schlussbiss ▸ keine Scherwirkung beim Abbeißen
	tiefer Biss	▸ großer Überbiss – vertikal (mehr als 2 mm), UK-Front von OK-Front möglicherweise verdeckt ▸ Frontzähne greifen weit übereinander ▸ häufig beißt UK-Front in palatinale OK-Schleimhaut
	Deckbiss	▸ Ausgleich einer zu großen OK-Basis durch Retrusion der OK-Schneidezähne ▸ großer Überbiss – vertikal ▸ Einbisse in Gegenkieferschleimhaut möglich
	frontaler Kreuzbiss	▸ UK-Front steht vor OK-Front ▸ umgekehrter Überbiss

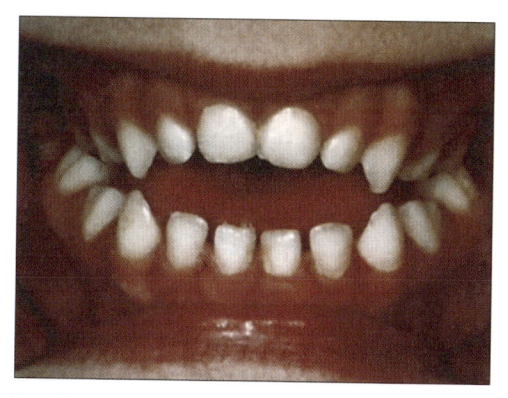

Kombinationsfall: offener Biss mit seitlichem Kreuzbiss und Kieferkompression OK durch Lutschen

LÖSUNGEN

Lösung zu Aufgabe 18:

Artikulation: Gleitbewegung/Verschiebung der Zahnreihen gegeneinander (Artikulationspapier!)

- Ruheschwebelage: In Ruhe, also bei entspannter Muskulatur, ergibt sich ein interokklusaler Abstand der Zähne von 1 - 2 mm.
  - entspannte Haltung des UK
  - die Zähne berühren sich im Ruhezustand normalerweise nicht
  - also kein Kontakt der Zahnreihen
- Okklusion: Schlussbiss, Kontakt der Zahnreihen bei zwanglosem Kieferschluss.

  Okklusions- und Artikulationsstörungen können beseitigt werden durch:

  a) Einschleifen
  b) Versorgung mit Onlays bzw. Teilkronen.

MERKE

Okklusionstörung = Frühkontakte beim Zusammenbeißen

Artikulationsstörung = Gleithindernis bei Kaubewegungen

Abrasion = Abnutzung/Abrieb der Zahnhartsubstanzen

Erosion = oberflächlicher Defekt im Zahnschmelz, in der Haut oder Schleimhaut, Auflösung der Zahnhartsubstanzen duch Säureeinwirkung.

Diese Defekte der Zahnhartsubstanzen können durch häufiges Erbrechen von saurem Mageninhalt (Bulimie) oder häufigem, langandauerndem Kontakt der Zähne mit Säuren in Nahrungsmitteln verursacht werden.

6.8.3 Kieferorthopädische Therapiemöglichkeiten

Lösung zu Aufgabe 1:

Die bekanntesten herausnehmbaren kieferorthopädischen Geräte sind aktive Platte und Aktivator:

- Die aktive Platte ist eine Dehnplatte, bestehend aus einer geteilten Basisplatte aus Kunststoff mit Dehnschraube, Halteelementen und Labialbogen.
- Der Aktivator, den es in vielen Modifikationen gibt, ist ein passives funktionskieferorthopädisches Gerät, das durch Muskeltätigkeit bewegt wird. Durch die anregende Wirkung körpereigener Kräfte können damit Bisslagen und Bisshöhen korrigiert werden.

Nachteile:

- Der Behandlungserfolg hängt wesentlich von der Mitarbeit des Patienten ab.
- lange Behandlungsdauer.

Lösung zu Aufgabe 2:

Multibandapparaturen, von denen es mehrere Techniken gibt, bestehen aus Befestigungselementen für aktiv wirkende Drahtbögen.

Als Befestigungselemente finden Stahlbänder und Brackets (Schlösser und Röhrchen) Verwendung. Diese sind entweder auf den Bändern, die dann mit Zement eingesetzt oder direkt mithilfe der Säure/Ätztechnik auf der Zahnoberfläche befestigt werden.

Von Federn und Gummizügen wirken die Kräfte der Bögen auf das Kausystem ein.

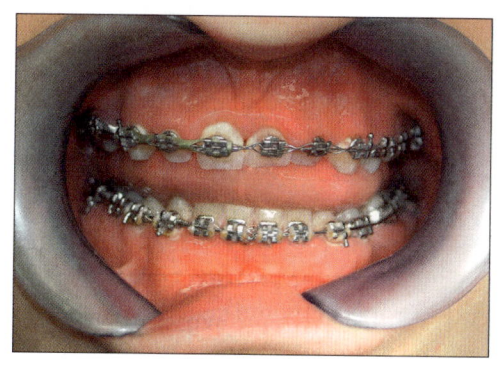

Multibandapparatur

Lösung zu Aufgabe 3:

Kieferorthopädische Geräte können verankert werden

a) extraoral:
   z. B. durch Kopf-Kinnkappen, Headgear
b) intraoral:
   über Zahngruppen (intramaxillär) oder über die beiden Kiefer (intermaxillär).

7. Prothetische Behandlungen begleiten

7.1 Ältere Patienten

Lösung zu Aufgabe 1:

Typische altersbedingte Eigenheiten können sein:
- Redseligkeit oder Bedachtsamkeit
- Konzentrations- und Gedächtnisstörungen als Folge einer Hirnleistungsschwäche
- Starrsinn und Rechthaberei
- Schwerfälligkeit (körperliche Vitalität lässt nach, brauchen mehr Zeit)
- Toleranzminderung, Gefühlsstörungen und Verstimmungen; alte Menschen sind leicht reizbar, missmutig und schnell „verschnupft" oder verärgert – es entstehen leichter Missverständnisse

- depressive Störungen und Hemmungen
- Hypochondrie (eingebildete Krankheiten oder Beschwerden)
- Dissimulation = Gegenteil von Simulation, d. h. das Verbergen oder Verheimlichen von Krankheitssymptomen oder Krankheiten.

Lösung zu Aufgabe 2:

Typische Krankheiten, die im Alter auftreten:
- Diabetes mellitus (Zuckerkrankheit) und andere Stoffwechselstörungen, wie Gicht, Fettstoffwechselstörungen (Cholesterinämie)
- Hypertonie (Bluthochdruck)
- Koronarinsuffizienz (Herzschwäche)
- Nephropathien (Nierenerkrankugen)
- Arteriosklerose (Gefäßveränderungen)
- chronische Bronchitis oder andere Atemwegserkrankungen
- Verschleiß- oder Abnutzungserkrankungen, vor allem der großen Gelenke (Hüfte, Knie) und Wirbelsäule → Osteoporose (bei Extraktionen: erhöhte Kieferbruchgefahr!)
- Erkrankungen des Nervensystems, z. B. Parkinson (Schüttellähmung)
- gehäuftes Auftreten von benignen (gutartigen) und malignen (bösartigen) Tumoren (Geschwülsten), z. B. Karzinom (Krebs)
- Nachlassen der Sehkraft und Sehschärfe
- Schwerhörigkeit
- verminderte Speichelbildung
- vergrößerte Zunge (bedingt durch Zahnverlust).

Lösung zu Aufgabe 3:

Grundsätze psychologischer Betreuung älterer Menschen:
- ausreichend Zeit nehmen (keine Hektik verbreiten)
- gute Manieren und höfliches Benehmen in allen Situationen
- korrekte Anrede unter Vermeidung plumper Vertraulichkeiten und Anbiederungen; Anreden, wie „Na, wie geht es uns denn heute, Opa", die möglicherweise gar nicht böse gemeint sind, empfindet ein älterer Patient nicht nur ausgesprochen deplatziert und unhöflich, sondern weit mehr noch als respektlos und entwürdigend.
- Individualität und Altersweisheit sind positive Werte, die im Umgang mit Senioren respektiert und anerkannt werden müssen.
- laut und deutlich sprechen
- liebevolles Eingehen auf ihre Nöte und Schwierigkeiten (kleine Gefälligkeiten, wie in den Mantel helfen/Türe aufhalten)

- immer ernst nehmen, keine Bagatellisierung ihrer Beschwerden; alte Menschen neigen ohnehin zur Dissimulation
- großherziges Hinwegsehen über altersbedingte Eigenheiten und Absonderlichkeiten, wie Starrsinn, Ungeduld, Besserwisserei und dergleichen
- Bereitschaft und Fähigkeit, sich in die Vorstellungen und Gemütsbewegungen älterer Menschen einzufühlen
- Rücksichtnahme auf altersbedingte Erkrankungen und Gebrechen
- Verständnis für generell verminderte physische und psychische Belastbarkeit
    → Termine für eine Behandlung in mehreren Sitzungen (keine langen Behandlungen)
    → keine langen Wartezeiten
- Merk- und Informationszettel mitgeben.

Lösung zu Aufgabe 4:

Sachgemäße Betreuung von Prothesenpatienten durch die ZFA:
- theoretische und praktische Hilfen
    - im Umgang und Handhabung der neuen Prothese
    - sowie bei der Überwindung anfänglicher Schwierigkeiten beim Essen und Sprechen
- Anweisungen und Instruktionen zur
    - zweckmäßigen Prothesenpflege
    - und effizienten mundhygienischen Maßnahmen
        - mit geeigneter Bürste und Bürstentechnik (griffgünstige Elektrozahnbürste, Prothesenbürsten)
        - im Umgang mit Zahnseide und anderen Interdentalraum-Pflegegeräten
        - Zweckmäßigkeit von Mundduschen usw. → Überfordern Sie den Patienten hier nicht (seine Feinmotorik kann erheblich eingeschränkt sein)!
- Ernährungsberatung und diätetische Ratschläge
- Überzeugung des Patienten von der Notwendigkeit
    - einer regelmäßigen zahnärztlichen Betreuung
    - mit unerlässlichen Nachkontrollen und Nachuntersuchungen, deren ordnungsgemäße Terminierung und Organisation der ZFA obliegt – mit Hinweis auf die Vorteile eines Recalls (eventuell ein Prophylaxeheft anlegen). Wählen Sie Ihre Worte behutsam (keine „Belehrungen"). Wiederholen Sie Wichtiges. Geben Sie Merk- und Informationszettel mit.

Lösung zu Aufgabe 5:

a) Patienten mit totalem Zahnersatz bedürfen einer besonderen fachlichen Betreuung und psychologischen Zuwendung: Der Patient sollte zurzeit keinen größeren psychischen Belastungen ausgesetzt sein.

b) Die Patienten müssen auf Anpassungsschwierigkeiten und eventuelle Behinderungen hingewiesen werden.

- Patienten sollen wissen, dass eine noch so gute Prothese ein gesundes natürliches Gebiss nicht vollwertig ersetzen kann.
- Bei Auftreten von unvermeidlichen Druckstellen muss die Praxis aufgesucht werden.
- Anfangs immer bestehende Sprechschwierigkeiten, insbesondere mit S- und Zischlauten, müssen mit konsequenten Sprechübungen angegangen werden.
- Probleme bei der Nahrungsaufnahme bleiben nicht aus; daher soll in den ersten Tagen nach Eingliederung der Prothese möglichst breiige Kost eingenommen werden; soll nicht abgebissen, sondern Nahrung in kleine mundgerechte Bissen geschnitten oder gebrochen werden; darf nicht einseitig gekaut werden, sondern müssen beim Kauen beide Seiten gleichmäßig in Anspruch genommen werden.
- Patient bewusst machen, dass sich auf den Prothesen, aber auch auf Prothesenunterseiten Ablagerungen aus Speiseresten, Zellteilen und Mikroorganismen bilden können = ideale „Bakterienbrutstätten". → Die Prothesen werden zum Putzen aus dem Mund genommen (Hinweis: Prothese = herausnehmbarer Zahnersatz!).

7.2 Abformmaterialien und Abformtechniken

Lösung zu Aufgabe 1:

Abdrucknahme zur Gewinnung von Arbeitsmodellen ist nötig zur Herstellung von:

- Inlays und Onlays
- Kronen und Brücken
- partiellen und totalen Prothesen
- Resektionsprothesen und Epithesen
- Gegenkieferabformung
- kieferorthopädischen Apparaten
- Kieferbruchschienen
- Parodontalbehandlung
- Planung und Dokumentation.

Lösung zu Aufgabe 2:

Die Abdrucklöffel werden unterschieden in

a) Konfektionslöffel aus Metall oder Kunststoff (industriell hergestellt), in Standardgrößen
b) individueller Löffel (nach Abdrucknahme, im Labor hergestellter Löffel), für den jeweiligen Patienten = Individuum angefertigt.

Lösung zu Aufgabe 3:

A) Hydrokolloidlöffel (UK), erkennbar an den Röhrchen für den Wasseranschluss

B) perforierter Teillöffel

C) perforierter Löffel (UK, teilbezahnt)

D) perforierter Löffel (OK, vollbezahnt)

E) perforierter Löffel (OK, unbezahnt)

perforiert = mit Löchern besserer Halt des Abformmaterials!

F) OK-Löffel mit wulstartig verdicktem Rand.

Lösung zu Aufgabe 4:

Grundforderungen an ein Abformmaterial:

a) einfache Verarbeitung
b) gute allgemeine und lokale Verträglichkeit
c) angenehmer Geruch und Geschmack
d) günstige Abbindezeit
e) ausreichende Festigkeit oder Elastizität
f) genaue Detailwiedergabe
g) hohe Dimensionstreue
h) geeignete Konsistenz
i) gutes Verhalten zu den Modellwerkstoffen.

Lösung zu Aufgabe 5:

Klassifizierung der Abformmaterialien

a) starre Massen
   - irreversibel-starr (Gips und Kunststoffabformmaterialien)
   - reversibel-starr (thermoplastische Materialien, wie Stents, Kerrmasse, Guttapercha)

b) elastische Massen
   - irreversibel-elastisch (Polyether = Polyäther)
   - reversibel-elastisch (thermoplastisches Material, wie Hydrokolloid).

LÖSUNGEN

Lösung zu Aufgabe 6:

Irreversibel-elastische Materialien sind
a) Alginate, z. B. Palgat™
b) Elastomere (Sammelbegriff für gummielastische Kunststoffabformmassen)
   - Polyäther, z. B. Impregum™
   - Silikone, z. B. Optosil®/Xantopren®
   - Polysulfide, z. B. Permlastic.

Lösung zu Aufgabe 7:

Man findet bei den irreversibel-elastischen Materialien folgende Konsistenzen:
a) niedrig viskös = dünnfließend = light body
b) mittel viskös = mittlere Fließfähigkeit = regular
c) hoch viskös = zähfließend = heavy body = putty.

Lösung zu Aufgabe 8:

Thermoplastisch = durch Wärmezufuhr plastisch (verformbar/flüssig) werden:
z. B. Stents, Kerr, Guttapercha, Wachs und Hydrokolloide.

Hydrokolloide:
- werden zur Abformung beschliffener Zähne verwendet
- müssen möglichst bald bzw. sofort nach der Abdrucknahme ausgegossen werden.

Lösung zu Aufgabe 9:

Indikation der Abformmaterialien:

starr		elastisch	
starr-irreversibel	**Indikation**	**elastisch-irreversibel**	**Indikation**
Abformgips	Verschlüsselungen	Alginate	Situationsmodelle für Gegenkiefer, Kfo, Prothetik ...
ZnO-Eugenol-Paste, Kunststoffpaste	Unterfütterungen	Elastomere	vielseitig einsetzbar
starr-reversibel	**Indikation**	**elastisch-reversibel**	**Indikation**
Kompositionsmassen (Stents, Kerr)	Funktionsrandgestaltung	Hydrocolloide	vielseitig einsetzbar
Guttapercha	Resektionsprothesen		
Wachse	direkte Inlays		

Lösung zu Aufgabe 10:

Gipsabdrücke, die heutzutage keine Vewendung mehr finden, haben den Nachteil,

- dass sie nicht vollständig entnommen werden können, sondern gebrochen und mühsam wieder zusammengesetzt werden müssen
- wenn der Abdruck zu früh entnommen wird, schmiert der Gips und der Abdruck wird ungenau
- falls der Gips zu hart geworden ist, besteht Gefahr einer unfreiwilligen Entfernung lockerer Zähne, Kronen und Füllungen.

Lösung zu Aufgabe 11:

Herstellung eines Gipsmodells, z. B. Gegenkiefermodells:

- Die Genauigkeit des Modells ist abhängig vom richtigen Mischungsverhältnis des Gipspulvers zum Wasser.
- Das Verhältnis Wasser zu Pulver ist nicht von der Größe des Abformlöffels abhängig, aber die Menge von Wasser und Pulver.
- Das Pulver sollte in das Wasser eingerührt werden und nicht umgekehrt: Also zuerst das Wasser in den Gipsnapf geben, dann das Pulver!
- Die Abbindezeit wird durch die Temperatur des Wassers und des Raumes beeinflusst: Hohe Temperatur bedeutet kurze Abbindezeit, niedrige Temperatur lange Abbindezeit.

Lösung zu Aufgabe 12:

Alginatverarbeitungsregeln

- Alginatpulver ist trocken und in verschlossenen Dosen aufzubewahren.
- vor Entnahme des Pulvers Dose schütteln
- Auf keinen Fall darf Alginatpulver mit einem feuchten Instrument entnommen oder „nachgefasst" werden.
- Pulver und kaltes Wasser von 20 °C mit Messbechern der jeweilgen Fabrikate genau nach Vorschrift abmessen.
- Anmischen (Wasser in Pulver!) in einem dickwandigen Gumminapf mit einem breiten Metallspatel zu einem homogenen klümpchenfreien Brei: zuerst vorsichtig, dann zügig und kräftig spateln.
- Die vom Hersteller angegebene Anmischzeit (ca. 1 Minute) sollte eingehalten werden, Löffel gleichmäßig befüllen.
- Vor dem Einbringen in den Mund kann der gefüllte Löffel mit feuchtem Finger vorgeformt und glatt gestrichen werden, Einstreichen der Kauflächen mit Alginat.
- Der Löffel muss ohne Druck gehalten werden, bis der Gelzustand erreicht ist; (Abbindezeit beträgt etwa 3 - 5 Minuten, wobei hier die Raumtemperatur und die Wassertemperatur eine große Rolle spielen, im Praxisbetrieb meist kürzere Abbindezeit) – Mitarbeit des Patienten anregen! → Löffel entnehmen.

LÖSUNGEN

Lösung zu Aufgabe 13:

Nach der Entnahme aus dem Mund erfolgt:

a) Reinigung durch vorsichtiges Abspülen (fließend lauwarmes Wasser)

b) Desinfektion durch
   - Einsprühen (alkoholhaltige Sprühdesinfektionsmittel, Peressigsäurepräparate, Perbensäure, Aldehyde ...)

   oder

   - Geräte (Hygojet mit Impresept™, Mucalgin® ...)
   - Tauchdesinfektion in einer Desinfektionswanne

c) gründliches Nachspülen (unter fließendem Wasser)

d) Ausgießen des feuchten, aber nicht nassen Abdrucks mit Gips.

Falls dies nicht möglich ist, ist
- kurzfristiges Einschlagen in feuchten Zellstoff oder Tuch
- noch besser kurzfristige Aufbewahrung im Frischhaltebeutel mit feuchtem Zellstoff = feuchte Kammer
- oder – falls vorhanden – Einlegen in einen Hygrophor (Feuchtigkeitskammer) angezeigt.

Niemals jedoch längere Zeit ins Wasser legen, da das Material sonst quillt. Andererseits schrumpft der abgebundene Abdruck durch Wasserverdunstung.

Lösung zu Aufgabe 14:

Haftung der Alginate am glatten Metalllöffel wird erreicht durch:
- Aufpinseln oder Aufsprühen von Haftlacken
- Anbringen von Leukoplast- oder Tesakreppstreifen
- Verwendung perforierter Abformlöffel = Abformlöffel mit Löchern
- Verwendung von Abformlöffel mit wulstig verdicktem Rand.

Lösung zu Aufgabe 15:

Gummielastische Abformmaterialien zeichnen sich durch ein Rückstellungsvermögen aus, d. h. sie gehen nach Entnahme aus der Mundhöhle in ihre ursprüngliche Form zurück, ohne sich zu deformieren.
- Sie sind formstabil.
- Sie trocknen nicht aus und schrumpfen nicht (z. B. Polyether/Silikone).
- Daher können sie länger liegen bleiben, ehe sie ausgegossen werden.
- sind vom dünnflüssigen Brei bis zum dicken knetbaren Klumpen erhältlich

- Doubliermöglichkeit für kombinierte Abdrucktechniken
- universell anwendbar.

Lösung zu Aufgabe 16:
Gummielastische Abformmaterialien werden benötigt zur Herstellung von:
- Inlays und Onlays
- Kronen und Brücken
- partiellen Prothesen aller Art
- Funktionsabformungen
- Unterfütterungen.

Lösung zu Aufgabe 17:
Der Doppelmischabdruck ist ein einzeitiges Abformverfahren, wobei zur gleichen Zeit dünnfließendes und zähplastisches Material angerührt wird (= zweiphasig).

- Der Behandler spritzt das von der ZFA angemischte und in eine Spezialspritze eingefüllte dünnflüssige Material um die präparierten Zähne und in die Zahnfleischfurchen.
- Er/Sie stülpt unmittelbar anschließend den von der ZFA vorbereiteten, mit zähplastischem Abformmaterial beschickten Abdrucklöffel darüber, solange das vorgespritzte Material noch fließfähig ist, sodass beide Abformmaterialien gleichzeitig abbinden können = gleichzeitige Abformung mit Basis- und Präzisionsmasse.

Dieser Abdruck wird einmal in den Mund des Patienten eingebracht.

Lösung zu Aufgabe 18:
- Korrekturabdruck = auch zweiphasige, aber zweizeitige Abformung von präparierten Zähnen mit Vorabformung (zähfließendes Basis-Material/Knetmasse) = 1. Abdruck
- anschließender Feinabformung (dünnfließendes Material/Präzisionsmasse) = 2. Abdruck. Dieser Abdruck wird zweimal in den Mund des Patienten eingebracht.

Lösung zu Aufgabe 19:
Bei der Funktionsabdrucknahme bewegt der Patient Lippen, Wange und Zunge, damit durch die Bewegungen Bänder und Muskelansätze, die in die Kammhaut (= unbewegliche Schleimhautabdeckung des Alveolarkammes) einstrahlen, in Funktion abgeformt werden.

Der Funktionsabdruck ist ein besonderes Verfahren zur Herstellung totaler Prothesen, der nicht nur eine optimale Randgestaltung ermöglicht, sondern auch dazu beiträgt, dass beim Essen, Sprechen, Lachen und Gähnen die totale Prothese ruhig auf ihrem Prothesenlager liegen bleibt und eine Randabdichtung erreicht wird (Verbesserung der Haftwirkung).

Lösung zu Aufgabe 20:
anatomische Abformung:
- Situationsabformung (= einphasig)
- Darstellung des abgeformten Kiefers oder Kieferbereichs in Ruhe, d. h. Mund- und Schleimhautbewegungen werden nicht erfasst.

Diese Art von Abformung dient der Herstellung von Situationsmodellen für diagnostische Zwecke oder von Arbeitsmodellen für beispielsweise individuelle Löffel, Schienen …

7.3 Zahnersatz, Wiederherstellung und Erweiterung
7.3.1 Allgemeines
Lösung zu Aufgabe 1:
Gliederung der prothetischen Zahnheilkunde:

a) Versorgung des teilbezahnten Kiefers mit
  - festsitzendem Zahnersatz (Kronen, Brücken)
  - herausnehmbarem Zahnersatz (partielle Prothesen)

b) Versorgung des unbezahnten Kiefers durch
  - definitive totale Prothesen
  - Sofortprothesen (Immediat- und Interimsprothese)

c) Defektprothetik, d. h. prothetische Versorgung erworbener Knochen- und Weichteildefekte, wie Obturator, Epithesen

d) Gnathologie (Kieferfunktionslehre)

e) Werkstoffkunde.

Lösung zu Aufgabe 2:

festsitzender Zahnersatz	kombinierter (festsitzend herausnehmbarer) Zahnersatz	herausnehmbarer Zahnersatz

▸ Einzelkronen
▸ Brücken:
  – ohne Überkronung der Pfeilerzähne:
    a) Inlaybrücke
    b) Klebe- bzw. Marylandbrücke
  – mit Überkronung der Pfeilerzähne:
    a) Endpfeilerbrücke
    b) Freiendbrücke
    c) Schwebebrücke
	▸ teilbezahnter Kiefer: partielle Modellguss-prothese mit
	  – Teleskopen
	  – Stegen
	  – Geschieben
	  – Knopfankern
	  – Riegeln
	▸ teleskopierende Prothese
	▸ Cover-Denture-Prothese
	▸ teleskopierende Brücke
	▸ unbezahnter Kiefer: implantat-getragene Totalprothese
		▸ teilbezahnter Kiefer: partielle Prothese (Kunststoff)
		  a) mit gebogenen Klammern
		  b) mit gegossenen Klammern = Modellgussprothese
		
		▸ unbezahnter Kiefer: Total-/Vollprothese

Lösung zu Aufgabe 3:

Cover-Denture-Prothese = Zwischenform zwischen Teilprothese und Totalprothese. Der Zahnersatz hat aber das Aussehen einer totalen Prothese mit funktioneller Randgestaltung:

Der gesamte Kieferbereich wird demnach von der Prothese abgedeckt. Diese Prothese (= denture) bedeckt (= to cover) einen Kiefer, der nicht ganz zahnlos ist und die vorhandenen Restzähne, die in die Prothese eingearbeitet werden.

Man unterscheidet die Bedeckung:

a) vorhandener Zähne durch Teleskopkronen

b) vorhandener Zahnstümpfe durch Wurzelstiftkappen mit Verankerung im Wurzelkanal.

Diese Prothese ist gingival gelagert und stützt sich zusätzlich auf den Restzähnen ab.

Lösung zu Aufgabe 4:

Für kombiniert festsitzend-herausnehmbaren ZE bieten sich Geschiebe, Stege, Teleskop- und Konuskronen an.

7.3.2 Festsitzender Zahnersatz

Lösung zu Aufgabe 1:

Kronen sind indiziert

a) wenn die natürliche Zahnkrone so stark zerstört ist, dass eine Füllung nicht mehr möglich ist
b) aus kosmetisch/ästhetischen Gründen
   - zur Korrektur von kleineren Stellungsanomalien, z. B. Diastema, gedrehte oder gekippte Zähne
   - wenn Zähne verfärbt sind, z. B. avitale Zähne
   - bei Schmelzdefekten, z. B. Hypoplasien
   - bei atypischen Formen, z. B. Zapfenzahn
c) wenn sie als Brückenpfeiler benötigt werden.

Lösung zu Aufgabe 2:

A = metallische Vollkrone/Vollgusskrone in Tangentialpräparation (= konisch)

B = vestibulär verblendete Verblendkrone in Hohlkehlpräparation (= abgerundete Stufe)

C = Jacket- bzw. Mantelkrone mit breitem zirkulären Schulterverlauf (Stufenpräparation)

D = Stiftkrone mit Stiftverankerung im Wurzelkanal, schmaler Ringumfassung und Rückenplatte aus Metall

E = Jacketkrone mit Stiftaufbau

F = Doppelkronenprinzip mit Geschiebewirkung zur Verankerung von Prothesen:
   a) Teleskopkrone (geradwandige Präparation)
   b) Konuskrone (kegelförmige Präparation)

G = Teilkrone bzw. Dreiviertelkrone: Teile der Zahnsubstanz bleiben erhalten.

Lösung zu Aufgabe 3:

Bei der Jacketkrone handelt es sich, wie der Name sagt, um eine Mantelkrone aus Porzellan oder Kunststoff ohne jede Metallunterlage.

Die Verblendkrone besteht aus einem Metallgerüst (Goldlegierung), das den Stumpf vollständig mit Metall umfasst, wobei im sichtbaren Bereich eine zahnfarbene Verblendung eingearbeitet wird.

Diese Verblendung ist möglich durch

- Kunststoff
- oder durch Aufbrennen von Porzellan auf die Metallfläche; man spricht dann von einer Metallkeramikkrone.

Lösung zu Aufgabe 4:

Eine provisorische Stumpfversorgung ist notwendig

- in erster Linie zum Schutz der Pulpa vor thermischen, chemischen und bakteriellen Reizen
- zur Vermeidung von Zahnwanderungen, -kippungen und Verlängerungen (= Elongationen)
- zur Sicherung der Okklusion und Kaufunktion (Bisshöhe und Kontaktpunkte)
- aus kosmetischen Gründen → Ästhetik
- für die Phonetik.

Lösung zu Aufgabe 5:

Provisorische Stumpfversorgung ist möglich mit

- individuell angefertigten Kunststoffkronen, denen der Vorzug gegeben werden soll
- vorgefertigten zahnfarbenen Kunststoffkronen
- Konfektionskronen aus Zelluloid (Frasaco-Kronen) für den sichtbaren Bereich
- Konfektionskronen aus Zinn für den Molarenbereich (vorwiegend bei Kinderbehandlung).

Lösung zu Aufgabe 6:

Herstellung eines individuellen Provisoriums erfolgt in folgenden Arbeitsgängen:

- Alginat- oder Silikonabdruck = Form für Provisorium vor der Kronenpräparation, Ränder korrigieren, trocknen
- Anmischen von Kunststoff nach Stumpfpräparation: Im Alginatabdruck werden die Kronen der Stumpfzähne mit diesem schnellhärtenden Kunststoff (z. B. Scutan oder Bis-Acrylkompositmaterial) ausgefüllt.
- Der so behandelte Alginatabdruck wird über die Zähne gestülpt.
- Kurz vor endgültigem Abbinden des Kunststoffes wird der Abdruck aus dem Mund genommen (Kontrolle eines Reststückes auf der Hand der ZFA).
- Nach endgültiger Erhärtung wird das Scutan-Provisorium aus dem Abdruck entfernt und ausgearbeitet, wobei dem zervikalen Rand besondere Aufmerksamkeit zu widmen ist (Einprobe).
- Politur
- Prüfung störungsfreier Okklusions- und Artikulationsverhältnisse
- Einsetzen mit provisorischem Befestigungsmaterial
- sorgfältigste Entfernung des Überschusses.

Lösung zu Aufgabe 7:

Einer Kronen- oder Brückenanfertigung muss eine gründliche klinisch-röntgenologische Untersuchung vorausgehen. Sie erstreckt sich auf:

- Inspektion
- Vitalitätsprobe/Sensibilitätsprobe
- Beurteilung der parodontalen Verhältnisse hinsichtlich Taschentiefe und Lockerungsgrad
- Röntgenuntersuchung
- eventuelle Planungsmodelle
- Planung und Besprechung mit dem Patienten.

Lösung zu Aufgabe 8:

Die Herstellung einer Krone wird in folgenden Arbeitsgängen vollzogen:

1. Sitzung:
▸ Schmerzausschaltung
▸ Alginatabdruck für das individuelle Provisorium
▸ Alginatabdruck des Gegenkiefers
▸ Stumpfpräparation nach bewährten Präparationsregeln
▸ Einlegen von Retraktionsfäden bzw. -ringen
▸ Abformung der beschliffenen Zähne
▸ Anfertigung eines Quetschbisses zur Lagebestimmung der beiden Kiefer zueinander
▸ in besonderen Fällen mit schwierigen Artikulationsverhältnissen erfolgt eine Bissregistrierung (z. B. mit dem Schnellübertragungsbogen)
▸ Farbbestimmung
▸ provisorische Versorgung der Zahnstümpfe
Labor:
Modellherstellung und Anfertigung der Krone
2. Sitzung:
▸ Entfernung des Provisoriums
▸ Einprobe der Krone mit Kontrolle von Randschluss, Kontakten und Artikulationsverhältnissen
▸ eventuell Vornahme von Korrekturen
▸ provisorisches oder endgültiges Einsetzen
▸ Entfernung des Zementüberschusses
▸ Schlusskontrolle

3. Sitzung:
Nachkontrolle hinsichtlich
▸ Sitz
▸ Okklusion und Artikulation
▸ Parodontalverhältnissen

Lösung zu Aufgabe 9:

Versorgung eines Zahnes mit gegossenem Stiftaufbau und Keramikverblendkrone (in Kurzfassung):

- ▸ 1. Sitzung: Trepanation, Reinigung, Füllung des Wurzelkanals (Abwarten, ob Wurzelfüllung erfolgreich – bis zu 6 Monate)
- ▸ 2. Sitzung: Vorbereiten des Wurzelkanals = teilweise Entfernung der früheren Wurzelfüllung, Abformung für Stiftaufbau, provisorische Stiftkrone
- ▸ 3. Sitzung: Einpassen des Stiftes mit Aufbau, Einzementieren, eventuell Präparation, Abformung für Krone, Farbbestimmung, Bissnahme, provisorische Krone
- ▸ 4. Sitzung: Entfernung der provisorischen Krone, Einpassen der Krone, Einzementieren.

Vielleicht zwischen 3. und 4. Sitzung noch zusätzliche Gerüsteinprobe = zusätzliche Sitzung.

Lösung zu Aufgabe 10:

Brücken dienen zum Schließen einer oder mehrerer Zahnlücken. Sie bestehen aus

- ▸ Brückenankern (A) = Kronen, mit denen die Brücke an den natürlichen, präparierten Zähnen befestigt ist, welche Brückenpfeiler und Brückenglieder miteinander verbinden
- ▸ Brückenpfeilern (B), welche der Befestigung der Brücken dienen = präparierte Zähne
- ▸ Brückengliedern/Brückenkörpern (C), welche die fehlenden Zähne ersetzen = künstlicher Zahn einer Brücke
- ▸ Spanne = Lücke zwischen natürlichen Zähnen, die überbrückt werden muss.

In der Abbildung handelt es sich um eine 6-gliedrige mehrspannige Auflagebrücke = Brücke, die mehr als eine Lücke überbrückt.

Lösung zu Aufgabe 11:

Brücken lassen sich nach verschiedenen Gesichtspunkten klassifizieren:
a) nach der Anzahl der Pfeiler und Brückenglieder (3- bis 14-gliedrig)
b) nach der Lokalisation der Pfeiler (einspannig und mehrspannig, wobei eine Spanne das Gebiet ist, das ein Brückenkörper zwischen zwei Pfeilern ersetzt)
c) nach der Art der Brückenanker, z. B. Inlaybrücke, Endpfeilerbrücke, Freiendbrücke
d) nach der Art des Brückenkörpers (Schwebebrücke oder Auflagebrücke).

Lösung zu Aufgabe 12:

- Endpfeilerbrücke = Brücke, die mesial und distal von Pfeilern begrenzt ist

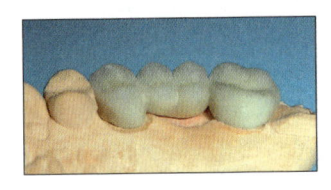

- Freiendbrücke = Brücke, die nur an einem Ende durch Brückenpfeiler getragen wird (statisch ungünstiger Hebel, Kippung der Brückenpfeiler möglich) = frei endendes Brückenglied (Zahn 35 in diesem Beispiel)

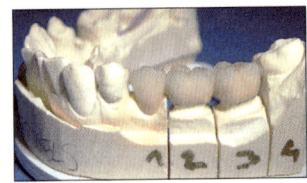

Freiendbrücke: 35 = Freiend; 36, 37 = Kronen (verblockt)

Lösung zu Aufgabe 13:

Brückenarten, die hinsichtlich der Form ihres Zwischengliedes unterschieden werden:

a) Schwebebrücke: Das Zwischenglied hat keinen Kontakt zur Schleimhaut. Es ist unterspülbar und nicht im sichtbaren Bereich angezeigt.

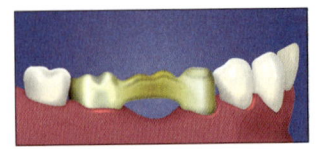

Schwebebrücke

b) Tangentialbrücke: Das Zwischenglied liegt der Schleimhaut des Kieferkamms drucklos und kleinflächig auf (s. Lösung zu Aufgabe 12 → Endpfeilerbrücke).

c) Spaltbrücke: Spaltförmiger Abstand des Zwischenglieds zur Schleimhaut, weshalb es zur Retention und Einlagerung von Speisen kommt

d) Sattelbrücke: Da das Zwischenglied großflächig der Schleimhaut aufliegt, ist die Reinigung und Parodontalhygiene ungünstig.

Lösung zu Aufgabe 14:

Die Tätigkeit der ZFA bei der Kronen- und Brückenherstellung erstreckt sich auf

- Vorbereitung des Arbeitsplatzes mit Instrumenten und Materialien
- guter Ausleuchtung des Arbeitsfeldes
- Abhalten von Lippen, Wange und Zunge
- ausreichender Kühlung und Absaugen
- Hilfeleistung bei der Anfertigung individueller Provisorien
- provisorisches Befestigungsmaterial anrühren, einfüllen und dem Zahnarzt reichen
- Einlegen von Watterollen und Trocknen des Stumpfes
- Reinigen, Entfetten, Trocknen der Kroneninnenflächen

- sahniges Anrühren des Fixationszementes, in die Krone einfüllen und dem Zahnarzt reichen
- Entfernen der Zementüberschüsse mit Kontrolle durch Zahnarzt.

Lösung zu Aufgabe 15:

Kunststoffverblendung	Keramikverblendung
▸ geringere Kosten	▸ höhere Kosten
▸ mögliche Verfärbung	▸ keine Verfärbung
▸ deutlicher Abrieb	▸ stabil gegen Abrieb
▸ bessere Reparaturmöglichkeit	▸ schlechtere Reparaturmöglichkeit
▸ (Abplatzen unwahrscheinlicher)	▸ (Abplatzen möglich)
▸ gute Ästhetik	▸ bessere Ästhetik

Lösung zu Aufgabe 16:

Bei der Herstellung von Kronen- und Brückenarbeiten versteht der Zahntechniker unter

- Edelmetall-Legierung = Mischung aus verschiedenen Metallen, z. B. Gold, Platin ...
- der Abkürzung NEM eine Nichtedelmetall-Legierung (goldreduzierte Legierung), weshalb sie auch preisgünstig ist
- Kunststoffverblendung = zahnfarbene Kunststoffmasse, die auf ein Metallgerüst aufgepresst und polymerisiert wurde
- Keramikverblendung = zahnfarbene Keramikmasse, die auf ein Metallgerüst aufgebrannt wurde.
- Zirkonoxid → Zirkonkrone = metallfreie, gefräste Keramikkrone

Lösung zu Aufgabe 17:

Die Vollkeramik Zirkondioxid ist absolut reaktionslos: Eine Sensibilisierung des Körpers ist ausgeschlossen. Sie besitzt keine elektrische Leitfähigkeit.

Lösung zu Aufgabe 18:

Veneer = hauchdünne Keramikschale für Zähne, die mit einem Spezialkleber auf die Zahnoberfläche geklebt wird.

So können leichte Zahnfehlstellungen, Zahnlücken und Verfärbungen korrigiert werden.

Vorgehen: Vorabdrücke, Präparation (dünne Schicht von Zahnschmelz wird abgetragen), Abformung, provisorische Versorgung, Labor → Kofferdam, Einprobe, Anätzung von Zahnschmelz und Keramikinlay, Silanisierung des Inlays, Aufbringen des Klebers, Aushärtung, Kontrolle.

7.3.3 Herausnehmbarer Zahnersatz

Lösung zu Aufgabe 1:

Partielle Prothesen = Teilprothesen, die der Wiederherstellung der vollen Kaufunktion im Lückengebiss dienen und das Restgebiss vor Fehl- und Überbelastungen schützen sollen, lassen sich wie folgt einteilen:

a) nach Kaudruckverteilung:
- schleimhautgetragen
- parodontal abgestützt
- parodontal-gingivale Lagerung.

b) nach Verankerung am Restgebiss:
- mit Klammern, von denen es zahlreiche Typen, z. B. Auflageklammern, und Systeme (z. B. Neyklammer) gibt
- mit Geschieben und Gelenken
- mit Stegkonstruktionen
- mit Teleskopverankerung

c) nach Lückenbildung.

Lösung zu Aufgabe 2:

a) Bei der schleimhautgetragenen Prothese lastet der gesamte Kaudruck auf der Mundschleimhaut.

b) Parodontal abgestützt bedeutet, dass der Kaudruck durch Auflageklammern oder Geschiebe auf den Zahnhalteapparat der Restzähne übertragen wird, wodurch die Schleimhaut entlastet wird.

Lösung zu Aufgabe 3:

Nach der Klasseneinteilung des Lückengebisses nach Kennedy bedeutet:

I = doppelseitige Freiendlücke

II = einseitige Freiendlücke

III = Schaltlücke

IV = Frontlücke, auch Schaltlücke.

Lösung zu Aufgabe 4:

Eine partielle Prothese besteht aus

a) Prothesenbasis, dem Teil, der der Schleimhaut aufliegt

b) Prothesensattel, dem Teil der Prothesenbasis, der die künstlichen Zähne trägt

c) dem Verbindungsteil zwischen den beiden Sätteln
- im Oberkiefer einer Platte, meist Lochplatte oder einem Transversalbügel
- im Unterkiefer einem Sublingualbügel.

Partielle Prothesen werden hauptsächlich aus Chrom-Kobalt-Molybdän-Legierung hergestellt. Der Prothesenkunststoff ist aus Methacrylat aufgebaut.

Lösung zu Aufgabe 5:

1. Sitzung
Der eigentlichen Modellgussprothesenherstellung muss zur Vorbereitung des Gebisses <ul><li>eine gründliche Untersuchung der Mundhöhlenverhältnisse mit Röntgenaufnahmen und Vitalitätsproben des Restzahnbestandes,</li><li>eine Versorgung kariöser Defekte mit Füllungen oder Kronen (vielleicht noch zusätzliche Sitzungen dadurch erforderlich) sowie</li><li>eine Planung und Besprechung mit dem Patienten vorausgehen, anatomische Abformung für Planungsmodelle, eventuell auch für individuelle Löffel.</li></ul>
2. Sitzung
<ul><li>Einschleifen der Auflagen</li><li>Abdruck, Bissnahme</li></ul>
3. Sitzung
<ul><li>Einprobe des Stahlgerüstes</li><li>Bissnahme</li><li>Farbbestimmung</li><li>Zahnformbestimmung</li></ul>
4. Sitzung
<ul><li>Wachseinprobe mit aufgestellten Zähnen</li></ul>
5. Sitzung
<ul><li>Eingliederung</li><li>Artikulationskontrolle</li></ul>
6. Sitzung
<ul><li>Kontrollsitzung hinsichtlich Passgenauigkeit und Artikulationsverhältnissen</li><li>eventuelle Druckstellenbeseitigung</li></ul>

Lösung zu Aufgabe 6:

Totale Prothesen, auch Vollprothesen genannt, dienen

- zur Herstellung einer ausreichenden Kaufunktion im zahnlosen Kiefer
- zur Laut- und Sprachbildung
- ästhetisch/psychologischen Gründen zur Verbesserung des Aussehens.

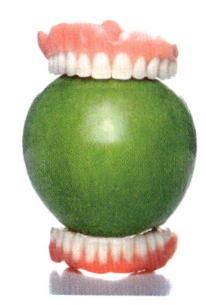

Lösung zu Aufgabe 7:

Die totale Prothese hält im Wesentlichen durch den Luftdruck. Damit der Luftdruck wirksam werden kann, muss der zwischen Prothesenbasis und Schleimhaut gelegene Unterdruckraum völlig abgedichtet werden durch

- dicht schließenden Rand (Ventilrandabschluss)
- und durch die Adhäsionskräfte (Haftkräfte) eines dünnen Speichelfilmes.

Die Einlagerung der umgebenden Muskeln in die Außenfläche der Prothese trägt außerdem zum besseren Halt bei.

Lösung zu Aufgabe 8:

Praxis	Labor
1. Sitzung: ▸ anatomischer Abdruck von Ober- und Unterkiefer	▸ Kiefermodellherstellung ▸ Anfertigung von individuellem Löffel
2. Sitzung: ▸ Funktionsabdruck	▸ Kiefermodellherstellung ▸ Anfertigung von Bissschablonen
3. Sitzung: ▸ Bissnahme (Schnellübertragungsbogen!) ▸ Zahnform- und Farbbestimmung	▸ Montage der Modelle mit Bissschablonen im Artikulator ▸ Aufstellung der Zähne in Wachs
4. Sitzung: ▸ Wachseinprobe	▸ Fertigstellung der Prothesen in Kunststoff
5. Sitzung: ▸ Einschleifen ▸ Eingliederung der fertig gestellten Prothese	
6. Sitzung: ▸ 1. Nachkontrolle mit eventueller Druckstellenbeseitigung ▸ weitere Sitzungen mit Nachkontrollen und Korrekturen	

Lösung zu Aufgabe 9:

a) anatomischer Abdruck mit Alginat, Herstellung der Situationsmodelle

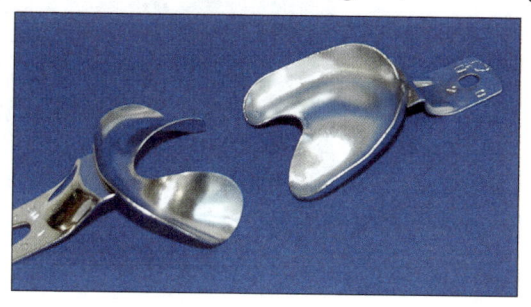

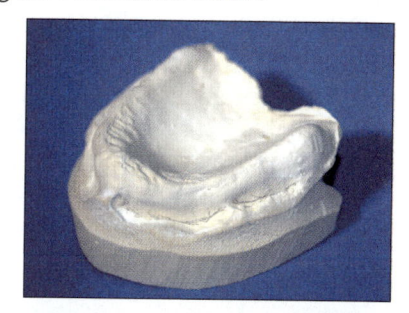

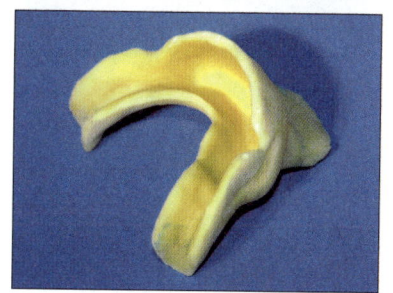

b) Anfertigung eines individuellen Löffels im Labor durch Techniker

c) Einpassen des Funktionslöffels im Munde des Patienten mit
   - Beseitigung störender Ränder oder aufbauende Randgestaltung mit Kerrmasse
   - Abformung mit einem langsam abbindenden Elastomer
   - Während des Abbindens des Funktionsabformmaterials führt der Patient aktiv Bewegungen aus, spitzt die Lippen, bewegt die Wangen und macht Schluckbewegungen, während der Zahnarzt zusätzlich Lippen und Wangen des Patienten abzieht und bewegt = Funktionsabdruck.

d) Der Funktionsabdruck dient der Gestaltung des Prothesenrandes und wird im Labor ausgegossen.

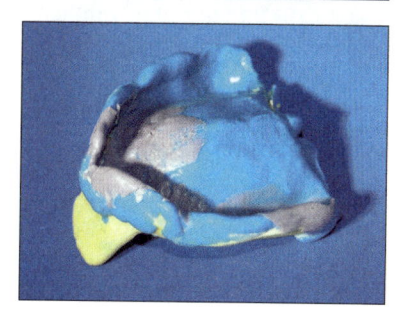

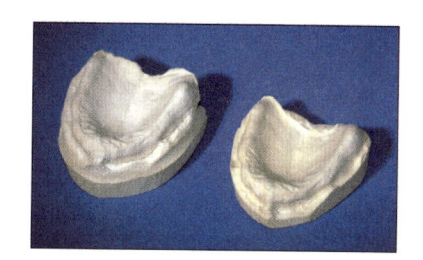

Funktionsmodelle

LÖSUNGEN

Lösung zu Aufgabe 10:

Die Bissnahme dient in erster Linie der Kieferrelationsbestimmung:

- Mithilfe einer im Labor auf dem vom Funktionsabdruck gewonnenen Gipsmodell hergestellten Bissschablone (= Kunststoffplatte, die anstelle der Zähne Wachswälle trägt), wird die Lagebeziehung des Unterkiefers zum Oberkiefer in vertikaler und horizontaler Ausdehnung, sowie zum Kiefergelenk festgelegt. Dies erfolgt mit speziellen Hilfsmitteln und nach verschiedenen Methoden.

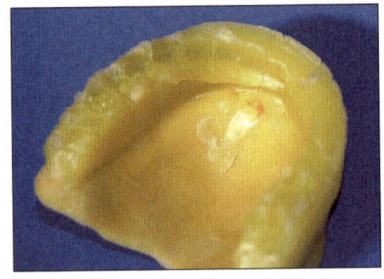

Wachswall auf einer Kunststoffbasis

- Außerdem werden an den (mit zwei Klammern bzw. Gips) fixierten Wachswällen noch Hilfslinien für den Zahntechniker zur Orientierung für die Zahnaufstellung angebracht:

  Die Markierungen betreffen Mittellinie, Lippenschlusslinie, Eckzahnlinie und Lachlinie.

Lösung zu Aufgabe 11:

- Die Stützstiftregistrierung ist wichtig für die Rekonstruktion der ursprünglichen Zentrallage bei Kiefern, die wenig oder gar nicht bezahnt sind. Häufig hat der Unterkiefer seine korrekte Lage in Bezug auf den starren Oberkiefer verlassen.
- Der Gesichtsbogen dient dem schädelbezüglichen Einartikulieren der Modelle.
- Der Artikulator ist ein Arbeitsgerät zum Nachahmen der Kieferbewegungen.

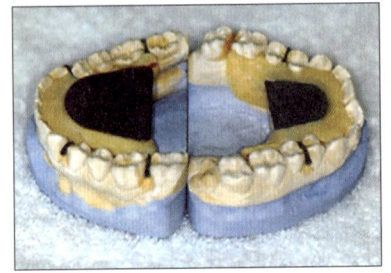

Stützstiftregistrat. Der Schreibstift ist in eine kleine Platte für den Oberkiefer eingelassen, die Schreibplatte im Unterkiefer.

Lösung zu Aufgabe 12:

In beiden Fällen kann es sich um eine Sofortprothese handeln:

- Die Immediatprothese (immediat = unmittelbar, Sofortprothese) wird vor der Zahnentfernung angefertigt und in unmittelbarem Anschluss an die Extraktion eingegliedert (= endgültige Prothese).

  Sie wird nach der Ausheilungsphase und somit nach der Knochenumbildung unterfüttert.

- In der 1. Sitzung wird ein anatomischer Abdruck genommen.
- Auf dem davon gewonnenen Gipsmodell werden dann die zur Extraktion vorgesehenen Zähne radiert (herausgeschnitten) und die Prothese hergestellt.

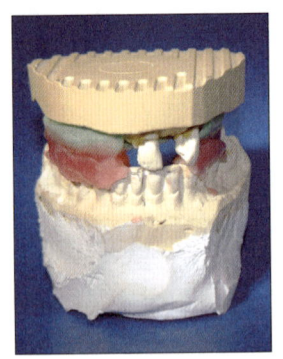

Bissschablone (Die restlichen Zähne werden beim Einsetzen extrahiert.)

- In der nächsten Sitzung werden die Zähne extrahiert und sofort die Prothese eingesetzt.
- Als Interimsprothese bezeichnet man eine Übergangsprothese oder provisorische Prothese (häufig eine Teilprothese mit gebogenen Klammern). Sie kann zwar auch sofort nach der Extraktion eingegliedert werden, aber hier überbrückt man nur die Zeit bis zur endgültigen, neuen prothetischen Versorgung = temporäre, zeitlich begrenzte Prothese = vorläufiger Zahnersatz bis zur endgültigen Versorgung.

Lösung zu Aufgabe 13:

Behandlungsablauf/Terminplanung bei einer Immediatprothese:

a) Situations-/anatomische Abformung mit Alginat und konfektioniertem Löffel (1. Sitzung)
b) Funktionsabformung mit Elastomer und individuellem Löffel (Zahnform/-farbe!) (2. Sitzung)
c) Bissnahme mit Bissschablonen (3. Sitzung; s. Abb. in Lösung zu Aufgabe 12)
d) Wachseinprobe (4. Sitzung)
e) Extraktion der Restzähne und danach sofortige Eingliederung der Prothese (5. Sitzung) → in späterer Sitzung: Unterfütterung!

MERKE

Die Prothese wird sofort nach der Extraktion eingesetzt. Der Patient muss somit die Praxis nicht ohne Zähne verlassen. Bei Auftreten von Schmerzen muss die Praxis aufgesucht werden. Probleme bei der Eingewöhnung können auftreten (Druckstellen!).

Lösung zu Aufgabe 14:

Terminplan:

- 1. Sitzung (ca. ½ Std.): Abformung/eventuell Bissnahme
- 2. Sitzung (ca. 1 Std.): Extraktionen/Eingliederung OK Interimsprothese
- 3. Sitzung (ca. ¼ Std.): Nachkontrolle.

Lösung zu Aufgabe 15:

Zu den Wiederherstellungsmaßnahmen in der Prothetik zählen:

a) Erweiterungen
b) Reparaturen
c) Unterfütterungen.

LÖSUNGEN

Lösung zu Aufgabe 16:

Bei den Reparaturen unterscheidet man:

a) Reparaturen, die ohne Herstellung von Modellen ausgeführt werden können:
   - einfache Sprungreparatur
   - Aktivieren von Klammern
   - Wiederbefestigen oder Aktivieren von Verbindungsvorrichtungen
   - Austausch von ausschraubbaren Verbindungsvorrichtungen
   - Wiedereinsetzen oder Ersatz von Zähnen.

b) Reparaturen, für die in der Regel ein Modell erforderlich ist:
   - Bruchreparatur mit Stückverlust oder mit mehreren Einzelteilen
   - Ersatz von Halte- und Stützelementen
   - Ersatz von Verbindungselementen
   - Zurechtbiegen verformter gegossener Klammern.

Lösung zu Aufgabe 17:

a) Teilunterfütterung, d. h. nur ein kleiner Teil einer Prothese wird unterfüttert (z. B. nach Extraktion in einem kleineren Gebiet):
   - direktes oder indirektes Verfahren

b) vollständige Unterfütterung ohne besondere zusätzliche Randgestaltung:
   - direktes oder indirektes Verfahren

c) vollständige Unterfütterung mit funktioneller Randgestaltung:
   - nur indirektes Verfahren (pro Kiefer: nur drei oder weniger Zähne).

Lösung zu Aufgabe 18:

Nach einer mehr oder weniger langen Tragezeit von Prothesen verändert sich das Prothesenlager, vor allem bedingt durch ungleichmäßigen Knochenabbau. Dies hat zur Folge, dass die Prothese nicht mehr richtig „sitzt".

Unterfütterung = Wiederherstellungsmaßnahme, bei der eine mangelhaft sitzende Prothese durch Auftragen von Prothesenkunststoff auf die Schleimhautseite dem Kiefer wieder genau angepasst wird.

In solchen Fällen wird eine Unterfütterung der Prothese nach dem direkten oder indirekten Verfahren vorgenommen.

Im Allgemeinen wird der indirekten Unterfütterung der Vorzug gegeben. Danach wird vom Zahnarzt nach gründlicher Säuberung und Trocknung der Prothese diese als Funktionsabformlöffel benützt. Die Prothese wird wie beim Funktionsabdruck mit einem dünnflüssigen elastischen Abformmaterial oder einer Eugenolabformpaste beschickt.

Während der Abdrucknahme führt der Patient Funktionsbewegungen aus. Die Unterfütterung wird dann vom Zahntechniker im Labor durchgeführt, indem das Abformmaterial durch Kunststoff ersetzt wird.

Lösung zu Aufgabe 19:

Indirektes Verfahren bedeutet:

- Mit Abdruckmaterial wird die Prothesenbasis beschickt und das Prothesenlager abgeformt. Es erfolgt eine Weiterverarbeitung im Labor (Heißpolymerisat).
- Dauer ca. 1 Tag, 2. Sitzung erforderlich (am selben Tag!).

Lösung zu Aufgabe 20:

Terminplan:

- 1. Sitzung (ca. 08:30 Uhr) Abformung OK für Unterfütterung mit vorhandener Prothese
- 2. Sitzung (ca. 17:00 Uhr) Eingliederung OK, in der Zwischenzeit wird im Labor die Prothese unterfüttert.

Lösung zu Aufgabe 21:

Direktes Verfahren bedeutet:

- Auftragen von Unterfütterungsmaterial direkt im Mund des Patienten, Ausarbeitung am Stuhl (Kalt- bzw. Autopolymerisat).
- Dauer: in derselben Sitzung Fertigstellung.

Lösung zu Aufgabe 22:

Zum Eingliederungstermin einer unterfütterten Prothese sollten Handstück mit Fräse oder Steinchen und Okklusionsfolie vorbereitet sein.

Lösung zu Aufgabe 23:

Bei einer Remontage wird die Funktion einer Prothese verbessert durch erneutes Einartikulieren nach einer Bissnahme.

Lösung zu Aufgabe 24:

Dekubitus

- Druckgeschwür an der Schleimhaut
- Gewebsdefekt, durch Druck hervorgerufen (nach Eingliederung einer neuen Prothese).

Lösung zu Aufgabe 25:

a) Von besonderer Wichtigkeit sind die Hinweise auf eine zweckmäßige Prothesenpflege:

- Nach jeder Mahlzeit muss der Ersatz aus dem Mund genommen und mit warmem Wasser und spezieller mittelharter Zahnbürste gereinigt werden (unter Einbeziehung der Rückseite) über einem Waschbecken – mit Handtucheinlage bzw. mit Wasser gefüllt.

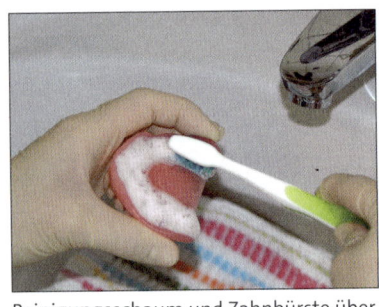

Reinigungsschaum und Zahnbürste über Waschbecken mit Handtuch

- Vor dem Wiedereinsetzen sollte auch der Mund sorgfältig gespült werden.

b) Die Frage der Trageweise, Tag und Nacht, ja oder nein, kann nicht generell, sondern nur individuell beantwortet werden.

- Nur dem Patienten, der kein Fremdkörpergefühl hat, kann geraten werden, die Prothese auch nachts im Mund zu lassen.
- Doch muss die Mundschleimhaut wenigstens zeitweise vom „Joch" der Prothese befreit werden und in ein mit Wasser gefülltes Glas gelegt werden, damit die Prothese nicht austrocknet!

Lösung zu Aufgabe 26:

Ein individueller Löffel dient der exakten Zahn- und Kieferabformung in der Prothetik. Er wird speziell für einen Patienten hergestellt. Dazu wird der Kiefer zuerst mit einem konfektionierten Löffel abgeformt. Auf dem dann ausgegossenen Gipsmodell wird der individuelle Löffel hergestellt.

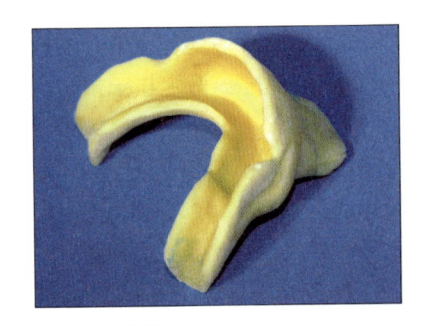

Funktionslöffel

Lösung zu Aufgabe 27:

a) Der Obturator ist ein Kunststoffkloß zum Verschluss von Kieferdefekten, z. B. einer Gaumenspalte. Er schließt die Mundhöhle von der Nasenhöhle ab, sodass Essen und Sprechen ohne Behinderung möglich ist.

b) Resektionsprothesen ersetzen große Knochenverluste, z. B. nach Tumoroperationen.

c) Epithesen ersetzen Gesichtsweichteile nach radikalen Tumoroperationen, um Entstellungen des Patienten im Bereich des Möglichen zu beheben.

B. Abrechnungswesen
1. Offene Fragen
1.1 Allgemeine Leistungen und Individualprophylaxe
Lösung zu Aufgabe 1:

In derselben Sitzung mit Ä1 (1) können nicht abgerechnet werden:
- 01 = eingehende Untersuchung
- 02 = Hilfeleistung bei Ohnmacht oder Kollaps
- Ä50 und Ä51 (7500 und 7510) = Besuche
- FU = Früherkennungsuntersuchungen

In allen diesen Leistungen ist die Beratung schon enthalten und kann nicht mehr gesondert berechnet werden.

Lösung zu Aufgabe 2:

Eine Beratung als „alleinige Leistung" kann immer abgerechnet werden. Hierbei bleibt auch der Quartalsübergang unberücksichtigt. Alleinige Leistung heißt, dass der Patient in dieser Sitzung nur beraten und in keiner Weise behandelt wird.

Beispiele für Beratungen als alleinige Leistung:
- Gespräch über die geplante Behandlung
- Ausstellen eines Rezeptes ohne gleichzeitige Behandlung in derselben Sitzung
- telefonische Beratung
- Wundkontrolle o. B. = ohne gleichzeitige Behandlung in derselben Sitzung.

Lösung zu Aufgabe 3:

Die Ä1 (1) kann nur für die Beratung am 07.01. berechnet werden.

Obwohl der Patient am 09.01. das erste Mal im Quartal in die Praxis kommt und normalerweise, wenn in dem Quartal keine 01 berechnet wird, neben der ersten Behandlung eine Ä1 abgerechnet werden kann, ist dies hier nicht möglich.

Die Abrechnungsbestimmungen sagen:

Wurde in dem Quartal schon eine Beratungsgebühr angesetzt, so kann auch neben der ersten Leistung keine Ä1 (1) mehr berechnet werden.

LÖSUNGEN

> **MERKE**
>
> Fängt man in einem Quartal mit einer Ä1 (1) als alleiniger Leistung an, kann im gesamten Quartal die Ä1 (1) nur noch als alleinige Leistung berechnet werden.

Lösung zu Aufgabe 4:

Die Ä1 (1) kann nur einmal, nämlich für die Beratung in der zweiten Sitzung abgerechnet werden.

Begründung: In der 1. Sitzung ist sie in der 01 enthalten, in der 3. bis 5. Sitzung wird behandelt. Neben einer Behandlung kann die Ä1 (1) aber nur in der ersten Sitzung im Quartal berechnet werden.

Lösung zu Aufgabe 5:

Am 20.02. wird die 01, und bis zum 23.03. alle anfallenden Leistungen der Wurzelbehandlung berechnet.

Am 04.04. werden nur die Leistungen der Wurzelbehandlung berechnet, da es sich um eine Behandlung aus dem Vorquartal handelt.

> **MERKE**
>
> Dies berechtigt nicht dazu, in jedem neuen Quartal eine Ä1 (1) an den Behandlungsbeginn zu setzen.

Lösung zu Aufgabe 6:

Bei der eingehenden Untersuchung werden in der Kartei des Patienten folgende Angaben verlangt:

- Für den konservierenden Bereich sind nur die fehlenden, kariösen und zerstörten Zähne interessant. Angaben über Zahnersatz können, müssen aber nicht dokumentiert werden.
- Weiterhin werden Angaben über den Allgemeinzustand der Mundhöhle erwartet. Hat der Patient Zahnstein oder eine Mundkrankheit (Zahnfleisch- oder Mundschleimhautentzündung) wird dies vermerkt.
- Zusätzliche Befunde (z. B. Fistel oder Knochenatrophie) können festgehalten werden. An die KZV wird nur die Gebührennummer 01 mit dem Datum der Erbringung übermittelt.

Lösung zu Aufgabe 7:

Die 02 ist eine Hilfeleistung bei Ohnmacht oder Kollaps des Patienten.

▶ Die Leistung kann nur abgerechnet werden, wenn der Zahnarzt selbst sich um den Patienten kümmert und dadurch ein zusätzlicher Zeitaufwand entsteht, d. h. der Praxisablauf dadurch gestört ist.

▶ In der Sitzung, in der eine 02 abgerechnet wird, kann keine „Beratung" = Ä1 (1) berechnet werden, auch wenn diese Leistung vor der Ohnmacht oder dem Kollaps des Patienten erbracht worden ist (2. Abrechnungsbestimmung zur Position 02).

Lösung zu Aufgabe 8:

Die Leistung 03 = Zuschlag kann immer dann in Ansatz gebracht werden, wenn der Behandler außerhalb seiner offiziellen Sprechzeit von einem nicht einbestellten Kassenpatienten konsultiert wird.

Beispiele

▶ Anruf des Patienten am Wochenende, dieser wird vom Zahnarzt telefonisch beraten. Ä1 (1) – telefonische Beratung + 03 – außerhalb der Sprechstunde werden mit Datum im Erfassungsschein eingetragen.

▶ Notfalldienst des Zahnarztes: Bei jedem Patienten, der den Notfalldienst in Anspruch nimmt, kann zusätzlich zur Behandlung die Leistung 03 angesetzt werden.

Ist der Patient dabei das erste Mal im Quartal zur Behandlung da, wird abgerechnet: Ä1 (1) – Beratung + 03 – Zuschlag + Behandlung.

▶ Patient wurde in diesem Quartal schon behandelt, kommt aber mit Problemen außerhalb der Sprechzeit (Notfalldienst, unbestellt abends nach der Sprechzeit usw.) und wird behandelt, es kann berechnet werden: Behandlungsleistungen + 03 – Zuschlag.

Eine Ä1 (1) kann in diesem Fall nicht berechnet werden, da es sich nicht mehr um die erste Behandlungssitzung im Quartal handelt.

MERKE

Eintrag der Uhrzeit vierstellig – ohne Punkt und Komma – in der Spalte „Bemerkungen" (nicht nötig an Sonn- und Feiertagen).

LÖSUNGEN

Lösung zu Aufgabe 9:

Wenn ein Privatpatient außerhalb der Sprechstunde in der Praxis behandelt wird, können zu den Gebührennummern Ä1 - Ä6 folgende Zuschläge berechnet werden.

- Zuschlag A: außerhalb der Sprechstunde
- Zuschlag B: bei Nacht (20:00 - 22:00 Uhr und 06:00 - 08:00 Uhr)
- Zuschlag C: bei Nacht (22:00 - 06:00 Uhr)
- Zuschlag D: am Samstag und an Sonn-/Feiertagen.

Es ist allerdings darauf zu achten, dass in dieser Sitzung immer eine der Geb.-Nrn. Ä1 - Ä6 berechnet werden muss, um den Zuschlag zu erhalten. Ist dies nicht der Fall, kann man nur den Faktor der Behandlung erhöhen.

Lösung zu Aufgabe 10:

Je Sitzung werden berechnet: Sens = Vipr., üZ, Mu, sK, Zst. Alle diese Leistungen werden ohne Zahnangabe, nur mit Datum der Leistungserbringung im Erfassungsschein eingetragen.

Lösung zu Aufgabe 11:

Die „üZ" kann nicht für prophylaktische Maßnahmen (Fluoridierung der Zähne) bei Patienten ab dem 18. Lebensjahr berechnet werden. Wollen diese ihre Zähne fluoridiert haben, muss man es privat nach der GOZ als Gebührennummer 1020 in Rechnung stellen.

Lösung zu Aufgabe 12:

Nach der Eingliederung einer Prothese werden auftretende Prothesendruckstellen „drei Monate" kostenlos entfernt. In diesem Zeitraum kann für die anfallenden Leistungen

- Mundschleimhautbehandlung und/oder
- Beseitigung störender Prothesenränder

kein Honorar berechnet werden.

Lösung zu Aufgabe 13:

Für die Behandlung von Schleimhauterkrankungen kann je Sitzung einmal die „Mu" (105) mit Datumsangabe im Erfassungsschein berechnet werden. Eine Zahnangabe ist nicht nötig, sollte aber bei Nachfragen aus der Kartei ersichtlich sein.

LÖSUNGEN

Lösung zu Aufgabe 14:

Die Leistung „sK" (106) kann abgerechnet werden für:

- Beseitigung scharfer Zahnkanten, z. B. überstehende Füllungsränder
- Prothesendruckstellen beseitigen (ab drei Monaten nach Eingliederung des Zahnersatzes)
- Beschleifen von Prothesenzähnen im Gegenkiefer zum Artikulationsausgleich
- Ätzen flächenhafter Milchzahnkaries
- muldenförmiges Ausschleifen eines Milchzahnes.

Lösung zu Aufgabe 15:

Wird mit einem Pauschalbetrag in Rechnung gestellt, da es keine zahnärztliche Leistung am Patienten ist.

Lösung zu Aufgabe 16:

Die Geb.-Nr. 4030 (sK) kann je Kieferhälfte oder Frontzahnbereich einmal je Sitzung berechnet werden. Weiterhin gibt es keine Abrechnungsbestimmung, dass man bis zu drei Monaten nach Eingliederung von Zahnersatz störende Prothesenränder kostenlos entfernen muss.

Bei der Beschreibung der Leistungen für Prothesen (Geb.-Nr. 5200 bis 5230) heißt es zwar „einschl. Nachkontrolle und Korrekturen", aber der Zeitraum ist nicht näher bestimmt.

Lösung zu Aufgabe 17:

Die Geb.-Nr. 1000 kann einmal innerhalb eines Jahres berechnet werden.

Der Mundhygienestatus wird erstellt und zusätzlich erfolgt eine eingehende Unterweisung zur Vorbeugung gegen Karies und Parodontose.

⊗ MERKE

> Die Geb.-Nr. 1000 entspricht in ihrem Leistungsinhalt der IP 1 + IP 2 (1010 + 1020) des BEMA.

Lösung zu Aufgabe 18:

Die Fluoridierung (GOZ 1020) ist je Sitzung berechenbar und kann höchstens viermal innerhalb eines Jahres angesetzt werden.

Lösung zu Aufgabe 19:
Bei der Versiegelung von kariesfreien Fissuren werden die Zähne im Seitenzahnbereich auf den okklusalen Flächen mit lichtaushärtenden Kunststoffen überzogen.

Die Geb.-Nr. 2000 ist je Zahn berechenbar.

MERKE

Privat besteht keine Beschränkung auf die Zähne 6 und 7!

Lösung zu Aufgabe 20:
Die Behandlung überempfindlicher Zahnflächen kann einmal je Kiefer berechnet werden, dabei ist es unerheblich, wie viele Zähne behandelt werden.

1.2 Konservierende Behandlung mit Röntgenleistungen

Lösung zu Aufgabe 1:
Als „bMF" (12) = besondere Maßnahmen beim Präparieren und Füllen kann berechnet werden:

- Separieren der Zähne
- Anlegen von Spanngummi
- Beseitigen störenden Zahnfleisches, d. h. Verdrängen, mittels Fäden legen oder das anhaftende Zahnfleisch mit dem Elektrotom lösen. Wichtig ist dabei, dass das Zahnfleisch nicht entfernt wird. Dies wäre die Position „Exc 1" (49) je Zahn.
- Stillen einer übermäßigen Papillenblutung.

Lösung zu Aufgabe 2:
In selber Sitzung an den Zähnen 14, 21, 23 kann die „bMF" (12) zweimal abgerechnet werden, da der Zahn 14 außerhalb des Frontzahnbereiches liegt, dadurch wird „je Kieferhälfte" abgerechnet.

Sie ist unter Angabe jeweils eines Zahnes zweimal im Erfassungsschein einzutragen, da eine Mehrfachangabe im Feld „Bemerkungen" in diesem Fall nicht möglich ist.

Teil eines Erfassungsscheines oder einer EDV-Übermittlung an die KZV Ihres Bundeslandes							
Datum T T M M	Zahn	Leistung numerisch	Leistung alpha-numerisch	Leistung mit Kürzel	Bemerkungen		
2 7 0 9	1 4	1 2	1 2	b M F			
		1 3 3	1 3 c	F 3	1 2 4		
	2 1	1 2	1 2	b M F			
		1 3 4	1 3 d	F 4	2 3 4 5		
	2 3	1 3 4	1 3 d	F 4	1 2 4 5		

Lösung zu Aufgabe 3:

In der Leistung der Füllung sind folgende Maßnahmen enthalten:

- Präparieren der Kavität
- Unterfüllung
- plastische definitive Füllung (einfache Kunststoffe oder Amalgam), ggf. mit Ätztechnik und Lichtaushärtung
- Mittel zur Formung der Füllung (z. B. Matrizen, Zelluloidstreifen, Einlegen von Watterollen, Watterollenhalter usw.)
- Polieren der Füllung, auch wenn dies erst in einer der nachfolgenden Sitzungen vorgenommen wird.

Die Füllungslagen werden auf dem Erfassungsschein in der Spalte „Bemerkungen" mit Ziffern oder Buchstaben eingetragen.

Ziffer	Buchstabe	Fläche
1	m	mesial
2	o	okklusal/inzisal
3	d	distal
4	v	bukkal/labial
5	l	lingual/palatinal

Lösung zu Aufgabe 4:

Die Position 16 = St kann nur einmal je Zahn berechnet werden, egal wie viele parapulpäre Stifte bei einer Füllung benötigt werden.

MERKE

> Das Material der Stifte ist in der Position „St" (16) enthalten und kann nicht gesondert berechnet werden.

LÖSUNGEN

Teil eines Erfassungsscheines oder einer EDV-Übermittlung an die KZV Ihres Bundeslandes																					
Datum				Zahn		Leistung numerisch				Leistung alpha-numerisch				Leistung mit Kürzel				Bemerkungen			
T	T	M	M																		
1	8	0	3	2	1	1	3	4		1	3	d		F	4			1	2	4	5
						1	6			1	6			S	t						

Lösung zu Aufgabe 5:

a) Für die definitive Füllung wird berechnet:

Teil eines Erfassungsscheines oder einer EDV-Übermittlung an die KZV Ihres Bundeslandes																					
Datum				Zahn		Leistung numerisch				Leistung alpha-numerisch				Leistung mit Kürzel				Bemerkungen			
T	T	M	M																		
0	9	0	5	4	6	1	3	4		1	3	d		F	4			1	2	3	4
						1	6			1	6			S	t						

Erläuterungen siehe Lösung zu Aufgabe 4.

b) Für die Aufbaufüllung wird berechnet:

Teil eines Erfassungsscheines oder einer EDV-Übermittlung an die KZV Ihres Bundeslandes																					
Datum				Zahn		Leistung numerisch				Leistung alpha-numerisch				Leistung mit Kürzel				Bemerkungen			
T	T	M	M																		
0	9	0	5	3	6	1	3	2		1	3	b		F	2			1	2	3	4
						6	0	1		6	0	1		6	0	1		7	6	0	

Für Aufbaufüllungen bei Überkronung kann, unabhängig von der Zahl der zu füllenden zusammenhängenden Flächen, höchstens die Leistung „F2" (132 = 13b) berechnet werden.

In Ausnahmefällen können auch zwei getrennte Aufbaufüllungen berechnet werden. Sie werden dann mit Angabe des Zahnes und der Füllungsflächen untereinander auf dem Erfassungsschein eingetragen.

Es werden aber alle Füllungsflächen unter „Bemerkungen" eingetragen.

Bei einer Füllung für Zahnersatz kann die Leistung „St" (16) für die parapulpäre Verankerung nicht berechnet werden.

Die Position „St" (16) kann nur mit definitiven Füllungen nach „F3" (133 = 13c) und „F4" (134 = 13d) abgerechnet werden.

Bei Aufbaufüllungen hingegen wird nicht die zahnärztliche Leistung, aber dafür das benötigte Material der Stifte als Leistungsnummer 601 angegeben. Der Euro-Betrag wird in Cent unter „Bemerkungen" eingetragen.

Lösung zu Aufgabe 6:

Die Füllungen nach den Gebührennummern 13e bis 13g können nur berechnet werden, wenn Amalgamfüllungen absolut kontraindiziert sind.

Dies ist der Fall bei Patienten, die an einer schweren Niereninsuffizienz (ärztliche Bescheinigung) oder an einer Allergie auf Amalgam bzw. dessen Bestandteilen leiden. Diese Allergie muss allerdings durch eine Bescheinigung entsprechend den Kriterien der Kontaktallergie-Gruppe der Deutschen Gesellschaft für Dermatologie nachgewiesen werden.

Für Patienten, die nicht dem oben genannten Personenkreis angehören, sind Komposit-Füllungen im Seitenzahnbereich, die entsprechend den Regeln der Adhäsivtechnik gelegt werden, keine vertragszahnärztliche Leistung. Sie werden daher mit dem Patienten als Privatleistung vereinbart. Diese Vereinbarung sollte – nach vorheriger intensiver Aufklärung des Patienten – schriftlich erfolgen.

Bei einer benötigten Füllung stellt man nur die Mehrkosten in Rechnung. Die Kassenfüllung (F1 bis F3) wird normal über die KZV berechnet.

Lösung zu Aufgabe 7:

Bei der Entfernung der Brücke KBBKK wird die Leistung „EKr" (23) dreimal (für die Brückenpfeiler) berechnet.

Lösung zu Aufgabe 8:

Die indirekte Überkappung = „Cp" kann je Kavität abgerechnet werden. In derselben Kavität kann sie nur im äußersten Ausnahmefall nochmals berechnet werden.

Die direkte Überkappung = „P" dagegen kann nur einmal je Zahn abgerechnet werden.

Lösung zu Aufgabe 9:

Am Zahn 37 werden zwei verschiedene Kavitäten mit einer „Cp" (25) und einer definitiven Füllung versehen. Man berechnet:

Teil eines Erfassungsscheines oder einer EDV-Übermittlung an die KZV Ihres Bundeslandes													
Datum			Zahn		Leistung numerisch			Leistung alpha-numerisch			Leistung mit Kürzel			Bemerkungen	
T	T	M	M														
0	7	0	7	3	7	4	1	1	4	1	a	L	1				
						2	5		2	5		C	p				
						2	5		2	5		C	p				
						1	3	2	1	3	b	F	2		1	4	
						1	3	1	1	3	a	F	1		3		

LÖSUNGEN

Lösung zu Aufgabe 10:
b). Das Anlegen von Spanngummi ist nicht Leistungsinhalt der „bMF"= 2030, sondern als eigene Geb.-Nr. 2040 in der GOZ enthalten.

Lösung zu Aufgabe 11:
Die Geb.-Nr. 2030 wird seit 2012 je Frontzahnbereich oder Kieferhälfte berechnet. Sie kann maximal zweimal angesetzt werden, wenn sie einmal der Präparation und dann einmal dem Legen der Füllung dient.

Lösung zu Aufgabe 12:
Für eine vierflächige Kompositfüllung in Mehrschichttechnik wird seit 2012 die Geb.-Nr. 2120 angesetzt. Die Verankerung durch drei parapulpäre Stifte muss mit dem Patienten nach § 6 Abs. 1 vereinbart werden – neu seit 2012.

Lösung zu Aufgabe 13:
Im Gegensatz zum BEMA kann die zahnärztliche Leistung der Stiftverankerung in der GOZ auch bei Aufbaufüllungen berechnet werden. Das heißt, dass sich im vorliegenden Fall nur die Berechnung der Füllung als Geb.-Nr. 2180 ändert. Je nach Anzahl der Flächen der Aufbaufüllung sollte man den Faktor wählen, denn die Geb.-Nr. 2180 ist im Einfachsatz geringer bewertet als die einflächige Füllung.

Die Stiftverankerung ist nach § 6 Abs. 1 zu vereinbaren. Parapulpäre Stifte bei endgültigen Füllungen sind nicht mehr Inhalt der GOZ 2012.

Allerdings kann die Geb.-Nr. 2180 nur einmal je Zahn berechnet werden, im BEMA die F1 oder F2 (131, 132) je Kavität.

Lösung zu Aufgabe 14:
Für die Behandlung an Zahn 13 wird in Rechnung gestellt:
- 1 x Geb.-Nr. 2030 – Separieren von Zahn 14
- 1 x Geb.-Nr. 2040 – Kofferdam anlegen
- 1 x Geb.-Nr. 2120 – vierflächige Füllung in MST.

Lösung zu Aufgabe 15:
Der Aufbau einer gesamten Schneidekante, bei dem beide Seiten einbezogen werden, ist eine fünfflächig zusammenhängende Füllung und daher als „nur" einmal F4, 134, (13d) berechenbar. Die Verankerung durch zwei parapuläre Stifte kann nur als einmal St ohne Materialkosten berechnet werden. Die St (16) ist je Zahn inklusive Materialkosten definiert – also Lösung 15c).

Lösung zu Aufgabe 16:

Bei dieser Aufgabe ist Antwort c) die richtige Lösung. Die „bMF" (12) kann weder für die UV-Aushärtung, noch für das Legen von Fäden für die Abformung berechnet werden. Die Matrize ist Leistungsinhalt aller Füllungspositionen.

Lösung zu Aufgabe 17:

a). Die „bMF" ist „je Frontzahnbereich oder je Kieferhälfte" abrechenbar. Nur die Zähne 11 und 23 liegen in einem gemeinsamen Frontzahnbereich und dafür wird einmal bMF berechnet.

Lösung zu Aufgabe 18:

Von einer Aufnahme sollen bis zu drei nebeneinander stehende Zähne erfasst werden.

Ist dies einmal nicht möglich und sollte sich dadurch die abzurechnende Position der Röntgenaufnahmen ändern, wäre ein Vermerk in der Kartei zu empfehlen. Es muss nur auf Anfrage begründet werden können.

Lösung zu Aufgabe 19:

Befunde, Diagnosen, Begründungen im Wortlaut werden nur noch in der Kartei dokumentiert. Das ist aber wichtiger denn je, weil nur auf diesem Weg die Dokumentationspflicht erfüllt werden kann. Aufbewahrungspflicht: 10 Jahre.

MERKE

Röntgenaufnahmen von Kindern und Jugendlichen unter 18 Jahren müssen bis zur Vollendung des 28. Lebensjahres aufbewahrt werden!

Dies gilt auch für Röntgenbefunde. Der genaue Befund ist in der Patientenkartei einzutragen (z. B. apikale Aufhellung). Auf dem Erfassungsschein oder der Diskette ist als Begründung die Ziffer des BEMA-Teils anzugeben, für den die Röntgenaufnahme angefertigt wurde.

Ziffer	Röntgenbegründung
0	Bissflügelaufnahme
1	konservierend/chirurgische Behandlung
2	Gelenkaufnahme/Kieferbruch
3	kieferorthopädische Behandlung
4	PAR-Behandlung
5	Versorgung mit Zahnersatz und Zahnkronen

LÖSUNGEN

Lösung zu Aufgabe 20:

Bei den Röntgenaufnahmen der Vitalexstirpation handelt es sich um mehrere Aufnahmen, die den Zahn in einer immer anderen klinischen Situation darstellen.

Der Zahnarzt ist deshalb berechtigt, jede Aufnahme als separate „Rö 2" (Ä925a = 9251) abzurechnen.

Die hier abzurechnenden dreimal Rö 2 müssen in chronologischer Reihenfolge auf dem Erfassungsschein eingetragen werden. Die Röntgenbegründung „1" unter Bemerkungen darf nicht fehlen.

Lösung zu Aufgabe 21:

Bissflügelaufnahmen werden zur Kariesfrüherkennung an den Approximalflächen der Seitenzähne angefertigt. Geröntgt wird OK und UK in Schlussbissstellung. Die Aufnahmen werden ganz normal „je drei nebeneinander stehende Zähne" als ein Film gezählt.

Dadurch fällt je nach Bezahnung einmal eine „Rö 2" (Ä925a = 9251) oder eine „Rö 5" (Ä925b = 9252) an. Diese werden mit der Angabe eines Zahnes und der Bemerkung „0" im Erfassungsschein eingetragen. Die ausführlichen Befunde müssen nur in der Kartei vermerkt werden.

Lösung zu Aufgabe 22:

Für die Bissflügelaufnahmen und die apikale Aufnahme an Zahn 11 wird insgesamt einmal „Rö 5" (Ä925b = 9252) berechnet. Die Mess- und Kontrollaufnahmen an Zahn 11 werden jeweils als „Rö 2" (Ä925a = 9251) berechnet.

Man berechnet also in diesem Fall:

1 x „Rö 5" und 2 x „Rö 2" = 1 x Ä925b (9252) und 2 x Ä925a (9251)

Lösung zu Aufgabe 23:

Bei den angegebenen Auswahlantworten erfüllt nur die Panoramaschichtaufnahme des OK und UK den Ansatz der Ä935d (9354) – Antwort d) –, denn nur hier sind alle Zähne beider Kiefer abgebildet.

Lösung zu Aufgabe 24:

Die Antwort c) ist richtig. Werden am selben Tag an Zähnen in unterschiedlichen Kieferhälften Mess- und Kontrollaufnahmen durchgeführt, müssen diese aus Wirtschaftlichkeitsgründen jeweils zu einer Rö 2 (Ä925a = 9251) zusammengezogen werden.

Lösung zu Aufgabe 25:

Die Ä935 ist generell für Teilaufnahmen des Schädels berechenbar.

Bei der Ä935d (9354) geht es darum, dass alle Zähne des Ober- und Unterkiefers (oder deren Kieferbereiche) erfasst werden. Welche Art der Großaufnahme dabei verwendet wird ist egal.

Es gibt hier:
- das Orthopantomogramm
- die Panoramaaufnahmen und
- die Halbseitenaufnahmen.

1.3 Endodontische Behandlung und Anästhesien

Lösung zu Aufgabe 1:

Bei den Wurzelbehandlungen werden berechnet:

je Zahn	je Kanal	je Zahn und Sitzung
Dev = 29	Vit E = 28	Med = 34
Trep 1 = 31	Wk = 32	Die Med kann maximal dreimal je Zahn abgerechnet werden
	Wf = 35	

Bei der Behandlung von mehrwurzeligen Zähnen kann die Anzahl > 1 für alle Leistungen, die je Kanal berechnet werden, in der Spalte „Bemerkungen" eingetragen werden.

Lösung zu Aufgabe 2:

Für die Vitalexstirpation am Zahn 14 werden folgende Leistungen berechnet:

I, 2 x VitE, 2 x WK, 2 x Wf, F3, 3 x Rö 2

Die Leistungen werden in chronologischer Reihe im Erfassungsschein eingetragen. Als Begründung für die Röntgenaufnahmen ist unter „Bemerkungen" jeweils die „1" eingetragen.

Teil eines Erfassungsscheines oder einer EDV-Übermittlung an die KZV Ihres Bundeslandes																						
Datum				Zahn		Leistung numerisch					Leistung alpha-numerisch					Leistung mit Kürzel				Bemerkungen		
T	T	M	M																			
0	3	0	8	1	4	9	2	5	1		Ä	9	2	5	a	R	ö	2		1		
						4	0				4	0				I						
						2	8				2	8				V	i	t	E	2		
						3	2				3	2				W	k			2		
						9	2	5	1		Ä	9	2	5	a	R	ö	2		1		
						3	5				3	5				W	f			2		
						9	2	5	1		Ä	9	2	5	a	R	ö	2		1		
						1	3	3			1	3	c			F	3			1	2	3

Lösung zu Aufgabe 3:

Beide Behandlungen beginnen mit einer Trep 1 (31). Zur Trep 1 (31) kann, wenn nötig, eine Anästhesie berechnet werden.

Lösung zu Aufgabe 4:

Für die Erneuerung einer Wurzelfüllung wählt man die Methode der „Gangränbehandlung", da es sich hier um einen „pulpatoten" Zahn handelt.

Man fängt die Behandlung mit einer „Trep 1" (31) an. Es können alle durchgeführten Leistungen angesetzt werden.

Teil eines Erfassungsscheines oder einer EDV-Übermittlung an die KZV Ihres Bundeslandes																					
Datum				Zahn		Leistung numerisch				Leistung alpha-numerisch						Leistung mit Kürzel					Bemerkungen		
T	T	M	M																		
1	0	1	0	3	6	9	2	5	1	Ä	9	2	5	a	R	ö	2		1		
						3	1			3	1				T	r	e	p	1		
						3	2			3	2				W	k			2		
						9	2	5	1	Ä	9	2	5	a	R	ö	2		1		
						3	5			3	5				W	f			2		
						9	2	5	1	Ä	9	2	5	a	R	ö	2		1		
						1	3	3		1	3	c			F	3			1	2	3

Lösung zu Aufgabe 5:

Die Geb.-Nr. 2390 – Trepanation eines Zahnes, hat in ihrer Leistungsbeschreibung nicht das Wort „pulpatot".

Achtung: Sie ist in der GOZ 2012 als „selbstständige" Leistung definiert. Es kann durchaus sein, dass sie in derselben Sitzung mit 2410 (WK) oder 2360 (VitE) nicht berechnet werden kann. Da muss man die nächsten Monate abwarten, wie die Privatversicherungen reagieren.

Lösung zu Aufgabe 6:

Das Besondere an diesem Fall ist, dass zwei Messaufnahmen nötig werden, da der Zahn 11 noch nicht ganz bis zum Apex aufbereitet war.

Diese zweite Messaufnahme kann abgerechnet werden, allerdings sollte dieses Verfahren nicht zur Regel werden. Die Eintragung zweier Befunde als Begründung für zwei Messaufnahmen sollte unbedingt in der Kartei erfolgen.

Teil eines Erfassungsscheines oder einer EDV-Übermittlung an die KZV Ihres Bundeslandes																			
Datum				Zahn		Leistung numerisch				Leistung alpha-numerisch					Leistung mit Kürzel				Bemerkungen
T	T	M	M																
2	8	0	4	1	1	9	2	5	1	Ä	9	2	5	a	R	ö	2		1
						8				8					V	i	P	r	
						4	0			4	0				I				
						3	1			3	1				T	r	e	p	1
						3	2			3	2				W	k			
				2	1	4	0			4	0				I				
						3	1			3	1				T	r	e	p	1
						3	2			3	2				W	k			
						9	2	5	1	Ä	9	2	5	a	R	ö	2		1
						3	4			3	4				M	e	d		
				1	1	9	2	5	1	Ä	9	2	5	a	R	ö	2		1
						3	4			3	4				M	e	d		
0	5	0	5	1	1	3	4			3	4				M	e	d		
				2	1	3	4			3	4				M	e	d		
1	2	0	5	1	1	3	4			3	4				M	e	d		
				2	1	3	4			3	4				M	e	d		
1	9	0	5	1	1	3	5			3	5				W	f			
				2	1	3	5			3	5				W	f			
						9	2	5	1	Ä	9	2	5	a	R	ö	2		1
						1	3	1		1	3	a			F	1			5
				1	1	1	3	1		1	3	a			F	1			5

Lösung zu Aufgabe 7:

Wenn die erste Vitalitätsprüfung eines Zahnes schon negativ ausfällt, wird ein pulpatoter Zahn behandelt. Diese Methode beginnt immer mit „Trep 1 (31) = Eröffnen eines pulpatoten Zahnes". Hierbei ist es unerheblich, ob es sich um die erste endodontische Behandlung des Zahnes handelt, oder ob es eine Wiederholungsbehandlung ist.

Lösung zu Aufgabe 8:

Die Infiltrationsanästhesie erfasst „zwei nebeneinander stehende Zähne", wobei die Mittellinie trennt.

Eine Ausnahme bildet die „intraligamentäre Anästhesie". Diese Anästhesie wird im Zahnfach des jeweiligen Zahnes injiziert.

Es wurde bereits 1986 festgelegt, dass diese Anästhesie „pro Zahn" berechnet werden kann. Werden einmal zwei nebeneinanderstehende Zähne mit einer „intraligamentären Anästhesie" versehen, werden die Zähne untereinander mit jeweils einer „I" (40) ohne weitere Begründung aufgeführt.

Lösung zu Aufgabe 9:

Bei Privatpatienten kann die Oberflächenanästhesie einmal je Kieferhälfte oder Frontzahnbereich und das Zahnsteinentfernen einmal je Zahn berechnet werden. Hier wird unterschieden, ob der Zahnstein an einem ein- oder mehrwurzeligen Zahn entfernt wird. Hier ist es einfach, die Zähne 35 bis 45 sind alle einwurzelig und werden nach der

Geb.-Nr. 4050 in Rechnung gestellt. Die Oberflächenanästhesie bleibt je Kieferhälfte oder Frontzahnbereich, also hier 2x die 0080.

Lösung zu Aufgabe 10:

Für die Entfernung der Zähne 13, 11, 21, 22 und 23 werden 4 x I (40) berechnet, da die Mittellinie trennt.

1.4 Chirurgische Behandlung

Lösung zu Aufgabe 1:

Für die Entfernung des Zahnes 32 wird 1 x I und 1 x X1 angesetzt, am Zahn 33 fällt ebenfalls 1 x I und 1 x F4 an.

In der Kartei sollte vermerkt werden, dass es sich um „intraligamentäre Anästhesien" gehandelt hat.

Teil eines Erfassungsscheines oder einer EDV-Übermittlung an die KZV Ihres Bundeslandes							
Datum (T T M M)	Zahn	Leistung numerisch		Leistung alpha-numerisch		Leistung mit Kürzel	Bemerkungen
2 0 0 9	3 2	4 0		4 0		I	
		4 3		4 3		X 1	
	3 3	4 0		4 0		I	
		1 3 4		1 3 d		F 4	1 2 4 5

Lösung zu Aufgabe 2:

Die Leitungsanästhesie kann im Oberkiefer bei folgenden Leistungen durchgeführt werden:

- entzündliche Prozesse, z. B. Eröffnen von Abszessen
- große chirurgische Eingriffe, pauschal gesagt von der Osteotomie an, wenn die Anästhesietiefe der Infiltrationsanästhesie nicht ausreicht
- nicht für normale Extraktionen und Exzisionen.

Lösung zu Aufgabe 3:

Bei lang andauernden Eingriffen kann die „I" (40) und auch die „L 1" (41a = 411) gegebenenfalls ein zweites Mal abgerechnet werden.

Im Erfassungsschein werden sie, ohne weitere Begründung, zweimal untereinander eingetragen.

Lösung zu Aufgabe 4:

Bei größeren chirurgischen und parodontalchirurgischen Eingriffen kann man neben der Leitung auch die Infiltrationsanästhesie ansetzen.

Dies gilt ebenfalls in der UK-Front zur Ausschaltung der Anastomosen (Nervenenden) der anderen Kieferhälfte.

Lösung zu Aufgabe 5:

Die Oberflächenanästhesie (GOZ 0080) wird je Frontzahnbereich oder Kieferhälfte berechnet. Sie kann auch zur Betäubung der Einstichstelle der eigentlichen Anästhesie angesetzt werden.

Lösung zu Aufgabe 6:

Alle Anästhesien, die benötigt werden, können in Ansatz gebracht werden. Es gibt nicht die Einschränkungen

- langandauernder chirurgischer Eingriff
- großer chirurgischer Eingriff
- normalerweise im UK usw.

Es hat sich erwiesen, dass die 0090 normalerweise je Zahn berechnet wird.

ACHTUNG

Seit 2012 muss eine zweite Anästhesie am selben Zahn begründet werden.

Die 0100 wird je Kieferhälfte berechnet, kann aber ggf. zusätzlich einmal zur Ausschaltung des Nervus buccinatoris angesetzt werden.

LÖSUNGEN

Lösung zu Aufgabe 7:

Der Zahn 14 hat normalerweise zwei Wurzeln.

Bei den Extraktionen wird nicht auf die individuellen Verhältnisse des Zahnes geachtet, sondern nach den Vorgaben des BEMA abgerechnet.

In dem vorliegenden Fall bleibt es also bei: 1 x I und 1 x X2 = 1 x 40 und 1 x 44.

Lösung zu Aufgabe 8:

Zahn 35 ist als zerstört angegeben, also handelt es sich um eine normale Extraktion.

Man berechnet: 1 x L1 und 1 x X1 = 1 x 41a (411) und 1 x 43.

Erst wenn ein Zahn tieffrakturiert (im Bereich der Wurzel bricht), kann man die Position „X3" (45) berechnen.

Lösung zu Aufgabe 9:

Im 4. Quadranten wird eine Leitung gelegt werden. Um die Zähne 31 und 32 zu entfernen, dürfte in den meisten Fällen eine Infiltrationsanästhesie ausreichend sein. Allerdings ist nichts dagegen einzuwenden, wenn auch hier eine Leitung gelegt wird. Geht man vom zuerst beschriebenen Abrechnungsmodus aus, wird hier berechnet:

Teil eines Erfassungsscheines oder einer EDV-Übermittlung an die KZV Ihres Bundeslandes							
Datum (T T M M)	Zahn	Leistung numerisch		Leistung alpha-numerisch		Leistung mit Kürzel	Bemerkungen
2 7 0 4	4 6	4 1	1	4 1	a	L 1	
		4 5		4 5		X 3	
	4 5	4 3		4 3		X 1	
	4 2	4 3		4 3		X 1	
	4 1	4 3		4 3		X 1	
	3 1	4 0		4 0		I	
		4 3		4 3		X 1	
	3 2	4 3		4 3		X 1	

ACHTUNG

Auch die Entfernung des zweiwurzeligen Zahnes 45 ist nur eine X1, wie bereits bei der Lösung zu Aufgabe 7 beschrieben.

Lösung zu Aufgabe 10:

Die Hemisektion ist nur abrechenbar, wenn der verbleibende Teil des Zahnes es ermöglicht, wieder eine geschlossene Zahnreihe herzustellen (Brückenpfeiler).

Es wird abgerechnet: 1 x L1 und 1 x Hem = 1 x 41a (411) und 1 x 47b (472).

War der Zahn bis zu diesem Zeitpunkt nicht wurzelbehandelt, wird für den zurückbleibenden mesialen Teil dies jetzt nötig werden. Alle anfallenden Leistungen können dann berechnet werden.

Lösung zu Aufgabe 11:

Die Entfernung von Wurzelresten wird immer nach der Leistungsnummer des entsprechenden Zahnes abgerechnet.

Handelt es sich allerdings, wie hier, um einen Wurzelrest, der nur durch Osteotomie entfernt werden kann, wird die Leistung „Ost 1" (47a = 471) angesetzt.

Ist ein Wurzelrest einmal gesamt vom Knochen umschlossen und mit diesem verwachsen, kann sogar eine „Ost 2" (48) anfallen.

Teil eines Erfassungsscheines oder einer EDV-Übermittlung an die KZV Ihres Bundeslandes																				
Datum				Zahn		Leistung numerisch				Leistung alpha-numerisch				Leistung mit Kürzel				Bemerkungen		
T	T	M	M																	
0	9	0	1	2	6	9	2	5	1	Ä	9	2	5	a	R	ö	2	1		
						4	1	1		4	1	a			L	1				
						4	0			4	0				I					
						4	7	1		4	7	a			O	s	t	1		

Lösung zu Aufgabe 12:

Das Entfernen eines retinierten Zahnes ist generell eine „Ost 2" (48).

Für die zwei Röntgenaufnahmen kann jeweils Rö 2 (Ä925a = 9251) berechnet werden, da es sich um klinisch unterschiedliche Situationen desselben Zahnes handelt.

Die zweite Anästhesie wird ohne weitere Begründung berechnet. Die lange Dauer des Eingriffs sollte allerdings in der Kartei dokumentiert werden.

Teil eines Erfassungsscheines oder einer EDV-Übermittlung an die KZV Ihres Bundeslandes																				
Datum				Zahn		Leistung numerisch				Leistung alpha-numerisch				Leistung mit Kürzel				Bemerkungen		
T	T	M	M																	
1	5	0	8	2	8	9	2	5	1	Ä	9	2	5	a	R	ö	2	1		
						4	0			4	0				I					
						4	8			4	8				O	s	t	2		
						9	2	5	1	Ä	9	2	5	a	R	ö	2	1		
						4	0			4	0				I					
2	2	0	8	2	8	3	8			3	8				N					

Lösung zu Aufgabe 13:

Die Entfernung des Schleimhautlappens über dem durchbrechenden Zahn 18 wird als „Exc 1" (49) berechnet.

Die Entfernung des Zahnes 18 ist keine Osteotomie, sondern nur eine „X3" (45). Anmerkungen zur zweiten Anästhesie siehe Lösung zu Aufgabe 3.

Teil eines Erfassungsscheines oder einer EDV-Übermittlung an die KZV Ihres Bundeslandes							
Datum (T T M M)	Zahn	Leistung numerisch	Leistung alpha-numerisch	Leistung mit Kürzel	Bemerkungen		
2 0 0 1		0 1	0 1	0 1	
	1 8	4 0	4 0	I	
		4 9	4 9	E x z 1	
2 2 0 1	1 8	3 8	3 8	N	
2 7 0 1	1 8	3 8	3 8	N	
1 0 0 2	1 8	9 2 5 1	Ä 9 2 5 a	R ö 2	1
		4 0	4 0	I	
		4 5	4 5	X 3	
		4 0	4 0	I	

Lösung zu Aufgabe 14:

Als Leistung „N" (38) = Nachbehandlung werden in neuer Sitzung nach dem chirurgischen Eingriff berechnet:

- Tamponade (Drain, Streifen) einbringen, wechseln oder entfernen
- Fäden entfernen
- Ausspülen der Wunde.

Lösung zu Aufgabe 15:

In der Leistung „XN" (46) sind die chirurgischen Wundrevisionen zusammengefasst:

- Auskratzen der Wunde
- Legen einer Naht
- Glätten des Kieferknochens.

Auch diese Leistungen können nur in einer neuen Sitzung berechnet werden, da sie sonst in der Position des chirurgischen Eingriffes enthalten sind.

MERKE

Die benötigte Anästhesie nicht vergessen!

Lösung zu Aufgabe 16:

Beide Leistungen werden je Frontzahnbereich oder Kieferhälfte berechnet. Wenn also mehrere Wunden in derselben Kieferhälfte behandelt werden, kann nur einmal „N" (38) oder „XN" (46) angesetzt werden.

Sollten in einem Bereich gleichzeitig Leistungen nach „N" (38) und „XN" (46) erbracht werden, kann nur die höher bewertete Leistung „XN" abgerechnet werden.

Lösung zu Aufgabe 17:

Eine „Wundkontrolle o. B." ist keine Leistung nach der Position „N" (38), sondern nur eine „Beratung als alleinige Leistung = Ä1" (1).

Lösung zu Aufgabe 18:

Die Leistung „plastischer Verschluss der Kieferhöhle" ist aufgesplittet.

Geb.-Nr. 51a (511) = Pla1, wenn der plastische Verschluss eine selbstständige Leistung ist oder in Verbindung mit einer Extraktion erfolgt. Geb.-Nr. 51b (512) = Pla0, wenn der Verschluss im Zusammenhang mit einer Osteotomie, Wurzelspitzenresektion oder Zystenoperation durchgeführt wird.

a)

Datum T T M M	Zahn	Leistung numerisch	Leistung alpha-numerisch	Leistung mit Kürzel	Bemerkungen
1 7 0 5	1 4	4 0	4 0	Ä 1	
		4 4	4 4	X 2	
		5 1 1	5 1 a	P l a 1	

b)

Datum T T M M	Zahn	Leistung numerisch	Leistung alpha-numerisch	Leistung mit Kürzel	Bemerkungen
1 7 0 5	1 4	4 0	4 0	Ä 1	
		4 7 1	4 7 a	O s t 1	
		5 1 2	5 1 b	P l a 0	

Lösung zu Aufgabe 19:

Die WR1 bis WR3 in ihrer Beschreibung:

▶ WR1 = Wurzelspitzenresektion an einem Frontzahn

▶ WR2 = Wurzelspitzenresektion an einem Seitenzahn, einschließlich der ersten resezierten Wurzelspitze

▶ WR3 = am selben Seitenzahn, sofern durch denselben Zugang erreichbar, je weitere Wurzelspitze.

LÖSUNGEN

Im vorliegenden Fall sind die Zähne 11 und 21 Frontzähne. Es wird berechnet:

| Teil eines Erfassungsscheines oder einer EDV-Übermittlung an die KZV Ihres Bundeslandes ||||||
Datum T T M M	Zahn	Leistung numerisch	Leistung alpha-numerisch	Leistung mit Kürzel	Bemerkungen
0 7 0 8	1 1	4 0	4 0	I	
		5 4 1	5 4 a	W R 1	
	2 1	4 0	4 0	I	
		5 4 1	5 4 a	W R 1	

Lösung zu Aufgabe 20:

Bei den Wurzelspitzenresektionen an den Zähnen 13 und 14 haben wir einen Übergang vom Frontzahnbereich in den Seitenzahnbereich und der Zahn 14 hat zwei Wurzeln.

Man berechnet den Zahn 14 als 1 x „WR2" (54b = 542) und 1 x WR3 (54c = 543), Voraussetzung ist, dass beide Wurzelspitzen durch denselben Zugang entfernt werden können.

Für die Zystenoperation am Zahn 14 wird die Leistungsnummer 56c (563) = „Zy3" angesetzt, da es sich um eine Zystektomie in Verbindung mit einer Wurzelspitzenresektion handelt. Bei großen chirurgischen Eingriffen kann auch im Oberkiefer mit Leitung und zusätzlicher Infiltrationsanästhesie gearbeitet werden, wenn nur so die nötige Anästhesietiefe erreicht werden kann.

Zahn 13 wird als WR1 (54a = 541) abgerechnet.

| Teil eines Erfassungsscheines oder einer EDV-Übermittlung an die KZV Ihres Bundeslandes ||||||
Datum T T M M	Zahn	Leistung numerisch	Leistung alpha-numerisch	Leistung mit Kürzel	Bemerkungen
2 8 0 3	1 4	4 1 1	4 1 a	L 1	
		4 0	4 0	I	
		5 4 2	5 4 b	W R 2	
		5 4 3	5 4 c	W R 3	
		5 6 3	5 6 c	Z y 3	
	1 3	5 4 1	5 4 a	W R 1	

Lösung zu Aufgabe 21:

Wenn eine Zyste im Zuge einer Extraktion oder als alleinige Leistung entfernt wird, dann berechnet man je nach Operationsart die Leistungen:

- Zy 1 (56a = 561) = Zystektomie
- Zy 2 (56b = 562) = Zystostomie.

Im vorliegenden Fall handelt es sich um eine Zystektomie, da der Zystenbalg mitentfernt und die Wunde vernäht wird.

Für den gesamten Behandlungsablauf wird berechnet:

Teil eines Erfassungsscheines oder einer EDV-Übermittlung an die KZV Ihres Bundeslandes							
Datum T|T|M|M	Zahn	Leistung numerisch	Leistung alpha-numerisch	Leistung mit Kürzel	Bemerkungen
1|7|0|9	1|6	9|2|5|1	Ä|9|2|5|a	R|ö|2	1
		4|1|1	4|1|a	L|1	
		4|0	4|0	I	
		4|4	4|4	X|2	
		5|6|1	5|6|a	Z|y|1	
2|4|0|9	1|6	3|8	3|8	N	

Lösung zu Aufgabe 22:

Die Geb.-Nr. 3020 ist für den tiefzerstörten und den tieffrakturierten Zahn anzusetzen, unabhängig von der Anzahl seiner Wurzeln.

Lösung zu Aufgabe 23:

In der GOZ sind die Geb.-Nrn. 3000 und 3010 nur nach Anzahl der Wurzeln des zu entfernenden Zahnes definiert.

Es fehlen die Worte des BEMA: als einwurzelig, mehrwurzelig gelten ...

Das heißt für die tägliche Praxis, dass für die Entfernung des zweiwurzeligen Zahnes 15 die Geb.-Nr. 3010 in Rechnung gestellt wird.

Lösung zu Aufgabe 24:

Für die Resektion von Wurzelspitzen gibt es in der GOZ nur zwei Gebührennummern. Es wird je Wurzelspitze eine der Gebührennummern angesetzt.

Hier wird berechnet:
- 3 x 0090 – Anästhesien – 1x mit Begründung für lange Dauer
- 1 x 3110 – Wurzelspitze an Zahn 23
- 2 x 3120 – Wurzelspitzen an Zahn 24
- 1 x 3190 – Zystektomie in Verbindung mit WR an Zahn 24.

Lösung zu Aufgabe 25:

Die Geb.-Nr. 3290 (Wundkontrolle) muss nicht als alleinige Leistung in einer Sitzung erfolgen. Sie ist eine „selbstständige Leistung" je KH oder FZB, je Sitzung.

Lösung zu Aufgabe 26:

Da der Patient das erste Mal im Quartal erscheint, rechnet man für die Beratung die „Ä1" (1) ab. Wenn ein Zahn reimplantiert wird, kann man alle tatsächlich anfallenden Leistungen berechnen, also auch die Extraktion des Zahnes vor der Wurzelbehandlung.

Wichtig für das Gelingen des Eingriffes ist die exakte Extraktion, bei der der Zahn nicht verletzt werden darf und das anschließende Feuchthalten des Zahnes außerhalb der Alveole bis zur Reimplantation.

Es werden berechnet:

Teil eines Erfassungsscheines oder einer EDV-Übermittlung an die KZV Ihres Bundeslandes																					
Datum				Zahn		Leistung numerisch				Leistung alpha-numerisch				Leistung mit Kürzel				Bemerkungen			
T	T	M	M																		
1	5	0	7			1				Ä	1			Ä	1						
				4	6	9	2	5	1	Ä	9	2	5	a	R	ö	2		1		
						4	1	1		4	1	a			L	1					
						4	4			4	4				X	2					
						3	1			3	1				T	r	e	p	1		
						3	2			3	2				W	k			3		
						3	5			3	5				W	f			3		
						5	5			5	5				R	l					
						9	2	5	1	Ä	9	2	5	a	R	ö	2		1		
						1	3	3		1	3	c			F	3			1	2	3

Das Kappen der Wurzelspitzen und die Fixierung der Zähne an den Nachbarzähnen sind in der Leistung „RI" enthalten.

Lösung zu Aufgabe 27:

Das Lippenbändchen ist ein „störendes Schleimhautband" und wird unter der Leistung „SMS" (57) abgerechnet.

Für diese Leistung fallen an:
- 2 x I (40) – Mittellinie trennt
- 1 x SMS (57) – Frontzahnbereich.

Lösung zu Aufgabe 28:

Die Leistung „SMS" (57) kann je Frontzahnbereich oder Kieferhälfte abgerechnet werden. Das Gebiet 44 bis 33 geht über den Frontzahnbereich hinaus, dementsprechend wird hier je Kieferhälfte berechnet. Alle Anästhesien müssen mit Zahnangabe untereinander aufgeführt werden. Die Wundkontrolle am 23.04. ist eine Leistung ohne Behandlung, also keine „N" (38), sondern eine „Ä1" (1).

Für die Nachbehandlungen am 29.04. kann man zwei Zähne frei wählen. Für den gesamten Behandlungsablauf wird berechnet:

Datum T/T/M/M	Zahn	Leistung numerisch	Leistung alpha-numerisch	Leistung mit Kürzel	Bemerkungen
2 0 0 4		0 1	0 1	0 1	
	4 4	4 1 1	4 1 a	L 1	
		4 0	4 0	I	
	4 2	4 0	4 0	I	
	3 1	4 0	4 0	I	
	3 3	4 0	4 0	I	
		4 1 1	4 1 a	L 1	
	4 4	5 7	5 7	S M S	
	3 3	5 7	5 7	S M S	
2 3 0 4		1	Ä 1	Ä 1	
2 9 0 4	4 4	3 8	3 8	N	
	3 3	3 8	3 8	N	

Lösung zu Aufgabe 29:

Die „KnR" (58) wird pro Frontzahnbereich oder Kieferhälfte berechnet.

Erläuterungen zu Anästhesien und Nachbehandlungen siehe Lösung zu Aufgabe 28. Für das Gebiet von 15 bis 21 wird berechnet:

Datum T/T/M/M	Zahn	Leistung numerisch	Leistung alpha-numerisch	Leistung mit Kürzel	Bemerkungen
0 5 0 3	1 5	4 0	4 0	I	
		5 8	5 8	K n R	
	1 3	4 0	4 0	I	
	1 1	4 0	4 0	I	
	2 1	4 0	4 0	I	
		5 8	5 8	K n R	
1 2 0 3	1 5	3 8	3 8	N	
	2 1	3 8	3 8	N	

Lösung zu Aufgabe 30:

Für die Entfernung der Zähne 32, 33, 41 und 42 berechnet man:

- 2 x I (40)
- 4 x X 1 (43).

Das Glätten der Alveolarfortsätze wird mit 1 x „Alv" (62) berechnet. Diese Position darf allerdings für den Bereich aller vier Zähne nur einmal berechnet werden. Die Zahnangabe auf dem Erfassungsschein ist frei wählbar. Aus der Kartei muss allerdings hervorgehen, dass alle vier Alveolarfortsätze geglättet werden.

LÖSUNGEN

Teil eines Erfassungsscheines oder einer EDV-Übermittlung an die KZV Ihres Bundeslandes																			
Datum				Zahn		Leistung numerisch				Leistung alpha-numerisch				Leistung mit Kürzel				Bemerkungen	
T	T	M	M																
1	1	1	1	3	3	4	0			4	0			I					
						4	3			4	3			X	1				
				3	2	4	3			4	3			X	1				
				4	1	4	0			4	0			I					
						4	3			4	3			X	1				
				4	2	4	3			4	3			X	1				
						6	2			6	2			A	l	v			

Lösung zu Aufgabe 31:

Die Zähne 11, 21 und 22 werden mit 2 x I (40) und 3 x X1 (43) entfernt.

Für die Resektion der Alveolarfortsätze kann in diesem Fall keine Leistung angesetzt werden.

MERKE

> Die 3. Abrechnungsbestimmung der „Alv" sagt eindeutig, dass eine „Resektion bis zu 3 Zähnen" in einem Kiefer nur in einer neuen Sitzung berechnet werden kann.

Lösung zu Aufgabe 32:

Die Entfernung der Zähne 35 und 44 wird berechnet als:

- 2 x I (40)
- 2 x X1 (43).

Am 22.03. kann man für das Glätten des Alveolarfortsatzes 1 x „Alv" (62) berechnen, da es sich um eine neue Sitzung handelt.

Dazu berechnet man nochmals 1 x I (40).

MERKE

> Eine zusätzliche Begründung ist nicht nötig, da anhand der unterschiedlichen Daten eindeutig hervorgeht, dass es sich um zwei getrennte Sitzungen handelt.

Die Wundkontrolle selbst kann nicht berechnet werden, da in der gleichen Sitzung eine Behandlung erfolgt.

Teil eines Erfassungsscheines oder einer EDV-Übermittlung an die KZV Ihres Bundeslandes

Datum T T M M	Zahn	Leistung numerisch	Leistung alpha-numerisch	Leistung mit Kürzel	Bemerkungen
2 0 0 3	3 5	4 0	4 0	I	
		4 3	4 3	X 1	
	4 4	4 0	4 0	I	
		4 3	4 3	X 1	
2 2 0 3	4 4	4 0	4 0	I	
		6 2	6 2	A l v	

Lösung zu Aufgabe 33:

Es werden im UK in einer Sitzung neun Zähne entfernt und die Alveolarfortsätze geglättet. Ein absolut seltener Fall.

Wenn in einem Gebiet von mehr als acht Zähnen in einem Kiefer die Fortsätze geglättet werden, kann dafür die Leistung „Alv" (62) zweimal angesetzt werden. Das Gebiet der extrahierten Zähne muss hierbei nicht unbedingt zusammenhängend sein.

Man trägt in den Erfassungsschein ein:

Teil eines Erfassungsscheines oder einer EDV-Übermittlung an die KZV Ihres Bundeslandes

Datum T T M M	Zahn	Leistung numerisch	Leistung alpha-numerisch	Leistung mit Kürzel	Bemerkungen
2 0 0 5	3 3	4 1 1	4 1 a	L 1	
		4 3	4 3	X 1	
	3 2	4 3	4 3	X 1	
	3 1	4 3	4 3	X 1	
		6 2	6 2	A l v	
	4 1	4 3	4 3	X 1	
	4 2	4 3	4 3	X 1	
	4 3	4 3	4 3	X 1	
	4 4	4 3	4 3	X 1	
	4 7	4 4	4 4	X 2	
	4 8	4 1 1	4 1 a	L 1	
		4 4	4 4	X 2	
		6 2	6 2	A l v	

1.5 Zahnersatzleistungen

Lösung zu Aufgabe 1:

Die Mantelkrone ist die Geb.-Nr. 2210. In der GOZ ist sie der hohlkehlpräparierten Krone gleichgesetzt.

LÖSUNGEN

Lösung zu Aufgabe 2:

In der GOZ sind in allen Positionen für die Provisorien, auch bei der Geb.-Nr. 2270, das Abnehmen und Wiederbefestigen für Einproben enthalten, wobei die Anzahl der Einproben nicht beschränkt ist. Werden extrem viele Einproben nötig, kann man bei der Rechnungslegung den Steigerungssatz für die Gebührennummern entsprechend erhöhen.

Bricht allerdings ein Provisorium und es muss neu angefertigt werden, kann erneut die Geb.-Nr. 2270 berechnet werden.

Lösung zu Aufgabe 3:

Die Inlaypfeiler werden in der GOZ nach der Geb.-Nr. 5010, also wie eine hohlkehlpräparierte Krone, berechnet.

Lösung zu Aufgabe 4:

Die Geb.-Nr. 5070 ist für die Brückenspanne anzusetzen.

Das heißt, unabhängig davon, wie viele Zähne in einer Spanne ersetzt werden, es ist einmal die Geb.-Nr. 5070.

Beispiel

KBBKBBK › 2 x 5070   KBKBK › 2 x 5070

Das heißt, dass man je nach Größe der Spanne den Steigerungssatz der Gebührennummer 5070 erhöhen sollte.

MERKE

> Weiterhin gilt die Geb.-Nr. 5070 für jede Stegspanne und jede Prothesenspanne bei Teilprothesen. Auch das Prothesenfreiende ist 1 x Geb.-Nr. 5070.

Lösung zu Aufgabe 5:

Für die Brücke KKBKBBKK werden folgende Gebührennummern angesetzt:

2 x 2210, 3 x 5010, 2 x 5070

Die beiden endständigen Kronen werden als Einzelkronen angesehen, obwohl sie mit der Brücke verblockt sind. Sie sind nicht unmittelbar einem Brückenglied, einem Steg oder einer Verbindungsvorrichtung benachbart. Die Geb.-Nr. 5070 wird je Spanne, hier also zweimal, berechnet.

Bei der provisorischen Brücke verfährt man ebenso, wie bei der Endgültigen:

2 x 2270, 3 x 5120, 2 x 5140.

Lösung zu Aufgabe 6:

Die Cover-Denture-Prothese mit Teleskopen an den Zähnen 13 und 23 hat folgende Gebührennummern:

2 x 5040 und 1x 5220.

Seit Januar 2012 kann die Verbindungsvorrichtung nicht mehr zur Teleskopkrone berechnet werden. Außerdem ist die Cover-Denture-Prothese der totalen gleichgesetzt worden.

Lösung zu Aufgabe 7:

Die Modellgussprothese mit allen gegossenen Halte- und Stützvorrichtungen hat nur eine Gebührennummer, die 5210. Es ist hierbei unerheblich, wie viele Klammern benötigt werden.

Je Spanne der Prothese wird zusätzlich die Geb.-Nr. 5070 in Rechnung gestellt.

Hier also: 1 x 5210 und 3 x 5070

Lösung zu Aufgabe 8:

Die UK-Prothese auf Wurzelstiftkappen mit Steg wird wie folgt berechnet:
- 2 x 5030 – Wurzelstiftkappen, 1 x 5070 – Steg
- 3 x 5070 – Prothesenspannen
- 2 x 2280 – prov. Kronen, 1 x 5210 – Modellgussprothese
- 1 x 5190 – Funktionslöffel.

Lösung zu Aufgabe 9:

Das Langzeitprovisorium ist in der GOZ unter den Leistungen der Schienen zu finden.

Es wird berechnet:

Geb.-Nr. 7080 je prov. Krone und Geb.-Nr. 7090 je prov. Brückenglied

Das Provisorium KKBBKK ist also 4 x 7080 und 2 x 7090.

2. Konservierend/chirurgische Behandlungsabläufe für gesetzlich Versicherte

In diesem Kapitel sind alle zehn Behandlungsabläufe in jeweils drei Formen abgebildet. Nach den Abbildungen sind die Abrechnungsmodalitäten je Fall ausführlich erläutert.

Es wurde ein Spezial-Erfassungsschein erstellt, der alle drei Abrechnungsmöglichkeiten zeigt, da die Bundesländer nicht einheitlich abprüfen. Sie finden numerisch, alphanumerisch und Kürzel der abrechnungsfähigen Leistung direkt nebeneinander. In der Spalte „Bemerkungen" ist durchgehend die numerische Form berücksichtigt.

Für alle Behandlungsfälle gilt:

- Die Eintragungen sind möglichst platzsparend und übersichtlich eingetragen.
- Durch die daten- und zahnbezogene Abrechnung der Gebührennummern kann es sein, dass Sie teilweise mit einem anderen Zahn beginnen, die Lösung aber trotzdem richtig ist (z. B. bei den Anästhesien).
- Alle Füllungen sind als Leistungen nach Kassenrichtlinien anzusehen und werden nach den Geb.-Nrn. 131 bis 134 (13a bis 13d = F1 bis F4) berechnet.
- Die Politur der gelegten Füllungen kann nicht als Geb.-Nr. 106 berechnet werden, da sie im BEMA Inhalt der entsprechenden Füllungsposition ist.
- Bei Röntgenaufnahmen – auch von mehreren Zähnen – ist nur ein Zahn anzugeben, die Dokumentation aller geröntgten Zähne in der Kartei ist allerdings verpflichtend.
- Bei Großaufnahmen ist die Angabe eines Zahnes nicht nötig, da sowieso alle Zähne beider Kiefer geröntgt werden.
- Leistungen, die je Sitzung nur einmal berechnet werden können, benötigen keine Zahnangabe – sie ist allerdings nicht falsch, wenn sich die Leistung nur auf einen Zahn bezieht.
- Bei Gebührennummern, die für mehrere Zähne nur einmal berechnet werden können, ist man bei der Auswahl des anzugebenden Zahnes frei – es bietet sich der an, der gleich weiterbehandelt wird.
- Die Angabe der Anzahl der Leistungen > 1 im Feld „Bemerkungen" ist nur für die Geb.-Nrn. 28, 32, 35, 54 und 62 (VitE, WK, Wf, WR und Alv) zugelassen.
- Bei allen anderen Leistungen muss bei Mehrfachberechnung jede Gebührennummer einzeln mit Zahnangabe aufgeführt werden (z. B. Anästhesien).

Lösung zu Fall 1:

Datum T T M M	Zahn	Leistung numerisch	Leistung alpha-numerisch	Leistung Bema-Kürzel	Bemerkungen
0 3 0 7		1	Ä 1	Ä 1	
		0 3	0 3	0 3	
		8	8	V i p r	
	4 5	9 2 5 1	Ä 9 2 5 a	R ö 2	1
		4 1 1	4 1 a	L 1	
		4 3	4 3	X 1	
0 4 0 7		0 3	0 3	0 3	
	4 5	4 0	4 0	I	
		4 6	4 6	X N	
0 6 0 7	4 5	3 8	3 8	N	
		0 1	0 1	0 1	
0 8 0 7	4 5	3 8	3 8	N	
1 0 0 7	4 5	3 8	3 8	N	
2 2 0 7	1 7	4 0	4 0	I	
		1 3 3	1 3 c	F 3	1 2 3
	2 7	1 3 2	1 3 b	F 2	1 2
2 7 0 7	1 2	1 2	1 2	b M F	
		4 0	4 0	I	
		1 3 3	1 3 c	F 3	
	1 1	1 3 2	1 3 b	F 2	1 4 5
	2 1	4 0	4 0	I	3 4
		2 5	2 5	C P	
		1 3 2	1 3 b	F 2	1 4
	2 4	1 2	1 2	b M F	
		4 0	4 0	I	
		2 6	2 6	P	
		1 3 2	1 3 b	F 2	2 3
0 2 0 8	3 7	4 1 1	4 1 b	L 1	
		4 5	4 5	X 3	
	3 8	1 3 3	1 3 c	F 3	2 4 5
	4 7	1 3 3	1 3 c	F 3	2 3 4
0 4 0 8		1 0 7	1 0 7	Z S T	

Die Oberflächenanästhesien zur Betäubung der Einstichstelle der nachfolgenden Anästhesien können nicht berechnet werden, sie sind als Service der Praxis anzusehen oder privat nach der Geb.-Nr. 0080 in Rechnung zu stellen.

Am Samstag, den 10.07. kann keine 03 berechnet werden, da der Patient bestellt wurde.

Das Anlegen von Spanngummi an den Zähnen 12 bis 24 ist zweimal die Geb.-Nr. 12 (bMF), da der Zahn 24 nicht mehr in einem gemeinsamen Frontzahnbereich liegt.

Die Wundkontrolle „o. B." an Zahn 37 am 04.08. ist keine abrechnungsfähige Leistung, da am selben Tag Zahnstein entfernt wird und die gelegten Füllungen eine Politur erhalten.

LÖSUNGEN

Lösung zu Fall 2:

Erfassungsschein oder EDV-Übermittlung an die KZV Ihres Bundeslandes

Datum T T M M	Zahn	Leistung numerisch	Leistung alpha-numerisch	Leistung Bema-Kürzel	Bemerkungen
0 4 0 1		1	Ä 1	Ä 1	
	4 8	3 8	3 8	N	
0 5 0 1	4 8	3 8	3 8	N	
0 7 0 1	4 8	3 8	3 8	N	
		0 1	0 1	0 1	
		8	8	V i P r	
		9 2 5 2	Ä 9 2 5 b	R ö 5	0
		1 0 7	1 0 7	Z s t	
		1 0 5	1 0 5	M u	
1 0 0 1		8	8	V i P r	
	4 8	4 1 1	4 1 a	L 1	
		4 9	4 9	E x z 1	
	4 4	2 8	2 8	V i t E	
		3 2	3 2	W k	
		9 2 5 1	Ä 9 2 5 a	R ö 2	1
		3 5	3 5	W f	
		9 2 5 1	Ä 9 2 5 a	R ö 2	1
1 8 0 1	2 5	4 0	4 0	I	
		2 5	2 5	C p	
2 8 0 1	2 5	8	8	V i P r	
		4 0	4 0	I	
		1 3 2	1 3 b	F 2	2 3 5
		6 0 1	6 0 1	6 0 1	8 8 0
		4 9	4 9	E x z 1	
	1 4	4 0	4 0	I	
		1 3 2	1 3 b	F 2	2 3
	1 6	4 0	4 0	I	
		1 3 4	1 3 d	F 4	1 2 3 4
		1 6	1 6	S t	
	4 4	1 3 3	1 3 c	F 3	1 2 3
0 2 0 2	3 4	4 1 1	4 1 a	L 1	
		1 3 1	1 3 a	F 1	3
	3 5	1 3 1	1 3 a	F 1	1
2 0 0 2	1 1	4 0	4 0	I	5
	2 1	4 0	4 0	I	5
		1 2	1 2	b M F	

Die beidseitigen Bissflügelaufnahmen und die apikale Aufnahme der Zähne 11 und 21 werden zu einer 9252 (Ä925b = Rö 5) zusammengefasst, da die Bissflügelaufnahmen als ganz normale Aufnahmen gelten. Die Angabe eines Zahnes ist entbehrlich, wenn als Begründung die „0" für Bissflügelaufnahmen eingetragen wird. Aber auch die „5" für Zahnersatz wäre richtig, dann sollte allerdings ein Zahn angegeben sein.

Die Oberflächenanästhesie ist keine abrechnungsfähige, vertragszahnärztliche Leistung mehr. Entweder als Service ansehen, oder privat nach der Geb.-Nr. 0080 in Rechnung stellen.

Zahn 25:	Die dreiflächige Aufbaufüllung zur Überkronung des Zahnes kann nur als zweiflächige Füllung mit Angabe aller Flächen unter „Bemerkungen" berechnet werden.
	Für die Stiftverankerung gibt es kein zahnärztliches Honorar, sondern nur die tatsächlichen Materialkosten mit der Leistungsnummer 601 und der Euro-Angabe in Cent unter „Bemerkungen".
	Das Entfernen der Zahnfleischtasche bei der Präparation ist keine „bMF", sondern wird als Geb.-Nr. 49 = Exc1 berechnet.
Zahn 16:	Die Stiftverankerung der Füllung kann nur einmal als Nr. 16 = St berechnet werden, da diese unabhängig von der Anzahl der benötigten Stifte einmal je Zahn definiert ist.
Zähne 34, 35:	Die Verwendung von Matrizen ist mit den Gebührennummern der Füllungen abgegolten und kann nicht zusätzlich als „12 = bMF" berechnet werden.
Zähne 25, 11, 21:	Die Anästhesien erhalten unter „Bemerkungen" die Begründung „5" für Zahnersatz.
	Das Legen der Fäden bei 11 und 21 kann als Nr. 12 = bMF berechnet werden, da es der Präparation und nicht der Abdrucknahme dient.

Die Behandlungstage 28.02. und 05.03. erscheinen nicht auf dem Erfassungsschein, da nur noch Zahnersatzleistungen durchgeführt werden.

Lösung zu Fall 3:

Datum T T M M	Zahn		Leistung numerisch				Leistung alpha-numerisch				Leistung Bema-Kürzel				Bemerkungen			
			| 0 | 1 |				| 0 | 1 |				| 0 | 1 |							
1 9 0 1			8				8				V	i	P	r				
			9	3	5	4	Ä	9	3	5 d	Ä	9	3	5 d	1			
2 1 0 1	1	6	1	3	2		1	3	b		F	2			3	4		
	1	5	1	3	4		1	3	d		F	4			2	3	4	5
			1	6			1	6			S	t						
	1	4	4	0			4	0			I							
			2	8			2	8			V	i	t	E	2			
			3	2			3	2			W	k			2			
			9	2	5	1	Ä	9	2	5 a	R	ö	2		1			
			3	4			3	4			M	e	d					
	3	4	3	1			3	1			T	r	e	p 1				
			3	2			3	2			W	k						
			3	4			3	4			M	e	d					
2 8 0 1	2	6	4	0			4	0			I							
			4	4			4	4			X	2						
	4	3	4	1	1		4	1	a		L	1						
			2	6			2	6			P							
			1	3	3		1	3	c		F	3			1	2	5	
	3	4	3	4			3	4			M	e	d					
	1	4	3	5			3	5			W	f			2			
			9	2	5	1	Ä	9	2	5 a	R	ö	2		1			
			1	3	3		1	3	c		F	3			1	2	3	
2 9 0 1			1				Ä	1			Ä	1						
0 3 0 2			8				8				V	i	P	r				
	4	6	4	1	1		4	1	a		L	1						
			2	5			2	5			C	p						
			1	3	3		1	3	c		F	3			1	2	4	
0 5 0 2	4	8	4	0			4	0			I							
			4	9			4	9			E	x	z	1				
			1	0	5		1	0	5		M	u						
	3	4	3	4			3	4			M	e	d					
	3	6	1	3	3		1	3	c		F	3			1	2	3	
	3	4	3	5			3	5			W	f						
1 0 0 2			9	2	5	1	Ä	9	2	5 a	R	ö	2		1			
			1	3	3		1	3	c		F	3			1	2	4	
			1	0	7		1	0	7		Z	s	t					

Die Messaufnahmen an den Zähnen 14 und 34 können nur als einmal 9251 (Ä925a = Rö 2) berechnet werden, da sie in derselben Sitzung angefertigt werden und es sich dann nicht mehr um die unterschiedliche klinische Situation eines Zahnes handelt. Hier steht die Wirtschaftlichkeit im Vordergrund.

29.01.: Das Ausstellen eines Rezeptes als „alleinige Leistung" wird als Ä1 berechnet.

Zahn 48: Das Einbringen einer Wundheilpaste kann zusätzlich zur Geb.-Nr. 49 = Exz1 als Geb.-Nr. 105 = Mu berechnet werden.

Die Oberflächenanästhesie zur Zahnsteinentfernung kann nicht abgerechnet werden – entweder privat als Geb.-Nr. 0080 oder Service der Praxis.

Lösung zu Fall 4:

Datum (T T M M)	Zahn	Leistung numerisch	Leistung alpha-numerisch	Leistung Bema-Kürzel	Bemerkungen
0 4 0 4		0 1	0 1	0 1	
	2 3	9 2 5 1	Ä 9 2 5 a	R ö 2	1
		8	8	V i P r	
		4 0	4 0	I	
		3 1	3 1	T r e p 1	
		3 2	3 2	W k	
		5 4 1	5 4 a	W R 1	
		5 6 3	5 6 c	Z y 3	
		3 5	3 5	W f	
1 0 0 4	1 1	1 2	1 2	b M F	
		1 3 2	1 3 b	F 2	1 5
	2 1	1 3 4	1 3 d	F 4	1 2 4 5
	2 6	4 0	4 0	I	
		2 3	2 3	E K r	
		2 5	2 5	C p	
	3 1	4 0	4 0	I	
		1 3 1	1 3 a	F 1	4
	4 1	1 3 2	1 3 b	F 2	1 5
1 4 0 4	2 3	3 8	3 8	N	
		1 3 3	1 3 c	F 3	1 3 5
	4 5	4 1 1	4 1 a	L 1	
		2 6	2 6	P	
		1 3 3	1 3 c	F 3	1 2 3
	4 4	1 3 2	1 3 b	F 2	2 3
1 9 0 4	3 8	9 2 5 1	Ä 9 2 5 a	R ö 2	1
	1 6	1 3 3	1 3 c	F 3	1 2 3
	2 6	4 0	4 0	I	5
		1 3 2	1 3 b	F 2	1 2 3 5
		6 0 1	6 0 1	6 0 1	8 8 0
	1 4	4 0	4 0	I	
		4 5	4 5	X 3	
2 7 0 4	3 8	4 1 1	4 1 a	L 1	
		4 8	4 8	O s t 2	
2 9 0 4	3 8	3 8	3 8	N	
0 3 0 5	3 8	3 8	3 8	N	
0 6 0 5	3 8	3 8	3 8	N	

Zahn 23: Das Entfernen einer Zyste durch Zystektomie im Zusammenhang mit einer Wurzelspitzenresektion ist immer 563 (56c = Zy3). Das Merkmal der Zystektomie ist das Ausschälen der gesamten Zyste und Verschluss der Wunde mit Naht.

Zahn 31: Die Füllung zervikal-labial ist nur einflächig! Zervikal ist nur eine nähere Ortsbestimmung, wo auf der labialen Fläche die Füllung liegt.

Die Wundkontrolle an Zahn 23 am selben Tag ist keine abrechnungsfähige Leistung, da an der Wunde nicht behandelt wird.

Zahn 26:	Die Infiltrationsanästhesie benötigt unter „Bemerkungen" die „5", da sie zur Präparation für eine Krone gelegt wird.
	Die Aufbaufüllung ist „nur" eine 132 (13b = F2) mit Angabe aller Flächen.
	Für die Stifte können die Materialkosten als Leistungsnummer 601 mit Angabe des Euro-Betrages in Cent abgerechnet werden.
Zahn 14:	Der Zahn wird beim Entfernen mit einer Fräse durchtrennt und in Einzelteilen entfernt, das entspricht der Extraktion eines „tieffrakturierten Zahnes".
06.05.:	Oberflächenanästhesie nicht berechenbar – siehe Erläuterungen oben.

Lösung zu Fall 5:

Datum T T M M	Zahn	Leistung numerisch	Leistung alpha-numerisch	Leistung Bema-Kürzel	Bemerkungen
0 4 0 4		0 1	0 1	0 1	
		9 3 5 4	Ä 9 3 5 d	Ä 9 3 5 d	1
1 0 0 4		7 7 5 0	7 7 5 0	7 7 5 0	
1 1 0 4	1 4	4 1 1	4 1 a	L 1	
		4 0	4 0	I	
		5 4 2	5 4 b	W R 2	
		5 4 3	5 4 c	W R 3	
	1 3	5 4 1	5 4 a	W R 1	
1 2 0 4	1 4	3 8	3 8	N	
	1 1	3 1	3 1	T r e p 1	
		3 2	3 2	W k	
		3 4	3 4	M e d	
	2 1	3 1	3 1	T r e p 1	
		3 2	3 2	W k	
		3 4	3 4	M e d	
1 8 0 4	1 1	3 4	3 4	M e d	
	2 1	3 4	3 4	M e d	
	2 4	4 0	4 0	I	
		4 4	4 4	X 2	
	2 8	4 0	4 0	I	
		4 4	4 4	X 2	
	1 4	3 8	3 8	N	
2 5 0 4	1 1	4 0	4 0	I	
		5 4 1	5 4 a	W R 1	
		5 6 3	5 6 c	Z y 3	
		3 5	3 5	W f	
		1 3 1	1 3 a	F 1	5
	2 1	4 0	4 0	I	
		5 4 1	5 4 a	W R 1	
		5 6 3	5 6 c	Z y 3	
		3 5	3 5	W f	
		1 3 1	1 3 a	F 1	5
2 5 0 4		1	Ä 1	Ä 1	
		0 3	0 3	0 3	2 1 0 0
2 7 0 4		1	Ä 1	Ä 1	
0 2 0 5	1 1	3 8	3 8	N	
	1 3	1 3 2	1 3 b	F 2	3 5
1 2 0 5	3 6	4 1 1	4 1 a	L 1	
		4 8	4 8	O s t 2	
2 1 0 5	3 6	3 8	3 8	N	
	1 4	1 3 2	1 3 b	F 2	1 2

Den Brief an den Internisten = Ä75 = 7750 (als Unterschied zum GOZ-Patienten übernimmt man aus der GOÄ von 1996.

Bei den Wurzelspitzenresektionen gilt: Im Seitenzahnbereich wird je „Wurzelspitze" abgerechnet. Entscheidend dafür ist, ob die weitere Wurzelspitze durch denselben operativen Zugang entfernt wird = 543 (54c = WR3). Die retrograden Verschlüsse der Wur-

LÖSUNGEN

zeln sind in den Resektionen enthalten. In der Front wird je Zahn die 541 (54a = WR1) abgerechnet.

25.04.: Der Anruf des Patienten macht die Wiederholung desselben Tagesdatums nötig, um nachzuweisen, dass es getrennte Sitzungen sind.

27.04.: Die Wundkontrolle und das Ausstellen eines Rezeptes sind eine Ä1 als alleinige Leistung.

02.05.: Das Exkavieren an Zahn 14 ist keine abrechnungsfähige Leistung, da die endgültige Füllung am 21.05. folgt.

12.05.: Wenn ein Wurzelrest impaktiert (eingeklemmt) und völlig vom Knochen umgeben ist, kann man das Entfernen als Geb.-Nr. 48 = Ost2 abrechnen.

LÖSUNGEN

Lösung zu Fall 6:

Erfassungsschein oder EDV-Übermittlung an die KZV Ihres Bundeslandes

Datum (T T M M)	Zahn	Leistung numerisch	Leistung alphanumerisch	Leistung Bema-Kürzel	Bemerkungen
0 2 1 1		0 1	0 1	0 1	
		9 3 5 4	Ä 9 3 5 d	Ä 9 3 5 d	1
		8	8	V i P r	
	1 1	4 0	4 0	I	
		1 2	1 2	b M F	
		1 3 1	1 3 a	F 1	4
		1 3 2	1 3 b	F 2	3 5
	1 2	1 3 2	1 3 b	F 2	3 4
	2 3	4 0	4 0	I	
		1 3 3	1 3 c	F 3	3 4 5
	2 5	4 0	4 0	I	
		2 5	2 5	C p	
		1 3 3	1 3 c	F 3	1 2 4
0 5 1 1	1 4	4 0	4 0	I	
		3 1	3 1	T r e p 1	
		3 2	3 2	W k	2
		3 4	3 4	M e d	
0 7 1 1	1 4	4 0	4 0	I	
		5 4 2	5 4 b	W R 2	
		5 4 3	5 4 c	W R 3	
		5 6 3	5 6 c	Z y 3	
		3 5	3 5	W f	2
		1 3 1	1 3 a	F 1	5
		7 7 0 0	7 7 0 0	7 7 0 0	
0 9 1 1		1	Ä 1	Ä 1	
0 9 1 1	1 4	4 0	4 0	I	
		4 6	4 6	X N	
2 0 1 1	1 4	3 8	3 8	N	
	4 3	1 2	1 2	b M F	
		1 3 1	1 3 a	F 1	5
0 6 1 2	2 1	9 2 5 1	Ä 9 2 5 a	R ö 2	1
		4 0	4 0	I	
		2 8	2 8	V i t E	
		3 2	3 2	W k	
		9 2 5 1	Ä 9 2 5 a	R ö 2	1
		3 4	3 4	M e d	
1 0 1 2	2 1	1 2	1 2	b M F	
		3 5	3 5	W f	
		1 3 4	1 3 d	F 4	1 2 4 5
	4 1	1 3 2	1 3 b	F 2	1 4
	3 1	1 3 2	1 3 b	F 2	1 5
		1 0 7	1 0 7	Z s t	
1 3 1 2	3 8	4 1 1	4 1 a	L 1	
	3 5	4 3	4 3	X 1	
	3 6	4 4	4 4	X 2	
	3 7	4 5	4 5	X 3	
	3 8	4 4	4 4	X 2	
		5 6 1	5 6 a	Z y 1	
		6 2	6 2	A l v	
2 3 1 2	3 8	3 8	3 8	N	

Bei den Zähnen 11, 12 und 23 wird Kofferdam angelegt. Dafür kann nur einmal die Nummer 12 = bMF abgerechnet werden und es bleibt freigestellt, an welchem Zahn diese Leistung eingetragen wird. Der Zahn 11 erhält zwei ortsgetrennte Füllungen.

07.11.: Das Rezept kann nicht als Ä1 (1) angesetzt werden, da es in der Sitzung der OP ausgestellt wird.

Die Wurzelspitzenresektionen an Zahn 14 sind als 1x WR2 = 54b und 1x WR3 = 54c abzurechnen, da der selbe operative Zugang genutzt wird.

09.11.: Der Anruf des Patienten und die neue Naht benötigen zweimal das gleiche Tagesdatum um deutlich zu machen, dass sie zu verschiedenen Uhrzeiten stattgefunden haben. Die Angabe der Uhrzeit unter „Bemerkungen" ist falsch, sie muss nur aus der Kartei hervorgehen.

Uhrzeiten werden – wenn nötig – nur bei der Geb.-Nr. 03 angegeben!

Bei der Behandlung des Zahnes 21 handelt es sich um einen Unfall. Das berechtigt nicht nochmals zur Abrechnung der Ä1, da es nicht mehr der erste Behandlungstag im Quartal ist.

Zahn 38: Das Entfernen einer Zyste durch die Alveole wird als 561 (56a = Zy1) abgerechnet.

Die Alveolotomie kann für den Bereich von vier Zähnen je Kiefer als Nummer 62 = Alv in Ansatz gebracht werden. An welchem Zahn man sie einträgt, ist unerheblich.

Lösung zu Fall 7:

Erfassungsschein oder EDV-Übermittlung an die KZV Ihres Bundeslandes																					
Datum				Zahn		Leistung numerisch				Leistung alpha-numerisch				Leistung Bema-Kürzel				Bemerkungen			
T	T	M	M																		
0	2	1	0			1				Ä	1			Ä	1						
				2	4	4	1	1		4	1	a		L	1						
						9	1	6	1	Ä	1	6	1	I	n	z	1				
						3	1			3	1			T	r	e	p	1			
						3	2			3	2			W	k				2		
						3	4			3	4			M	e	d					
0	6	1	0	2	4	4	0			4	0			I							
						4	4			4	4			X	2						
0	9	1	0			0	1			0	1			0	1						
				2	7	9	2	5	1	Ä	9	2	5 a	R	ö	2			1		
						4	1	1		4	1	a		L	1						
						4	4			4	4			X	2						
				2	8	4	8			4	8			O	s	t	2				
1	1	1	0	2	8	3	8			3	8			N							
						1	0	7		1	0	7		Z	s	t					
						1	0	5		1	0	5		M	u						
1	6	1	0	2	8	3	8			3	8			N							
2	4	1	0	4	6	1	3	3		1	3	c		F	3				1	2	3
				4	7	1	3	2		1	3	b		F	2				1	2	
						1	3	1		1	3	a		F	1				4		
2	7	1	0	2	1	4	0			4	0			I							
						2	6			2	6			P							
						1	3	2		1	3	b		F	2				1	2	
				1	1	4	0			4	0			I							
						1	2			1	2			b	M	F					
						1	3	2		1	3	b		F	2				3	5	
				1	2	2	5			2	5			C	p						
						1	3	2		1	3	b		F	2				1	5	
3	0	1	0	1	8	4	0			4	0			I							
				1	6	4	0			4	0			I							
				1	4	4	0			4	0			I							
						5	8			5	8			K	n	R					
						3	6			3	6			N	b	l	1				
3	0	1	0			1				Ä	1			Ä	1						
						0	3			0	3			0	3				2	2	0 0
0	2	1	1			1				Ä	1			Ä	1						
0	6	1	1	3	8	4	1	1		4	1	a		L	1						
						2	5			2	5			C	p						
				3	7	2	5			2	5			C	p						
				3	5	1	3	2		1	3	b		F	2				1	2	
0	9	1	1	1	8	3	8			3	8			N							
						8				8				V	i	P	r				
				3	7	1	3	3		1	3	c		F	3				2	3	4
				3	8	1	3	3		1	3	c		F	3				1	2	5
2	1	1	1	2	6	4	0			4	0			I							
						2	5			2	5			C	p						
2	8	1	1	2	6	1	3	3		1	3	c		F	3				1	2	3
				3	3	1	3	4		1	3	d		F	4				2	3	4 5
						1	6			1	6			S	t						

LÖSUNGEN

02.10: Zur Eröffnung des oberflächlichen Abszess im OK kann eine L1 = 41a abgerechnet werden, da es sich um einen entzündlichen Prozess handelt.

09.10.: Der Zahn 27 ist nur „zerstört" und daher eine normale Extraktion eines mehrwurzeligen Zahnes.

24.10.: An Zahn 47 sind zwei ortsgetrennte Füllungen abzurechnen.

30.10.: Der Anruf des Patienten ist mit nochmaligem Tagesdatum und der Uhrzeit bei der Nr. 03 anzugeben.

02.11.: Die Wundkontrolle ist eine Ä1 als alleinige Leistung.

10.12.: Dieser Tag erscheint nicht auf dem Erfassungsschein, da nur Füllungen poliert werden und das Inhalt der Gebührennummern der Füllungen ist.

LÖSUNGEN

Lösung zu Fall 8:

Datum T T M M	Zahn	Leistung numerisch	Leistung alpha-numerisch	Leistung Bema-Kürzel	Bemerkungen
0 9 1 0		1	Ä 1	Ä 1	
	4 4	9 2 5 1	Ä 9 2 5 a	R ö 2	1
		4 1 1	4 1 a	L 1	
		4 7 1	4 7 a	O s t 1	
1 1 1 0		0 1	0 1	0 1	
		1 0 6	1 0 6	s K	
		1 0 7	1 0 7	Z s t	
		1 0 5	1 0 5	M u	
1 3 1 0		8	8	V i P r	
	2 4	9 2 5 1	Ä 9 2 5 a	R ö 2	1
		4 0	4 0	I	
		3 1	3 1	T r e p 1	
		3 2	3 2	W k	2
		5 4 2	5 4 b	W R 2	
		5 4 3	5 4 c	W R 3	
		5 6 3	5 6 c	Z y 3	
		3 5	3 5	W f	2
1 6 1 0		1	Ä 1	Ä 1	
1 8 1 0	4 4	3 8	3 8	N	
2 0 1 0	2 4	3 8	3 8	N	
	2 2	4 0	4 0	I	
		4 9	4 9	E x z 1	
		1 3 3	1 3 c	F 3	1 4 5
	2 1	1 2	1 2	b M F	
		1 3 4	1 3 d	F 4	1 2 4 5
2 0 1 1	2 8	4 0	4 0	I	
	2 6	4 0	4 0	I	
		5 8	5 8	K n R	
2 5 1 1	2 8	3 8	3 8	N	
	1 4	4 0	4 0	I	
		4 4	4 4	X 2	
	1 5	4 3	4 3	X 1	
	1 6	4 0	4 0	I	
		4 5	4 5	X 3	
2 8 1 1	4 5	4 1 1	4 1 a	L 1	5
0 5 1 2	3 8	4 1 1	4 1 a	L 1	
		5 9	5 9	P l a 2	
0 7 1 2	3 8	4 1 1	4 1 a	L 1	
		4 6	4 6	X N	
1 4 1 2	3 8	3 8	3 8	N	
	2 4	4 0	4 0	I	5
		4 9	4 9	E x z 1	
		1 3 2	1 3 b	F 2	1 2 5

13.10.: Zahn 24 ist zweiwurzelig und ein Seitenzahn, daher werden die Geb.-Nrn. 32 = Wk und 35 = Wf je zweimal abgerechnet. Die Resektionen durch denselben OP-Zugang sind 1x WR2 = 54b und 1x WR3 = 54c.

Die Zystektomie in Verbindung mit einer WR ist die Nr. 563 (56c = Zy3).

LÖSUNGEN

16.10.: Die Beratung für Zahnersatz ist eine Ä1 als alleinige Leistung.

20.10.: Die Papillektomie an Zahn 22 kann als Nr. 49 = Exz1 berechnet werden. Diese schließt sich mit der Geb.-Nr. 12 = bMF im selben Gebiet nicht aus.

28.11.: Kontrolle der Wunde ist keine N = 38, da in derselben Sitzung behandelt wird, aber auch keine Ä1.

Die Gingivektomie an Zahn 24 ist ebenfalls die Geb.-Nr. 49 = Exz1. Die Anästhesie erhält eine „5" unter Bemerkungen als Begründung für eine Zahnersatzleistung.

21.12.: Der Tag erscheint nicht auf dem Erfassungsschein, muss allerdings in der Kartei dokumentiert sein.

Lösung zu Fall 9:

Datum T T M M	Zahn	Leistung numerisch				Leistung alpha-numerisch				Leistung Bema-Kürzel				Bemerkungen		
1 5 1 1		0	1			0	1			0	1					
		8				8				V	i	P	r			
	2 1	9	2	5	2	Ä	9	2	5 b	R	ö	5		1		
		3	1			3	1			T	r	e	p 1			
		3	2			3	2			W	k					
		9	2	5	1	Ä	9	2	5 a	R	ö	2		1		
		3	4			3	4			M	e	d				
1 9 1 1	2 1	1	2			1	2			b	M	F				
		3	5			3	5			W	f					
		9	2	5	1	Ä	9	2	5 a	R	ö	2		1		
		1	3	1		1	3	a		F	1			5		
	2 3	1	3	2		1	3	b		F	2			1	4	
	1 1	1	3	3		1	3	c		F	3			1	4	5
2 3 1 1	1 3	4	0			4	0			I						
		5	4	1		5	4	a		W	R	1				
		5	6	3		5	6	c		Z	y	3				
		4	0			4	0			I						
		9	2	5	1	Ä	9	2	5 a	R	ö	2		1		
2 3 1 1	1 3	3	6			3	6			N	b	l	1			
2 9 1 1	1 3	3	8			3	8			N						
	3 4	4	1	1		4	1	a		L	1					
		4	3			4	3			X	1					
		6	2			6	2			A	l	v				
	3 3	4	3			4	3			X	1					
	3 2	4	3			4	3			X	1					
	3 1	4	3			4	3			X	1					
	4 1	4	3			4	3			X	1					
	4 2	4	3			4	3			X	1					
	4 3	4	3			4	3			X	1					
	4 5	4	1	1		4	1	a		L	1					
		4	3			4	3			X	1					
		7	7	0	0	7	7	0	0	7	7	0	0			
3 0 1 1	3 4	4	1	1		4	1	a		L	1					
		4	6			4	6			X	N					
0 3 1 2		1				Ä	1			Ä	1					
0 6 1 2	3 4	3	8			3	8			N						
	4 5	3	8			3	8			N						
1 1 1 2		1	0	5		1	0	5		M	u					
1 4 1 2	2 6	4	0			4	0			I						
		2	6			2	6			P						
		1	3	3		1	3	c		F	3			1	2	3
	1 8	4	0			4	0			I						
		2	5			2	5			C	p					
		1	3	3		1	3	c		F	3			2	3	4
1 7 1 2		1	0	7		1	0	7		Z	s	t				

23.11.: Die erneute Anästhesie an Zahn 13 benötigt keine weitere Begründung, muss aber ein zweites Mal aufgeführt werden (keine „2" unter Bemerkungen möglich). Die Stillung der Nachblutung benötigt erneut das Tagesdatum, damit man sieht, dass es sich um zwei getrennte Sitzungen handelt.

29.11.: Das Entfernen der Zähne muss einzeln untereinander aufgeführt werden. Es sind zwei Leitungen nötig, die je Kieferhälfte an einem beliebigen Zahn eingetragen werden können. Das Glätten der Alveolarfortsätze kann als einmal Geb.-Nr. 62 = Alv abgerechnet werden, auch hier kann der Zahn für die Eintragung frei gewählt werden.

Lösung zu Fall 10:

Datum T T M M	Zahn	Leistung numerisch	Leistung alpha-numerisch	Leistung Bema-Kürzel	Bemerkungen
0 7 0 1		0 1	0 1	0 1	
		8	8	V i P r	
	1 6	9 2 5 1	Ä 9 2 5 a	R ö 2	1
		4 0	4 0	I	
		4 5	4 5	X 3	
0 8 0 1	1 6	3 8	3 8	N	
1 0 0 1	1 6	4 0	4 0	I	
		4 6	4 6	X N	
1 6 0 1	3 4	3 1	3 1	T r e p 1	
		3 2	3 2	W k	
		9 2 5 1	Ä 9 2 5 a	R ö 2	1
		3 4	3 4	M e d	
		1 0 7	1 0 7	Z s t	
		1 0 5	1 0 5	M u	
2 0 0 1	3 4	3 4	3 4	M e d	
	4 6	8	8	V i P r	
		4 1 1	4 1 a	L 1	
		2 6	2 6	P	
		4 9	4 9	E x z 1	
		1 3 3	1 3 c	F 3	1 2 3
	4 5	1 2	1 2	b M F	
		2 5	2 5	C p	
		4 9	4 9	E x z 1	
		1 3 2	1 3 b	F 2	2 3
		1 0 5	1 0 5	M u	
2 7 0 1	3 4	3 5	3 5	W f	
		9 2 5 1	Ä 9 2 5 a	R ö 2	1
3 0 0 1	3 4	1 3 3	1 3 c	F 3	1 2 3
1 2 0 2		8	8	V i P r	
	1 1	9 2 5 1	Ä 9 2 5 a	R ö 2	1
		4 0	4 0	I	
		1 2	1 2	b M F	
		1 3 4	1 3 d	F 4	1 2 4 5
		1 6	1 6	S t	
1 4 0 2		8	8	V i P r	

07.01.: Für die Röntgenaufnahme wählt man gleich den Zahn 16, da dieser dann weiterbehandelt wird.

20.01.: Die Papillektomie und das Entfernen von Granulationsgewebe ist jeweils die Nr. 49 = Exz1. Sie kann je Zahn einmal berechnet werden.

3. Zahnersatzfälle für beide Patientengruppen

Der GKV-Patient erhält als Kassenleistung „befundbezogene" Festzuschüsse, unabhängig von der Ausführung des Zahnersatzes.

Wir unterscheiden im Kassenbereich drei Formen des Zahnersatzes:
- Regelversorgung nach den Richtlinien des BEMA = RV
- Gleichartiger Zahnersatz über die Richtlinien hinaus = GA
- Andersartiger Zahnersatz wie Brücke statt Prothese = AA

Vertragszahnärztliche Leistungen/Regelversorgungen für Kassenpatienten sind:
- totale Prothesen
- partielle Prothesen
- Brücken zum Ersatz von bis zu vier Zähnen je Kiefer
- oder bis zu drei Zähnen je Seitenzahnbereich, je nach Befundsituation
- Kombinationsversorgungen mit zwei Teleskopkronen je Kiefer an den Eckzähnen oder ersten Prämolaren, wenn mindestens zwei Zähne nach distal fehlen (Ausnahme: drei Teleskopkronen oder Wurzelstiftkappen mit Kugelknopfankern bei maximal drei Zähnen Restgebiss)
- Einzelkronen (medizinisch indiziert)
- vestibuläre Verblendungen im OK einschließlich Zahn 5 und im UK einschließlich Zahn 4, bei den Schneidezähnen zusätzlich die inzisalen Flächen.

Für die Behandlungsfälle zur Vorbereitung auf die Prüfung wurden nicht immer nur vertragszahnärztliche Leistungen gewählt. In den Fällen, in denen sich die BEMA- und GOZ-Versorgung unterscheiden, ist dies deutlich hervorgehoben.

Sie finden beide Lösungen abgebildet.

Im BEMA sind die Einzelkronen, im Gegensatz zu den Pfeilerkronen, mit einer höheren Punktzahl versehen. In allen Fällen, in denen Einzelkronen an Brücken angeblockt werden, sind sie – wie auch in der GOZ – als Einzelkronen in Ansatz gebracht worden.

Wird bei den Fällen ein gleichartiger Zahnersatz geplant, sind die GOZ-Leistungen mit dem 2,3-fachen Faktor berechnet, da dieser meistens aus den Hilfslisten in der Prüfung abzulesen ist. Weiterhin ist es bei den Heil- und Kostenplänen für Kassenpatienten möglich, ihnen auch die Abrechnung anzubieten. Entscheidend dafür ist der zurzeit einheitliche ZE-Punktwert in ganz Deutschland. Sie können jetzt bis zur letzten Zeile des Kostenplanes überprüfen, ob Sie richtig gearbeitet haben (Punktwert Stand Januar 2015 und Festzuschüsse Stand Januar 2015).

Die Kostenpläne für die Privatpatienten werden nur mit den entsprechenden Gebührennummern und der Anzahl der einzelnen Leistungen dargestellt, da es dem Zahnarzt

LÖSUNGEN

nach Art, Umfang und Schwierigkeit der einzelnen Leistung freigestellt ist, den Steigerungsfaktor von 1,0-fach bis 3,5-fach festzulegen.

Bei allen Fällen wurden die Leistungen farblich unterlegt.

Es ist ganz einfach an einem Beispiel erklärt:
- Eine gelbe Krone hat einen gelben Festzuschuss und ein gelbes zahnärztliches Honorar.
- Eine rote Teleskopkrone hat einen roten Festzuschuss und ein rotes zahnärztliches Honorar.
- Eine grüne Brücke hat einen grünen Festzuschuss und ein grünes zahnärztliches Honorar.
- Eine blaue Prothese hat einen blauen Festzuschuss und ein blaues zahnärztliches Honorar.

So können Sie genau nachvollziehen, ob Sie für den entsprechenden Zahnersatz auch den richtigen Festzuschuss und das entsprechende zahnärztliche Honorar nach BEMA oder GOZ angesetzt haben.

Für alle Fälle bei Privatpatienten gilt die neue GOZ 2012:
- Die vestibuläre Verblendung der Kassenrichtlinien wurde teilweise durch eine keramische Vollverblendung ausgetauscht. In der GOZ gelten die Richtlinien nicht und das zahnärztliche Honorar ist für beide Kronenarten identisch.
- Das Abnehmen und Wiederbefestigen der provisorischen Kronen ist in der GOZ in den Gebührennummern der Provisorien enthalten und kann dem Patienten nicht zusätzlich in Rechnung gestellt werden.

Im Anschluss an die abgebildeten Lösungen finden Sie ausführliche Erläuterungen zu jedem Fall für beide Versichertengruppen.

LÖSUNGEN

Heil- und Kostenplan

FALL 1

Hinweis an den Versicherten:
Bonusheft bitte zur Zuschussfestsetzung beifügen.

I. Befund des gesamten Gebisses/Behandlungsplan
TP = Therapieplan   R = Regelversorgung   B = Befund

TP																
R		K			VK		VK	VK								
B		f	ww	e	e	e	kw	ww	ww					e	e	e
	18	17	16	15	14	13	12	11	21	22	23	24	25	26	27	28
	48	47	46	45	44	43	42	41	31	32	33	34	35	36	37	38
B		f		k	b	b		k						ww		pw	f
R														K		PK	
TP																

Bemerkungen (bei Wiederherstellung Art der Leistung):

II. Befunde für Festzuschüsse / IV. Zuschussfestsetzung

Befund Nr.	Zahn/Gebiet	Anz.	Betrag Euro	Ct
1.1	13, 11, 21	3	485	52
1.1	17, 35	2	323	68
1.2	37	1	181	62
1.3	13, 11, 21	3	176	34
1.4	11, 17	2	69	98
vorläufige Summe ▶			**1237**	**14**
Nachträgliche Befunde:				

20 % Vorsorge-Bonus ist bereits in den Festzuschüssen enthalten. Es liegt ein Härtefall vor.

III. Kostenplanung

1 BEMA-Nrn.	Anz.	1 Fortsetzung	Anz.	1 Fortsetzung	Anz.		Euro	Ct
18a	2							
19	6	2 Zahnärztliches Honorar BEMA:					978	72
20a	2	3 Zahnärztliches Honorar GOZ: (geschätzt)						
20b	3	4 Material- und Laborkosten: (geschätzt)					1400	00
20c	1	5 Behandlungskosten insgesamt: (geschätzt)					2378	72

10.01.20...

V. Rechnungsbeträge (siehe Anlage)

		Euro	Ct
1	ZA-Honorar (BEMA siehe III)	978	72
2	ZA-Honorar zusätzl. Leistungen BEMA	35	10
3	ZA-Honorar GOZ		
4	Mat.- und Lab.-Kosten Gewerblich	1248	30
5	Mat.- und Lab.-Kosten Praxis	85	50
6	Versandkosten Praxis		
7	Gesamtsumme	2347	62
8	Festzuschuss Kasse	1237	14
9	Versichertenanteil	1110	48

Gutachterlich befürwortet: ☐ ja ☐ nein ☐ teilweise

Eingliederungsdatum: 20.02.20...
Herstellungsort bzw. Herstellungsland des Zahnersatzes: Deutschland
Der Zahnersatz wurde in der vorgesehenen Weise eingegliedert.

649

Beiblatt zum Heil- und Kostenplan

Vor dem Ausfüllen von III. Kostenplanung auf dem Heil- und Kostenplan sind hier die zutreffenden BEMA-Nummern einzutragen und das zahnärztliche Honorar zu berechnen.

Beiblatt Fall 1

zu III. Kostenplanung
Zahnärztliches Honorar BEMA

Gebühren-Nr. 1	Anzahl 2	Bew.-Zahl 3	Spalte 2 x Spalte 3 4
18a	2	50	100
19	6	19	114
20a	2	148	296
20b	3	158	474
20c	1	187	187
	Summe Spalte 4		1171
x Punktwert		0,8358	978,72 €

zu V. Rechnungsbeträge
ZA-Honorar zusätzl. Leistungen BEMA

Gebühren-Nr. 5	Anzahl 6	Bew.-Zahl 7	Spalte 6 x Spalte 7 8
24c	6	7	42
		Summe Spalte 8	42
x Punktwert		0,8358	35,10 €

Anlage zum Heil- und Kostenplan

Für Ihre prothetische Behandlung werden entsprechend nachfolgender Aufstellung voraussichtlich folgende Kosten/Eigenanteile anfallen:

Zahn/Gebiet	GOZ-Nr.	Leistungsbeschreibung	Anzahl	Betrag Euro
		Muss für die Prüfung **nicht** ausgefüllt werden!		
		Zahnärztliches Honorar GOZ (entsprechend Zeile III/3 HKP):	Euro:	

MUSTER
Fall 1

Heil- und Kostenplan

Für die Versorgung mit
Zahnersatz und Zahnkronen für
Privatpatienten

Behandlungsplanung, Befund des Gebisses

		K			KM			KM	KM						
f	w	e	e	e	k			w	w				e	e	e
18	17	16	15	14	13	12	11	21	22	23	24	25	26	27	28
48	47	46	45	44	43	42	41	31	32	33	34	35	36	37	38
f		k	b	b	k							w K		w PK	f

Behandlungsplanung:
K = Krone
B = Brückenglied
T = Teleskopkrone
V = Verblendung
M = Metallkeramik

- = verbundene Brückenspanne/Steg
E = zu ersetzender Zahn
o = Verbindungsvorrichtung

Befund:
f = fehlender Zahn
e = bereits ersetzter Zahn
x = nicht erhaltungswürdiger Zahn
)(= Lückenschluss

k = vorh. Krone
b = vorh. Brückenglied
t = vorh. Teleskopkrone

Gebührenvorausberechnung

Leistungsbezeichnung (Kurzform)	Gebühren-Nr.	Anzahl	Voraussichtl. Steigerungssatz	Gebühr (in €)
Kostenplan	0030	1		
Aufbau eines Zahnes zur Aufnahme v. Krone	2180	1		
Schraubenaufbau	2195	2		
Provisorische Einzelkrone	2270	6		
Einzelkrone, Metallkeramik	2210	3		
Einzelkrone, Hohlkehle	2210	1		
Einzelkrone, Tangentialpräparation	2200	1		
Teilkrone	2220	1		
	Zahnärztl. Honorar (voraussichtlich)		€	
	Material- u. Laborkosten (geschätzt)		€	1.400,00
	Behandl.kosten insg. (geschätzt)		€	

_____ _____
Unterschrift des Patienten   Datum, Unterschrift d. Zahnarztes

Bemerkungen:

LÖSUNGEN

Heil- und Kostenplan

FALL 2

Hinweis an den Versicherten:
Bonusheft bitte zur Zuschussfestsetzung beifügen.

I. Befund des gesamten Gebisses/Behandlungsplan
TP = Therapieplan R = Regelversorgung B = Befund

	18	17	16	15	14	13	12	11	21	22	23	24	25	26	27	28
TP																
R						VK	VB	VK				VK				
B	f							x				ww				f
B	f					x	x		x	x	ww	ww				f
R						VK	VB	VB	VB	VB	VK	VK				
TP																
	48	47	46	45	44	43	42	41	31	32	33	34	35	36	37	38

Bemerkungen (bei Wiederherstellung Art der Leistung):

II. Befunde für Festzuschüsse

Befund Nr.	Zahn/Gebiet	Anz.	Betrag Euro	Ct
1.1	24, 34	2	350	66
1.3	24, 34	2	127	34
2.1	13 - 11	1	415	70
2.4	33 - 43	1	589	39
2.7	13-11	3	186	18
2.7	33-43	6	372	36
	vorläufige Summe ▶		2041	63
Nachträgliche Befunde:				

IV. Zuschussfestsetzung

30 %

III. Kostenplanung

1 BEMA-Nrn.	Anz.			Euro	Ct
19	11				
20b	2	2 Zahnärztliches Honorar BEMA:		970	36
91b	4	3 Zahnärztliches Honorar GOZ: (geschätzt)			
92	2	4 Material- und Laborkosten: (geschätzt)		2000	00
		5 Behandlungskosten insgesamt: (geschätzt)		2970	36

17.02.20…

V. Rechnungsbeträge (siehe Anlage)

		Euro	Ct
1	ZA-Honorar (BEMA siehe III)	970	36
2	ZA-Honorar zusätzl. Leistungen BEMA	62	69
3	ZA-Honorar GOZ		
4	Mat.- und Lab.-Kosten Gewerblich	1738	50
5	Mat.- und Lab.-Kosten Praxis	63	20
6	Versandkosten Praxis		
7	Gesamtsumme	2834	75
8	Festzuschuss Kasse	2041	63
9	Versichertenanteil	793	12

Eingliederungsdatum: 31.03.20…
Herstellungsort bzw. Herstellungsland des Zahnersatzes: Deutschland
Der Zahnersatz wurde in der vorgesehenen Weise eingegliedert.

Beiblatt zum Heil- und Kostenplan

Vor dem Ausfüllen von III. Kostenplanung auf dem Heil- und Kostenplan sind hier die zutreffenden BEMA-Nummern einzutragen und das zahnärztliche Honorar zu berechnen.

BEIBLATT FALL 2

zu III. Kostenplanung
Zahnärztliches Honorar BEMA

Gebühren-Nr. 1	Anzahl 2	Bew.-Zahl 3	Spalte 2 x Spalte 3 4
19	11	19	209
20b	2	158	316
91b	2	128	256
92	1	62	62
91b	2	128	256
92	1	62	62
	Summe Spalte 4		1161
x Punktwert		0,8358	970,36 €

zu V. Rechnungsbeträge
ZA-Honorar zusätzl. Leistungen BEMA

Gebühren-Nr. 5	Anzahl 6	Bew.-Zahl 7	Spalte 6 x Spalte 7 8
24c	3	7	21
95d	3	18	54
	Summe Spalte 8		75
x Punktwert		0,8358	62,69 €

Anlage zum Heil- und Kostenplan

Für Ihre prothetische Behandlung werden entsprechend nachfolgender Aufstellung voraussichtlich folgende Kosten/Eigenanteile anfallen:

Zahn/Gebiet	GOZ-Nr.	Leistungsbeschreibung	Anzahl	Betrag Euro
		Muss für die Prüfung **nicht** ausgefüllt werden!		
		Zahnärztliches Honorar GOZ (entsprechend Zeile III/3 HKP):	Euro:	

LÖSUNGEN

MUSTER
Fall 2

Heil- und Kostenplan
Für die Versorgung mit Zahnersatz und Zahnkronen für
Privatpatienten

Behandlungsplanung, Befund des Gebisses

				KV	BV	KV				KV						
					x					w						
f																f
18	17	16	15	14	13	12	11	21	22	23	24	25	26	27	28	
48	47	46	45	44	43	42	41	31	32	33	34	35	36	37	38	
f					x	x	x	x		w						f
					KV	BV	BV	BV	KV	KV						

Behandlungsplanung:
K = Krone
B = Brückenglied
T = Teleskopkrone
V = Verblendung
M = Metallkeramik

- = verbundene Brückenspanne/Steg
E = zu ersetzender Zahn
o = Verbindungsvorrichtung

Befund:
f = fehlender Zahn
e = bereits ersetzter Zahn
x = nicht erhaltungswürdiger Zahn
)(= Lückenschluss

k = vorh. Krone
b = vorh. Brückenglied
t = vorh. Teleskopkrone

Gebührenvorausberechnung

Leistungsbezeichnung (Kurzform)	Gebühren-Nr.	Anzahl	Voraussichtl. Steigerungssatz	Gebühr (in €)
Heil- und Kostenplan für Zahnersatz	0030	1		
Planungsmodelle OK + UK	0060	1		
Provisorische Einzelkrone	2270	2		
Provisorischer Brückenpfeiler	5120	4		
Provisorische Brückenspanne	5140	2		
Einzelkrone, verblendet	2210	2		
Pfeilerkrone, verblendet, 13 und 11	5010	2		
Brückenglieder, je Spanne, 12	5070	1		
Pfeilerkrone, verblendet, 33 und 43	5010	2		
Brückenglieder, je Spanne, 32 bis 42	5070	1		
	Zahnärztl. Honorar (voraussichtlich)		€	
	Material- u. Laborkosten (geschätzt)		€	2.000,00
	Behandl.kosten insg. (geschätzt)		€	

_____   _____
Unterschrift des Patienten   Datum, Unterschrift d. Zahnarztes

Bemerkungen:

LÖSUNGEN

Heil- und Kostenplan

FALL 3

Hinweis an den Versicherten:
Bonusheft bitte zur Zuschussfestsetzung beifügen.

I. Befund des gesamten Gebisses/Behandlungsplan

TP = Therapieplan R = Regelversorgung B = Befund

Art der Versorgung														
TP														
R		K	VB	VB	VK	VB	VK	VK	VK					
B	f		kw	b	b	kw	x		ww	ww			k	k	f
	18	17	16	15	14	13	12	11	21	22	23	24	25	26	27	28
	48	47	46	45	44	43	42	41	31	32	33	34	35	36	37	38
B	f	ww	ew	ew	ew						ww	ew	ew	ew	ww	f
R		KH	E	E	HKV						KVH	E	E	E	HK	
TP																

Bemerkungen (bei Wiederherstellung Art der Leistung):

II. Befunde für Festzuschüsse / IV. Zuschussfestsetzung

Befund Nr. 1	Zahn/Gebiet 2	Anz. 3	Betrag Euro	Ct
1.1	21,22,33,44	4	539	48
1.1	37, 47	2	269	74
1.3	21,22,33,44	4	195	92
2.2	16 - 13	1	365	60
2.5	13 - 11	1	178	58
2.7	15 - 11	5	238	70
3.1	UK	1	322	32
vorläufige Summe ▶			**2110**	**34**
Nachträgliche Befunde:				

Unbrauchbare Prothese/Brücke/Krone Alter ca. **15** Jahre

III. Kostenplanung

1 BEMA-Nrn.	Anz.	1 Fortsetzung	Anz.	1 Fortsetzung	Anz.
19	12	96b	1	98g	1
20a	2	98a	2	98h/2	1
20b	4	2 Zahnärztliches Honorar BEMA:		Euro	Ct
91a	1			1578	83
91b	2	3 Zahnärztliches Honorar GOZ: (geschätzt)			
92	2	4 Material- und Laborkosten: (geschätzt)		2600	00
		5 Behandlungskosten insgesamt: (geschätzt)		4178	83

Datum: 02.03.20...

V. Rechnungsbeträge (siehe Anlage)

		Euro	Ct
1	ZA-Honorar (BEMA siehe III)	1578	83
2	ZA-Honorar zusätzl. Leistungen BEMA	50	15
3	ZA-Honorar GOZ		
4	Mat.- und Lab.-Kosten Gewerblich	2348	57
5	Mat.- und Lab.-Kosten Praxis	58	70
6	Versandkosten Praxis		
7	Gesamtsumme	4036	25
8	Festzuschuss Kasse	2110	34
9	Versichertenanteil	1925	91

Gutachterlich befürwortet: ☐ ja ☐ nein ☐ teilweise

Eingliederungsdatum: 20.04.20...

Herstellungsort bzw. Herstellungsland des Zahnersatzes: Deutschland

Der Zahnersatz wurde in der vorgesehenen Weise eingegliedert.

Beiblatt zum Heil- und Kostenplan

Vor dem Ausfüllen von III. Kostenplanung auf dem Heil- und Kostenplan sind hier die zutreffenden BEMA-Nummern einzutragen und das zahnärztliche Honorar zu berechnen.

BEIBLATT FALL 3

zu III. Kostenplanung
Zahnärztliches Honorar BEMA

Gebühren-Nr. 1	Anzahl 2	Bew.-Zahl 3	Spalte 2 x Spalte 3 4
19	12	19	228
20a	2	148	296
20b	4	158	632
91a	1	118	118
91b	2	128	256
92	2	62	124
96b	1	83	83
98a	2	29	58
98g	1	44	44
98h/2	1	50	50
		Summe Spalte 4	1889
x Punktwert		0,8358	1.578,83 €

zu V. Rechnungsbeträge
ZA-Honorar zusätzl. Leistungen BEMA

Gebühren-Nr. 5	Anzahl 6	Bew.-Zahl 7	Spalte 6 x Spalte 7 8
24c	6	7	42
95d	1	18	18
		Summe Spalte 8	60
x Punktwert		0,8358	50,15 €

Anlage zum Heil- und Kostenplan

Für Ihre prothetische Behandlung werden entsprechend nachfolgender Aufstellung voraussichtlich folgende Kosten/Eigenanteile anfallen:

Zahn/Gebiet	GOZ-Nr.	Leistungsbeschreibung	Anzahl	Betrag Euro
		Muss für die Prüfung **nicht** ausgefüllt werden!		
		Zahnärztliches Honorar GOZ (entsprechend Zeile III/3 HKP):	Euro:	

MUSTER
Fall 3

Heil- und Kostenplan

Für die Versorgung mit
Zahnersatz und Zahnkronen für
Privatpatienten

Behandlungsplanung, Befund des Gebisses

		K	BV	BV	KV	BV	KV	KV	KV							
f	k	b	b	k	x	w	w				k	k	f
18	17	16	15	14	13	12	11	21	22	23	24	25	26	27	28
48	47	46	45	44	43	42	41	31	32	33	34	35	36	37	38
f		e	e									e	e	e	f
KH	E	EH	KV								KV	HE	E	E	HK

Behandlungsplanung:
K = Krone
B = Brückenglied
T = Teleskopkrone
V = Verblendung
M = Metallkeramik

- = verbundene Brückenspanne/Steg
E = zu ersetzender Zahn
o = Verbindungsvorrichtung

Befund:
f = fehlender Zahn
e = bereits ersetzter Zahn
x = nicht erhaltungswürdiger Zahn
)(= Lückenschluss

k = vorh. Krone
b = vorh. Brückenglied
t = vorh. Teleskopkrone

Gebührenvorausberechnung

Leistungsbezeichnung (Kurzform)	Gebühren-Nr.	Anzahl	Voraussichtl. Steigerungssatz	Gebühr (in €)
Heil- und Kostenplan für Zahnersatz	0030	1		
Provisorische Einzelkrone	2270	6		
Provisorischer Brückenpfeiler	5120	3		
Provisorische Brückenspanne	5140	2		
Einzelkrone, kunststoffverblendet	2210	4		
Einzelkrone, Hohlkehlpräparation	2210	2		
Pfeilerkrone, Tangentialpräparation	5000	1		
Pfeilerkrone, kunststoffverblendet	5010	2		
Brückenspanne	5070	2		
Modellgussprothese inkl. Klammern	5210	1		
Prothesenspanne	5070	2		
Individueller Löffel, je Kiefer	5170	2		
	Zahnärztl. Honorar (voraussichtlich)	€		
	Material- u. Laborkosten (geschätzt)	€		2.600,00
	Behandl.kosten insg. (geschätzt)	€		

Unterschrift des Patienten   Datum, Unterschrift d. Zahnarztes

Bemerkungen:

LÖSUNGEN

FALL 4

Heil- und Kostenplan

Hinweis an den Versicherten:
Bonusheft bitte zur Zuschussfestsetzung beifügen.

I. Befund des gesamten Gebisses/Behandlungsplan

TP = Therapieplan   R = Regelversorgung   B = Befund

Art der Versorgung	18	17	16	15	14	13	12	11	21	22	23	24	25	26	27	28
TP																
R	E	E	E	E	TV	KV	KV		KV	KV	TV	E	E	E	E	E
B	ew	ew	ew	ew	ww	kw	kw		kw	kw	ww	ew	ew	ew	ew	ew
	48	47	46	45	44	43	42	41	31	32	33	34	35	36	37	38
B	e	e	e	e	e	e	e		e	e	e	e	e	e	e	e
R																
TP																

Bemerkungen (bei Wiederherstellung Art der Leistung):

II. Befunde für Festzuschüsse

Befund Nr.	Zahn/Gebiet	Anz.	Betrag Euro	Ct
1.1	12 – 22	4	701	32
1.3	12 – 22	4	254	68
3.1	OK	1	419	02
3.2	13, 23	2	615	18
4.7	13, 23	2	80	94
vorläufige Summe ▶			2071	14

Nachträgliche Befunde:

IV. Zuschussfestsetzung

☐ Unfall oder Unfallfolgen/Berufskrankheit
☐ Versorgungsleiden
☐ Interimsversorgung
☐ Immediatversorgung
☒ Unbrauchbare Prothese/Brücke/Krone   Alter ca. 7 Jahre   NEM

30 %

III. Kostenplanung

BEMA-Nrn.	Anz.	1 Fortsetzung	Anz.	1 Fortsetzung	Anz.
19	6				
20b	4	2 Zahnärztliches Honorar BEMA:		1098	24
91d	2	3 Zahnärztliches Honorar GOZ: (geschätzt)			
96c	1	4 Material- und Laborkosten: (geschätzt)		1800	00
98a	1	5 Behandlungskosten insgesamt: (geschätzt)		2898	24
98g	1				

20.02.20…

V. Rechnungsbeträge (siehe Anlage)

		Euro	Ct
1	ZA-Honorar (BEMA siehe III)	1098	24
2	ZA-Honorar zusätzl. Leistungen BEMA	70	21
3	ZA-Honorar GOZ		
4	Mat.- und Lab.-Kosten Gewerblich	1648	21
5	Mat.- und Lab.-Kosten Praxis	65	28
6	Versandkosten Praxis		
7	Gesamtsumme	2881	94
8	Festzuschuss Kasse	2071	14
9	Versichertenanteil	810	80

Gutachterlich befürwortet: ☐ ja ☐ nein ☐ teilweise

Eingliederungsdatum: 02.04.20…
Herstellungsort bzw. Herstellungsland des Zahnersatzes: Deutschland
Der Zahnersatz wurde in der vorgesehenen Weise eingegliedert.

Beiblatt zum Heil- und Kostenplan

Vor dem Ausfüllen von III. Kostenplanung auf dem Heil- und Kostenplan sind hier die zutreffenden BEMA-Nummern einzutragen und das zahnärztliche Honorar zu berechnen.

BEIBLATT FALL 4

zu III. Kostenplanung
Zahnärztliches Honorar BEMA

Gebühren-Nr. 1	Anzahl 2	Bew.-Zahl 3	Spalte 2 x Spalte 3 4
19	6	19	114
20b	4	158	632
91d	2	190	380
96c	1	115	115
98a	1	29	29
98g	1	44	44
	Summe Spalte 4		1314
x Punktwert		0,8358	1.098,24 €

zu V. Rechnungsbeträge
ZA-Honorar zusätzl. Leistungen BEMA

Gebühren-Nr. 5	Anzahl 6	Bew.-Zahl 7	Spalte 6 x Spalte 7 8
24c	12	7	84
	Summe Spalte 8		84
x Punktwert		0,8358	70,21 €

Anlage zum Heil- und Kostenplan

Für Ihre prothetische Behandlung werden entsprechend nachfolgender Aufstellung voraussichtlich folgende Kosten/Eigenanteile anfallen:

Zahn/Gebiet	GOZ-Nr.	Leistungsbeschreibung	Anzahl	Betrag Euro
		Muss für die Prüfung **nicht** ausgefüllt werden!		
		Zahnärztliches Honorar GOZ (entsprechend Zeile III/3 HKP):	Euro:	

MUSTER
Fall 4

Heil- und Kostenplan

Für die Versorgung mit
Zahnersatz und Zahnkronen für
Privatpatienten

Behandlungsplanung, Befund des Gebisses

E	E	E	E	E	TV	KV	KV	KV	KV	TV	E	E	E	E	E
e	e	e	e	e		k	k	k	k		e	e	e	e	e
18	17	16	15	14	13	12	11	21	22	23	24	25	26	27	28
48	47	46	45	44	43	42	41	31	32	33	34	35	36	37	38
e	e	e	e	e	e	e	e	e	e	e	e	e	e	e	e

Behandlungsplanung:
K = Krone
B = Brückenglied
T = Teleskopkrone
V = Verblendung
M = Metallkeramik
- = verbundene Brückenspanne/ Steg
E = zu ersetzender Zahn
o = Verbindungsvorrichtung

Befund:
f = fehlender Zahn
e = bereits ersetzter Zahn
x = nicht erhaltungswürdiger Zahn
)(= Lückenschluss
k = vorh. Krone
b = vorh. Brückenglied
t = vorh. Teleskopkrone

Gebührenvorausberechnung

Leistungsbezeichnung (Kurzform)	Gebühren-Nr.	Anzahl	Voraussichtl. Steigerungssatz	Gebühr (in €)
Heil- und Kostenplan für Zahnersatz	0030	1		
Provisorische Einzelkrone	2270	6		
Einzelkrone, kunststoffverblendet	2210	4		
Teleskopkrone	5040	2		
Modellgussprothese	5210	1		
Prothesenspanne	5070	2		
Individueller Löffel	5170	1		
	Zahnärztl. Honorar (voraussichtlich)		€	
	Material- u. Laborkosten (geschätzt)		€	1.800,00
	Behandl.kosten insg. (geschätzt)		€	

_____   _____
Unterschrift des Patienten   Datum, Unterschrift d. Zahnarztes

Bemerkungen:

Heil- und Kostenplan — FALL 5

Name der Krankenkasse:
Name, Vorname des Versicherten: FALL 5
geb. am:

Erklärung des Versicherten
Ich bin bei der genannten Krankenkasse versichert.
Ich bin über Art, Umfang und Kosten der Regel-, der gleich- und andersartigen Versorgung aufgeklärt worden und wünsche die Behandlung entsprechend dieses Kostenplanes.
Datum/Unterschrift des Versicherten

Lfd.-Nr.:
Stempel des Zahnarztes:

Kassen-Nr. | **Versicherten-Nr.** | **Status**
Vertragszahnarzt-Nr. | **VK gültig bis** | **Datum**

Hinweis an den Versicherten: Bonusheft bitte zur Zuschussfestsetzung beifügen.

I. Befund des gesamten Gebisses/Behandlungsplan
TP = Therapieplan   R = Regelversorgung   B = Befund

Art der Versorgung														
TP														
R	E	E	E	E	TV	TV	E	E	E	E	E	E	E	
B	ew	ew	ew	ew			ew	ew	ew	ew	ew	ew	ew	
	18	17	16	15	14	13	12	11	21	22	23	24	25	26	27	28
	48	47	46	45	44	43	42	41	31	32	33	34	35	36	37	38
B	ew	ew	x	ew	ww	ww	x	x	x	ww	ww	ew	ew	ew	ew	ew
R	E	E	E	HKV	KV	E		KV	KV	KVH	E	E	E	E	
TP														

Bemerkungen (bei Wiederherstellung Art der Leistung):

II. Befunde für Festzuschüsse

Befund Nr.	Zahn/Gebiet	Anz.	Betrag Euro	Ct
1.1	32-34,43,44	5	674	35
1.3	32-34,43,44	5	244	90
3.1	UK	1	322	32
4.1	OK	1	317	82
4.6	13, 12	2	500	48
4.7	13, 12	2	62	26
vorläufige Summe			**2122**	**13**
Nachträgliche Befunde:				

IV. Zuschussfestsetzung

- [ ] Unfall oder Unfallfolgen/Berufskrankheit
- [ ] Versorgungsleiden
- [ ] Interimsversorgung
- [ ] Immediatversorgung
- [x] Unbrauchbare Prothese/Brücke/Krone   Alter ca. **9** Jahre   [ ] NEM

Die Krankenkasse übernimmt die nebenstehenden Festzuschüsse, höchstens jedoch die tatsächlichen Kosten. Voraussetzung ist, dass der Zahnersatz innerhalb von 6 Monaten in der vorgesehenen Weise eingegliedert wird.

Datum, Unterschrift und Stempel der Krankenkasse

Hinweis: ___ % Vorsorge-Bonus ist bereits in den Festzuschüssen enthalten.
Es liegt ein Härtefall vor.

Erläuterungen (Befund/Behandlungsplanung legend)

III. Kostenplanung

1 BEMA-Nrn.	Anz.	1 Fortsetzung	Anz.	1 Fortsetzung	Anz.
7b	1	98a	1	98g	1
19	10	98b	1	98h/2	1
20b	5				
91d	2				
96c	1				
97a	1				

	Euro	Ct
2 Zahnärztliches Honorar BEMA:	1608	08
3 Zahnärztliches Honorar GOZ: (geschätzt)		
4 Material- und Laborkosten: (geschätzt)	2200	00
5 Behandlungskosten insgesamt: (geschätzt)	3808	08

17.02.20...
Datum/Unterschrift des Zahnarztes

V. Rechnungsbeträge (siehe Anlage)

	Euro	Ct
1 ZA-Honorar (BEMA siehe III)	1608	08
2 ZA-Honorar zusätzl. Leistungen BEMA	23	40
3 ZA-Honorar GOZ		
4 Mat.- und Lab.-Kosten Gewerblich	2098	19
5 Mat.- und Lab.-Kosten Praxis	65	30
6 Versandkosten Praxis		
7 Gesamtsumme	3794	97
8 Festzuschuss Kasse	2122	13
9 Versichertenanteil	1672	84

Gutachterlich befürwortet: [ ] ja [ ] nein [ ] teilweise

Eingliederungsdatum: 03.04.20...
Herstellungsort bzw. Herstellungsland des Zahnersatzes: Deutschland
Der Zahnersatz wurde in der vorgesehenen Weise eingegliedert.

Anschrift des Versicherten   Datum/Unterschrift und Stempel des Gutachters   Datum/Unterschrift des Zahnarztes

LÖSUNGEN

Beiblatt zum Heil- und Kostenplan

Vor dem Ausfüllen von III. Kostenplanung auf dem Heil- und Kostenplan sind hier die zutreffenden BEMA-Nummern einzutragen und das zahnärztliche Honorar zu berechnen.

BEIBLATT FALL 5

zu III. Kostenplanung
Zahnärztliches Honorar BEMA

Gebühren-Nr. 1	Anzahl 2	Bew.-Zahl 3	Spalte 2 x Spalte 3 — 4
7b	1	19	19
19	10	19	190
20b	5	158	790
91d	2	190	380
96c	1	115	115
97a	1	250	250
98a	1	29	29
98b	1	57	57
98g	1	44	44
98h/2	1	50	50
		Summe Spalte 4	1924
x Punktwert		0,8358	1.608,08 €

zu V. Rechnungsbeträge
ZA-Honorar zusätzl. Leistungen BEMA

Gebühren-Nr. 5	Anzahl 6	Bew.-Zahl 7	Spalte 6 x Spalte 7 — 8
24c	4	7	28
		Summe Spalte 8	28
x Punktwert		0,8358	23,40 €

Anlage zum Heil- und Kostenplan

Für Ihre prothetische Behandlung werden entsprechend nachfolgender Aufstellung voraussichtlich folgende Kosten/Eigenanteile anfallen:

Zahn/Gebiet	GOZ-Nr.	Leistungsbeschreibung	Anzahl	Betrag Euro
		Muss für die Prüfung **nicht** ausgefüllt werden!		
		Zahnärztliches Honorar GOZ (entsprechend Zeile III/3 HKP):	Euro:	

MUSTER

Fall 5

Heil- und Kostenplan

Für die Versorgung mit
Zahnersatz und Zahnkronen für
Privatpatienten

Behandlungsplanung, Befund des Gebisses

E	E	E	E	E	TV	TV	E	E	E	E	E	E	E	E	E
e	e	e	e	e	e			e	e	e	e	e	e	e	e
18	17	16	15	14	13	12	11	21	22	23	24	25	26	27	28
48	47	46	45	44	43	42	41	31	32	33	34	35	36	37	38
e	e	x	e			x	x	x				e	e	e	e
E	E	E	K	K	K	E	E	E	K	K	K	H	E	E	E
			H	V	V				V	V	V	E			

Behandlungsplanung:
K = Krone
B = Brückenglied
T = Teleskopkrone
V = Verblendung
M = Metallkeramik

− = verbundene Brückenspanne/Steg
E = zu ersetzender Zahn
o = Verbindungsvorrichtung

Befund:
f = fehlender Zahn
e = bereits ersetzter Zahn
x = nicht erhaltungswürdiger Zahn
)(= Lückenschluss

k = vorh. Krone
b = vorh. Brückenglied
t = vorh. Teleskopkrone

Gebührenvorausberechnung

Leistungsbezeichnung (Kurzform)	Gebühren-Nr.	Anzahl	Voraussichtl. Steigerungssatz	Gebühr (in €)
Heil- und Kostenplan für Zahnersatz	0030	1		
Planungsmodelle	0060	1		
Provisorische Einzelkrone	2270	5		
Provisorische Pfeilerkrone	5120	2		
Provisorische Brückenspanne	5140	1		
Einzelkrone, kunststoffverblendet	2210	5		
Teleskopkrone	5040	2		
Cover-denture-Prothese, Kunststoffbasis, OK	5220	1		
Modellgussprothese UK	5210	1		
Prothesenspannen UK	5070	3		
Funktionslöffel, OK	5180	1		
Individueller Löffel, UK	5170	1		
	Zahnärztl. Honorar (voraussichtlich)		€	
	Material-u. Laborkosten (geschätzt)		€	2.200,00
	Behandl.kosten insg. (geschätzt)		€	

Unterschrift des Patienten   Datum, Unterschrift d. Zahnarztes

Bemerkungen:

LÖSUNGEN

Name der Krankenkasse

Name, Vorname des Versicherten

FALL 6

geb. am

Erklärung des Versicherten
Ich bin bei der genannten Krankenkasse versichert.
Ich bin über Art, Umfang und Kosten der Regel-, der gleich- und andersartigen Versorgung aufgeklärt worden und wünsche die Behandlung entsprechend dieses Kostenplanes.
Datum/Unterschrift des Versicherten

Lfd.-Nr.

Stempel des Zahnarztes

Kassen-Nr. | Versicherten-Nr. | Status
Vertragszahnarzt-Nr. | VK gültig bis | Datum

Heil- und Kostenplan
Hinweis an den Versicherten:
Bonusheft bitte zur Zuschussfestsetzung beifügen.

I. Befund des gesamten Gebisses/Behandlungsplan
TP = Therapieplan   R = Regelversorgung   B = Befund

TP														
R						**VK**	**VK**	**VK**						
B	f	k	b	b	k		ww	ww	ww			k		
	18	17	16	15	14	13	12	11	21	22	23	24	25	26	27	28
	48	47	46	45	44	43	42	41	31	32	33	34	35	36	37	38
B	f	f	x	x	x	ww					ww	x	x	f	x	ww
R	E	E	E	E	**TV**				**TV**	E	E	E	E		**HK**
TP															

Bemerkungen (bei Wiederherstellung Art der Leistung):

II. Befunde für Festzuschüsse | IV. Zuschussfestsetzung

Befund Nr.	Zahn/Gebiet	Anz.	Betrag Euro	Ct
1.1	11 - 22	3	404	61
1.1	38	1	134	87
1.3	11 - 22	3	146	94
3.1	UK	1	322	32
3.2	33, 43	2	473	22
4.7	33, 43	2	62	26
vorläufige Summe ▶			1544	22
Nachträgliche Befunde:				

☐ Unfall oder Unfallfolgen/Berufskrankheit   ☐ Interimsversorgung   ☐ Unbrauchbare Prothese/Brücke/Krone
☐ Versorgungsleiden   ☐ Immediatversorgung   Alter ca. ___ Jahre   ☐ NEM

Die Krankenkasse übernimmt die nebenstehenden Festzuschüsse, höchstens jedoch die tatsächlichen Kosten. Voraussetzung ist, dass der Zahnersatz innerhalb von 6 Monaten in der vorgesehenen Weise eingegliedert wird.

Datum, Unterschrift und Stempel der Krankenkasse

Hinweis:
☐ % Vorsorge-Bonus ist bereits in den Festzuschüssen enthalten.
☐ Es liegt ein Härtefall vor.

Erläuterungen
Befund

Behandlungsplanung

III. Kostenplanung

1 BEMA-Nrn.	Anz.	1 Fortsetzung	Anz.	1 Fortsetzung	Anz.
19	6	98a	1	98h/1	1
20a	1	98g	1		
20b	3	2 Zahnärztliches Honorar BEMA:		Euro	Ct
89	1			1127	49
91d	2	3 Zahnärztliches Honorar GOZ: (geschätzt)			
96c	1	4 Material- und Laborkosten: (geschätzt)		1800	00
		5 Behandlungskosten insgesamt: (geschätzt)		2927	49

20.06.20...
Datum/Unterschrift des Zahnarztes

V. Rechnungsbeträge (siehe Anlage)

		Euro	Ct
1	ZA-Honorar (BEMA siehe III)	1127	49
2	ZA-Honorar zusätzl. Leistungen BEMA	35	10
3	ZA-Honorar GOZ		
4	Mat.- und Lab.-Kosten Gewerblich	1633	48
5	Mat.- und Lab.-Kosten Praxis	47	80
6	Versandkosten Praxis		
7	Gesamtsumme	2843	87
8	Festzuschuss Kasse	1544	22
9	Versichertenanteil	1299	65

Gutachterlich befürwortet
☐ ja   ☐ nein   ☐ teilweise

Eingliederungsdatum: 31.07.20...

Herstellungsort bzw. Herstellungsland des Zahnersatzes:
Deutschland

Der Zahnersatz wurde in der vorgesehenen Weise eingegliedert.

Anschrift des Versicherten   Datum/Unterschrift und Stempel des Gutachters   Datum/Unterschrift des Zahnarztes

Beiblatt zum Heil- und Kostenplan

Vor dem Ausfüllen von III. Kostenplanung auf dem Heil- und Kostenplan sind hier die zutreffenden BEMA-Nummern einzutragen und das zahnärztliche Honorar zu berechnen.

BEIBLATT FALL 6

zu III. Kostenplanung
Zahnärztliches Honorar BEMA

Gebühren-Nr. 1	Anzahl 2	Bew.-Zahl 3	Spalte 2 x Spalte 3 4
19	6	19	114
20a	1	148	148
20b	3	158	474
89	1	16	16
91d	2	190	380
96c	1	115	115
98a	1	29	29
98g	1	44	44
98h/1	1	29	29
	Summe Spalte 4		1349
x Punktwert		0,8358	1.127,49 €

zu V. Rechnungsbeträge
ZA-Honorar zusätzl. Leistungen BEMA

Gebühren-Nr. 5	Anzahl 6	Bew.-Zahl 7	Spalte 6 x Spalte 7 8
24c	6	7	42
	Summe Spalte 8		42
x Punktwert		0,8358	35,10 €

Anlage zum Heil- und Kostenplan

Für Ihre prothetische Behandlung werden entsprechend nachfolgender Aufstellung voraussichtlich folgende Kosten/Eigenanteile anfallen:

Zahn/Gebiet	GOZ-Nr.	Leistungsbeschreibung	Anzahl	Betrag Euro
		Muss für die Prüfung **nicht** ausgefüllt werden!		
		Zahnärztliches Honorar GOZ (entsprechend Zeile III/3 HKP):	Euro:	

LÖSUNGEN

Heil- und Kostenplan

MUSTER

Fall 6

Für die Versorgung mit Zahnersatz und Zahnkronen für
Privatpatienten

Behandlungsplanung, Befund des Gebisses

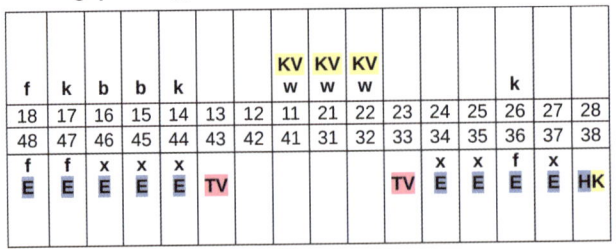

							KV	KV	KV						
							w	w	w						
f	k	b	b	k									k		
18	17	16	15	14	13	12	11	21	22	23	24	25	26	27	28
48	47	46	45	44	43	42	41	31	32	33	34	35	36	37	38
f	f	x	x	x							x	x	f	x	
E	E	E	E	E	TV					TV	E	E	E	E	HK

Behandlungsplanung:
- K = Krone
- B = Brückenglied
- T = Teleskopkrone
- V = Verblendung
- M = Metallkeramik
- – = verbundene Brückenspanne/Steg
- E = zu ersetzender Zahn
- o = Verbindungsvorrichtung

Befund:
- f = fehlender Zahn
- e = bereits ersetzter Zahn
- x = nicht erhaltungswürdiger Zahn
-)(= Lückenschluss
- k = vorh. Krone
- b = vorh. Brückenglied
- t = vorh. Teleskopkrone

Gebührenvorausberechnung

Leistungsbezeichnung (Kurzform)	Gebühren-Nr.	Anzahl	Voraussichtl. Steigerungssatz	Gebühr (in €)
Heil- und Kostenplan für Zahnersatz	0030	1		
Beseitigen grober Vorkontakte, je Sitzung	4040	1		
Provisorische Einzelkrone	2270	6		
Kunststoffverblendkronen	2210	3		
Einzelkrone, Hohlkehlpräparation	2210	1		
Teleskopkrone	5040	2		
Modellgussprothese inkl. geg. H.- u. St. Vorr.	5210	1		
Prothesenspanne	5070	2		
Individueller Löffel	5170	1		
Zahnärztl. Honorar (voraussichtlich)			€	
Material- u. Laborkosten (geschätzt)			€	1.800,00
Behandl.kosten insg. (geschätzt)			€	

_____ _____
Unterschrift des Patienten   Datum, Unterschrift d. Zahnarztes

Bemerkungen:

Name der Krankenkasse	
Name, Vorname des Versicherten	geb. am

FALL 7

Kassen-Nr.	Versicherten-Nr.	Status
Vertragszahnarzt-Nr.	VK gültig bis	Datum

Erklärung des Versicherten

Ich bin bei der genannten Krankenkasse versichert. Ich bin über Art, Umfang und Kosten der Regel-, der gleich- und andersartigen Versorgung aufgeklärt worden und wünsche die Behandlung entsprechend dieses Kostenplanes.

Datum/Unterschrift des Versicherten

Lfd.-Nr.

Stempel des Zahnarztes

Heil- und Kostenplan

Hinweis an den Versicherten:
Bonusheft bitte zur Zuschussfestsetzung beifügen.

I. Befund des gesamten Gebisses/Behandlungsplan TP = Therapieplan R = Regelversorgung B = Befund

Art der Versorgung

TP								KM	KM	BM	KM					
R								KV	KV	BV	KV					
B		k	b	b	k			ww		x						f
	18	17	16	15	14	13	12	11	21	22	23	24	25	26	27	28
	48	47	46	45	44	43	42	41	31	32	33	34	35	36	37	38
B	f	f	ww	ew	ew	ww	ew	ew	ew	ew	ww	x	x	ew	ew	x
R	E	E	R	E	E	R	E	E	E	E	R	E	E	E	E	E
TP																

Der Befund ist bei Wiederherstellungsmaßnahmen nicht auszufüllen!

Bemerkungen (bei Wiederherstellung Art der Leistung)

(Spalten 1-3 vom Zahnarzt auszufüllen)

II. Befunde für Festzuschüsse Befund Nr. 1	Zahn/Gebiet 2	Anz. 3	IV. Zuschussfestsetzung Betrag Euro	Ct
1.1	11	1	161	84
1.3	11	1	58	78
2.1	21 - 23	1	383	72
2.7	21 - 23	3	171	87
4.3	UK	1	383	26
4.8	33, 43, 46	3	807	27
vorläufige Summe ▶			1966	74
Nachträgliche Befunde:				

☐ Unfall oder Unfallfolgen/ Berufskrankheit ☐ Interimsversorgung ☒ Unbrauchbare Prothese/Brücke/Krone

☐ Versorgungsleiden ☐ Immediatversorgung Alter ca. 10 Jahre ☐ NEM

Die Krankenkasse übernimmt die nebenstehenden Festzuschüsse, höchstens jedoch die tatsächlichen Kosten. Voraussetzung ist, dass der Zahnersatz innerhalb von 6 Monaten in der vorgesehenen Weise eingegliedert wird.

Datum, Unterschrift und Stempel der Krankenkasse

Hinweis:

20 % Vorsorge-Bonus ist bereits in den Festzuschüssen enthalten.

☐ Es liegt ein Härtefall vor.

Erläuterungen

Befund

a = Adhäsivbrücke (Anker, Spanne)		r = Wurzelstiftkappe	
b = Brückenglied		rw = erneuerungsbedürftige Wurzelstiftkappe	
e = ersetzter Zahn		sw = erneuerungsbedürftige Suprakonstruktion	
ew = ersetzter, aber erneuerungsbedürftiger Zahn		t = Teleskop	
f = fehlender Zahn		tw = erneuerungsbedürftiges Teleskop	
i = Implantat mit intakter Suprakonstruktion		ur = unzureichende Retention	
ix = zu entfernendes Implantat		ww = erhaltungswürdiger Zahn mit weitgehender Zerstörung	
k = klinisch intakte Krone		x = nicht erhaltungswürdiger Zahn	
kw = erneuerungsbedürftige Krone		)(= Lückenschluss	
pw = erhaltungswürdiger Zahn mit partiellen Substanzdefekten			

Behandlungsplanung

A = Adhäsivbrücke (Anker/Spanne)	O = Geschiebe, Steg etc.
B = Brückenglied	PK = Teilkrone
E = zu ersetzender Zahn	R = Wurzelstiftkappe
H = gegossene Halte- und Stützvorrichtung	S = implantatgetragene Suprakonstruktin
K = Krone	T = Teleskopkrone
M = Vollkeramische oder keramisch voll verblendete Restauration	V = Vestibuläre Verblendung

III. Kostenplanung 1 BEMA-Nrn.	Anz.	1 Fortsetzung	Anz.	1 Fortsetzung	Anz.
19	4				
21	3				
90	3				
97b	1				
98a	2				
98c	1				

	Euro	Ct
2 Zahnärztliches Honorar BEMA:	874	25
3 Zahnärztliches Honorar GOZ: (geschätzt)	652	46
4 Material- und Laborkosten: (geschätzt)	2000	00
5 Behandlungskosten insgesamt: (geschätzt)	3526	71

27.08.20...

Datum/Unterschrift des Zahnarztes

V. Rechnungsbeträge (siehe Anlage)		Euro	Ct
1	ZA-Honorar (BEMA siehe III)	874	25
2	ZA-Honorar zusätzl. Leistungen BEMA	73	55
3	ZA-Honorar GOZ	652	46
4	Mat.- und Lab.-Kosten Gewerblich	1833	57
5	Mat.- und Lab.-Kosten Praxis	67	50
6	Versandkosten Praxis		
7	Gesamtsumme	3501	33
8	Festzuschuss Kasse	1966	74
9	Versichertenanteil	1534	59

Gutachterlich befürwortet ☐ ja ☐ nein ☐ teilweise

Eingliederungsdatum: 10.10.20...

Herstellungsort bzw. Herstellungsland des Zahnersatzes: Deutschland

Der Zahnersatz wurde in der vorgesehenen Weise eingegliedert.

Anschrift des Versicherten

Datum/Unterschrift und Stempel des Gutachters

Datum/Unterschrift des Zahnarztes

Beiblatt zum Heil- und Kostenplan

Vor dem Ausfüllen von III. Kostenplanung auf dem Heil- und Kostenplan sind hier die zutreffenden BEMA-Nummern einzutragen und das zahnärztliche Honorar zu berechnen.

BEIBLATT FALL 7

zu III. Kostenplanung
Zahnärztliches Honorar BEMA

Gebühren-Nr. 1	Anzahl 2	Bew.-Zahl 3	Spalte 2 x Spalte 3 4
19	4	19	76
21	3	28	84
90	3	154	462
97b	1	290	290
98a	2	29	58
98c	1	76	76
	Summe Spalte 4		1046
x Punktwert		0,8358	874,25 €

zu V. Rechnungsbeträge
ZA-Honorar zusätzl. Leistungen BEMA

Gebühren-Nr. 5	Anzahl 6	Bew.-Zahl 7	Spalte 6 x Spalte 7 8
24c	10	7	70
95d	1	18	18
	Summe Spalte 8		88
x Punktwert		0,8358	73,55 €

Anlage zum Heil- und Kostenplan

Für Ihre prothetische Behandlung werden entsprechend nachfolgender Aufstellung voraussichtlich folgende Kosten/Eigenanteile anfallen:

Zahn/Gebiet	GOZ-Nr.	Leistungsbeschreibung	Anzahl	Betrag Euro
11	2210		1	217,05 €
21, 23	5010	Muss für die Prüfung **nicht** ausgefüllt werden!	2	383,66 €
22	5070		1	51,75 €
		Zahnärztliches Honorar GOZ (entsprechend Zeile III/3 HKP):	Euro:	652,46 €

MUSTER
Fall 7

Heil- und Kostenplan

Für die Versorgung mit Zahnersatz und Zahnkronen für
Privatpatienten

Behandlungsplanung, Befund des Gebisses

							K	K	B	K					
k	b	b	k				M	M	M	M					f
							w		x						
18	17	16	15	14	13	12	11	21	22	23	24	25	26	27	28
48	47	46	45	44	43	42	41	31	32	33	34	35	36	37	38
f	f			e	e		e	e	e	e	x	x	e	e	x
E	E	R	E	E	R	E	E	E	E	R	E	E	E	E	E

Behandlungsplanung:
K = Krone
B = Brückenglied
T = Teleskopkrone
V = Verblendung
M = Metallkeramik
- = verbundene Brückenspanne/Steg
E = zu ersetzender Zahn
o = Verbindungsvorrichtung

Befund:
f = fehlender Zahn
e = bereits ersetzter Zahn
x = nicht erhaltungswürdiger Zahn
)(= Lückenschluss
k = vorh. Krone
b = vorh. Brückenglied
t = vorh. Teleskopkrone

Gebührenvorausberechnung

Leistungsbezeichnung (Kurzform)	Gebühren-Nr.	Anzahl	Voraussichtl. Steigerungssatz	Gebühr (in €)
Heil- und Kostenplan für Zahnersatz	0030	1		
Provisorische Einzelkrone	2270	1		
Provisorische Einzelkrone mit Stift analog	2270	3		
Provisorische Pfeilerkrone	5120	2		
Provisorische Brückenspanne	5140	1		
Einzelkrone, Metallkeramik	2210	1		
Pfeilerkrone, Metallkeramik	5010	2		
Wurzelstiftkappe	5030	3		
Brückenspanne	5070	1		
Kugelknopfanker	5080	3		
Cover-denture-Prothese, Kunststoffbasis, UK	5230	1		
Individueller Löffel	5170	2		
Funktionsabdruck im UK	5180	1		
			Zahnärztl. Honorar (voraussichtlich) €	
			Material-u. Laborkosten (geschätzt) €	2.000,00
			Behandl.kosten insg. (geschätzt) €	

Unterschrift des Patienten Datum, Unterschrift d. Zahnarztes

Bemerkungen:

FALL 8

Heil- und Kostenplan

I. Befund des gesamten Gebisses/Behandlungsplan

TP = Therapieplan R = Regelversorgung B = Befund

TP													
R	K	K	BV	KV			KV	KV					
B	f	ww		x			ww	ww					
	18	17	16	15	14	13	12	11	21	22	23	24	25	26	27	28
	48	47	46	45	44	43	42	41	31	32	33	34	35	36	37	38
B	f	ew	ew	ew	ww	ww					ww	ww	ew	ew	f	ww
R	E	E	E	E	HKV	KV					KV	KVH	E	E	E	HK
TP																

II. Befunde für Festzuschüsse / IV. Zuschussfestsetzung

Befund Nr.	Zahn/Gebiet	Anz.	Betrag Euro	Ct
1.1	11, 21, 34	3	485	52
1.1	33, 43, 44	3	485	52
1.1	17, 38	2	323	68
1.3	11, 21 + UK	6	352	68
2.1	16 - 14	1	383	72
2.7	15, 14	2	114	58
3.1	UK	1	386	78
	vorläufige Summe ▶		2532	48

20 %

III. Kostenplanung

BEMA-Nrn.	Anz.	1 Fortsetzung	Anz.	1 Fortsetzung	Anz.
92 + 96b	1	98g	1		
7b	1	98a	1	98h/2	1
19	11	2 Zahnärztliches Honorar BEMA:		1659	90
20a	2	3 Zahnärztliches Honorar GOZ: (geschätzt)			
20b	6	4 Material- und Laborkosten: (geschätzt)		2500	00
91a	1	5 Behandlungskosten insgesamt: (geschätzt)		4159	90
91b	1				

07.09.20…

V. Rechnungsbeträge (siehe Anlage)

		Euro	Ct
1	ZA-Honorar (BEMA siehe III)	1659	90
2	ZA-Honorar zusätzl. Leistungen BEMA	111	16
3	ZA-Honorar GOZ		
4	Mat.- und Lab.-Kosten Gewerblich	2348	27
5	Mat.- und Lab.-Kosten Praxis	37	35
6	Versandkosten Praxis		
7	Gesamtsumme	4156	68
8	Festzuschuss Kasse	2532	48
9	Versichertenanteil	1624	20

Eingliederungsdatum: 07.11.20…
Herstellungsort bzw. Herstellungsland des Zahnersatzes: Deutschland
Der Zahnersatz wurde in der vorgesehenen Weise eingegliedert.

Beiblatt zum Heil- und Kostenplan

Vor dem Ausfüllen von III. Kostenplanung auf dem Heil- und Kostenplan sind hier die zutreffenden BEMA-Nummern einzutragen und das zahnärztliche Honorar zu berechnen.

BEIBLATT FALL 8

zu III. Kostenplanung
Zahnärztliches Honorar BEMA

Gebühren-Nr. 1	Anzahl 2	Bew.-Zahl 3	Spalte 2 x Spalte 3 4
7b	1	19	19
19	11	19	209
20a	2	148	296
20b	6	158	948
91a	1	118	118
91b	1	128	128
92	1	62	62
96b	1	83	83
98a	1	29	29
98g	1	44	44
98h/2	1	50	50
		Summe Spalte 4	1986
x Punktwert		0,8358	1.659,90 €

zu V. Rechnungsbeträge
ZA-Honorar zusätzl. Leistungen BEMA

Gebühren-Nr. 5	Anzahl 6	Bew.-Zahl 7	Spalte 6 x Spalte 7 8
19	2	19	38
24c	11	7	77
95d	1	18	18
		Summe Spalte 8	133
x Punktwert		0,8358	111,16 €

Anlage zum Heil- und Kostenplan

Für Ihre prothetische Behandlung werden entsprechend nachfolgender Aufstellung voraussichtlich folgende Kosten/Eigenanteile anfallen:

Zahn/Gebiet	GOZ-Nr.	Leistungsbeschreibung	Anzahl	Betrag Euro
		Muss für die Prüfung **nicht** ausgefüllt werden!		
		Zahnärztliches Honorar GOZ (entsprechend Zeile III/3 HKP):	Euro:	

Heil- und Kostenplan

MUSTER

Fall 8

Für die Versorgung mit Zahnersatz und Zahnkronen für
Privatpatienten

Behandlungsplanung, Befund des Gebisses

	KM	KM	BM	KM					KM	KM					
f	w		x						w	w					
18	17	16	15	14	13	12	11	21	22	23	24	25	26	27	28
48	47	46	45	44	43	42	41	31	32	33	34	35	36	37	38
f	e	e	e					w			e	e	f		
E	E	E	Eo	KM	KM			KM	KM	E	oE	E	K		

Behandlungsplanung:
- K = Krone
- B = Brückenglied
- T = Teleskopkrone
- V = Verblendung
- M = Metallkeramik
- − = verbundene Brückenspanne/Steg
- E = zu ersetzender Zahn
- o = Verbindungsvorrichtung

Befund:
- f = fehlender Zahn
- e = bereits ersetzter Zahn
- x = nicht erhaltungswürdiger Zahn
-)(= Lückenschluss
- k = vorh. Krone
- b = vorh. Brückenglied
- t = vorh. Teleskopkrone

Gebührenvorausberechnung

Leistungsbezeichnung (Kurzform)	Gebühren-Nr.	Anzahl	Voraussichtl. Steigerungssatz	Gebühr (in €)
Heil- und Kostenplan für Zahnersatz	0030	1		
Planungsmodelle	0060	1		
Provisorische Einzelkrone	2270	8		
Provisorische Pfeilerkrone	5120	2		
Provisorische Brückenspanne	5140	1		
Einzelkrone, Metallkeramik	2210	5		
Pfeilerkrone, Hohlkehl- od. Stufenpräparation	5010	5		
Verbindungsvorrichtung	5080	2		
Modellgussprothese	5210	1		
Brückenspanne	5070	1		
Prothesen- und Stegspanne	5070	3		
Individueller Löffel	5170	2		
		Zahnärztl. Honorar (voraussichtlich)	€	
		Material- u. Laborkosten (geschätzt)	€	2.500,00
		Behandl.kosten insg. (geschätzt)	€	

_____ _____
Unterschrift des Patienten   Datum, Unterschrift d. Zahnarztes

Bemerkungen:

LÖSUNGEN

FALL 9

Heil- und Kostenplan
Hinweis an den Versicherten:
Bonusheft bitte zur Zuschussfestsetzung beifügen.

I. Befund des gesamten Gebisses/Behandlungsplan
TP = Therapieplan R = Regelversorgung B = Befund

TP												
R	KH	E	E	HKV	KV	E	E	KV	E	E	HK	HK
B	f	ww	x	x	ww	ww	ew	ew	ww	ew	E	ww	ww	f
	18	17	16	15	14	13	12	11	21	22	23	24	25	26	27	28
	48	47	46	45	44	43	42	41	31	32	33	34	35	36	37	38
B	f	ew	ew	ew	x	x	x	x	x				ew	ew	ew	x
R	E	E	E	TV	E	E	E	E	TV	TV	E	E	E	E
TP												

(Simplified — see form for full layout)

II. Befunde für Festzuschüsse / IV. Zuschussfestsetzung

Befund Nr.	Zahn/Gebiet	Anz.	Betrag Euro	Ct
1.1	OK-Kronen	6	809	22
1.3	14, 13, 22	3	146	94
3.1	OK	1	322	32
4.3	UK	1	319	38
4.6	34, 33, 44	3	750	72
4.7	34, 33, 44	3	93	39
vorläufige Summe ▶			2441	97

Unbrauchbare Prothese/Brücke/Krone — Alter ca. **12** Jahre

III. Kostenplanung

BEMA-Nrn.	Anz.	1 Fortsetzung	Anz.	1 Fortsetzung	Anz.
7b	1	97b	1	98g	1
19	14	98a+98c	1	98h/2	1
20a	3				
20b	3				
91d	3				
96b	1				

	Euro	Ct
2 Zahnärztliches Honorar BEMA:	1959	95
3 Zahnärztliches Honorar GOZ: (geschätzt)		
4 Material- und Laborkosten: (geschätzt)	3000	00
5 Behandlungskosten insgesamt: (geschätzt)	4959	95

10.10.20…

V. Rechnungsbeträge (siehe Anlage)

		Euro	Ct
1	ZA-Honorar (BEMA siehe III)	1959	95
2	ZA-Honorar zusätzl. Leistungen BEMA	80	24
3	ZA-Honorar GOZ		
4	Mat.- und Lab.-Kosten Gewerblich	2833	79
5	Mat.- und Lab.-Kosten Praxis	77	80
6	Versandkosten Praxis		
7	Gesamtsumme	4951	78
8	Festzuschuss Kasse	2441	97
9	Versichertenanteil	2509	81

Eingliederungsdatum: **07.12.20…**
Herstellungsort bzw. Herstellungsland des Zahnersatzes: Deutschland
Der Zahnersatz wurde in der vorgesehenen Weise eingegliedert.

Beiblatt zum Heil- und Kostenplan

Vor dem Ausfüllen von III. Kostenplanung auf dem Heil- und Kostenplan sind hier die zutreffenden BEMA-Nummern einzutragen und das zahnärztliche Honorar zu berechnen.

BEIBLATT FALL 9

zu III. Kostenplanung
Zahnärztliches Honorar BEMA

Gebühren-Nr. 1	Anzahl 2	Bew.-Zahl 3	Spalte 2 x Spalte 3 4
7b	1	19	19
19	14	19	266
20a	3	148	444
20b	3	158	474
91d	3	190	570
96b	1	83	83
97b	1	290	290
98a	1	29	29
98c	1	76	76
98g	1	44	44
98h/2	1	50	50
		Summe Spalte 4	2345
x Punktwert		0,8358	1.959,95 €

zu V. Rechnungsbeträge
ZA-Honorar zusätzl. Leistungen BEMA

Gebühren-Nr. 5	Anzahl 6	Bew.-Zahl 7	Spalte 6 x Spalte 7 8
24c	6	7	42
95d	3	18	54
		Summe Spalte 8	96
x Punktwert		0,8358	80,24 €

Anlage zum Heil- und Kostenplan

Für Ihre prothetische Behandlung werden entsprechend nachfolgender Aufstellung voraussichtlich folgende Kosten/Eigenanteile anfallen:

Zahn/Gebiet	GOZ-Nr.	Leistungsbeschreibung	Anzahl	Betrag Euro
		Muss für die Prüfung **nicht** ausgefüllt werden!		
		Zahnärztliches Honorar GOZ (entsprechend Zeile III/3 HKP):	Euro:	

MUSTER

Fall 9

Heil- und Kostenplan

Für die Versorgung mit Zahnersatz und Zahnkronen für
Privatpatienten

Behandlungsplanung, Befund des Gebisses

f	K x	E x	Eo x	K V	K V w	E e	E e	E e	E V	K V	oE e	E e	E x	K w	K w	f
18	17	16	15	14	13	12	11	21	22	23	24	25	26	27	28	
48	47	46	45	44	43	42	41	31	32	33	34	35	36	37	38	
f E	e E	e E	e E		x TV	x E	x E	x E	x E			x TV	TV	e E	e E	x E

Behandlungsplanung:
K = Krone
B = Brückenglied
T = Teleskopkrone
V = Verblendung
M = Metallkeramik
- = verbundene Brückenspanne/Steg
E = zu ersetzender Zahn
o = Verbindungsvorrichtung

Befund:
f = fehlender Zahn
e = bereits ersetzter Zahn
x = nicht erhaltungswürdiger Zahn
)(= Lückenschluss
k = vorh. Krone
b = vorh. Brückenglied
t = vorh. Teleskopkrone

Gebührenvorausberechnung

Leistungsbezeichnung (Kurzform)	Gebühren-Nr.	Anzahl	Voraussichtl. Steigerungssatz	Gebühr (in €)
Heil- und Kostenplan für Zahnersatz	0030	1		
Planungsmodelle	0060	1		
Provisorische Einzelkrone	2270	7		
Provisorische Pfeilerkrone	5120	2		
Provisorische Brückenspanne	5140	1		
Einzelkrone, Hohlkehlpräparation	2210	3		
Pfeilerkrone, kunststoffverblendet	5010	3		
Verbindungsvorrichtungen an 14 und 22	5080	3		
Teleskopkrone	5040	3		
Cover-denture-Prothese, Kunststoffbasis, UK	5230	1		
Modellgussprothese OK	5210	1		
Prothesenspannen OK	5070	3		
Individueller Löffel OK	5170	1		
Funktionslöffel, UK	5190	1		
	Zahnärztl. Honorar (voraussichtlich)			€
	Material-u. Laborkosten (geschätzt)			3.000,00 €
	Behandl.kosten insg. (geschätzt)			€

Bemerkungen:

LÖSUNGEN

FALL 10

Name der Krankenkasse

Name, Vorname des Versicherten — geb. am

Kassen-Nr. | **Versicherten-Nr.** | **Status**

Vertragszahnarzt-Nr. | **VK gültig bis** | **Datum**

Erklärung des Versicherten
Ich bin bei der genannten Krankenkasse versichert.
Ich bin über Art, Umfang und Kosten der Regel-, der gleich- und andersartigen Versorgung aufgeklärt worden und wünsche die Behandlung entsprechend dieses Kostenplanes.
Datum/Unterschrift des Versicherten

Lfd.-Nr.

Stempel des Zahnarztes

Heil- und Kostenplan
Hinweis an den Versicherten:
Bonusheft bitte zur Zuschussfestsetzung beifügen.

I. Befund des gesamten Gebisses/Behandlungsplan
TP = Therapieplan   R = Regelversorgung   B = Befund

Art der Versorgung														
TP	E	E	E	E	oKM	KM	BM	BM	KM	KMo	E	E	E	E
R	E	E	E	E	HKV	KV	BV	BV	KV	KVH	E	E	E	E
B	f	x	ew	ew	ew	ww	ww	x	ww	ww	x	ew	ew	x
	18	17	16	15	14	13	12	11	21	22	23	24	25	26	27	28
	48	47	46	45	44	43	42	41	31	32	33	34	35	36	37	38
B	f	ww	ew	ew	ww						ww	ww	ew	ew	ew
R	KH	E	E	HKV							KV	KVH	E	E	E
TP	K	Eo	E	KM							KV	KMo	E	E	E

Bemerkungen (bei Wiederherstellung Art der Leistung):

Der Befund ist bei Wiederherstellungsmaßnahmen nicht auszufüllen

II. Befunde für Festzuschüsse | IV. Zuschussfestsetzung

Befund Nr. 1	Zahn/Gebiet 2	Anz. 3	Betrag Euro	Ct
1.1	13, 23	2	350	66
1.1	47, 44, 33, 34	4	701	32
1.3	13, 23	2	127	34
1.3	34, 33, 44	3	191	01
2.2	12 - 22	1	475	28
2.7	12 - 22	4	248	24
3.1	OK + UK	2	838	04
vorläufige Summe ▶			2931	89
Nachträgliche Befunde:				

☐ Unfall oder Unfallfolgen/Berufskrankheit
☐ Versorgungsleiden
☐ Interimsversorgung
☐ Immediatversorgung
☒ Unbrauchbare Prothese/Brücke/Krone
Alter ca. **8** Jahre   NEM ☐

Die Krankenkasse übernimmt die nebenstehenden Festzuschüsse, höchstens jedoch die tatsächlichen Kosten. Voraussetzung ist, dass der Zahnersatz innerhalb von 6 Monaten in der vorgesehenen Weise eingegliedert wird.

30 %

Datum, Unterschrift und Stempel der Krankenkasse

Hinweis:
Vorsorge-Bonus ist bereits in den Festzuschüssen enthalten.
Es liegt ein Härtefall vor.

Erläuterungen
Befund
- a = Adhäsivbrücke (Anker/Spanne)
- b = trückengneid
- e = ersetzter Zahn
- ew = ersetzter, aber erneuerungsbedürftiger Zahn
- f = fehlender Zahn
- i = implantat mit etwater Suprakonstruktion
- ix = zu erhaltendes Implantat
- k = klinisch intakte Krone
- kw = erneuerungsbedürftige Krone
- pw = erhaltungswürdiger Zahn mit partiellen Substanzdefekten
- r = Wurzelstiftkappe
- rw = erneuerungsbedürftige Wurzelstiftkappe
- sw = erneuerungsbedürftige Suprakonstruktion
- t = teleskop
- tw = erneuerungsbedürftiges teleskop
- ur = unzureichende Retention
- ww = erhaltungswürdiger Zahn mit weitgehender Zerstörung
- x = nicht erhaltungswürdiger Zahn
-) (= Lückenschluss

Behandlungsplanung
- A = Adhäsivbrücke (Anker/Spanne)
- B = trückengneid
- E = zu ersetzender Zahn
- H = gegossene materialgetragene Suprakonstruktion
- I = implantatgetragene Suprakonstruktion
- K = Krone
- M = Vollkeramische oder keramisch voll verblendete Restauration
- U = verschiebe, bteg etc.
- PK = teleKrone
- R = Wurzelstiftkappe
- S = implantatgetragene Suprakonstruktion
- T = teleskopKrone
- V = vestibuläre Verblendung

III. Kostenplanung

1 BEMA-Nrn.	Anz.		1 Fortsetzung	Anz.	1 Fortsetzung	Anz.
19	10					
89	1	2 Zahnärztliches Honorar BEMA:			Euro	Ct
96b	1	3 Zahnärztliches Honorar GOZ: (geschätzt)			459	69
96c	1	4 Material- und Laborkosten: (geschätzt)			1782	36
98a	2	5 Behandlungskosten insgesamt: (geschätzt)			3500	00
98g	2				5742	05

09.06.20...
Datum/Unterschrift des Zahnarztes

V. Rechnungsbeträge (siehe Anlage)

		Euro	Ct
1	ZA-Honorar (BEMA siehe III)	459	69
2	ZA-Honorar zusätzl. Leistungen BEMA	73	55
3	ZA-Honorar GOZ	1782	36
4	Mat.- und Lab.-Kosten Gewerblich	3330	33
5	Mat.- und Lab.-Kosten Praxis	97	80
6	Versandkosten Praxis		
7	Gesamtsumme	5743	73
8	Festzuschuss Kasse	2931	89
9	Versichertenanteil	2811	84

Gutachterlich befürwortet
☐ ja   ☐ nein   ☐ teilweise

Eingliederungsdatum: 01.08.20...
Herstellungsort bzw. Herstellungsland des Zahnersatzes: Deutschland
Der Zahnersatz wurde in der vorgesehenen Weise eingegliedert.

Anschrift des Versicherten

Datum/Unterschrift und Stempel des Gutachters

Datum/Unterschrift des Zahnarztes

Beiblatt zum Heil- und Kostenplan

Vor dem Ausfüllen von III. Kostenplanung auf dem Heil- und Kostenplan sind hier die zutreffenden BEMA-Nummern einzutragen und das zahnärztliche Honorar zu berechnen.

BEIBLATT FALL 10

zu III. Kostenplanung
Zahnärztliches Honorar BEMA

Gebühren-Nr. 1	Anzahl 2	Bew.-Zahl 3	Spalte 2 x Spalte 3 4
19	10	19	190
89	1	16	16
96b	1	83	83
96c	1	115	115
98a	2	29	58
98g	2	44	88
	Summe Spalte 4		550
x Punktwert		0,8358	459,69 €

zu V. Rechnungsbeträge
ZA-Honorar zusätzl. Leistungen BEMA

Gebühren-Nr. 5	Anzahl 6	Bew.-Zahl 7	Spalte 6 x Spalte 7 8
24c	10	7	70
95d	1	18	18
		Summe Spalte 8	88
x Punktwert		0,8358	73,55 €

Anlage zum Heil- und Kostenplan

Für Ihre prothetische Behandlung werden entsprechend nachfolgender Aufstellung voraussichtlich folgende Kosten/Eigenanteile anfallen:

Zahn/Gebiet	GOZ-Nr.	Leistungsbeschreibung	Anzahl	Betrag Euro
13, 12, 22, 23	5010		4	767,32 €
11, 21	5070		1	51,75 €
13, 23	5080		2	59,50 €
33	2210	Muss für die Prüfung **nicht** ausgefüllt werden!	1	217,05 €
34, 44, 47	5010		3	575,49 €
46, 45	5070		1	51,75 €
34, 46	5080		2	59,50 €
		Zahnärztliches Honorar GOZ (entsprechend Zeile III/3 HKP):	Euro:	1.782,36 €

LÖSUNGEN

MUSTER

Fall 10

Heil- und Kostenplan

Für die Versorgung mit
Zahnersatz und Zahnkronen für
Privatpatienten

Behandlungsplanung, Befund des Gebisses

E	E	E	E	Eo	KM	KM	BM	BM	KM	KM	oE	E	E	E	E
f	x	e	e	e			x	x			x	e	e	e	x
18	17	16	15	14	13	12	11	21	22	23	24	25	26	27	28
48	47	46	45	44	43	42	41	31	32	33	34	35	36	37	38
f		e	e							w		e	e	e	e
	K	Eo	E	KM						KM	KM	oE	E	E	E

Behandlungsplanung:
K = Krone
B = Brückenglied
T = Teleskopkrone
V = Verblendung
M = Metallkeramik

- = verbundene Brückenspanne/Steg
E = zu ersetzender Zahn
o = Verbindungsvorrichtung

Befund:
f = fehlender Zahn
e = bereits ersetzter Zahn
x = nicht erhaltungswürdiger Zahn
)(= Lückenschluss

k = vorh. Krone
b = vorh. Brückenglied
t = vorh. Teleskopkrone

Gebührenvorausberechnung

Leistungsbezeichnung (Kurzform)	Gebühren-Nr.	Anzahl	Voraussichtl. Steigerungssatz	Gebühr (in €)
Heil- und Kostenplan für Zahnersatz	0030	1		
Beseitigen grober Vorkontakte, je Sitzung	4040	1		
Provisorische Einzelkrone	2270	6		
Provisorische Pfeilerkrone	5120	2		
Provisorische Brückenspanne	5140	1		
Einzelkrone, Hohlkehlpräparation	2210	1		
Pfeilerkrone, Hohlkehlpräparation	5010	7		
Verbindungsvorrichtung	5080	4		
Modellgussprothese	5210	2		
Brückenspanne	5070	1		
Prothesen- und Stegspannen	5070	5		
Individueller Löffel	5170	2		
	Zahnärztl. Honorar (voraussichtlich)		€	
	Material- u. Laborkosten (geschätzt)		€	3.500,00
	Behandl.kosten insg. (geschätzt)		€	

_____   _____
Unterschrift des Patienten   Datum, Unterschrift d. Zahnarztes

Bemerkungen:

LÖSUNGEN

Lösung zu Fall 1:

Kasse:
Es werden nur Einzelkronen angefertigt. Das „ww" ist unbedingt nötig, damit der Patient seinen Anspruch auf den Festzuschuss nicht verliert. Wichtig ist immer, dass die medizinische Indikation auf Anfrage durch Röntgenaufnahmen nachgewiesen werden kann. Ein Zahn, der eine Teilkrone = PK erhält, wird mit „pw" im Befund eingetragen.

Der Radixanker ist die Nr. 18a, die Ummantelung kann zusätzlich als plastische Aufbaufüllung in der kons./chir. Quartalsabrechnung aufgeführt werden, auch der Aufbau von Zahn 35.

Die Vollgusskrone ist immer als Nr. 20a abzurechnen, unabhängig von der Präparationsart. Die Teilkrone ist nur aus Metall eine vertragszahnärztliche Leistung. Teilkronen aus anderen Materialien sind Privatleistungen als gleichartiger ZE.

Privat:
Der Heil- und Kostenplan ist auch bei Einzelkronen als Geb.-Nr. 0030 in Rechnung zu stellen. Die Krone auf Zahn 35 ist der Verblendkrone gleichgestellt, da in der GOZ nach Präparationsarten und nicht nach Voll-, Verblend- oder Teilkrone unterschieden wird.

Lösung zu Fall 2:

Kasse:
Die Krone an Zahn 34 wird als Einzelkrone abgerechnet.

Die Brücken werden je Spanne einmal als Nr. 92 abgerechnet. Die Anzahl der Brückenglieder ist unerheblich.

Aufpassen muss man auch bei der Abnahme und Wiederbefestigung der Provisorien:
- provisorische Brücken je einmal die Nr. 95d
- provisorische Einzelkronen je einmal die Nr. 24c
- die maximale Anzahl der Einproben ist auf dreimal je Krone/Brücke begrenzt.

Privat:
In der GOZ muss man ebenfalls bei der Berechnung von Provisorien und Kronen differenzieren. Es ist ein finanzieller Unterschied, ob man einzelne Kronen oder Pfeilerkronen berechnet.

Alle provisorischen Kronen, die nicht unmittelbar einem provisorischen Brückenglied benachbart sind, werden als Geb.-Nr. 2270 berechnet, auch wenn sie im Verbund eingesetzt werden.

Eine Krone, die mit einer Brücke oder anderen Kronen verblockt wird, dabei aber keine Stützfunktion übernimmt, bleibt Einzelkrone nach den Geb.-Nrn. 2200 bis 2220. Im vorliegenden Fall ist das die Krone auf Zahn 34, die aus kosmetischen Gründen mit verblockt wird.

Das Berechnen der Brückenspannen in der GOZ ist identisch mit dem BEMA. Je Spanne kann nur einmal die Geb.-Nr. 5070 berechnet werden. Man sollte bei großen Brücken – mehr als „1B" – mit dem Steigerungsfaktor nach oben gehen.

Lösung zu Fall 3:

Kasse:
Die Zähne 21 und 22 erhalten endgültige Einzelkronen nach der 20b, sie werden nicht an die Brücke von 11 auf 16 angeblockt.

Im UK werden ebenfalls Einzelkronen abgerechnet, da die Zähne nur gegossene Klammern aufnehmen. Sollte der Patient anstelle der Klammern an 33 und 44 Geschiebe wünschen, sind diese privat als gleichartiger Zahnersatz zu vereinbaren und in Rechnung zu stellen.

Bei der Einprobe der Brücke ist unabhängig von der Anzahl der provisorischen Kronen nur einmal die Nr. 95d abrechenbar.

Privat:
Im Unterkiefer erhalten alle beschliffenen Zähne einzelne Provisorien nach der Geb.-Nr. 2270.

Die Kronen auf den Zähnen 21, 22, 33 und 44 sind Einzelkronen nach der Geb.-Nr. 2210. Sollte der Patient an 33 und 44 Geschiebe wünschen, sind diese als Geb.-Nrn. 5010 + 5080 zu berechnen.

Die gegossenen Halte- und Stützvorrichtungen sind in der GOZ in beliebiger Anzahl mit der Geb.-Nr. 5210, der Modellgussprothese, abgegolten.

Für die Prothese wird zusätzlich zu der Geb.-Nr. 5210 je Prothesenspanne die Geb.-Nr. 5070 angesetzt. Diese Gebührennummer erfüllt eine Dreifachfunktion.

Sie wird berechnet:

- je Brückenspanne
- je Prothesenspanne
- je Stegspanne
- auch für das Freiende.

LÖSUNGEN

Lösung zu Fall 4:

Kasse:
Es gibt auch Teleskopkronen im BEMA bei Teilprothesen, wenn der Patient noch mehr als drei Zähne Restgebiss in einem Kiefer hat.

Richtlinien:

- höchstens zwei je Kiefer, wenn der Patient mehr als drei Zähne Restgebiss in einem Kiefer hat
- beidseitig je eine Teleskopkrone an den Eckzähnen oder den ersten Prämolaren
- mindestens zwei Zähne nach distal müssen fehlen.

Privat:
Alle Provisorien werden als Geb.-Nr. 2270 berechnet, auch wenn sie aus arbeitstechnischen Gründen als Block eingesetzt werden sollten.

Die Kronen von Zahn 12 bis Zahn 22 werden als Geb.-Nr. 2210 berechnet, wenn sie nicht unbedingt der Stabilität dienen, auch wenn sie verblockt werden sollten.

Die Teleskopkronen selbst sind die Geb.-Nr. 5040.

Die Modellgussprothese wird als einmal Geb.-Nr. 5210 und zweimal Geb.-Nr. 5070 angesetzt. Der notwendige individuelle Löffel ist die Geb.-Nr. 5170.

Lösung zu Fall 5:

Kasse:
Die Planungsmodelle beider Kiefer zur diagnostischen Auswertung werden als einmal Nr. 7b berechnet (zwei Jahre Aufbewahrungspflicht!).

Die Cover-Denture-Prothese im OK erhält keine Metallbasis und wird als „totale Prothese" abgerechnet. Es wird ein Funktionslöffel benötigt, der nicht begründet werden muss, da er bis zu „drei Zähnen Restgebiss" angesetzt werden kann.

Die fünf Kunststoffverblendkronen im UK sind Einzelkronen.

Die Teilprothese hat eine Metallbasis und wird mit gegossenen Halte- und Stützvorrichtungen an den Zähnen 34 und 44 verankert.

Privat:
Nur die Provisorien der Zähne 32 und 43 sind einer provisorischen Brückenspanne benachbart und werden als Geb.-Nr. 5120 berechnet. Alle anderen Provisorien sind die Geb.-Nr. 2270.

Die Teleskopkronen im OK werden als 2 x 5040 angesetzt.

Die Cover-Denture-Prothese ist eine Kunststoffteilprothese, die aussieht als wäre sie eine totale Prothese. Sie wird wie eine totale Prothese berechnet. Es wird hier die Geb.-Nr. 5220 angesetzt.

Die Kunststoffverblendkronen im UK werden als Einzelkronen berechnet. Sollten hier an den Zähnen 34 und 44 Teleskope geplant werden, sind diese anstelle der Geb.-Nr. 2210 dann 2 x 5040.

Lösung zu Fall 6:

Kasse:
Die Kunststoffverblendkronen von 11 bis 22 sind Kassenleistung nach der Nr. 20b. Hier kann laut Richtlinien neben der vestibulären Fläche auch noch inzisal verblendet werden. Die Erhaltungswürdigkeit der Zähne muss allerdings röntgenologisch nachweisbar sein.

Die Zahl der Teleskopkronen im UK entspricht den vereinbarten Richtlinien von maximal zwei je Kiefer und den „befundbezogenen" Festzuschüssen, da sie an den Eckzähnen geplant werden.

Für das Einschleifen wird 1 x je Kostenplan die Nr. 89 angesetzt, unabhängig davon, wie viele Zähne zum Artikulationsausgleich eingeschliffen werden müssen.

Privat:
Für das Einschleifen der Zähne zum Artikulationsausgleich wird die Geb.-Nr. 4040 einmal je Sitzung berechnet.

Die Krone an Zahn 38 wird als Einzelkrone berechnet, da sie ja nur von einer Klammer umfasst wird. Das „H" für die Klammer ist bei Privatpatienten nicht nötig, da die Klammern in beliebiger Anzahl in der Geb.-Nr. 5210 enthalten sind.

Die Teleskope werden wieder als je einmal 5040 berechnet.

Lösung zu Fall 7:

Kasse:
Die Versorgung im OK mit Keramikvollverblendung ist ein gleichartiger Zahnersatz. Nur die Provisorien werden nach BEMA berechnet, die endgültige Versorgung ist nach der GOZ anzusetzen.

Im UK sind drei Wurzelstiftkappen mit Kugelknopfankern geplant. Diese werden komplett je einmal mit der Nr. 90 abgerechnet. Dies entspricht den Richtlinien, da der Patient nur noch drei Zähne Restgebiss im UK hat. Weiterhin werden als provisorische Versorgung im UK provisorische Stiftkronen nach der Nr. 21 nötig.

Die Cover-Denture-Prothese wird wie eine totale Prothese, hier Nr. 97b, abgerechnet.

Die Einprobe im OK ist einmal Nr. 95d und einmal Nr. 24c.

Privat:
Die Wurzelstiftkappe ist in der GOZ die Geb.-Nr. 5030. Zusätzlich kann aber – im Gegensatz zum BEMA – für die Kugelknopfanker je einmal die Geb.-Nr. 5080 in Rechnung gestellt werden. Stiftprovisorien gibt es in der GOZ 2012 nicht mehr. Sie werden analog nach § 6 Abs. 1 in Rechnung gestellt.

Die Prothese im UK wird als einmal Geb.-Nr. 5230 berechnet.

Lösung zu Fall 8:

Kasse:
Die Krone am Zahn 17 ist eine Einzelkrone, also als Nr. 20a abzurechnen, auch wenn sie mit der Brücke verblockt ist.

Alle Kronen im UK sind ebenfalls Einzelkronen, weil sie Klammern tragen.

In der Rubrik „nachträgliche Leistungen" wird für die Provisorien an 11 und 21 zweimal die Nr. 19 anstelle der Nr. 24c angesetzt, da sie in der Sitzung der Einprobe zerbrechen.

Achtung: Für die Einprobe im OK rechts wird einmal die Nr. 24c und einmal die Nr. 95d abgerechnet.

Sollte der Patient die Privatlösung bevorzugen, ist es gleichartiger Zahnersatz. Die Geschiebe und der Steg werden privat vereinbart und in Rechnung gestellt.

Privat:
Hier werden acht provisorische Einzelkronen mit der Geb.-Nr. 2270 berechnet, da nur die Zähne 16 und 14 im provisorischen Zustand einem provisorischen Brückenglied benachbart sind.

Im endgültigen Zustand gilt die Krone auf Zahn 17 als Einzelkrone nach der Geb.-Nr. 2210, wenn sie nicht unbedingt aus Stabilitätsgründen angeblockt wird.

Die Verblendkronen auf den Zähnen 11, 21, 33 und 43 sind ebenfalls Einzelkronen, die Geb.-Nr. 2210.

Alle anderen Kronen sind Träger von Brückenglied, Geschiebe oder Steg und werden daher als Pfeilerkronen nach der Geb.-Nr. 5010 berechnet. Auch die Vollgussstufenkrone an Zahn 38 gehört hier in die große Gruppe der Kronen, die mit der Geb.-Nr. 5010 angesetzt werden.

Die Spanne von Zahn 38 auf Zahn 34 erhält zweimal die Geb.-Nr. 5070 (1 x Steg und 1 x Prothesenspanne), sodass insgesamt 4 x die Geb.-Nr. 5070 anfällt.

LÖSUNGEN

Lösung zu Fall 9:

Kasse:
Alle Kronen im OK sind Einzelkronen nach den Nrn. 20a und 20b, da sie nur gegossene Halte- und Stützvorrichtungen aufnehmen. Vollgusskronen sind immer 20a, unabhängig von der Präparationsart.

Bevorzugt der Patient im OK Geschiebe an 14 und 22, werden diese als gleichartiger Zahnersatz privat mit den Geb.-Nrn. 2 x 5010 + 2 x 5080 vereinbart und in Rechnung gestellt.

Die UK-Prothese wird ohne Metallbasis geplant, da die Teleskope zur Retention ausreichen.

Die Anzahl der Teleskope entspricht den vereinbarten Richtlinien für Zahnersatz.

Achtung: Bei den Einproben im UK wird das Provisorium an Zahn 34 als dreimal Nr. 24c abgerechnet.

Privat:
Als Provisorien sind nur die Zähne 33 und 44 Pfeiler, da als Übergang in der UK-Front eine provisorische Brücke eingesetzt wird, also 2 x 5120 und 1 x 5140.

Die restlichen Provisorien werden als Geb.-Nr. 2270 berechnet, auch wenn sie teilweise verblockt sind (z. B. 13 und 14).

Bei der endgültigen prothetischen Versorgung sind nur noch die Kronen auf den Zähnen 17, 26 und 27 als Einzelkronen nach der Geb.-Nr. 2210 zu berechnen.

Die Krone auf Zahn 13 wird aus Stabilitätsgründen mit der Krone auf Zahn 14 verblockt und erhält dadurch ebenfalls die Geb.-Nr. 5010.

Lösung zu Fall 10:

Kasse:
Für den Artikulationsausgleich in der UK-Front wird einmal die Nr. 89 angesetzt.

Die Brücke im OK kann neben herausnehmbaren ZE bei beidseitiger Freiendsituation als Regelversorgung geplant werden (Ausnahme zu Festzuschuss 3.1!).

Der Patient bevorzugt in beiden Kiefern die Privatlösung, daher wird es ein gleichartiger Zahnersatz. Die Geschiebe, der Steg, die dazugehörigen Kronen und die Brücke in der OK-Front werden privat vereinbart und in Rechnung gestellt.

Die Provisorien, die Prothesen und die dazugehörigen vorbereitenden Maßnahmen (Einschleifen, individueller Abdruck etc.) bleiben Leistungen des BEMA.

Privat:
Für das Einschleifen zum Artikulationsausgleich kann man nur je Sitzung einmal die Geb.-Nr. 4040 berechnen. Rechnerisch ergeben sich sechs provisorische Einzelkronen mit der Geb.-Nr. 2270.

Nur die Zähne 12 und 22 erhalten provisorische Pfeilerkronen nach der Geb.-Nr. 5120, da sie die provisorische Brückenspanne – Geb.-Nr. 5140 – zum Ersatz der extrahierten Zähne 11 und 21 tragen.

Die Krone auf Zahn 33 wird nur aus kosmetischen Gründen mit der Krone auf Zahn 34 verblockt. Damit wird sie als Einzelkrone mit der Geb.-Nr. 2210 angesetzt.

Alle weiteren Kronen sind Pfeilerkronen nach der Geb.-Nr. 5010, da sie mit Brückengliedern, Geschieben oder einem Steg verbunden sind.

Sechsmal Geb.-Nr. 5070 ergibt sich deshalb, weil die Spanne von Zahn 47 auf Zahn 44 zweimal berechnet wird – 1 x für den Steg und 1 x für die Prothesenspanne.

4. Behandlungsabläufe für Privatpatienten

In diesem Kapitel finden Sie die Lösungen zu den Behandlungsabläufen im Bereich der Privatpatienten mit anschließenden Erläuterungen je Fall.

Grundlage der Berechnungen ist die GOZ 2012!

Die Fälle wurden so gewählt, dass sie im Umfang denen der Prüfung entsprechen.

Noch einige technische Hinweise:

- Alle Leistungen der GOÄ müssen vor der Gebührennummer mit einem „Ä" versehen werden um sie von der GOZ zu unterscheiden.
- Die symptombezogene Untersuchung (Ä5) in Verbindung mit der Beratung (Ä1) steht sehr häufig am Beginn einer Behandlung. Beide Leistungen können gemeinsam berechnet werden.
- Die eingehende Beratung (Ä3) wird dann berechnet, wenn die Beratung zehn Minuten überschreitet und als alleinige Leistung oder nur in Verbindung mit der 0010 stattfindet, das ist im Text immer angegeben.
- Der Behandlungsfall ist in der GOÄ anders definiert als im BEMA:
  Als Behandlungsfall gilt für die Behandlung derselben Erkrankung der Zeitraum eines Monats nach der jeweilig ersten Inanspruchnahme des Arztes. Das bedeutet aber für die Beratung, dass sie erneut berechnet werden kann, wenn der Behandlungsfall nach einem Monat nicht abgeschlossen ist, denn sie ist definiert als: einmal je Behandlungsfall neben einer Leistung aus der GOÄ oder GOZ.
- Alle Füllungen wurden hier als 2060, 2080, 2100 und 2120 berechnet, da die dentinadhäsive Rekonstruktion in die GOZ integriert wurde.

LÖSUNGEN

- Die Trepanation (2390) ist in der GOZ 2012 definiert als „selbstständige Leistung". Es ist immer noch abzuwarten, ob „selbstständig" mit dem Begriff „alleinige Leistung" gleichzusetzen ist. Dann könnte die Trepanation nicht in derselben Sitzung mit der WK (2410) oder VitE (2360) berechnet werden. Auch in der „alten" GOZ gab es diese Auseinandersetzungen, die immer vor Gericht endeten. Es ist daher abzuwarten, wie in Zukunft entschieden wird.

  Bei allen Fällen, in denen eine Trepanation vorkommt, ist diese rot unterlegt, und Sie beachten bitte den Verlauf in den nächsten Monaten, ggf. muss die 2390 gestrichen werden.

- Auf die Angabe von OP-Zuschlägen wurde verzichtet.
- Die Leistungen im Zahnersatzbereich werden erst an dem Tag in Rechnung gestellt, an dem sie definitiv eingegliedert werden. Ein häufiger Fehler in den Prüfungen ist, dass Kronen schon am Tag der Präparation berechnet werden.
- Die Behandlungsdaten sind frei gewählt, sie können nicht auf das laufende Kalenderjahr abgestimmt sein. Handelt es sich um einen Samstag/Sonn- oder Feiertag, dann ist das immer angegeben.

Dr. Michael Mustermann
Mustergasse 10
10000 Musterdorf

Musterdorf, ……………..
Bankverbindung
Ärztebank Musterdorf
BLZ 200 200 22, Kto. 12 34 56

Kann zur besseren Übersicht ausgefüllt werden

Name und evtl. Prüflingsnummer
Fall 1

f						c						f
8	7	6	5	4	3	2	1	1	2	3	4	5	6	7	8
f			c									z	f
				K									

Privatliquidation

Für die zahnärztliche Behandlung vom 10.04. bis 18.05. stelle ich Ihnen in Rechnung:

Behandlungs-datum	Zahn/ Gebiet	GOÄ-Nr./ GOZ-Nr.	Anzahl	Behandlungs-datum	Zahn/ Gebiet	GOÄ-Nr./ GOZ-Nr.	Anzahl
10.04.	24	Ä5		14.05.	37	3290	
		Ä1		18.05.	37	3300	
		Ä 5000					
		0070					
		0090					
		0100					
		2390					
		2410	2				
		3120	2				
		3190					
		2440	2				
		Ä 5000					
		2080					
15.04.		0010					
		Ä 3					
20.04.	OK + UK	4050	18				
	OK + UK	4055	10				
	24	2130					
	21	2030					
		2040					
		2120					
		0030					
27.04.	44	0100					
		4070					
		4080					
		2270					
	OK + UK	4060	27				
05.05.	44	4150					
12.05.	44	2210					
	37	0100					
		0090		Laborkosten lt. § 9 GOZ			322,39 €
		3030		Materialkosten			59,41 €
		Ä 1					

LÖSUNGEN

Dr. Michael Mustermann
Mustergasse 10
10000 Musterdorf

Musterdorf, …………………..
Bankverbindung
Ärztebank Musterdorf
BLZ 200 200 22, Kto. 12 34 56

Kann zur besseren Übersicht ausgefüllt werden

		K	B	K										
	f	c	f					c						
	8	7	6	5	4	3	2	1	1	2	3	4	5	6	7	8
	f														z

Name und evtl. Prüflingsnummer

Fall 2

Privatliquidation

Für die zahnärztliche Behandlung vom 30.08. bis 03.11. stelle ich Ihnen in Rechnung:

Behandlungs-datum	Zahn/ Gebiet	GOÄ-Nr./ GOZ-Nr.	Anzahl	Behandlungs-datum	Zahn/ Gebiet	GOÄ-Nr./ GOZ-Nr.	Anzahl
30.08.		Ä 5		03.11.	14, 16	5010	2
		Ä 1			15	5070	
	44	0070					
		Ä 5000					
		0100					
		2040					
		2390					
		2360					
		Ä 5000					
		2410					
		2440					
		2020					
		Ä 5000					
07.09.		0010					
		Ä 1					
	14, 16	0070					
		Ä 5000					
		0030					
	OK + UK	4050	17				
	OK + UK	4055	11				
	38	0100					
		Ä 5000					
		3030					
08.09.	38	3300					
	44	2100					
14.09.	38	3300					
	44	2130					
22.10.		Ä 1					
	14, 16	0090	2				
		3070	2				
	14	2195					
	16	2180					
		2195			Laborkosten lt. § 9 GOZ		998,35 €
	14, 16	5120	2		Materialkosten		85,40 €
	15	5140					

Dr. Michael Mustermann
Mustergasse 10
10000 Musterdorf

Musterdorf, ……………………..
Bankverbindung
Ärztebank Musterdorf
BLZ 200 200 22, Kto. 12 34 56

Kann zur besseren Übersicht ausgefüllt werden

Name und evtl. Prüfungsnummer
Fall 3

	K	B	K											
f		z	c							c	c			f
8	7	6	5	4	3	2	1	1	2	3	4	5	6	7	8
f					c	c	c								f

Privatliquidation

Für die zahnärztliche Behandlung vom 31.01. bis 18.03. stelle ich Ihnen in Rechnung:

Behandlungs-datum	Zahn/ Gebiet	GOÄ-Nr./ GOZ-Nr.	Anzahl	Behandlungs-datum	Zahn/ Gebiet	GOÄ-Nr./ GOZ-Nr.	Anzahl
31.01.		0010		18.03.	23, 24	2130	2
		Ä 1			43, 42	2130	2
		0070					
	16, 15, 44	Ä 5000	2				
	15, 25	4050	2				
	34 – 44	4050	8				
	26, 27	4055	2				
	32, 33	2010					
02.02.	16	0090					
		3010					
02.02.		Ä 1					
02.02.	16	3050					
04.02.	16	3300					
		0030					
11.02.	23, 24	0090	2				
		2030					
		2040					
	23	2080					
	24	2340					
		2080					
21.02.	44	0100					
		2270					
	17, 15	0090	2				
	15	2180					
		2195					
	17, 15	5120	2				
	16	5140					
28.02.	44	2170					
08.03.	43, 42	0090	2				
		2040					
		2060	2				
	33, 32	2010					
	17, 15	5010	2	Laborkosten lt. § 9 GOZ			877,15 €
	16	5070		Materialkosten			48,10 €
		Ä 1					

Dr. Michael Mustermann
Mustergasse 10
10000 Musterdorf

Musterdorf, ……………………..
Bankverbindung
Ärztebank Musterdorf
BLZ 200 200 22, Kto. 12 34 56

Kann zur besseren Übersicht ausgefüllt werden

Name und evtl. Prüfingsnummer

Fall 4

f														c	c	f
8	7	6	5	4	3	2	1	1	2	3	4	5	6	7	8
f														z	z	f

Privatliquidation

Für die zahnärztliche Behandlung vom 06.05. bis 15.06. stelle ich Ihnen in Rechnung:

Behandlungs-datum	Zahn/ Gebiet	GOÄ-Nr./ GOZ-Nr.	Anzahl	Behandlungs-datum	Zahn/ Gebiet	GOÄ-Nr./ GOZ-Nr.	Anzahl
06.05.		0010					
		Ä 3					
08.05.	OK+ UK	4050	18				
	OK+ UK	4055	8				
		0070					
		Ä 5004					
		1000					
10.05.	OK+ UK	4060	26				
	38	0100					
	36 – 38	0090	3				
	36	3010					
	37	3020					
	38	3040					
11.05.		Ä 1					
		Ä C					
	38	0090					
		3310					
13.05.	38	3290					
		0030					
20.05.	38	3300					
23.05.	41, 42	0090	2				
		2390	2				
		2410	2				
		Ä 5000					
		2430	2				
		2020	2				
27.05.	26, 27	0080					
		0090	2				
		2270	2				
13.06.	26	2220					
	27	2170					
	41, 42	2440	2				
		Ä 5000		Laborkosten lt. § 9 GOZ			540,19 €
		2060	2	Materialkosten			65,40 €
15.06.	41, 42	2130	2				

Dr. Michael Mustermann
Mustergasse 10
10000 Musterdorf

Musterdorf, ……………………..
Bankverbindung
Ärztebank Musterdorf
BLZ 200 200 22, Kto. 12 34 56

Kann zur besseren Übersicht ausgefüllt werden

Name und evtl. Prüfungsnummer
Fall 5

f						c				c				f
8	7	6	5	4	3	2	1	1	2	3	4	5	6	7	8
f													c		f

Privatliquidation

Für die zahnärztliche Behandlung vom 20.09. bis 29.10. stelle ich Ihnen in Rechnung:

Behandlungs-datum	Zahn/ Gebiet	GOÄ-Nr./ GOZ-Nr.	Anzahl	Behandlungs-datum	Zahn/ Gebiet	GOÄ-Nr./ GOZ-Nr.	Anzahl
20.09.		Ä D			47, 46, 37	2000	3
		Ä 5				1010	
		Ä 1				1020	
	14	Ä 5000					
		0070					
		2390					
		2410	2				
		2430					
		2020					
28.09.	14	Ä 5000					
		2440	2				
		Ä 5000					
		2100					
		0010					
	alle 8er	Ä 5000	4				
		1000					
	OK + UK	4050	18				
	OK + UK	4055	10				
		1020					
06.10.	13, 14	0090	2				
	13	2060					
	14	3120	2				
06.10.		Ä 1					
		Ä B					
07.10.	14	3300					
15.10.	14	3300					
	36	0100					
		2330					
		2030					
		2120					
29.10.	24	0090					
		2030		Laborkosten lt. § 9 GOZ			
		2040		Materialkosten			33,70 €
		2080					

LÖSUNGEN

Dr. Michael Mustermann
Mustergasse 10
10000 Musterdorf

Musterdorf, ...
Bankverbindung
Ärztebank Musterdorf
BLZ 200 200 22, Kto. 12 34 56

Kann zur besseren Übersicht ausgefüllt werden

Name und evtl. Prüflingsnummer
Fall 6

	D	f							c					f
	8	7	6	5	4	3	2	1	1	2	3	4	5	6	7	8
			c											f

Privatliquidation

Für die zahnärztliche Behandlung vom 04.11. bis 05.12. stelle ich Ihnen in Rechnung:

Behandlungs-datum	Zahn/ Gebiet	GOÄ-Nr./ GOZ-Nr.	Anzahl	Behandlungs-datum	Zahn/ Gebiet	GOÄ-Nr./ GOZ-Nr.	Anzahl
04.11.		Ä D			46	2100	
	18	Ä 5		05.12.	36, 46	2130	2
		Ä 1				Ä 1	
		0090					
		3070					
06.11.	18	3290					
		0010					
		Ä 5004					
	OK + UK	4050	18				
		4055	10				
13.11.	12, 11	0100					
		0090	2				
		3110	2				
	11	0090					
		3190					
		Ä 5000					
		Ä 70					
14.11.		Ä 1					
16.11.	12, 11	3300					
20.11.	12, 11	3300					
	22	0090					
		2030					
		2040					
		2120					
23.11.	38	0100					
		3040					
	36	3130					
		2080					
03.12.	36	3290					
	38	3300					
	46	0070			Laborkosten lt. § 9 GOZ		
		0100			Materialkosten		24,15 €
		2340					

Dr. Michael Mustermann
Mustergasse 10
10000 Musterdorf

Musterdorf, ...
Bankverbindung
Ärztebank Musterdorf
BLZ 200 200 22, Kto. 12 34 56

Kann zur besseren Übersicht ausgefüllt werden

		f													f	
8	7	6	5	4	3	2	1	1	2	3	4	5	6	7	8
f											c			c	f

Name und evtl. Prüflingsnummer

Fall 7

Privatliquidation

Für die zahnärztliche Behandlung vom 11.03. bis 27.04. stelle ich Ihnen in Rechnung:

Behandlungs-datum	Zahn/ Gebiet	GOÄ-Nr./ GOZ-Nr.	Anzahl		Behandlungs-datum	Zahn/ Gebiet	GOÄ-Nr./ GOZ-Nr.	Anzahl
11.03.		Ä 5					Ä 1	
		Ä 1			20.04.	28	0090	
	22	0070					3040	
		Ä 5000			21.04.	28	3290	
		2390			27.04.	28	3300	
		2410				45	0070	
		2430						
		2020						
16.03.		0010						
		0090						
		3110						
		3190						
		2440						
		2020						
	37	Ä 5000						
		0030						
23.03.	22	3300						
		2060						
30.03.	22	2130						
	37	0100						
		2180						
		2195						
		2270						
	34	2030						
		2060						
	45	0070						
		0100						
		2340						
		2030						
		3070						
		2100						
12.04.	OK + UK	4050	18					
		4055	10					
	34, 45	2130	2		Laborkosten lt. § 9 GOZ			285,10 €
	37	2210			Materialkosten			34,25 €
	28	Ä 5000						

Dr. Michael Mustermann
Mustergasse 10
10000 Musterdorf

Musterdorf, …………………..
Bankverbindung
Ärztebank Musterdorf
BLZ 200 200 22, Kto. 12 34 56

Kann zur besseren Übersicht ausgefüllt werden

Name und evtl. Prüflingsnummer
Fall 8

f	c			z				c						f
8	7	6	5	4	3	2	1	1	2	3	4	5	6	7	8
f	f	f	f	c	c							f	f	f	f

Privatliquidation

Für die zahnärztliche Behandlung vom 06.10. bis 18.11. stelle ich Ihnen in Rechnung:

Behandlungs-datum	Zahn/ Gebiet	GOÄ-Nr./ GOZ-Nr.	Anzahl	Behandlungs-datum	Zahn/ Gebiet	GOÄ-Nr./ GOZ-Nr.	Anzahl
06.10.		Ä D		13.11.	38, 48	3290	2
	14	Ä 5		18.11.	38, 48	3300	2
		Ä 1			17, 43, 44	2130	3
		0080					
		Ä 2428					
08.10.	14	3300					
		0010					
		0070					
	OK + UK	4050	16				
	OK	4055	5				
	17, 14	Ä 5000	2				
	14	0090					
		3020					
11.10.	14	3290					
	17	0090					
		2340					
		2080					
	21	0090					
		2040					
		2120					
	43, 44	2030					
		2040					
	43	2080					
	44	2100					
15.10.	14	3300					
	18	0090					
		3040					
		Ä 5000					
		0090					
22.10.	18	3300					
11.11.	38, 48	0100	2		Laborkosten lt. § 9 GOZ		
		3230			Materialkosten		20,60 €
		Ä 1					

Dr. Michael Mustermann
Mustergasse 10
10000 Musterdorf

Musterdorf, ……………………..
Bankverbindung
Ärztebank Musterdorf
BLZ 200 200 22, Kto. 12 34 56

Kann zur besseren Übersicht ausgefüllt werden

Name und evtl. Prüfungsnummer
Fall 9

f														f
8	7	6	5	4	3	2	1	1	2	3	4	5	6	7	8
f		c											c		f

Privatliquidation

Für die zahnärztliche Behandlung vom 10.04. bis 26.05. stelle ich Ihnen in Rechnung:

Behandlungs-datum	Zahn/ Gebiet	GOÄ-Nr./ GOZ-Nr.	Anzahl	Behandlungs-datum	Zahn/ Gebiet	GOÄ-Nr./ GOZ-Nr.	Anzahl
10.04.		Ä D					
		Ä 5					
		Ä 1					
	11	Ä 5000					
		2390					
		2410					
		2440					
		2060					
		0100					
		3140					
		4020					
12.04.	11	3290					
		4020					
15.04.		0010					
	alle 8er	Ä 5000	4				
19.04.	46, 36	2100	2				
		1000					
	43 – 33	4050	6				
26.04.	46, 36	2130	2				
	17 – 14	2000	4				
	24 – 27	2000	4				
	34, 35, 37	2000	3				
	44, 45, 47	2000	3				
		1020					
17.05.	11	4030					
		Ä 5000					
	18	0090					
		3040					
		Ä 1					
19.05.	18	0090					
		3310					
26.05.	18	3300					
		1010			Laborkosten lt. § 9 GOZ		
					Materialkosten		24,75 €

Dr. Michael Mustermann
Mustergasse 10
10000 Musterdorf

Musterdorf, ...
Bankverbindung
Ärztebank Musterdorf
BLZ 200 200 22, Kto. 12 34 56

Kann zur besseren Übersicht ausgefüllt werden

Name und evtl. Prüfungsnummer
Fall 10

					f		c			z	z	z	z		c		c	f
					8	7	6	5	4	3	2	1	1	2	3	4	5	6	7	8
					f	f	f	f	f									f	f

Privatliquidation

Für die zahnärztliche Behandlung vom 07.11. bis 03.12. stelle ich Ihnen in Rechnung:

Behandlungs-datum	Zahn/ Gebiet	GOÄ-Nr./ GOZ-Nr.	Anzahl	Behandlungs-datum	Zahn/ Gebiet	GOÄ-Nr./ GOZ-Nr.	Anzahl
07.11.		Ä 5					
	44 - 48	Ä 5000	2				
	46	0100					
		3040					
07.11.	46	Ä B					
		Ä 1					
		3050					
08.11.	46	3290					
14.11.	46	3300					
		0010					
	12 - 22	0070					
		Ä 5000	2				
	OK+ UK	4050	12				
	OK + 36	4055	7				
		4020					
16.11.		Ä 3					
18.11.	12 - 22	0090	4				
		3000	4				
	13, 23	0090	2				
		5120	2				
	12 - 22	5140					
20.11.	12 - 22	3290					
25.11.	15	2080					
	25	0090					
		2330					
		2020					
01.12.	27	2030					
		2080					
	25	0070					
		2100					
		3070					
03.12.	27, 25	2130	2				
	33, 43	2010		Laborkosten lt. § 9 GOZ			
	16	4030		Materialkosten			37,40 €

Lösung zu Fall 1:

10.04.: Die Infiltrationsanästhesie kann ohne weitere Begründung in der GOZ mit der Leitung zusammen berechnet werden.

Die Wurzelspitzenresektionen sind in Wurzelspitze Frontzahn (3110) und Wurzelspitze Seitenzahn (3120) aufgeteilt. Es gibt nicht „die weitere Wurzelspitze" durch die gleiche OP-Wunde wie im BEMA.

Auch in der GOZ gibt es die Leistung der Zystektomie in Verbindung mit einer Osteotomie oder Wurzelspitzenresektion, es ist die Geb.-Nr. 3190.

Achtung! Die Geb.-Nrn. 2410, 3120 und 2440 werden je zweimal berechnet, da der Zahn 24 zweiwurzelig ist.

20.04.: Bei der Entfernung von Zahnstein unterscheidet man zwischen einwurzelig = 4050 und mehrwurzelig = 4055, d. h. man muss in Zukunft genau angeben, an welchen Zähnen Zahnstein entfernt wird, um die entsprechenden GOZ-Nummern zu belegen.

Separieren (2030) kann zusätzlich zum Anlegen von Kofferdam (2040) berechnet werden.

Wird ein Heil- und Kostenplan nur für Einzelkronen erstellt, ist das genau wie ein ZE-Plan die Geb.-Nr. 0030.

27.04.: Die Geb.-Nrn. 4070 und 4080 sind nebeneinander für das gleiche Parodontium berechenbar.

An Zahn 44 wird nur die provisorische Krone angesetzt, die Abdrucknahme ist in der Krone enthalten und die Präparation des Zahnes kann noch nicht berechnet werden.

Die Kontrolle nach der Zahnsteinentfernung ist nur 27x die Geb.-Nr. 4060, denn es heißt „an den restlichen Zähnen".

05.05.: Für Provisorien, die zu Anproben abgenommen und wieder eingesetzt werden, kann nichts in Rechnung gestellt werden. Sollten allerdings einmal vermehrt Einproben erfolgen müssen, dann drückt man das durch einen erhöhten Steigerungsfaktor für das Provisorium selbst aus. Hier kann also nur die Nachbehandlung als Geb.-Nr. 4150 berechnet werden.

12.05.: Jetzt wir die Krone als Geb.-Nr. 2210 berechnet. Kontrolle und Korrekturen sind enthalten.

Die Beratung nach der OP kann als Ä1 berechnet werden, da der Behandlungsfall bereits länger als ein Monat andauert.

LÖSUNGEN

Lösung zu Fall 2:

30.08.: Die Geb.-Nr. 2390 (zzt. rot markiert – siehe „technische Hinweise") kann ggf. auch vor der Vitalexstirpation (2360) in Ansatz gebracht werden. Sie ist definiert als „Eröffnen eines Zahnes" als selbstständige Leistung.

07.09.: Neben der 0010 kann nochmals eine Ä1 berechnet werden, denn es handelt sich nicht um denselben Behandlungsfall, wie am 30.08.

Der Kostenplan ist immer eine Geb.-Nr. 0030, wenn es sich nicht um einen KFO-Fall handelt. Die Gebührennummern des Zahnersatzes erscheinen erst beim Eingliedern desselben.

22.10.: Die Beratung ist nochmals Ä1, da der Behandlungsfall noch andauert, aber bereits ein Monat verstrichen ist.

Die Exzision von störendem Zahnfleisch kann man wahlweise als Geb.-Nr. 3070 oder 4080 berechnen, beide sind gleich bewertet.

Der Schraubenaufbau ist einmal die Geb.-Nr. 2195, die Aufbaufüllung dagegen die Geb.-Nr. 2180. In der Praxis wird man hier den Steigerungssatz anheben, da die Aufbaufüllung dreiflächig ist. Die Geb.-Nr. 2180 ist aber in der GOZ weniger als eine einflächige Füllung eingestuft. Am selben Tag wird die provisorische Brücke angesetzt. Die parapulpäre Stiftverankerung ist ebenfalls die Geb.-Nr. 2195, aber seit 2012 nur noch einmal je Zahn!

03.11.: Jetzt wird die endgültige Brücke mit hohlkehlpräparierten Kronen als 2 x 5010 und 1 x 5070 berechnet. Kontrolle und Korrekturen sind Leistungsinhalt der Zahnersatz-Gebührennummern.

Lösung zu Fall 3:

31.01.: Bei der Entfernung von Zahnstein unterscheidet man zwischen einwurzelig = 4050 und mehrwurzelig = 4055, d. h. man muss genau angeben, an welchen Zähnen Zahnstein entfernt wird, um die entsprechenden GOZ-Nummern zu belegen. Wird nicht an allen Zähnen Zahnstein entfernt, muss man sie genau aufführen. Reicht die Spalte nicht aus, kann man jederzeit in OK und UK trennen.

Bei der Geb.-Nr. 2010 müssten keine Zähne angegeben sein. Erst wenn man sie zweimal berechnen möchte (je Kiefer!), dann muss aus jedem Kiefer ein Zahn eingetragen werden.

02.02.: Das Tagesdatum wird dreimal aufgeführt, um in der Rechnung transparent zu machen, dass es sich um verschiedene Sitzungen gehandelt hat. Die Ä1 als alleinige Leistung ist immer berechenbar.

21.02.:	An Zahn 44 kann an diesem Tag die Anästhesie berechnet werden. Das provisorische Inlay kann seit 2012 zusätzlich als provisorische Krone (2270) berechnet werden.
28.02.:	Die Rohbrandeinprobe der Brücke ist keine berechnungsfähige Leistung.
08.03.:	Beratung kann wieder berechnet werden, der Behandlungsfall dauert schon länger als einen Monat an.
18.03.:	Die Füllungspolitur und Konditionierung einer Füllung ist als Geb.-Nr. 2130 anzusetzen, wenn sie in einer separaten Sitzung erfolgt.

Lösung zu Fall 4:

06.05.:	Die typische Anfangssituation, wenn der Patient nicht mit Schmerzen erscheint. Man führt eine eingehende Untersuchung durch und bespricht den weiteren Behandlungsverlauf ausführlich.
08.05.:	Entfernung von Zahnstein siehe vorherige Fälle (Fall 1 und 3).
	Der Mundhygienestatus und die eingehende Unterweisung zur Mundhygiene haben in der GOZ nur eine Gebührennummer. Sie können aber auch in mehrere Sitzungen getrennt werden, dann berechnet man die Geb.-Nr. 1000 erst in der letzten Sitzung. Man berechnet alle Leistungen immer erst dann, wenn sie vollständig erbracht sind.
10.05.:	Der Zahn 37 ist tiefzerstört. Im Unterschied zum BEMA wird dieser Zahn wie ein „tieffrakturierter" Zahn abgerechnet, nämlich als Geb.-Nr. 3020.
11.05.:	Der Anruf des Patienten wegen Nahtriss ist keine berechenbare Leistung, weil er nur die Information erhält, sofort in die Praxis zu kommen.
	Erst um 22:00 Uhr wird dann der Zuschlag „C" für Leistungen in der Nacht berechnet. Diesen kann man aber nur berechnen, wenn in derselben Sitzung eine der Geb.-Nrn. Ä1 bis Ä6 berechnet wird, da der Zuschlag an die GOÄ gebunden ist. Zusätzlich werden dann die Leistungen aus der GOZ angesetzt.
	Sollte einmal die Situation entstehen, dass alle der Geb.-Nrn. Ä1 - Ä6 in dem Behandlungsfall schon verbraucht sind, dann kann man für Leistungen außerhalb der Sprechstunde nur den Steigerungsfaktor der entsprechenden Gebührennummer erhöhen.
23.05.:	Die Geb.-Nr. 2390 (zzt. rot markiert – siehe „technische Hinweise") kann ggf. auch vor der Wurzelkanalaufbereitung (2410) in Ansatz gebracht werden. Sie ist definiert als „Eröffnen eines Zahnes" als selbstständige Leistung! Bakteriendichter Verschluss immer 2020!

27.05.:	Die Betäubung der Einstichstelle mit einer Oberflächenanästhesie kann in der GOZ vor den Geb.-Nrn. 0090/0100 als Geb.-Nr. 0080 je Kieferhälfte oder Frontzahnbereich berechnet werden.
	Es wird an Zahn 26 nur die provisorische Krone angesetzt, alle anderen Leistungen sind noch nicht vollständig erbracht. Das provisorische Inlay ist in der GOZ ab 2012 als Geb.-Nr. 2270 berechenbar!
13.06.:	Für die Teilkrone an Zahn 26 gibt es eine eigene Leistung, die Geb.-Nr. 2220. Das Inlay (Einlagefüllung) an Zahn 27 ist mehr als zweiflächig, also eine Geb.-Nr. 2170.

Lösung zu Fall 5:

20.09.:	Jede Sitzung an Samstagen/Sonn- oder Feiertagen bekommt zusätzlich den Zuschlag „D", wenn der Patient nicht bestellt ist.
	Trep1 (2390) – unter Vorbehalt – siehe allgemeine Hinweise! Bakteriendichter Verschluss siehe Fall 4!
28.09.:	Die Röntgenaufnahmen an den Weisheitszähnen werden je einmal als Geb.-Nr. Ä5000 berechnet.
06.10.:	Die telefonische Beratung um 21 Uhr wird mit dem Zuschlag B versehen und mit nochmaligem Tagesdatum aufgeführt.
15.10.:	Die Kompositfüllung in Mehrschichttechnik ist seit 2012 je nach Flächenanzahl in den geraden Nrn. 2060 - 2120 zu berechnen.
29.10.:	Die Fissurenversiegelung wird je Zahn einmal berechnet, die Zähne müssen aufgeführt werden.

Lösung zu Fall 6:

04.11.:	Für den Notdienst wird wieder der Zuschlag D berechnet, zusätzlich zu den Geb.-Nrn. Ä5 und Ä1.
06.11.:	Zahnsteinentfernung wird wieder getrennt in einwurzelig und mehrwurzelig!
13.11.:	Die erneute Infiltrationsanästhesie an 11 kann natürlich noch einmal berechnet werden – Begründung! Die Arbeitsunfähigkeitsbescheinigung ist die Ä70.
20.11.:	Das Separieren kann neben dem Anlegen von Kofferdam als Geb.-Nr. 2030 berechnet werden.

23.11.:	Der Zahn 38 ist retiniert, also eine Geb.-Nr. 3040.
	Die Hemisektion des mesialen Zahnteiles von Zahn 36 ist die Geb.-Nr. 3130. Wundern Sie sich bitte nicht über die Füllung mesial-okklusal – der distale verbleibende Zahnteil hat natürlich wieder eine mesiale Fläche!
05.12.:	Sie erinnern sich: Die Beratung kann wieder berechnet werden – ein Monat im selben Behandlungsfall ist vorbei!

Lösung zu Fall 7:

11.03.:	Wieder die typische Anfangssituation Ä5 und Ä1.
	Die Geb.-Nr. 2390 (zzt. rot markiert – siehe „technische Hinweise") kann ggf. auch vor der Wurzelkanalaufbereitung (2410) in Ansatz gebracht werden. Sie ist definiert als „Eröffnen eines Zahnes" als selbstständige Leistung! Bakteriendichter Verschluss neu als Geb.-Nr. 2020!
16.03.:	Der Kostenplan für Einzelkronen ist der Plan 0030 – gilt für alle Kostenpläne außer KFO!
	Die erneute WK (2410) kann nur in begründeten Ausnahmefällen nochmals berechnet werden.
30.03.:	Bitte denken Sie daran, dass man zu der Geb.-Nr. 2180 die Geb.-Nr. 2195 berechnen kann, allerdings nur einmal je Zahn! Zusätzlich wird nur die provisorische Einzelkrone an 37 als 2270 angesetzt.
	An Zahn 45 kann neben der Geb.-Nr. 2030 für das Separieren die Geb.-Nr. 3070 für die Papillektomie berechnet werden. Sie können aber auch die Geb.-Nr. 4080 in Ansatz bringen, beide haben die gleiche Punktzahl.
12.04.:	Jetzt wird an Zahn 37 die Krone berechnet. Zusätzlich können wir wieder eine Ä1 ansetzen, denn der Ablauf eines Monats seit der ersten Inanspruchnahme des Zahnarztes ist bereits überschritten.

Lösung zu Fall 8:

06.10.:	Auch das Eröffnen von Abszessen übernehmen wir aus der GOÄ. Hier ist es ein oberflächlicher Abszess, der inzidiert wird, also die Geb.-Nr. Ä2428.
11.10.:	An den Zähnen 43 und 44 kann die Geb.-Nr. 2030 neben der Geb.-Nr. 2040 für den Kofferdam berechnet werden.
11.11.:	Die Knochenresektion (3230) ist je Kiefer nur einmal berechenbar. Aber natürlich wieder die Ä1 – ein Monat ist vorbei!
13.11./ 18.11.:	Die Wundkontrolle und das Entfernen der Fäden kann je zweimal berechnet werden, da es sich um ortsgetrennte Wunden handelt.

Lösung zu Fall 9:

10.04.:	Dieser Fall ist etwas ganz besonderes in der normalen Zahnarztpraxis.
	Man versucht einen ausgeschlagenen Zahn zu reimplantieren. Alle dabei anfallenden Leistungen können berechnet werden. Nur die einfache Fixation an den Nachbarzähnen ist in der Geb.-Nr. 3140 der Reimplantation enthalten.
12.04.:	Die Behandlung der Mundschleimhaut kann neben der Geb.-Nr. 3290 berechnet werden, da es nicht an derselben Stelle stattfindet.
15.04.:	Die Röntgenaufnahmen der Weisheitszähne sind viermal Ä5000 (je Projektion).
26.04.:	Es werden alle Prämolaren und Molaren versiegelt, außer den Zähnen 36 und 46. Damit ergibt sich 14 x die Geb.-Nr. 2000. Danach ist es sehr wichtig, alle Zähne zu fluoridieren, das kann nur einmal je Sitzung als Geb.-Nr. 1020 berechnet werden, allerdings kann man das Fluoridieren 4x je Kalenderjahr vornehmen.
17.05.:	Die Beratung über das richtige Verhalten nach der OP kann wieder als Ä11 berechnet werden – ein Monat ist bereits vergangen!

Lösung zu Fall 10:

07.11.:	In der ersten Sitzung wird bewusst nur die Ä5 berechnet, sonst könnte man in der zweiten Sitzung keine Ä1 ansetzen (einmal je Behandlungsfall = 1 Monat mit einer Leistung).
	In der zweiten Sitzung hat man durch die Ä1 die Möglichkeit den Zuschlag „B" zu berechnen.
16.11.:	Die eingehende Beratung als alleinige Leistung wird als Ä3 berechnet. Die Ä3 kann nur als alleinige Leistung oder mit Geb.-Nr. 0010 berechnet werden. Es dürfen dann aber keine weiteren Leistungen in der selben Sitzung erfolgen!
18.11.:	Die Infiltrationsanästhesien werden normalerweise je Zahn berechnet. Sollte sie zweimal je Zahn berechnet werden, ist dies ab 2012 zu begründen.
	Die provisorische Brückenspanne kann nur einmal als 5140 berechnet werden, auch wenn sie vier Zähne überspannt. In der Praxis erhöht man hier den Steigerungssatz.

C. Wirtschafts- und Sozialkunde/Praxisorganisation und -verwaltung

1. Im Beruf und Gesundheitswesen orientieren

1.1 Formelle und informelle Organisation, Führungsstile, Kompetenzen

Lösung zu Aufgabe 1:

Zu den Aufgaben der Zahnärztekammern gehören u. a:
- Standesaufsicht und Berufsgerichtsbarkeit
- Wahrnehmung der beruflichen Belange der Zahnärzte
- Förderung der beruflichen Weiter- und Fortbildung der Zahnärzte
- Überwachung der Berufsausbildung der Zahnmedizinischen Fachangestellten.

Lösung zu Aufgabe 2:

Die Zahnärztekammern sollen bei der Berufsausbildung lt. BBiG u. a. wie folgt mitwirken:
- Überwachung der Ausbildung in den Betrieben
- Feststellung der Eignung der Ausbildungsstelle
- Verkürzung oder Verlängerung der Ausbildungszeiten der Zahnmedizinischen Fachangestellten
- Führen der Verzeichnisse der Berufsausbildungsverhältnisse
- Durchführen der Zwischen- und Abschlussprüfungen
- Förderung der Berufsausbildung.

Lösung zu Aufgabe 3:

Zahnarztpraxen/Zahnärztekammern sind die eine Seite in unserem dualen Ausbildungssystem. Zur anderen Seite gehört die Berufsschule/Schulbehörde. Beide Institutionen sorgen begleitend dafür, dass die Auszubildenden für ihren Ausbildungsberuf die notwendigen Fertigkeiten und Kenntnisse erhalten. Zahnarztpraxen/Zahnärztekammern und Berufsschule/Schulbehörde sind dabei gleichberechtigte Partner.

Lösung zu Aufgabe 4:

„Die Bundeszahnärztekammer (BZÄK), Arbeitsgemeinschaft der deutschen Zahnärztekammern e. V. ist die Berufsvertretung aller deutschen Zahnärzte auf Bundesebene. Mitglieder der BZÄK sind die Zahnärztekammern der Bundesländer, die Delegierte in die Bundesversammlung, das höchste Entscheidungsgremium der Bundeszahnärztekammer, entsenden. Die Präsidenten der Landeszahnärztekammern bilden gemeinsam mit dem Präsidenten und den Vizepräsidenten der Bundeszahnärztekammer deren Vorstand.

Die Bundeszahnärztekammer vertritt die gesundheits- und standespolitischen Interessen des zahnärztlichen Berufsstandes. Ihr oberstes Ziel ist der Einsatz für ein freiheitliches, zukunftsorientiertes Gesundheitswesen, das den Patienten in den Mittelpunkt der zahnärztlichen Bemühungen stellt, und in dem sich das Verhältnis zwischen Zahnarzt und Patienten frei von Fremdeinflüssen entwickeln kann.

Im Einzelnen gehören zu den Aufgabengebieten der Bundeszahnärztekammer:
- die Vertretung des zahnärztlichen Berufsstandes gegenüber Politik, Medien
- und breiter Öffentlichkeit auf der Ebene des Bundes
- das Hinwirken auf die Schaffung von Rahmenbedingungen zur Erbringung und Anerkennung zahnmedizinischer Leistungen, die sich an den Grundsätzen der Freiberuflichkeit und einer weitgehenden Autonomie des Patienten orientieren
- die Koordinierung und Durchführung länderübergreifender Aufgaben der Verbandsmitglieder
- die Koordinierung und Weiterentwicklung der zahnärztlichen Aus-, Fort- und Weiterbildung in Zusammenarbeit mit zahnärztlich-wissenschaftlichen Organisationen
- die Förderung der öffentlichen Gesundheitspflege
- die Vertretung der Interessen der Zahnärzteschaft auf europäischer und internationaler Ebene
- eine gezielte Öffentlichkeitsarbeit im Interesse der Zahnärzte und Patienten."

Lösung zu Aufgabe 5:
Die KZV nimmt im Wesentlichen wirtschaftliche Aufgaben für das Zahnarztwesen wahr und sichert die zahnmedizinische Versorgung der sozialversicherungspflichtigen Patienten (Kassenpatienten). In der KZV sind die Vertragszahnärzte gesetzliche Pflichtmitglieder.

Lösung zu Aufgabe 6:
Der Verband medizinischer Fachberufe e. V. (ehemals Berufsverband der Arzt-, Zahnarzt- und Tierarzthelferinnen (BdA)).

Der Verband der medizinischen Fachberufe stellt sich selbst so vor:

„Wir sind die unabhängige Interessenvertretung für die Berufsangehörigen in Arzt-, Zahnarzt- und Tierarztpraxen. Wir sind sowohl Berufsverband als auch Gewerkschaft für unsere Zielgruppen. Wir sind die mitgliederstärkste Frauengewerkschaft Europas und seit 1963 aktiv. Wir sind die treibende Kraft in Tarifverhandlungen. Unsere Stärke sichert die Weiterentwicklung und die soziale und gesellschaftliche Anerkennung der Berufe. Wir sind stark für unsere Mitglieder und Berufskolleginnen, da bei uns Kolleginnen für Kolleginnen aktiv sind. Wir sind kompetent für unsere Auszubildenden, da wir sie bei der Berufsausbildung unterstützen. Wir sind für unsere Tarifpartner und andere Interessenvertretungen kompetente und anerkannte Gesprächspartnerinnen. Wir sind kompetent für die Praxis, da wir bei unseren Konzepten das gesamte Praxisteam im Auge haben."

Lösung zu Aufgabe 7:

Die Vereinigte Dienstleistungsgewerkschaft (ver.di) vertritt die Interessen der ZFA im Fachbereich „Gesundheit, Soziale Dienste, Wohlfahrt und Kirchen". Dort werden alle Beschäftigten, freiberuflich Tätigen, arbeitnehmerähnliche Beschäftigte und Auszubildende und sonstige Personen nach § 6 Abs. 1 Satz 1 der ver.di-Satzung zugeordnet, die als Mitglied der Vereinten Dienstleistungsgewerkschaft ver.di z. B. in den nachfolgenden Branchen, Unternehmen, Betrieben und Einrichtungen tätig sind:

- ambulante, stationäre und teilstationäre Alters- und Pflegeeinrichtungen bzw. Dienste
- Arzt- und Zahnarztpraxen
- Gesundheitszentren, medizinische Versorgungszentren, Polikliniken
- Krankenhäuser
- medizinische Labors
- Rettungsdienste
- sowie Schülerinnen und Schüler und Studierende, die für eine Tätigkeit im Organisationsbereich des Fachbereichs ausgebildet werden.

Der Fachbereich nimmt die Aufgaben der fachbezogenen mitglieder- und betriebsnahen Interessenvertretung wahr. Er entwickelt branchen- und berufsbezogene gewerkschaftliche Positionen und Aktivitäten und bearbeitet in Abstimmung mit der Gesamtorganisation fachbereichsbezogene politische Grundsatzfragen. Aufgabe des Fachbereiches ist es u. a., die gesellschaftspolitische Funktion der Branche in der Gesundheitspolitik zu thematisieren.

1.2 Berufe und Zweige des Gesundheitswesens

Lösung zu Aufgabe 1:

Aufgabenbereiche:

- Gesundheitsschutz
- Gesundheitspflege
- Maßnahmen zur Wiederherstellung der Gesundheit.

Lösung zu Aufgabe 2:

Gesetzgebungskompetenz:

- Bund: gesetzliche Regelungen gegen gemeingefährliche und übertragbare Krankheiten; für den Verkehr mit Arzneien, Giften, Heil- und Betäubungsmitteln, der Zulassung zu Heilberufen, Heilhilfsberufen und Heilgewerbe
- Länder: Gesetze über die Schaffung einzelner Behörden in den Bundesländern sowie zur Regelung der Berufsvertretungen und Berufsgerichtsbarkeit der Ärzte, Zahn- und Tierärzte (Kammergesetze).

Lösung zu Aufgabe 3:

Einrichtungen	Arbeitsfeld
Praxen Polikliniken	ambulante Versorgung
Krankenhäuser Kliniken	stationäre Versorgung
Behörden Ämter	öffentlicher Gesundheitsdienst

Lösung zu Aufgabe 4:

Heilberufe	Heilhilfsberufe
Ärzte	Medizinische Fachangestellte, Krankenschwestern, Krankenpfleger, Hebammen, Orthoptisten
Zahnärzte	Zahnmedizinische Fachangestellte
Tierärzte	Tiermedizinische Fachangestellte
Apotheker	Pharmazeutisch-kaufmännische Angestellte
Heilpraktiker	Logopäden, Therapeuten, Masseure, Bademeister

Lösung zu Aufgabe 5:

„Das Bundesministerium für Gesundheit ist für eine Vielzahl von Politikfeldern zuständig. Dabei konzentriert sich die Arbeit auf die Erarbeitung von Gesetzesentwürfen, Rechtsverordnungen und Verwaltungsvorschriften.

Zu den zentralen Aufgaben zählt, die Leistungsfähigkeit der gesetzlichen Krankenversicherung sowie der Pflegeversicherung zu erhalten, zu sichern und fortzuentwickeln.

Die Reform des Gesundheitswesens ist eine der wichtigsten Aufgaben des Ministeriums; Ziel ist es, die Qualität des Gesundheitswesens weiterzuentwickeln, die Interessen der Patientinnen und Patienten zu stärken, die Wirtschaftlichkeit zu gewährleisten und die Beitragssätze zu stabilisieren.

Ein Schwerpunkt des Ministeriums im Gesundheitsbereich ist die Prävention, der Gesundheitsschutz, die Krankheitsbekämpfung und die Biomedizin. Durch das Infektionsschutzgesetz werden Prävention, Beratung und Eigenverantwortung bei der Infektionsverhütung deutlich betont, und das öffentliche Gesundheitswesen wird gestärkt. Das Transplantationsgesetz, das Embryonenschutzgesetz und das Stammzellgesetz regeln den rechtlichen Rahmen für diese wichtigen medizinischen Gebiete.

Das Bundesministerium für Gesundheit gestaltet auch die Rahmenvorschriften für die Herstellung, klinische Prüfung, Zulassung, die Vertriebswege und Überwachung von Arzneimitteln und Medizinprodukten, um den hohen Anforderungen an Qualität, Wirksamkeit und Unbedenklichkeit gerecht zu werden. Wesentliche Daueraufgabe des

Ministeriums und seiner nachgeordneten Behörden ist die Sicherheit biologischer Arzneimittel wie Blutprodukte. Darüber hinaus unterstützt das Ministerium die Forschung und ermöglicht neue Versorgungsstrukturen; dies gilt z. B. für die psychische Gesundheit, die Hilfen für chronisch Kranke, die Kindergesundheit und die Beratung und Betreuung von HIV-Infizierten und an AIDS Erkrankten. Um den Wissensstand in Bezug auf das Gesundheitswesen kontinuierlich zu verbessern, werden dazu notwendige Informationen im Rahmen der Gesundheitsberichterstattung erarbeitet.

Im Rahmen der Krankheitsbekämpfung ist die Prävention der Drogen- und Suchtgefahren ein zentraler Verantwortungsbereich des Ministeriums.

In den Aufgabenbereich des Ministeriums fallen auch die Berufsgesetze für die Zulassung zu den bundesrechtlich geregelten Heil- und Gesundheitsberufen einschließlich entsprechender Ausbildungsregelungen, um die Qualität der entsprechenden Berufsausübung und damit auch der Versorgung zu gewährleisten.

Neben der nationalen Gesundheitspolitik gehört auch die europäische und internationale Gesundheitspolitik zu den Aufgaben des Bundesministeriums. Die Globalisierung, der Reiseverkehr, die Öffnung zu unseren osteuropäischen Nachbarn führen dazu, dass neue Risiken und verfrüht überwunden geglaubte Gefährdungen gemeinsam mit den Partnern am Ort der Entstehung angegangen werden müssen.

Dem Ministerium zugeordnet sind die Drogenbeauftragte der Bundesregierung und die Patientenbeauftragte der Bundesregierung. Das Bundesministerium für Gesundheit ist für eine Vielzahl von Politikfeldern zuständig. Dabei konzentriert sich die Arbeit auf die Erarbeitung von Gesetzesentwürfen, Rechtsverordnungen und Verwaltungsvorschriften." (Quelle: Bundesministerium für Gesundheit)

Lösung zu Aufgabe 6:
Die Aufgaben von Zahntechnikern/-innen sind die Herstellung und Reparatur von Zahnersatz, Kieferschienen, Gussfüllungen und Implantaten. Die Zahntechniker sind Zulieferer der Praxen.

Lösung zu Aufgabe 7:
Die Tätigkeit des Zahnarztes ist keine gewerbliche Tätigkeit. Genau wie Rechtsanwälte, Steuerberater oder Schriftsteller gehören Zahnärzte steuerrechtlich gesehen zur Gruppe der so genannten „Freien Berufe".

Lösung zu Aufgabe 8:
Der wirtschaftliche Erfolg einer Praxis bemisst sich am Gewinn (Einnahmenüberschuss). Um ihn zu ermitteln, werden von den Praxiseinnahmen eines Jahres die Praxisausgaben desselben Jahres abgezogen.

Lösung zu Aufgabe 9:

Einzelpraxis im Vergleich zur Gruppenpraxis:

Vorteile	Nachteile
▸ ungeteilte Einkünfte	▸ ungeteilte Kosten
▸ alleinige Verantwortung des Zahnarztes/der Zahnärztin, selbstbestimmtes Arbeiten	▸ Tendenz zu Arbeitsüberlastung, schlechtere Kapazitätsauslastung
▸ keine Konflikte mit einem „Partner"	▸ ggf. höhere Kosten bei der Materialbeschaffung

Lösung zu Aufgabe 10:

- Gemeinschaftspraxis: gemeinsame Patientenbetreuung, gemeinsame Haftung und Abrechnung und gemeinsame Patientenkartei
- Praxisgemeinschaft: wirtschaftliche Selbstständigkeit des einzelnen Zahnarztes, aber gemeinsame Nutzung von Personal, Räumen, Geräten und Materialien.

Lösung zu Aufgabe 11:

Die Zahnarztpraxen gehören zu den Dienstleistungsbetrieben und damit zum so genannten tertiären Sektor einer Volkswirtschaft.

1.3 Arbeitssicherheit (Unfallverhütungsvorschriften)

1. (B)   2. (A)

Lösung zu Aufgabe 3:

Die Unfälle in der Praxis werden hauptsächlich durch Unkenntnis, Unerfahrenheit und Leichtsinn verursacht.

Lösung zu Aufgabe 4:

Das Medizinproduktegesetz (MPG) von 1995: Patienten und Personal sollen vor den Gefahren, die von der Medizintechnik ausgeht, geschützt werden.

Lösung zu Aufgabe 5:

Gefahren durch:

- elektrischen Strom
- elektromagnetische Wellen
- Strahlung (Laser, Röntgen, Licht).

Lösung zu Aufgabe 6:
Strahlenschutzvorschriften:
- Röntgenverordnung
- Strahlenschutzverordnung.

1.4 Berufsbildungsgesetz
1. (A)   2. (A), (C)   3. (C)   4. (C)   5. (E)   6. (B)   7. (A)
8. (D)

1.5 Jugendarbeitsschutzgesetz
1. (C)   2. (A)   3. (D)   4. (D)   5. (C)   6. (C)   7. (D)
8. (C)   9. (D)   10. (A)

Lösung zu Aufgabe 11:
Die folgende Abweichungen der Regelungen sind lt. JArbSchG möglich:
- Die maximale Arbeitszeit kann auf bis zu neun Stunden täglich verlängert werden.
- Die erste Pause kann spätestens nach fünf Stunden gewährt werden.
- Die Schichtzeit (tägliche Arbeitszeit zuzüglich der Ruhepausen) kann bis auf elf Stunden täglich verlängert werden.
- Die Arbeitszeit kann auf bis zu fünfeinhalb Tage verteilt werden.

1.6 Arbeitsvertrag
Lösung zu Aufgabe 1:
Unter einem Arbeitsvertrag ist eine individuelle Vereinbarung zwischen zahnärztlichem Arbeitgeber und Zahnmedizinischer Fachangestellter zu verstehen. Der Tarifvertrag ist dagegen eine Vereinbarung zwischen den Tarifpartnern, und zwar auf Arbeitgeberseite z. B. die Arbeitsgemeinschaft zur Regelung der Arbeitsbedingungen der Zahnmedizinischen Fachangestellten/Zahnarzthelferinnen – kurz AAZ – und auf Arbeitnehmerseite der Verband medizinischer Fachberufe e. V. Die Tarifverträge sind meist räumlich beschränkt (z. B. Hamburg, Hessen, Saarland, Westfalen-Lippe) und gelten also nicht für das gesamte Bundesgebiet. Es gibt drei Tarifverträge, den Manteltarifvertrag, Gehaltstarifvertrag und den Tarifvertrag zur betrieblichen Altersversorgung und Entgeltumwandlung.

Der Tarifvertrag gilt für ZFA/Zahnarzthelferinnen und Stomatologische Schwestern sowie für Auszubildende zur ZFA, die in Zahnarztpraxen tätig sind. Der Manteltarifvertrag ist nicht allgemeinverbindlich, sondern er gilt nur dann, wenn sowohl der Arbeitgeber

(Zahnarzt) als auch die ZFA Mitglieder Tarifvertragsparteien sind. Ist dies der Fall, bestimmt der Tarifvertrag direkt und zwingend den Inhalt der Arbeitsverträge. Der Tarifvertrag kann aber auch durch freiwillige Vereinbarung im Arbeitsvertrag zur Anwendung kommen.

Lösung zu Aufgabe 2:

Ja, der Arbeitsvertrag wird schriftlich abgeschlossen und die folgenden Inhalte sind mindestens aufzunehmen:

- der Name und Anschrift der Vertragsparteien
- der Zeitpunkt des Beginns des Arbeitsverhältnisses
- bei befristeten Verhältnissen die vorhersehbare Dauer des Arbeitsverhältnisses
- der Arbeitsort
- die Bezeichnung der zu leistenden Tätigkeit
- die Zusammensetzung und die Höhe des Gehaltes laut Eingruppierung einschließlich eventueller Zulagen sowie andere Bestandteile des Gehaltes und deren Fälligkeit
- die vereinbarte Arbeitszeit (Beginn und Ende der täglichen Arbeitszeit)
- Dauer des jährlichen Erholungsurlaubes
- die Fristen für Kündigung des Arbeitsverhältnisses
- ein allgemeiner Hinweis auf bestehende Tarifverträge oder Betriebsvereinbarungen, die auf das Arbeitsverhältnis anzuwenden sind.

Lösung zu Aufgabe 3:

Arbeitsvertrag	Arbeitgeber	Arbeitnehmer
Hauptpflichten	Zahlung des vereinbarten Entgelts	die Arbeitsleistung zur Verfügung stellen
Nebenpflichten	Urlaubsgewährung Fürsorgepflicht Zeugnispflicht	Weisungspflicht Treuepflicht Verschwiegenheitspflicht

Lösung zu Aufgabe 4:

Die gesetzliche Jahresurlaubszeit beträgt 24 Werktage im Kalenderjahr. Grundsätzlich muss der Urlaub im laufenden Kalenderjahr gewährt und genommen werden. Eine Übertragung ins nächste Jahr ist nur aus persönlichen und betrieblichen Gründen möglich.

Lösung zu Aufgabe 5:

Eine Betriebsvereinbarung ist ein Vertrag zwischen Arbeitgeber und Betriebsrat.

Lösung zu Aufgabe 6:

Unter Tarifautonomie wird verstanden, dass Arbeitgeberverbände und Gewerkschaften Tarifverträge ohne Einmischung des Staates (der Regierung) abschließen.

Lösung zu Aufgabe 7:

Während der Laufzeit von Tarifverträgen dürfen keine Kampfmaßnahmen (Streik, Aussperrung) zur Durchsetzung von Zielen (z. B. höheres tarifvertragliches Entgelt, Reduzierung der Arbeitszeit) ergriffen werden.

Lösung zu Aufgabe 8:

Beendigung von Arbeitsverhältnissen:
- Vertragsablauf (Zeitvertrag)
- Kündigung
- Anfechtung des Arbeitsvertrages
- Aufhebungsvertrag
- Erreichen der Altersgrenze
- Tod des Arbeitnehmers.

Lösung zu Aufgabe 9:

Fristlose Kündigung durch den Arbeitgeber z. B. bei:
- Arbeitsverweigerung
- Diebstahl, Unterschlagung
- Tätlichkeiten und groben Beleidigungen
- eigenmächtigem Urlaubsantritt.

Lösung zu Aufgabe 10:

Fristlose Kündigung durch den Arbeitnehmer z. B. bei:
- sexueller Belästigung am Arbeitsplatz
- erheblichem Entgeltrückstand
- Tätlichkeiten und groben Beleidigungen
- Verletzung der Arbeitsschutzvorschriften.

LÖSUNGEN

Lösung zu Aufgabe 11:

Einen besonderen Kündigungsschutz genießen:
- Betriebsratsmitglieder während ihrer Amtszeit
- Auszubildende während der Probezeit
- Schwerbehinderte
- Frauen während der Schwangerschaft und in der Zeit bis zu vier Monaten nach der Entbindung.

Lösung zu Aufgabe 12:

Abmahnung:
- Hinweisfunktion auf das Fehlverhalten des Arbeitnehmers
- Aufforderungsfunktion zur Erfüllung der arbeitsvertraglichen Pflichten des Arbeitnehmers
- Ankündigungsfunktion zur Warnung vor Konsequenzen bei wiederholtem Fehlverhalten des Arbeitnehmers.

Lösung zu Aufgabe 13:

Der Arbeitnehmer kann auf eine ungerechtfertigte Abmahnung wie folgt reagieren:
- eine Gegendarstellung schreiben und zu seiner Personalakte geben
- eine Rücknahme der Abmahnung und die Entfernung aus der Personalakte verlangen.

Lösung zu Aufgabe 14:

Schutzfristen laut Mutterschutzgesetz: Beschäftigungsverbot
- 6 Wochen vor der Entbindung (§ 3, Abs. 2 MuSchG)
- 8 Wochen nach der Entbindung (§ 6, Abs. 1, S. 1 MuSchG).

Lösung zu Aufgabe 15:

Fragen des Arbeitgebers nach einer Schwangerschaft während des Vorstellungsgesprächs sind unzulässig und müssen von der Bewerberin auch nicht beantwortet werden. Sie kann sogar die Unwahrheit sagen (Urteil des Bundesarbeitsgerichts).

Lösung zu Aufgabe 16:

Schwangerschaften sollten aus folgenden Gründen beim Arbeitgeber angezeigt werden:
- Es besteht ein besonderer Kündigungsschutz für werdende Mütter.
- Der Arbeitgeber hat besondere Verpflichtungen gegenüber der schwangeren Mitarbeiterin hinsichtlich Arbeitsbedingungen und Arbeitsumfeld.
- Eine Nicht-Information verstößt u. U. gegen arbeitsvertragliche Bestimmungen.

Lösung zu Aufgabe 17:
Kündigungsfrist vier Wochen zum Kalendermonatsende. Spätester Kündigungstermin 02.09.15.

Lösung zu Aufgabe 18:
Lohn- und Gehaltsforderungen verjähren nach drei Jahren. Beginn der Verjährungsfrist am 31.12.15; Verjährung 31.12.18.

Lösung zu Aufgabe 19:
Art und Dauer der Beschäftigung, Führung und Leistung.

Lösung zu Aufgabe 20:
- Kündigung vier Wochen zum Monatsende. Sie kann zum 31.08. ausscheiden. Spätester Kündigungstermin ist der 03.08.
- Die Kündigung ist ein einseitiges empfangsbedürftiges Rechtsgeschäft.
- weitere Kündigungsarten: vertragliche und fristlose Kündigung
- qualifiziertes Zeugnis, eventuell Lohnsteuerkarte, Versicherungsnachweis
- Gehaltstarifvertrag, abgeschlossen zwischen Gewerkschaft und Arbeitgeberverband.

Lösung zu Aufgabe 21:
- Angenommen, die Praxisinhaberin stellt Brigitte ganz bewusst nur für ein Jahr ein, weil z. B. eine langfristig beschäftigte und bewährte Zahnmedizinische Fachangestellte in Elternzeit ist, kann sie ohne Schwierigkeiten und ohne Kündigung das Arbeitsverhältnis beenden. Ebenso unkompliziert kann der Personalbestand verringert werden, wenn z. B. wegen starker Konkurrenz die Praxis nicht gut geht oder wenn sich Brigitte nicht bewähren sollte.
- Vorteile: Ein angebotener befristeter Arbeitsvertrag sollte angenommen werden, insbesondere wenn der Arbeitsplatz in Wohnungsnähe liegt oder wenn kein Alternativangebot für eine andere Stelle vorliegt. Einen Arbeitsplatz zu haben, bedeutet Einkommen und persönliche Zufriedenheit. Bei Bewährung kann aus einem befristeten schnell ein unbefristetes Arbeitsverhältnis werden.
- Nachteile: Ein gewisser Nachteil ist die Ungewissheit, was nach einem Jahr sein wird. Möglicherweise wird das Ausscheiden aus einem Arbeitsverhältnis nach nur einem Jahr bei weiteren Bewerbungen negativ gesehen.

Lösung zu Aufgabe 22:
- Ein Manteltarifvertrag enthält grundsätzlich Bestimmungen für längere Zeit, so z. B. über Arbeitsbedingungen und -zeit, 13. Monatsgehalt, Urlaubsgeld und vermögenswirksame Leistungen.

- Manteltarifverträge werden zwischen Gewerkschaft und Arbeitgeberverband abgeschlossen.
- Dienst- oder Arbeitsverträge sind dagegen Vereinbarungen zwischen einzelnen Arbeitnehmern und Arbeitgebern.

Lösung zu Aufgabe 23:
- Art und Dauer der Beschäftigung
- Auf Verlangen des Arbeitnehmers muss ein qualifiziertes Zeugnis ausgestellt werden.
- Arbeitsgericht.

1.7 Arbeitsgerichtsbarkeit
1. (B)   2. (B)   3. (B)   4. (B)   5. (C)   6. (D)

1.8 Sozialversicherung, private Absicherung
Lösung zu Aufgabe 1:
- Arbeitgeber und Arbeitnehmer tragen die Beiträge i. d. R. je zur Hälfte: Renten-, Arbeitslosen-, Pflege- und Krankenversicherung. Seit 2009 gilt für alle gesetzlichen Krankenkassen (GKV) derselbe allgemeine und ermäßigte Beitragssatz. Die GKV können außerdem einen kassenindividuellen Zusatzbeitrag erheben. Dieser Beitrag beträgt für 2015 durchschnittlich 0,9 %. Dieser Zusatzbeitrag wird nur vom Arbeitnehmer gefordert. Die Arbeitgeber zahlen ihn nicht.
  Arbeitgeber trägt Beiträge voll: Unfallversicherung (Berufsgenossenschaft)
- Träger der Sozialversicherung:
  - Rentenversicherung: Deutsche Rentenversicherung, knappschaftliche Rentenversicherung
  - Arbeitslosenversicherung: Bundesagentur für Arbeit
  - Krankenversicherung: AOK, Ersatz-, Innungs- und Betriebskrankenkassen u. a.
  - Pflegeversicherung: Krankenkassen.

Lösung zu Aufgabe 2:
- Die heutigen Beitragszahler (Arbeitnehmer) verlassen sich darauf, dass ihre Rente später durch die Beiträge der nächsten Generation bezahlt wird. Die heutigen Beitragszahler finanzieren somit die gegenwärtigen Rentenleistungen.
- Erhöhung der Beiträge zur Rentenversicherung, Absenkung der Renten, Renteneintrittsalter erhöhen, Anzahl der Pflichtbeitragszahler erhöhen.

Lösung zu Aufgabe 3:

- Die Beitragshöhe bei den Sozialversicherungen – außer Unfallversicherung – wird nach dem Bruttoeinkommen bemessen. Bei den Individualversicherungen (private Krankenversicherung, Unfallversicherung, Lebensversicherung) ist die Prämie abhängig vom Angebot der Versicherungsgesellschaft.
- Die Sozialversicherungen sind gesetzlich vorgeschrieben (i. d. R. Pflichtmitgliedschaft). Bei den Individualversicherungen ist durch privatrechtliche Versicherungsverträge eine freiwillige Mitgliedschaft möglich. Sie können zu bestimmten Zeitpunkten – je nach Vertrag – auch gekündigt werden.

Lösung zu Aufgabe 4:

- höhere Ausgaben für Renten- und Pflegeversicherung, weil die Lebenserwartung der Bürger gestiegen ist
- „Kostenexplosion" im Gesundheitswesen
- gestiegene und anhaltend hohe Arbeitslosigkeit, Zunahme von Insolvenzen
- Versicherungsfremde Leistungen werden von den Sozialversicherungsträgern bezahlt.

5. (B)   6. (D)   7. (C)   8. (D)   9. (A)   10. (C)   11. (B)
12. (B) 13. (C) 14. (D)

Lösung zu Aufgabe 15:

Ja, die Zahnmedizinische Fachangestellte hat die Möglichkeit, eine Betriebsrente zu bekommen. Sie ist eine attraktive Vergütungskomponente, die zur langfristigen Praxisbindung von Mitarbeiterinnen und Mitarbeiter beiträgt, und sollte von zahnärztlichen Arbeitgebern noch stärker aktiv angeboten werden.

Lösung zu Aufgabe 16:

Die betriebliche Altersversorgung wird in einem gesonderten Tarifvertrag geregelt. Die Zahnmedizinische Fachangestellte/Zahnarzthelferin und Stomatologische Schwester hat entsprechend dem Tarifvertrag zur betrieblichen Altersversorgung und Entgeltumwandlung sowohl die Möglichkeit zur Entgeltumwandlung als auch zur arbeitgeberfinanzierten Altersversorgung (Anschubfinanzierung). Durch diesen Tarifvertrag wollen die Tarifvertragsparteien einen Beitrag zur Zukunftssicherung von Zahnmedizinischen Fachangestellten/Zahnarzthelferinnen im Alter leisten, indem sie die Möglichkeit zum Aufbau einer zusätzlichen kapitalgedeckten Altersversorgung schaffen.

Lösung zu Aufgabe 17:

Der § 2 des Tarifvertrages regelt den Arbeitgeberbeitrag zur betrieblichen Altersvorsorge. Dort heißt es „Die Zahnmedizinische Fachangestellte/Zahnarzthelferin erhält zum Aufbau einer betrieblichen Altersversorgungsleistung nach § 1 Betriebsrentengesetz (BetrAVG) von ihrem Arbeitgeber einen Beitrag gemäß folgender Staffelung:

- vollzeitbeschäftigte Arbeitnehmerinnen 45 € monatlich
- teilzeitbeschäftigte Arbeitnehmerinnen mit einer vereinbarten Wochenarbeitszeit von 20 Stunden und mehr 45 € monatlich
- teilzeitbeschäftigte Arbeitnehmerinnen mit einer vereinbarten Wochenarbeitszeit von weniger als 20 Stunden 27,50 € monatlich
- Auszubildende nach der Probezeit 45 € monatlich."

Lösung zu Aufgabe 18:

Im § 5 des Tarifvertrags wird ausgeführt:
„Die Zahnmedizinische Fachangestellte/Zahnarzthelferin hat im Rahmen der nachfolgenden Bestimmungen einen Anspruch auf Umwandlung künftiger tariflicher Entgeltbestandteile zugunsten einer Versorgungszusage zum Zwecke der Altersversorgung. Der Zahnmedizinische Fachangestellte/Zahnarzthelferin steht es frei, diesen Anspruch geltend zu machen."

Lösung zu Aufgabe 19:

Hinsichtlich der Versorgungsleistungen führt der § 10 des Tarifvertrages aus:
„(1) Die angebotene betriebliche Altersversorgung des Arbeitgebers muss mindestens eine lebenslange Altersrente umfassen oder einen Auszahlungsplan mit anschließender Altersrente umfassen. Einzelheiten der Versorgungsleistung (einschließlich ggf. zusätzlicher Versorgungsarten) werden in den Geschäftsplänen, Versicherungsbedingungen und Leistungsbeschreibungen der Pensionskasse oder Direktversicherung, die der Bundesanstalt für Finanzdienstleistungsaufsicht mitgeteilt werden, festgelegt."

Lösung zu Aufgabe 20:

- private Versicherungen:
  - private Unfallversicherung
  - private Pflegezusatzversicherung
  - Krankenzusatzversicherung
  - Kapitallebensversicherung
  - Risikolebensversicherung
  - private Rentenversicherung (z. B. die so genannte Riester-Rente)
  - Haftpflichtversicherung

- Bei der Kapitallebensversicherung wird zu einem bestimmten Zeitpunkt der Versicherungsbetrag mit Überschussbeteiligung dem Versicherungsnehmer ausgezahlt, in Falle seines Todes erhalten die Begünstigten das Geld.

  Bei der Risikolebensversicherung wird nur dann von der Versicherungsgesellschaft bezahlt, wenn der Tod des Versicherungsnehmers eintritt.

- Die Insassen-Unfallversicherung leistet nur bei einem Autounfall, die allgemeine Unfallversicherung bei jedem Unfall an jedem Ort.

Lösung zu Aufgabe 21:

- Gefördert werden alle Pflichtversicherten der gesetzlichen Rentenversicherung, aber auch Beamte, Richter und Soldaten. Dies sind z. B. Arbeitnehmer, Wehr- und Zivildienstleistende, Arbeitslose und geringfügig Beschäftigte, die auf den vollen Rentenversicherungsbeitrag aufstocken.
- Nicht gefördert werden Selbstständige und Pflichtversicherte in einer berufsständischen Vorsorgeeinrichtung (z. B. Zahnärzte und Anwälte). Natürlich sollten sie trotz fehlender staatlicher Förderung trotzdem eine private Vorsorge aufbauen.
- Aber: Ehepartner von begünstigten Personen können die staatliche Förderung erhalten!

Lösung zu Aufgabe 22:

- Thomas zahlt keine gesetzlichen Sozialabgaben, d. h.
  - keine Krankenversicherung
  - keine Pflegeversicherung
  - keine Arbeitslosenversicherung
  - keine Rentenversicherung.
- Privat absichern muss Thomas auf jeden Fall: Krankenversicherung, Pflegeversicherung.
- Die Beihilfe ist im Grunde der Arbeitgeber-Anteil zur Krankenversicherung. Die beamteten Privatpatienten zahlen ihre Arzt- und Zahnarztrechnungen zunächst aus eigener Tasche. Sie reichen dann die Originalrechnung bei ihrer privaten Krankenkasse ein und bekommen je nach Tarif einen Teil der Kosten erstattet. Der (fast) restliche Betrag wird vom Arbeitgeber über die Beihilfeabteilung vergütet.
- Beamte beziehen im Ruhestand keine Rente, sondern eine Pension. Im Gegensatz zur Rente wird die ausschließlich aus Steuergeldern finanziert.

1.9 Gehaltsabrechnung

Lösung zu Aufgabe 1:

Die Höhe der Lohnsteuer ist grundsätzlich abhängig vom Bruttoentgelt und der jeweiligen Steuerklasse.

Lösung zu Aufgabe 2:

Die Sozialabgaben werden von der Höhe des Bruttoentgelts, aber nur bis zu den jeweiligen Beitragsbemessungsgrenzen, berechnet.

Lösung zu Aufgabe 3:

Die Berechnung des Solidaritätszuschlages in Höhe von 5,5 % wird von der Lohnsteuer vorgenommen.

Lösung zu Aufgabe 4:

Der Arbeitgeber (Praxisinhaber) trägt die gesetzlichen Sozialabgaben i. d. R. zu 50 %, die Unfallversicherung voll.

Mögliche zusätzliche Lohnnebenkosten:

- Vermögenswirksame Leistungen
- Urlaubsgeld
- Weihnachtsgeld
- Essensgeld- und Fahrgeldzuschuss.

Lösung zu Aufgabe 5:

Bis zu einem Bruttoentgelt von 325,00 €, der so genannten Geringverdienergrenze, zahlt der Arbeitgeber von Auszubildenden die Sozialversicherungsbeiträge allein.

Lösung zu Aufgabe 6:

Die Tarifverträge beinhalten keine vermögenswirksamen Leistungen. Sie können aber Bestandteil von Arbeitsverträgen sein.

Lösung zu Aufgabe 7:

Die Höhe der zu entrichtenden Sozialabgaben richtet sich nach dem Bruttoentgelt und wird nur durch die Beitragsbemessungsgrenzen eingeengt. Freibeträge auf der Lohnsteuerkarte haben keine Auswirkungen auf die zu zahlenden Sozialabgaben, nur auf die zu zahlenden Steuern.

Lösung zu Aufgabe 8:

Zum 1. Januar 2015 wurde der Anteil des Beitragssatzes zur GKV von 0,9 %, den die Mitglieder bisher allein getragen haben, abgeschafft. Dadurch sinkt der allgemeine Beitragssatz zur GKV von 15,5 % auf 14,6 %, der ermäßigte Satz von 14,9 % auf 14,0 %. Arbeitgeber und Arbeitnehmer tragen den Krankenkassenbeitrag jeweils zur Hälfte (7,3 % bzw. 7 %). Die gesetzlichen Krankenkassen haben aber jetzt die Möglichkeit, diese Mindereinnahmen bei Bedarf über einen individuellen einkommensabhängigen Zusatzbeitragssatz aufzufangen. Diesen müssen die Arbeitnehmer alleine zahlen. Der GKV-Spitzenverband ist verpflichtet, eine laufend aktualisierte Übersicht der Zusatzbeitragssätze der Krankenkassen im Internet zu veröffentlichen (§ 242 Abs. 5 SGB V). Der durchschnittliche Zusatzbeitrag beträgt 0,9 % (Stand: 2015).

Lösung zu Aufgabe 9:

Die Beiträge zur gesetzlichen Sozialversicherung werden wie folgt zwischen Arbeitgeber und Arbeitnehmer aufgeteilt:

Sozialversicherung	gesamt	Arbeitgeber	Arbeitnehmer
Rentenversicherung (Bund)[1]	18,70 %	9,35 %	9,35 %
Arbeitslosenversicherung	3,00 %	1,50 %	1,50 %
Krankenversicherung (allgemein)	14,60 %	7,30 %	7,30 %
Krankenversicherung (ermäßigt)	14,00 %	7,00 %	7,00 %
Zusatzbeitrag GKV (durchschnittlich)	0,90 %		0,90 %
Pflegeversicherung[2]	2,35 %	1,175 %	1,175 %
Beitragszuschlag zur Pflegeversicherung für kinderlose Arbeitnehmer über 23 Jahre	0,25 %		0,25 %

---

[1] Für die knappschaftliche Rentenversicherung gelten andere Werte. Sie betragen insgesamt 24,8 %. Davon zahlen die Arbeitnehmer 7,35 %, die Arbeitgeber aber 15,45 %.

[2] In Sachsen gelten andere Beitragssätze: Arbeitnehmer 1,675 %, Arbeitgeber 0,675 %.

Lösung zu Aufgabe 10:

Gehaltsberechnung			Monat:		Juli 20..	
Name:	Ramelow		Vorname:	Maike		
Familienstand:	ledig		Geb.-Datum:		03.05.96	
Lohnsteuerklasse:	I		Religion:	röm.-kath.		
Bankverbindung:	Commerzbank	Hamburg		IBAN	DE45200400001234567890	

Bruttoentgelt					1.500,00 €
Lohnsteuer				92,66 €	
Solidaritätszuschlag			5,50%	2,33 €	
Kirchensteuer			9,00%	8,33 €	
Summe Steuern				103,32 €	
		Gesamt	AN-Anteil		
Rentenversicherung		18,70%	9,350%	140,25 €	
Krankenversicherung		14,60%	7,300%	109,50 €	
Zusatzbeitrag GKV (durchschnittlich)		0,90%	0,900%	13,50 €	
Arbeitslosenversicherung		3,00%	1,500%	22,50 €	
Pflegeversicherung		2,35%	1,175%	17,63 €	
Summe Sozialversicherungen		39,55%	20,225%	303,38 €	
Summe der Abzüge				406,70 €	
Nettoentgelt					1.093,30 €
Ausgezahlter Betrag					1.093,30 €

Gesamte Personalaufwendungen			
Bruttoentgelt		1.500,00 €	
AG-Anteil-Sozialversicherungen	19,325%	289,88 €	
Sonstige soziale Aufwendungen		- €	
Gesamte Personalaufwendungen			1.789,88 €

Zu überweisender Betrag an das Finanzamt (FA): 103,32 €
Zu überweisender Betrag an die Krankenkasse (KK): 593,26 €

Lösung zu Aufgabe 11:

Gehaltsberechnung		Monat:		Juli 20..	
Name:	Ramelow	Vorname:	Maike		
Familienstand:	ledig	GebDatum:		03.05.96	
Lohnsteuerklasse:	I	Religion:	röm.-kath.		
Bankverbindung:	Commerzbank Hamburg		IBAN	DE45200400001234567890	

Bruttoentgelt					1.500,00 €
Vermögenswirksame Leistungen					40,00 €
Steuer- und sozialversicherungspflichtiges Bruttoentgelt					1.540,00 €
Lohnsteuer			110,00 €		
Solidaritätszuschlag		5,50%	5,90 €		
Kirchensteuer		9,00%	9,94 €		
Summe Steuern				125,84 €	
	Gesamt	AN-Anteil			
Rentenversicherung	18,70%	9,350%	143,99 €		
Krankenversicherung	14,60%	7,300%	112,42 €		
Zusatzbeitrag GKV (durchschnittlich)	0,90%	0,900%	13,86 €		
Arbeitslosenversicherung	3,00%	1,500%	23,10 €		
Pflegeversicherung	2,35%	1,175%	18,10 €		
Summe Sozialversicherungen	39,55%	20,225%		311,47 €	
Summe der Abzüge				437,31 €	
Nettoentgelt					1.102,69 €
Vermögenswirksame Leistungen					40,00 €
Ausgezahlter Betrag					1.062,69 €

Gesamte Personalaufwendungen				
Bruttoentgelt			1.500,00 €	
AG-Anteil-Sozialversicherungen	19,325%		297,61 €	
Sonstige soziale Aufwendungen			40,00 €	
Gesamte Personalaufwendungen				1.837,61 €

Zu überweisender Betrag an das Finanzamt:	125,84 €
Zu überweisender Betrag an die Krankenkasse:	609,08 €

Lösung zu Aufgabe 12:

Gehaltsberechnung			Monat:		Juli 20..	
Name:	Ramelow		Vorname:	Maike		
Familienstand:	ledig		Geb.-Datum:		03.05.96	
Lohnsteuerklasse:	I		Religion:	röm.-kath.		
Bankverbindung:	Commerzbank	Hamburg		IBAN	DE45200400001234567890	

Bruttoentgelt	1.600,00 €
Vermögenswirksame Leistungen	40,00 €
Steuer- und sozialversicherungspflichtiges Bruttoentgelt	1.640,00 €

Lohnsteuer			125,66 €	
Solidaritätszuschlag		5,50%	6,91 €	
Kirchensteuer		9,00%	11,30 €	
Summe Steuern				143,87 €
	Gesamt	AN-Anteil		
Rentenversicherung	18,70%	9,350%	153,34 €	
Krankenversicherung	14,60%	7,300%	119,72 €	
Zusatzbeitrag GKV (durchschittlich)	0,90%	0,900%	14,76 €	
Arbeitslosenversicherung	3,00%	1,500%	24,60 €	
Pflegeversicherung	2,35%	1,175%	19,27 €	
Summe Sozialversicherungen	39,55%	20,225%		331,69 €
Summe der Abzüge				475,56 €

Nettoentgelt	1.164,44 €
Vermögenswirksame Leistungen	40,00 €
Ausgezahlter Betrag	1.124,44 €

Gesamte Personalaufwendungen			
Bruttoentgelt		1.600,00 €	
AG-Anteil-Sozialversicherungen	19,725%	323,49 €	
Sonstige soziale Aufwendungen		40,00 €	
Gesamte Personalaufwendungen			1.963,49 €

Zu überweisender Betrag an das Finanzamt:	143,87 €
Zu überweisender Betrag an die Krankenkasse:	655,18 €

Lösung zu Aufgabe 13:

Gehaltsberechnung		Monat:		Juli 20..	
Name:	Ramelow	Vorname:	Maike		
Familienstand:	ledig	Geb.-Datum:		03.05.96	
Lohnsteuerklasse:	I	Religion:	röm.-kath.		
Bankverbindung:	Commerzbank Hamburg		IBAN	DE45200400001234567890	

Bruttoentgelt					1.600,00 €
Vermögenswirksame Leistungen					40,00 €
Sozialversicherungspflichtiges Bruttoentgelt					1.640,00 €
Steuerfreie Beträge pro Monat					300,00 €
Steuerpflichtiges Bruttoentgelt					1.340,00 €

Lohnsteuer				54,41 €	
Solidaritätszuschlag		5,50%		- €	
Kirchensteuer		9,00%		4,89 €	
Summe Steuern					59,30 €
	Gesamt	AN-Anteil			
Rentenversicherung	18,70%	9,350%	153,34 €		
Krankenversicherung	14,60%	7,300%	119,72 €		
Zusatzbeitrag GKV (durchschnittlich)	0,90%	0,900%	14,76 €		
Arbeitslosenversicherung	3,00%	1,500%	24,60 €		
Pflegeversicherung	2,35%	1,175%	19,27 €		
Summe Sozialversicherungen	39,55%	20,225%		331,69 €	
Summe der Abzüge				390,99 €	

Nettoentgelt				1.249,01 €
Vermögenswirksame Leistungen				40,00 €
Ausgezahlter Betrag				1.209,01 €

Gesamte Personalaufwendungen			
Bruttoentgelt		1.600,00 €	
AG-Anteil-Sozialversicherungen	19,725%	323,49 €	
Sonstige soziale Aufwendungen		40,00 €	
Gesamte Personalaufwendungen			1.963,49 €

Zu überweisender Betrag an das Finanzamt:	59,30 €
Zu überweisender Betrag an die Krankenkasse:	655,18 €

1.10 Kommunikationstechnik

Lösung zu Aufgabe 1:

Ganz allgemein wird unter Kommunikation der Austausch von Informationen durch Zeichensysteme bzw. Sprache verstanden.

Lösung zu Aufgabe 2:

Kommunikationsbeziehung	Beispiel
Mensch – Mensch	Gespräch unter Menschen
Mensch – Maschine	Bedienung einer EDV-Anlage, Abruf von Daten
Maschine – Maschine	Datenaustausch mit der KZV

Lösung zu Aufgabe 3:

Der Kommunikationsprozess ist zu sehen unter:

- Sachaspekt
- Beziehungsaspekt
- Selbstoffenbarungsaspekt
- Appellaspekt.

Lösung zu Aufgabe 4:

Die zur Aufgabenerfüllung der Praxis notwendigen Informationen bilden die formale Kommunikation. Demgegenüber stehen die anderen, restlichen Kommunikationsbeziehungen und zwischenmenschlichen Kontakte, die sich im Arbeits- und Privatleben ergeben.

Lösung zu Aufgabe 5:

interne Kommunikationsbeziehungen	externe Kommunikationsbeziehungen
ZFA – Zahnärztin/Zahnarzt	Zahnärztin/Zahnarzt/ZFA – Patienten
ZFA – ZFA	Zahnärztin/Zahnarzt/ZFA – Lieferanten/Dentallabor/Apotheken
	Zahnärztin/Zahnarzt/ZFA – KZV/Zahnärztekammern
	Zahnärztin/Zahnarzt/ZFA – Berufsverbände
	Zahnärztin/Zahnarzt/ZFA – Pharmareferenten
	Zahnärztin/Zahnarzt/ZFA – Fachärzte/Krankenhäuser

2. Patienten empfangen und begleiten
2.1 Gestaltung des Empfangs- und Wartebereichs
Lösung zu Aufgabe 1:

Wenn Tätigkeiten, die der gleiche Aufgabenerfüllung dienen, zusammengefasst werden, wird von einem Funktionsbereich gesprochen.

Lösung zu Aufgabe 2:

Der zahnmedizinisch-klinische Nutzungsbereich soll unter hygienischen, rationellen und ergonomischen Gesichtspunkten ausgestattet sein, der nichtklinische Bereich unter benutzerfreundlichen und ergonomischen Kriterien.

Lösung zu Aufgabe 3:

- Funktionsbereiche: Zahnarztbereich
  - Labor – Behandlungsbereich
  - Magazin – Patientenbereich
  - Wartezimmer – Empfangsbereich
- Durch eine sorgfältige Planung der Anordnung der Funktionsbereiche einer Zahnarztpraxis kann der Praxisablauf optimiert werden. So bringen z. B. kurze Wege Zeitersparnis und führen damit zu einem schnelleren Patientendurchlauf. Die Patienten sollten sich, insbesondere in größeren Praxen, gut zurecht finden. Vom Empfangsbereich sollten die ZFA die einzelnen Praxisbereiche, die von den Patienten genutzt werden, gut im Blick haben. Helle und freundliche Räume steigern das Wohlbefinden von Patienten und die Leistungsbereitschaft des Personals.
- Die Patienten erwarten in einer zeitgemäßen Praxis ein freundliches und nicht zu kleines Wartezimmer mit einem angenehmen Raumklima, bequeme Sitzmöbel, aktuellen Lesestoff und für mitgebrachte Kinder Spielzeug und eine Kinderspielecke.
- regelmäßige Besprechungen mit seinen ZFA. Gemeinsame Festlegung der Kompetenzen, der Arbeitszeit, des langfristigen Urlaubs- und Personaleinsatzplans. Das Betriebsklima kann verbessert werden durch konstruktive Kritik, eine offene und freundliche Kommunikation, durch Aussprechen von Lob, ggf. durch gemeinsame Freizeitaktivitäten.

Lösung zu Aufgabe 4:

- In einer reinen Bestellpraxis sind die Patienten zu einem bestimmten Termin, der für sie reserviert ist, bestellt. Die Behandlung und die voraussichtliche Behandlungszeit sind geplant. Ziele sind eine gleichmäßige Praxisauslastung und geringe Wartezeiten für die Patienten.

- Das Risiko von Terminverschiebungen kann minimiert werden, wenn wichtige Grundsätze beachtet werden:
  - Zahnarzt und Zahnmedizinische Fachangestellte müssen gemeinsam planen, geeignete Ordnungsmittel wie Terminplaner, Plantafel, Bestellbuch müssen richtig eingesetzt werden.
  - Zeitreserven bzw. -puffer, z. B. für Problem- oder Notfälle sind im Zeitplan zu berücksichtigen.
  - Zeitaufwand für größere Untersuchungen oder aufwändige Behandlungen besonders sorgfältig einplanen. An ihm müssen sich alle anderen Termine des Tages orientieren.
  - Pünktliche Patienten möglichst pünktlich aufrufen, verspätete Patienten eher etwas warten lassen.
  - Nicht bestellte Patienten dürfen nicht den festgelegten Zeitplan durcheinander bringen, ggf. mit ihnen einen neuen festen Termin vereinbaren.
- Eine Alternative zur reinen Bestellpraxis ist die so genannte offene Sprechstunde, bei der lediglich die Zeit der Praxisbereitschaft festgelegt ist. Die Patienten werden nach der Reihenfolge ihrer Ankunft aufgerufen. Nachteile: Oft müssen Patienten lange warten; unabhängig von der tatsächlichen Behandlungsanzahl ist während der gesamten Bereitschaft der volle Personaleinsatz notwendig.
- Eine andere Alternative ist die so genannte halboffene Sprechstunde, ein Mischsystem zwischen offener Sprechstunde und Bestellpraxis.

Die Festlegung der Reihenfolge der Behandlung der Patienten geschieht sehr praxisindividuell. Bewährt haben sich:
  - Eintragen in eine Bestellliste oder auf einer Plantafel mit Zeitdaten des Patienten
  - Einsortierung der vorbereiteten Karteikarten mit durchgehend nummerierten Klarsichthüllen mit Zeitinfo
  - Ausgabe von nummerierten Karten mit Zeitangaben für den Patienten.

2.2 Verbale und nonverbale Kommunikation

Lösung zu Aufgabe 1:

Folgende Patientengruppen sollten mit einer besonderen Aufmerksamkeit und Ansprache bedacht werden:
- ängstliche und unsichere Menschen
- kranke und behinderte Menschen
- Kinder und Jugendliche
- Senioren
- Begleitpersonen (Angehörige von Patienten).

Lösung zu Aufgabe 2:
In einem Patienten-Gespräch ist auf jeden Fall zu vermeiden:
- Gesten des Desinteresses und der Ungeduld
- mangelnder Blickkontakt
- fehlendes Zuhören
- Ironie und Schroffheit in der Wortwahl.

Lösung zu Aufgabe 3:
Unter nonverbaler Kommunikation wird allgemein die Körpersprache des Menschen verstanden. So drücken seine Mimik, Gestik und Körperhaltung manchmal mehr als Worte aus bzw. stehen im krassen Gegensatz zu dem Gesagten.

Lösung zu Aufgabe 4:
Negative Körpersprache z. B.:
- Blickkontakt verweigern bzw. Blicke im Raum umher schweifen lassen
- mit Kugelschreiber oder anderen Unterlagen spielen
- mit den Fingern auf den Tisch trommeln oder den Füßen ungeduldig wippen
- Fingernägel interessiert anschauen
- gelangweilter oder unfreundlicher Gesichtsausdruck
- Arme verschränken oder Hände in die Jacken- bzw. Hosentaschen stecken.

Lösung zu Aufgabe 5:

Kommunikationsstörungen	Beispiel
technische Störungen	mangelhafte Telefonverbindung, Rauschen im Apparat/in Telefonleitung
medizinische Störungen	Schwerhörigkeit des Gesprächspartners/Patienten
kognitive Störungen	Unkenntnis der zahnmedizinischen Fachausdrücke oder mangelndes Auffassungsvermögen des Patienten
psychosoziale Störungen	grundsätzlich negative Grundeinstellung des Gesprächspartners, Antipathie

2.3 Grundlagen des Vertragsrechts
Lösung zu Aufgabe 1:
Jeder Kaufvertrag kommt durch zwei übereinstimmende Willenserklärungen zu Stande. Die erste Willenserklärung heißt Antrag, die zweite Annahme.

Lösung zu Aufgabe 2:
Jeder schuldrechtliche Vertrag begründet für die Vertragsparteien Rechte und Pflichten. Die Verträge müssen durch Vertragsparteien eingehalten werden.

Lösung zu Aufgabe 3:
Nicht alle Verträge müssen schriftlich abgeschlossen werden. So wird wohl kaum einer beim Kauf einer Tafel Schokolade einen schriftlichen Vertrag abschließen, noch viel weniger, wenn eine Getränkedose aus einem Automaten gezogen wird. In beiden Fällen liegen Kaufverträge vor. Manche Verträge bedürfen nicht nur der Schriftform, sondern sogar auch der Beurkundung durch den Notar (Grundstückskauf).

Lösung zu Aufgabe 4:
Wichtige Verträge sind:
- Arbeitsvertrag
- Kaufvertrag
- Werkvertrag
- Werklieferungsvertrag
- Dienstvertrag (Behandlungsvertrag)
- Leihvertrag
- Darlehensvertrag
- Mietvertrag
- Pachtvertrag.

Lösung zu Aufgabe 5:

Fall	Vertrag
Cornelia Zenker wird in der Praxis von Dr. Werner als ZFA eingestellt.	Arbeitsvertrag
Es wird im Medishop Sprechstundenbedarf eingekauft.	Kaufvertrag
Dr. Werner besorgt sich ein Ersatzfahrzeug bei Europcar, weil sein Wagen nach einem Unfall in der Autowerkstatt ist.	Mietvertrag
Der beschädigte Wagen von Dr. Werner wird in der Kfz-Werkstatt repariert.	Werkvertrag
Cornelia Zenker nimmt einen Kredit bei der Commerzbank auf.	Darlehensvertrag (Kreditvertrag)
Cornelia nimmt den Zahnmedizin-Studenten Ralf König zur Untermiete in ihre 3-Zimmer-Wohnung auf.	Mietvertrag
Ralf überlässt Cornelia kostenlos sein Auto für einen Wochenendausflug.	Leihvertrag

Lösung zu Aufgabe 6:

Wichtige schuldrechtliche Verträge:

- Kaufvertrag
- Werkvertrag
- Dienstvertrag.

Lösung zu Aufgabe 7:

Wenn ein operativer Eingriff vorgenommen wurde, der einen rein kosmetischen Charakter hat und für dessen Erfolg der Zahnarzt garantiert, lag ein Werkvertrag vor.

2.4 Computeranlagen, Standardsoftware

1. (E)
2. (C)
3. (E), (G), (F), (D), (C), (B), (A)
4. (B), (C), (A)
5. (B), (A), (C), (D)
6. (B), (C), (A)
7. (C), (B), (A), (B), (C)
8. (A)
9. (B), (A), (C)
10. (D), (C), (B), (A), (E)
11. (D)
12. (D)

2.5 Datensicherung, Datenschutz

Lösung zu Aufgabe 1:

Regelmäßige Datensicherung (backups) als Kopie. Trotz Festplatte Daten auf CD, DVD oder zweiter externer Festplatte bzw. USB-Stick speichern und sicher aufbewahren, d. h. vor allem vor fremdem Zugriff und äußerlichen Einwirkungen.

Lösung zu Aufgabe 2:

Bundesdatenschutzgesetz, Landesdatenschutzgesetze.

Lösung zu Aufgabe 3:

Personen (Patienten), deren Daten in der Zahnarztpraxis gespeichert sind, haben das Recht auf:

- Einsicht bzw. Auskunft
- Berichtigung falscher Daten
- Sperrung von nicht mehr benötigten Daten
- Löschen von unzulässig gespeicherten Daten.

Lösung zu Aufgabe 4:

Möglichkeiten zum Schutz von Daten vor unberechtigten Zugriff:

- Datenträger verschlossen aufbewahren
- Passwort

LÖSUNGEN

- Tastaturverriegelung
- Aufstellung des Monitors, sodass Unbefugte (Patienten, Besucher) während der Sprechstunde keine fremden Daten einsehen können.

Lösung zu Aufgabe 5:
Der Datenschutz ist nicht gewährleistet. Hacker können u. U. das System „knacken". Nur eine wirklich gute Verschlüsselung bringt einen wirksamen Schutz.

Lösung zu Aufgabe 6:
PC-Viren sind Programme, die beim Eintreten bestimmter Ereignisse Daten auf Datenträgern verändern, zerstören oder auch andere Programme initialisieren.

Lösung zu Aufgabe 7:
Datenbestände können verändert, letztlich zerstört werden; selbst die Hardware könnte betroffen sein. In der Praxis würde so ein großer wirtschaftlicher Schaden angerichtet werden, der oft nur unter hohen Kosten und mit großem Zeitaufwand – wenn überhaupt – behoben werden kann. Anti-Viren-Programme bilden einen Grundschutz, können aber nicht alle – meist neuste – Angriffe abwehren.

8. (C)   9. (C)   10. (A)   11. (B)

2.6 Telekommunikation
1. (C)   2. (C)   3. (D)   4. (D)   5. (A), (B), (B), (B), (A), (C), (B)

3. Praxisabläufe organisieren
3.1 Ablauforganisation
1. (D), (A), (B)   2. (A)   3. (C), (D)   4. (B)   5. (B), (B), (A), (A), (B), (A)

3.2 Praxisteam
Lösung zu Aufgabe 1:
Teambesprechungen sind besonders gut geeignet um:
- Leitlinien für die Praxis zu entwickeln
- Praxisziele zu setzen
- Informationen über den wirtschaftlichen Stand der Praxis zu geben
- personelle Pläne zu erläutern
- organisatorische Änderungen vorzubereiten.

Lösung zu Aufgabe 2:

objektive Einflussfaktoren auf die Arbeitsbedingungen	Praxisorganisation, sachlicher und zeitlicher Arbeitsablauf, Arbeitszeit, Arbeitsfeld und -aufgabe, Arbeitssicherheit, Geräte und Ausstattung, Beleuchtung, Raum- und Farbgestaltung sowie Raumklima
subjektive Einflussfaktoren auf die Arbeitsbedingungen	Gehalt, Führungsstil, Anerkennung, Sozialkontakte, Gruppenidentifikation, Über-/Unterforderung, Aufstiegs- und Weiterbildungsmöglichkeiten

Lösung zu Aufgabe 3:
Kritik wird im Allgemeinen als unangemessen empfunden, wenn sie übertrieben, zornig, persönlich und verletzend, verallgemeinernd und öffentlich geäußert wird.

Lösung zu Aufgabe 4:
Berechtigter Kritik sollte möglichst so begegnet werden:
- Kritiker aussprechen lassen und gut zuhören
- mögliche Motive des Kritikers bedenken
- nicht mit einer Retourkutsche antworten
- die vermeintliche Schuld nicht auf andere Teammitglieder abwälzen
- Nachfragen, wie der Sachverhalt besser bewerkstelligt werden könnte
- Verhaltensweisen für die Zukunft einfordern
- im Stillen Selbstkritik üben, um ggf. Verhaltensänderungen einzuleiten.

Lösung zu Aufgabe 5:
Probleme in der Praxis können auftreten durch:
- mangelnde oder mangelhafte Führung des Zahnarztes/der Zahnärztin
- kein angemessener Kommunikationsstil
- unangemessene Kritik von Vorgesetzten und Mitarbeitern untereinander
- falsches Rollenverhalten innerhalb des Teams.

Lösung zu Aufgabe 6:
(A)

3.3 Konfliktmanagement
Lösung zu Aufgabe 1:
Unter einer sozialen Gruppe versteht man eine Gruppe von Personen, die gemeinsame Ziele und Interessen haben und sich von daher zusammengehörig fühlen.

LÖSUNGEN

Lösung zu Aufgabe 2:
mögliche Zugehörigkeit: Familie, Schulklasse, Mitarbeiter der Zahnarztpraxis, Freundeskreis, Sportverein

Lösung zu Aufgabe 3:
Soziale Normen sind Verhaltensregeln innerhalb einer sozialen Gruppe.

Lösung zu Aufgabe 4:
Konfliktarten: Rollenkonflikte, Generationskonflikte.

Lösung zu Aufgabe 5:
In der Zahnarztpraxis können Rollenkonflikte durch unterschiedliche Interessen und Erwartungen entstehen, so sind z. B. in vielen Fällen – abgesehen von der Behandlung des Patienten – die Interessen der Zahnmedizinischen Fachangestellten nicht auch unbedingt die des Praxisinhabers.

Lösung zu Aufgabe 6:
Konflikte lassen sich vermeiden bzw. abbauen durch:
- Gesprächsbereitschaft
- ruhiges und sachliches Vortragen des eigenen Standpunkts
- Zuhören und Bereitschaft, den Gesprächsteilnehmer zu verstehen und ernst zu nehmen
- gewissenhafte Erfüllung der übernommen Aufgaben
- freundlichen und höflichen Umgang miteinander
- Kompromissbereitschaft.

3.4 Telefonnotiz, Praxisinformationen
Lösung zu Aufgabe 1:
- Verwendung von Kurz- und Schemabriefen, Formularen und Vordrucken, Adressiergerät, PC und Textverarbeitungsprogrammen
- die Post kann außerhalb der Schalterstunden abgeholt werden
- Kontrolle: Unterschrift, Brief im richtigen Umschlag, Gewicht, Frankierung, Anlagen, Adresse, Absender
- Vorteile: Nachweis des Eingangsstempels für eventuelle Mahnungen, Zahlungstermine, Hilfe für die Bearbeitung, z. B. Antwortschreiben.

Lösung zu Aufgabe 2:

- Vorteile eines Fax: Im Gegensatz zum Telefonat hat man beim Fax ein Schriftstück als Beleg. Telefonieren würde in diesem Fall zu lange dauern und teurer sein. Ein Fax ist betriebsbereit, auch wenn Absender und Empfänger persönlich nicht anwesend sind. Briefbeförderung dauert zu lange.
- Anforderungen an das Fax-Gerät: Automatische Wahlwiederholung, großer Papiervorrat, ausreichend viele Kurzwahlziele, Tintenstrahl- oder Laserdrucker für Normalpapier.

Lösung zu Aufgabe 3:

- Es gibt eine Buchstabiertabelle für das Inland und eine andere für das Ausland. Mit ihrer Hilfe lassen sich schwer verständliche Wörter und Eigennamen so buchstabieren, dass sie vom Gesprächspartner besser verstanden werden können.
- Verhaltensweise am Telefon:
  - vor dem Gespräch: Schreibmaterialien und Gesprächsunterlagen bereitlegen; Rufnummer des Teilnehmers aus den neuesten Unterlagen ermitteln; auf Signaltöne achten
  - während des Gesprächs: sich mit Namen und Praxisnamen vorstellen; freundlicher Ton; Zahlen, Eigennamen, Aufträge wiederholen und ggf. buchstabieren; bei vertraulichen Gesprächen den Teilnehmer fragen, ob offen gesprochen werden kann
  - nach dem Gespräch: Hörer sorgfältig auflegen; Telefonnotiz anfertigen; eventuell dem Zahnarzt Bericht erstatten.

Lösung zu Aufgabe 4:

- Telefonnotiz: Name, Anschrift und Telefonnummer des Anrufers; Datum und Uhrzeit des Telefonats; kurze Inhaltsangabe bzw. Grund des Gesprächs; ggf. Vermerke wie „dringend" oder „wichtig"; eigenes Namenszeichen
- elektronischer (digitaler) Anrufbeantworter; Mailbox.

Lösung zu Aufgabe 5:

- Hardware: PC mit Modem oder ISDN/DSL-Anschluss; Software: Browser (Zugangs-Software) wie Internet Explorer; Provider: (Internetdienste-Anbieter) wie T-Online oder im so genannten Call-by-Call bei anderen Anbietern
- schneller, kostengünstiger, unkonventioneller Kommunikationsstil; Mails mit Anhang (Attachment) können weltweit zu jeder Zeit abgerufen werden
- Versand von Dokumenten oder Bestellungen kostengünstiger als mit Brief oder Fax; aktuellere Informationsbeschaffung aus dem Internet statt aus Fachzeitschriften.

LÖSUNGEN

Lösung zu Aufgabe 6:

K	Kaufmann	D	Dora
L	Ludwig	A	Anton
A	Anton	M	Martha
U	Ulrich	M	Martha
S	Samuel		

Dr. Vera Todorovic
Zahnärztin
Brekelbaums Park 6 • 20537 Hamburg

Telefonnotiz

Datum/Uhrzeit: 12.12.20.. 10:15
Name des Patienten: Klaus Damm
Geburtsdatum: 03.07.47
Krankenkasse/privat: privat, Allianz
Telefon/Fax: 040 – 6 77 05 06

Adresse: Hohenkamp 12, Rahlstedt

Grund des Anrufs: Kariesprophylaxe

☐ *Notfall, sofort den Zahnarzt benachrichtigen*
☐ *Termin vereinbaren*
☐ *Rückruf erbeten*
☒ *Meldet sich erneut* am 15.12.20..
☐ *Sonstiges*
☒ *Erledigt am:* 12.12.20.. *durch:* ka
☒ *In der Datei vermerkt:* 12.12.20.. *durch:* ka

Lösung zu Aufgabe 7:

Um Telefonnummern zu ermitteln, hat Peggy Sonntag grundsätzlich mehrere Möglichkeiten. Sie kann:

- telefonische Auskunftsdienste (z. B. von der Telekom) nutzen
- in Telefonbüchern nachschlagen (Telefonbuch; das Örtliche; Gelbe Seiten, die aber im vorliegenden Fall nutzlos sind)
- im Internet recherchieren (z. B. **www.teleauskunft.de**)
- eine Telefonnummern-CD (Telefonbuch, Gelbe Seiten) benutzen.

3.5 Schriftgutablage
Lösung zu Aufgabe 1:

- Termin-, Patienten-, Bezugsquellendatei
- numerisches Ordnungssystem
- Vorteile: sichere Einordnung, bessere Steuerung, computergerecht, keine Neuordnung nötig bei Namensänderungen; Nachteile: unpersönlich, Familienmitglieder nicht zusammen
- farbige Karten, Unterteilung nach Kassenarten, farbige Markierung des Namens, Reiter, Leitkarten
- DIN A5
- DIN A4 oder DIN A6
- schneller Zugriff, übersichtlicher Aufbau, Aktualität, lesbare und eindeutige Eintragungen
- Angaben zur Person: Name, Vorname, Geburtstag, Anschrift, Beruf, Arbeitgeber, Krankenkasse, Krankenschein; Zahnärztliche Angaben: Anamnese, Besonderheiten (z. B. Allergien), Diagnose, Behandlungsmaßnahmen, Röntgenbefunde, Verordnungen
- Telefonbuch, -register, Postleitzahlenbuch, Registratur, Personenkarteien.

Lösung zu Aufgabe 2:

Daten	Ordnungssystem
Fachzeitschriften	chronologische Ordnung
Krankengeschichten	alphabetische Ordnung
Lieferantenlieferscheine und Lieferantenrechnungen	alphanumerische Ordnung
Bankbelege	chronologische Ordnung

Lösung zu Aufgabe 3:

Alte Nr.	Name	Vorname
2	Maier	Fred
8	Manfred	Alfred
7	Manfried	Frieda
5	Mann	Martin
1	Mayer	Karl-Heinz
3	Meier	Cornelia
9	Meiermann	Monika
6	Menne	Claus
4	Meyer	Eckbert
10	Meyermann	Michaela

Lösung zu Aufgabe 4:

▸ geheftete Ablage: sichere Aufbewahrung, schnelles Wiederfinden, sicherer Aktentransport

▸ ungeheftete Ablage: erspart Zeit, einzelne Blätter werden schnell entnommen; gut geeignet, wenn nur wenige Schriftstücke zu einem Vorgang gehören und wenn die Akten selten transportiert werden müssen.

Lösung zu Aufgabe 5:

▸ Liegende Aufbewahrung in Aktendeckeln, Mappen und Schnellheftern

▸ vertikale Hängeregistratur in Hängeordnern

▸ laterale Hängeregistratur in Pendelmappen.

Lösung zu Aufgabe 6:

▸ DIN bedeutet Deutsche Industrie Norm, auch Deutsches Institut für Normung e. V. mit Sitz in Berlin.

▸ Gründe für Normung: rationelle Fertigung, Verarbeitung und Anwendung; leichtere Ersatzbeschaffung, Kostensenkung

▸ A-Reihe: Schreibpapier, Zeichnungen, Postkarten

B-Reihe: Aktendeckel

C-Reihe: Briefhüllen

▸ Formate:

DIN A4	DIN A5	DIN A6
Schreibmaschinenpapier	Patientenkartei	Rezepte
Zahnarztbriefe		AU-Bescheinigungen

Lösung zu Aufgabe 7:
Vordrucke erleichtern und rationalisieren den Schriftverkehr. Wichtige Angaben können so nicht vergessen werden.

3.6 Besondere Versendungsarten
1. (A), (B)   2. (B)   3. (D)   4. (A), (E)   5. (B), (E)   6. (D)

Lösung zu Aufgabe 7:
Um eine PLZ zu ermitteln, hat Birgit Montag grundsätzlich mehrere Möglichkeiten.

Sie kann:
- im Postleitzahlenbuch nachschlagen
- im Internet recherchieren (z. B. **www.post.de**)
- eine PLZ-CD benutzen.

4. Waren beschaffen und verwalten
4.1 Bezugsquellenermittlung
1. (A), (C)   2. (A), (D)   3. (B)   4. (E)   5. (A), (B), (B), (B), (B), (B), (B), (A)

4.2 Informationsbeschaffung, Anfrage
Lösung zu Aufgabe 1:
- Weder Antrag noch Annahme, sondern nur allgemeine Informationen für den Kunden (Zahnarzt). Ohne rechtliche Bedeutung.

Lösung zu Aufgabe 2:
- Es liegt ein Antrag seitens des Zahnarztes vor.

Lösung zu Aufgabe 3:
- Dadurch, dass der Händler geliefert hat, hat er das Angebot des Zahnarztes akzeptiert. Es handelt sich also um eine Annahme.

Lösung zu Aufgabe 4:

Dr. Wolfgang Walter, Eichenbusch 7, 21465 Reinbek

Dr. Wolfgang Walter, Eichenbusch 7, 21465 Reinbek

dd dental depot
Rödingsmarkt 9
20459 Hamburg

09.09.20..

Unversaleinsätze

Sehr geehrte Damen und Herren,

können Sie uns bitte unverzüglich ein detailliertes und verbindliches Angebot für
  Universaleinsätze
unterbreiten. Bitte teilen Sie uns auch Ihre Liefer- und Zahlungsbedingungen mit.
Vielen Dank im Voraus.

Mit freundlichen Grüßen
Zahnarztpraxis Dr. Wolfgang Walter

i. A. *Steffie Bläse*
Steffie Bläse

Lösung zu Aufgabe 5:

- Anfrage: Aufruf der Internetseite der Medishop durch Katarina. Da der Internethändler sich nicht ganz speziell an Katarina, sondern an ein breites anonymes Publikum mit seinem Angebot wendet, handelt es sich hier um eine allgemeine Anfrage seitens Katarina, die – wie alle Anfragen, auch wenn sie bestimmt sind – keine rechtliche Bindung hat.
- Angebot: In dem Moment, wo Katarina bei Medishop bestellt, gibt sie ein Angebot ab. Der Internet-Händler kann es annehmen oder nicht.

Lösung zu Aufgabe 6:

Das Angebot des Internethändlers ist nicht verbindlich. Die Angaben des Händlers dienen nur der Information der Kunden über das Leistungsangebot von Medishop.

Lösung zu Aufgabe 7:

Dr. Baiers Praxis sollte sich als Neukunde bei der Medishop registrieren lassen. Das geschieht auf den ersten beiden Internet-Seiten so:

- ► Seite 1:
  - „Hier können Sie sich als Medishop.de-Kunde registrieren. Für die Registrierung müssen Sie alle rot markierten Felder ausfüllen. Die Registrierung erfolgt sofort ohne Auflagen und ohne weitere langwierige Prüfungen.
  - Das Passwort und die E-Mail-Adresse können später über „Daten ändern" wieder geändert werden."
- ► Seite 2:
  - „Auf dieser Seite können Sie die Rechnungs- und Lieferanschrift sowie Kontakt- und Versanddaten ergänzen.
  - Wenn Sie diese Daten einmal richtig definiert haben, brauchen Sie sich bei späteren Besuchen nur noch über den Menü-Punkt „Login" mit dem „Login-Namen" und „Passwort" anzumelden um Ihre „persönlichen Daten" zu sehen. Die Daten werden auf unserem Server gespeichert und nicht als Cookies auf Ihrem Rechner."

4.3 Angebotsvergleich – Lieferungs- und Zahlungsbedingungen

Lösung zu Aufgabe 1:

	HP 500-505ng		Angebot Saturn		Angebot Abacus		Angebot Cosinus
	Listenpreis		599,00 €		675,00 €		749,00 €
-	Rabatt	0%	- €	10%	67,50 €	20%	149,80 €
=	Zieleinkaufspreis		599,00 €		607,50 €		599,20 €
-	Skonto	0%	- €	2,5%	15,19 €	3%	17,98 €
=	Bareinkaufspreis		599,00 €		592,31 €		581,22 €
+	Verpackung		- €		5,00 €		- €
+	Transportkosten		4,99 €		10,00 €		20,00 €
+	Versicherung		- €		- €		2,50 €
=	Einstandspreis		603,99 €		607,31 €		601,22 €

Mehrbetrag pro PC	2,77 €	6,09 €
Mehrbetrag für 10 PCs	27,70 €	60,90 €

Das Angebot von Cosinus ist am günstigsten.

LÖSUNGEN

HP 500-519ng		Angebot Saturn		Angebot Abacus		Angebot Cosinus
Listenpreis		799,00 €		899,00 €		999,00 €
- Rabatt	0%	- €	10%	89,90 €	20%	199,80 €
= Zieleinkaufspreis		799,00 €		809,10 €		799,20 €
- Skonto	0%	- €	2,5%	20,23 €	3%	23,98 €
= Bareinkaufspreis		799,00 €		788,87 €		775,22 €
+ Verpackung		- €		5,00 €		- €
+ Transportkosten		4,99 €		10,00 €		20,00 €
+ Versicherung		- €		- €		2,50 €
= Einstandspreis		803,99 €		803,87 €		795,22 €

Mehrbetrag pro PC	8,77 €	8,65 €	
Mehrbetrag für 10 PCs	87,70 €	86,50 €	

Das Angebot von Cosinus ist am günstigsten.

Lösung zu Aufgabe 2:

Kommen größere Anschaffungen infrage, so sollten stets mehrere Angebote eingeholt werden. Bei niedrigeren Auftragssummen reicht eins oder wenige. Hier muss der Aufwand in einem angemessenen Verhältnis zur Einsparung liegen.

Lösung zu Aufgabe 3:

Der Angebotsvergleich ist sowohl unter quantitativen als auch unter qualitativen Gesichtspunkten vorzunehmen. Was heißt das nun? Ganz einfach: Nicht nur das nackte Zahlenwerk eines Angebots darf den Ausschlag geben, sondern es müssen ebenso solche Kriterien wie Zahlungs- und Lieferbedingungen, Lieferbereitschaft oder Kulanz des Lieferanten in die Überlegungen einbezogen werden.

Lösung zu Aufgabe 4:

Wenn vom quantitativen Angebotsvergleich die Rede ist, dann werden alle Daten herangezogen, die es erlauben, verschiedene Angebote rechnerisch vergleichbar zu machen. Sie müssen also alle in einer Vergleichsrechnung gleichnamig gemacht, d. h. auf ein und dieselbe Basis bezogen werden. Diese Basis ist der Bezugspreis – auch Einstandspreis genannt – und nicht etwa der Listeneinkaufspreis.

Lösung zu Aufgabe 5:

Lieferanten gewähren ihren Kunden u. U. Rabatte, Skonti, Boni und stellen ihnen Bezugskosten in Rechnung.

- Rabatte sind Preisnachlässe, die sofort gewährt werden. Sie werden auf den Rechnungen direkt ausgewiesen und sofort vom ursprünglichen Listeneinkaufspreis abgezogen. Übliche Rabatte sind z. B.:
    - Wiederverkaufsrabatte, die im Zwischenhandel gewährt werden
    - Treuerabatte, die bei langjährigen Geschäftsbeziehungen eine Rolle spielen
    - Mengenrabatte, die für die Abnahme einer bestimmten Menge gelten.
- Skonti sind Preisnachlässe, die nachträglich für die Zahlung innerhalb einer bestimmten Zahlungsfrist gegeben werden.
- Boni sind Preisnachlässe, die nachträglich meist bei Abnahme von bestimmten Jahresmindestmengen gewährt werden.

Lösung zu Aufgabe 6:

Zu den Bezugskosten zählen u. a.:

- Frachten
- Rollgelder
- Transportversicherungen
- Einfuhrzölle bei Warenimporten z. B. aus Nicht-EU-Ländern.

Lösung zu Aufgabe 7:

- Zunächst einmal bleibt festzuhalten, dass Angebot A in Höhe von 65.000 € für die komplette Hard- und Software um 10.000 € günstiger als das Angebot B ist. Wenn die 4.000 € für die Schulung der Mitarbeiter berücksichtigt werden, dann schrumpft der preisliche Vorteil auf 6.000 €.
- Qualitative Daten unterliegen einer Bewertung. Und die ist letztlich immer subjektiv, auch wenn man gewillt ist, so objektiv wie möglich zu bewerten. Und sie ist aus mehreren Gründen subjektiv. Diese Gründe liegen u. a. in der subjektiven Auswahl und in der subjektiven Gewichtung dieser qualitativen Faktoren.
- Zu den qualitativen Kriterien eines Angebots zählen u. a.:
    - Lieferbereitschaft
    - Kundendienst
    - Kulanz des Lieferanten
    - Know-how des Lieferanten.

- Ein einfaches Schema zur Entscheidungshilfe könnte z. B. wie folgt aussehen:

Merkmal	Angebot A	Angebot B
Erfahrung des Lieferanten		+++
Kundennähe	+	+++
Service-Hotline	+++	+
technischer Support		+++
Garantiezeiten	+	
sofortige Lieferbereitschaft	+++	
Geschäftsverbindungen		++
Software-Knowhow		+++
Summe	8	15
Differenz		7

Die einzelnen qualitativen Faktoren werden mit Noten bzw. mit Pluspunkten versehen. Das Angebot, das die höchste Benotung erhält, wird unter rein qualitativen Gesichtspunkten favorisiert.

- Wir sehen, dass die Pluspunkte bei B um 7 überwiegen. Es bleibt aber die Frage offen, ob sie den Preisvorteil von mindestens 6.000,00 € wettmachen.

8. (D)   9. (C), (F), (A), (A)   10. (A)   11. (D)   12. (C)

4.4 Wareneingang

Lösung zu Aufgabe 1:

- Überprüfung sofort beim Empfang: Anzahl der Versandstücke, Anschrift, äußere Verpackung bzw. die unverpackte Ware
- anschließend: Anzahl, Güte und Beschaffenheit der Ware; Abgleichen des Lieferscheins mit der Bestellung.

Lösung zu Aufgabe 2:

Mithilfe des Lieferscheins kann die Vollständigkeit der Sendung überprüft werden und ob die richtige Ware für den richtigen Empfänger angekommen ist.

Lösung zu Aufgabe 3:

Auf dem Lieferschein müssen keine Preise vermerkt sein. Sie gehören auf die Rechnung. In der Regel wird sogar gewünscht, dass auf dem Lieferschein keine Preise stehen, damit nicht Unbefugte über die Einkaufspreise informiert sind.

Lösung zu Aufgabe 4:
Trifft eine Falschlieferung ein, so sollte die Ware unverzüglich auf Kosten des Lieferers zurückgeschickt werden. Bestehen dagegen mit dem Lieferer längere oder intensive Geschäftsbeziehungen, so könnte u. U. telefonisch Kontakt aufgenommen werden, um die bestmögliche Lösung in dem Sinne zu finden, dass z. B. bei der nächsten Anlieferung durch Boten die unverlangte Ware mitgenommen wird.

Lösung zu Aufgabe 5:
Im Hinblick auf die Erkennbarkeit des Mangels wird unterschieden in:
- offene Mängel
- versteckte Mängel
- arglistig verschwiegene Mängel.

Ein Sachmangel liegt vor, wenn die Sache (Ware):
- die vereinbarte Beschaffenheit nicht hat
- keine Eignung für die vorausgesetzte Verwendung besitzt
- unsachgemäß durch den Lieferer selbst montiert wurde
- durch eine mangelhafte Montageanleitung nutzlos ist
- falsch geliefert (Falschlieferung) wurde
- zu wenig geliefert (Minderlieferung) wurde
- von den in der Werbung versprochenen Eigenschaften tatsächlich abweicht.

4.5 Zahlungsverkehr
Lösung zu Aufgabe 1:
SEPA ist die Abkürzung für Single Euro Payments Area (= einheitlicher Euro-Zahlungsverkehrsraum). In den 28 EU-Staaten, in der Schweiz, in Norwegen, Island und Liechtenstein sowie in Monaco gelten nun für rund 500 Millionen Menschen die neuen einheitlichen Verfahren. Mit SEPA wurde der unbare Zahlungsverkehr einheitlich. Unterschiede zwischen inländischen und grenzüberschreitenden Euro-Zahlungen sind so beseitigt worden. Damit werden die unbaren Euro-Zahlungen in den 33 Teilnehmerstaaten einfacher, schneller, sicherer und kostengünstiger abgewickelt. Man benötigt lediglich ein Konto bei einer Bank in einem Teilnehmerland. Mit der SEPA werden drei neue Instrumente eingeführt:
- SEPA-Überweisung
- SEPA-Kartenzahlung
- SEPA-Lastschrift.

LÖSUNGEN

Lösung zu Aufgabe 2:

Eine Überweisung mit SEPA funktioniert im Grunde beim Online-Banking oder in Papierform genauso wie bisher. Neuerdings sind aber dabei zwei zusätzliche Angaben zu machen: IBAN, die internationale Kontonummer des Bankkunden und BIC, ein internationaler Bank-Code. Europaweit können so Kunden und Banken durch IBAN und BIC identifiziert werden. Die Kreditinstitute stellen ihren Kunden die neuen SEPA-Formulare in Papierform und elektronisch zur Verfügung. Seit einiger Zeit sind IBAN und BIC auf den Kontoauszügen der meisten Kreditinstitute mit aufgedruckt. Banken und Sparkassen dürfen von Verbraucherinnen und Verbrauchern noch zwei Jahre länger – bis 01.02.2016 – Zahlungsaufträge mit der Angabe der Kontonummer und der Bankleitzahl entgegennehmen. Die kostenlose und sichere Konvertierung in die IBAN wird in dieser Zeit von ihnen vorgenommen.

Lösung zu Aufgabe 3:

Alle nationalen Kontoangaben wie Kontonummer und Bankleitzahl werden durch die IBAN (International Bank Account Number) ersetzt. Die internationale Bankkontonummer ist je nach Land unterschiedlich lang, in Deutschland hat sie immer 22 Stellen. Sie führt bei uns die Kontonummer und die Bankleitzahl zusammen. Zusätzlich enthält sie eine Länderkennung (DE für Deutschland) und eine individuelle Prüfziffer, die vor Zahlendrehern schützen soll. Bei SEPA-Zahlungen muss immer die IBAN angegeben werden. Die Möglichkeit der Konvertierung von Kontonummer und Bankleitzahl in die IBAN wird nur von Zahlungsdienstleistern angeboten. Beim Online-Banking gibt es hierfür in der Regel extra eine Rubrik wie z. B. „Meine IBANs", „Kontodetails" oder „Meine Daten", aus der ersichtlich ist, wie die entsprechende IBAN für das jeweilige eigene Konto lautet.

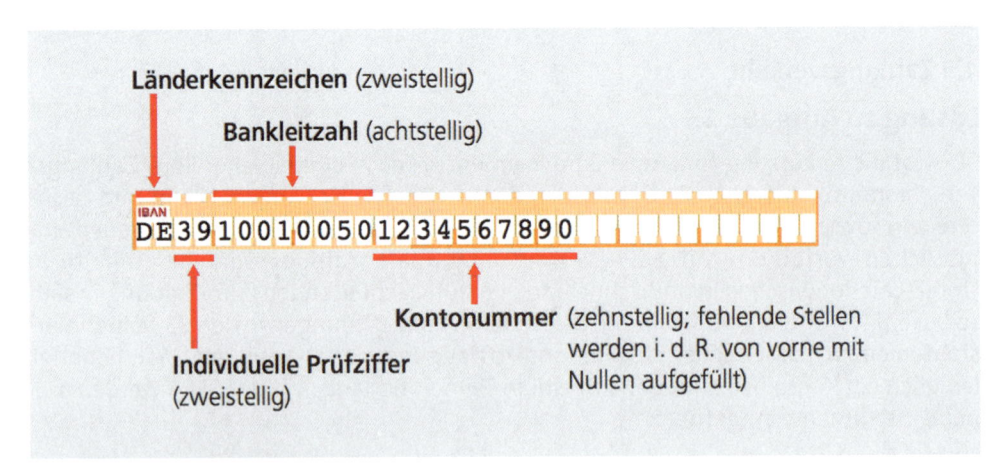

(Quelle: *Deutsche Bundesbank*, 2013)

Lösung zu Aufgabe 4:

Zahlungsdienstleister werden durch den BIC, der ein international standardisierter Bank-Code ist, weltweit eindeutig identifiziert. Der BIC hat 11 Stellen und ist auch unter dem Begriff SWIFT-Code bekannt. Er ist folgendermaßen aufgebaut: Bankkürzel (vierstellig) – eine frei von der Bank wählbaren Buchstabenkombination (z. B. HASP bei der Hamburger Sparkasse), Ländercode (zweistellig) – z. B. DE, Ortscode (zweistellig) und Filial- oder Abteilungskürzel (dreistellig). Ab 2016 spielt der BIC für die SEPA-Überweisungen keine Rolle mehr. Dann reicht bei Zahlungen allein die Angabe der IBAN.

Lösung zu Aufgabe 5:

Erstmals sind Lastschrifteneinzüge in ganz Europa möglich. Das ist eine Neuerung im europäischen Zahlungsverkehr. Ganz anders als bei der SEPA-Überweisung sind damit grundlegende Verfahrensänderungen verbunden. Die SEPA-Lastschrift ist ein Einzugsverfahren, das auf einem vom Zahlungspflichtigen unterschriebenen und dem Zahlungsempfänger erteilten Mandat beruht. Es ist also fast genauso wie bisher beim deutschen Lastschriftverfahren, aber die Einlösung bei Vorlage der Lastschrift wird jetzt durch ein Fälligkeitsdatum ersetzt. Es gibt zwei Arten der SEPA-Lastschrift:

- Die **Basislastschrift** (Core) steht allen offen. Sie ist für die Beziehung von Unternehmen zu Privatkunden bzw. Privatkunde zu Privatkunde und ähnelt dem Einzugsermächtigungsverfahren. Eine SEPA-Basislastschrift kann innerhalb von acht Wochen nach Belastung zurückgegeben werden.

- Die **Firmenlastschrift** kann ausschließlich für die Geschäftsbeziehungen zwischen Firmen (B2B = Business to Business) genutzt werden. Sie ähnelt dem heutigen Abbuchungsauftragsverfahren. Hier besteht keine Möglichkeit zur Rückgabe.

Lösung zu Aufgabe 6:

Die rechtliche Legitimation für den Einzug von SEPA-Lastschriften sind die SEPA-Mandate. Diese umfassen sowohl die Zustimmung des Zahlers zum Einzug der Zahlung per SEPA-Lastschrift an den Zahlungsempfänger als auch den Auftrag an die eigene Bank zwecks Einlösung und Kontobelastung der Zahlung. Die verbindlichen Mandatstexte für die SEPA-Mandate können u. a. bei dem kontoführenden Institut beschafft werden. Vor dem ersten Einzug per SEPA-Lastschrift muss der Zahlungsempfänger dem Zahlungspflichtigen die Gläubiger-Identifikationsnummer sowie die so genannte Mandatsreferenz (z. B. Kundennummer) mitteilen. Die Gläubiger-Identifikationsnummer ist eine kontounabhängige und eindeutige Kennung, die den Zahlungsempfänger als Lastschrift-Einreicher zusätzlich identifiziert.

LÖSUNGEN

Lösung zu Aufgabe 7:

Der Zahler (Verbraucher) kann bei einer autorisierten Zahlung aufgrund einer Einzugsermächtigung oder eines SEPA-Lastschriftmandats innerhalb einer Frist von acht Wochen ab dem Zeitpunkt der Belastungsbuchung auf seinem Konto die Erstattung des belasteten Lastschriftbetrags von seinem Zahlungsdienstleister verlangen. Eine unautorisierte Lastschrift kann binnen einer Frist von 13 Monaten zurückgegeben werden. Die SEPA-Verordnung gibt Verbrauchern das Recht, ihrem Zahlungsdienstleister folgende Aufträge zu erteilen:

- Lastschrifteinzüge auf einen bestimmten Betrag oder eine bestimmte Periodizität oder beides zu begrenzen
- ein Zahlungskonto gänzlich für Lastschriften zu blockieren
- Lastschriften bestimmter Zahlungsempfänger zuzulassen („white lists") oder auszuschließen („black lists").

Falls das Mandat gemäß dem Zahlverfahren kein Erstattungsrecht vorsieht, müssen Zahler ihren Zahlungsdienstleistern darüber hinaus den Auftrag erteilen können, vor Belastung ihres Zahlungskontos jede Lastschrift anhand der Mandatsangaben zu überprüfen und zu kontrollieren, ob der Betrag und die Periodizität der vorgelegten Lastschrift den Vereinbarungen im Mandat entsprechen.

Lösung zu Aufgabe 8:

- Dauerauftrag
- SEPA-Lastschrifteinzug.

Lösung zu Aufgabe 9:

- volle Geschäftsfähigkeit, Kreditwürdigkeit, z. B. regelmäßige Gutschriften
- Einkäufe, Zahlung mit Girocard und PIN, Einzeleinzugsermächtigung, Geldautomatennutzung, Nutzung der Girocard als „Geldkarte".

Lösung zu Aufgabe 10:

- Miete:
  - Dauerauftrag bei gleichbleibenden Zahlungen
    - Vorteile für den Zahlungspflichtigen: bequem, bargeldlos, keine Termine einzuhalten, Stornomöglichkeiten binnen sechs Wochen
    - Vorteile für den Zahlungsempfänger: termingerechter Forderungseingang, daher wenig Mahnaufwand; höhere Liquidität
  - SEPA-Lastschrifteinzug bei unterschiedlichen Nebenkosten zur Kaltmiete von Monat zu Monat

- Büromaterial:
  - Barzahlung
  - Girocard
  - Kredit-Karte
- Reparatur:
  - sofortige Barzahlung
  - SEPA-Überweisung nach Rechnungserhalt
  - Nutzung der Girocard, wenn der Kundendienst ein Kartenlesegerät vor Ort hat
- Telekom:
  - SEPA-Lastschrifteinzug
- Briefmarken:
  - sofortige Barzahlung

Lösung zu Aufgabe 11:

- Die Vorzüge des Internet-Banking liegen auf der Hand: Kontozugang, Kontoinformationen und Transaktionen sind rund um die Uhr ohne großen Aufwand möglich.
- Die Sicherheit ist weitgehend gewährleistet durch: Programmpasswort, persönliche Identifikationsnummer (PIN), Transaktionsnummer (TAN) oder auch Auftragsnummer (AN).

Lösung zu Aufgabe 12:

- Auf dem Geschäftskonto des Zahnarztes sind mehrere Beträge per SEPA-Lastschrift für die Praxisräume abgebucht worden. Es handelt sich im Einzelnen um Kosten, die im Zusammenhang mit dem Gebäude stehen und die periodisch wiederkehren, so u. a. die Kosten für Strom und Wasser, die Kosten für Abfallbeseitigung, Grundsteuern und Straßenreinigungsgebühren und Erbpachtzinsen.
- Das „Dispo-Limit" gibt an, bis zu welchem Betrag das Konto bei Bedarf überzogen werden kann. Dieses Konto hat kein Dispositionslimit.

Lösung zu Aufgabe 13:

- Vom Auftraggeber-Konto wurden 189,16 € auf das Konto von Dr. Perner mit der IBAN DE46300606010203731340 für die Rechnung 1147-5853 überwiesen.
- Das Empfänger-Konto ist zukünftig für SEPA-Überweisungen auf dem PC des Bankkunden gespeichert.

Lösung zu Aufgabe 14:

SEPA-Überweisung — Für Überweisungen in Deutschland und in andere EU-/EWR-Staaten in Euro.

HAMBURGER ÄRZTE BANK

Angaben zum Zahlungsempfänger: MEDIDEPOT
IBAN: DE74 2007 0000 4915 5830 00

Betrag: 1.306,62 Euro

Kunden-Referenznummer / Verwendungszweck: Kd-Nr. 68301
Rp-Nr. 728-02

Angaben zum Kontoinhaber: Dr. W. Walter 21451 Reinbek
IBAN: DE56 2006 6655 0123 4567 89

Datum: 12.06.20
Unterschrift: Dr. W. Walter

Lösung zu Aufgabe 15:

Vorteile des bargeldlosen Zahlungsverkehrs:

- sichere Zahlung, kein Verlustrisiko, gestohlene Girocard kann gesperrt werden, zusätzlicher Schutz durch PIN
- immer passende Zahlung, keine falsche Geldherausgabe, kein Falschgeld als Wechselgeld, kein Verlust von Bargeld durch Diebstahl oder Raub
- dauernde Liquidität im Rahmen des Dispositions-Kredits.

Nachteile des bargeldlosen Zahlungsverkehrs:

- Man kann unter Umständen leicht den Überblick über seine getätigten Zahlungen verlieren.
- Neigung zu Spontankäufen und Überschuldung.

Vorgang des Bezahlens mit der Girocard:
Kassiererin tippt den Betrag in die Kasse, die Girocard wird eingelesen. Es wird automatisch ein Lastschriftbeleg erstellt, der von Carola unterschrieben werden muss. Die Kassiererin überprüft die Unterschrift mit der auf Carolas Girocard. Der Händler ist dann berechtigt, den Betrag von Carolas Konto einzuziehen.

Oder:
Kassiererin tippt den Betrag in die Kasse, Carola steckt ihre Girocard in ein Lesegerät und gibt ihre PIN ein. Online wird eine Verbindung zum Computer der Deutschen Bank erstellt. Nach Überprüfung der PIN sowie des Kreditrahmes bzw. des Kontostandes erfolgt der Zahlungsvorgang. Carola erhält einen Beleg, und ihr Konto ist belastet worden.

16. (A), (B), (B), (C)   17. (B), (C)   18. (C)   19. (D)

4.6 Skontoberechnung und Zinsrechnung
Lösung zu Aufgabe 1:

Rechnung Bärtner		Rechnungsbetrag	Skonto	Skontobetrag
Netto		90,00 €	3 %	2,70 €
MWSt. (USt.)	19 %	17,10 €	3 %	0,51 €
Brutto		107,10 €	3 %	3,21 €

Lösung zu Aufgabe 2:

Beginn der Laufzeit	2. Jan	2. Jan	15. Feb	15. Feb
Ende der Laufzeit	1. Mär	28. Feb	15. Nov	31. Dez
Zinstage	59	56	270	315

Lösung zu Aufgabe 3:

		360	Zinstage pro Jahr
Ermittlung der Zinsen			
Kapital	Zinssatz	Tage	Zinsen
2.367,00 €	8,50 %	78	43,59 €
Ermittlung des Kapitals			
Kapital	Zinssatz	Tage	Zinsen
24.900,00 €	2,50 %	240	415,00 €
Ermittlung des Zinssatzes			
Kapital	Zinssatz	Tage	Zinsen
18.800,00 €	4,255 %	45	100,00 €
Ermittlung der Zinstage			
Kapital	Zinssatz	Tage	Zinsen
120.000,00 €	4,50 %	30	450,00 €

LÖSUNGEN

Lösung zu Aufgabe 4:

Bank	A	B	C
Kapital	50.000,00 €	50.000,00 €	50.000,00 €
Zinssatz	6,55 %	6,30 %	8,95 %
Zinstage pro Jahr	360	360	360
Laufzeit in Tagen	90	90	90
Zinsen	818,75 €	787,50 €	1.118,75 €
Bearbeitungsgebühr	300,00 €	325,00 €	
gesamte Kreditkosten	1.118,75 €	1.112,50 €	1.118,75 €

B ist das günstigste Angebot.

Lösung zu Aufgabe 5:

Zinstage im Jahr	360
Zinssatz	6 %
Zinsteiler	60

Forderung	Tage	Zinszahl
2.390,00 €	70	1.673
1.356,70 €	78	1.058
1.110,00 €	67	744
3.209,00 €	55	1.765
1.490,00 €	85	1.267
1.234,00 €	45	555
790,00 €	16	1.264
Summe		8.326

Mahngebühren	1,00 %
23,90 €	
13,57 €	
11,10 €	
32,09 €	
14,90 €	
12,34 €	
79,00 €	

Zinsen	138,76 €
Mahngebühren	186,90 €
Summe	325,66 €

6. (D)   7. (C)   8. (B)   9. (A)   10. (C)

4.7 Kaufvertrag
Lösung zu Aufgabe 1:

Durch den Kaufvertrag wird der Verkäufer einer Sache verpflichtet, dem Käufer die Sache zu übergeben und das Eigentum an der Sache zu verschaffen. Der Verkäufer hat dem Käufer die Sache frei von Sach- und Rechtsmängeln zu verschaffen. Der Käufer ist verpflichtet, dem Verkäufer den vereinbarten Kaufpreis zu zahlen und die gekaufte Sache abzunehmen.

Lösung zu Aufgabe 2:
Durch den Abschluss des Kaufvertrages werden Verpflichtungen der Vertragsparteien begründet (Schuldrecht). Im Sachenrecht ist die Erfüllung der Verpflichtungen geregelt, nämlich die Eigentumsübertragung des Geldes und der Ware.

Lösung zu Aufgabe 3:
In vielen Fällen fallen Verpflichtungs- und Verfügungsgeschäft beim Kaufvertrag zeitlich zusammen (z. B. Barkauf), in anderen nicht (z. B. Versandhandel).

Lösung zu Aufgabe 4:
- Der Prospekt stellt ein unverbindliches Angebot dar, das Yvonne zur Abgabe eines Antrages anregen soll. Die Bestellung ist der Antrag. Lieferung oder Auftragsbestätigung vom Versandhandel ist die Annahme des Antrages, und der Kaufvertrag kommt zustande.
- Yvonne ist Käuferin und muss die Ware annehmen und bezahlen. Der Versandhandel ist der Verkäufer und muss die Ware Yvonne übergeben, ihr das Eigentum an der Ware verschaffen und den Kaufpreis annehmen.

Lösung zu Aufgabe 5:
- Es liegt ein Sachmangel vor, in diesem Fall ein Qualitätsmangel, da eine übliche Verwendung der Kette nicht möglich ist.
- Yvonne verlangt eine Nacherfüllung. Sie kann zwischen Ersatzlieferung und Nachbesserung, hier Reparatur wählen.

Lösung zu Aufgabe 6:
- Der Umtausch erfolgt aus Kulanz. Der Einzelhändler möchte Yvonne als Kundin behalten bzw. gewinnen.
- Yvonne hat keinen Anspruch auf Umtausch bei mangelfreier Ware.

Lösung zu Aufgabe 7:
- Das Versandhaus macht ein unverbindliches Angebot (1. Antrag). Monas Bestellung ist der 2. Antrag. Erst wenn das Versandhaus liefert oder eine Auftragsbestätigung (Annahme) schickt, kommt ein Kaufvertrag zu Stande.

LÖSUNGEN

Lösung zu Aufgabe 8:
- Die Verkürzung der gesetzlichen Gewährleistungsrechte ist rechtlich unwirksam. Die Garantiefrist beträgt in der Regel zwei Jahre.
- Die Möglichkeit der Preiserhöhung innerhalb von vier Monaten nach Vertragsabschluss.
    - die Vereinbarung einer Vertragsstrafe, die vom Verbraucher zu zahlen wäre
    - der Ausschluss des Rücktritts bzw. des Rechts auf Schadenersatz bei nicht rechtzeitiger Lieferung.

Lösung zu Aufgabe 9:
- Mona hat das vorrangige Wahlrecht auf Nachbesserung bzw. Neulieferung.
- Nachrangig hat sie nach Ablauf einer angemessenen Nachfrist zur Nachbesserung wahlweise das Recht auf Rücktritt vom Vertrag, Minderung oder Schadenersatz (Voraussetzungen: 1. Verkäufer verweigert die Nacherfüllung, 2. zwei Nacherfüllungsversuche sind fehlgeschlagen, 3. die Nacherfüllung ist für den Verkäufer unzumutbar).

Lösung zu Aufgabe 10:
- Inhalt des Angebots: Art, Güte, Beschaffenheit der Ware; Preis; Zahlungs- und Lieferbedingungen; Menge; Lieferzeit; Erfüllungsort und ggf. Gerichtsstand
- Da das Angebot schriftlich gemacht wurde, wird es erst wirksam, wenn es dem Empfänger zugeht. Es bindet den Lieferer so lange, bis der Eingang der Antwort unter regelmäßigen Umständen zu erwarten ist (Überlegungsfrist und Beförderungsdauer – also ca. eine Woche).
- Ein Kaufvertrag kommt durch zwei im Inhalt übereinstimmende Willenserklärungen zu Stande. Wenn Dr. Ahrens aufgrund des Angebots bestellt, dann ist ein Kaufvertrag zu Stande gekommen.
- Der Praxisausrüster muss die Ware liefern und dem Kunden (Zahnarzt) das Eigentum an der Ware verschaffen. Der Zahnarzt muss eine ordnungsgemäß gelieferte Ware annehmen und den Kaufpreis entrichten.

Lösung zu Aufgabe 11:
- Die Zusendung unverlangter Ware begründet keinen Kaufvertrag. Nach dem Wettbewerbsrecht handelt es sich hier um ein unlauteres Angebot, das nicht angenommen zu werden braucht. Der Empfänger ist weder verpflichtet zu zahlen noch die Ware zurück zu schicken; die Ware darf sogar verbraucht oder entsorgt werden. Voraussetzung ist, dass der Empfänger die Ware als Verbraucher erhält. Wenn der Empfänger ein gewerblicher Kunde ist, gelten andere Regeln.

Lösung zu Aufgabe 12:
- Die Anfrage ist immer unverbindlich.
- Wenn Dr. Wiese aufgrund des Angebots der Dental KG das Chipkarten-Lesegerät bestellt, ist ein Kaufvertrag zu Stande gekommen. Es sind zwei übereinstimmende Willenserklärungen gegeben.

Lösung zu Aufgabe 13:
- Eine unverbindliche Preisangabe verpflichtet den Verkäufer nicht zur Einhaltung des angegebenen Preises. Dr. Wiese kann sich also nicht darauf verlassen, das Gerät auch zum angegebenen Preis zu erhalten.
- Dr. Wiese müsste u. U. noch mit Verpackungs- und Beförderungskosten rechnen, denn Warenschulden sind Holschulden.

Lösung zu Aufgabe 14:
- Kauf auf Probe: Der Kunde hat ein Rückgaberecht bei Nichtgefallen innerhalb einer vereinbarten oder angemessenen Frist. Äußert sich der Kunde (Zahnarzt) nicht innerhalb dieser Frist, so gilt sein Schweigen als Zustimmung.
- Kauf nach Probe: Die Eigenschaften eines Musters (einer Probe) sind für die ganze Partie (Menge) verbindlich.
- Die „Allgemeinen Geschäftsbedingungen" stehen in der Regel auf der Rückseite von Verträgen (das so genannte Kleingedruckte). Sie stellen Standardformulierungen dar und gelten oft für eine ganze Branche. Vorteile: Vertragsabschluss kann schneller vorgenommen werden, gewisse Rechtssicherheit ist gegeben. Nachteil: Kunden lesen sich diese Vertragsbestandteile nicht sorgfältig durch und erleben bei Störungen des Kaufvertrages manchmal „böse Überraschungen".

15. (B), (D), (A), (E)   16. (E), (B), (D), (F)   17. (B), (C), (A), (D)

4.8 Schlechtleistung, Nicht-Rechtzeitig-Lieferung, Nicht-Rechtzeitig-Zahlung

Lösung zu Aufgabe 1:
Bezahlung des Kaufpreises, Annahme der Waschmaschine

Lösung zu Aufgabe 2:
- 15. April
- bei erklärter Zahlungsunwilligkeit, bei Zahlungsunfähigkeit
- Lieferung nur gegen:
  - Barzahlung
  - Vorauszahlung (Vorauskasse)
  - Nachnahme.

LÖSUNGEN

Lösung zu Aufgabe 3:
- Zahlung ist seit 15. April überfällig, Mahnung inklusive Mahngebühr in dieser Höhe berechtigt, Verzugszinsen ebenfalls berechtigt, aber nicht in dieser Höhe.

Lösung zu Aufgabe 4:
- weitere unnötige Kosten fallen an
- Aufnahme in ein Verzeichnis säumiger Schuldner, drohender Vollstreckungsbescheid.

Lösung zu Aufgabe 5:
- 1. Rechnung: festes Datum setzt automatisch in Verzug
- 2. Rechnung: „innerhalb von 14 Tagen" muss erst angemahnt und ein Termin gesetzt werden, ggf. nach 30 Tagen automatisch in Verzug.

Lösung zu Aufgabe 6:
- Geld leihen und bezahlen (inklusive Gebühren)
- Widerspruch einlegen
- Gläubiger anrufen, die Sachen klären und ggf. Teilzahlung anbieten.

Lösung zu Aufgabe 7:
- schneller Eingang der offenen Forderungen zur Sicherung der eigenen Liquidität
  - Vermeidung von Zinsbelastungen
  - problemlose Begleichung eigener Verbindlichkeiten
  - Sicherung des Patientenstammes, besonders der Privatpatienten
  - Fairness dem Patienten gegenüber
  - Pflege seines guten Rufes als ein hauptsächlich am Patienten orientierter Zahnarzt
- mit dem Patienten sprechen und eine Nachfrist für die Zahlung setzen. Bei Nicht-Zahlung eine erste höfliche Mahnung verschicken, dann eine weitere zweite, schließlich eine dritte. Zinsen (Basiszinsen + 5 %) sowie Mahngebühren berechnen

  zum Schluss: einen Mahnbescheid über das Amtsgericht zustellen lassen; Gebühren in Rechnung stellen
- Dr. Weber könnte alle seine Rechnungen über eine Zahnärztliche Abrechnungs- und Servicegesellschaft verschicken lassen, die auch für den Eingang der Forderungen sorgt. Diese Gesellschaft würde auch die Aufgabe haben, säumige Schuldner (Patienten) zu mahnen und die Forderungen von Dr. Weber einzutreiben. Das hätte den Vorteil, dass Dr. Weber bzw. seine Mitarbeiter sich nicht mit Patienten über finanzielle Dinge auseinander setzen müsste.

Lösung zu Aufgabe 8:

- Die Abrechnungsgesellschaft sollte der fälligen Rechnung einen bereits teilweise ausgefüllten Überweisungsträger beifügen, der auch zur Bareinzahlung bei Banken, Sparkassen oder Postbank geeignet ist.
- „Bitte bezahlen Sie diese Rechnung innerhalb von 30 Tagen ab Rechnungsdatum. Sollten Sie das Zahlungsziel aus unvorhersehbaren Gründen nicht einhalten können, informieren Sie uns rechtzeitig, Tel ... Sie vermeiden dadurch unnötige Kosten. Vielen Dank!"

Lösung zu Aufgabe 9:

- Die Lieferung muss fällig sein, d. h. der Schuldner (Lieferer) muss nicht oder nicht rechtzeitig geleistet haben; die Lieferung muss nach Fälligkeit durch eine Mahnung angefordert werden, wenn der Liefertermin kalendermäßig nicht genau bestimmt ist; der Lieferer muss schuldhaft, d. h. vorsätzlich oder fahrlässig die Lieferung verzögern oder unterlassen.
- Nein. Die Lieferung ist wohl fällig, aber Dr. Schneider muss erst durch eine Mahnung die Möbelfabrik in Verzug setzen und ihr somit noch Gelegenheit geben, doch noch zu liefern.
- Der Käufer kann beim Lieferungsverzug ohne Nachfristsetzung: Lieferung verlangen; Lieferung und Schadenersatz wegen verspäteter Lieferung verlangen, wenn ein Verzögerungsschaden eingetreten ist. Nach Stellung und Ablauf einer angemessenen Nachfrist: Lieferung ablehnen und vom Vertrag zurücktreten oder Lieferung ablehnen und Schadenersatz wegen Nichterfüllung verlangen.

Lösung zu Aufgabe 10:

In diesem Fall liegt kein Fixkauf vor. Der Liefertermin ist nicht genau bestimmt (z. B. durch den Zusatz „fest" oder „fix"). Aus dem Sachverhalt ist nicht zu entnehmen, dass die Einhaltung der Liefertermins wesentlicher Vertragsbestandteil ist.

Lösung zu Aufgabe 11:

- Mangel in der Menge
- Mangel in der Beschaffenheit
- Mangel in der Art
- Der Zahnarzt ist kein Kaufmann im Sinne des HGB. Für ihn gelten nicht die Vorschriften für die zweiseitigen Handelskäufe. Für Zahnärzte gilt in der Regel bei Käufen die Gewährleistungsfrist nach dem BGB und die beträgt 2 Jahre. Das liegt darin begründet, dass der Zahnarzt nach dem neuen Schuldrecht bei Kaufverträgen als Privatperson und nicht mehr als Kaufmann zählt (Ausnahme: Berechnung der Verzugszinsen).
- Löffelmagazine: Minderung des Kaufpreises oder Nachlieferung. Arzneimittelhängeschrank: Umtausch oder ggf. Preisnachlass (Minderung). Universaleinsatz: Umtausch.

12. (F)   13. (A)

4.9 Umgang mit Belegen

Lösung zu Aufgabe 1:

Die Buchführung der Praxis des Zahnarztes dient:

- dem Nachweis der Praxiseinnahmen und -ausgaben und damit der Feststellung des Gewinns der Praxis. Der wiederum ist Basis für die Besteuerung durch das Finanzamt und ggf. Grundlage bei Kreditverhandlungen mit Banken.
- dem eigenen Überblick über die Vermögens- und Finanzlage der Praxis und somit über den wirtschaftlichen Erfolg seiner Tätigkeit.

Lösung zu Aufgabe 2:

Die Aufzeichnungen der Buchführung müssen klar, fortlaufend und vollständig und für einen sachverständigen Dritten (Buchhalter, Steuerberater, Betriebsprüfer vom Finanzamt) verständlich sein. Im Einzelnen gilt u. a:

- Aufzeichnungen in chronologischer (zeitlicher) Reihenfolge – Journal
- eine sachliche Ordnung der Buchführung – Konten
- Fehlbuchungen durch Gegenbuchungen korrigieren – keine Manipulation durch Radieren o. Ä.
- leere Zwischenräume durch so genannte Buchhalternase entwerten.

Lösung zu Aufgabe 3:

Bestandsverzeichnis, Kassenbuch, Einnahmebuch, Ausgabenbuch

Lösung zu Aufgabe 4:

Kleinere tägliche Bareinnahmen werden in das Sprechstundeneinnahmebuch (Kassenbuch) eingetragen. Am Monatsende wird der Gesamtbetrag der Bareinnahmen über das Einnahmebuch abgeschlossen.

Lösung zu Aufgabe 5:

Anschaffungen von Gegenständen über 1.000,00 € netto kommen in ein Anlagenverzeichnis (Anlagenspiegel). Die Anlagegüter müssen abgeschrieben werden, d. h. ihre Anschaffungskosten werden auf die vorgeschriebenen Jahre der betrieblichen Nutzungsdauer gleichmäßig verteilt (lineare AfA).

Lösung zu Aufgabe 6:

Aufbewahrungsfristen für:	Dauer
Modelle für Zahnersatz	6 Monate
Durchschriften der AU-Bescheinigungen	1 Jahr
Durchschriften der Betäubungsmittel-Rezepte, Aufzeichnungen über kieferorthopädische Behandlungen, Modelle für Kieferorthopädie und Parodontologie	3 Jahre

Aufbewahrungsfristen für:	Dauer
Kontrollkarten zur internen Qualitätssicherung im Labor, Aufzeichnungen über Parodontosebehandlungen	5 Jahre
Geschäftsbriefe, Lohnkonten, Abrechnungsunterlagen	6 Jahre
Buchungsbelege, Geschäftsbücher, Bilanzen, Inventare, Patientenakten, Patientendaten, Laborbefunde, Gutachten, Strahlendiagnostik (Filme, Aufzeichnungen)	10 Jahre
Strahlenbehandlungen (Berechnungen/Aufzeichnungen)	30 Jahre

4.10 Grundsätze der Lagerhaltung

1. (C), (D), (B), (A)   2. (B)   3. (A), (C)   4. (D), (C), (E), (A), (B)

5. Prothetische Behandlungen begleiten

5.1 Vertragsbeziehungen zum Labor

Lösung zu Aufgabe 1:

Es handelt sich im weiteren Sinne, wenn eine zahnärztliche oder zahnprothetische Behandlung vorliegt, um einen Dienstvertrag ohne Erfolgsgarantie (Gesundheitsgarantie). Für die zahnärztliche Behandlung schließen Zahnarzt und Patient einen Behandlungsvertrag ab, der eine Sonderform des Dienstvertrages ist.

Lösung zu Aufgabe 2:

Der Werkvertrag ist ein gegenseitig verpflichtender Vertrag, in dem der Unternehmer zur Herstellung des versprochenen Werkes, der Auftraggeber zur Bezahlung des Werkes (Auftrages) verpflichtet wird.

Lösung zu Aufgabe 3:

Gegenstand eines Werkvertrages kann sein:

- die Herstellung einer Sache (z. B. Einbau einer Sauna in einem Haus), die Veränderung einer Sache (z. B. Erneuerung der elektrischen Leitungen in einem Gebäude)
- ein durch Arbeit oder Dienstleistung herbeizuführender Erfolg (z. B. Erstellung eines Gutachtens durch einen Arzt oder Zahnarzt).

Lösung zu Aufgabe 4:

Beim Dienstvertrag steht im Vordergrund das Tätigwerden an sich, das entgeltlich vergütet wird. Dagegen steht beim Werkvertrag im Vordergrund die mit Erfolg verbundene Tätigkeit, die ebenfalls vergütet wird.

Lösung zu Aufgabe 5:
Wenn eine Prothese in Auftrag gegeben und angefertigt wird, handelt es sich um einen Werklieferungsvertrag.

Lösung zu Aufgabe 6:
Inhalt des Werklieferungsvertrages ist die Lieferung herzustellender oder zu erzeugender beweglicher Sachen. Der Anwendungsbereich des Werkvertrages erfasst im Wesentlichen die Herstellung oder Veränderung von unbeweglichen Sachen (Bauwerke).

Lösung zu Aufgabe 7:
Für den Werklieferungsvertrag finden die Vorschriften des Kaufrechts – § 651 BGB – (Kaufvertrag und Kaufvertragsrecht) Anwendung. Dabei spielt es keine Rolle, ob der Unternehmer oder der Besteller das Material liefert.

5.2 Gewährleistung
Lösung zu Aufgabe 1:
Der Käufer hat zunächst einen Nacherfüllungsanspruch auf Kosten des Verkäufers. Dieser kann so aussehen, dass der Verkäufer den Mangel beseitigt oder eine mangelfreie Ware (Sache) liefert. Hat der Käufer dem Verkäufer eine Frist gesetzt und ist diese ergebnislos verstrichen, so kann der Käufer gesetzlich vorgesehene Gewährleistungsansprüche geltend machen.

Lösung zu Aufgabe 2:
Ist die Nacherfüllung seitens des Verkäufers nicht erfolgt, hat der Käufer Gewährleistungsansprüche. Der Käufer kann dann vom Vertrag zurücktreten oder eine Minderung des Kaufpreises verlangen. Des Weiteren steht dem Käufer Schadenersatz oder ein Ersatz vergeblicher Aufwendungen zu.

Lösung zu Aufgabe 3:
Beim Werk- und Werklieferungsvertrag hat der Auftraggeber fast die gleichen Rechte wie der Käufer beim Kaufvertrag, wenn ein Mangel vorliegt (Nacherfüllungsanspruch und Gewährleistung), aber doch mit einigen Besonderheiten. Erhält der Besteller vom Hersteller ein mangelhaftes Werk (Erzeugnis), so muss er das Werk nicht annehmen. Wird also eine mangelhafte Prothese vom Zahntechniker geliefert, so kann sofort die Annahme verweigert werden (wenn der Fehler sofort erkennbar ist). Der Hersteller kann nun selbst entscheiden, ob er selbst nachbessert oder gleich ein neues Werkstück herstellt. Der Besteller kann dabei jedoch dem Hersteller eine Frist setzen, bis wann der Mangel behoben sein muss. Nach erfolglosem Ablauf der Frist hat der Auftraggeber (die Zahnarztpraxis) folgende Wahlmöglichkeiten:

- Selbstvornahme gemäß § 637 BGB
- Rücktritt gemäß §§ 323, 326 BGB

- statt Rücktritt Minderung gemäß § 638 BGB
- und/oder Schadenersatz gemäß §§ 280, 281, 636 BGB.

Lösung zu Aufgabe 4:

Durch individuelle Vereinbarungen des Bestellers mit dem Unternehmer (Hersteller) ist es durchaus möglich, dass die Gewährleistungsfrist verkürzt oder sogar ausgeschlossen wird.

Lösung zu Aufgabe 5:

Verjährungsfristen der Mängelansprüche		
▸ aus Nacherfüllung	▸ dingliches Recht ▸ sonstiges Recht im Grundbuch	30 Jahre
▸ aus Schadensersatz ▸ aus Ersatz vergeblicher Aufwendungen	▸ Bauwerk ▸ Sachen am Bauwerk	5 Jahre Verjährungsbeginn: Übergabe
	▸ alles Übrige (z. B. aus Warenlieferungen)	2 Jahre Verjährungsbeginn: Ablieferung

5.3 Außergerichtliches und gerichtliches Mahnverfahren

Lösung zu Aufgabe 1:

Etwa sechs Wochen nach Absenden der Liquidation wird der Patient, wenn die Forderung noch offen ist, in einem freundlichen Schreiben unter Angabe des Betrages und des Rechnungsdatums an die Begleichung der Rechnung erinnert. Geht daraufhin keine Zahlung ein, folgt nach zwei bis drei Wochen die so genannte erste Mahnung. Weitere zwei bis drei Wochen später folgt die zweite Mahnung, wenn kein Geldeingang zu verzeichnen ist. Hierbei wird auf die zu tragenden Kosten des Mahnverfahrens und auf ein gerichtliches Mahnverfahren verwiesen. Bei weiterer Zahlungsunwilligkeit folgt die dritte und letzte Mahnung mit einer letzten Fristsetzung und der Androhung des Mahnbescheids.

Lösung zu Aufgabe 2:

Das gerichtliche Mahnverfahren wird in Gang gesetzt, wenn der Patient nicht zahlen will und das außergerichtliche Mahnverfahren erfolglos bleibt.

Lösung zu Aufgabe 3:

Der Antrag auf Erlass eines Mahnbescheids muss bei dem für den Erfüllungsort zuständigen Amtsgericht beantragt werden. Für den Antrag wird in der Regel ein beim Gericht (auch im Büroartikelgeschäft) erhältliches Formular verwendet und in dreifacher Ausfertigung zusammen mit den Beweismitteln (z. B. Auftrag, Rechnungskopien) dem Amtsgericht zugeleitet.

Lösung zu Aufgabe 4:
Nach Zustellung eines Mahnbescheids kann der Schuldner:
- innerhalb von zwei Wochen an den Gläubiger zahlen. Folge: Die Sache ist erledigt.
- innerhalb von zwei Wochen beim zuständigen Amtsgericht Widerspruch einlegen. Folge: Gerichtsverhandlung
- nichts unternehmen. Folge: Der Gläubiger kann innerhalb von sechs Monaten einen Vollstreckungsbescheid gegen den Schuldner beantragen.

5.4 Verjährung

Lösung zu Aufgabe 1:
Im BGB ist festgelegt, dass Forderungen nach bestimmten Fristen verjähren. Nach Ablauf der Verjährungsfrist ist der Schuldner berechtigt, die Leistung zu verweigern (Einrede der Verjährung).

Lösung zu Aufgabe 2:
Durch die Unterbrechung der Verjährung beginnt die Frist von Neuem zu laufen, d. h. sie beginnt erneut. Der Neubeginn der Verjährung ist dann gegeben, wenn der Schuldner dem Gläubiger gegenüber durch eine Abschlagszahlung, Zinszahlung, Sicherheitsleistung oder in anderer Weise die Forderung anerkennt oder eine gerichtliche bzw. behördliche Vollstreckungshandlung beantragt oder vorgenommen wird.

Lösung zu Aufgabe 3:
Die Hemmung der Verjährung verlängert die Verjährungsfrist. Der Zeitraum, während dessen die Verjährung gehemmt ist, wird in die Verjährungsfrist nicht eingerechnet, sondern der Verjährungsdauer hinzugerechnet. Die Verjährung wird z. B. gehemmt durch:
- die Erhebung der Klage auf Leistung oder auf Freistellung des Anspruchs, auf Erteilung der Vollstreckungsklausel oder auf Erlass des Vollstreckungsurteils
- die Zustellung des Mahnbescheids im Mahnverfahren
- eine Vereinbarung des Schuldners mit dem Gläubiger, die dem Schuldner zur vorübergehenden Verweigerung der Leistung berechtigt
- den Beginn der schiedsgerichtlichen Verfahrens
- die Geltendmachung der Aufrechnung des Anspruchs im Prozess.

Lösung zu Aufgabe 4:

Die wichtigsten Verjährungsfristen sind z. B.:

3 Jahre	regelmäßige Verjährungsfrist
5 Jahre	für Ansprüche aus mangelhafter Leistung an einem Bauwerk
10 Jahre	für Ansprüche auf Übertragung des Eigentums an einem Grundstück
30 Jahre	Herausgabeansprüche aus Eigentum und anderen dinglichen Rechten
	Familien- und erbrechtliche Ansprüche
	rechtskräftig festgestellte Ansprüche
	Ansprüche aus vollstreckbaren Vergleichen oder vollstreckbaren Urkunden
	Ansprüche, die durch die im Insolvenzverfahren erfolgte Feststellung vollstreckbar geworden sind

Lösung zu Aufgabe 5:

- Forderungen der freien Berufe (so auch die der Zahnärzte) verjähren nach drei Jahren (regelmäßige Verjährung).
- Eintritt der Verjährung in diesem Fall: 31.12.18.

Lösung zu Aufgabe 6:

- Beginn der Verjährung: 31.12.15
- Ende der Verjährungsfrist: 31.12.18, 24:00 Uhr.

Lösung zu Aufgabe 7:

- Neubeginn der Verjährung durch Teilzahlung der Patientin: 15.03.15
- Ende der Verjährungsfrist: 14.03.18, 24:00 Uhr.

6. Praxisprozesse mitgestalten

6.1 Haftung und strafrechtliche Verantwortung

Lösung zu Aufgabe 1:

Anspruchsgrundlagen der Haftung des Zahnarztes:

Behandlungsvertrag Vertragshaftung	unerlaubte Handlung Delikthaftung
▸ durch eigenes Verschulden	▸ durch eigene unerlaubte Handlungen
▸ durch Verschulden der Mitarbeiter	▸ aber auch Haftung für Mitarbeiter

LÖSUNGEN

Lösung zu Aufgabe 2:
- Vertragshaftung: §§ 611, 631 BGB
- Delikthaftung: § 823 BGB.

Lösung zu Aufgabe 3:
Gegen Schadenersatzansprüche seitens der Patienten muss der Zahnarzt eine Haftpflichtversicherung abschließen. Sie deckt die zivilrechtlichen Ansprüche ab, die sich auch gegen die Mitarbeiter richten.

Lösung zu Aufgabe 4:
Gegen eine Strafe aus einem Gerichtsverfahren kann sich der Zahnarzt nicht versichern.

Lösung zu Aufgabe 5:
Die Haftung des Zahnarztes kann sich ergeben aus:
- einem Behandlungsfehler. Er liegt vor, wenn dem Zahnarzt ein Verstoß gegen die anerkannten Regeln der zahnmedizinischen Wissenschaft und Technik nachgewiesen werden kann.
- einer Sorgfaltspflichtverletzung. Sie liegt z. B. vor, wenn nur oberflächlich untersucht oder diagnostiziert wurde oder keine ausreichende Überwachung von übertragenen (delegierten) Aufgaben vorlag.
- einer Verletzung anderer Vertragspflichten, wie z. B. der ärztlichen Schweigepflicht.

Lösung zu Aufgabe 6:
In den Fällen vertraglicher Haftung ist der materielle Schaden zu ersetzen. So u. a.:
- Behandlungskosten zur Beseitigung des Schadens
- Rehabilitationskosten.

Lösung zu Aufgabe 7:
Eine eigene Haftung aus positiver Vertragsverletzung kommt für die ZFA nicht infrage, denn nicht sie, sondern der Zahnarzt ist Vertragspartner des Patienten.

Lösung zu Aufgabe 8:
Haftungsfälle aus unerlaubter Handlung können beispielsweise sein:
- unterlassene Hilfeleistung
- Körperverletzung.

In diesen Fällen muss u. U. mit einer Ermittlung der Staatsanwaltschaft gerechnet werden.

Lösung zu Aufgabe 9:
Voraussetzungen für Haftungsfälle aus unerlaubter Handlung:
- Verschulden (z. B. unvollständige Aufklärung des Patienten, unsachgemäße Behandlung)
- Schaden (beweisbarer Gesundheitsschaden)
- Kausalität (innerer Zusammenhang zwischen Verschulden des Zahnarztes/ZFA und dem Gesundheitsschaden des Patienten).

Lösung zu Aufgabe 10:
Die ZFA haftet für Schäden aus unerlaubter Handlung, wenn ihr Vorsatz oder Fahrlässigkeit nachgewiesen werden kann.

Lösung zu Aufgabe 11:
Haftung der Zahnmedizinischen Fachangestellten bei Verstößen:
- unterlassene Hilfeleistung
- Fehler bei der Vorbereitung von Spritzen
- Verstöße gegen die Schweigepflicht
- Nichtbeachtung der Hygiene- und Unfallverhütungsvorschriften
- mangelnde Desinfektion und Sterilisation.

Lösung zu Aufgabe 12:
Der Patient kann seine Schadensersatzansprüche geltend machen gegenüber
- der Zahnmedizinischen Fachangestellten
- dem Zahnarzt
- der Berufshaftpflichtversicherung des Zahnarztes
- allen genannten Personen gemeinsam.

Lösung zu Aufgabe 13:
Der so genannte Regressanspruch des Zahnarztes gegenüber der Zahnmedizinischen Fachangestellten ist ein Rückgriffsrecht, d. h. Schadenersatzansprüche des Patienten, die in grob fahrlässigen oder vorsätzlich verursachten Schäden durch die ZFA begründet sind, werden vom Zahnarzt an die ZFA weitergegeben.

Lösung zu Aufgabe 14:
Die Haftung von Auszubildenden ist in allen Fällen stark eingeschränkt, da ihr sowieso nur solche Aufgaben übertragen werden dürfen, die ihrem Ausbildungsstand entsprechen und zu ihrer Ausbildung gehören.

LÖSUNGEN

6.2 Mitarbeiterführung

Lösung zu Aufgabe 1:

(C), (D), (B), (A)

Lösung zu Aufgabe 2:

Der Führungsstil eines Zahnarztes/Zahnärztin hängt von folgenden Faktoren ab:
- seiner eigenen Persönlichkeitsstruktur und Qualifikation
- der Persönlichkeit und Qualifikation des/der Mitarbeiter
- dem Praxisteam als Team
- der konkreten Situation, in der Führung gefragt ist.

Lösung zu Aufgabe 3:

Folgen eines falschen Führungsstils bei den Mitarbeitern:
- Zustand der Frustration
- Widerstand
- Resignation
- „Burn-Out-Syndrom"
- „innere Kündigung"
- psychosomatische Erkrankungen.

Lösung zu Aufgabe 4:

motivationsfördernde Führungsmittel	motivationshemmende Führungsmittel
Mitarbeitergespräch	Drohungen
Lob	Tadel
Anerkennung	Sanktionen
Förderung	Abmahnung

Lösung zu Aufgabe 5:

Eine erfolgreiche Mitarbeiterführung ist in erster Linie am guten Betriebsklima und einer niedrigen Fluktuationsrate unter den Mitarbeitern zu erkennen.

6.3 Dienstplan, Urlaubsplan

Lösung zu Aufgabe 1:
Folgende Gesichtspunkte müssen bei der Einsatzplanung des Personals in einer Zahnarztpraxis u. a. berücksichtigt werden:
- Wirtschaftlichkeit der Praxis
- Qualifikation der Mitarbeiter/-innen
- Vereinbarungen des Tarifvertrags
- Gesetze und Vorschriften des Jugendschutzes und Arbeitsrechts.

Lösung zu Aufgabe 2:
Die Regelarbeitszeit in der 6-Tage-Woche soll acht Stunden nicht überschreiten, so laut Arbeitszeitgesetz. Aber: Die Arbeitszeit kann auf zehn Stunden erhöht werden, wenn die wöchentliche Regelarbeitszeit dabei im Durchschnitt von 24 Wochen nicht überschritten wird.

Lösung zu Aufgabe 3:
Wenn die Praxis es erfordert, darf und muss am Samstagvormittag vom Personal gearbeitet werden. Für Jugendliche gelten besondere Bedingungen: Für sie ist die Beschäftigung nur im ärztlichen Notdienst möglich; zwei Samstage sollen und zwei Sonntage müssen frei bleiben.

Lösung zu Aufgabe 4:
Nur wenn der Zahnarzt selbst nach Absprache mit den ärztlichen Körperschaften oder Kollegen zum Notfalldienst eingeteilt ist, besteht auch für die ZFA die Verpflichtung, daran teilzunehmen.

Lösung zu Aufgabe 5:
Beim Bereitschaftsdienst besteht die Verpflichtung einer Zahnmedizinischen Fachangestellten, sich außerhalb der regelmäßigen Arbeitszeit an einem vom Zahnarzt bestimmten Ort aufzuhalten; bei der Rufbereitschaft hält sich die ZFA auf Abruf an einem dem Zahnarzt anzuzeigenden Ort auf.

Lösung zu Aufgabe 6:
Es muss rechtzeitig abgestimmt werden, wer welche Dienste zu welcher Zeit in der Praxis übernimmt. Auch Vertretungen im Falle der Erkrankungen von Kollegen sind im Voraus zu regeln. Grundsätzlich ist eine Personaleinsatzplanung mit der Sprechstundenplanung abzustimmen. Es empfiehlt sich einerseits, so genau wie möglich zu planen (Tages-, Wochen- und Monatspläne), andererseits aber auch genug Flexibilität einfließen zu lassen, um auf unvorhersehbare Ereignisse angemessen reagieren zu können.

LÖSUNGEN

Lösung zu Aufgabe 7:
Kompetenzunsicherheiten und -streitigkeiten, die sich aus dem Personaleinsatzplan u. U. ergeben, können vermindert oder sogar vermieden werden, wenn detaillierte Arbeitsplatz-, Stellen- und Funktionsbeschreibungen für die Mitarbeiter der Praxis vorliegen.

Lösung zu Aufgabe 8:
Auszubildende müssen ihren Urlaub in den Berufsschulferien nehmen.

Lösung zu Aufgabe 9:
Eine Urlaubsplanung entfällt, wenn die Praxis zu bestimmten Zeiten – meist in den großen Ferien des entsprechenden Bundeslandes, in dem die Zahnarztpraxis liegt – geschlossen wird.

Lösung zu Aufgabe 10:
Eine bestimmende Rolle bei der Urlaubsplanung können u. a. spielen:

- die Termine der Schulferien des eigenen Bundeslandes (Patienten machen Urlaub)
- in Gemeinschaftspraxen: die Abstimmung der Termine zwischen den Praxisinhabern, damit die Praxis mit vermindertem, aber doch ausreichend qualifiziertem Personal geöffnet bleiben kann
- Mitarbeiter, die schulpflichtige Kinder haben, sollten die Schulferien zum Urlaub nutzen können, andere Mitarbeiter müssen dann andere Zeiten wählen
- besonders beliebte Ferienzeiten sollten im Rotationsverfahren vergeben werden, sodass jeder Mitarbeiter in den Genuss dieser „schönsten" Zeiten kommt
- die Urlaubszeit des Ehe- bzw. Lebenspartners, damit gemeinsame Ferien mit ihm möglich sind
- gesetzliche und tarifliche Regelungen (z. B. Tarifvertrag, Jugendarbeitsschutzgesetz).

Lösung zu Aufgabe 11:
Als Hilfsmittel bei der Urlaubsplanung könnten z. B. eingesetzt werden:

- Kalenderübersichten
- Säulen-, bzw. Blockdiagramme
- Urlaubslisten.

Lösung zu Aufgabe 12:
Jede ZFA hat generell einen Urlaubsanspruch, d. h. auf bezahlten Urlaub. Die Dauer des Urlaubes ist abhängig von den Monaten der Beschäftigung des betreffenden Jahres und bemisst sich lt. Tarifvertrag am Alter der Mitarbeiterin. Mit jedem Beschäftigungsmonat, in welchem das Arbeitsverhältnis 15 Tage bestanden hat, erwirbt die ZFA $^{1}/_{12}$

des Jahresurlaubs. Der Urlaub beträgt für die Angestellten bis zum vollendeten 25. Lebensjahr 31 Werktage bzw. 27 Arbeitstage, vom 26. bis zum vollendeten 35. Lebensjahr 33 Werktage bzw. 29 Arbeitstage, vom 36. Lebensjahr an 36 Werktage bzw. 32 Arbeitstage.

Bei Teilzeitkräften vermindert sich der Urlaubsanspruch entsprechend proportional ihrer reduzierten Arbeitszeit. Für Jugendliche gelten die Bestimmungen des Jugendarbeitsschutzgesetzes, wenn diese günstiger als die tarifliche Regelung sind.

6.4 Arbeitsschutzgesetze
Lösung zu Aufgabe 1:
„Die Ziele und Arbeitsschwerpunkte der Bundesanstalt für Arbeitsschutz und Arbeitsmedizin (BAuA) orientieren sich gemäß der ihr übertragenen Aufgaben am Grundanliegen der Wahrung und Verbesserung von Sicherheit und Gesundheitsschutz bei der Arbeit. Leitbilder hierfür sind die sichere Gestaltung von Technik und die menschengerechte Gestaltung der Arbeitsbedingungen. Dazu gehören auch wesentlich der Erhalt und die Förderung von Gesundheit und Arbeitsfähigkeit auf der Grundlage eines umfassenden Gesundheitsverständnisses und -verhaltens."

Lösung zu Aufgabe 2:
Das Arbeitsschutzgesetz dient dazu, Sicherheit und Gesundheitsschutz der Beschäftigten bei der Arbeit durch Maßnahmen des Arbeitsschutzes zu sichern und zu verbessern. Es gilt in allen Tätigkeitsbereichen.

Lösung zu Aufgabe 3:
Der Arbeitgeber hat nach Maßgabe des Arbeitssicherheits-Gesetzes Betriebsärzte und Fachkräfte für Arbeitssicherheit zu bestellen. Diese sollen ihn beim Arbeitsschutz und bei der Unfallverhütung unterstützen. Damit soll erreicht werden, dass

- die dem Arbeitsschutz und der Unfallverhütung dienenden Vorschriften den besonderen Betriebsverhältnissen entsprechend angewandt werden
- gesicherte arbeitsmedizinische und sicherheitstechnische Erkenntnisse zur Verbesserung des Arbeitsschutzes und der Unfallverhütung verwirklicht werden können
- die dem Arbeitsschutz und der Unfallverhütung dienenden Maßnahmen einen möglichst hohen Wirkungsgrad erreichen.

Lösung zu Aufgabe 4:
Zweck des Medizinproduktegesetzes ist es, den Verkehr mit Medizinprodukten zu regeln und dadurch für die Sicherheit, Eignung und Leistung der Medizinprodukte sowie für die Gesundheit und den erforderlichen Schutz der Patienten, Anwender und Dritter zu sorgen.

LÖSUNGEN

Lösung zu Aufgabe 5:
Zweck des Chemikalien-Gesetzes ist es, den Menschen und die Umwelt vor schädlichen Einwirkungen gefährlicher Stoffe und Zubereitungen zu schützen, insbesondere sie erkennbar zu machen, sie abzuwenden und ihrem Entstehen vorzubeugen.

Lösung zu Aufgabe 6:
Das Gesetz über technische Arbeitsmittel (Gerätesicherheitsgesetz – GSG) gilt für das Inverkehrbringen und Ausstellen technischer Arbeitsmittel, das gewerbsmäßig oder selbstständig im Rahmen einer wirtschaftlichen Unternehmung erfolgt.

Lösung zu Aufgabe 7:
Gesetz zur Verhütung und Bekämpfung von Infektionskrankheiten beim Menschen (Infektionsschutzgesetz – IfSG):

- Zweck des Gesetzes ist es, übertragbaren Krankheiten beim Menschen vorzubeugen, Infektionen frühzeitig zu erkennen und ihre Weiterverbreitung zu verhindern.
- Die hierfür notwendige Mitwirkung und Zusammenarbeit von Behörden des Bundes, der Länder und der Kommunen, Ärzten, Tierärzten, Krankenhäusern, wissenschaftlichen Einrichtungen sowie sonstigen Beteiligten soll entsprechend dem jeweiligen Stand der medizinischen und epidemiologischen Wissenschaft und Technik gestaltet und unterstützt werden. Die Eigenverantwortung der Träger und Leiter von Gemeinschaftseinrichtungen, Lebensmittelbetrieben, Gesundheitseinrichtungen sowie des Einzelnen bei der Prävention übertragbarer Krankheiten soll verdeutlicht und gefördert werden.

Lösung zu Aufgabe 8:
Verordnung über den Schutz vor Schäden durch Röntgenstrahlen (Röntgenverordnung – RöV):

Diese Verordnung gilt für Röntgeneinrichtungen und Störstrahler, in denen Röntgenstrahlung mit einer Grenzenergie von mindestens fünf Kiloelektronvolt durch beschleunigte Elektronen erzeugt werden kann und bei denen die Beschleunigung der Elektronen auf eine Energie von einem Megaelektronvolt begrenzt ist.

Lösung zu Aufgabe 9:
Allgemeine Anforderungen der Verordnung über Arbeitsstätten (Arbeitsstättenverordnung – ArbStättV):

Der Arbeitgeber hat

- die Arbeitsstätte nach dieser Verordnung, den sonst geltenden Arbeitsschutz- und Unfallverhütungsvorschriften und nach den allgemein anerkannten sicherheitstechnischen, arbeitsmedizinischen und hygienischen Regeln sowie den sonstigen gesicherten arbeitswissenschaftlichen Erkenntnissen einzurichten und zu betreiben

- den in der Arbeitsstätte beschäftigten Arbeitnehmern die Räume und Einrichtungen zur Verfügung zu stellen, die in dieser Verordnung vorgeschrieben sind.

Lösung zu Aufgabe 10:

Die Bildschirmarbeitsverordnung beinhaltet allgemeine und spezielle Anforderungen an Bildschirmarbeitsplätze, an Bildschirme und Bildschirmgeräte.

- allgemeine Anforderungen an Bildschirmarbeitsplätze
    - Bildschirmarbeitsplätze sind so einzurichten und zu betreiben, dass die Sicherheit und der Schutz der Gesundheit der Beschäftigten gewährleistet sind. Die Grundsätze der Ergonomie sind auf die Bildschirmarbeitsplätze und die erforderlichen Arbeitsmittel sowie die für die Informationsverarbeitung durch die Beschäftigten erforderlichen Bildschirmgeräte entsprechend anzuwenden.
    - Der Arbeitgeber hat dafür zu sorgen, dass die Tätigkeiten der Beschäftigten an Bildschirmgeräten insbesondere durch andere Tätigkeiten oder regelmäßige Erholungszeiten unterbrochen werden.
- allgemeine Anforderungen an Bildschirme und Bildschirmgeräte
    - Die Text- und Grafikdarstellungen auf dem Bildschirm müssen entsprechend der Arbeitsaufgabe und dem Sehabstand scharf und deutlich sowie ausreichend groß sein. Der Zeichen- und der Zeilenabstand müssen angemessen sein. Die Zeichengröße und der Zeilenabstand müssen auf dem Bildschirm individuell eingestellt werden können.
    - Das auf dem Bildschirm dargestellte Bild muss flimmerfrei sein. Das Bild darf keine Verzerrungen aufweisen.
- Anforderungen an Bildschirmgeräte und Arbeitsmittel für die ortsgebundene Verwendung an Arbeitsplätzen
    - Bildschirme müssen frei und leicht dreh- und neigbar sein sowie über reflexionsarme Oberflächen verfügen. Bildschirme, die über reflektierende Oberflächen verfügen, dürfen nur dann betrieben werden, wenn dies aus zwingenden aufgabenbezogenen Gründen erforderlich ist.
    - Tastaturen müssen die folgenden Eigenschaften aufweisen:
        a) Sie müssen vom Bildschirm getrennte Einheiten sein.
        b) Sie müssen neigbar sein.
        c) Die Oberflächen müssen reflexionsarm sein.
        d) Die Form und der Anschlag der Tasten müssen den Arbeitsaufgaben angemessen sein und eine ergonomische Bedienung ermöglichen.
        e) Die Beschriftung der Tasten muss sich vom Untergrund deutlich abheben und bei normaler Arbeitshaltung gut lesbar sein.

- Anforderungen an die Benutzerfreundlichkeit von Bildschirmarbeitsplätzen

  Beim Betreiben der Bildschirmarbeitsplätze hat der Arbeitgeber dafür zu sorgen, dass der Arbeitsplatz den Arbeitsaufgaben angemessen gestaltet ist. Er hat insbesondere geeignete Softwaresysteme bereitzustellen.

  a) Die Bildschirmgeräte und die Software müssen entsprechend den Kenntnissen und Erfahrungen der Beschäftigten im Hinblick auf die jeweilige Arbeitsaufgabe angepasst werden können.

  b) Das Softwaresystem muss den Beschäftigten Angaben über die jeweiligen Dialogabläufe machen.

Lösung zu Aufgabe 11:

Die Ergonomie, die Lehre von der menschlichen Arbeit, befasst sich mit den Arbeitsbedingungen. Erkenntnisse über den menschlichen Organismus werden verwandt, um die Arbeit, die Arbeitsplätze und die Umwelt den menschlichen Erfordernissen entsprechend zu gestalten. Dabei werden Arbeitsbedingungen unter mehreren Aspekten untersucht, wie:

- sicherheitstechnisch, indem Maßnahmen zur Unfallverhütung vorgeschlagen und vom Gesetzgeber umgesetzt werden
- anthropometrisch, indem Arbeitsplatz und Arbeitsmittel an die menschlichen Körpermaße angepasst werden
- physiologisch, indem die Umgebungseinflüsse (Licht, Klima, Lärm, Staub, Strahlung) auf den Körper untersucht und sie für den Menschen erträglicher gemacht werden
- psychologisch, indem dem Menschen eine angenehme Arbeitsumwelt geboten wird
- organisatorisch, indem die Aufgabenstellung und die zeitliche Beanspruchung des Mitarbeiters an den Arbeitsablauf angepasst werden.

6.5 Bewerbungsgespräch

Lösung zu Aufgabe 1:

- Unterschiedlicher können die beiden Stellenanzeigen auf den Internetseiten der Bundesagentur für Arbeit wohl kaum sein. Die eine Anzeige, die der zahnärztlichen Gemeinschaftspraxis in Kassel, gibt eine sehr ausführliche Stellenbeschreibung wieder, in der anderen Anzeige heißt es lediglich: Nur für die Rezeption.

LÖSUNGEN

Stellenbeschreibung Gemeinschaftspraxis Kassel
Prophylaxe, Füllungspolituren, Provisorienherstellung; selbstständiges Arbeiten, flexibel, teamfähig und patientenorientierte Arbeitsweise; allgemein berufstypische Kenntnisse mit Schwerpunkt in der Prophylaxeabteilung. Unsere Gemeinschaftspraxis sucht zum nächstmöglichen Zeitpunkt ZMF, ZMF in Ausbildung oder ZAH bzw. ZFA mit den Bausteinen für Prophylaxe, Füllungspolituren, Provisorienherstellung. Sie sollten in der Lage sein, selbstständig zu planen und zu arbeiten. Die Leitung und Organisation der Prophylaxe einer modernen, fortbildungsorientierten Praxis gehört zu Ihrem Aufgabengebiet. Wir bieten die Übernahme einer gut etablierten Prophylaxeabteilung mit viel gestalterischem Spielraum, ein eigenes Prophylaxezimmer, modernste Geräte und ein ausgeklügeltes Bestellsystem im Schichtdienst. Wir suchen: Teamfähigkeit, Flexibilität in der Arbeitszeitgestaltung, patientenorientierte Behandlungsweise.

Stellenbeschreibung Praxis Braunschweig
Nur für die Rezeption, mit abgeschlossener Berufsausbildung und Berufspraxis, ***** Nur Vollzeit!!!! ****

Beide Praxen suchen keine Berufsanfänger; die Gemeinschaftspraxis sogar eine ZFM oder ZFA mit speziellen Kenntnissen, die durch Weiterbildung erworben wurden. Über die monatliche Vergütung ist in beiden Anzeigen nichts erwähnt. Offensichtlich geht man davon aus, dass dies in einem Vorstellungsgespräch geklärt wird.

Susanne wird sich besser auf beide Anzeigen nicht bewerben, da sie Berufsanfängerin ist. Zu einer Bewerbung gehören bestimmte Unterlagen und eine Vorbereitung auf das Vorstellungsgespräch.

Zu den Bewerbungsunterlagen gehören in einer Mappe:

- Anschreiben
- tabellarischer Lebenslauf mit Foto
- Zeugnisse (als Kopie)
- ggf. Zertifikate für Fort- und Weiterbildung (als Kopie).

▶ Vor dem Bewerbungsgespräch:

Bereiten Sie sich auf das Gespräch vor. Überlegen Sie sich, warum Sie sich genau auf diese bestimmte Stelle beworben haben. Kommen Sie ausgeruht und pünktlich zum Vorstellungsgespräch. Ein gepflegtes Äußeres ist gerade in Gesundheitsberufen besonders wichtig.

- Während des Bewerbungsgesprächs:

    Halten Sie nicht mit Ihren besonderen Fähigkeiten hinter dem Berg. Neben den fachlichen Kenntnissen sind heute besonders Teamfähigkeit, Flexibilität und der Wille zur Fortbildung gefragt. Ein freundliches patientenorientiertes Auftreten ist bestimmt von Vorteil.

Lösung zu Aufgabe 2:

Personalchefs (Zahnärzte) haben i. d. R. viele Bewerbungen vor sich liegen. Die Lebensläufe der Bewerber helfen dabei, den Überblick zu behalten und hauptsächlich, einen ersten Eindruck von dem Kandidaten zu bekommen. Bereits beim Lebenslauf wird auch zwischen den Zeilen gelesen. Er muss sowohl inhaltlich als auch äußerlich der Form entsprechen: Keine abgekickten Ecken am Papier, selbstverständlich keine Flecken auf den Bögen. Lücken im Lebenslauf werfen beim Leser Fragen auf, Praktika und Fortbildungsveranstaltungen dagegen weisen auf Engagement des Bewerbers hin.

Lösung zu Aufgabe 3:

Es ist heute üblich, den Lebenslauf in tabellarischer Form zu schreiben. Nur wenn es ausdrücklich in der Stellenanzeige verlangt wird, ist ein handschriftlicher Lebenslauf anzufertigen.

Lösung zu Aufgabe 4:

Folgende Punkte sollte der Lebenslauf enthalten:

- Name, Anschrift, Telefonnummer
- Geburtsdatum und -ort
- Nationalität, wenn der Bewerber nicht deutscher Staatsangehöriger ist
- Schul- und Berufsausbildung, Abschlüsse
- Fortbildung, Seminare, Schulungen
- persönliche und fachliche Qualifikation (z. B. PC-, Sprachkenntnisse)
- ggf. Auslandsaufenthalte.

Lösung zu Aufgabe 5:

Nach bestandener Abschlussprüfung und anschließender Berufstätigkeit hat die ZFA folgende Möglichkeiten der Ausbildungsfortbildung:

- Zahnmedizinische Fachassistentin/-helferin (ZMF)
- Zahnmedizinische Prophylaxeassistentin/-helferin (ZMP)
- Zahnmedizinische Verwaltungsassistentin/-helferin (ZMV)
- Zahnmedizinische Kieferorthopädieassistentin.

Weiterhin kann die ZFA eine auf die ZMF/ZMP aufbauende Qualifizierung zur Dentalhygienikerin (DH) absolvieren.

D. Die Prüfung – Praxisfälle
Fall 1
Lösung zu Aufgabe 1:
(D), (E), (C), (A), (B)

- Vollgusskronen bestehen vollständig aus einer Metalllegierung. Diese kann goldfarben (= mehr oder weniger hoher Goldanteil) oder silberfarben (= Palladiumbasislegierung/Titan) sein.

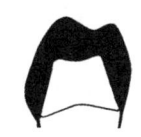

- Verblendkronen: dünnes Metallgerüst, das mit Keramikmassen oder Kunststoffzahnfarben unterschiedlich verblendet wird

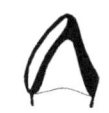

- Jacketkrone = Mantelkrone: ohne Metallgerüst, ausschließlich aus Keramik oder Polymeren

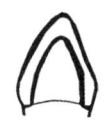

- Teleskopkrone = Doppelkrone mit parallelen Wänden, bestehend aus:
  a) einer fest auf dem Pfeilerzahn zementierten Innenkrone und
  b) einer abnehmbaren Außenkrone

- Konuskrone = Doppelkrone mit kegelförmiger Präparation (Aufbau: siehe Teleskopkrone).

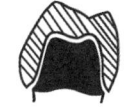

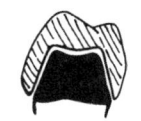

Lösung zu Aufgabe 2:
(D)

Eine PSA gehört zu den extraoralen Aufnahmen, da die Filmkassette und somit der Film außerhalb der Mundhöhle liegt. Intraorale Aufnahmetechniken wären z. B. die Paralleltechnik oder die Bissflügelaufnahme.

In den Kassetten liegen die Verstärkerfolien auf beiden Seiten des Films, also auf der Vorder- und Rückseite.

Die Verstärkerfolien vermindern (= reduzieren) die Strahlenbelastung für den Patienten, da sie während der Belichtung durch Röntgenstrahlen durch Aufleuchten zusätzlich den Film belichten (Fluoreszenz).

Panoramaschichtaufnahme (PSA) ist eine andere Bezeichnung für OPG.

Die einzig richtige Antwort ist (D).

LÖSUNGEN

Lösung zu Aufgabe 3:

(A), (F)

Unter dem Strahlenschutz für Patienten versteht man:

- Fragen nach einer bestehenden Schwangerschaft (nur bei Frauen)
- Fragen nach dem Röntgenpass, bzw. nach früheren Röntgenaufnahmen in demselben Gebiet, eventuell nach einer Strahlentherapie
- Anlegen einer Bleischürze oder eines Schutzschildes.

Um die Strahlenbelastung für den Patienten zu vermindern, werden hoch- und höchstempfindliche Filme gekauft bzw. bei extraoralen Filmen Verstärkerfolien verwendet.

Der Patient befindet sich während der Aufnahme im Kontrollbereich (= 1,5 m um die Strahlenquelle herum).

Ein Herzschrittmacher wird durch eine Röntgenaufnahme nicht beeinflusst.

Nach dem Röntgen befindet sich keine Strahlung mehr im Raum.

Lösung zu Aufgabe 4:

(A), (D)

Faktoren, wie eine zu lange Entwicklungszeit oder auch ein vorbelichteter Film, ergeben zu dunkle Röntgenbilder.

Regel: zu hell = zu wenig (zu niedrig, zu kurz ...), zu dunkel = zu viel (zu hoch, zu lang ...).

Die hier angeführten Gründe für ein zu helles Röntgenbild sind die zu niedrige (= kalte) Entwicklertemperatur oder Röhrenspannung, zu kurze Belichtung sowie ein verbrauchter Entwickler. Aus diesen Gründen führen Sie eine wöchentliche Konstanzprüfung zur Filmverarbeitung durch.

Lösung zu Aufgabe 5:

(D)

Eine Leitungsanästhesie zur Betäubung der UK-Molaren wird in der unmittelbaren Nähe des Foramen mandibulae = UK-Loch (= a) durchgeführt.

Das Foramen mentale = Kinnloch (= b) liegt im Bereich der UK-Prämolaren.

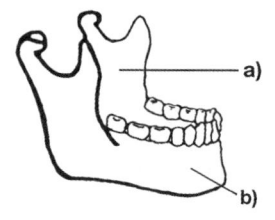

Unter den Augenhöhlen befindet sich das Foramen infraorbitale (= c).

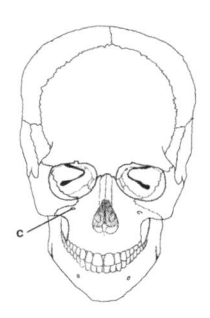

Das Foramen magnum = großes Loch (= d) liegt im Hinterhauptbein.

Hinter den OK-Schneidezähnen (= f) bietet das Foramen incisivum eine Durchtrittsstelle für Nerven und Blutgefäße durch den Knochen.

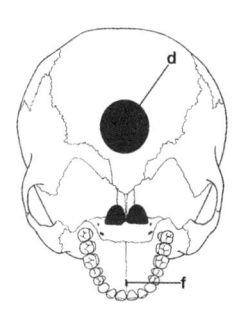

Lösung zu Aufgabe 6:
(C), (B), (A)

Die Präparationsgrenze stellt den Übergang vom nicht präparierten Anteil zum präparierten Anteil eines Zahnes dar.

Die drei erwähnten Präparationsformen ergeben sich durch die entfernte Menge an Zahnhartsubstanz an der Präparationsgrenze:

(C) = Form einer Hohlkehle

(B) = fast nahtloser Übergang in die Präparationsgrenze

(A) = Form einer Stufe.

Lösung zu Aufgabe 7:

(G), (E), (B), (A), (D), (F), (C)

Zunächst erfolgt die Situationsabformung mit Alginat, für die Gegenkiefermodelle bzw. Vorabdrücke für Provisorien. Dann wird eingespritzt (= Anästhesie), präpariert und Fäden gelegt – zur Darstellung der Präparationsgrenze für die Einphasenabformung. Hier wird ein Elastomer derselben Konsistenz sowohl in die Spritze als auch in den Abformlöffel eingefüllt. Zum Schutz der beschliffenen Zähne und zur Erhaltung der Kaufunktion werden Provisorien hergestellt. In einer weiteren Sitzung werden die Kronen eingesetzt bzw. eingegliedert.

Lösung zu Aufgabe 8:

(C), (A), (B), (B), (A), (C), (A)

festsitzender Zahnersatz:

- Freiendbrücke = frei endendes Brückenglied
- Jacketkrone = Mantelkrone
- Schwebebrücke = Zwischenglied liegt nicht der Schleimhaut auf.

herausnehmbarer Zahnersatz:

- Modellgussprothese = Einstückgussprothese, vor allem aus Kobalt-Chrom-Legierungen mit verschiedenen Zusätzen
- Vollprothese = totale Prothese → unbezahnter Kiefer.

kombinierter Zahnersatz:

- Cover-Denture-Prothese = Deckprothese: sieht aus wie eine Totalprothese (herausnehmbar); die wenigen Restzähne (= Innenteleskope = festsitzend) werden von der Prothese bedeckt.
- Stegprothese: festsitzender Teil = Steg = starre Verbindung zwischen Kronen zur Verblockung, herausnehmbarer Teil = Teilprothese.

Lösung zu Aufgabe 9:

(E)

Alle Aussagen – außer (E) – treffen zu, denn mithilfe eines Okkludators kann nur die Okklusion (= Schlussbiss) überprüft werden und nicht die Artikulation.

→ reines Scharniergelenk: nur Auf-Zu-Bewegung, keine Seitwärtsbwegung.

Lösung zu Aufgabe 10:
(D)

Als einzige Feststellung ist (D) falsch. Die Begründung sind die Punkte 1 bis 3 und 5.

Lösung zu Aufgabe 11:
(E), (F), (D), (A), (B), (C)

Zahnersatzkunde	Prothetik
Lehre von der Funktion des Kauorgans	Gnathologie
knetbares Abformmaterial	putty
Schlussbiss	Okklusion
Bewegung des UK unter Kontakt	Artikulation
dünnfließendes Abformmaterial	light body

Abrechnungswesen
Fall 1
1. (A)   2. (C)   3. (B)   4. (D)   5. (B)   6. (E)

Fall 2
Lösung zu Aufgabe 1:
(A), (B)

Eine Situationsabformung wird auch als anatomische oder Abdrucknahme der Zähne mit Schleimhaut und Bändern im Ruhezustand angesehen. Die Betonung liegt hier auf Ruhe.

Im Gegensatz dazu :

Abformung der Schleimhäute, Bänder und Muskelansätze im Funktionszustand	Funktionsabformung, z. B. bei totalen Prothesen
zweizeitige Abformung: Vorabformung und anschließende Feinabformung	Korrekturabdruck
einzeitige Abformung: gleichzeitig wird eine dünnfließende Masse um die beschliffenen Zähne und ein zähfließendes Material in den Löffel gefüllt	Doppelmischabformung

Lösung zu Aufgabe 2:

(A), (C)

Alginate geben bei einer Lagerung an der Luft Feuchtigkeit ab, wodurch sie schrumpfen. Außerdem verschlechtert jede Aufbewahrung ihre Genauigkeit, weshalb diese Abformmaterialien als nicht lagerfähig bezeichnet werden.

Der chemische Aushärtungsvorgang ist nicht umkehrbar = irreversibel, d. h. Alginat kann nach dem Abbinden nicht mehr in Pulver und Wasser getrennt werden.

Auch federn sie nach dem Aushärten in ihre Ursprungsform zurück → sind also elastisch.

Aber: Zu den reversibel (= thermoplastisch)-elastischen zählen die Hydrokolloide, die durch spezielle Behandlung (z. B. Wasserbäder) wieder plastisch werden können. Starre Materialien sind nach dem Abbinden hart und unbeweglich:

a) reversible, wie Kerr, Wachse usw.
b) irreversible, wie Abformgips, Kunststoffe usw.

Lösung zu Aufgabe 3:

(D)

Beachten Sie hier, dass die falsche Antwort gesucht ist! Alle anderen Angaben sind zwar richtig, aber nicht die gesuchte Lösung.

(D) ist falsch, weil ein Alginatabdruck zunächst richtigerweise desinfiziert, abgespült und in leicht feuchtem Zustand ausgegossen wird (siehe Antwort (E)).

Die Bestandteile dieses Materials stimmen = Alga aus dem Lateinischen leitet sich wirklich vom Seetang ab. Wenn das so mancher Patient wüsste!

Unter „feuchter Kammer" versteht man das Aufbewahren des Abdrucks in einem feuchten, nicht nassen Tuch (wiederum in einem Plastikbeutel bzw. einer Plastikbox) für möglichst kurze Zeit – vielleicht sogar im Kühlschrank. Alginate quellen, nehmen also Wasser auf, wenn sie längere Zeit in einem Wasserbad gelagert werden.

Lösung zu Aufgabe 4:

(B), (C)

Elastomere gehören zwar auch zu den irreversibel-elastischen Materialien wie die Alginate.

Jedoch sind Elastomere gummielastische Kunststoffabformmassen (weshalb die Alginate = Seetang nicht zu den Elastomeren zählen).

Beispiele für Elastomere :

- Polyäther/Polether
- Silikone
- Polysulfide.

Die restlichen Zuordnungen entnehmen Sie bitte der Lösung zu Aufgabe 2.

Lösung zu Aufgabe 5:

(A), (A), (B), (B), (B), (A)

Entscheidender Punkt zur Lösung dieser Aufgabe ist die Aussage:
- Extraorale Aufnahmetechniken → Der Film befindet sich außerhalb des Patientenmundes, z. B.
  - Orthopantomogramm = OPG = Übersichtsschichtaufnahme mit vollständiger Darstellung von OK und UK einschließlich der Kiefergelenke und Teilen der Kieferhöhle
  - Fernröntgenseitenaufnahme = FRS = seitliche Schädelaufnahme mit 1,5 m Mindestabstand zur Strahlenquelle
  - Kiefergelenkaufnahme = Filmkassette wird am abzubildenden Kiefergelenk positioniert.

Im Gegensatz dazu:
- intraorale Aufnahmetechniken → Der Film befindet sich innerhalb des Patientenmundes, z. B.
  - Halbwinkeltechnik = Isometrieregel: Zentralstrahl fällt senkrecht auf die gedachte Winkelhalbierungsebene
  - Bissflügelaufnahme = beste Aufnahmetechnik zur Diagnostik von Approximalkaries: Der Patient beißt dabei auf einen Flügel bzw. flügelartigen Halter, nicht auf den Film. Es erfolgt eine gleichzeitige Darstellung der OK- und UK-Zahnkronen sowie des marginalen Knochenverlaufs.
  - Le-Master-Technik = Aufnahmetechnik, bei der eine Watterolle zwischen Zahnkrone und Film gelegt wird → Vermeidung der Überlagerung der OK-Molaren-Wurzeln mit dem Jochbein.

Lösung zu Aufgabe 6:

(E)

Tiefe Karies = Caries profunda, weil hier die Zerstörung der Zahnhartsubstanzen bis in die tiefsten Schichten des Dentins fortgeschritten, aber noch eine dünne Zahnbeinschicht erhalten ist.

Die Röntgenstrahlen durchdringen die Stellen, an denen die Zahnhartsubstanzen zerstört sind, gut → Aufhellung = dunkle Veränderung im Röntgennegativ.

Aber:

- Radioopazität = Verschattung = hell erscheinende Veränderung im Röntgennegativ, z. B. unversehrter Schmelzbereich
- Artefakt = Kunstgebilde (lat. Ars, artis – Kunst, facere – machen, tun), z. B. helle Fixierbadspritzer
- Kathode = negativ elektrischer Pol.

Lösung zu Aufgabe 7:

(C)

Das Ziel der Unterkiefer-Leitungsanästhesie ist es, einzig und allein das Teilstück des N. mandibularis (= Unterkiefer-Nerv), das im Canalis mandibulae (= Unterkiefer-Kanal) verläuft zu betäuben, = N. alveolaris inferior.

nicht richtig:

- N. lingualis (= Zungennerv) wird oft bei einer UK-Leitungsanästhesie mit betäubt, da er in der Nähe des Foramen mandibulae verläuft bzw. vom UK-Ast zur Zunge hin abzweigt. Das ist zwar häufig ein Nebeneffekt einer Leitungsanästhesie → der Patient bemerkt, dass „seine Zunge taub wird", aber das ist nicht das Ziel.
- N. trigeminus = Drillingsnerv = fünfter Hirnnerv, dieser besteht aus drei Hauptästen:
    a) N. ophthalmicus = Augenast mit N. infraorbitalis
    b) N. maxillaris = OK-Ast mit N. alveolaris superior

    Vorsicht: nicht verwechseln mit dem N. alveolaris inferior, der die unteren Zahnfächer versorgt!

    c) N. mandibularis = UK-Ast mit N. alveolaris inferior.

Lösung zu Aufgabe 8:

(D)

Aspiration = Ansaugen der Injektionslösung nach dem Einstich, um zu kontrollieren, ob ein Blutgefäß (nicht ein Nerv) getroffen wurde. Es besteht sonst die Gefahr eines Kreislaufzwischenfalls.

Aber:

- Asphyxie = Ersticken durch Sauerstoffmangel, Atemstillstand
- Exspiration = Ausatmung
- Anästhesie = Betäubung
- Inspiration = Einatmung durch Heben der Rippen und Senken des Zwerchfells.

Lösung zu Aufgabe 9:

(E), (F)

Lokalanästhesien = örtliche Betäubungen, wie
- intraligamentäre Anästhesie = Betäubung in den Parodontalspalt eines Zahnes
- Oberflächenanästhesie = Unempfindlichkeit in einem Schleimhautbezirk.

Bei (E) und (F) wird das Empfinden in einem begrenzten Gebiet (= z. B. ein Zahn oder ein Bereich der Schleimhaut) ausgeschaltet.

Wichtig: Das Bewusstsein bleibt erhalten.

Aber:
- Intubationsnarkose = Allgemeinbetäubung mit zentraler Schmerz- und Bewusstseinsausschaltung mithilfe eines eingeführten Rohres = Tubus) zum Offenhalten der Atemwege
- Analgesie = Stadium I der Narkose (= Allgemeinbetäubung): Aufhebung des Schmerzempfindens
- Lachgas ist ein geruchsloses Gas, das zum Erreichen des Stadiums I einer Narkose (= Allgemeinbetäubung) verwendet werden kann.
- Hypnose = schlafähnlicher Zustand bzw. vorübergehend veränderte Aufmerksamkeit und meist tiefe Entspannung.

Bei Antwort (A), (B), (C) und (D) wird das Bewusstsein zusätzlich ausgeschaltet/verändert, was bei einer örtlichen Betäubung nicht der Fall sein sollte.

Lösung zu Aufgabe 10:

(C), (D), (B), (A), (E), (F)

Behandlungsablauf zur Herstellung einer Brückenarbeit:

Reihenfolge der angebotenen Arbeitsschritte:

1) anatomische Abformung für Gegenkiefermodell und/oder Provisorienanfertigung
2) Präparation der Pfeilerzähne
3) Fäden legen, um mit diesen die Zahnfleischfurche zu erweitern und somit eine genaue Wiedergabe der Präparationsgrenze zu ermöglichen
4) Einphasenabformung: Mit einer Kolbenspritze wird das Abformmaterial um die präparierten Zahnstümpfe gegeben. Dann wird der mit demselben Material angefüllte Abformlöffel übergestülpt.
5) Nach weiteren, hier nicht genannten Arbeitsschritten, erfolgt schließlich die Eingliederung der fertiggestellten Brückenarbeit , sowie in einer weiteren Sitzung
6) die Kontrolle des festsitzenden Zahnersatzes.

LÖSUNGEN

Lösung zu Aufgabe 11:

(E)

Unter Bissnahme versteht man die Kieferrelationsbestimmung, d. h. die Position des UK zum OK wird festgelegt. Im Labor wird das in diesem Fall hergestellte UK-Sägemodell dem OK-Gegenkiefermodell durch die erfolgte Bissnahme (z. B. Quetschbiss) zugeordnet und in einem Artikulator eingegipst → nur (E) = richtig.

Aber:

- Bei der Anfertigung totaler Prothesen werden anhand der Wachswälle nicht nur die Mittellinie, sondern auch die Eckzahnlinien bestimmt.
- Artikulation bedeutet das Verschieben der Zahnreihen gegeneinander unter Zahnkontakt → ist also keine Bestimmung der Stellung des UK zum OK.
- Die Präparationsgrenzen der vorgesehenen Kronen werden nur durch Abdrücke wiedergegeben.
- Die Lage des OK zum Schädel wird durch den Gesichtsbogen in den Artikulator übertragen.

Lösung zu Aufgabe 12:

(B)

Durch den Gesichtsbogen kann die Lage des OK zum Schädel auf einen Artikulator übertragen werden.

Aber:

- Die korrekte Position des UK zum OK wird durch die oben genannte Bissnahme bestimmt.
- Den interokklusalen Abstand von ein bis zwei Millimetern bezeichnet man als Ruheschwebelage.
- Die Bisshöhe wird durch die Bissnahme festgelegt.
- Artikulation und Okklusion werden im Patientenmund anhand des Artikulationspapiers/der Okklusionsfolie überprüft.

Lösung zu Aufgabe 13:

(D)

Unter einem Artikulator versteht man einen Kiefergelenksimulator, der als Gerät im Labor die Kaubewegungen nachahmen kann. So ist es möglich, dass jeglicher Zahnersatz funktionell korrekt ausgeformt wird.

Alle anderen Antworten treffen hier nicht zu bzw. sind erfunden.

Abrechnungswesen
Fall 2
1. (A)   2. (C)   3. (D)   4. (A)   5. (D)   6. (D)   7. (B)

Fall 3
Lösung zu Aufgabe 1:
(C), (E)

Die Aussagen (A), (B) und (D) sind richtig.

Aber:

klassische Hauptsymptome einer Entzündung	
deutsch	lateinisch
Rötung	Rubor
Wärme	Calor
Schwellung	Tumor
Schmerz	Dolor
eingeschränkte Funktion	Functio laesa

INFO

Hyperämie = vermehrte Durchblutung = Vorstufe einer Entzündung, kein Hauptsymptom einer Entzündung

Bei einer Entzündung vermehren sich nicht die Thrombozyten = Blutplättchen: Sie sind mitverantwortlich für die Blutgerinnung.

Für die Abwehr sind die weißen Blutkörperchen = Leukozyten zuständig, die sich zur Bekämpfung der Krankheitserreger bei einer Entzündung in ihrer Anzahl vermehren.

Lösung zu Aufgabe 2:
(A), (C), (D), (B)

Untersuchungsmethode	Fachbegriff
Beklopfen	Perkussion
Tasten	Palpation
Abhören	Auskultation
Betrachten	Inspektion

LÖSUNGEN

Lösung zu Aufgabe 3:

(D)

Antwort (D) ist richtig, weil die Halbwinkeltechnik von den angebotenen Möglichkeiten am besten die apikalen und parodontalen Verhältnisse wiedergibt:

- Halbwinkeltechnik = Isometrieregel:
  Zentralstrahl fällt senkrecht auf die gedachte Winkelhalbierungsebene und soll dabei durch den apikalen Bereich des Zahnes verlaufen → Der Zahn wird maßstabsgetreu auf dem Film abgebildet.

- exzentrische Aufnahmetechnik = zur Lagediagnostik bei verlagerten Zähnen oder Fremdkörpern/zur Darstellung einzelner Wurzeln:
  Die Röntgenröhre wird nach mesial oder distal verschoben.

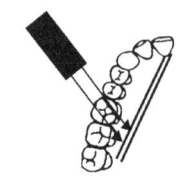

- Fernröntgenseitenaufnahme = FRS = seitliche Schädelaufnahme mit 1,5 m Mindestabstand zur Strahlenquelle → keine Möglichkeit, den Frontzahnbereich genau darzustellen

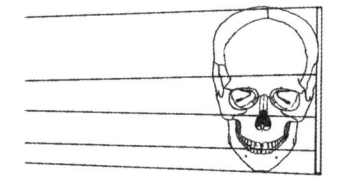

- Le-Master-Technik = Aufnahmetechnik, bei der eine Watterolle zwischen Zahnkrone und Film gelegt wird → Vermeidung der Überlagerung der OK-Molaren-Wurzeln mit dem Jochbein → hier soll aber eine perfekte Aufnahme im Frontzahnbereich angefertigt werden.

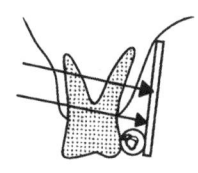

- Bissflügelaufnahme = beste Aufnahmetechnik zur Diagnostik von Approximalkaries: Der Patient beißt dabei auf einen Flügel bzw. flügelartigen Halter, nicht auf den Film. Es erfolgt eine gleichzeitige Darstellung der OK- und UK-Zahnkronen sowie des marginalen Knochenverlaufs → keine vollständige Abbildung der Zahnwurzeln, der Apex ist nie zu erkennen.

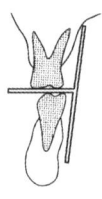

Lösung zu Aufgabe 4:

(B), (E)

Kann Ihre Chefin berechtigterweise schimpfen? Eindeutig: Ja! → Die hier angeführten Gründe für ein zu helles Röntgenbild sind die zu niedrige Entwicklertemperatur sowie ein verbrauchter Entwickler. Aus diesen Gründen führen Sie eine wöchentliche Konstanzprüfung zur Filmverarbeitung durch.

Die gegenteiligen Faktoren wie zu lange Entwicklungszeit, zu hohe Röhrenspannung oder zu lange Belichtung ergeben zu dunkle Röntgenbilder.

Regel: zu hell = zu wenig (zu niedrig, zu kurz ...), zu dunkel = zu viel (zu hoch, zu lang ...)!
Auch ein vorbelichteter Film führt zu zu dunklen Aufnahmen.

Lösung zu Aufgabe 5:

(A), (D)

Bei einer konventionellen Röntgenaufnahme werden durch den Entwicklungsvorgang die belichteten Silberbromidteile geschwärzt, also in schwarzes metallisches Silber umgewandelt. Die unbelichteten Silberbromidteile bleiben in der Entwicklerlösung unverändert.

In der Fixierlösung werden die unbelichteten Silberbromidteile herausgelöst. Somit sind die Antworten (B), (C) und (E) falsch!

Richtig wäre:
2. Die belichteten Silberbromidteile werden geschwärzt.
3. Die unbelichteten Silberbromidteile werden herausgelöst (siehe Antwort (D)).
5: Grundsätzlich gesehen, bleiben diese Teilchen beim Röntgen nie unverändert. Diese Veränderung bliebe ohne chemische Bearbeitung unsichtbar. Nur die nicht von Röntgenstrahlen getroffenen/unbelichteten Silberbromidteile bleiben zunächst im Entwickler unverändert, aber nicht alle. → Schauen Sie vor allem auf die Eigenschaftswörter: belichtet/unbelichtet.

Lösung zu Aufgabe 6:

(C), (D)

Aussage (C) und (D) sind richtig.

Abbildung:
geometrische Verhältnisse bei Röntgenaufnahmen

a) Film liegt direkt am Objekt → maßgerechte Abbildung = größenrichtig und scharf

b) Film liegt nicht möglichst nah am Objekt → vergrößerte, unscharfe Abbildung

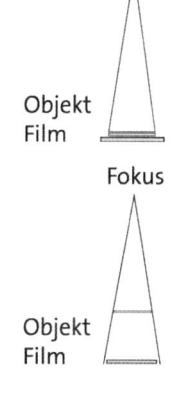

Aber:

- Artefakt = Kunstgebilde (lat. Ars, artis – Kunst, facere – machen, tun), z. B. helle Fixierbadspritzer, Kratzer, Druck- und Knickstellen usw. → Somit gehören Knochenabbau und apikale Aufhellungen nicht zu den „Kunstgebilden", sondern sind echte Befunde im Mund des jeweiligen Patienten.
- Verschattung = Radioopazität = hell erscheinende Veränderung im Röntgennegativ, z. B. Wurzelfüllung, Kronen usw.
- Aufhellung = dunkle Veränderung im Röntgennegativ → Die Röntgenstrahlen durchdringen die Stellen, an denen mineralreiche Strukturen (z. B. Knochen) sind, weniger.
- Die Strahlenintensität nimmt ab (Abstandsquadratgesetz!).

Lösung zu Aufgabe 7:

(D)

Das Ziel der Alveolotomie ist es, durch eine Abtragung des Alveolarfortsatzes eine Glättung des Knochens zu erreichen, meist nach Serienextraktion mehrerer nebeneinander stehender Zähne (hier: der Oberkieferfrontzähne).

So ist es richtig:

Fachbegriff	Erklärung
Germektomie	Zahnkeimentfernung
Zystektomie	vollständige Zystenentfernung mit Wundverschluss
Osteotomie	Knochenentfernung Aufklappung → operative Zahnentfernung
Tuberplastik	Ausformung des Tuber zur Verbesserung des Prothesenlagers

Lösung zu Aufgabe 8:

(C), (D)

Unter präprothetischer Chirurgie versteht man alle chirurgischen Maßnahmen zur Verbesserung des Prothesenlagers, wie z. B.

- Beseitigung eines Schlotterkammes, der aus Mukosafalten auf dem zahnlosen Kieferkamm besteht
- Aufbau des Kieferkamms usw.

Die anderen aufgezählten Behandlungsmethoden gehören zwar in den Bereich der Chirurgie, aber nicht zur präprothetischen Chirurgie:

Behandlung	Erklärung
Inzision eines Abszesses	Einschneiden in eine Eiteransammlung
Schröder-Lüftung	Knochentrepanation
Hemisektion	operative Halbierung eines Zahnes
Apektomie	Wurzelspitzenresektion

Lösung zu Aufgabe 9:

(A), (B)

Eine Interimsprothese ist eine temporäre = zeitlich begrenzt verwendete = vorübergehende Prothese oder Übergangsprothese: Sie wird als vorläufiger/provisorischer Zahnersatz bis zur Anfertigung der endgültigen Prothese verwendet.

Aber:
Sie wird nicht unterfüttert und kann eine partielle (= Teil-) oder totale (= Voll-)Prothese sein. Eine partielle Interimsprothese wird in der Regel nicht mit gegossenen, sondern gebogenen Klammern hergestellt → Kostenfrage: gebogene Klammern sind natürlich billiger!

Lösung zu Aufgabe 10:

(D), (C), (A), (B), (E), (F)

Behandlungsablauf zur Herstellung einer totalen Prothese:

Reihenfolge der angebotenen Arbeitsschritte:
1) Behandlungsplanung sollte jeder prothetischen Arbeit vorausgehen
2) anatomische Abformung für Gegenkiefermodell/Arbeitsmodelle
3) Funktionsabformung mit individuellem Löffel zur Wiedergabe der verschiedenen Bändchen in Funktion/Bewegung
4) Wachseinprobe mit den endgültigen Ersatzzähnen, aber in Wachs und noch nicht in Kunststoff befestigt
5) Eingliederung der fertiggestellten Prothese, sowie in einer weiteren Sitzung
6) die Kontrolle des herausnehmbaren Zahnersatzes.

LÖSUNGEN

Lösung zu Aufgabe 11:

(D)

Die Ah-Linie trennt Palatum molle (= weicher Gaumen = 2) von Palatum durum (= harter Gaumen = 3) → Sie ist nur im Gaumenbereich, also nur im Oberkiefer, zu finden.

Bei der Herstellung totaler Prothesen ist sie besonders wichtig, da sie beim Ah-Sagen und beim Versuch, bei geöffnetem Mund und geschlossener Nase durch die Nase auszuatmen, sichtbar wird. Dadurch ergibt sich die distale Begrenzung der Oberkieferprothesen.

Aus diesen Gründen hat die Ah-Linie auch überhaupt nichts mit festsitzendem Zahnersatz zu tun, d. h. mit der Herstellung von Schwebebrücken, Aussage (D) ist falsch.

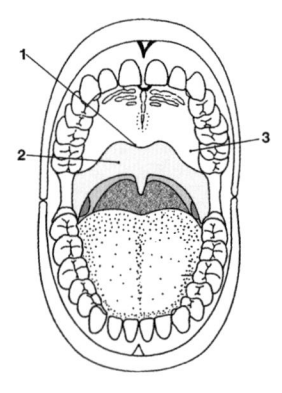

Abb.: Ah-Linie (= 1) im Gaumenbereich

Lösung zu Aufgabe 12:

(A)

Durch neu eingegliederten Zahnersatz kann ein Dekubitus (= Druckstelle, Wundliegen) entstehen: Nur Aussage (A) ist richtig.

Aber:
(B), (C), (D) und (E) sind falsch.

Richtig lauten diese Antworten:

(B) Bei einem Dekubitus handelt es sich um eine Druckstelle.

(C) Bei Beseitigung der Ursache kann kein Geschwür (= Ulcus) entstehen.

(D) Durch Wundliegen bei längerem Krankenlager kann an anderen Körperteilen ein Dekubitus auftreten.

(E) Schlecht sitzende Prothesen können ebenfalls die Ursache für Druckwunden sein.

Abrechnungswesen

Fall 3

1. (A)   2. (C)   3. (B)   4. (C)   5. (A)   6. (B)   7. (D)   8. (D)   9. (C)

Fall 4

Lösung zu Aufgabe 1:
(D)

Ein Schmerzpatient sollte möglichst bald behandelt werden, d. h. er darf nicht später bzw. am nächsten Tag einbestellt oder gar an eine andere Praxis verwiesen werden. Auch darf ihm ohne Anordnung Ihres Chefs kein Schmerzmittel (= Analgetikum) empfohlen werden.

Lösung zu Aufgabe 2:
(A), (B), (E)

Bissflügelaufnahmen (= Aufnahmetechnik zur Darstellung von Approximalkaries), Inspektion (= Betrachten) und Sondieren sind gute Methoden zur Kariesdiagnostik.

Aber:
Palpation = Tasten (z. B. vergrößerte Lymphknoten)

Perkussion = Beklopfen = Überprüfung der Entzündung des Zahnhalteapparats

Aufbissaufnahmen = Aufnahmetechnik zur Lagediagnostik (verlagerte Zähne, Speichelsteine und Fremdkörper).

Lösung zu Aufgabe 3:
(B), (D)

Röntgenbild = Röntgennegativ, d. h. alles, was:
- hell erscheint = Verschattung = Radioopazität
- dunkel/schwarz erscheint = Aufhellung = Radioluzenz
- aber: Artefakt = Kunstgebilde, z. B. Kratzer, Flecken auf einem Röntgenbild
- Obliteration = Verschluss, Zuwachsen, z. B. bei Wurzelkanälen.

Lösung zu Aufgabe 4:
(B), (C), (E), (A), (D), (F)

1) Pulpitis = Zahnmarkentzündung
2) Nekrose = Gewebstod
3) Gangrän = fauliger Zerfall der Pulpa
4) periapikale Ostitis = Knochenentzündung um die Wurzelspitze herum
5) subperiostaler Abszess = Eiteransammlung unter der Knochenhaut
6) submuköser Abszess = Eiteransammlung unter der Schleimhaut.

LÖSUNGEN

> **INFO**
>
> Der subperiostale Abszess ist die Vorstufe vom submukösen Abszess, da der Eiter erst allmählich den Knochen durchbricht (erst befindet er sich unter der Knochenhaut, dann unter der Schleimhaut).

Lösung zu Aufgabe 5:
(C), (F)

Eitererreger = Staphylo- und Streptokokken

Alle anderen genannten Mikroorganismen gehören auch zu den Bakterien, sind aber keine Eitererreger:
- Bazillen = stäbchenförmige Bakterien, davon sind die widerstandsfähigen Dauerformen die Sporen!
- Diplokokken = kugelförmige Bakterien (Lungenentzündung)
- Spirochäten (Syphilis) und Spirillen (Rattenbisskrankheit) = spiralförmige Bakterien.

Lösung zu Aufgabe 6:
(B), (D)

In der Regel weist Zahn 14 (= 1. oberer Prämolar) zwei Wurzeln, die palatinal und bukkal stehen, mit zwei Wurzelkanälen auf.

Dieser Zahn kann auch eine Wurzel mit einem Wurzelkanal aulweisen, was allerdings nicht bei der überwiegenden Anzahl der Patienten der Fall ist.

Zwei Wurzeln, drei Wurzelkanäle = Molaren im UK, die mesial und distal stehen; palatinal, mesio- und distobukkal stehen die drei Wurzeln der OK-Molaren.

Lösung zu Aufgabe 7:
(B), (A), (D), (C)
- Leitungsanästhesie = Injektion im Bereich des Nervenstammes
- Oberflächenanästhesie = Betäubung eines Schleimhautbezirks
- Infiltrationsanästhesie = Schmerzausschaltung im Endausbreitungsgebiet eines Nerven
- intraligamentäre Anästhesie = Schmerzausschaltung im Bereich eines einzigen Zahnes.

Lösung zu Aufgabe 8:
(B), (D)

Die Wirkungsdauer wird wirklich verlängert und es ergibt sich im Operationsgebiet eine relative Blutleere, da die Blutgefäße zusammengezogen werden.

Aber:
- Der Körper wird gar nicht entgiftet.
- Das Betäubungsmittel ist nicht besser verträglich, da die gefäßverengenden Zusätze den Kreislauf des Patienten sehr belasten.
- Gelangt die Injektionslösung in ein Blutgefäß, so kann es zu einem Kreislaufzwischenfall kommen. Die Blutgefäße werden verengt.

Lösung zu Aufgabe 9:
(B), (B), (A), (A), (B), (A)
- Aufbereitung: Hedströmfeile, Kerrbohrer = Reamer
- Füllung: Lentulo = Förderspirale
- Fingerspreader = Verdichten von Guttapercha in senkrechter Richtung = vertikale Kondensation, Fingerplugger = seitliches Verdichten von Guttapercha = laterale Kondensation.

Lösung zu Aufgabe 10:
(H), (F), (G), (D), (E), (B), (A), (D)
1) Lokalanästhesie
2) Trepanation
3) vollständige Entfernung der Pulpa
4) Röntgenmessaufnahme
5) endgültige Aufbereitung der Wurzelkanäle
6) Reinigung, Desinfektion und Trocknung der Wurzelkanäle
7) Wurzelkanalfüllung
8) Röntgenkontrollaufnahme.

Lösung zu Aufgabe 11:
(B)

Wurzelkanalinstrumente werden erst nach mehrmaligem Gebrauch (Ausnahme: Exstirpationsnadeln/verbogene WK-Instrumente/WK-Instrumente mit kleinem Durchmesser bis ca. 15) ersetzt.

Nur im RDG (= Reingungs- und Desinfektionsgerät) werden diese Instrumente nicht hygienisch aufbereitet → Sterilisation ist erforderlich!

In allen Geräten und beliebig oft (werden nach mehrmaligem Gebrauch unbedingt aussortiert) trifft jeweils nicht zu.

Abrechnungswesen
Fall 4

1. (A)   2. (E)   3. (C)   4. (B)   5. (D)   6. (A)   7. (C)   8. (C)

Die Praktische Prüfung – Prüfungsbeispiel (Fragebogen)
Lösung zu Aufgabe 1:

- Praxisname, eigener Name, Grußformel
- Terminwunsch des Patienten, Terminabsprache
- Hinweis auf KVK, Röntgenpass
- Wiederholung des Termins, Ansprache mit Namen
- Telefonnummer für evtl. Rückruf
- Wegbeschreibung zur Praxis, Verabschiedung.

Lösung zu Aufgabe 2:

Paula-Emil-Theodor-Emil-Richard
Gustav-Richard-Ida-Emil-Samuel-Samuel-Theodor-Anton-Dora-Theodor

Lösung zu Aufgabe 3:

- Einlesen der KVK
- Anamnesebogen ausfüllen lassen, ggf. Hilfe anbieten und nachfragen
- Aufnahme der Daten in die EDV (Kartei)
- Patienten/in in Wartezimmer bitten.

Lösung zu Aufgabe 4:

Parodontaler Screening Index = Schnelltest für parodontale Erkrankungen

- Einteilung des Gebisses in Sextanten (S1 bis S6)
- Eintragung des höchsten Codes pro Sextant
- ab Code 3 PAR- Behandlung nötig.

LÖSUNGEN

> **INFO**
>
> Metallgegenstände wie Schmuck, herausnehmbarer ZE, Piercings ... ablegen.

Lösung zu Aufgabe 5:

Kinn auf Auflage, Hände greifen auf beiden Seiten die Halterungen, Schneidezähne beißen in die Rille des Aufbissblocks, Ausrichtung des Kopfes durch Lichtvisier, Fixierung des Kopfes durch Halterung, gestreckte Halswirbelsäule beachten.

> **INFO**
>
> Ruhig stehen bleiben.

Lösung zu Aufgabe 6:

Frage nach vorherigen Röntgenaufnahmen (nicht älter als sechs Monate), Anlegen der Röntgenschürze, Ablegen von Metallgegenständen (Schmuck, Prothesen, Piercing usw.)

Lösung zu Aufgabe 7:

- fehlende Zähne → durchkreuzen
- Taschentiefen in mm → mesial bzw. distal oder oral bzw. vestibulär (arabische Zahlen)
- Lockerungsgrad → mittleres Kästchen (Grad I bis III, römische Zahlen)
- Furkationsbefall → Wurzelbereich (Grad 1 bis 3, arabische Zahlen)
- Rezessionen in mm → Kästchen ober- und unterhalb des Zahnschemas
- geschlossenes/offenes Vorgehen → Ankreuzen der Kästchen ober- und unterhalb des Zahnschemas.

Anschließend: Erstellen des Gebührenteils mit Anzahl der behandlungsbedürftigen Parodontien.

Lösung zu Aufgabe 8:

a) geschlossenes Vorgehen = geschlossene Kürettage: Entfernung des subgingivalen Zahnsteins ohne Sicht und ohne Verwendung eines Skalpells:
- Anästhesie (Spritze mit Anästhetikum)
- Konkremententfernung und Glättung der Wurzeloberflächen (Küretten)
- Reinigung
- Kontrolle.

b) offenes Vorgehen = offene Kürettage: Entfernung des subgingivalen Zahnsteins mit Sicht und Verwendung eines Skalpells:
- Anästhesie (Spritze mit Anästhetikum)
- Schnitt (Skalpell)
- Bildung eines Mucoperiostlappens (Raspatorium)
- Konkremententferung und Glättung der Wurzeloberflächen (Küretten)
- eventurell Knochenglättung (Fräse)
- Reinigung, Kontrolle
- Reposition des Lappens (chirurgische Pinzette)
- Wundverschluss (atraumatische Nadel, Nadelhalter, Schere, chirurgische Pinzette)
- Nahtentfernung nach einer Woche (Pinzette, Schere).

Lösung zu Aufgabe 9:
01, Vipr, 04, Ä 935d , Nr. 4

Lösung zu Aufgabe 10:
Medizinprodukte:
- unkritisch: mit Hautkontakt
- semikritisch: mit Schleimhautkontakt
- kritisch: mit Blutkontakt, durchdringen Gewebe.

Lösung zu Aufgabe 11:
- unreine Seite: Bereitstellung → Behandlung → Risikobewertung → Transport → Vorbereitung → Reinigung, Desinfektion, Spülung, Trocknung
- reine Seite: Kontrolle (Funktionsprüfung, Pflege usw.) → Verpackung → Sterilisation → Freigabe → Lagerung.

STICHWORTVERZEICHNIS

A

Abformmaterialien	130
Abformtechniken	130
Abgabegruppen	80
Ablauforganisation	237
Amalgamfüllungen	49
Anästhesien	149
Anfrage	249
Angebotsvergleich	251, 255
Annahme	268
Antiplaquemittel	118
Antrag	268
Arbeitsgerichtsbarkeit	211
Arbeitsschutzgesetze	286
Arbeitsunfall	216
Arbeitsvertrag	207
Arzneimittelgruppen	78
Aspiration	58
Atmungssystem	39
Ausbildungsplan	203
Autoklav	29

B

Bakterienform	23
Behandlung	278
-, chirurgische	151
-, konservierende	144
-, parodontologische	83
Behandlungsabläufe	
-, Privatpatienten	183
Behandlungsmaßnahme	
-, endodontische	63
BEMA	141
Berufsausbildungsvertrag	203
Berufsbildungsgesetz	202
Beschaffungsmärkte	247
Bestandsverzeichnis	276
Bestellpraxis	227
Betriebsrente	216
Betriebsvereinbarung	208
Bewerbungsgespräch	287
Bezugsquellenermittlung	247
Blutkreislauf	38
Bohrertypen	44
Brückenarten	135
Buchführung	275
Buchstabiertabelle	241

D

Datenschutz	233
Datensicherung	233
Dekubitus	139
Dentition	40
Desinfektion	27
Desinfektionsmittelgruppen	27
Dienstplan	284
Dysgnathie	126

E

Einstandspreis	256
Endodontie	62
Endoinstrumente	32
Endpfeilerbrücke	135
Ernährungsberatung	114
Ernährungsprophylaxe	105
Eugnathie	126
Extraktionszangen	67

F

FDI	13
Fluoridierungsmaßnahmen	122
Freiendbrücke	135
Führungsstile	199

G

Gangränbehandlung	64
Gefahrenstoffe	77
Gehaltsabrechnung	219
Gemeinschaftspraxis	201
Gesichtsschädelknochen	51
Gesundheitswesen	200
Gewährleistung	279
Gewebearten	20
Gewerkschaft	199
Gingiva	83
GOZ	141
Güterbeförderung	245

H

Haderup	13
Haftung	282
Händedesinfektion	28

795

STICHWORTVERZEICHNIS

Heilberufe	200
Heilhilfsberufe	200
Homepage	233
Hormonsystem	113
Hygiene	20
Hygienemaßnahmen	32

I

Immunisierung	25
Implantologie	73
Individualprophylaxe	141
Infektion	24
Infektionskrankheiten	25
Infektionsquellen	25
Informationsbeschaffung	249
Instrumente	43

J

Jugendarbeitsschutzgesetz	204

K

Karies	42
Kariesdiagnostik	43
Karieseinteilung	43
Kariestherapie	40
Kassenpatient	141
Kassenzahnärztliche Vereinigung	199
Kauapparat	13
Kaufvertrag	228, 267
Kieferbereich	
-, Anomalien	125
-, Missbildungen	125
Kiefergelenk	54
Kieferorthopädie	75, 124
Kommunikation	227
Kommunikationsbeziehungen	226
Kommunikationsprozess	226
Kommunikationstechnik	225
Konfliktmanagement	240
Kontamination	24
Körperbautyp	82
Kreislaufsystem	38
Kündigungsschutz	209
Kunststoffborsten	116

L

Lagebezeichnungen	14
Lagerhaltung	277
Lohnsteuerkarte	219
Luftwege	39

M

Mahnverfahren	280
Mandibula	52
Manteltarifvertrag	207
Marcumar®	465
Marcumar®-Patient	34
Mikroorganismen	23
Milchgebiss	13
Mitarbeiterführung	283
Molar	14
Mundhöhle	17
Mundhygiene	108
Mundschleimhaut	83, 89
Muskel	56

N

Nachblutungen	37
Nasenatmung	127
Nasenraum	39
Nato	13
Naturborsten	116
Nervensystem	56

O

Oberkiefer	53
Ohnmacht	36
Organsystem	22

P

Parodontalstatus	86
Parodontium	41
Pathologie	65
Patienten	105, 226
Patientenbegleitung	13
Patientengruppen	227
Pinzette	44
Plaques	42
Postexpositionsprophylaxe	26

STICHWORTVERZEICHNIS

Präventivmaßnahmen	34
Praxisabläufe	237
Praxisgemeinschaft	201
Praxishygiene	20
Praxisinformationen	240
Praxismüll	32
Praxisprozesse	282
Praxisteam	239
Privatpatient	273
Probezeit	203
Problempatienten	82
Prophylaxe	103
Prothesenpflege	139
Prothetik	133
Psychodontie	81
Pulpa	60

Q

Quecksilberhygiene	49
Quecksilberverarbeitung	49

R

Rechnungsbetrag	267
Rechnungslegung	150
Renten	216
Rezept	80
Richtungsbezeichnungen	14
Risikopatient	34
Röntgenaufnahme	148
Röntgenaufnahmeverfahren	97
Röntgenfilme	95
Röntgenverordnung	91

S

Sachenrecht	268
Schlechtlieferung	272
Schmerzausschaltung	58
Schmerzmittel	465
Schneidezahn	15
Schriftgutablage	243
Schutzimpfungen	25
Sensibilitätsprüfung/Vitalitätsprüfung	63
Sepsis	27
Sozialabgaben	219
Sozialversicherung	213
Sozialversicherungsbeiträge	219

Speicheldrüsen	18
Speichelmenge	18
Spritzensysteme	58
Standardsoftware	229
Sterilisation	27
Sterilisationsvorgang	29
Sterilisationszyklen	29
Sterilisatoren	29
Strahlenschutz	91
Strahlentherapie	102

T

Tabellenkalkulation	229
Tarifautonomie	208
Teambesprechungen	239
Teilprothesen	136
Telekommunikation	235
Textverarbeitung	229

U

Unfallverhütungsvorschriften	201
Unfallversicherung	201
Unterfüllung	46
Unterkiefer	52
Urlaub	208
Urlaubsplan	284

V

Vasokonstriktoren	58
Verdauungsapparat	17, 112
Verdauungssystem	112
Verjährung	280
Versendungsarten	245
Versendungsform	245
Versicherte	
-, gesetzlich	158
Vertragsparteien	228
Vertragsrecht	228
Vitalexstirpation	64
Vitalitätsprüfung	63

W

Waren	247
Wareneingang	257
Warenlieferung	258

STICHWORTVERZEICHNIS

Wartebereich	226
Winkelzeichen	13
Wurzelfüllmaterialien	65
Wurzelkanalkleininstrumente	63
Wurzeln	14
Wurzelspitzenresektionen	69, 154

Z

Zahlungsbedingungen	251, 266
Zahlungsverkehr	258
Zahnarten	13
Zahnärztekammer	199
Zahnbeläge	108
Zahnersatz	133, 136
Zahnersatzfälle	174
Zahnersatzleistungen	157
Zahnhalteapparat	13, 15
Zahnkennzeichnungssysteme	13
Zahnpasta	117
Zahnputztechniken	119
Zahnreinigung	116
Zahnsubstanz	32
Zelldifferenzierung	21
Zelle	20
Zentralnervensystem	56
Zuckerersatzstoffe	114

AUSBILDUNG | PRÜFUNG

Praxisnahe und prüfungsorientierte Leistungsabrechnung

Die Abrechnung nach BEMA und GOZ sicher beherrschen

Der ideale Begleiter für die Ausbildung zum/r Zahnmedizinischen Fachangestellten! Kurz und prägnant stellt dieses Übungsbuch die Leistungsbeschreibungen der wesentlichen BEMA- und GOZ-Gebühren dar und erläutert sie anschaulich mit Farbfotos, Zeichnungen und Übersichten. Über 100 praxisnahe Übungsfälle und Wiederholungsaufgaben vertiefen das erlernte Wissen und erleichtern die Anwendung in der Praxis. In dieser Kombination eignet sich das Buch sehr gut zur Vorbereitung auf Klausuren, die Zwischen- und Abschlussprüfung aber auch zum Auffrischen des Wissens beim Wiedereinstieg in den Beruf.

Inklusive Abrechnungsregeln „abrechenbar" oder „nicht abrechenbar".

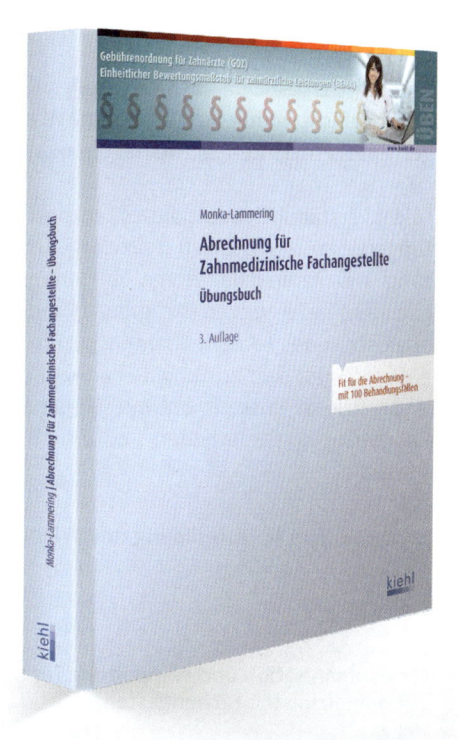

Abrechnung für Zahnmedizinische Fachangestellte
Monka-Lammering
3. Auflage · 2014 · 227 Seiten · € 34,80
ISBN 978-3-470-63343-5

Abrechnung für Zahnmedizinische Fachangestellte – Lösungsteil (PDF-Ausgabe)
Monka-Lammering
3. Auflage · 2015 · 225 Seiten · € 12,90 UVP
ISBN 978-470-69423-8

NEU

Abrechnung für Zahnmedizinische Fachangestellte
Übungsbuch zur Prothetik, Parodontologie, Prophylaxe
Monka-Lammering
2013 · 275 Seiten · € 34,80
ISBN 978-3-470-64761-6

Abrechnung für Zahnmedizinische Fachangestellte – Lösungsteil (PDF-Ausgabe) zur Prothetik, Parodontologie, Prophylaxe
Monka-Lammering
2014 · 197 Seiten · € 12,90 UVP
ISBN 978-3-470-77261-5

kiehl
Kiehl ist eine Marke des NWB Verlags

Bestellen Sie bitte unter: **www.kiehl.de** oder per Fon 02323.141-700
Unsere Preise verstehen sich inkl. MwSt.

Bestellen Sie diese Bücher versandkostenfrei unter www.kiehl.de

AUSBILDUNG | PRAXIS

Damit alles perfekt läuft!

Praxisorganisation und -verwaltung – leicht verständlich erläutert

Wie kann ich die Qualität sicherstellen? Welche Dokumentationspflichten muss ich beachten? Was sind die Grundlagen eines effizienten Zeitmanagements?

Leicht verständlich deckt dieses Lehrbuch das gesamte prüfungsrelevante Wissen zu „Praxisorganisation und -verwaltung" ab. Zahlreiche farbige Abbildungen und anschauliche Beispiele erwecken die „graue" Theorie zum Leben und erleichtern das Lernen. Themenspezifische Aufgaben und ein umfangreicher Prüfungsteil ermöglichen eine einfache und effiziente Wissenskontrolle. So gehen Sie bestens vorbereitet in Klassenarbeiten und die abschließenden Prüfungen.

Ideal geeignet für Ausbildung und Wiedereinstieg!

Praxisorganisation und -verwaltung für Medizinische und Zahnmedizinische Fachangestellte
Helfen
2014 · 301 · Seiten · € 25,90
ISBN 978-3-470-65151-4

Zu diesem Buch erhalten Sie eine Lösungs-PDF zum Download:

Praxisorganisation und -verwaltung für Medizinische und Zahnmedizinische Fachangestellte - Lösungsteil (PDF-Ausgabe)
2015 · 67 Seiten · € 9,90 (UVP)
ISBN 978-3-470-65681-6
Der Download wird Ihnen nach Ihrem Kauf umgehend per E-Mail zur Verfügung gestellt.

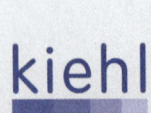

kiehl
Kiehl ist eine Marke des NWB Verlags

Bestellen Sie bitte unter: www.kiehl.de oder per Fon 02323.141-700
Unsere Preise verstehen sich inkl. MwSt.

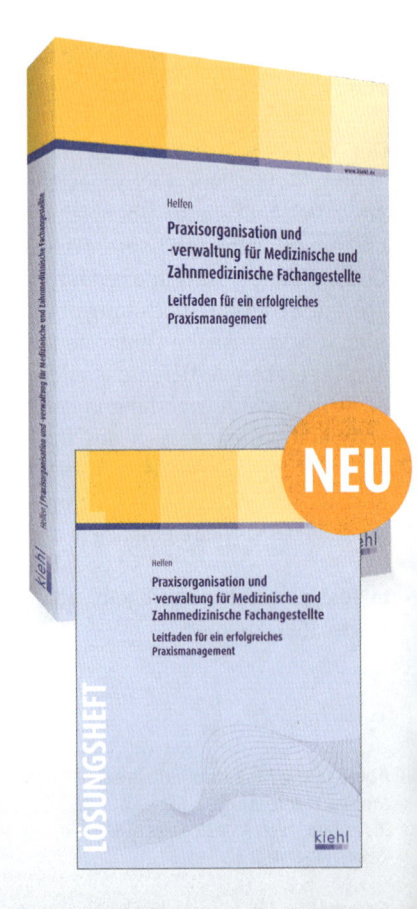

Bestellen Sie diese Bücher versankostenfrei unter www.kiehl.de